医学考试应试指南系列丛书

本科生复习考试用书 / 硕士研究生入学考试用书 /
执业医师资格考试用书 / 住院医师规范化培训考试用书

内科学应试 5000 题

（附解析）

北京大学医学部专家组　编

北京大学医学出版社

NEIKEXUE YINGSHI 5000 TI（FU JIEXI）

图书在版编目（CIP）数据

内科学应试 5000 题：附解析 / 北京大学医学部专家组编. —北京：北京大学医学出版社，2022.9
ISBN 978-7-5659-2688-4

Ⅰ. ①内… Ⅱ. ①北… Ⅲ. ①内科学－习题集 Ⅳ. ① R5-44

中国版本图书馆 CIP 数据核字（2022）第 130459 号

内科学应试 5000 题（附解析）

北京大学医学部专家组　编

出版发行：北京大学医学出版社
地　　址：（100191）北京市海淀区学院路 38 号　北京大学医学部院内
电　　话：发行部 010-82802230；图书邮购 010-82802495
网　　址：http://www.pumpress.com.cn
E - m a i l：booksale@bjmu.edu.cn
印　　刷：北京市荣盛彩色印刷有限公司
经　　销：新华书店
责任编辑：冯智勇　　责任校对：靳新强　　责任印制：李　啸
开　　本：850 mm×1168 mm　1/16　　印张：42.5　　字数：1500 千字
版　　次：2022 年 9 月第 1 版　2022 年 9 月第 1 次印刷
书　　号：ISBN 978-7-5659-2688-4
定　　价：128.00 元
版权所有，违者必究

（凡属质量问题请与本社发行部联系退换）

前　　言

内科学既是临床医学的重要学科，也是学好和掌握其他临床医学学科的基础学科。内科学的重点学习内容是人体各个系统常见内科疾病的病因、发病机制、临床表现、辅助检查、诊断和鉴别诊断、治疗与预防等的基础理论、基本知识和基本技能。

为了帮助医学生更好地学习内科学，胜任临床工作，成功地应对各种考试、考核，我们以最新内科学规划教材为基础和参考，编写了《内科学应试5000题（附解析）》。本书紧扣内科学各个系统常见疾病命制试题，并附答案及解析，帮助读者熟悉命题思路，掌握考试重点，提高答题技巧。各系统中以疾病独立命题，应试习题全部为选择题，包括A1型、A2型、A3/A4型、B1型和X型五种类型题目，其中包括20余年硕士研究生入学考试的真题（试题中以*标注，并注明年代和题号，如145/2020）。全书共5000道试题，其中呼吸系统疾病951题，循环系统疾病921题，消化系统疾病844题，泌尿系统疾病572题，血液系统疾病594题，内分泌和代谢性疾病608题，风湿性疾病353题，理化因素所致疾病157题。

本书可供医学院校本科生，包括5年制、"5+3"或8年制学生内科学复习和考试之用；也可作为硕士研究生入学考试、执业医师资格考试、住院医师规范化培训考试以及青年教师教学参考用书。

编　者

目 录

第一篇 呼吸系统疾病

一、总论 ····································· 1
    答案及解析 ···························· 2
二、急性上呼吸道感染和急性气管-支气管炎 ··· 2
    答案及解析 ···························· 4
三、慢性支气管炎、慢性阻塞性肺疾病 ········· 5
    答案及解析 ··························· 13
四、支气管哮喘 ······························ 19
    答案及解析 ··························· 26
五、支气管扩张症 ··························· 32
    答案及解析 ··························· 37
六、肺部感染性疾病 ························· 41
    答案及解析 ··························· 49
七、肺结核 ·································· 56
    答案及解析 ··························· 63
八、肺癌 ···································· 68
    答案及解析 ··························· 73
九、间质性肺疾病 ··························· 76
    答案及解析 ··························· 80
十、肺血栓栓塞症 ··························· 83
    答案及解析 ··························· 88
十一、肺动脉高压与肺源性心脏病 ············ 92
    答案及解析 ··························· 97
十二、胸膜疾病 ···························· 101
    答案及解析 ·························· 108
十三、睡眠呼吸暂停低通气综合征 ··········· 113
    答案及解析 ·························· 114
十四、急性呼吸窘迫综合征 ·················· 115
    答案及解析 ·························· 117
十五、呼吸衰竭与呼吸支持技术 ············· 119
    答案及解析 ·························· 123
十六、烟草病学概要 ························ 128
    答案及解析 ·························· 129

第二篇 循环系统疾病

一、总论 ··································· 130
    答案及解析 ·························· 130
二、心力衰竭 ······························ 131
    答案及解析 ·························· 139
三、心律失常 ······························ 148
    答案及解析 ·························· 157
四、动脉粥样硬化和冠状动脉粥样硬化性
    心脏病 ································ 166
    答案及解析 ·························· 178
五、高血压 ································· 189
    答案及解析 ·························· 195
六、心肌疾病 ······························ 201
    答案及解析 ·························· 207
七、先天性心血管病 ························ 212
    答案及解析 ·························· 215
八、心脏瓣膜病 ···························· 216
    答案及解析 ·························· 223
九、心包疾病 ······························ 227
    答案及解析 ·························· 232
十、感染性心内膜炎 ························ 236
    答案及解析 ·························· 241
十一、心脏骤停与心脏性猝死 ··············· 245
    答案及解析 ·························· 247
十二、主动脉疾病和周围血管病 ············· 249
    答案及解析 ·························· 252
十三、心血管神经症 ························ 254
    答案及解析 ·························· 256
十四、肿瘤心脏病学 ························ 257
    答案及解析 ·························· 258

第三篇 消化系统疾病

- 一、总论 ································· **259**
  - 答案及解析 ····························· 259
- 二、胃食管反流病 ······················· **260**
  - 答案及解析 ····························· 262
- 三、食管癌 ······························· **264**
  - 答案及解析 ····························· 266
- 四、胃炎 ·································· **267**
  - 答案及解析 ····························· 271
- 五、消化性溃疡 ·························· **274**
  - 答案及解析 ····························· 279
- 六、胃癌 ·································· **282**
  - 答案及解析 ····························· 284
- 七、肠结核和结核性腹膜炎 ············· **285**
  - 答案及解析 ····························· 289
- 八、炎症性肠病 ·························· **291**
  - 答案及解析 ····························· 296
- 九、结直肠癌 ···························· **299**
  - 答案及解析 ····························· 301
- 十、功能性胃肠病 ······················· **302**
  - 答案及解析 ····························· 304
- 十一、病毒性肝炎 ······················· **306**
  - 答案及解析 ····························· 307
- 十二、脂肪性肝病 ······················· **309**
  - 答案及解析 ····························· 310
- 十三、自身免疫性肝病 ·················· **311**
  - 答案及解析 ····························· 313
- 十四、药物性肝病 ······················· **314**
  - 答案及解析 ····························· 315
- 十五、肝硬化 ···························· **315**
  - 答案及解析 ····························· 323
- 十六、原发性肝癌 ······················· **330**
  - 答案及解析 ····························· 334
- 十七、急性肝衰竭 ······················· **336**
  - 答案及解析 ····························· 337
- 十八、肝外胆系结石及炎症 ············· **337**
  - 答案及解析 ····························· 338
- 十九、胆道系统肿瘤 ···················· **339**
  - 答案及解析 ····························· 340
- 二十、胰腺炎 ···························· **341**
  - 答案及解析 ····························· 345
- 二十一、胰腺癌 ·························· **349**
  - 答案及解析 ····························· 350
- 二十二、腹痛 ···························· **351**
  - 答案及解析 ····························· 354
- 二十三、慢性腹泻 ······················· **355**
  - 答案及解析 ····························· 357
- 二十四、便秘 ···························· **358**
  - 答案及解析 ····························· 360
- 二十五、消化道出血 ···················· **361**
  - 答案及解析 ····························· 364

第四篇 泌尿系统疾病

- 一、总论 ································· **368**
  - 答案及解析 ····························· 371
- 二、原发性肾小球疾病 ·················· **373**
  - 答案及解析 ····························· 383
- 三、继发性肾病 ·························· **390**
  - 答案及解析 ····························· 392
- 四、间质性肾炎 ·························· **393**
  - 答案及解析 ····························· 396
- 五、尿路感染 ···························· **398**
  - 答案及解析 ····························· 404
- 六、肾小管疾病 ·························· **408**
  - 答案及解析 ····························· 410
- 七、肾血管疾病 ·························· **412**
  - 答案及解析 ····························· 414
- 八、遗传性肾病 ·························· **415**
  - 答案及解析 ····························· 417
- 九、急性肾损伤 ·························· **418**
  - 答案及解析 ····························· 422
- 十、慢性肾衰竭 ·························· **425**
  - 答案及解析 ····························· 431
- 十一、肾脏替代治疗 ···················· **436**
  - 答案及解析 ····························· 437

第五篇　血液系统疾病

- 一、总论 ········· **439**
  - 答案及解析 ········· **439**
- 二、贫血概述 ········· **440**
  - 答案及解析 ········· **442**
- 三、缺铁性贫血 ········· **444**
  - 答案及解析 ········· **449**
- 四、巨幼细胞贫血 ········· **453**
  - 答案及解析 ········· **455**
- 五、再生障碍性贫血 ········· **457**
  - 答案及解析 ········· **460**
- 六、溶血性贫血 ········· **463**
  - 答案及解析 ········· **467**
- 七、白细胞减少和粒细胞缺乏症 ········· **472**
  - 答案及解析 ········· **473**
- 八、骨髓增生异常综合征 ········· **474**
  - 答案及解析 ········· **476**
- 九、白血病 ········· **478**
  - 答案及解析 ········· **484**
- 十、淋巴瘤 ········· **489**
  - 答案及解析 ········· **493**
- 十一、多发性骨髓瘤 ········· **496**
  - 答案及解析 ········· **498**
- 十二、骨髓增殖性肿瘤 ········· **500**
  - 答案及解析 ········· **501**
- 十三、脾功能亢进 ········· **503**
  - 答案及解析 ········· **504**
- 十四、出血性疾病概述 ········· **505**
  - 答案及解析 ········· **506**
- 十五、紫癜性疾病 ········· **507**
  - 答案及解析 ········· **511**
- 十六、凝血障碍性疾病 ········· **513**
  - 答案及解析 ········· **514**
- 十七、弥散性血管内凝血 ········· **515**
  - 答案及解析 ········· **516**
- 十八、血栓性疾病 ········· **517**
  - 答案及解析 ········· **518**
- 十九、输血和输血反应 ········· **518**
  - 答案及解析 ········· **519**
- 二十、造血干细胞移植 ········· **520**
  - 答案及解析 ········· **521**

第六篇　内分泌和代谢性疾病

- 一、总论 ········· **523**
  - 答案及解析 ········· **524**
- 二、下丘脑疾病 ········· **525**
  - 答案及解析 ········· **526**
- 三、垂体瘤 ········· **526**
  - 答案及解析 ········· **527**
- 四、肢端肥大症和巨人症 ········· **527**
  - 答案及解析 ········· **528**
- 五、腺垂体功能减退症 ········· **529**
  - 答案及解析 ········· **530**
- 六、生长激素缺乏性矮小症 ········· **531**
  - 答案及解析 ········· **532**
- 七、尿崩症 ········· **532**
  - 答案及解析 ········· **534**
- 八、抗利尿激素分泌失调综合征 ········· **535**
  - 答案及解析 ········· **535**
- 九、非毒性甲状腺肿 ········· **536**
  - 答案及解析 ········· **537**
- 十、甲状腺功能亢进症 ········· **538**
  - 答案及解析 ········· **545**
- 十一、甲状腺功能减退症 ········· **552**
  - 答案及解析 ········· **554**
- 十二、甲状腺炎 ········· **556**
  - 答案及解析 ········· **557**
- 十三、甲状腺结节与甲状腺癌 ········· **558**
  - 答案及解析 ········· **559**
- 十四、库欣综合征 ········· **560**
  - 答案及解析 ········· **564**
- 十五、原发性醛固酮增多症 ········· **567**
  - 答案及解析 ········· **569**
- 十六、原发性慢性肾上腺皮质功能减退症 ········· **571**
  - 答案及解析 ········· **572**
- 十七、嗜铬细胞瘤 ········· **573**
  - 答案及解析 ········· **575**
- 十八、原发性甲状旁腺功能亢进症 ········· **576**
  - 答案及解析 ········· **578**

十九、甲状旁腺功能减退症 …………… **579**
　　答案及解析 ……………………… 580
二十、多发性内分泌腺瘤病 …………… **580**
　　答案及解析 ……………………… 581
二十一、伴瘤内分泌综合征 …………… **582**
　　答案及解析 ……………………… 582
二十二、糖尿病 ………………………… **583**
　　答案及解析 ……………………… 589
二十三、低血糖症 ……………………… **595**
　　答案及解析 ……………………… 597
二十四、血脂异常和脂蛋白异常血症 … **598**
　　答案及解析 ……………………… 599
二十五、肥胖症 ………………………… **600**
　　答案及解析 ……………………… 601
二十六、水、电解质代谢和酸碱平衡失常 … **601**
　　答案及解析 ……………………… 603
二十七、高尿酸血症 …………………… **604**
　　答案及解析 ……………………… 605
二十八、骨质疏松症 …………………… **605**
　　答案及解析 ……………………… 606
二十九、性发育异常疾病 ……………… **606**
　　答案及解析 ……………………… 606

第七篇　风湿性疾病

一、总论 ………………………………… **607**
　　答案及解析 ……………………… 609
二、风湿热 ……………………………… **611**
　　答案及解析 ……………………… 612
三、类风湿关节炎 ……………………… **613**
　　答案及解析 ……………………… 617
四、成人 Still 病 ………………………… **620**
　　答案及解析 ……………………… 621
五、系统性红斑狼疮 …………………… **622**
　　答案及解析 ……………………… 626
六、抗磷脂综合征 ……………………… **630**
　　答案及解析 ……………………… 631
七、脊柱关节炎 ………………………… **632**
　　答案及解析 ……………………… 634
八、干燥综合征 ………………………… **635**
　　答案及解析 ……………………… 638
九、原发性血管炎 ……………………… **639**
　　答案及解析 ……………………… 641
十、特发性炎症性肌病 ………………… **643**
　　答案及解析 ……………………… 644
十一、系统性硬化症 …………………… **645**
　　答案及解析 ……………………… 646
十二、复发性多软骨炎 ………………… **647**
　　答案及解析 ……………………… 648
十三、骨关节炎 ………………………… **648**
　　答案及解析 ……………………… 649
十四、痛风 ……………………………… **650**
　　答案及解析 ……………………… 651
十五、纤维肌痛综合征 ………………… **652**
　　答案及解析 ……………………… 653

第八篇　理化因素所致疾病

一、总论 ………………………………… **654**
　　答案及解析 ……………………… 654
二、中毒 ………………………………… **655**
　　答案及解析 ……………………… 661
三、中暑 ………………………………… **665**
　　答案及解析 ……………………… 666
四、冻僵 ………………………………… **667**
　　答案及解析 ……………………… 668
五、高原病 ……………………………… **669**
　　答案及解析 ……………………… 669
六、淹溺 ………………………………… **670**
　　答案及解析 ……………………… 671
七、电击 ………………………………… **671**
　　答案及解析 ……………………… 672

第一篇　呼吸系统疾病

一、总　论

【A1 型题】

1. 成人双肺在静息状态下，每天进出呼吸道的气体容量大约是
   A．2500 L
   B．5000 L
   C．7500 L
   D．10 000 L
   E．125 000 L
2. 人体肺的最重要功能是
   A．气体交换功能
   B．代谢功能
   C．神经内分泌功能
   D．物理和化学防御功能
   E．细胞吞噬和免疫防御功能
3. 与体循环相比，肺循环的特点是
   A．高压、高阻和高容
   B．高压、高阻和低容
   C．高压、低阻和低容
   D．低压、低阻和低容
   E．低压、低阻和高容
*4. 下列疾病中最常出现叹息样呼吸的是
   A．巴比妥类中毒
   B．脑膜炎
   C．胸腔积液
   D．神经官能症　　　　　　　（42/2022）
5. 进行痰液细菌培养时，相对合格痰标本的特点是
   A．痰涂片在低倍镜视野里上皮细胞＜10 个，白细胞＞25 个
   B．痰涂片在高倍镜视野里上皮细胞＜10 个，白细胞＞25 个
   C．痰涂片在低倍镜视野里上皮细胞＜25 个，白细胞＞10 个
   D．痰涂片在高倍镜视野里上皮细胞＜25 个，白细胞＞10 个
   E．痰涂片在低倍镜视野里上皮细胞＞10 个，白细胞＜25 个
6. 确定致病菌引起下呼吸道感染时，痰液细菌培养中的细菌定量应为
   A．$\geqslant 10^3$ cfu/ml
   B．$\geqslant 10^4$ cfu/ml
   C．$\geqslant 10^5$ cfu/ml
   D．$\geqslant 10^6$ cfu/ml
   E．$\geqslant 10^7$ cfu/ml
7. 符合阻塞性通气功能障碍患者肺容量和通气功能的特征性变化是
   A．残气量（RV）增加
   B．肺总量（TLC）减低
   C．RV/TLC 略增加
   D．第一秒用力呼气容积（FEV_1）正常
   E．FEV_1/FVC（用力肺活量）正常

【B1 型题】

   A．肺脓肿或支气管扩张症
   B．肺炎克雷伯菌肺炎
   C．肺炎链球菌肺炎
   D．肺阿米巴病
   E．肺吸虫病
8. 大量黄脓痰见于的疾病是
9. 红棕色胶冻样痰见于的疾病是
10. 铁锈色痰见于的疾病是

   A．沙丁胺醇
   B．醋酸泼尼松
   C．乙酰半胱氨酸
   D．羧甲司坦
   E．美司坦
11. 属于可使支气管扩张的药物是
12. 属于抗炎的药物是

【X 型题】

13. 属于气流受限性肺疾病的有
    A．支气管哮喘
    B．慢性阻塞性肺疾病
    C．细支气管炎
    D．肺血栓栓塞症

14. 属于限制性通气功能障碍患者肺容量和通气功能特征性变化的有
    A. 残气量（RV）增加
    B. 肺总量（TLC）减低
    C. RV/TLC 正常或略增加
    D. 第一秒用力呼气容积（FEV_1）正常或增加

答案及解析

1. 【答案】D
   【解析】这是一道记忆型试题，成人双肺在静息状态下，每天进出呼吸道的气体容量大约是 10 000 L。
2. 【答案】A
   【解析】肺是人体的重要器官，有许多重要的功能，试题中的各项均为肺的功能，其中最重要的功能是气体交换功能。
3. 【答案】E
   【解析】与体循环相比，肺循环的特点为低压（肺循环血压仅为体循环的 1/10）、低阻和高容。
4. 【答案】D
   【解析】叹息样呼吸表现为在正常呼吸节律中插入一次深大呼吸，并伴有叹息声，多为功能性改变，见于神经官能症。巴比妥类药物中毒、脑膜炎导致中枢神经受损，常出现的是间停呼吸或潮式呼吸。大量胸腔积液（胸水）可出现抑制性呼吸。
5. 【答案】A
   【解析】进行痰液细菌培养时，相对合格痰标本的特点为痰涂片在低倍镜视野里上皮细胞＜10 个，白细胞＞25 个。
6. 【答案】E
   【解析】这是一道记忆型试题。确定致病菌引起下呼吸道感染时，痰液细菌培养中的细菌定量应为 $\geq 10^7$ cfu/ml。
7. 【答案】A
   【解析】阻塞性通气功能障碍患者肺容量和通气功能的特征性变化是残气量（RV）增加。肺总量（TLC）是正常或增加，而不是减低；RV/TLC 是明显增加，而不是略增加；第一秒用力呼气容积（FEV_1）和 FEV_1/FVC（用力肺活量）是减低，而不是正常。
8. 【答案】A 9. 【答案】B 10. 【答案】C
   【解析】痰的性状对肺疾病的诊断有帮助。大量黄脓痰见于的疾病是肺脓肿或支气管扩张症；红棕色胶冻样痰见于的疾病是肺炎克雷伯菌肺炎；铁锈色痰见于的疾病是肺炎链球菌肺炎。
11. 【答案】A 12. 【答案】B
    【解析】治疗呼吸系统疾病的药物很多，属于可使支气管扩张的药物是沙丁胺醇，即短效β受体激动剂；属于抗炎的药物是醋酸泼尼松，即糖皮质激素。而乙酰半胱氨酸、羧甲司坦和美司坦均属于祛痰药。
13. 【答案】ABC
    【解析】呼吸系统疾病有很多类型，属于气流受限性肺疾病的有支气管哮喘、慢性阻塞性肺疾病、细支气管炎等。而肺血栓栓塞症（肺栓塞）属于肺血管疾病。
14. 【答案】BCD
    【解析】限制性通气功能障碍患者肺容量和通气功能的特征性变化是残气量（RV）减低，而不是增加。肺总量（TLC）是减低；RV/TLC 是正常或略增加；第一秒用力呼气容积（FEV_1）是正常或增加。

二、急性上呼吸道感染和急性气管 - 支气管炎

【A1 型题】

1. 上呼吸道的部位指的是
   A. 气管中部以上的呼吸道部分，包括鼻腔、咽或喉部和中上部支气管
   B. 隆突以上的呼吸道部分，包括鼻腔、咽或喉部和气管
   C. 咽部以上的呼吸道部分，包括鼻腔和咽部
   D. 上叶支气管起始部位以上的呼吸道部分，包括鼻腔、咽或喉部、气管和左右主支气管
   E. 声带以上的呼吸道部分，包括鼻腔、咽或喉部
2. 下列关于急性上呼吸道感染的叙述，正确的是
   A. 鼻腔、咽或喉部急性炎症的总称
   B. 鼻腔、咽或喉部和气管急性炎症的总称
   C. 鼻腔和咽部急性炎症的总称
   D. 鼻腔、咽部、喉部、气管和左右主支气管急性炎症的总称
   E. 鼻腔、咽部、喉部和中上部支气管急性炎症的总称
3. 急性上呼吸道感染最主要的病原体是

A．流感嗜血杆菌
B．鼻病毒等病毒
C．革兰氏阴性杆菌
D．葡萄球菌
E．肺炎链球菌

4．急性咽扁桃体炎多见的病原体是
A．流感嗜血杆菌
B．葡萄球菌
C．革兰氏阴性杆菌
D．溶血性链球菌
E．肺炎链球菌

5．不属于急性上呼吸道感染类型的是
A．普通感冒
B．过敏性鼻炎
C．急性疱疹性咽峡炎
D．急性咽结膜炎
E．急性咽扁桃体炎

6．下列关于普通感冒临床特点的叙述，错误的是
A．主要表现为鼻部症状
B．可有听力减退
C．血白细胞数正常或降低
D．血淋巴细胞比例降低
E．一般 5～7 天痊愈

7．急性病毒性咽炎的临床特点是
A．咽部发痒、咽痛伴声嘶
B．咽部发痒和灼热感、咽痛明显
C．咽部发痒和灼热感、咽部剧痛
D．咽部发痒和灼热感、咽痛不明显
E．咽部发痒、咽痛、声嘶和咳嗽

8．急性咽结膜炎的临床特点是
A．多发于春季
B．成人多见
C．多由葡萄球菌引起
D．表现为咽痛、畏光、流泪
E．病程持续1周以上

9．下列关于急性气管-支气管炎的叙述，错误的是
A．由生物、理化刺激或过敏等因素引起
B．多散发，无流行倾向
C．青少年易感
D．症状主要为咳嗽和咳痰
E．常发生于气候突变时

【A2 型题】

10．男性，23 岁。受凉后出现咽干、头痛伴鼻塞流涕、流泪 2 天。查体：T 37.8℃，鼻黏膜轻度充血、水肿，咽部轻度充血，余未见异常。最可能的诊断是

A．病毒性咽炎
B．普通感冒
C．疱疹性咽峡炎
D．急性气管-支气管炎
E．鼻窦炎

11．女性，40 岁。5 天前突发高热，39～40℃，伴全身酸痛、头痛、乏力、轻咳、无痰、鼻塞、流涕不明显。近 1 周来患者居住的社区类似患病人群增多，且家族成员中也有类似患者，无旅游和特殊接触史。查体和胸部影像学均未见肺部异常。化验血白细胞 $3.6×10^9$/L，分类中性粒细胞 70%、淋巴细胞 20%、单核细胞 10%。最可能的诊断是
A．急性气管-支气管炎
B．严重急性呼吸综合征
C．普通感冒
D．流行性感冒
E．传染性单核细胞增多症

【B1 型题】

A．普通感冒
B．急性病毒性咽炎和喉炎
C．急性疱疹性咽峡炎
D．急性咽结膜炎
E．急性咽扁桃体炎

12．多发生于夏季，常由柯萨奇病毒 A 引起，查体可见咽部充血，软腭、悬雍垂、咽及扁桃体表面有灰白色疱疹及浅表溃疡，周围伴红晕。最可能的诊断是

13．病原体多为溶血性链球菌，查体可发现咽部明显充血，扁桃体肿大和充血，表面有黄色脓性分泌物。最可能的诊断是

A．对乙酰氨基酚
B．阿司匹林
C．莫西沙星
D．奥司他韦
E．中药治疗

14．有支气管哮喘病史的急性上呼吸道感染患者禁用的药物是

15．流行性感冒患者选用的抗病毒药是

【X 型题】

16．引起急性上呼吸道感染的细菌可有
A．溶血性链球菌
B．流感嗜血杆菌
C．肺炎链球菌
D．葡萄球菌

17. 引起急性上呼吸道感染的病毒可有
   A．鼻病毒
   B．腺病毒
   C．柯萨奇病毒
   D．呼吸道合胞病毒
18. 急性疱疹性咽峡炎的临床特点有
   A．常由柯萨奇病毒A引起
   B．常由溶血性链球菌引起
   C．成人多见
   D．儿童多见
19. 急性上呼吸道感染的类型包括
   A．普通感冒
   B．流行性感冒
   C．急性疱疹性咽峡炎
   D．急性咽结膜炎
20. 有关急性气管-支气管炎的叙述，正确的有
   A．可由急性上呼吸道感染迁延而来
   B．感染病原体与急性上呼吸道感染的病原体相似
   C．临床症状以咳嗽、咳痰为主，体征不明显
   D．治疗以休息、抗感染和对症为主
21. 急性气管-支气管炎的病因包括
   A．微生物
   B．理化因素
   C．过敏反应
   D．遗传因素

答案及解析

1. 【答案】E
   【解析】上呼吸道是指声带以上的呼吸道部分，包括鼻腔、咽或喉部。而其他部位均不是上呼吸道的准确部位。

2. 【答案】A
   【解析】急性上呼吸道感染指的是上呼吸道部位即鼻腔、咽或喉部急性炎症的总称。而其他部位均不是上呼吸道的准确部位，所以均不是急性上呼吸道感染。

3. 【答案】B
   【解析】急性上呼吸道感染最主要的病原体是病毒，大约有200种病毒可以引起急性上呼吸道感染，包括鼻病毒、冠状病毒、腺病毒等。只有20%～30%的急性上呼吸道感染为细菌引起。

4. 【答案】D
   【解析】急性咽扁桃体炎咽部明显充血，扁桃体肿大和充血，表面有黄色脓性分泌物，多见的病原体是溶血性链球菌，其次为流感嗜血杆菌、葡萄球菌和肺炎链球菌。

5. 【答案】B
   【解析】急性上呼吸道感染的类型包括普通感冒、急性病毒性咽炎和喉炎、急性疱疹性咽峡炎、急性咽结膜炎和急性咽扁桃体炎。所以过敏性鼻炎不属于急性上呼吸道感染类型。

6. 【答案】D
   【解析】普通感冒为病毒感染引起，主要表现为鼻部症状，如喷嚏、鼻塞、流清水样鼻涕，有时可由于咽鼓管炎症可有听力减退，病毒感染时血白细胞数正常或降低，血淋巴细胞比例升高，一般5～7天痊愈。

7. 【答案】D
   【解析】急性病毒性咽炎的临床特点是咽部发痒和灼热感、咽痛不明显，咳嗽少见。而咽痛（包括明显咽痛或咽部剧痛）伴声嘶和咳嗽等是急性病毒性喉炎的临床特点。

8. 【答案】D
   【解析】急性咽结膜炎多发于夏季，由游泳传播，儿童多见，多由腺病毒、柯萨奇病毒等引起，表现为发热、咽痛、畏光、流泪、咽及结膜明显充血，病程4～6天。

9. 【答案】C
   【解析】急性气管-支气管炎是由生物、理化刺激或过敏等因素引起的急性气管-支气管黏膜炎症，多散发，无流行倾向，年老体弱者易感，症状主要为咳嗽和咳痰，常发生于寒冷季节或气候突变时。

10. 【答案】B
    【解析】该青年男性患者急性病程，受凉后出现咽干、头痛伴鼻塞流涕、流泪2天，查体有发热（37.8℃），鼻黏膜轻度充血、水肿，咽部轻度充血，余未见异常，这都是典型的普通感冒的临床表现，所以最可能的诊断是普通感冒。病史和查体结果均不支持其余诊断。

11. 【答案】D
    【解析】该中年女性患者急性病程，突发高热（39～40℃），伴全身酸痛、头痛、乏力、轻咳、无痰，鼻塞、流涕不明显，家族成员中也有类似患者，所以最可能的诊断是流行性感冒。病史和查体结果均不支持其余诊断。

12. 【答案】C 13. 【答案】E
    【解析】该试题是关于急性上呼吸道感染类型的

诊断。第12题，多发生于夏季，常由柯萨奇病毒A引起，查体可见咽部充血，软腭、悬雍垂、咽及扁桃体表面有灰白色疱疹及浅表溃疡，周围伴红晕，最可能的诊断是急性疱疹性咽峡炎。第13题，病原体多为溶血性链球菌，查体可发现咽部明显充血，扁桃体肿大和充血，表面有黄色脓性分泌物，最可能的诊断是急性咽扁桃体炎。

14．【答案】B　15．【答案】D

【解析】这是两道关于急性上呼吸道感染和流行性感冒治疗用药的试题。有支气管哮喘病史的急性上呼吸道感染患者禁用的药物是阿司匹林；流行性感冒患者选用的是抗病毒药奥司他韦。

16．【答案】ABCD

【解析】这是一道记忆型试题。引起急性上呼吸道感染的细菌可有溶血性链球菌、流感嗜血杆菌、肺炎链球菌、葡萄球菌，偶见革兰氏阴性杆菌。

17．【答案】ABCD

【解析】引起急性上呼吸道感染的病毒可有鼻病毒、冠状病毒、腺病毒、流感和副流感病毒及呼吸道合胞病毒、埃可病毒和柯萨奇病毒等。

18．【答案】AD

【解析】急性疱疹性咽峡炎是急性上呼吸道感染的一种类型，多发生于夏季，儿童多见，偶见于成人，常由柯萨奇病毒A引起，而非由溶血性链球菌引起，查体可见咽部充血，软腭、悬雍垂、咽及扁桃体表面有灰白色疱疹及浅表溃疡，周围伴红晕。

19．【答案】ACD

【解析】急性上呼吸道感染的类型包括普通感冒、急性病毒性咽炎和喉炎、急性疱疹性咽峡炎、急性咽结膜炎和急性咽扁桃体炎。而流行性感冒不是急性上呼吸道感染的类型。

20．【答案】ABCD

【解析】急性气管-支气管炎是由微生物感染、理化刺激或过敏因素等引起的气管-支气管黏膜的急性炎症，也可由急性上呼吸道感染迁延而来，感染病原体与急性上呼吸道感染的病原体相似，临床症状以咳嗽、咳痰为主，体征不明显，治疗是以休息、抗感染和对症为主。

21．【答案】ABC

【解析】急性气管-支气管炎是由微生物感染、理化刺激或过敏因素等引起的气管-支气管黏膜的急性炎症，与遗传无关。

三、慢性支气管炎、慢性阻塞性肺疾病

【A1 型题】

1．下列不属于慢性支气管炎诊断标准的是
    A．反复发作咳嗽、咳痰或喘息
    B．每年患病至少3个月以上
    C．连续发作超过2年
    D．除外其他心、肺疾患
    E．有肺气肿的症状和体征

2．与慢性支气管炎的发生关系最密切的因素是
    A．吸烟
    B．感染因素
    C．理化因素
    D．气候异常
    E．过敏因素

*3．慢性支气管炎早期肺功能的改变是
    A．VC减少
    B．一秒率减少
    C．残气量增加
    D．闭合气量增加
    E．肺总量增加　　　　　　　　（63/1994）

4．慢性支气管炎早期呼吸功能最主要的变化是
    A．大气道功能异常
    B．小气道功能异常
    C．大、小气道气流阻塞
    D．限制性通气功能障碍
    E．混合性通气功能障碍

*5．慢性支气管炎患者长期咳脓性痰较为多见合并的疾病是
    A．支气管哮喘
    B．阻塞性肺气肿
    C．鼻窦病变伴支气管扩张症
    D．活动性肺结核
    E．肺囊肿　　　　　　　　　（10/1992）

*6．慢性支气管炎患者偶有轻微咳嗽，少量痰液，采取的最为合适的措施是
    A．应用抗生素治疗
    B．少量镇咳剂
    C．应用支气管扩张剂以利排痰　（62/1996）
    D．提高机体抗病能力，避免上呼吸道感染
    E．应用少量激素，减少气道非特异性炎症

*7．下列肺功能检查结果不符合阻塞性通气功能障碍的是

A．VC 减低或正常

B．RV 增加

C．TLC 正常或增加

D．FEV_1/FVC 减低

E．MMFR 正常 (54/1998)

*8．诊断慢性阻塞性肺疾病的肺功能标准是

A．吸入支气管扩张剂后，FEV_1＜80% 预计值

B．吸入支气管扩张剂后，FEV_1＜70% 预计值

C．吸入支气管扩张剂后，FEV_1/FVC＜80%

D．吸入支气管扩张剂后，FEV_1/FVC＜70%

(42/2021)

9．慢性阻塞性肺疾病（COPD）患者发生缺氧的主要机制是

A．肺组织弹力减退

B．通气与血流比例失调

C．肺动静脉分流异常

D．弥散功能障碍

E．肺泡通气减少

10．慢性阻塞性肺疾病（COPD）的肺功能检查，最先出现异常变化的是

A．血二氧化碳分压

B．肺泡-动脉氧差

C．最大呼气流速

D．肺活量降低时的最大呼气中期流量（MMF）

E．肺残气量

*11．不属于我国慢性阻塞性肺疾病（COPD）发病的常见危险因素是

A．吸烟及大气污染

B．职业性粉尘暴露

C．儿童时期下呼吸道感染

D．先天性 α_1 抗胰蛋白酶缺乏 (63/2008)

*12．COPD 病理生理改变的标志是

A．气体交换异常

B．黏液高分泌

C．肺动脉高压

D．肺过度充气

E．呼气气流受限 (62/2005)

13．关于慢性阻塞性肺疾病的主要发病因素，错误的是

A．呼吸道局部防御功能和免疫功能低下

B．自主神经功能失调

C．吸入有害颗粒物质

D．胃-食管反流

E．遗传因素

14．关于 COPD 合并呼吸衰竭的叙述，正确的是

A．需要高浓度吸氧

B．造成左心负荷增加

C．一般是 II 型呼吸衰竭

D．动脉血气中 $PaCO_2$ 下降

E．表现为限制性通气功能障碍

15．肺功能检查示 FEV_1 和最大通气量均降低，最常见于

A．肺间质纤维化

B．自发性气胸

C．慢性阻塞性肺疾病

D．支气管哮喘缓解期

E．先天性肺囊肿

16．不属于慢性阻塞性肺疾病体征的是

A．桶状胸

B．叩诊呈过清音、心浊音界缩小或不易叩出

C．肺下界和肝浊音界下降

D．一侧呼吸音减弱、叩诊呈浊音

E．肺泡呼吸音降低、呼气相明显延长

*17．评估慢性阻塞性肺疾病严重程度的肺功能指标是

A．FEV_1/FVC

B．FEV_1% 预计值

C．FEV_1 绝对值

D．D_LCO (63/2012)

*18．肺功能检查确定持续性阻塞性通气功能障碍的标准是

A．吸入组胺激发后 FEV_1/FVC＜0.7

B．吸入支气管扩张剂后 FEV_1/FVC＜0.7

C．无须气道内给药在静息状态下测得的 FEV_1/FVC＜0.7

D．残气量/肺总量＞35% (43/2022)

19．COPD 早期胸部 X 线片的表现是

A．两肺纹理增粗、紊乱

B．肺野透亮度增加

C．膈肌下降

D．胸廓扩张、肋间增宽

E．无特殊征象

*20．用于鉴别慢性阻塞性肺疾病（COPD）与支气管哮喘的试验是

A．过敏原试验

B．支气管激发试验

C．低氧激发试验

D．运动试验

E．支气管扩张试验 (61/2006)

21．不属于慢性阻塞性肺疾病（COPD）阻塞性通气功能障碍特点的呼吸功能指标是

A．VC 减低或正常

B．FEV_1/FVC 减低

C．RV 减低

D．MMFR 降低

E．RV/TLC 明显增加

22．对确定慢性阻塞性肺疾病（COPD）诊断最有意

义的辅助检查是

A. 血常规

B. 肺功能

C. 动脉血气分析

D. 胸部 X 线片

E. 胸部 CT

23. 诊断慢性阻塞性肺疾病（COPD）的必要条件是

A. 胸部 X 线片示肺纹理增粗、紊乱

B. 肺功能检查示阻塞性通气功能障碍

C. 高分辨率 CT 示肺气肿改变

D. 长期大量吸烟史

E. 慢性咳嗽、咳痰病史

*24. 慢性阻塞性肺疾病患者发生肺动脉高压的最重要机制是

A. 肺微小动脉广泛血栓形成

B. 红细胞增多，血液黏稠度增加

C. 肺小静脉管壁增厚　　　　　（43/2020）

D. 缺氧致肺小动脉收缩，肺血管重构

25. 对 COPD 患者不宜进行长期家庭氧疗的指征是

A. $PaO_2 \leq 55$ mmHg，伴高碳酸血症

B. $PaO_2 \leq 55$ mmHg，不伴高碳酸血症

C. PaO_2 55～60 mmHg，伴红细胞增多症（血细胞比容＞0.55）

D. PaO_2 55～60 mmHg，伴肺动脉高压、水肿

E. $PaO_2 > 60$ mmHg，伴二氧化碳潴留

*26. 慢性阻塞性肺疾病（COPD）并发肺心病急性加重时，采取的治疗措施中最重要的是

A. 应用利尿剂

B. 应用呼吸兴奋剂

C. 控制肺部感染

D. 应用血管扩张剂

E. 应用强心剂　　　　　　　　（56/2002）

27. 严重慢性阻塞性肺疾病稳定期的治疗措施是

A. 长期低浓度吸氧

B. 长期高浓度吸氧

C. 呼气末正压通气

D. 长期应用糖皮质激素

E. 长期应用抗生素

28. 慢性阻塞性肺疾病（COPD）患者，动脉血气分析结果为 pH 7.38，$PaCO_2$ 81 mmHg，给予吸氧后，维持较为合适的 PaO_2 是

A. 95 mmHg

B. 85 mmHg

C. 65 mmHg

D. 50 mmHg

E. 35 mmHg

29. 在慢性阻塞性肺疾病（COPD）的预防方面，最重要的措施是

A. 戒烟或不吸烟

B. 改善环境卫生

C. 预防感冒

D. 避免受凉

E. 加强锻炼

【A2 型题】

30. 男性，54 岁。15 年来间断咳嗽、咳痰，每年累计时间约 3 月余，近 3 天再犯。查体：T 37.5℃，双肺散在干、湿啰音，心脏、腹部检查未见异常。化验血 Hb 132 g/L，WBC 11.6×10^9/L，Plt 158×10^9/L，胸部 X 线片见双肺中下野纹理增强。该患者最可能的诊断是

A. 慢性支气管炎

B. 支气管扩张症

C. 支气管哮喘

D. 肺炎链球菌肺炎

E. 肺结核

31. 男性，46 岁。3 年前呼吸道感染后出现咳嗽、胸闷，经过治疗后好转，此后每次于呼吸道感染后均会出现反复发作，每年持续 3 个月以上，2 天前再次发作。查体：T 38.2℃，呼吸 28 次/分，口唇轻度发绀，两肺叩诊过清音，可闻及哮鸣音和湿啰音，心率 120 次/分，律齐。该患者最可能的诊断是

A. 慢性支气管炎急性发作

B. 心源性哮喘

C. 支气管哮喘

D. 支气管扩张症

E. 变态反应性肺浸润

32. 男性，63 岁。反复咳嗽、咳白色泡沫痰 20 余年，气短 10 年，近 2 天因受凉后出现发热伴咳黄脓痰，气喘不能平卧。吸烟 30 余年。查体：T 38.5℃，双肺语颤减弱，可闻及散在干、湿啰音，心界缩小，心率 110 次/分。该患者最可能的诊断是

A. 慢性支气管炎急性发作

B. 支气管哮喘

C. 支气管扩张症

D. 肺结核

E. 肺癌

33. 女性，58 岁。反复咳嗽、咳痰、喘息 32 年，加重 3 天。查体：桶状胸，双肺满布哮鸣音，动脉血气分析 PaO_2 58 mmHg，$PaCO_2$ 55 mmHg。此时该患者呼吸功能检查结果最可能的是

A. VC 正常、FEV_1% 正常、RV/TLC＜40%

B．VC 降低、FEV₁% 正常、RV/TLC <40%
C．VC 降低、FEV₁% 增加、RV/TLC >40%
D．VC 正常、FEV₁% 降低、RV/TLC <40%
E．VC 降低、FEV₁% 降低、RV/TLC >40%

34．女性，50 岁。间断咳嗽、喘憋 10 年，痰较多，油烟等容易诱发，症状冬天加重，夏天减轻。过敏原皮试阴性。可鉴别慢性支气管炎与支气管哮喘的检查是
A．胸部 CT
B．支气管镜
C．气道激发试验
D．肺活检
E．动脉血气分析

35．男性，50 岁。反复咳嗽、咳痰 4 年，近半年来发作时常伴呼吸困难。查体：双肺散在哮鸣音，肺底部有湿啰音。肺功能测定：第 1 秒用力呼气容积/用力肺活量为 55%，残气量/肺总量为 35%。最可能的诊断是
A．慢性单纯型支气管炎
B．慢性喘息性支气管炎
C．支气管哮喘
D．慢性支气管炎合并肺气肿
E．支气管哮喘合并肺气肿

36．男性，71 岁。反复咳嗽、咳白色黏痰 25 年，心悸、气短 12 年，近 3 天因受凉后出现发热伴咳黄脓痰，气喘不能平卧。吸烟史 30 年。查体：T 38.5℃，双肺语颤减弱，可闻及散在干、湿啰音，心界缩小，心率 114 次/分，律齐。为了诊断和治疗，最不必做的检查是
A．血常规
B．痰细菌培养
C．动脉血气分析
D．胸部 X 线片
E．支气管镜检查

37．男性，45 岁。患慢性支气管炎（慢支）15 年，呼吸困难突然加重 1 天，伴右侧胸痛。查体：发绀、桶状胸、右肺呼吸音减低，左肺散在干啰音，心浊音界缩小，剑突下可触及收缩期搏动。考虑诊断为
A．慢支、肺气肿、肺部感染
B．慢支、肺气肿、早期肺心病、右侧气胸
C．慢支、肺气肿、右侧气胸
D．慢支、肺气肿、早期肺心病、右侧胸腔积液
E．慢支、肺气肿、右侧胸腔积液

38．男性，66 岁。慢性咳嗽、咳痰 15 年，多为白黏痰，每年发作 3 个月左右，近半年来出现上 2、3 层楼气短，偶有喘鸣音，近期无明显加重。吸烟 30 年，1 包/天。化验血 WBC 7.6×10⁹/L，中性粒细胞比例 0.80，尿常规正常。为明确疾病的诊断和严重程度及检测病情变化，最有价值的检查是
A．胸部 X 线片
B．胸部 CT
C．肺功能
D．磁共振成像
E．动脉血气分析

39．男性，75 岁。反复咳嗽、咳痰、喘息 30 年，活动后气短 2 年，加重 1 周。既往高血压病史 25 年，吸烟史 30 年，平均 1 包/日，已戒烟 2 年。查体：R 22 次/分，双肺呼吸音低，偶闻及干鸣音，双下肺可闻及少许湿啰音。该患者最可能的诊断是
A．支气管哮喘
B．支气管扩张症
C．慢性心力衰竭
D．慢性阻塞性肺疾病
E．肺结核

40．男性，56 岁。活动后气短伴间断咳嗽、咳少量白黏痰半年。吸烟 30 年，20 支/天。查体未见阳性体征。血常规和胸部 X 线片未见异常。为明确诊断，宜首选的检查是
A．肺功能
B．动脉血气分析
C．胸部 CT
D．支气管镜
E．超声心动图

41．男性，76 岁。间断咳痰、喘憋 15 年，每年冬季症状持续约 2 个月，近 1 周因受凉后发热，咳痰和喘憋加重。吸烟 20 年，每日 1 包。查体：T 38℃，口唇轻度发绀，叩诊呈过清音，双肺呼吸音低。下列叙述正确的是
A．查体可见桶状胸
B．胸部正位 X 线片提示心胸比 >0.6
C．肺功能检查可见 FEV₁/FVC 升高
D．动脉血气分析为呼吸性碱中毒
E．建议高浓度持续吸氧

42．男性，70 岁。活动后喘憋 2 年。查体：R 18 次/分，BP 118/76 mmHg，桶状胸，肺肝界在右锁骨中线第 7 肋间，双肺叩诊过清音，呼吸音减弱。肺功能检查 FEV₁/FVC=52%，残气量占肺总量的 47%。该患者最可能的诊断是
A．支气管肺炎
B．支气管扩张症
C．慢性阻塞性肺疾病
D．间质性肺疾病
E．肺囊肿

*43. 男性，58岁。反复咳嗽、咳痰16年，活动后气短3年。平地行走因呼吸困难需停止，近1年无急性加重。既往吸烟史40年。肺功能检查结果提示：吸入支气管扩张剂后 $FEV_1/FVC=62\%$，$FEV_1\%pred\ 65\%$。其首选的吸入治疗药物是
A．短效抗胆碱能药物
B．长效抗胆碱能药物
C．短效 $β_2$ 受体激动剂
D．糖皮质激素 (43/2019)

44. 男性，68岁。反复咳嗽、咳痰30余年，气短5年。既往吸烟40年，每日1包。胸部X线片显示肺透过度增加，肺纹理增粗，横膈降低，肋间隙增宽，肺功能检查 $FEV_1/FVC=52\%$，$FEV_1\%pred\ 60\%$。该患者最可能的诊断是
A．肺间质纤维化
B．双侧自发性气胸
C．慢性阻塞性肺疾病
D．支气管哮喘缓解期
E．支气管扩张症

45. 女性，50岁。间断冬春季咳嗽、咳痰10年，活动后气短2年。既往吸烟10年余。下列辅助检查中对明确该患者诊断最有意义的是
A．心电图
B．动脉血气分析
C．肺功能
D．胸部高分辨率CT（HRCT）
E．胸部X线片

46. 男性，65岁。反复咳嗽、咳白色泡沫痰20余年，气短15年，近2天因受凉后出现发热伴咳黄脓痰，气喘不能平卧。吸烟史30年，每日1包。查体：口唇稍发绀，双肺语颤减弱，可闻及散在干、湿啰音，心界缩小，心率110次/分，律齐。该患者最可能的诊断是
A．慢性阻塞性肺疾病（COPD）急性加重
B．支气管哮喘
C．支气管扩张症
D．肺结核
E．肺癌

47. 男性，67岁。家属发现患者呼之不应半小时来急诊。有COPD病史20余年，吸烟史30年，每日1包。查体：BP 150/75 mmHg，浅昏迷状，球结膜水肿，双肺可闻及干、湿啰音，$A_2<P_2$，双下肢有可凹性水肿。为明确诊断首选的检查是
A．动脉血气分析
B．胸部X线片
C．心脏超声波
D．动态心电图
E．肺功能

48. 男性，67岁。慢性阻塞性肺疾病（COPD）患者多次住院治疗。半年前出院时动脉血气分析：pH 7.37，$PaCO_2$ 48 mmHg，PaO_2 65 mmHg。3天前受凉后再次出现咳嗽、咳痰、呼吸困难加重。复查动脉血气分析：pH 7.25，$PaCO_2$ 65 mmHg，PaO_2 52 mmHg。该患者低氧血症加重的最重要机制是
A．通气血流比例失衡
B．肺泡通气量下降
C．弥散功能障碍
D．肺内分流
E．机制不明

49. 男性，68岁。反复咳嗽、咳痰、气短40年，心悸、水肿5年，近1周来症状加重入院。查体：呼吸急促，双肺可闻及干、湿啰音，P_2亢进，三尖瓣听诊区闻及3/6级收缩期吹风样杂音。肝右肋下4 cm，压痛（+），肝颈静脉回流征阳性，双下肢有可凹性水肿。此时首选的治疗是使用
A．强心剂
B．利尿剂
C．血管扩张剂
D．抗生素
E．祛痰剂

【A3/A4 型题】

男性，54岁。15年来间断咳嗽、咳痰，每年发病持续3个月以上，近5天再犯。查体：T 37.9℃，BP 130/80 mmHg，双肺散在干、湿啰音，心脏、腹部检查未见异常。化验血 Hb 162g/L，WBC $12.4×10^9$/L，Plt $226×10^9$/L。胸部X线片见双肺中下野纹理增强。

50. 该患者最可能的诊断是
A．慢性支气管炎
B．支气管扩张症
C．支气管哮喘
D．肺炎链球菌肺炎
E．肺结核

51. 该患者行胸部X线检查的目的是
A．辅助诊断
B．鉴别诊断和确定有无并发症
C．确定诊断
D．了解病情变化
E．疗效的客观指标

52. 该患者最主要的治疗是
A．解痉、平喘
B．祛痰、止咳
C．控制感染
D．吸氧治疗

E．物理降温

女性，72岁。反复咳嗽、咳痰25年，心悸、气短、下肢间歇水肿3年，加重伴发热1周入院。查体：T 38.5℃，呼吸急促，口唇发绀，双肺可闻及湿啰音，以右肺更著，心率107次/分，律齐，未闻及杂音，双下肢中度可凹性水肿。

53．该患者最可能的诊断是
  A．慢性支气管炎（慢支）
  B．慢支+肺气肿
  C．慢性阻塞性肺疾病（COPD）
  D．COPD+肺心病
  E．COPD+心肌病
54．目前最主要的治疗是
  A．控制感染与改善呼吸功能
  B．低浓度持续吸氧
  C．给予解痉与平喘药
  D．给予祛痰与止咳药
  E．给予利尿剂

男性，68岁。咳嗽、咳痰10年，活动后喘息2年，上3层楼即感气短需要停下来休息，近1年来无急性加重。既往吸烟48年，每日1包。查体：桶状胸，叩诊过清音，呼气相延长。X线胸片可见双肺透亮度增加。肺功能检查吸入支气管扩张剂后FEV_1/FVC 61%，FEV_1%pred 52%。

*55．该患者最可能的诊断是
  A．慢性阻塞性肺疾病
  B．支气管扩张症
  C．支气管哮喘
  D．间质性肺疾病
*56．该患者肺功能异常是
  A．限制性通气功能障碍
  B．阻塞性通气功能障碍，轻度
  C．阻塞性通气功能障碍，中度
  D．阻塞性通气功能障碍，重度
*57．该患者首选的治疗是
  A．应用LAMA
  B．出现感染征象时应用抗生素
  C．应用ICS+LABA
  D．应用N-乙酰半胱氨酸　　　（73～75/2020）

男性，66岁。慢性咳嗽、咳痰15年，多为白黏痰，每年发作3个月左右，近半年来出现上二三层楼气短，偶有喘鸣音，近期无明显加重。吸烟30余年，1包/天。化验血Hb 154 g/L，WBC $7.5×10^9$/L，N 0.80，Plt $234×10^9$/L。尿常规正常。

58．下列检查中不应作为常规检查的是
  A．动脉血气分析
  B．肺功能
  C．支气管镜
  D．胸部X线片
  E．痰细菌培养
59．为明确疾病的诊断和严重程度及检测病情变化，最有价值的检查是
  A．胸部X线片
  B．胸部CT
  C．肺功能
  D．胸部MRI
  E．痰细菌培养

男性，75岁。反复咳嗽、咳痰、喘息30年，活动后气短2年，加重1周。既往高血压病史25年，吸烟史30年，平均1包/日，已戒烟2年。查体：R 22次/分，双肺呼吸音低，偶闻及干鸣音，双下肺可闻及少许湿啰音。

*60．该患者最可能的诊断是
  A．支气管哮喘
  B．支气管扩张症
  C．慢性心力衰竭
  D．慢性阻塞性肺疾病
*61．下列检查对诊断意义最大的是
  A．动脉血气分析
  B．肺功能
  C．超声心动图
  D．胸部HRCT
*62．应采取的最主要治疗措施是
  A．吸入支气管扩张剂
  B．口服祛痰药物
  C．口服利尿剂
  D．静脉应用糖皮质激素　　　（96～98/2016）

男性，72岁。反复咳嗽、咳痰30年，心悸、气短、下肢间断性水肿5年，病情加重伴畏寒、发热2天入院。查体：T 38.8℃，呼吸急促，口唇发绀，双肺叩诊过清音，双肺散在干、湿啰音，心率112次/分，律齐，心脏各瓣膜区未闻及杂音，腹软，肝肋下3 cm，肝颈静脉回流征（+），脾肋下未触及，双下肢明显可凹性水肿。

63．该患者最可能的诊断是
  A．慢性支气管炎（慢支）
  B．慢性阻塞性肺气肿（肺气肿）
  C．慢性阻塞性肺疾病（COPD）
  D．COPD+肺心病

E. 冠心病
64. 为明确诊断，首选的检查是
 A. 胸部X线片
 B. 心电图检查
 C. 动脉血气分析
 D. 超声心动图
 E. 24小时动态心电图
65. 最主要的治疗是
 A. 祛痰与止咳
 B. 解痉与平喘
 C. 控制感染与改善呼吸功能
 D. 低浓度持续吸氧
 E. 应用利尿剂

男性，64岁。反复哮喘40余年，活动后气短10余年，间断双下肢水肿5年，加重1天入院。吸烟史40年。查体：嗜睡，口唇发绀，颈静脉怒张，桶状胸，双肺可闻及干、湿啰音，心率110次/分，心律齐，肝肋下3 cm，双下肢水肿。动脉血气分析示pH 7.26，PaO_2 45 mmHg，$PaCO_2$ 75 mmHg。

*66. 下列治疗措施错误的是
 A. 积极控制感染
 B. 应用无创呼吸机改善通气
 C. 应用5%碳酸氢钠纠正酸中毒
 D. 应用支气管扩张剂

*67. 该患者经治疗后病情有好转，神志清醒。数日后出现烦躁，有时抽搐，动脉血气分析pH 7.49，PaO_2 66 mmHg，$PaCO_2$ 55 mmHg，BE +15 mmol/L，上述情况最可能是
 A. 失代偿性代谢性碱中毒
 B. 呼吸性酸中毒合并代谢性碱中毒
 C. 呼吸性碱中毒合并代谢性碱中毒
 D. 失代偿性呼吸性酸中毒

*68. 患者经治疗后症状好转出院，出院后应采取的措施不包括
 A. 长期口服小剂量糖皮质激素
 B. 戒烟
 C. 长期使用长效支气管扩张剂
 D. 长期家庭氧疗　　　(96～98/2013)

女性，55岁。患慢性阻塞性肺疾病（COPD）20余年，近5年来轻微活动即感气急，咳嗽轻，咳痰少，3天来气急、咳嗽加重，咳脓痰，发热达38.5℃。动脉血气分析：PaO_2 55 mmHg，$PaCO_2$ 56 mmHg。

69. 该COPD患者病情发展已出现
 A. Ⅰ型呼吸衰竭
 B. Ⅱ型呼吸衰竭
 C. 低氧血症
 D. 高碳酸血症
 E. 呼吸性酸中毒

70. 根据动脉血气分析结果，该患者的呼吸功能障碍是
 A. 通气功能障碍
 B. 换气功能障碍
 C. 通气和换气功能障碍并存
 D. 肺泡膜增厚所致弥散功能降低
 E. 通气/血流比例降低

71. 除氧疗外，该患者最重要的治疗是
 A. 应用抗生素
 B. 应用强心剂
 C. 给予利尿剂
 D. 给予祛痰剂
 E. 给予退热药

男性，63岁。反复咳嗽、咳白色泡沫痰20余年，气短10年，近3天因受凉后出现发热伴咳黄脓痰，呼吸困难，气喘不能平卧。吸烟史30年，每日1包。查体：口唇稍发绀，双肺语颤减弱，可闻及散在干、湿啰音，心率110次/分，律齐。动脉血气分析结果pH 7.122，PCO_2 65 mmHg，PO_2 33 mmHg，HCO_3^- 21 mmol/L。

72. 该患者最可能的诊断是
 A. 大叶性肺炎
 B. 慢性阻塞性肺疾病（COPD）急性加重
 C. 肺间质纤维化
 D. 急性左心衰竭
 E. 急性呼吸窘迫综合征

73. 动脉血气分析的判断结果是
 A. 呼吸性酸中毒
 B. 代谢性酸中毒
 C. 呼吸性酸中毒合并代谢性酸中毒
 D. 呼吸性酸中毒合并代谢性碱中毒
 E. 代谢性酸中毒合并呼吸性碱中毒

74. 目前最需要的治疗是
 A. 静滴碳酸氢钠
 B. 静滴THAM
 C. 高浓度吸氧
 D. 机械通气
 E. 静滴硝酸甘油

【B1型题】

A. 吸烟
B. 感染因素
C. 理化因素
D. 气候异常

E．过敏因素
75．与慢性支气管炎的发生关系最密切的因素是
76．在慢性支气管炎的病因中最易导致黏液-纤毛清除功能障碍的是

A．呼吸性酸中毒
B．代谢性碱中毒
C．呼吸性碱中毒
D．代谢性酸中毒
E．呼吸性酸中毒合并代谢性碱中毒

77．重症慢性阻塞性肺疾病（COPD）可引起
78．慢性阻塞性肺疾病（COPD）合并慢性肺源性心脏病急性加重时，使用利尿剂可能引起

A．剧烈活动时出现呼吸困难
B．平地快速行走或爬缓坡时出现呼吸困难
C．由于呼吸困难，平地行走时比同龄人慢或需要停下来休息
D．平地行走100米左右或数分钟后即需要停下来喘气
E．因呼吸困难而不能离开家，或在穿衣、脱衣时即出现呼吸困难

79．在COPD症状评估问卷中符合mMRC分级1级的是
80．在COPD症状评估问卷中符合mMRC分级2级的是
81．在COPD症状评估问卷中符合mMRC分级4级的是

A．有创机械通气
B．无创机械通气
C．间断高浓度吸氧
D．持续高频呼吸机通气
E．持续低流量吸氧

82．慢性阻塞性肺疾病（COPD）的氧疗最常用的是
83．慢性阻塞性肺疾病（COPD）急性加重伴呼吸功能不全早期，为防止呼吸功能不全加重的氧疗最常用的是

A．慢性阻塞性肺疾病（COPD）
B．支气管哮喘
C．慢性支气管炎
D．支气管扩张症
E．慢性阻塞性肺气肿

84．两肺散在干、湿啰音，持续气流受限表现的疾病是
85．多无异常体征，急性发作期两肺散在干、湿啰音，咳嗽后可减轻或消失的疾病是

A．肺泡通气量下降
B．弥散障碍
C．通气/血流比例失调
D．肺内分流 （141，142/2016）

*86．慢性阻塞性肺疾病（COPD）患者出现低氧血症最主要的机制是
*87．肺血栓栓塞症患者出现低氧血症最主要的机制是

A．FEV_1/FVC减低
B．TLC减低
C．RV/TLC升高
D．FEV_1占预计值百分比减低

*88．慢性阻塞性肺疾病的典型肺容量和通气功能的特征性变化是
*89．特发性肺纤维化（IPF）的典型肺容量和通气功能的特征性变化是 （141，142/2013）

【X型题】

90．以下不表现为阻塞性通气功能障碍的疾病有
A．重症支气管扩张症
B．类风湿关节炎引起的肺病变
C．慢性支气管炎
D．肺水肿

*91．下列因素与阻塞性肺气肿发病机制有关的有
A．肺部慢性炎症，损害肺组织和肺泡壁
B．支气管慢性炎症，使管腔狭窄，形成不完全阻塞
C．肺小动脉受压，血液供应减少，肺组织营养障碍
D．慢性炎症破坏肺泡间质，使其失去支架作用，促使肺泡膨胀 （142/2004）

92．符合急性加重期慢性阻塞性肺疾病（COPD）临床分级2级的是
A．有呼吸衰竭
B．需应用辅助呼吸肌群
C．呼吸频率20～30次/分
D．无意识障碍

93．慢性阻塞性肺疾病（COPD）的并发症有
A．慢性呼吸衰竭
B．慢性肺源性心脏病
C．肺癌
D．自发性气胸

94．慢性阻塞性肺疾病的肺功能异常表现包括
A．FEV_1下降
B．FEV_1/FVC下降
C．肺总量增加
D．残气量增加

*95．在肺功能检查中可表现为阻塞性通气功能障碍的疾病是

A．慢性阻塞性肺疾病
B．闭塞性细支气管炎
C．弥漫性泛细支气管炎
D．支气管扩张症 （154/2022）

96．对慢性阻塞性肺疾病（COPD）高风险患者（D组）首选的治疗包括
A．单用长效 β_2 受体激动剂（LABA）
B．单用吸入糖皮质激素（ICS）
C．长效抗胆碱能药物（LAMA）加 LABA
D．LAMA 加 ICS

97．对慢性阻塞性肺疾病（COPD）患者进行长期家庭氧疗的适应证有
A．PaO_2 ≤55 mmHg，伴高碳酸血症
B．PaO_2 ≤55 mmHg，不伴高碳酸血症
C．PaO_2 55～60 mmHg，伴肺动脉高压、水肿
D．PaO_2 >60 mmHg，伴二氧化碳潴留

98．以下对慢性阻塞性肺疾病（COPD）患者进行长期家庭氧疗的方法和目标的叙述，正确的有
A．一般经鼻导管吸氧
B．氧流量 1.0～2.0 L/min
C．每天持续吸氧 >15 小时
D．氧疗目标为 PaO_2 ≥65 mmHg

答案及解析

1．【答案】E
【解析】慢性支气管炎的诊断标准不包括有肺气肿的症状和体征，因为慢性支气管炎发展到肺气肿阶段后才能有肺气肿的症状和体征。

2．【答案】A
【解析】慢性支气管炎是支气管的慢性炎症，起病缓慢，常与吸烟引起的长期慢性支气管刺激有关，其他因素也与慢性支气管炎的发生有关，但是最密切的因素还是吸烟，因为烟草中含焦油、尼古丁、氢氰酸等化学物质可损伤气道。

3．【答案】D
【解析】慢性支气管炎早期多有小气道病变，闭合气量为检查小气道阻塞的肺功能指标。当小气道有阻塞时，最大呼气流量容积曲线在 75% 肺容量时，流量明显下降，闭合气量可增加。

4．【答案】B
【解析】慢性支气管炎早期，一般反映大气道功能的检查结果多为正常，但有些患者小气道（直径<2 mm 的气道）功能已发生异常，随着病情发展才出现其他异常。因此答案是 B。

5．【答案】C
【解析】长期大量咳脓性痰为支气管扩张症的临床特点，故慢性支气管炎患者长期咳脓性痰较为多见合并的疾病是鼻窦病变伴支气管扩张症。支气管哮喘、阻塞性肺气肿、活动性肺结核一般都不会咳大量脓痰。肺囊肿患者偶在合并感染时可咳脓性痰。

6．【答案】D
【解析】慢性支气管炎患者偶有轻微咳嗽、少量痰液，即为缓解期，主要治疗措施是：加强锻炼，增强体质，提高免疫功能，积极预防上呼吸道感染。其他选项所提及的方法及措施对缓解期的患者是不合适的。

7．【答案】E
【解析】阻塞性通气功能障碍的肺功能检查结果应为：VC（肺活量）减低或正常；RV（残气量）增加；TLC（肺总量）正常或增加；FEV_1/FVC 减低；MMFR（最大呼气中期流速）减低。

8．【答案】D
【解析】慢性阻塞性肺疾病诊断中，肺功能检查对确定气流受限有重要意义。在吸入支气管扩张剂后，第一秒用力呼气容积（FEV_1）与用力肺活量（FVC）的比值（FEV_1/FVC）<70% 表明存在持续气流受限，是诊断慢阻肺的肺功能标准。FEV_1 占预计值的百分比是进行气流受限严重度分级的指标。

9．【答案】E
【解析】COPD 的病理表现存在于中央气道、外周气道、肺实质和肺血管，包括慢性炎症以及反复损伤修复引起的支气管结构改变，病理生理改变为气道阻塞，通气功能减低。所以 COPD 患者发生缺氧的主要机制是肺泡通气减少。

10．【答案】D
【解析】COPD 的肺功能检查呈现为阻塞性通气功能障碍，最先不会出现血二氧化碳分压和肺泡-动脉氧差的异常；最大呼气流速和肺残气量测定无特异性。COPD 的肺功能检查最先出现的异常变化是肺活量降低时的最大呼气中期流量（MMF），这是评价气流受限的敏感指标。

11．【答案】D
【解析】本题所列四种疾病均与 COPD 发病有关。先天性 α_1 抗胰蛋白酶缺乏属常染色体隐性遗传，与肺气肿发病有关。根据我国统计，此病在我国非常少见，因此不是我国 COPD 发病的常见病因。

12．【答案】E

【解析】呼气气流受限是 COPD 病理生理改变的标志，是疾病诊断的关键。其余均不是 COPD 的病理生理改变的标志。

13.【答案】D

【解析】关于慢性阻塞性肺疾病的主要发病因素中，不包括胃-食管反流。其余均是慢性阻塞性肺疾病的主要发病因素。

14.【答案】C

【解析】COPD 的特征为不完全可逆的气流受限，而不是限制性通气功能障碍，气流受限呈进行性发展，引起呼吸衰竭，所以一般是Ⅱ型呼吸衰竭。COPD 患者一般需要低浓度吸氧，造成右心负荷增加；因为是Ⅱ型呼吸衰竭，所以动脉血气中 $PaCO_2$ 不但不下降，反而升高。

15.【答案】C

【解析】慢性阻塞性肺疾病是一种可以预防、可以治疗的疾病。其肺内变化的特征为不完全可逆的气流受限，气流受限呈进行性发展。FEV_1 是判断气流受限的客观指标，重复性好，对诊断、严重度评价、疾病进展、预后及治疗反应的评价等均有重要意义。吸入支气管扩张剂后 $FEV_1/FVC<70\%$，可确定为不完全可逆的气流受限，是慢性阻塞性肺疾病的重要特征。近年来发现最大通气量降低和患者呼吸困难的相关性较好。因此肺功能检查示 FEV_1 和最大通气量均降低，最常见于慢性阻塞性肺疾病。

16.【答案】D

【解析】慢性阻塞性肺疾病一般均有肺气肿的体征，所以可以有桶状胸和叩诊呈过清音、心浊音界缩小或不易叩出、肺下界和肝浊音界下降、肺泡呼吸音降低、呼气相明显延长等。因为慢性阻塞性肺疾病引起的肺气肿是双肺弥漫性病变，所以其体征不会有一侧呼吸音减弱、叩诊呈浊音。

17.【答案】B

【解析】慢性阻塞性肺疾病的肺功能诊断标准为吸入支气管扩张剂后 $FEV_1/FVC<70\%$，肺功能严重程度分级采用 $FEV_1\%$ 预计值，$>80\%$ 预计值为轻度，$50\%\sim80\%$ 预计值为中度，$30\%\sim50\%$ 预计值为重度，$<30\%$ 预计值为极重度。FEV_1 绝对值意义不大，D_LCO 是反映肺弥散功能的指标，不反映肺通气功能。

18.【答案】B

【解析】肺功能检查确定阻塞性通气功能障碍的标准是第一秒用力呼气容积（FEV_1）与用力肺活量（FVC）之比值（FEV_1/FVC）<0.7，在吸入支气管扩张剂后 FEV_1/FVC 仍 <0.7，表明存在持续气流受限。

19.【答案】E

【解析】COPD 早期胸部 X 线片无特殊征象，随病情进展可出现两肺纹理增粗、紊乱和肺气肿表现（肺野透亮度增加、膈肌下降和胸廓扩张、肋间增宽），因此胸部 X 线检查对诊断 COPD 无帮助，主要用于确定肺部并发症及与其他肺部疾病相鉴别。

20.【答案】E

【解析】根据 COPD 定义，COPD 肺功能表现是以不可逆的气流受限为特点，其气流受限具有不可逆或部分可逆性，支气管哮喘是以可逆的气流受限为特点。支气管扩张试验是用于检测气流受限的可逆程度的检查，用于鉴别 COPD 和哮喘。过敏是哮喘患者常见的病因，COPD 也可能存在过敏因素，过敏原试验只在哮喘的诊断和病因明确方面起到辅助作用。气道高反应性是支气管哮喘的特点，但 COPD 亦有部分患者存在气道高反应性，支气管激发试验主要用于临床表现不典型哮喘患者的辅助诊断。运动激发试验是支气管激发试验的一种，对于药物激发阴性患者可以应用。低氧激发试验为错误干扰答案。故正确答案为 E。

21.【答案】C

【解析】阻塞性通气功能障碍时会引起 VC 减低或正常、FEV_1/FVC 减低、RV 是增高而不是减低、MMFR 降低、RWTLC 明显增加。所以本题的答案是 C。

22.【答案】B

【解析】COPD 的重要特征是具有不完全可逆气流受限，而肺功能检查是判断气流受限的主要客观指标，故答案为 B。其余均不能作为确定 COPD 诊断的依据。

23.【答案】B

【解析】由于各种病因所致慢性气道疾患，并引起气道发生不可逆性阻塞性病变，则称为 COPD。COPD 的重要特征是具有不完全可逆气流受限，肺功能检查示阻塞性通气功能障碍，这是判断气流受限的主要客观指标，故答案为 B。

24.【答案】D

【解析】慢性阻塞性肺疾病肺动脉高压形成的机制包括肺血管阻力增加的功能性因素、解剖学因素、血液黏稠度增加和血容量增多等，其中缺氧致肺小动脉收缩和肺血管重构起关键作用。

25.【答案】E

【解析】COPD 患者进行长期家庭氧疗是改善极重度患者预后的重要措施，适应证为：① $PaO_2 \leqslant 55$ mmHg 或氧饱和度（SaO_2）$\leqslant 88\%$，伴或不伴高碳酸血症；② $PaO_2\ 55\sim60$ mmHg，或 $SaO_2<89\%$，并有肺动脉高压、心力衰竭水肿或红细胞增多症（血细胞比容 >0.55）。长期家庭氧疗的方法一般经鼻导管吸氧，流量 $1.0\sim2.0$ L/min，每天持续吸氧 >15 小时，目标为 $PaO_2 \geqslant 60$ mmHg 或 $SaO_2 >90\%$。所以对 COPD 患者不宜进行长期家庭氧疗指征的答案是 E。

26.【答案】C

【解析】由于各种病因所致慢性气道疾患，并引起气道发生不可逆性阻塞性病变，则称为慢性阻塞性肺疾病（COPD）。COPD可导致肺源性心脏病、呼吸衰竭等严重后果。临床上诱发肺源性心脏病急性加重的主要病因是呼吸道感染。当呼吸道发生感染，由于炎症所致的气道内膜肿胀、炎性分泌物等进一步加重已经阻塞的气道，导致机体缺氧、$PaCO_2$升高。因此，肺心病急性加重期时的处理原则是：积极控制感染；保持呼吸道通畅；纠正缺氧和CO_2潴留，控制呼吸衰竭及心功能不全。本题的五个选项中应用利尿剂、呼吸兴奋剂、血管扩张剂、强心剂等是在肺心病急性加重期的治疗手段，但并非直接去除引起急性加重的原因。故C项是本题的最佳选择。

27．【答案】A

【解析】慢性阻塞性肺疾病肺内变化的特征为不完全可逆的气流受限，气流受限呈进行性发展而产生严重慢性阻塞性肺疾病，治疗采用持续低流量吸氧，可采用鼻导管或Venturi面罩，注意复查动脉血气分析，氧疗目标为$PaO_2>60$ mmHg（$SaO_2>90\%$）。因此严重慢性阻塞性肺疾病稳定期的治疗措施是长期低浓度吸氧，而长期高浓度吸氧会引起呼吸抑制。其余均不是严重慢性阻塞性肺疾病稳定期的治疗措施。

28．【答案】C

【解析】患者有明显二氧化碳潴留，PaO_2与SaO_2的关系处在氧离曲线的陡直部分，PaO_2稍有升高，SaO_2会明显增加；另外PaO_2增加可削弱颈动脉体对呼吸中枢的反射刺激，从而减少通气量，加重二氧化碳潴留。因此当氧分压保持在65 mmHg时，既能使SaO_2相对稳定在90%，又不致因PaO_2过高而抑制通气。

29．【答案】A

【解析】COPD的发病及其进展均与吸烟相关，因此戒烟或不吸烟是预防COPD最重要的措施。其他选项也有意义，但不是最重要的措施。

30．【答案】A

【解析】该中年男性患者长期间断咳嗽、咳痰，每年累计时间超过3个月，连续2年以上，无其他引起咳嗽、咳痰的心肺疾病，因此达到慢性支气管炎的诊断标准。病史和体征及辅助检查均不支持其余诊断。

31．【答案】A

【解析】该中年男性患者慢性病程，3年来每次于呼吸道感染后均会出现咳嗽、胸闷，每年持续3个月以上，2天前再次发作。查体见呼吸快（28次/分），口唇轻度发绀，两肺叩诊过清音（可能有肺气肿），可闻及哮鸣音和湿啰音，心率快（120次/分），律齐，该患者最可能的诊断为慢性支气管炎急性发作。

32．【答案】A

【解析】该老年男性患者有多年反复咳嗽、咳痰史，以后出现气短，支持慢性支气管炎诊断。近2天来加重，发热伴黄脓痰，心率增快，两肺散在干、湿啰音，支持慢性支气管炎急性发作。气短10年，结合查体双肺语颤减弱，心界缩小，说明多年慢性支气管炎已引起肺气肿。

33．【答案】E

【解析】该中年女性患者慢性病程，从病史和查体结果看，首先考虑慢性喘息型支气管炎合并肺气肿，动脉血气分析结果为Ⅱ型呼吸衰竭，若做呼吸功能检查最可能肺活量（VC）降低，第一秒用力呼气容积占用力肺活量的百分比（$FEV_1\%$）降低，残气量与肺总量之比（RV/TLC）>40%。因此答案是E。

34．【答案】C

【解析】该中年女性患者间断咳嗽、喘憋，痰较多，油烟等容易诱发，症状冬天加重，夏天减轻。临床考虑慢性支气管炎与支气管哮喘均有可能。可鉴别慢性支气管炎与支气管哮喘的检查是气道激发试验。其余检查均无明显鉴别诊断价值。

35．【答案】B

【解析】该中年男性患者有慢性咳嗽、咳痰史，病程4年，支持慢性支气管炎，近半年来发作时伴呼吸困难，查体除有哮鸣音外，肺底部有湿啰音，肺功能测定有阻塞性通气功能障碍，因而诊断考虑为慢性喘息型支气管炎。其他诊断均可能性不大。

36．【答案】E

【解析】该老年男性患者多年反复咳嗽、咳痰史，以后出现气短，支持慢性支气管炎诊断。结合查体双肺语颤减弱，心界缩小，说明多年慢性支气管炎已引起肺气肿。近3天来加重，发热伴黄脓痰，心率增快，两肺散在干湿啰音，支持慢性支气管炎继发急性感染，所以为了诊断和治疗，可以进行血常规、痰细菌培养、动脉血气分析和胸部X线检查。而最不必做的检查是支气管镜检查，这是有创检查，而且目前还没有进行此项检查的指征。

37．【答案】B

【解析】该中年男性患者有慢性支气管炎史15年，查体有桶状胸，左肺散在干啰音，心浊音界缩小，诊断慢性支气管炎、肺气肿可以肯定。由于有长期支气管炎史及肺气肿，剑突下出现收缩期心脏搏动，临床提示已并发早期肺心病。患者突然呼吸困难加重伴右侧胸痛，查体有发绀、右肺呼吸音减低，最可能诊断为右侧自发性气胸。因肺气肿患者肺泡融合、形成肺大疱，肺大疱破裂为自发性气胸的常见原因。胸腔积液可引起呼吸困难，但发病稍缓，本例可不考虑。综上分析，正确答案为B。

38．【答案】C

【解析】该老年男性吸烟患者有长期慢性咳嗽、咳痰病史，每年发作3个月左右，近半年来出现上二三层楼气短，偶有喘鸣音，近期无明显加重，该患者最可能的诊断是COPD。肺功能检查中的FEV_1是判断气流受限的客观指标，重复性好，对COPD的诊断、严重度评价、疾病进展、预后及治疗反应的评价等均有重要意义，吸入支气管扩张剂后FEV_1/FVC<70%，可确定为不完全可逆的气流受限，是COPD的重要特征，所以为明确疾病的诊断和严重程度及检测病情变化，最有价值的检查是肺功能，而其他检查（胸部X线片、胸部CT、磁共振成像和动脉血气分析）只起辅助作用。

39.【答案】D

【解析】该老年男性患者有吸烟高危因素，慢性咳嗽、咳痰、活动后气短的症状，查体提示双肺呼吸音低，偶闻及干鸣音，双下肺可闻及少许湿啰音，所以该患者最可能的诊断是慢性阻塞性肺疾病。病史和体征均不支持其他诊断。

40.【答案】A

【解析】该中年男性患者有长期吸烟史，有活动后气短伴间断咳嗽、咳少量白黏痰半年病史。为明确有无慢性阻塞性肺疾病，应首选肺功能检查。而动脉血气分析常用于诊断呼吸衰竭；胸部CT常用于肺部占位性病变的诊断；支气管镜常用于中央型肺癌的诊断；超声心动图常用于心脏病的诊断。

41.【答案】A

【解析】该老年男性患者慢性病程，病史和查体结果均支持为慢性阻塞性肺疾病，所以查体可见桶状胸。

42.【答案】C

【解析】该老年男性患者慢性病程，2年来活动后喘憋，查体见肺气肿体征（桶状胸，肺肝界在右锁骨中线第7肋间，双肺叩诊过清音，呼吸音减弱），肺功能检查结果为FEV_1/FVC=52%，残气量占肺总量的47%，所以最可能的诊断是慢性阻塞性肺疾病。

43.【答案】B

【解析】该中年男性患者有慢性咳嗽、咳痰病史，有长期吸烟史，肺功能检查结果提示存在持续的气流受限，诊断慢性阻塞性肺疾病成立。需要依据症状、急性加重风险评估进行分组，患者平地行走因呼吸困难需停止，按照改良版英国医学研究委员会呼吸问卷（mMRC）评分为2级，近1年没有急性加重为急性加重低风险，分组为B组，首选的治疗药物是长效支气管扩张剂。

44.【答案】C

【解析】该老年男性患者吸烟多年，有慢性长期咳嗽、咳痰史，气短5年，胸部X线片是典型的慢性阻塞性肺气肿表现，结合肺功能检查的异常结果，该患者最可能的诊断是慢性阻塞性肺疾病。

45.【答案】C

【解析】该中年女性患者有吸烟史，多年间断咳嗽、咳痰，活动后气短2年，最可能的诊断是COPD，所以肺功能检查对明确该患者诊断最有意义。其余辅助检查对明确该患者诊断的意义均小。

46.【答案】A

【解析】该老年男性患者多年反复咳嗽、咳痰史，支持有慢性支气管炎，以后出现气短，结合查体双肺语颤减弱，心界缩小，说明多年慢性支气管炎已引起肺气肿形成COPD。近2天来加重，发热伴黄脓痰，缺氧表现（口唇稍发绀），两肺散在干、湿啰音，心率增快，考虑为急性加重。其余均不符合。

47.【答案】A

【解析】该老年男性患者有COPD病史20余年，吸烟史30年，半小时前呼之不应，浅昏迷状，球结膜水肿，支持肺性脑病，虽然血压偏高，但与浅昏迷无关，为明确诊断首选的检查是动脉血气分析，以确定肺性脑病的诊断。

48.【答案】B

【解析】该老年男性患者低氧血症加重的最重要机制是肺泡通气量下降，只有肺泡通气量下降表现为低氧血症，同时有CO_2潴留。该患者本次急性加重时出现了Ⅱ型呼吸衰竭，即$PaCO_2$明显升高，符合肺泡通气量下降的临床表现。

49.【答案】D

【解析】该老年男性患者的40年病史符合COPD诊断，近5年心悸、水肿，最可能并发肺心病，近1周来症状加重，结合双肺干、湿啰音，考虑肺部感染使病情加重，出现右心衰竭，首选的治疗应当针对加重原因即肺部感染，所以应首选抗生素治疗，其他治疗除血管扩张剂不必应用外，均可应用，但不是首选。

50.【答案】A　51.【答案】B　52.【答案】C

【解析】该中年男性患者长期间断咳嗽、咳痰，每年发病持续3个月以上，连续2年或2年以上，并可以排除其他可以引起类似症状的慢性疾病，因此已达到慢性支气管炎的诊断标准，其余四种疾病均可能性小。该患者进行胸部X线检查的目的是用于鉴别诊断和确定有无肺心病等并发症，因为慢性支气管炎的胸部X线片表现无特异性，所以不能用于辅助或确定诊断、了解病情变化和作为疗效的客观指标。最主要的治疗是控制感染，因为该患者目前发热，白细胞总数升高，只有控制住感染，病情才能好转，而解痉平喘、祛痰止咳和吸氧治疗均为对症治疗，该患者虽然有发热，但温度不太高，不需要物理降温。

53.【答案】D　54.【答案】A

【解析】该老年女性患者有25年反复咳嗽、咳痰

三、慢性支气管炎、慢性阻塞性肺疾病

的慢性支气管炎史，3年来出现心悸、气短、下肢间歇水肿，说明有病情进展，可能出现COPD伴右心衰竭，近1周加重伴发热，结合肺内有湿啰音，考虑因肺部感染而加重，因此该患者最可能的诊断是COPD+肺心病。由于本次是肺部感染使病情加重，所以目前最主要的治疗为控制感染与改善呼吸功能，经此治疗后，患者会明显好转，然后再转行COPD治疗。

55.【答案】A 56.【答案】C 57.【答案】A

【解析】患者老年男性，有吸烟史，临床症状和体征以及肺功能检查提示阻塞性通气功能障碍，最可能的诊断是慢性阻塞性肺疾病。肺功能分级按照FEV_1占预计值的百分比（%pred）进行分级，轻度≥80%pred，中度50%~79%pred，重度30%~49% pred，极重度<30%pred，因此该患者为中度阻塞性通气功能障碍。患者近1年没有急性加重，结合呼吸困难症状综合评估分组为B组，首选治疗药物为长效抗胆碱能药物（LAMA）。

58.【答案】C 59.【答案】C

【解析】该老年男性吸烟患者有长期慢性咳嗽、咳痰病史，每年发作3个月左右，近半年来出现上二三层楼气短，偶有喘鸣音，近期无明显加重。该患者最可能的诊断是COPD，所以可以常规检查动脉血气分析、肺功能、胸部X线片和痰细菌培养，但不应常规进行支气管镜检查，因为支气管镜是有创检查，只能用于一般常规检查不能解决的肺癌或肺部病变诊断不明时。肺功能检查中的FEV_1是判断气流受限的客观指标，重复性好，对COPD的诊断、严重度评价、疾病进展、预后及治疗反应的评价等均有重要意义，吸入支气管扩张剂后$FEV_1/FVC<70\%$，可确定为不完全可逆的气流受限，是COPD的重要特征，所以为明确疾病的诊断和严重程度及检测病情变化，最有价值的检查是肺功能，而其他检查（胸部X线片、胸部CT和MRI、痰细菌培养）只起辅助作用。

60.【答案】D 61.【答案】B 62.【答案】A

【解析】该老年男性患者有吸烟高危因素，慢性咳嗽、咳痰、活动后气短的症状，查体提示双肺呼吸音低，最可能的诊断是慢性阻塞性肺疾病。诊断慢阻肺需要进行肺功能检查，吸入支气管扩张剂后$FEV_1/FVC<70\%$即明确存在持续的气流受限，除外其他疾病后可确诊为慢阻肺。支气管扩张剂可松弛支气管平滑肌、扩张支气管、缓解气流受限，是控制慢阻肺症状的主要治疗措施。

63.【答案】D 64.【答案】A 65.【答案】C

【解析】该老年男性患者有慢性反复咳嗽、咳痰、心悸、气短等病史，近2天病情加重伴畏寒、发热达38.8℃，查体发现呼吸急促、口唇发绀，双肺叩诊过清音，双肺散在干、湿啰音等，符合典型的COPD，根据有心悸、气短、肝大、肝颈静脉回流征（+），双下肢明显凹陷性水肿等，符合典型的肺心病，所以该患者最可能的诊断是COPD+肺心病。为明确诊断首选的检查是胸部X线片检查，可发现双肺透亮度增加及肺心病的一些改变，从而为诊断提供依据。该患者近2天畏寒、发热达38.8℃，口唇发绀，双肺散在干、湿啰音，说明因感染而使病情加重，所以主要治疗措施是控制感染与改善呼吸功能，而该患者的其他治疗（祛痰与止咳、解痉与平喘、低浓度持续吸氧和应用利尿剂）只能起到辅助作用。

66.【答案】C 67.【答案】B 68.【答案】A

【解析】结合该老年男性患者危险因素、症状、体征和辅助检查，诊断为COPD、慢性肺源性心脏病、Ⅱ型呼吸衰竭。对于呼吸性酸中毒的治疗应以病因治疗为主，如积极控制感染，应用支气管扩张剂、呼吸兴奋剂，必要时行机械通气改善通气。碱性药物通常仅用于pH<7.20或合并代谢性酸中毒时。治疗过程中出现手足搐搦，pH升高，BE正值增大，$PaCO_2$升高，呼吸性酸中毒治疗过程中由于摄入减少、呕吐、使用糖皮质激素及利尿剂等，常出现呼吸性酸中毒合并代谢性碱中毒。对于稳定期COPD患者，治疗指南明确指出不推荐长期口服糖皮质激素治疗。

69.【答案】B 70.【答案】A 71.【答案】A

【解析】该中年女性患COPD多年，近5年来仍有气急、咳嗽等症状，3天来可能因感染而明显加重。动脉血气分析有缺氧（$PaO_2<60$ mmHg），而$PaCO_2$升高（>50 mmHg），所以符合Ⅱ型呼吸衰竭。Ⅱ型呼吸衰竭通常是由于通气功能障碍所致。由于病情加重是感染所致，因此除氧疗外，该患者最重要的治疗是应用抗生素。

72.【答案】B 73.【答案】C 74.【答案】D

【解析】该老年男性患者多年反复咳嗽、咳痰史，支持有慢性支气管炎，以后出现气短，结合查体双肺语颤减弱，说明多年慢性支气管炎已引起肺气肿形成COPD。近3天来加重，发热伴黄脓痰，缺氧表现（口唇稍发绀），两肺散在干、湿啰音，心率增快，考虑为COPD急性加重。动脉血气分析结果pH明显降低，提示酸中毒，PO_2降低和PCO_2升高表明有Ⅱ型呼吸衰竭，结合HCO_3^-基本在正常范围，考虑动脉血气分析的判断结果是呼吸性酸中毒合并代谢性酸中毒。目前最需要的治疗是机械通气，以控制呼吸衰竭和呼吸性酸中毒，一般在呼吸性酸中毒控制后，代谢性酸中毒也会缓解，先不需要给予碱性药物，不能高浓度吸氧，否则可能会加重呼吸衰竭。

75.【答案】A 76.【答案】A

【解析】慢性支气管炎是支气管的慢性炎症，起病缓慢，其确切病因不清楚，但与某些因素有关，其中最重要的是吸烟，虽然其他因素也与慢性支气管炎的发生有关。烟草中含焦油、尼古丁和氢氰酸等化学物质，可损伤气道上皮细胞，使纤毛运动减退，导致黏液-纤毛清除功能障碍，其他因素也有此作用，但最易导致黏液-纤毛清除功能障碍的还是吸烟。

77.【答案】A　78.【答案】E

【解析】重症COPD患者出现严重的通气功能障碍，大量CO_2潴留，所以$PaCO_2$会明显升高，出现呼吸性酸中毒；当COPD合并慢性肺源性心脏病急性加重时，会出现呼吸性酸中毒，在此基础上使用利尿剂，可导致低钾、低氯性碱中毒，结果可能引起呼吸性酸中毒合并代谢性碱中毒。

79.【答案】B　80.【答案】C　81.【答案】E

【解析】COPD患者可采用改良版英国医学研究委员会呼吸困难问卷（mMRC问卷）评估呼吸困难程度。mMRC分级0级是剧烈活动时出现呼吸困难；mMRC分级1级是平地快速行走或爬缓坡时出现呼吸困难；mMRC分级2级是由于呼吸困难，平地行走时比同龄人慢或需要停下来休息；mMRC分级3级是平地行走100米左右或数分钟后即需要停下来喘气；mMRC分级4级是因呼吸困难而不能离开家，或在穿衣、脱衣时即出现呼吸困难。

82.【答案】E　83.【答案】B

【解析】COPD的氧疗最常用的是持续低流量吸氧，以免吸入氧浓度过高引起CO_2潴留；COPD急性加重伴呼吸功能不全早期，给予无创机械通气可以防止呼吸功能不全加重，缓解呼吸肌疲劳，减少后期气管插管率，改善预后。

84.【答案】A　85.【答案】C

【解析】COPD等选项所列各种疾病各有其临床特点，两肺散在干、湿啰音、持续气流受限表现是COPD的特点；多无异常体征，急性发作期两肺散在干、湿啰音，咳嗽后可减轻或消失的疾病是慢性支气管炎。

86.【答案】A　87.【答案】C

【解析】慢性阻塞性肺疾病（COPD）患者气道阻塞，通气功能减低，肺泡通气量下降，导致缺氧和二氧化碳潴留。肺实质破坏和肺血管异常等也参与低氧血症的发生。肺血栓栓塞症引起栓塞部位血流减少，通气/血流比例增大，肺泡通气不能被充分利用，肺泡无效腔增大，是导致低氧血症的主要原因。

88.【答案】A　89.【答案】B

【解析】COPD典型的肺功能改变为阻塞性通气功能障碍，肺功能诊断标准为$FEV_1/FVC<70\%$。IPF典型的肺功能改变为限制性通气功能障碍，肺功能诊断标准为$TLC<80\%pred$。

90.【答案】BD

【解析】类风湿关节炎及肺水肿引起的肺功能障碍主要表现为限制性通气功能障碍，可伴有小气道通气功能减低，不表现为阻塞性通气功能障碍。重症支气管扩张症及慢性支气管炎因支气管壁及支气管周围炎症，管腔内分泌物留滞可引起阻塞性通气功能障碍。

91.【答案】AB

【解析】阻塞性肺气肿的发病机制可归纳为：支气管慢性炎症，使管腔狭窄，形成不完全阻塞，肺泡残留气体过多，使肺泡充气过度；肺部慢性炎症破坏小支气管壁软骨（并非是破坏肺泡间质），失去支气管正常的支架作用，当肺泡内充气过度时，致使肺泡明显膨胀即压力升高；肺部慢性炎症使白细胞和巨噬细胞释放的蛋白分解酶增加，直接损害肺组织和肺泡壁；肺泡壁的毛细血管受压（并非为肺小动脉受压），血液供应减少，肺组织营养障碍，引起肺泡壁弹性减退。故本题A和B项为正确答案。

92.【答案】ABD

【解析】急性加重期COPD的临床表现分为3级，Ⅱ级时患者有呼吸衰竭，需应用辅助呼吸肌群进行呼吸，呼吸频率>30次/分，无意识障碍，$PaCO_2$增加到50～60 mmHg。

93.【答案】ABD

【解析】COPD进行性加重，最后可出现慢性呼吸衰竭、慢性肺源性心脏病，也可引起自发性气胸等并发症。但肺癌与COPD无关。

94.【答案】ABCD

【解析】慢性阻塞性肺疾病的肺功能异常是判断该病持续气流受阻的主要客观指标，FEV_1下降和FEV_1/FVC下降可确定为持续气流受阻，肺总量增加和残气量增加表明肺过度充气，均属于慢性阻塞性肺疾病的肺功能异常表现。

95.【答案】ABCD

【解析】慢性阻塞性肺疾病肺功能表现为阻塞性通气功能障碍，闭塞性细支气管炎、弥漫性泛细支气管炎和支气管扩张症的肺功能也多表现为阻塞性通气功能障碍。

96.【答案】CD

【解析】COPD高风险患者（D组）为症状多、上一年发生≥2次急性加重、mMRC分级≥2级者，首选的治疗包括长效抗胆碱能药物（LAMA）加长效β_2受体激动剂（LABA）或LAMA加吸入糖皮质激素（ICS）。

97.【答案】ABC

【解析】COPD患者进行长期家庭氧疗是改善极重度患者预后的重要措施，适应证为：①$PaO_2\leq55$ mmHg或氧饱和度（SaO_2）≤88%，伴或不伴高碳酸血症；②PaO_2 55～60 mmHg，或$SaO_2<89\%$，伴有肺动脉高压、心力衰竭水肿或红细胞增多症（血

细胞比容>0.55)。所以只有答案 D 是对 COPD 患者不宜进行长期家庭氧疗的情况。

98．【答案】ABC

【解析】COPD 患者进行长期家庭氧疗是改善极重度患者预后的重要措施，长期家庭氧疗的方法一般是经鼻导管吸氧，流量 1.0~2.0 L/min，每天持续吸氧>15 小时，目标为 $PaO_2 \geq 60$ mmHg 或 $SaO_2 > 90\%$，所以只有答案 D 是不正确的。

四、支气管哮喘

【A1 型题】

1. 支气管哮喘病因的环境因素中属于室内变应原的是
  A．家养宠物
  B．活性染料
  C．花粉
  D．牛奶
  E．蛋类

2. 支气管哮喘病因的环境因素中属于非变应原性因素的是
  A．大气污染
  B．活性染料
  C．花粉
  D．牛奶
  E．蛋类

3. 下列有关支气管哮喘的叙述，不正确的是
  A．哮喘的本质是气道的慢性炎症
  B．哮喘的特征是具有不完全可逆气流受限
  C．哮喘为呼气性呼吸困难
  D．哮喘患病率儿童高于青壮年
  E．哮喘通过防治可以临床控制

4. 支气管哮喘患者突然出现胸痛、气急、呼吸困难、大汗、不安，应首先考虑的情况是
  A．自发性气胸
  B．支气管哮喘急性发作
  C．左心衰竭
  D．肺炎
  E．胸膜炎

5. 支气管哮喘发病的最主要病理基础是
  A．气道炎症
  B．副交感神经兴奋
  C．细菌感染
  D．支气管痉挛
  E．支气管分泌物过多

6. 支气管哮喘严重发作时最常见的动脉血气改变是
  A．pH 值上升，PaO_2 下降，$PaCO_2$ 下降
  B．pH 值上升，PaO_2 下降，$PaCO_2$ 上升
  C．pH 值下降，PaO_2 下降，$PaCO_2$ 下降
  D．pH 值下降，PaO_2 下降，$PaCO_2$ 上升
  E．pH 值正常，PaO_2 下降，$PaCO_2$ 上升

7. 支气管哮喘发作期轻度患者的临床表现，正确的是
  A．稍事活动即感气短
  B．讲话常有中断
  C．可有三凹征
  D．可出现奇脉
  E．双肺闻及散在哮鸣音

8. 支气管哮喘发作期重度患者的临床表现，不正确的是
  A．休息时感气短
  B．双肺哮鸣音响亮
  C．常有三凹征
  D．有奇脉
  E．意识模糊

*9. 支气管哮喘发作期危重度患者的临床表现，不正确的是
  A．不能讲话
  B．双肺哮鸣音响亮
  C．脉率变慢或不规则
  D．呈现胸腹矛盾运动
  E．意识模糊 (56/1998)

10. 咳嗽变异性哮喘正确诊断的依据是
  A．咳嗽反复发作>2 周
  B．抗生素治疗有效
  C．支气管扩张剂能缓解
  D．无家族过敏史
  E．血中性粒细胞增高

*11. 关于支气管哮喘发作的临床表现，不正确的是
  A．强迫端坐位
  B．出现严重呼气性呼吸困难
  C．呼吸动度增大，呈吸气位
  D．语音震颤减弱
  E．大汗淋漓伴发绀 (54/2001)

12. 典型支气管哮喘发作时最主要的临床表现是
  A．吸气性呼吸困难，双肺可闻及哮鸣音
  B．呼气性呼吸困难，双肺可闻及哮鸣音

C．端坐呼吸，双肺密布中小水泡音
D．呼气性呼吸困难，双肺散在干、湿啰音
E．进行性呼吸困难，肺部局限性哮鸣音

13．支气管哮喘的肺功能异常，主要表现在
   A．肺活量减少
   B．最大通气量增加
   C．第一秒用力呼气容积减少
   D．弥散量下降
   E．功能残气量减少

*14．支气管哮喘急性发作首选的药物治疗方法是
   A．静脉注射氨茶碱
   B．雾化吸入异丙托溴铵
   C．雾化吸入沙丁胺醇
   D．静脉使用糖皮质激素　　　（65/2016）

*15．治疗支气管哮喘的缓解性药物不包括
   A．短效 $β_2$ 受体激动剂
   B．短效茶碱
   C．短效吸入型抗胆碱能药物
   D．白三烯调节剂　　　　　　（64/2015）

16．用于长期控制支气管哮喘最有效的药物是
   A．沙丁胺醇
   B．布地奈德
   C．色甘酸钠
   D．扎鲁司特
   E．氨茶碱

17．属于治疗支气管哮喘患者的 $β_2$ 受体激动剂是
   A．氨茶碱
   B．异丙托溴铵
   C．色甘酸钠
   D．沙丁胺醇
   E．泼尼松

18．甲状腺功能亢进症（甲亢）伴严重哮喘者禁用
   A．普萘洛尔
   B．丙硫氧嘧啶
   C．甲硫氧嘧啶
   D．甲巯咪唑
   E．复方碘溶液

19．对重度支气管哮喘伴窦性心动过速的患者，下列治疗措施错误的是
   A．吸氧
   B．静脉给予氨茶碱
   C．静脉给予甲泼尼龙
   D．静脉给予普萘洛尔
   E．适当给予静脉补液治疗

*20．支气管哮喘有别于心源性哮喘的临床表现是
   A．咳嗽、咳痰
   B．多于夜间发作
   C．呼气性呼吸困难，可自行缓解
   D．双肺可闻及哮鸣音　　　　（43/2018）

21．下列情况最无助于鉴别支气管哮喘与心源性哮喘的是
   A．双肺可闻及呼吸相哮鸣音
   B．吸气相可闻及双肺底密集细小水泡音
   C．咳粉红色泡沫痰
   D．胸部 X 线片见肺气肿表现
   E．自幼出现反复阵发性呼气性呼吸困难

*22．对支气管哮喘急性发作患者进行动脉血气分析，其中 $PaCO_2$ 增高提示
   A．病情好转
   B．出现呼吸性碱中毒
   C．病情恶化
   D．出现心力衰竭
   E．无临床意义　　　　　　　（59/2002）

23．支气管哮喘与心源性哮喘一时难以鉴别时，应采用的治疗药物是
   A．异丙肾上腺素
   B．吗啡或度冷丁
   C．氨茶碱
   D．西地兰（毛花苷 C）
   E．肾上腺素

24．常用控制支气管哮喘急性发作药物的作用，不正确的是
   A．$β_2$ 受体激动剂可提高细胞内 cAMP 的浓度
   B．茶碱主要是通过抑制磷酸二酯酶、减少 cAMP 的水解作用
   C．抗胆碱能类药可减少 cGMP 的浓度
   D．色甘酸钠可稳定肥大细胞膜
   E．酮替芬可抑制组胺和慢反应物质释放

25．属于治疗支气管哮喘的控制性药物是
   A．短效 $β_2$ 受体激动剂
   B．短效吸入型抗胆碱能药物
   C．吸入型糖皮质激素
   D．短效茶碱
   E．全身用糖皮质激素

26．用于支气管哮喘发作时疗效较好的药物是
   A．沙丁胺醇
   B．布地奈德
   C．色甘酸钠
   D．氨茶碱
   E．倍氯米松

【A2 型题】

27．男性，45 岁。发作性咳嗽、喘息 10 年，再发 2 天。患者有高血压病史 3 年，无吸烟史。查体：

双肺可闻及散在哮鸣音,未闻及湿啰音。心率98次/分,心律齐。胸部X线检查可见双肺透亮度增加。该患者最可能的诊断是

A．慢性阻塞性肺疾病
B．支气管扩张症
C．支气管哮喘
D．慢性支气管炎
E．左心衰竭

28．女性,21岁。支气管哮喘发作2小时。查体:神志清楚,明显呼吸困难伴双肺广泛哮鸣音。化验血白细胞 8.0×10^9/L,中性粒细胞0.82。该患者最常见的动脉血气改变是

A．代谢性酸中毒
B．呼吸性酸中毒
C．代谢性碱中毒
D．PaO_2 降低,$PaCO_2$ 正常或降低
E．PaO_2 明显降低,$PaCO_2$ 明显升高

29．女性,28岁。反复发作性喘息、咳嗽6年余,再发并加重4小时。既往体健。查体:T 37℃,P 123次/分,R 23次/分,BP 90/60 mmHg,意识模糊,口唇发绀,双肺呼吸音明显减低,偶闻及哮鸣音,心率123次/分,律齐,可触及奇脉。该患者最可能的诊断是

A．慢性支气管炎急性发作
B．支气管哮喘
C．支气管内膜结核
D．喘息型慢性支气管炎
E．支气管扩张症

30．女性,20岁。自幼出现发作性呼气性呼吸困难。近2天喘息持续发作,伴咳嗽,少量白色黏痰。查体:端坐呼吸、大汗、发绀、两肺呼吸音减弱,广泛哮鸣音。该患者最可能的诊断是

A．支气管哮喘
B．慢性支气管炎
C．支气管扩张症
D．慢性支气管炎合并肺部感染
E．肺气肿合并自发性气胸

31．女性,27岁。3小时前在使用新买的香水时突发咳嗽、胸闷、进行性呼吸困难来急诊。既往有类似病史。查体:大汗,双肺叩诊过清音,听诊双肺满布哮鸣音,心率130次/分,心律齐,未闻及心脏杂音。该患者最可能的诊断是

A．肺炎
B．支气管哮喘急性发作
C．急性左心衰竭
D．自发性气胸
E．肺血栓栓塞症

32．男性,30岁。患支气管哮喘20年,再发咳嗽伴喘息3天,吸入沙丁胺醇症状稍改善,1天来喘息加重。查体:R 32次/分,端坐呼吸,大汗,语不成句,口唇发绀,双肺呼吸音低,可闻及散在哮鸣音,未闻及湿啰音,心率126次/分,有奇脉。应首选的辅助检查是

A．胸部X线片
B．肺功能
C．动脉血气分析
D．心电图
E．胸部CT

*33．男性,45岁。吸烟20年,有喘息、咳嗽症状,普通胸部X线片未发现明显异常,支气管扩张试验阳性。该患者最可能的诊断是

A．心源性哮喘
B．支气管哮喘
C．嗜酸细胞性肺炎
D．慢性阻塞性肺疾病(COPD)　　(64/2008)

34．女性,30岁。发作性气喘20年,吸入花粉后常出现眼痒、流泪和频发喷嚏,现发作4小时。查体:心率100次/分,律齐,两肺叩诊清音,可闻及广泛哮鸣音。化验血 WBC 10×10^9/L,中性粒细胞70%,嗜酸性粒细胞8%,胸部X线片见两肺透亮度增加。该患者最可能的诊断是

A．慢性喘息性支气管炎
B．支气管哮喘
C．弥漫性肺间质纤维化
D．心源性哮喘
E．变态反应性肺曲菌病

35．男性,50岁。自述憋气半天,听诊两肺有哮鸣音。有支气管哮喘病史3年。诊断为支气管哮喘发作,最有助于诊断的检查是

A．肺活量
B．肺通气量
C．肺顺应性
D．肺泡通气量
E．时间肺活量

36．男性,45岁。发作性呼吸困难5年,再发伴咳嗽、咳白色泡沫痰3天,无咯血、发热。既往有甲状腺功能亢进症病史1年。查体:BP 135/90 mmHg,呼气相延长,双肺可闻及哮鸣音。发生呼吸困难最可能的机制是

A．大支气管狭窄
B．大支气管梗阻
C．小支气管狭窄
D．呼吸面积减少
E．肺泡张力增高

37. 女性，25岁。3年来每年秋季均有喘息发作，2小时前做室内清洁时突然出现咳嗽、胸闷、呼吸困难。查体：两肺满布哮鸣音，心脏无异常。胸部X线片心肺未见异常。该患者最可能的诊断是
   A．慢性喘息性支气管炎
   B．慢性阻塞性肺疾病
   C．慢性阻塞性肺疾病急性加重期
   D．支气管哮喘
   E．心源性哮喘

38. 女性，25岁。反复发作性干咳伴胸闷5年，多于春季发作，无发热、咯血及夜间阵发性呼吸困难。多次胸部X线检查未见异常，常用抗生素治疗效果不明显。既往无高血压病史。全身查体无阳性体征。为明确诊断首选的检查是
   A．胸部CT
   B．超声心动图
   C．支气管激发试验
   D．动脉血气分析
   E．纤维支气管镜

39. 女性，30岁。过敏性鼻炎病史近20年，3年来经常出现喘息，每周发作2~3次。今日凌晨3时因突发呼吸困难急诊，伴大汗，双肺满布哮鸣音，询问病史时几乎不能回答问题，呼吸32次/分，心率120次/分。动脉血气分析：$PaCO_2$ 55 mmHg，PaO_2 40 mmHg，SaO_2 82%，pH 7.35。该患者目前急性发作期的分度是
   A．轻度
   B．中度
   C．重度
   D．危重度
   E．无法分度

40. 女性，22岁。反复发作喘息、呼吸困难、咳嗽3年。查体：双肺散在哮鸣音，心脏无异常。下列检查结果中有助于明确诊断的是
   A．最大呼气流量显著降低
   B．第一秒用力呼气容积降低
   C．最大呼气中段流量降低
   D．支气管扩张试验阳性
   E．胸部X线片显示肺纹理稍多

41. 女性，27岁。用新买的香水后咳嗽、胸闷3小时来急诊。查体：呼吸困难，大汗，双肺满布哮鸣音，心率120次/分，律齐，无杂音。胸部X线片示双肺透光度增强。该患者最可能的诊断是
   A．肺炎支原体肺炎
   B．支气管哮喘急性发作
   C．急性左心衰竭
   D．自发性气胸
   E．肺血栓栓塞症

42. 女性，26岁。发作性喘憋7年，无发作时一般情况良好，日常活动无受限，发作时可闻及喘鸣音。胸部X线片未见异常。下一步应首选的检查是
   A．超声心动图
   B．运动平板试验
   C．肺功能
   D．支气管镜
   E．冠状动脉CTA

43. 男性，50岁。间断咳嗽、喘憋10年，每年冬季症状加重，夏季症状减轻。过敏原皮试阴性，支气管激发试验阳性。该患者最可能的诊断是
   A．支气管哮喘
   B．慢性支气管炎
   C．支气管扩张症
   D．肺气肿
   E．肺结核

44. 女性，31岁。反复发作性干咳伴胸闷3年，多于每年春季发作，无发热、咯血及夜间阵发性呼吸困难。多次胸部X线检查未见异常，常用抗生素治疗效果不明显。为明确诊断，首选的检查是
   A．胸部CT
   B．心脏超声
   C．支气管激发试验
   D．动脉血气分析
   E．纤维支气管镜

*45. 男性，21岁。自幼对花粉过敏，多次接触花粉后出现荨麻疹及喘息，此次再接触花粉后喘息6小时。查体：双肺可闻及散在哮鸣音。此时不宜进行的检查是
   A．血嗜酸性粒细胞计数
   B．支气管激发试验
   C．支气管扩张试验
   D．胸部X线片　　　　　　　　　（44/2020）

*46. 男性，25岁。接触花粉后突发喘憋半小时，家人送至急诊。既往体健。查体：意识模糊，双肺呼吸音明显减低，心率135次/分，律齐，给予吸氧5 L/min的情况下查动脉血气分析示pH 7.10，$PaCO_2$ 92 mmHg，PaO_2 65 mmHg，下一步治疗措施错误的是
   A．雾化吸入支气管扩张剂
   B．静脉应用糖皮质激素
   C．气管插管机械通气
   D．静脉应用大剂量利尿剂　　　　（43/2021）

47. 女性，28岁。发作性呼气性呼吸困难2小时住院。既往支气管哮喘病史5年余。查体：双肺满布哮鸣音，心率110次/分，律齐，无心脏杂

音。最适宜的治疗是
  A．静脉滴注抗生素
  B．静脉滴注糖皮质激素
  C．吸氧
  D．静脉滴注氨茶碱
  E．静脉注射西地兰

48．女性，26岁。试用新款香水后突发呼吸困难2小时。查体：P 110次/分，BP 130/80 mmHg，SpO_2 88%，烦躁，呼吸急促，双肺叩诊呈过清音，听诊可闻及双肺哮鸣音。应立即给予的最佳治疗措施是
  A．静脉给予抗生素
  B．吸氧＋支气管扩张剂＋糖皮质激素
  C．鼻导管吸氧
  D．祛痰药物
  E．镇静药物

*49．男性，30岁。哮喘发作已2天，自服氨茶碱、吸入倍氯米松气雾剂无效而来诊。查体：神志恍惚，口唇发绀，有奇脉，两肺满布哮鸣音，心率120次/分。对该患者的紧急处理方法应是
  A．静脉推注氨茶碱并监测血药浓度
  B．静脉注射地塞米松和 β_2 受体激动剂
  C．大量补液、气管插管和机械通气
  D．静脉滴注抗生素和支气管扩张剂　（63/2011）

50．男性，50岁。支气管哮喘病史7年。严重发作持续已2天，痰黏稠、尿少。查体：呼吸困难，烦躁不安，口唇发绀，双肺呼吸音低，可闻及少许哮鸣音，心率128次/分，律齐。下列治疗错误的是
  A．静脉滴注葡萄糖生理盐水
  B．静滴氨茶碱
  C．静滴糖皮质激素
  D．抗生素预防感染
  E．给予镇静剂如苯巴比妥

【A3/A4型题】

男性，35岁。反复发作性喘息伴流涕5年，均在每年春季发作。1天前因去花鸟商店后再次发作喘息，喘息较前严重，不能平卧，伴大汗、呼吸困难、意识模糊来院急诊，诊断为支气管哮喘急性发作期，重度。

*51．该患者喘息急性发作时的呼吸困难类型是
  A．吸气性呼吸困难
  B．呼气性呼吸困难
  C．混合性呼吸困难
  D．心源性呼吸困难

*52．该患者此时的动脉血气分析检查结果最可能的是
  A．PaO_2 正常，$PaCO_2$ 升高
  B．PaO_2 正常，$PaCO_2$ 下降
  C．PaO_2 下降，$PaCO_2$ 下降
  D．PaO_2 下降，$PaCO_2$ 升高　（68，69/2020）

男性，45岁。发作性咳嗽、喘息10年，再发2天。患者有高血压病史3年，无吸烟史。查体：双肺可闻及散在哮鸣音，未闻及湿啰音，心率98次/分，心律齐。胸部X线检查可见双肺透亮度增加。

*53．该患者最可能的诊断是
  A．慢性阻塞性肺疾病
  B．支气管扩张症
  C．支气管哮喘
  D．左心衰竭

*54．对诊断意义最大的检查是
  A．肺功能和支气管扩张试验
  B．胸部CT
  C．血清总IgE测定
  D．超声心动图

*55．该患者长期治疗的首选方案是
  A．吸入长效抗胆碱能药物
  B．并发感染时应用抗生素
  C．吸入糖皮质激素
  D．扩血管、利尿　（73～75/2019）

男性，40岁。支气管哮喘30年，再发咳嗽伴喘息3天，吸入沙丁胺醇症状稍改善，1天来喘息加重。查体：R 32次/分，端坐呼吸，大汗，语不成句，口唇发绀，双肺呼吸音低，可闻及散在哮鸣音，未闻及湿啰音，心率126次/分，有奇脉。

*56．应首选的辅助检查是
  A．胸部X线片
  B．肺功能
  C．动脉血气分析
  D．心电图

*57．下列处理措施中，不恰当的是
  A．鼻导管吸氧
  B．静脉滴注糖皮质激素
  C．持续雾化吸入 β_2 受体激动剂
  D．限制液体入量（<2000 ml/d）

*58．经治疗病情不缓解，患者出现嗜睡，意识模糊，不能言语，查体哮鸣音消失，应采取的最主要措施是
  A．面罩吸氧
  B．静脉注射肾上腺素
  C．机械通气
  D．静脉滴注呼吸兴奋剂　（96～98/2012）

男性，24岁。反复发作性咳嗽、喘息10年余，再发加重3小时。查体：意识模糊，口唇发绀，双肺呼吸音明显减低，未闻及干、湿啰音，心率128次/分，律齐，可触及奇脉。

59．该患者最可能的诊断是
　　A．肺炎支原体肺炎
　　B．支气管哮喘
　　C．支气管内膜结核
　　D．原发性支气管肺癌
　　E．喘息性慢性支气管炎

60．为进一步明确诊断及判断病情程度最有意义的检查是
　　A．痰细胞学
　　B．胸部CT
　　C．动脉血气分析
　　D．PEF占预计值百分比
　　E．皮肤过敏原试验

61．诊断及病情程度确定后应采取的最有效措施是
　　A．甲泼尼龙静滴＋氨茶碱静滴＋氧疗
　　B．特布他林口服＋氨茶碱口服＋氧疗
　　C．抗结核治疗
　　D．给予红霉素
　　E．手术治疗

女性，28岁。反复发作性喘息、咳嗽6年余，再发并加重4小时。既往体健。查体：T 37℃，P 123次/分，R 23次/分，BP 90/60 mmHg，意识模糊，口唇发绀，双肺呼吸音明显减低，偶闻及哮鸣音，心率123次/分，律齐，可触及奇脉。

62．该患者最可能的诊断是
　　A．慢性支气管炎急性发作
　　B．支气管哮喘
　　C．支气管内膜结核
　　D．喘息性慢性支气管炎
　　E．支气管扩张症

63．为进一步明确诊断及判断病情程度，下列最不应进行的检查是
　　A．血常规
　　B．胸部X线片
　　C．动脉血气分析
　　D．胸部CT
　　E．肺功能

64．诊断及病情程度确定后除应给予氧疗外，应采取的最有效措施是
　　A．甲泼尼龙静滴＋氨茶碱静滴
　　B．特布他林口服＋氨茶碱口服
　　C．亚胺培南静滴＋氨茶碱静滴
　　D．抗结核药口服＋氨茶碱口服
　　E．青霉素静滴＋氨茶碱静滴

女性，18岁。反复发作呼吸困难、喘息2年，每年秋季发作，可自行缓解，此次已发作半天，症状仍继续加重而来就诊。查体：双肺满布哮鸣音，心率85次/分，律齐，心脏各瓣膜区未闻及杂音。

65．该患者最可能的诊断是
　　A．慢性支气管炎
　　B．阻塞性肺气肿
　　C．心源性哮喘
　　D．支气管哮喘
　　E．支气管扩张症

66．对该患者的治疗应选用的药物是
　　A．$β_2$受体激动剂
　　B．$β_2$受体拮抗剂
　　C．α受体激动剂
　　D．α受体拮抗剂
　　E．抗生素

67．[假设信息] 若给予足量特布他林（博利康尼）和氨茶碱治疗1天后病情仍无好转，呼吸困难严重，口唇发绀。此时应采取的救治措施是
　　A．原有药物加大剂量再用24小时
　　B．应用琥珀酸氢化可的松静脉滴注
　　C．大剂量倍氯米松气雾吸入
　　D．静脉滴注大剂量青霉素
　　E．静脉滴注第三代头孢菌素

68．[假设信息] 若应用足量解痉、平喘药和糖皮质激素等治疗均无效，患者呼吸浅快、神志不清，PaO_2 50 mmHg，$PaCO_2$ 70 mmHg。此时应采取的救治措施是
　　A．高浓度吸氧
　　B．甲泼尼龙静脉滴注
　　C．纠正水、电解质和酸碱平衡紊乱
　　D．气管插管正压机械通气
　　E．给予呼吸兴奋剂

【B1型题】

　　A．呼气性呼吸困难
　　B．吸气性呼吸困难
　　C．胸闷
　　D．咳嗽
　　E．胸痛

69．支气管哮喘的典型表现是
70．咳嗽变异性哮喘的主要表现是
71．胸闷变异性哮喘的主要表现是

A．呼气末偶闻
B．呼气末散在
C．较多、响亮
D．弥漫、响亮
E．减弱甚至消失

72．支气管哮喘急性发作期的病情严重程度属于轻度时，肺部哮鸣音的情况是
73．支气管哮喘急性发作期的病情严重程度属于重度时，肺部哮鸣音的情况是
74．支气管哮喘急性发作期的病情严重程度属于危重度时，肺部哮鸣音的情况是

A．沙丁胺醇
B．福莫特罗
C．异丙托溴铵
D．氨茶碱
E．布地奈德

75．缓解支气管哮喘急性发作时，常用的短效 $β_2$ 受体激动剂是
76．控制支气管哮喘急性发作时，常用的吸入糖皮质激素是
77．治疗支气管哮喘时常用的长效 $β_2$ 受体激动剂是

A．氨茶碱
B．吗啡
C．异丙肾上腺素
D．肾上腺素
E．去甲肾上腺素

78．支气管哮喘与心源性哮喘难以鉴别时的哮喘发作宜选的药物是
79．哮喘持续状态禁用的药物是

A．糖皮质激素
B．特布他林
C．氨茶碱
D．东莨菪碱
E．色甘酸钠

80．主要兴奋 $β_2$ 受体的药物是
81．能抑制磷酸二酯酶，增加心肌收缩力，静注过快可引起心律失常，甚至死亡的是
82．能抑制 α 受体，稳定细胞溶酶体膜，可提高腺苷环化酶和抑制磷酸二酯酶作用的是

A．肺泡通气量下降
B．通气/血流比例失衡
C．弥散功能障碍
D．肺内分流
E．耗氧量增加

83．支气管哮喘患者发生Ⅰ型呼吸衰竭最主要的机制是
84．支气管哮喘患者发生Ⅱ型呼吸衰竭最主要的机制是

A．激活腺苷环化酶使细胞内 cAMP 含量增加
B．抑制鸟苷环化酶使 cGMP 生成减少
C．抑制磷酸二酯酶，提高平滑肌细胞内的 cAMP 浓度
D．抑制 α 肾上腺素受体，阻止 ATP 分解为 ADP
E．阻断节后迷走神经通路，降低迷走神经兴奋性

85．$β_2$ 受体激动剂治疗支气管哮喘的作用机制是
86．茶碱类治疗支气管哮喘的作用机制是
87．抗胆碱药治疗支气管哮喘的作用机制是

【X型题】

88．目前采用 GWAS 鉴定了多个哮喘易感基因，这些易感基因有
A．YLK40
B．IL6R
C．PDE4D
D．IL33

89．支气管哮喘发作时，气道阻力增加的机制有
A．支气管平滑肌痉挛
B．黏液腺分泌增加
C．支气管黏膜水肿、充血
D．吸入异物

90．支气管哮喘发作时，严重程度为中度可见的临床表现有
A．稍事活动即感气短
B．讲话常有中断
C．双肺闻及散在哮鸣音
D．可出现奇脉

91．出现下列情况提示支气管哮喘患者病情严重或有合并症发生的有
A．$PaCO_2$ 35 mmHg，PaO_2 65 mmHg
B．奇脉
C．两肺哮鸣音
D．呼吸困难加重而哮鸣音减轻或消失

92．重症支气管哮喘的治疗措施包括
A．首先排除患者治疗依从性不佳
B．排除诱发加重或难以控制的因素
C．给予高剂量吸入型糖皮质激素
D．可选择免疫抑制剂治疗

93．支气管哮喘发作时，应与之鉴别的疾病有
A．慢性阻塞性肺疾病
B．中央型支气管肺癌
C．心源性哮喘

D．变态反应性支气管肺曲菌病
94．支气管哮喘发作与慢性阻塞性肺疾病（COPD）急性发作的鉴别点有
　　A．发病年龄和病程
　　B．咳喘发生的先后
　　C．肺内啰音的性质
　　D．对支气管扩张剂的疗效反应
95．支气管哮喘严重发作时的并发症有
　　A．自发性气胸
　　B．纵隔气肿
　　C．肺不张
　　D．呼吸衰竭
96．支气管哮喘长期反复发作或感染可致的慢性并发症有
　　A．慢性阻塞性肺疾病
　　B．支气管扩张症
　　C．间质性肺炎
　　D．肺源性心脏病
97．重度支气管哮喘的处理包括
　　A．吸氧
　　B．输液
　　C．应用糖皮质激素
　　D．应用 β_2 受体激动剂
98．下列属于治疗支气管哮喘的缓解性药物有
　　A．短效 β_2 受体激动剂
　　B．短效吸入型抗胆碱能药物
　　C．吸入型糖皮质激素
　　D．白三烯调节剂
99．支气管哮喘的临床缓解期是指
　　A．无喘息
　　B．无咳嗽
　　C．无气急、胸闷
　　D．维持 1 年以上

答案及解析

1．【答案】A
【解析】支气管哮喘的病因包括遗传因素和环境因素。环境因素又包括变应原性因素和非变应原性因素。变应原性因素又包括室内变应原（尘螨、家养宠物、蟑螂等）、室外变应原（花粉、草粉等）、职业性变应原（活性染料、油漆等）、食物（牛奶、蛋类、鱼、虾等）、药物（阿司匹林、抗生素等）。

2．【答案】A
【解析】支气管哮喘的病因包括遗传因素和环境因素。环境因素又包括变应原性因素和非变应原性因素。非变应原性因素有大气污染、吸烟、运动、肥胖等。而活性染料、花粉、牛奶、蛋类等均属于变应原性因素。

3．【答案】B
【解析】支气管哮喘可有气流受限，但这是典型的变态反应过程，故气流受限完全是可逆的，因此 B 项说法不正确。其余均正确。

4．【答案】A
【解析】支气管哮喘患者突然出现胸痛、气急、呼吸困难、大汗、不安，应首先考虑自发性气胸。若为支气管哮喘急性发作或左心衰竭可以突然出现气急、呼吸困难、大汗、不安，但不会有胸痛；肺炎和胸膜炎均是缓慢发病。

5．【答案】A
【解析】支气管哮喘是由多种细胞和细胞组分参与的气道慢性炎症性疾患。这种慢性炎症与气道高反应性有关，引起反复发作的喘息、气急、胸闷或咳嗽等症状，特别是在夜间和（或）清晨发作。气道炎症是支气管哮喘发病的最主要病理基础。表现为多种炎症细胞特别是肥大细胞、嗜酸性粒细胞和T淋巴细胞等在气道的浸润和聚集，并分泌多种炎性介质和细胞因子，结果引起支气管哮喘。而其余各项均不是支气管哮喘发病的最主要病理基础。

6．【答案】A
【解析】支气管哮喘是由多种细胞和细胞组分参与的气道慢性炎症性疾患，这种慢性炎症与气道高反应性有关，引起反复发作的喘息、气急、胸闷或咳嗽等症状，特别是在夜间和（或）清晨发作，通常出现广泛、多变的肺部可逆性气流受限。哮喘发作时由于气道阻塞且通气分布不均，通气/血流比例失衡，可致肺泡-动脉血氧分压差增大，严重发作时可有缺氧，PaO_2 下降，由于过度通气可使 $PaCO_2$ 下降，pH 值上升，表现为呼吸性碱中毒，因此答案是 A。

7．【答案】E
【解析】支气管哮喘发作期轻度患者双肺可闻及散在哮鸣音。而稍事活动即感气短、讲话常有中断、可有三凹征和可出现奇脉均为支气管哮喘发作期中度患者的临床表现。

8．【答案】E
【解析】重度支气管哮喘患者休息时感气短，端坐呼吸，常有焦虑和烦躁，但不会有意识模糊，有双肺哮鸣音响亮，常有三凹征，有奇脉。

四、支气管哮喘

9.【答案】B
【解析】危重度支气管哮喘患者不能讲话,双肺哮鸣音消失,而不是响亮。由于呼吸肌严重疲劳,呈现胸腹矛盾运动,脉率变慢或不规则,嗜睡或意识模糊。

10.【答案】C
【解析】咳嗽变异性哮喘的临床表现不典型,有时咳嗽可为唯一的症状,因此要做出正确的诊断,至少应有下列三项中的一项:①支气管扩张剂能缓解;②支气管激发试验或运动试验阳性;③昼夜PEF(呼气峰值流量)变异率≥20%。

11.【答案】C
【解析】支气管哮喘发作时患者可出现严重的呼气性呼吸困难,被迫采取坐位或端坐位,呼吸辅助肌参与呼吸,严重者大汗淋漓伴发绀。呼吸动度变小,呈吸气位。由于多数并发肺气肿,所以语音震颤减弱。两肺可闻干啰音及哮鸣音。

12.【答案】B
【解析】典型支气管哮喘发作时,因为全肺广泛的细小支气管痉挛狭窄,患者可出现严重的呼气性呼吸困难,双肺可闻及哮鸣音。其余均不是典型支气管哮喘发作时最主要的临床表现。

13.【答案】C
【解析】在支气管哮喘发作时最主要的肺功能异常表现为第一秒用力呼气容积减少,从而可使肺活量减少,最大通气量下降,功能残气量增加。弥散量主要取决于肺泡与毛细血管中的氧和二氧化碳通过肺泡-毛细血管壁膜进行气体交换的过程。哮喘患者主要是气道的梗阻,而不是弥散量的变化。

14.【答案】C
【解析】支气管哮喘急性发作的治疗目的是尽快缓解气道阻塞,纠正低氧血症,恢复肺功能。β_2肾上腺素受体激动剂(沙丁胺醇)通过激动呼吸道的β_2受体松弛气道平滑肌,是控制哮喘急性发作的首选药物。首选吸入法,局部药物浓度高且作用迅速。

15.【答案】D
【解析】哮喘治疗药物分为缓解性药物和控制性药物。缓解性药物是为迅速解除支气管痉挛,缓解哮喘症状,短效β_2受体激动剂、短效茶碱、短效吸入型抗胆碱能药物均属于此类药物;控制性药物是使哮喘维持在临床控制状态,白三烯调节剂属于此类药。

16.【答案】B
【解析】该题是关于治疗支气管哮喘的药物如何选择的题目,布地奈德属糖皮质激素,为吸入治疗药物,是被推荐长期抗炎治疗哮喘的最常用药物之一,是备选答案中用于长期控制支气管哮喘最有效的药物。沙丁胺醇为肾上腺素β_2受体激动剂,用于支气管哮喘发作时疗效较好。色甘酸钠和扎鲁司特对预防哮喘有效。氨茶碱为一般平喘药。

17.【答案】D
【解析】这是一道记忆型试题,选项中只有沙丁胺醇属于治疗支气管哮喘患者的β_2受体激动剂。

18.【答案】A
【解析】普萘洛尔、丙硫氧嘧啶、甲硫氧嘧啶、甲巯咪唑和复方碘溶液均可用于甲亢的治疗,但由于普萘洛尔为β受体拮抗剂,可引起支气管痉挛,所以甲亢伴严重哮喘者禁用。

19.【答案】D
【解析】重度支气管哮喘患者出现窦性心动过速的主要原因是原发病引起的缺氧,因此应积极治疗原发病和吸氧,而普萘洛尔为β受体拮抗剂,静脉给予后不但无益,反而会因为加重支气管痉挛致使病情加重。因而应禁用普萘洛尔。

20.【答案】C
【解析】心源性哮喘是左心衰竭的典型临床表现,其呼吸困难主要是由于肺淤血,气体弥散功能降低,肺泡张力升高、弹性降低;急性左心衰竭时亦可因缺氧导致支气管痉挛,故临床表现为混合性呼吸困难。支气管哮喘多是由某种过敏因素导致广泛小支气管痉挛而出现的呼气性呼吸困难。当过敏原消除后有自行缓解的可能。

21.【答案】A
【解析】支气管哮喘与心源性哮喘患者均可以在双肺查体时闻及呼吸相哮鸣音,所以该体征无助于鉴别支气管哮喘与心源性哮喘。其余均为支气管哮喘与心源性哮喘患者各自的特点,可有助于鉴别。

22.【答案】C
【解析】$PaCO_2$增高提示患者出现通气功能障碍,存在CO_2潴留。支气管哮喘发作的患者,由于小气道痉挛,造成呼气性呼吸困难。哮喘严重发作时可有低氧血症,如小气道仍能保持一定的通气功能,可出现由于过度通气而使$PaCO_2$下降。如病情进一步加重,气道严重阻塞,除使缺氧进一步加重外,可出现CO_2潴留,$PaCO_2$增高。因此$PaCO_2$增高提示病情恶化。在其他四个选项中,选项A的"病情好转"与E的"无临床意义"肯定是错误的。B项中出现呼吸性碱中毒时,血气分析应显示$PaCO_2$降低,因此与本题题干不符。D项中提出出现心力衰竭,一般情况下,并发心力衰竭时主要显示PaO_2降低,以低氧血症为主。到心衰晚期,也可出现$PaCO_2$增高。但本例是支气管哮喘急性发作的患者,故动脉血气分析出现$PaCO_2$增高不应首先考虑心力衰竭。

23.【答案】C
【解析】支气管哮喘和心源性哮喘都是很严重的疾病,治疗药物不同,若处理不当会有生命危险,如支气管哮喘给予吗啡或哌替啶（度冷丁）、心源性哮喘给予异丙肾上腺素或肾上腺素均有生命危险。支气管哮喘与心源性哮喘一时难以鉴别时，只能采用氨茶碱，对两者均有益。

24.【答案】B

【解析】常用控制支气管哮喘急性发作药物中的茶碱类药物的抗哮喘机制为一综合作用，现已证明主要有抗炎作用，稳定和抑制肥大细胞、嗜酸性粒细胞、中性粒细胞及巨噬细胞，拮抗腺苷引起的支气管痉挛，刺激肾上腺髓质和肾上腺以外的嗜铬细胞释放儿茶酚胺等。

25.【答案】C

【解析】治疗支气管哮喘的药物分为控制性药物和缓解性药物。控制性药物是指需要长期使用的药物，主要用于治疗气道慢性炎症而使哮喘维持临床控制，亦称抗炎药，吸入型糖皮质激素为控制性药物。而其余均属于缓解性药物，即为按需使用的药物，通过迅速解除支气管痉挛从而缓解哮喘症状，亦称解痉平喘药。

26.【答案】A

【解析】该题是关于治疗支气管哮喘的药物如何选择的题目，沙丁胺醇为短效 $β_2$ 受体激动剂，用于支气管哮喘发作时疗效较好；布地奈德和倍氯米松属糖皮质激素，为吸入治疗药物，是用于长期控制支气管哮喘最有效的药物；色甘酸钠对预防哮喘有效；氨茶碱为一般平喘药。

27.【答案】C

【解析】该中年男性患者发作性喘息，无吸烟史，发作时双肺可闻及散在哮鸣音，所以最可能的诊断是支气管哮喘。胸部 X 线检查可见双肺透亮度增加，可能是病史较长而并发肺气肿。虽然有高血压病史 3 年，但胸部 X 线检查可见双肺透亮度增加，不支持左心衰竭诊断；病史和体征也不支持其他诊断。

28.【答案】D

【解析】该青年女性患者支气管哮喘发作 2 小时。支气管哮喘是由多种细胞和细胞组分参与的气道慢性炎症性疾患，这种慢性炎症与气道高反应性有关，引起反复发作的喘息、气急、胸闷或咳嗽等症状，特别是在夜间和（或）清晨发作，通常出现广泛、多变的肺部可逆性气流受限。哮喘发作时由于气道阻塞且通气分布不均，通气/血流比例失衡，可致肺泡-动脉血氧分压差增大，发作时可有缺氧，PaO_2 下降，而 $PaCO_2$ 正常，也可由于过度通气可使 $PaCO_2$ 下降。

29.【答案】B

【解析】该青年女性患者有慢性反复发作性喘息、咳嗽病史，4小时再犯并加重，意识模糊、发绀，但肺内仅偶闻及哮鸣音，并出现奇脉，整体分析最可能的诊断是支气管哮喘。由于是非常严重的哮喘发作，哮鸣音可不出现，又称寂静胸，严重哮喘还会出现心率快（该患者123次/分）、奇脉、胸腹反常运动和发绀，所以该患者最可能的诊断是支气管哮喘。病史和体征均不支持其他诊断。

30.【答案】A

【解析】该青年女性患者自幼出现发作性呼气性呼吸困难。近2天喘息持续发作，伴咳嗽，少量白色黏痰，查体见患者呈端坐呼吸、大汗、发绀、两肺呼吸音减弱，广泛哮鸣音。该患者最可能的诊断为支气管哮喘。支气管哮喘的诊断标准：(1) 典型哮喘的临床症状和体征：①反复发作的喘息、气急、胸闷或咳嗽，多有诱因；②发作时散在或双肺弥漫性哮鸣音，以呼气相为主，呼气相延长；③治疗后症状可缓解或自行缓解。(2) 可变气流受阻的客观检查：症状不典型者至少应有以下一项阳性：支气管激发试验（或运动试验）阳性、支气管扩张试验阳性（经吸入 $β_2$ 肾上腺素受体激动剂后，FEV_1 增加 ≥12%，且 FEV_1 增加绝对值 ≥200 ml）、PEF（峰流量）日内变异率或昼夜波动率 ≥20%，若能除外其他疾病即可诊断。因此该患者的表现支持支气管哮喘的诊断。其余选项一般均不呈现呼气性呼吸困难，均不支持。

31.【答案】B

【解析】该青年女性患者急性病程，3小时前在使用新买的香水时突发咳嗽、胸闷、进行性呼吸困难。查体有大汗，双肺叩诊过清音，听诊双肺满布哮鸣音，符合支气管哮喘诊断，结合既往有类似病史，所以最可能的诊断是支气管哮喘急性发作。

32.【答案】C

【解析】该青年男性患者支气管哮喘诊断明确，临床表现为严重呼吸困难，语不成句，呼吸频率 >30次/分、心率 >120次/分，出现奇脉、口唇发绀，按照支气管哮喘急性发作严重程度分级为重度，此时需即刻判断是否存在呼吸衰竭，故动脉血气检查最为重要。胸部 X 线片、肺功能主要用于支气管哮喘初期的诊断和鉴别诊断，对重度急性发作意义不大；心电图、胸部 CT 对重度急性发作也无意义。

33.【答案】B

【解析】该中年男性患者喘息、咳嗽，但胸部 X 线片未见异常，则可排除嗜酸细胞性肺炎和慢性阻塞性肺疾病（COPD）。因为嗜酸细胞性肺炎胸部 X 线片可见淡薄的斑片状浸润阴影；COPD 患者胸部 X 线片常有慢性支气管炎、肺气肿征象。心源性哮喘为急性左心衰竭的临床表现，其病理基础是肺水肿（肺淤血），胸部 X 线片可有典型表现。因此心源性哮喘、嗜酸细胞性肺炎和 COPD 均可排除，而与支气管哮喘的临床表现符合，同时支气管扩张试验阳性，故 B 为本题的正确答案。

34．【答案】B

【解析】该青年女性患者长期发作性气喘，对花粉过敏，发作时两肺可闻及广泛哮鸣音，化验血嗜酸性粒细胞增高，这些均支持支气管哮喘，胸部 X 线片见两肺透亮度增加可能提示支气管哮喘已引起肺气肿。其余诊断均可能性不大。

35．【答案】E

【解析】该中年男性患者诊断为支气管哮喘发作。支气管哮喘发作时患者出现阻塞性通气功能改变，呼气流速指标均下降，第一秒用力呼气容积（FEV_1）、1 秒率（第一秒用力呼气容积占用力肺活量百分比即 $FEV_1/FVC\%$）以及最大呼气流量（PEF）均减低，这些均表示为时间肺活量的变化。所以对该患者最有助于诊断的检查是时间肺活量。其他虽然可能有变化，但均对诊断的意义小。

36．【答案】C

【解析】该中年男性患者发作性呼吸困难 5 年，呼气相延长，双肺可闻及哮鸣音，均支持支气管哮喘，这是小支气管狭窄所致，若为大支气管狭窄应吸气相延长。

37．【答案】D

【解析】该青年女性患者做室内清洁时突然咳嗽、胸闷、呼吸困难，两肺满布哮鸣音，近 3 年每年秋季均有类似发作，符合支气管哮喘，因心脏无异常，不支持心源性哮喘，其他几种疾病也不符合。

38．【答案】C

【解析】该青年女性患者有 5 年反复发作性干咳、胸闷史，多于春季发作，多次胸部 X 线检查无异常，抗生素治疗无效。最可能的诊断是支气管哮喘，所以支气管激发试验为明确诊断的首选检查。

39．【答案】C

【解析】该青年女性患者有长期慢性过敏（过敏性鼻炎）病史，近 3 年来的表现为支气管哮喘，这次是急性发作期。根据本次急性发作期的表现：突发呼吸困难，伴大汗，双肺满布哮鸣音，询问病史时几乎不能回答问题，$PaO_2 < 60$ mmHg，$PaCO_2 > 45$ mmHg，$SaO_2 < 90\%$，pH 正常低限，符合重度标准，所以急性发作期的分度为重度。

40．【答案】D

【解析】该青年女性患者有反复发作的支气管哮喘史，同时伴咳嗽，双肺散在哮鸣音，考虑诊断为支气管哮喘。若明确诊断至少应符合下列 3 项中的 1 项：①支气管激发试验或运动试验阳性；②支气管扩张试验阳性；③昼夜呼气峰值流量（PEF）变异率 > 10%。所以有助于明确诊断的检查是支气管扩张试验阳性。

41．【答案】B

【解析】该青年女性患者用新买的香水后急性起病，咳嗽、胸闷，查体见呼吸困难，大汗，双肺满布哮鸣音，无湿啰音，无心脏病征象，支持支气管哮喘诊断。不支持急性左心衰竭，因胸部 X 线片见双肺透光度增强，提示有肺气肿，说明患者可能有慢性支气管哮喘病史，因此目前的诊断最可能为支气管哮喘急性发作。而肺炎支原体肺炎起病不会如此急，症状不会如此重，胸部 X 线片结果也不支持。自发性气胸和肺血栓栓塞症起病可以如此急，症状可以如此重，但体征和胸部 X 线片结果均不支持。

42．【答案】C

【解析】该青年女性患者病史符合支气管哮喘。该病发作时肺功能表现为阻塞性通气功能障碍：FEV_1/FVC、FEV_1、PEF（呼气峰流量）等下降，可有用力肺活量（FVC）下降、残气量（RV）增加，肺总量（TLC）正常，支气管扩张试验阳性，发作间期肺功能正常的患者可表现为激发试验阳性（如吸入醋甲胆碱、组胺或运动）。因此下一步应首选的检查是肺功能。因为不符合冠心病引起的症状和体征，所以不首选超声心动图、运动平板试验和冠状动脉 CTA 检查，支气管镜检查对支气管哮喘的诊断无意义。

43．【答案】A

【解析】该中年男性患者有慢性咳喘病史，每年冬季症状加重，夏季症状减轻，支气管哮喘和慢性支气管炎均有可能，虽然过敏原皮试阴性，但支气管激发试验阳性，支气管激发试验阳性是诊断支气管哮喘的重要依据。支气管哮喘的诊断依据是：①反复发作的喘息、气急、胸闷或咳嗽，多有诱因；②发作时散在或双肺弥漫性哮鸣音，以呼气相为主，呼气相延长；③治疗后症状可缓解或自行缓解；④症状不典型者至少应有以下一项阳性：支气管激发试验（或运动试验）阳性、支气管扩张试验阳性（经吸入 β_2 肾上腺素受体激动剂后，FEV_1 增加 ≥ 12%，且 FEV_1 增加绝对值 ≥ 200ml）、PEF（呼气峰流量）昼夜变异率 > 10%；⑤除外其他疾病。因此该患者最可能的诊断是支气管哮喘。其他均不支持。

44．【答案】C

【解析】该青年女性患者有慢性干咳伴胸闷病史，多于春季发作，多次胸部 X 线检查未见异常，常用抗生素治疗效果不明显。考虑支气管哮喘可能性大，支气管激发试验阳性是诊断支气管哮喘的重要依据。所以答案是 C。

45．【答案】B

【解析】根据该青年男性患者症状、体征，花粉过敏病史，诊断考虑支气管哮喘急性发作期，可以进行血嗜酸性粒细胞计数、支气管扩张试验、胸部 X 线片等检查。支气管激发试验适用于非哮喘发作期、

FEV_1 在正常预计值 70% 以上的患者。

46.【答案】D

【解析】该患者青年男性，有变应原接触史，发作性喘息，诊断为支气管哮喘急性发作期。患者意识模糊，双肺呼吸音减低，严重低氧血症和高二氧化碳血症，pH 降低，严重程度分级为危重。治疗应持续雾化吸入支气管扩张剂、尽早静脉应用糖皮质激素，维持水、电解质平衡。患者已经存在意识改变，$PaCO_2$ >45 mmHg，需进行有创机械通气治疗。因此静脉应用大剂量利尿剂是错误的。

47.【答案】B

【解析】该青年女性患者有 5 年余支气管哮喘病史，呈典型的呼气性呼吸困难和双肺满布哮鸣音，2 小时来发作，控制和预防哮喘发作时，最适宜的治疗是静脉滴注糖皮质激素。吸氧和静脉滴注氨茶碱对控制哮喘发作也有帮助，但不是主要的治疗；因为目前未合并感染，所以尚不需要静脉滴注抗生素，虽然心率增快（由哮喘引起），但无心脏病证据，所以也不需要静脉注射西地兰。

48.【答案】B

【解析】该青年女性患者急性病程，试用新款香水后突发呼吸困难，急诊检查发现脉率快（110 次/分），SpO_2 减低（88%），烦躁，呼吸急促，双肺叩诊呈过清音，听诊可闻及双肺哮鸣音，考虑为支气管哮喘急性发作。因此应立即给予的最佳治疗措施是吸氧+支气管扩张剂+糖皮质激素。而其他治疗均不是最佳，特别是不能应用镇静药物，否则可能会加重病情。

49.【答案】C

【解析】该青年男性患者支气管哮喘表现为意识障碍、发绀、奇脉，临床属于危重度支气管哮喘；已经茶碱类、糖皮质激素类药物治疗 2 天无效，此时紧急治疗应维持水、电解质平衡，纠正酸碱失衡，患者已出现意识障碍，应及时进行无创通气或插管机械通气治疗。

50.【答案】E

【解析】该中年男性支气管哮喘患者，严重发作持续已 2 天，呼吸困难，烦躁不安，口唇发绀，目前临床已经出现肺性脑病，对镇静剂如苯巴比妥特别敏感，用后会加重意识障碍，属于临床禁忌。其余均可应用。

51.【答案】B   52.【答案】D

【解析】该患者为青年男性，发作性喘息，有季节性，接触变应原后再发喘息，考虑诊断支气管哮喘。支气管哮喘的基本特征为气道慢性炎症，气道痉挛，典型表现为呼气性呼吸困难。哮喘急性发作期轻度时动脉血气分析正常，中度时可出现 PaO_2 下降，$PaCO_2$ 下降，重度和危重度患者血气分析为 PaO_2 下降，$PaCO_2$ 升高。该患者此次发作出现不能平卧伴大汗，意识模糊，考虑急性发作期，重度，故动脉血气分析最可能的结果为 PaO_2 下降，$PaCO_2$ 升高。

53.【答案】C   54.【答案】A   55.【答案】C

【解析】该患者中年男性，发作性喘息，无吸烟史，发作时双肺可闻及散在哮鸣音，最可能的诊断是支气管哮喘。诊断在有症状、体征的同时，需要具备气流受限客观检查中的一项，包括支气管扩张试验阳性、支气管激发试验阳性、PEF 昼夜变异率>10%，因此对诊断意义最大的检查是肺功能和支气管扩张试验。糖皮质激素是最有效的控制哮喘气道炎症的药物，吸入为首选途径，因此长期治疗首选吸入糖皮质激素。

56.【答案】C   57.【答案】D   58.【答案】C

【解析】该中年男性患者支气管哮喘诊断明确，临床表现为严重呼吸困难，语不成句，呼吸频率>30 次/分、心率>120 次/分，出现奇脉、口唇发绀，按照哮喘急性发作严重程度分级为重度，此时需即刻判断是否存在呼吸衰竭，故动脉血气分析检查最为重要。胸部 X 线片、肺功能主要用于哮喘初期的诊断和鉴别诊断，对重度急性发作意义不大。重度哮喘急性发作的处理原则包括：氧疗、糖皮质激素和吸入支气管扩张剂，对液体入量没有特殊限制。如患者出现嗜睡，意识模糊，不能言语，哮鸣音消失，按照严重程度分级为危重度，提示病情继续恶化，呼吸肌疲劳，有机械通气的指征。该类患者多存在高碳酸血症，不适于面罩吸氧。肾上腺素不用于哮喘急性发作的治疗。呼吸兴奋剂可能加重呼吸肌疲劳，氧耗和二氧化碳产生进一步增多，反而加重病情，因此只有采取机械通气治疗。

59.【答案】B   60.【答案】C   61.【答案】A

【解析】该青年男性有咳嗽、喘息病史 10 年余，再发并加重 3 小时，意识模糊，发绀，但肺内无啰音，并出现奇脉。整体分析最可能的诊断是支气管哮喘；由于是非常严重的哮喘发作，哮鸣音可不出现，又称寂静胸，严重哮喘还会出现心率快（该患者 128 次/分）、奇脉和发绀。该患者已出现肺性脑病，为进一步明确诊断及判断病情程度，最有意义的检查是动脉血气分析。该患者目前是支气管哮喘严重发作，并发肺性脑病，故最有效的治疗是甲泼尼龙静滴+氨茶碱静滴+氧疗，糖皮质激素是当前控制哮喘发作最有效的药物，重度或严重发作时，静脉给予甲泼尼龙，起效最快，同时静脉给予氨茶碱，与糖皮质激素有协同作用，还应给予氧疗缓解缺氧。

62.【答案】B   63.【答案】E   64.【答案】A

【解析】该青年女性患者有慢性反复发作性喘息、咳嗽病史，再发并加重 4 小时，意识模糊，发绀，但肺内仅偶闻及哮鸣音，并出现奇脉。整体分析最可能的诊断是支气管哮喘，由于是非常严重的哮喘发作，可偶闻及哮鸣音，或哮鸣音可不出现，严重哮喘还会出现心率快（该患者123次/分）、奇脉、胸腹反常运动和发绀，所以该患者最可能的诊断是支气管哮喘。该患者意识模糊，说明已出现肺性脑病，为进一步明确诊断及判断病情程度，最不应进行的检查是肺功能，因为该肺性脑病患者此时无法进行该项检查，而且此时也无意义。该患者目前是支气管哮喘严重发作，并发肺性脑病，所以除应给予氧疗缓解缺氧外，应采取的最有效措施是甲泼尼龙静滴+氨茶碱静滴，糖皮质激素是当前控制哮喘发作最有效的药物，重度或严重发作时，静脉给予甲泼尼龙，起效最快，同时静脉给予氨茶碱，与糖皮质激素有协同作用。

65.【答案】D 66.【答案】A
67.【答案】B 68.【答案】D
【解析】该青年女性患者有反复发作呼吸困难、喘息2年，可自行缓解，此次又发作，结合查体双肺满布哮鸣音，该患者最可能的诊断是支气管哮喘，病史和体征均不支持慢性支气管炎、支气管扩张症和阻塞性肺气肿，而心源性哮喘虽然查体可有双肺满布哮鸣音，但该青年女性患者无心脏病史，也不支持诊断。该患者此次已发作半天，症状仍继续加重，双肺满布哮鸣音，为缓解症状，治疗应选用的药物是β_2受体激动剂，该药可用于缓解支气管哮喘急性加重时的支气管痉挛，还可预防运动诱发的支气管痉挛，其他药物（β_2受体拮抗剂、α受体激动剂、α受体拮抗剂和抗生素）均无此作用。假设患者应用了足量特布他林（β_2受体激动剂）和氨茶碱治疗1天后病情仍无好转，呼吸困难严重，口唇发绀，此时应采用琥珀酸氢化可的松静脉滴注，糖皮质激素是目前治疗支气管哮喘最有效的药物，严重支气管哮喘发作时应及早静脉给予琥珀酸氢化可的松或甲泼尼龙治疗。假设应用足量解痉平喘药和糖皮质激素等治疗均无效，患者呼吸浅快、神志不清，PaO_2 50 mmHg，$PaCO_2$ 70 mmHg，此时应采取的救治措施只能是气管插管正压机械通气，其余措施（高浓度吸氧、甲泼尼龙静脉滴注和纠正水、电解质和酸碱平衡紊乱）均不会有效，一般不用呼吸兴奋剂，否则可能会加重缺氧。

69.【答案】A 70.【答案】D 71.【答案】C
【解析】支气管哮喘的典型表现是呼气性呼吸困难，而吸气性呼吸困难是见于喉或大气道的梗阻；咳嗽变异性哮喘的主要表现是咳嗽，有时咳嗽是咳嗽变异性哮喘的唯一表现；胸闷变异性哮喘的主要表现是胸闷，有时胸闷是胸闷变异性哮喘的唯一表现。

72.【答案】B 73.【答案】D 74.【答案】E
【解析】临床根据肺部哮鸣音的情况可对哮喘急性发作的病情严重程度进行分级，呼气末散在哮鸣音见于轻度；支气管哮喘急性发作时，哮鸣音弥漫、

响亮见于重度；支气管哮喘急性发作时，哮鸣音减弱甚至消失见于危重度患者。

75.【答案】A 76.【答案】E 77.【答案】B
【解析】备选答案中提出的五种药物都是治疗支气管哮喘的常用药物。缓解支气管哮喘急性发作时，常用的短效β_2受体激动剂是沙丁胺醇，还有特布他林、非诺特罗等；控制支气管哮喘急性发作时，常用吸入的糖皮质激素是布地奈德，还有倍氯米松、氟替卡松等；治疗支气管哮喘时常用的长效β_2受体激动剂是福莫特罗，还有沙美特罗、丙卡特罗等。

78.【答案】A 79.【答案】B
【解析】支气管哮喘是由多种细胞（如嗜酸性粒细胞、肥大细胞、T淋巴细胞、中性粒细胞、气道上皮细胞）和细胞组分参与的气道慢性炎症性疾病，临床有发作性的喘息、气急、胸闷和咳嗽症状。治疗药物氨茶碱的主要作用是：①松弛支气管平滑肌，抑制炎症介质释放；②增强呼吸肌的收缩力，减少呼吸肌疲劳；③增强心肌收缩力，增加心输出量；④舒张冠状动脉、外周血管；⑤利尿。所以在支气管哮喘与心源性哮喘难以鉴别时宜选用氨茶碱。吗啡大剂量可以抑制呼吸，所以哮喘持续状态禁用。

80.【答案】B 81.【答案】C 82.【答案】A
【解析】这是三道关于治疗支气管哮喘药物作用的试题。主要兴奋β_2受体的药物是特布他林；能抑制磷酸二酯酶，增加心肌收缩力，静注过快可引起心律失常，甚至死亡的是氨茶碱；能抑制α受体，稳定细胞溶酶体膜，可提高腺苷环化酶和抑制磷酸二酯酶作用的是糖皮质激素。

83.【答案】C 84.【答案】A
【解析】严重支气管哮喘患者可以发生呼吸衰竭。发生Ⅰ型呼吸衰竭最主要的机制是弥散功能障碍，导致缺氧，而没有CO_2潴留。发生Ⅱ型呼吸衰竭最主要的机制是肺泡通气量下降，导致缺氧和CO_2潴留。

85.【答案】A 86.【答案】C 87.【答案】E
【解析】这三道是关于治疗支气管哮喘药物作用机制的试题。β_2受体激动剂治疗支气管哮喘的作用机制是激活腺苷环化酶使细胞内cAMP含量增加；茶碱类治疗支气管哮喘的作用机制是抑制磷酸二酯酶，提高平滑肌细胞内的cAMP浓度；抗胆碱药治疗支气管哮喘的作用机制是阻断节后迷走神经通路，降低迷走神经兴奋性，最后使支气管平滑肌舒张，以缓解哮喘症状。

88.【答案】ABCD
【解析】支气管哮喘是一种复杂的、具有多基因遗传倾向的疾病。目前采用GWAS鉴定了多个哮喘易感基因，这些易感基因有YLK40、IL6R、PDE4D、IL33等。

89.【答案】ABC

【解析】支气管哮喘是由多种细胞和细胞组分参与的气道慢性炎症性疾患,这种慢性炎症与气道高反应性有关。支气管哮喘发作时,气道阻力增加,其机制有支气管平滑肌痉挛、黏液腺分泌增加和支气管黏膜水肿、充血等,但吸入异物病变较局限,不属于支气管哮喘发作时气道阻力增加的机制。

90.【答案】ABD

【解析】支气管哮喘发作时,严重程度可分为轻度、中度、重度和危重度4级。支气管哮喘发作时,严重程度为中度可见的临床表现有稍事活动即感气短、讲话常有中断、双肺闻及响亮且弥漫的哮鸣音,可出现奇脉等。所以答案是ABD。

91.【答案】BD

【解析】支气管哮喘患者当出现呼吸困难加重而哮鸣音减轻或消失时,则意味着气道重度痉挛、梗阻,以致通气量极度减少,提示病情危重。由于肺的过度膨胀和肺内压增高,影响静脉血液回流心脏,可出现奇脉。而动脉血气分析值及两肺内哮鸣音不能作为哮喘患者是否有严重并发症的指标。

92.【答案】ABCD

【解析】重症支气管哮喘是指在过去1年中>50%的时间需要给予高剂量吸入型糖皮质激素联合长效β_2受体激动剂等治疗才能维持哮喘控制,或即使在上述治疗下仍不能控制的哮喘。所以治疗措施包括:①首先排除患者治疗依从性不佳,并排除诱发加重或难以控制的因素;②给予高剂量吸入型糖皮质激素联合/不联合口服激素,加用白三烯调节剂、抗IgE抗体联合治疗;③其他可选择免疫抑制剂治疗等。

93.【答案】ABCD

【解析】支气管哮喘是由多种细胞和细胞组分参与的气道慢性炎症性疾患,这种慢性炎症与气道高反应性有关,引起反复发作的喘息、气急、胸闷或咳嗽等症状,特别是在夜间和(或)清晨发作时。下列疾病也可有类似临床表现,如慢性阻塞性肺疾病、上气道阻塞(中央型支气管肺癌、气管支气管结核等)、心源性哮喘和变态反应性支气管肺曲菌病等,因此支气管哮喘发作时,应与这些疾病鉴别。

94.【答案】ABCD

【解析】支气管哮喘与慢性阻塞性肺疾病(COPD)均为常见的呼吸系统疾病,两者发作时有许多相似之处,但支气管哮喘发作与COPD急性发作可根据以下几点进行鉴别:发病年龄和病程、咳喘发生的先后、肺内啰音的性质及对支气管扩张剂的疗效反应。

95.【答案】ABC

【解析】支气管哮喘严重发作时可有自发性气胸、纵隔气肿和肺不张等并发症。而呼吸衰竭是支气管哮喘严重发作时的临床表现,不是支气管哮喘的并发症。

96.【答案】ABCD

【解析】支气管哮喘长期反复发作或感染可致的慢性并发症有慢性阻塞性肺疾病、支气管扩张症、间质性肺炎和肺源性心脏病。

97.【答案】ABCD

【解析】重度支气管哮喘患者休息时即感气短,端坐呼吸,常有三凹征,双肺哮鸣音响亮,有奇脉,临床缺氧明显,所以处理包括吸氧、输液和应用糖皮质激素、β_2受体激动剂解除支气管痉挛等。

98.【答案】AB

【解析】治疗支气管哮喘的药物分为控制性药物和缓解性药物。缓解性药物是指按需使用的药物,通过迅速解除支气管痉挛从而缓解哮喘症状,也称解痉平喘药,包括短效β_2受体激动剂、短效吸入型抗胆碱能药物、短效茶碱和全身用糖皮质激素。而吸入型糖皮质激素和白三烯调节剂为控制性药物,控制性药物是指需要长期使用的药物,主要用于治疗气道慢性炎症而使哮喘维持临床控制,亦称抗炎药。

99.【答案】ABCD

【解析】支气管哮喘可分为急性发作期、慢性持续期和临床缓解期。支气管哮喘的临床缓解期是指患者无喘息、气急、胸闷、咳嗽等症状,并维持1年以上。

五、支气管扩张症

【A1型题】

*1. 支气管扩张症合并感染的常见病原体不包括
　A. 肺炎链球菌
　B. 流感嗜血杆菌
　C. 铜绿假单胞菌
　D. 肺炎支原体
　E. 金黄色葡萄球菌　　　　　　　　(65/2012)

2. 下列引起支气管扩张症合并感染的病原体中,属于真菌的是
　A. 铜绿假单胞菌
　B. 流感嗜血杆菌
　C. 卡他莫拉菌
　D. 曲霉菌

E. 百日咳杆菌
3. 下列可作为确诊支气管扩张症依据的是
   A. 慢性咳嗽、咳痰
   B. 反复咯血
   C. 大量咳痰且分层
   D. 肺部湿啰音
   E. 高分辨率CT扫描结果
4. 关于支气管扩张症咳痰症状的叙述，不正确的是
   A. 持续或反复咳痰
   B. 可无咳痰
   C. 痰液为黏液性或脓性
   D. 可发生咯血
   E. 收集痰液可分两层
5. 关于支气管扩张症的叙述，正确的是
   A. 咯血一般都是大量鲜血
   B. 在诊断中高分辨率CT扫描基本取代支气管造影
   C. 不同肺段反复发生感染
   D. 慢性咳嗽，大量脓痰与体位改变无关
   E. 支气管造影只用于外科手术的患者
6. 支气管扩张症的典型临床表现是
   A. 慢性咳嗽，痰中带血，伴胸痛、杵状指，病变部位可有湿啰音
   B. 慢性咳嗽、咳白色泡沫痰，很少咯血，双肺可有干、湿啰音
   C. 慢性咳嗽，咳脓血痰，反复高热，病变部位可有湿啰音
   D. 慢性咳嗽，咳脓痰，或反复咯血，病变部位有固定湿啰音
   E. 慢性咳嗽，常伴低热、盗汗、咯血，上肺可有湿啰音
7. "干性支气管扩张"的主要症状是
   A. 反复咳嗽
   B. 大量咳痰
   C. 反复咯血
   D. 营养不良
   E. 肌肉酸痛
8. 对支气管扩张症最有诊断意义的体征是
   A. 消瘦
   B. 贫血貌
   C. 杵状指
   D. 局限性哮鸣音
   E. 局部固定湿啰音
9. 关于支气管扩张症主要累及的部位，正确的是
   A. 直径>2 mm中等大小的近端支气管
   B. 直径<2 mm细小的远端支气管
   C. 直径>5 mm中等大小的近端支气管
   D. 直径<5 mm细小的远端支气管
   E. 直径>10 mm中等大小的近端支气管
10. 关于支气管扩张症病理和病理生理的叙述，不正确的是
    A. 支气管扩张仅位于亚段支气管
    B. 受累管壁的结构被破坏并被纤维组织替代
    C. 可形成柱状扩张、囊状扩张或不规则扩张
    D. 病变相邻肺实质也有纤维化、肺气肿
    E. 炎症可致支气管壁血管增多
11. 关于支气管扩张症的叙述，错误的是
    A. 好发于段或亚段的支气管
    B. 下叶多于上叶，左下叶多于右下叶
    C. 在上叶尖后段和下叶背段者多为结核性支气管扩张
    D. 左下叶与舌叶的支气管扩张不常同时存在
    E. 右肺中叶支气管细长，常因周围淋巴结炎的压迫，引起肺不张，并发支气管扩张
12. 下列叙述中，属于"干性支气管扩张"特点的是
    A. 反复咯血，无咳嗽、咳痰，其发生部位引流不畅
    B. 反复咯血，无咳嗽、咳痰，其发生部位引流良好
    C. 反复痰中带血，但痰极少，其发生部位引流良好
    D. 反复咳嗽、咳大量脓血痰，其发生部位多位于下叶
    E. 反复咯血、干咳，其发生部位多位于右下基底段
13. 支气管-肺感染和阻塞作为主要发病因素的疾病是
    A. 支气管扩张症
    B. 支气管肺癌
    C. 慢性支气管炎
    D. 支气管哮喘
    E. 阻塞性肺气肿
14. 因结核引起的支气管扩张症，最好发的部位是
    A. 主支气管
    B. 上叶前段
    C. 上叶尖后段
    D. 下叶基底段
    E. 中叶
15. 下列关于支气管扩张症常见临床特点的叙述，错误的是
    A. 反复咯血
    B. 咳大量脓痰
    C. 病变部位固定湿啰音
    D. 胸部X线片多无异常表现
    E. 胸部CT多表现为支气管壁增厚，管腔呈囊、柱状扩张
16. 长期咳脓性痰的慢性支气管炎患者，较为多见的合并疾病是
    A. 支气管哮喘
    B. 阻塞性肺气肿

C．鼻窦病变伴支气管扩张

D．活动性肺结核

E．肺囊肿

17．有关支气管扩张症患者施行体位引流排痰的叙述，错误的是

A．病变肺应处于高处

B．每日应引流 2~4 次，每次 15~30 分钟

C．可用生理盐水先进行雾化吸入，便于排痰

D．痰量多的患者，应尽快把痰排出

E．排痰时，同时配合深呼吸，用力咳痰，可提高排痰效果

18．最不适宜支气管扩张症手术治疗的情况是

A．反复呼吸道急性感染

B．大咯血

C．大量脓痰

D．病变范围局限

E．内科充分治疗无效

19．有关支气管扩张症的治疗措施，不正确的是

A．使用敏感抗生素

B．积极治疗基础疾病

C．禁用支气管扩张剂

D．给予祛痰药

E．恰当体位引流

20．对无铜绿假单胞菌感染高风险支气管扩张症患者采用的经验抗生素，不恰当的是

A．氨苄西林/舒巴坦

B．阿莫西林/克拉维酸

C．亚胺培南

D．头孢噻肟

E．莫西沙星

【A2 型题】

21．男性，44 岁。1 周前上呼吸道感染伴咳嗽，3 小时前突然咯鲜血，量达 300ml，无胸痛。既往有痰中带鲜血史 20 余年。查体：T 37.3℃，BP 120/80 mmHg，双肺叩诊呈清音，右下肺可闻及湿啰音，心尖部可闻及 3/6 级收缩期吹风样杂音。最可能的诊断是

A．肺结核病伴空洞

B．支气管扩张症

C．肺梗死

D．肺炎链球菌肺炎

E．风湿性心脏瓣膜病

22．女性，20 岁。自幼咳嗽，常于感冒后加重，咳大量脓痰，无咯血。考虑最可能的诊断是

A．慢性支气管炎

B．慢性肺脓肿

C．支气管扩张症

D．先天性支气管囊肿

E．肺脓肿继发感染

23．男性，41 岁。因咳嗽、咳脓痰反复发作、间断咯血 20 余年，加重 3 天就诊。有 10 年吸烟史，平均 10 支/天，已戒烟 2 年。查体：左下肺可闻及固定性湿啰音。胸部 X 线片示双下肺纹理紊乱，以左下为著。该患者最可能的诊断是

A．慢性阻塞性肺疾病急性加重期

B．支气管扩张症合并感染

C．支气管内膜结核

D．肺癌合并阻塞性肺炎

E．慢性肺脓肿

*24．男性，25 岁。1 周前上呼吸道感染（上感）伴咳嗽，3 小时前突然咯鲜血，量达 300ml，无胸痛。既往从上小学起间断有痰中带鲜血史。查体：T 37.3℃，BP 120/80 mmHg，双肺叩诊呈清音，右下肺可闻及中小湿啰音，心尖部可闻及 3/6 级收缩期吹风样杂音。该患者最可能的诊断是

A．肺结核病伴空洞

B．支气管扩张症

C．肺梗死

D．肺炎链球菌肺炎

E．风湿性心脏瓣膜病 (60/2000)

25．男性，21 岁。8 年来反复咳嗽、咳脓痰，抗感染治疗后症状会好转，近 3 天来再犯，发热 38.2℃，咳脓痰，无臭味。查体于左下肺可闻及湿啰音。该患者采集病史时，还应特别注意询问的是

A．麻疹、百日咳病史

B．过敏性鼻炎病史

C．吸烟史

D．个人职业

E．家族史

26．男性，30 岁。反复咳嗽、咳痰 20 年。5 年前曾因大量咯血住院治疗，近 3 年咯血愈加频繁，5 天前因大量咯血入院，经治疗后症状好转。幼年曾患百日咳。胸部高分辨率 CT 提示左下肺叶各段支气管囊性扩张。下一步的治疗是

A．抗结核治疗

B．抗感染治疗

C．手术治疗

D．对症治疗

E．中药治疗

27．男性，32 岁。间断性咳嗽、咳黄脓痰 20 余年，3 天前出现发热，痰中少量带血。幼年曾患百日咳。查体：T 38.5℃，右下肺可闻及固定性细湿啰音。该患者最可能的诊断是

A. 慢性阻塞性肺疾病
B. 支气管扩张症合并感染
C. 慢性支气管炎
D. 肺脓肿
E. 肺结核

28. 男性，43岁。幼年患麻疹肺炎后经常反复咳嗽、咳痰，并经常感冒发热，咳大量脓痰，近2年来反复咯血。查体：左下肺可闻及固定性湿啰音。为明确支气管扩张症的诊断并考虑手术治疗，目前最可靠的检查是
A. 高分辨率CT
B. 支气管造影
C. 支气管镜检查
D. 正侧位胸部X线片
E. 磁共振成像

29. 女性，18岁。反复咳嗽、咳痰10年，近3年反复咯血，最多一次量约200 ml。现胸部CT示左下肺萎缩，可见囊柱状支气管扩张影像。最佳治疗方案是
A. 吸氧、止血治疗
B. 抗炎治疗
C. 解痉、化痰
D. 体位排痰
E. 左下肺叶切除

【A3/A4型题】

男性，43岁。幼年患麻疹肺炎后经常反复咳嗽、咳痰，并经常感冒发热，咳大量脓痰，近2年来反复咯血。查体左下肺有固定性湿啰音。

30. 该患者最可能的诊断是
A. 慢性支气管炎
B. 支气管扩张症
C. 慢性阻塞性肺疾病
D. 慢性空洞性肺结核病
E. 风湿性心脏瓣膜病

31. 为明确诊断，目前最可靠的检查是
A. 高分辨率CT扫描
B. 支气管造影
C. 支气管镜检查
D. 正侧位胸部X线片
E. 痰找结核菌

男性，20岁。6年来间断反复发作性咳嗽、咳黄痰，有时痰中带血，每次发作时左下肺均可闻及湿啰音，抗感染治疗后症状会好转，近2天来再次发作伴发热。查体：T 38.5℃，左下肺可闻及湿啰音。

32. 该患者最可能的诊断是

A. 慢性支气管炎
B. 支气管扩张症
C. 支气管内膜结核
D. 慢性阻塞性肺疾病
E. 支气管哮喘

33. 该患者采集病史时，还应特别注意询问的是
A. 麻疹、百日咳病史
B. 结核病接触史
C. 每年发作持续时间
D. 吸烟史
E. 家族遗传病史

34. 需要首先进行的检查是
A. 心电图
B. 肺功能
C. 胸部X线片
D. 痰找结核菌
E. 支气管镜检查

女性，42岁。2岁时患麻疹肺炎后，间断出现咳嗽，咳大量脓痰28年，有时间断咯血。近5年来间断出现双下肢水肿伴活动耐力下降。

35. 该患者的原发性疾病最可能是
A. COPD
B. 肺结核
C. 支气管扩张症
D. 肺脓肿
E. 肺癌

36. 根据病史该患者最可能出现的胸部X线片征象是
A. 心脏向左下扩大，心胸比＞0.5
B. 肺淤血，双下肺可见Kerley B线，双侧胸腔积液
C. 心脏向两侧扩大，呈烧瓶样
D. 肺动脉段膨隆
E. 双侧大量胸腔积液

37. 此患者宜给予小剂量洋地黄的情况是
A. 大量黄脓痰，对氨茶碱等平喘药物反应欠佳，仍有明显呼吸困难、心悸
B. 大量黄脓痰，意识模糊，体温39℃；动脉血气分析pH 7.40，PaO$_2$ 62 mmHg，PaCO$_2$ 102 mmHg
C. 血清钠138 mmol/L，血清钾2.85 mmol/L，血清氯98 mmol/L
D. 合并急性心肌梗死，出现频发室早
E. 感染已经控制，肝肋下7 cm，触痛明显，肝颈静脉回流征阳性，下肢水肿明显，对利尿剂反应差。动脉血气分析pH 7.40，PaO$_2$ 52 mmHg，PaCO$_2$ 58 mmHg

男性，34岁，间断性咳嗽、咳黄脓痰20余年，

3天前出现发热，痰中少量带血。幼年曾患百日咳。

*38. 该患者最可能的诊断是
  A. 慢性阻塞性肺疾病
  B. 支气管扩张症
  C. 肺结核
  D. 肺脓肿

*39. 为明确诊断，最有意义的检查是
  A. 肺功能
  B. 胸部X线片
  C. 胸部HRCT扫描
  D. 支气管镜

*40. 目前最佳治疗措施是
  A. 吸氧
  B. 抗感染
  C. 止血
  D. 体位引流　　　　　　(73～75/2018)

女性，20岁。自幼咳嗽，经常感冒后加重，咳大量脓痰，偶有少量咯血。

41. 该患者最可能的诊断是
  A. 慢性支气管炎
  B. 慢性肺脓肿
  C. 支气管扩张症
  D. 肺气肿继发感染
  E. 肺结核

42. 该患者可能出现的最有意义的体征是
  A. 贫血貌
  B. 桶状胸
  C. 固定的局限性湿啰音
  D. 多变的哮鸣音
  E. 杵状指

43. 对诊断最有意义的检查方法是
  A. 胸部X线片
  B. 胸部高分辨率CT
  C. 普通胸部CT
  D. 支气管造影
  E. 痰培养加药敏试验

44. [假设信息] 若该患者确诊为支气管扩张症，应采取的治疗措施是
  A. 抗生素预防感染
  B. 规律使用流感疫苗
  C. 感染时联合使用抗生素
  D. 手术切除病变肺叶
  E. 应用镇咳药物

【B1型题】
  A. 纤毛缺陷
  B. 支气管外源性压迫
  C. 吸入氨气、氯气等
  D. 肺隔离症
  E. 低免疫球蛋白血症

45. 上述支气管扩张症诱发因素，属于先天性异常的是
46. 上述支气管扩张症诱发因素，属于气道阻塞的是
47. 上述支气管扩张症诱发因素，属于毒物吸入的是

  A. 干燥综合征
  B. 低免疫球蛋白血症
  C. 肺移植后
  D. 淋巴结病
  E. 囊性纤维化

48. 上述支气管扩张症诱发因素，属于原发性免疫缺陷的是
49. 上述支气管扩张症诱发因素，属于继发性免疫缺陷的是
50. 上述支气管扩张症诱发因素，属于免疫异常的是

  A. 大叶性肺炎
  B. 支气管扩张症
  C. 慢性支气管炎、肺气肿
  D. 支气管肺癌
  E. 支气管哮喘

51. 可闻及肺部固定性湿啰音的疾病是
52. 出现局限性哮鸣音的疾病是

  A. 肺癌
  B. 肺脓肿
  C. 肺结核
  D. 支气管扩张症
  E. 肺间质纤维化

53. 女性，44岁。儿童时期曾患百日咳，反复咳嗽、咳痰多年，偶尔有咯血，胸部CT提示左下肺叶各段支气管与伴行肺动脉形成"印戒征"。该患者最可能的诊断是

54. 男性，25岁。反复咳嗽、咳痰15年，间断咯血。胸部X线片提示左下肺粗乱的肺纹理中有多个不规则的蜂窝状透亮阴影或卷发状阴影。该患者最可能的诊断是

  A. 胸部X线片表现为大片均匀阴影，呈肺叶或肺段分布
  B. 胸部X线片表现有空洞形成，同侧或对侧有小片状或索条状影
  C. 胸部X线片表现呈大片状阴影，内有空洞液平面
  D. 胸部X线片表现有空洞形成，洞呈偏心性厚

壁，内壁凸凹不平
E．胸部 X 线片表现为左肺纹理粗乱及蜂窝状改变
55．符合支气管扩张症的胸部 X 线片表现是
56．符合肺脓肿的胸部 X 线片表现是
57．符合肺癌的胸部 X 线片表现是

【X 型题】

58．先天性支气管扩张症的诱发因素有
A．囊性纤维化
B．干燥综合征
C．纤毛运动障碍
D．$α_1$ 抗胰蛋白酶缺乏

59．由于先天性气管-支气管性结构缺陷作为诱发因素引起支气管扩张症的情况包括
A．巨大气管-支气管症
B．马方综合征
C．肺隔离症
D．淋巴结病

60．由于继发性免疫缺陷作为诱发因素引起支气管扩张症的情况包括
A．肺移植后
B．低免疫球蛋白血症
C．慢性淋巴细胞白血病
D．人类免疫缺陷病毒感染

61．合并免疫球蛋白缺陷的支气管扩张症患者缺乏的免疫球蛋白有
A．IgA
B．IgD
C．IgG
D．IgM

62．支气管扩张症初次诊断后的评估包括
A．痰液检查
B．胸部 CT 随访
C．肺功能检查
D．动脉血气分析

63．支气管扩张症合并大咯血，主要的处理包括
A．患侧卧位
B．健侧卧位
C．垂体后叶素静滴
D．病灶肺叶切除

*64．男性，30 岁。反复咳黄绿色脓痰、咯血 20 余年，曾多次住院治疗，此次再发 5 天来诊。查体：双侧中下肺可闻及较多湿啰音。胸部 CT 示右中叶、左舌叶及双下叶可见支气管壁增厚，部分呈囊腔样改变，其内可见气液平。可选择的经验性抗菌药物有
A．头孢他啶
B．头孢吡肟
C．厄他培南
D．环丙沙星
(154/2021)

答案及解析

1．【答案】D
【解析】支气管扩张症患者常因继发感染而急性加重。支气管扩张症合并感染的常见病原体为流感嗜血杆菌、铜绿假单胞菌，还包括肺炎链球菌、金黄色葡萄球菌、卡他莫拉菌和肠杆菌等。而肺炎支原体不常见。

2．【答案】D
【解析】引起支气管扩张症合并感染的病原体中，属于真菌的是曲霉菌。而其余均属于细菌。

3．【答案】E
【解析】慢性咳嗽、咳痰，反复咯血，大量咳痰且分层，肺部湿啰音等临床特点均可在其他病变中出现，如慢性支气管炎、肺脓肿等，不能依此来确诊支气管扩张症，只有高分辨率 CT（HRCT）具有特异性，可依据其结果确诊是否有支气管扩张存在。

4．【答案】E
【解析】支气管扩张症患者收集的痰液不是分为两层，而是分为四层：上层为泡沫，中间为混浊黏液，下层为脓性成分，最下层为坏死组织。其余关于支气管扩张症咳痰症状的叙述均是正确的。

5．【答案】B
【解析】支气管扩张症大多继发于急、慢性呼吸道感染和支气管阻塞后，是支气管不可逆的异常扩张，伴有慢性气道炎症。临床表现为慢性咳嗽，只有感染时才有大量脓痰，而且与体位改变有关；可有咯血，但一般不都是大量鲜血；常在相同肺段反复发生感染；在诊断中高分辨率 CT 基本可取代支气管造影，因为是无创性，而且效果也好；支气管造影可确诊支气管扩张，因此不只用于外科手术的患者。所以答案是 B。

6．【答案】D
【解析】支气管扩张症是指直径 >2 mm 中等大小的近端支气管由于管壁的肌肉和弹性组织破坏引起的异常扩张，主要临床表现为慢性咳嗽，咳脓痰和（或）反复咯血，病变部位有固定的湿啰音，因此支

气管扩张症的典型临床表现只有 D 选项最准确。

7.【答案】C

【解析】"干性支气管扩张"以反复咯血为主要症状，其余均不是"干性支气管扩张"的主要症状。

8.【答案】E

【解析】支气管扩张症大多继发于急、慢性呼吸道感染和支气管阻塞后，反复发生支气管炎症，致使支气管壁结构破坏，引起局部支气管异常和持久性扩张，出现的体征是局部固定湿啰音，这也是对支气管扩张症最有诊断意义的体征。

9.【答案】A

【解析】关于支气管扩张症主要累及的部位，正确的是直径＞2 mm 中等大小的近端支气管。

10.【答案】A

【解析】支气管扩张常常是位于段或亚段支气管，受累管壁的结构被破坏并被纤维组织替代，进而形成三种不同类型，即柱状扩张、囊状扩张或不规则扩张，病变相邻肺实质也可有纤维化、肺气肿、支气管肺炎和肺萎陷，炎症可致支气管壁血管增多等改变。

11.【答案】D

【解析】这是一道记忆型试题。支气管扩张症是左下叶与舌叶的支气管扩张常同时存在。因此答案是 D。

12.【答案】B

【解析】"干性支气管扩张"是以反复咯血为唯一症状，无咳嗽、咳痰，无异常肺部体征，是由于支气管扩张的部位位于引流良好的上叶支气管。

13.【答案】A

【解析】支气管-肺感染和阻塞是支气管扩张症的主要病因，支气管感染与阻塞两者相互影响，促使支气管扩张症的发生和发展。

14.【答案】C

【解析】继发性肺结核病变好发于上叶尖后段，因此当结核纤维组织增生和收缩牵拉时，也会导致支气管变形扩张，所以由结核引起的支气管扩张最好发的部位是上叶尖后段。

15.【答案】D

【解析】支气管扩张症是反复发生支气管炎症致使支气管壁结构破坏，引起支气管异常和持久性扩张，胸部 X 线片常可看到肺纹理增多紊乱，典型表现为支气管壁增厚所致的双轨征，黏液阻塞时可表现为管状致密影。部分病例可以看到扩张的支气管呈囊样变，可伴有液平面。仅少数病例因病变局限，胸部 X 线片可能无异常发现，但并非其特点。

16.【答案】C

【解析】长期大量咳脓性痰为支气管扩张症的临床特点，故长期咳脓性痰的慢性支气管炎患者，较为多见的合并疾病是鼻窦病变伴支气管扩张。支气管哮喘、阻塞性肺气肿、活动性肺结核一般都不会咳大量脓痰。肺囊肿患者偶在合并感染时可咳脓性痰。

17.【答案】D

【解析】体位引流是治疗支气管扩张症的重要措施之一。但痰量多的患者在做体位引流时必须要让痰液逐渐排出，以防痰量过多涌出而发生窒息。故尽快排出的方法是错误的。其余均是正确的。

18.【答案】C

【解析】在某些情况下，支气管扩张症可以考虑手术治疗。支气管扩张症患者常有大量脓痰，并非一定要手术治疗，内科治疗常可见效，因此不属于手术治疗适应证。而其他情况均可考虑手术治疗。

19.【答案】C

【解析】由于支气管扩张症大多继发于急、慢性呼吸道感染和支气管阻塞后，反复发生支气管炎症，致使支气管壁结构破坏，引起局部支气管异常，并有分泌物，支气管扩张剂可改善气流受限，并协助清理气道分泌物，因此不应禁用支气管扩张剂。其余治疗措施均正确。

20.【答案】C

【解析】支气管扩张症的控制感染治疗，一般根据痰培养和药敏结果指导抗生素的应用，但在等待培养结果时即应开始经验抗生素的治疗。对无铜绿假单胞菌感染高风险支气管扩张症患者采用的经验抗生素为对流感嗜血杆菌有活性的抗菌药物，如氨苄西林/舒巴坦、阿莫西林/克拉维酸、第三代头孢菌素（头孢曲松钠、头孢噻肟）、莫西沙星等。而亚胺培南是针对铜绿假单胞菌感染的，所以是不恰当的。

21.【答案】B

【解析】该中年男性患者先有上呼吸道感染伴咳嗽，之后出现大咯血，最可能的诊断是支气管扩张症，因为该病可在感染的基础上发生大咯血，且可在胸部相应部位闻及湿啰音，结合既往有长期痰中带鲜血史，故本题正确答案为 B。其余可能性小。

22.【答案】C

【解析】该青年女性患者慢性病程，自幼咳嗽，经常于感冒后加重，咳大量脓痰，最可能的诊断是支气管扩张症。其余均可能性小。

23.【答案】B

【解析】该中年男性患者有长期咳嗽、咳脓痰反复发作、间断咯血病史，查体左下肺可闻及固定性湿啰音，结合胸部 X 线片示左下肺纹理紊乱明显，考虑为支气管扩张症。3 天来加重，可能合并感染。

24.【答案】B

【解析】该青年男性大咯血患者，如考虑肺结核病伴空洞咯血，其支持点有低热、既往有痰中带鲜血史、咯血量大，但患者体征在右下肺，而一般肺结核病伴空洞好发在两上肺。如考虑肺梗死所致，其支持点为突发性咯血，但患者无胸痛这一最重要的症状，可基本排除。肺炎链球菌肺炎的咯血多为铁锈色，极少为咯大量鲜血，亦可基本排除。风湿性心脏瓣膜病患者大咯血以二尖瓣狭窄为最常见，本例患者仅在心尖部可闻及3/6级收缩期吹风样杂音，不能诊断为风心病，故也可排除。支气管扩张症可在感染的基础上发生大咯血，且可在胸部相应部位听到中小水泡音，结合既往从上小学起间断有痰中带鲜血史，故本题正确答案为B。

25.【答案】A

【解析】该青年男性患者为慢性病程，长期反复的支气管化脓性感染，抗感染治疗后可好转，而且支气管扩张症左下肺支气管最常受累，因此结合左下肺的湿啰音支持支气管扩张症诊断。该病患者多数童年有麻疹、百日咳或支气管肺炎迁延不愈病史，因此在采集病史时，需特别注意询问是否有麻疹、百日咳病史，其余四项（过敏性鼻炎病史、吸烟史、个人职业和家族史）虽然也应询问，但与该病的关系较小。

26.【答案】C

【解析】该青年男性患者慢性病程，曾因反复大量咯血住院治疗，5天前因大量咯血再次入院，经治疗后症状好转，结合幼年曾患百日咳和胸部高分辨率CT诊断支气管扩张症明确，反复咯血，而且局限在左下肺叶，所以下一步的治疗是手术治疗，其他治疗方法均不理想。

27.【答案】B

【解析】该青年男性患者慢性病程，咳嗽、咳脓痰，伴有咯血，幼年有百日咳病史，听诊右下肺可闻及固定性细湿啰音，所以最可能的诊断是支气管扩张症，患者近3天发热，痰中带血，可能合并急性感染。病史和体征不支持其他诊断。

28.【答案】A

【解析】该中年男性患者慢性病程，幼年患麻疹肺炎后经常反复咳嗽、咳痰，并经常感冒发热，咳大量脓痰，近2年来反复咯血，结合查体左下肺可闻及固定性湿啰音。临床考虑为支气管扩张症，为明确支气管扩张症的诊断并考虑手术治疗，目前最可靠的检查是高分辨率CT。在诊断中高分辨率CT基本已取代支气管造影，因为高分辨率CT是无创性的，而且效果也好。支气管镜检查、正侧位胸部X线片和磁共振成像均不能明确支气管扩张的具体部位，对手术治疗帮助不大。

29.【答案】E

【解析】该青年女性患者反复咳嗽、咳痰、咯血，现胸部CT可见左下肺囊柱状支气管扩张影像，应诊断为支气管扩张症，该患者病变局限于左下肺叶，反复大量咯血，现胸部CT示左下肺已萎缩，所以最佳治疗方案是左下肺叶切除。其他治疗方法均为保守治疗，不能根治支气管扩张症的咯血。

30.【答案】B　31.【答案】A

【解析】该中年男性患者自幼患病，患麻疹肺炎后经常反复咳嗽、咳痰，并经常感冒发热，咳大量脓痰，近2年来有反复咯血的病史。查体发现左下肺固定性湿啰音。这些均支持支气管扩张症的诊断。为明确诊断，目前最可靠的检查是高分辨率CT，而既往最可靠的检查是支气管造影，即经导管或支气管镜在气道表面滴注不透光的碘脂质造影剂，直接显像扩张的支气管，但由于这一技术为有创性检查，现已被CT取代。CT也可在横断面上清楚地显示扩张的支气管，而高分辨率CT（HRCT）的出现，进一步提高了CT诊断支气管扩张的敏感性，而且是无创性的，易重复，易被患者接受。

32.【答案】B　33.【答案】A　34.【答案】C

【解析】该青年男性患者为慢性病程，长期反复的支气管化脓性感染，每次发作时左下肺均可闻及湿啰音，抗感染治疗后可好转，因此左下肺固定性湿啰音支持支气管扩张症的诊断，而且左下肺支气管最常受累。支气管扩张症患者多数童年有麻疹、百日咳或支气管肺炎迁延不愈病史，因此在采集病史时，需特别注意询问是否有麻疹、百日咳病史，其余四项虽然亦应询问，但与该病的关系较小。此次发病因有发热，故首先应确定有无肺部感染，所以应首先进行胸部X线检查，肺功能检查不适于急性感染，不需要痰找结核菌，其余检查（心电图和支气管镜检查）意义小。

35.【答案】C　36.【答案】D　37.【答案】E

【解析】该中年女性患者自幼患病，患麻疹肺炎后间断出现咳嗽，咳大量脓痰，有时间断咯血，最可能的诊断是支气管扩张症，其他均不符合。由于近5年来间断出现双下肢水肿伴活动耐力下降，提示可能合并了肺心病，因此该患者最可能出现的胸部X线片征象是肺动脉段膨隆。肺心病出现心力衰竭时，一般应慎用洋地黄，只有在感染已经控制，对利尿剂反应差等情况下小剂量使用，备选答案E的情况基本上宜给予小剂量洋地黄。

38.【答案】B　39.【答案】C　40.【答案】B

【解析】该青年男性患者慢性咳嗽、咳黄脓痰，伴有咯血，幼年有百日咳病史，最可能的诊断是支气管扩张症。胸部高分辨率CT扫描是支气管扩张症的主要诊断方法，胸部X线片缺乏特异性。患者近3天发热，痰中带血，急性感染时治疗主要为控制感染。

41.【答案】C　42.【答案】C　43.【答案】B

44.【答案】C

【解析】该青年女性患者自幼发病，咳嗽经常在感冒后加重，咳大量脓痰，偶有少量咯血，最可能的诊断是支气管扩张症。该病多数为慢性病程，小儿或青年发病多见，多数在幼年时期有麻疹、百日咳肺炎或支气管肺炎迁延不愈病史，典型症状为慢性咳嗽伴大量脓痰和反复咯血，不支持肺结核，而慢性支气管炎、慢性肺脓肿和肺气肿继发感染很少自幼发病，诊断时不首先考虑。因为该患者最可能的诊断是支气管扩张症，所以可能出现的最有意义的体征是固定的局限性湿啰音，有时可闻及固定的局限性哮鸣音，而不是多变的哮鸣音，可以有贫血貌和杵状指或桶状胸，但不是最有意义的体征。对诊断最有意义的检查方法是高分辨率CT，可发现小的支气管扩张而确诊，目前已基本取代有创检查的支气管造影。若该患者确诊为支气管扩张症，由于病情不重，应采取的治疗措施是感染时联合使用抗生素治疗，要保持呼吸道引流通畅；其次可规律使用流感疫苗预防感染；无咳嗽则不必应用镇咳药；而手术切除病变肺叶仅适用于反复感染或大咯血患者，病变范围较局限，经药物治疗不易控制，可根据病变范围行肺段或肺叶切除术，该患者尚不宜手术治疗。

45.【答案】A　46.【答案】B　47.【答案】C

【解析】备选答案中五种情况都是支气管扩张症的诱发因素，属于先天性异常的是纤毛缺陷；属于气道阻塞的是支气管外源性压迫；属于毒物吸入的是吸入氨气、氯气等。

48.【答案】B　49.【答案】C　50.【答案】A

【解析】备选答案中五种情况都是支气管扩张症的诱发因素，属于原发性免疫缺陷的是低免疫球蛋白血症；属于继发性免疫缺陷的是肺移植后；属于免疫异常的是干燥综合征。

51.【答案】B　52.【答案】D

【解析】肺部听诊时出现的体征有重要的临床诊断价值，肺部闻及固定性湿啰音的疾病是支气管扩张症。听诊时若发现局限或单侧哮鸣音见于支气管肺癌，这是肺癌组织或肿大的淋巴结使气道部分阻塞所致。

53.【答案】D　54.【答案】D

【解析】第53题中年女性患者儿童时期曾患百日咳，反复咳嗽、咳痰多年，偶尔有咯血，胸部CT提示左下肺叶各段支气管与伴行肺动脉形成"印戒征"，这些表现符合支气管扩张症诊断，因此最可能的诊断是支气管扩张症。第54题是青年男性患者，慢性病程，15年反复咳嗽、咳痰、间断咯血，结合胸部X线片的特点（左下肺粗乱的肺纹理中有多个不规则的蜂窝状透亮阴影或卷发样阴影），最可能的诊断是支气管扩张症。

55.【答案】E　56.【答案】C　57.【答案】D

【解析】符合支气管扩张症胸部X线片表现是左肺纹理粗乱及蜂窝状改变；符合肺脓肿胸部X线片表现的是呈大片状阴影，内有空洞液平面；符合肺癌胸部X线片表现的是有空洞形成，洞呈偏心性厚壁，内壁凸凹不平。

58.【答案】ACD

【解析】支气管扩张症可分为先天性和后天性。先天性支气管扩张症少见，可见于某些先天性遗传疾病，如囊性纤维化、纤毛运动障碍和α_1抗胰蛋白酶缺乏患者。而干燥综合征是后天免疫异常的疾病，不是先天性支气管扩张症的诱发因素。

59.【答案】AB

【解析】先天性气管-支气管性结构缺陷可引起支气管扩张症，这包括巨大气管-支气管症、支气管软骨发育缺陷、先天性支气管发育不良和马方综合征等。而肺隔离症属于先天性血管结构缺陷；淋巴结病是属于先天性淋巴管性/淋巴结结构缺陷。

60.【答案】ACD

【解析】免疫缺陷和异常作为诱发因素可引起支气管扩张症，其中包括原发性免疫缺陷、继发性免疫缺陷和免疫异常。肺移植后、慢性淋巴细胞白血病、人类免疫缺陷病毒感染和长期服用免疫抑制药物为继发性免疫缺陷。而低免疫球蛋白血症为原发性免疫缺陷。

61.【答案】ACD

【解析】合并免疫球蛋白缺陷的支气管扩张症患者缺乏的免疫球蛋白是IgA、IgG和IgM，不包括IgD。

62.【答案】ABCD

【解析】支气管扩张症初次诊断后的评估包括：痰液检查，有痰涂片、痰培养加药敏试验；胸部CT随访；肺功能检查用于评估疾病进展程度和指导药物治疗；动脉血气分析判断是否存在低氧血症和（或）CO_2潴留。

63.【答案】ACD

【解析】支气管扩张症合并大咯血时的主要对策包括：患侧卧位，以防止窒息；垂体后叶素静滴等。若内科保守治疗无效，可病灶肺叶切除。但不能采取健侧卧位，因易产生窒息。

64.【答案】ABD

【解析】该患者有反复咳黄绿色脓痰、咯血病史，胸部CT示支气管扩张的影像改变，诊断支气管扩张症明确。患者多次住院治疗，考虑存在铜绿假单胞菌感染的高危因素，应选择具有抗假单胞菌活性的抗菌药物，包括β-内酰胺类（头孢他啶、头孢吡肟、哌拉西林他唑巴坦、头孢哌酮舒巴坦）、碳青霉烯类（亚胺培南、美罗培南）、氨基糖苷类、喹诺酮类（环丙沙星或左氧氟沙星）。厄他培南为一类碳青霉烯类抗菌药物，不具备抗假单胞菌活性。

六、肺部感染性疾病

【A1 型题】

1. 最常见的细菌性肺部感染的病原体是
   A．肺炎克雷伯菌
   B．流感嗜血杆菌
   C．肺炎军团菌
   D．葡萄球菌
   E．肺炎链球菌

2. 下列不符合医院获得性肺炎定义的是
   A．发生在医院内的肺炎
   B．入院时不存在的肺炎
   C．不处于病原感染的潜伏期
   D．于入院 48 小时内在医院内新发生的肺炎
   E．于入院≥48 小时后在医院内新发生的肺炎

*3. 医院获得性肺炎最常见的病原体是
   A．革兰氏阳性杆菌
   B．革兰氏阴性杆菌
   C．革兰氏阳性球菌
   D．革兰氏阴性球菌　　　　　　　（43/2017）

4. 我国医院获得性肺炎的常见病原体不包括
   A．金黄色葡萄球菌
   B．大肠埃希菌
   C．肺炎链球菌
   D．铜绿假单胞杆菌
   E．肺炎克雷伯菌

5. 最常见社区获得性肺炎的病原体是
   A．肺炎克雷伯菌
   B．大肠埃希菌
   C．鲍曼不动杆菌
   D．葡萄球菌
   E．肺炎链球菌

6. 下列不符合医院获得性肺炎诊断标准的是
   A．发热，体温＞39℃
   B．脓性气道分泌物
   C．血白细胞＞10×10^9/L 或＜4×10^9/L
   D．胸部 X 线片见新出现或进展性的浸润影、实变影、磨玻璃影
   E．胸部 CT 见新出现或进展性的浸润影、实变影、磨玻璃影

7. 下列不符合社区获得性肺炎诊断标准的是
   A．发热
   B．新发呼吸道症状或原有呼吸道症状加重，并出现脓痰
   C．肺实变体征
   D．血白细胞＞10×10^9/L 或＜4×10^9/L
   E．胸部 X 线片见肿块影

*8. 单独使用大环内酯类抗生素不能很好地控制重症社区获得性肺炎的病原体是
   A．肺炎链球菌
   B．肺炎支原体
   C．军团菌
   D．肺炎衣原体　　　　　　　　　（67/2010）

*9. 在整个病理过程中没有肺泡壁和其他结构破坏的肺炎是
   A．肺炎克雷伯菌肺炎
   B．肺炎链球菌肺炎
   C．金黄色葡萄球菌肺炎
   D．铜绿假单胞菌肺炎　　　　　　（65/2015）

10. 肺炎链球菌肺炎最主要的致病因素是
    A．细菌内毒素
    B．细菌外毒素
    C．细菌荚膜
    D．细菌对组织的侵袭力
    E．细菌含有杀白细胞素

11. 肺炎链球菌肺炎患者一般不会出现的体征是
    A．口角或鼻周单纯性疱疹
    B．肋间带状疱疹
    C．皮肤和黏膜出血点
    D．病变部位湿啰音
    E．病变部位支气管呼吸音

12. 典型肺炎链球菌肺炎的临床特征是
    A．寒战、高热、胸痛、咳嗽、咳铁锈色痰
    B．寒战、高热、咳嗽、脓痰、呼吸困难
    C．寒战、高热、咳嗽、脓痰、胸膜摩擦音
    D．胸痛、咳嗽、脓痰、呼吸困难
    E．发热、咳嗽、咳痰、双肺干湿啰音

13. 下列对诊断肺炎链球菌肺炎最有价值的是
    A．肺实变体征
    B．肺部湿啰音
    C．血白细胞总数、中性粒细胞均增高
    D．痰培养肺炎链球菌阳性
    E．胸部 X 线片见大片状阴影，呈肺叶或肺段分布

*14. 下列病原体所致肺炎一般不出现肺脓肿改变的是

A．流感嗜血杆菌
B．军团菌
C．肺炎克雷伯菌
D．肺炎链球菌
E．大肠埃希菌　　　　　　　　(63/2005)

*15．下列关于肺炎链球菌特点的叙述，正确的是
A．感染后可获得特异性免疫，同型菌的二次感染少见
B．感染后仅有非特异性免疫，在机体抵抗力下降时可以再发同型感染
C．不属于上呼吸道的正常菌群
D．与草绿色链球菌鉴别的重要特征是胆汁溶菌试验阴性
E．经上呼吸道进入肺泡后，可产生毒素，引起组织坏死　　　　　　　　(64/2005)

16．下列最不可能属于肺炎链球菌肺炎并发症的是
A．DIC
B．肺炎旁积液
C．感染性休克
D．脑膜炎
E．肺脓肿

17．咳出铁锈色痰为特征的疾病是
A．肺炎克雷伯菌肺炎
B．肺炎链球菌肺炎
C．金黄色葡萄球菌肺炎
D．肺炎支原体肺炎
E．念珠菌肺炎

18．肺炎伴感染中毒性休克一般不见于
A．肺炎链球菌肺炎
B．金黄色葡萄球菌肺炎
C．肺炎克雷伯菌肺炎
D．铜绿假单胞杆菌肺炎
E．肺炎支原体肺炎

19．下列不属于休克型肺炎治疗原则的是
A．补充血容量
B．应用血管活性物质
C．控制感染
D．应用强心剂
E．应用糖皮质激素

20．首选大环内酯类抗生素治疗的肺炎是
A．干酪性肺炎
B．肺炎链球菌肺炎
C．金黄色葡萄球菌肺炎
D．肺炎支原体肺炎
E．肺炎克雷伯菌肺炎

21．对于MRSA（多重耐药的金黄色葡萄球菌）感染肺炎首选治疗的药物是

A．万古霉素
B．青霉素
C．甲氧西林＋阿米卡星
D．头孢拉定
E．左旋氧氟沙星

22．肺炎患者所致缺氧的治疗宜采用
A．高压氧疗
B．持续低流量给氧
C．无控制性给氧
D．鼻导管持续高浓度给氧
E．呼气末正压给氧

23．最易并发脓胸、脓气胸的肺炎是
A．腺病毒肺炎
B．肺炎链球菌肺炎
C．金黄色葡萄球菌肺炎
D．肺炎支原体肺炎
E．肺炎衣原体肺炎

24．肺炎支原体肺炎最常见的胸部X线片表现是
A．早期为下叶间质性改变，肺实变后为边缘模糊的斑片状阴影
B．肺叶和小叶实变，叶间隙呈弧形下坠，多发性蜂窝状脓肿形成
C．肺叶或肺段实变，呈多发性、周围性肺浸润，可伴气囊肿
D．呈叶、段分布的炎性实变阴影，在实变阴影中可见支气管气道征
E．病变多在肺上部，呈大片浓密阴影，密度不均，历久不消散，可形成空洞

*25．关于肺部真菌感染，下列选项中对诊断最有意义的是
A．痰中培养出真菌
B．咽拭子涂片发现真菌
C．痰涂片找到真菌
D．胸腔积液中培养出真菌　　　　　(61/2007)

*26．有关肺炎支原体肺炎的临床表现，错误的是
A．潜伏期1～3周，起病缓慢
B．头痛显著
C．咳嗽不重，初为干咳，以后咳大量黏痰
D．发热退完后咳嗽可继续存在　　　(63/1997)
E．胸膜累及时，可有胸膜摩擦音或胸水体征

*27．肺炎链球菌肺炎伴休克患者，首选补充血容量的液体是
A．生理盐水
B．5%葡萄糖
C．10%葡萄糖
D．低分子右旋糖酐
E．林格液（复方氯化钠溶液）　　　(60/1999)

28. 下列关于病毒性肺炎临床表现的叙述，正确的是
    A．并发胸腔积液者较多见
    B．起病较急，但临床症状较轻
    C．肺部体征为较典型的肺炎体征
    D．胸部X线片可见散发性大片浸润阴影
    E．感染可波及肺泡，但较少侵犯肺间质
29. 有关吸入性肺脓肿的病因和发病机制的叙述，不正确的是
    A．病原体经口、鼻、咽腔吸入致病
    B．患者多为意识障碍或极度衰竭者
    C．病原体多为厌氧菌
    D．仰卧位时易进入左肺
    E．吸入物易进入右肺
*30. 血源性肺脓肿最常见的病原菌是
    A．大肠埃希菌
    B．产气杆菌
    C．金黄色葡萄球菌
    D．肺炎杆菌
    E．草绿色链球菌　　　　　　　　（58/2003）
*31. 吸入性肺脓肿的病原菌绝大多数是
    A．金黄色葡萄球菌
    B．厌氧菌
    C．肺炎克雷伯菌
    D．大肠埃希菌
    E．肺炎链球菌（58/2002）
32. 关于肺脓肿的特点，正确的是
    A．如无脓痰，可排除厌氧菌感染
    B．感染菌，除厌氧菌外都对青霉素敏感
    C．食管贲门失弛缓不是急性肺脓肿的诱发因素
    D．动脉血管瘤是慢性肺脓肿反复中、大量咯血的病理基础
    E．早期呈现严重呼吸困难，咳大量臭脓痰
33. 诊断原发性肺脓肿最有价值的临床表现是
    A．畏寒、高热
    B．血白细胞及中性粒细胞升高
    C．痰菌阳性
    D．咯血
    E．咳大量脓臭痰
34. 下列肺脓肿的主要临床表现，不典型的是
    A．发病急、畏寒、高热
    B．咳嗽、大量脓痰、咯血
    C．血白细胞增高伴核左移
    D．胸部X线片示肺部大片浓密影
    E．胸部X线片示肺部大片浓密影伴脓腔形成并有液平面
35. 诊断慢性肺脓肿的病程至少应大于
    A．1个月
    B．2个月
    C．3个月
    D．4个月
    E．5个月
*36. 关于肺脓肿胸部X线片检查的表现，不符合的是
    A．可见多房性脓腔
    B．急性期的脓腔内壁可光整
    C．早期为大片浓密模糊浸润阴影　　（58/2004）
    D．可出现在数个肺段或分布在两侧肺野
    E．治疗后，先脓腔缩小，后周围炎症消失
37. 吸入性肺脓肿的临床特点，不正确的是
    A．最常见的病原菌为金黄色葡萄球菌
    B．病原体自口及鼻吸入是发病的主要原因
    C．起病可急可慢，早期常为肺炎症状
    D．并非所有的肺脓肿患者都能在肺部发现异常体征
    E．多数肺脓肿的感染对青霉素治疗敏感
38. 容易继发肺脓肿的肺炎是
    A．肺炎链球菌肺炎
    B．过敏性肺炎
    C．肺炎支原体肺炎
    D．病毒性肺炎
    E．金黄色葡萄球菌肺炎
39. 引起慢性肺脓肿大咯血的病理基础是
    A．支气管动脉血管瘤
    B．支气管管腔壁肉芽组织，血管破坏
    C．支气管黏膜溃疡糜烂
    D．支气管黏膜肿胀充血
    E．支气管小静脉破裂
40. 急性肺脓肿应用抗生素治疗的疗程是
    A．2~4周
    B．4~6周
    C．6~8周
    D．8~12周
    E．12~16周
41. 慢性肺脓肿较急性肺脓肿更为常见的体征是
    A．肺部叩诊呈鼓音
    B．肺部闻及支气管呼吸音
    C．肺部呼吸音减弱
    D．肺部闻及湿啰音
    E．杵状指
42. 吸入性肺脓肿（仰卧位时）最常见的部位是
    A．左上叶后段和舌叶
    B．左下叶基底层
    C．右上叶后段或下叶背段
    D．右下叶后基底段
    E．右中叶

43. 急性肺脓肿的感染菌中，50%~90%为厌氧菌，首选的抗生素是
 A．磺胺药物
 B．林可霉素
 C．甲硝唑
 D．青霉素
 E．先锋霉素

44. 下列不属于肺脓肿手术适应证的是
 A．大咯血危及生命
 B．肺癌致支气管阻塞
 C．支气管胸膜瘘
 D．病程2个月，内科治疗脓腔不缩小
 E．脓胸经抽吸和冲洗疗效不佳者

*45. 急性肺脓肿停用抗菌药物治疗的指征是
 A．体温正常
 B．痰恶臭味消失
 C．血白细胞正常
 D．胸片显示脓腔消失　　　　　　（63/2016）

【A2型题】

*46. 男性，35岁。高热、寒战5天，伴胸痛，咳脓性痰带少量血丝。查体：双肺散在湿啰音。胸部X线片检查显示双肺多发实变阴影伴部分空洞病变形成。血化验：WBC 23.0×10^9/L，N 91%。该患者最可能的诊断是
 A．肺炎支原体肺炎
 B．军团菌肺炎
 C．肺炎链球菌肺炎
 D．金黄色葡萄球菌肺炎　　　　　（46/2020）

*47. 女性，18岁。外出郊游后出现头痛、咽痛，伴低热和肌肉酸痛。3天后出现咳嗽和少量黏痰，胸部X线片见双肺下叶边缘模糊的斑片状阴影。1周后查体发现鼓膜充血。最可能的诊断是
 A．军团菌肺炎
 B．肺炎支原体肺炎
 C．厌氧菌肺炎
 D．浸润性肺结核　　　　　　　　（64/2011）

*48. 女性，28岁。乏力、咽痛、头痛、咳嗽、发热2周。查体：T 37.8℃，P 96次/分，R 20次/分，双肺呼吸音清，未闻及干、湿啰音，胸部X线片示双下肺多发片状浸润影。血清支原体IgM抗体1:64阳性，阿奇霉素治疗1周后无明显好转，复查胸部X线片无变化。此时，该患者应换用的抗菌药物是
 A．青霉素
 B．红霉素
 C．头孢呋辛
 D．左氧氟沙星　　　　　　　　　（46/2022）

49. 男性，24岁。高热、咳嗽、咳铁锈色痰3天。化验血WBC 15.8×10^9/L，中性粒细胞90%。胸部X线片呈右上叶片状阴影，正确选用的抗生素是
 A．青霉素
 B．青霉素＋链霉素
 C．青霉素＋庆大霉素
 D．先锋V
 E．先锋V＋阿米卡星

50. 女性，23岁。2周前感冒，咽痛，咳嗽，低热，伴无力、纳差，胸部X线片示左下肺浸润性病变，血清肺炎支原体IgM抗体升高，首选的药物是
 A．红霉素
 B．氟康唑
 C．卡那霉素
 D．青霉素
 E．链霉素

*51. 男性，40岁。受凉后出现高热2天，体温达39~40℃，伴有头痛、寒战、咳嗽、咳血痰，恶心伴呕吐3次。查体：急性病容，神志清楚，皮肤和黏膜可见散在出血点，口角可见单纯性疱疹，颈有抵抗，右下肺叩浊，可闻及支气管呼吸音和湿啰音。双侧病理反射未引出。该患者最可能的诊断是
 A．干酪性肺炎
 B．金黄色葡萄球菌肺炎
 C．念珠菌肺炎
 D．肺炎链球菌肺炎　　　　　　　（65/2008）

52. 男性，50岁。1天来寒战、高热（39.6℃）、咳嗽伴左胸痛，咳痰呈砖红色胶冻状，量多，查体：BP 80/50 mmHg，口唇轻发绀，左肺叩浊，呼吸音低。胸部X线片左肺呈多发性蜂窝状阴影，最可能的诊断为
 A．肺炎球菌肺炎，休克型
 B．葡萄球菌肺炎
 C．厌氧菌肺炎
 D．军团菌肺炎
 E．肺炎克雷伯菌肺炎

53. 男性，68岁。糖尿病病史10年。突发高热、寒战、右胸痛2天，第3天出现咳嗽、咳黄色脓痰，量多。胸部X线片提示右下肺实变，其中可见空洞，最可能的诊断是
 A．干酪性肺炎
 B．铜绿假单胞菌肺炎
 C．肺炎克雷伯菌肺炎
 D．金黄色葡萄球菌肺炎
 E．军团菌肺炎

六、肺部感染性疾病　45

54. 男性，68岁。突发高热、寒战、右胸痛2天，第2天咳痰，量多，为黄脓性带血丝，有糖尿病病史10年。胸部X线片显示右下肺叶实变，其中有多个液气囊腔，最可能的诊断是
 A．干酪性肺炎
 B．铜绿假单胞杆菌肺炎
 C．肺炎克雷伯菌肺炎
 D．金黄色葡萄球菌肺炎
 E．军团菌肺炎

*55. 男性，78岁。3天前着凉后出现发热，体温38.2℃，伴有咳嗽、咳黄痰，痰不易咳出，应用头孢唑林体温控制不佳。既往3年前患脑梗死，卧床，生活不能自理，偶有进食呛咳。查体：T 38.5℃，双下肺可闻及细小水泡音。胸部X线片示右下肺背段片状影。化验血WBC $10.8×10^9$/L，中性79%。该患者可能合并感染的病原菌是
 A．耐甲氧西林金黄色葡萄球菌
 B．军团菌
 C．肺炎链球菌
 D．真菌
 E．厌氧菌　　　　　　　　（66/2006）

56. 男性，42岁。低热、干咳伴呼吸困难进行性加重2周，呼吸频率30次/分，动脉血气分析PaO_2 53 mmHg，$PaCO_2$ 27 mmHg。HIV抗体（+），胸部CT提示双肺弥漫性间质病变，最可能的诊断是
 A．肺结核
 B．肺孢子虫肺炎
 C．肺炎支原体肺炎
 D．念珠菌肺炎
 E．肺炎链球菌肺炎

*57. 男性，48岁。外出旅行后出现发热、咳嗽、咳痰伴乏力、腹泻5天。查体：T 38.5℃，神志清楚，双下肺可闻及湿啰音。化验血白细胞$12.0×10^9$/L，中性87%。胸部X线片提示双下肺斑片状影。外院予头孢呋辛静脉治疗3天，胸部X线片显示双肺阴影较前增多。应首选的治疗药物是
 A．青霉素
 B．头孢曲松
 C．亚胺培南/西司他丁
 D．阿奇霉素　　　　　　　（46/2018）

58. 男性，19岁。受凉后突起寒战、高热（39.9℃），伴咳嗽、咳铁锈色痰和胸痛2天，2小时前自服"巴米尔"后出现全身大汗，热退，但感周身虚弱无力和心悸，并逐渐出现神志模糊，遂收入院进一步诊疗。查体：BP 75/55 mmHg，肢体湿凉，肤色苍白，左肺叩浊，呼吸音弱，心率128次/分，律齐，心音低钝，各瓣膜听诊区未闻病理性杂音。对该患者应立即采取的措施是
 A．胸部X线片明确病因
 B．腰穿，送检脑脊液
 C．补液，增加有效血容量
 D．给予多巴胺静滴
 E．静注西地兰

59. 男性，56岁。受凉后出现寒战、发热3天，体温38.9℃，咳嗽、咳黄色脓痰，无喘息。化验血白细胞$12.5×10^9$/L，中性粒细胞比例85%；胸部X线片示右下肺淡片影；诊断社区获得性肺炎。作为初始经验性抗感染治疗，合理的治疗是
 A．静脉用青霉素
 B．静脉用头孢曲松＋口服阿奇霉素
 C．口服头孢呋辛
 D．静脉用亚胺培南
 E．静脉用万古霉素

*60. 男性，46岁。饮酒后出现发热，体温39.3℃，伴咳嗽、咳少量黄痰，自服头孢菌素3天无效，1天前咳出大量脓痰，自觉有臭味，体温降至37.5℃。最可能的诊断是
 A．支气管扩张症
 B．金黄色葡萄球菌肺炎
 C．吸入性肺炎
 D．肺脓肿
 E．肺炎支原体肺炎　　　　（79/2007）

61. 女性，25岁。1周前受凉后咳嗽、咳脓痰，1天前突发咯鲜血300ml。既往有反复咳嗽、咳大量脓痰病史10年，间断咳血痰3年。查体：R 26次/分，BP 88/60 mmHg，左肺呼吸音明显减弱。错误的治疗措施是
 A．吸氧
 B．右侧卧位
 C．左侧卧位
 D．垂体后叶素静滴
 E．合并感染使用敏感的抗生素

62. 男性，30岁。畏寒、发热、咳嗽7天，近2天右上胸痛，咳嗽加剧，咳出大量脓性臭痰。查体：右上胸部叩浊，呼吸音减弱，少许湿啰音。化验血WBC $18.2×10^9$/L，中性粒细胞90%，淋巴细胞10%，胸部X线片可见右上肺大片浓密阴影，边界模糊，其中有直径2cm透光区并有液平面，首先考虑的诊断是
 A．金黄色葡萄球菌肺炎
 B．肺炎链球菌肺炎
 C．肺结核空洞形成

D．肺脓肿

E．肺癌性空洞合并感染

63．男性，58岁。2个月前咳嗽，痰中带血丝，胸部X线片示右上肺斑片状影，抗生素治疗未愈，1周来发热，咳脓痰，血WBC $12×10^9$/L，中性多形核占80%，X线胸片有右上肺空洞伴液平。最合理的进一步处理是

A．继续抗生素治疗

B．胸部CT检查

C．痰培养

D．痰找瘤细胞

E．纤维支气管镜检查

64．男性，50岁。10天前发冷、发热（体温最高39.5℃）、咳嗽，伴右胸痛，2天前开始咳大量脓痰（350 ml/d），有臭味。既往有肺结核病密切接触史。为进一步明确诊断和了解病情，应首先做的检查是

A．胸部CT检查

B．肺放射性核素扫描

C．胸部X线正侧位片

D．纤维支气管镜检查

E．痰细菌学及细胞学检查

65．女性，48岁。15天前拔牙术后，次日突然畏寒高热（体温最高39.5℃），伴右侧胸痛、咳嗽、咳少量黏痰，5天前可出较多脓性痰（约200 ml/d）。查体：右下肺叩诊浊音，听诊可闻支气管呼吸音及吸气相湿啰音。最可能的诊断是

A．肺炎链球菌肺炎

B．肺炎支原体肺炎

C．干酪性肺炎

D．肺脓肿

E．肺癌伴感染

66．男性，50岁。因发热、咳脓痰3月余，一直给予抗感染治疗，但临床缓解不明显。曾做胸部X线片和胸部CT发现左下肺非偏心性空洞病变，内有少量液平。6小时前突然大咯血1600 ml左右。下列处理最合适的是

A．即刻作纤支镜检查，确定出血部位

B．胸部CT扫描

C．在抢救同时请胸外急会诊

D．反复痰培养确定病原，如细菌、真菌等

E．反复痰找瘤细胞

67．男性，29岁。醉酒后出现寒战、发热10天，咳嗽伴大量脓臭痰2天，胸部X线片示右肺下叶背段大片状阴影，其内可见空洞及液平，该患最有效的治疗措施是

A．止咳、祛痰、抗感染

B．改善通气，抗感染

C．支持疗法，祛痰，抗感染

D．积极抗感染，辅以体位引流

E．积极抗感染，待感染控制后施以手术切除

68．男性，30岁。畏寒、高热2周，伴咳嗽、咳大量脓臭痰1周。痰培养出厌氧菌，抗生素治疗停药的指征是

A．临床症状完全消失

B．临床症状完全消失，X线片示炎症及脓腔完全消散

C．临床症状完全消失，X线片示仍有病变

D．体温下降至正常后2周

E．体温下降至正常后4~6周

【A3/A4型题】

男性，30岁。因发热、咳嗽伴右侧胸痛3天入院。每日体温波动于39.2~39.8℃。入院后查体：T 39.5℃，右上胸部可闻及支气管呼吸音。化验血WBC $15.2×10^9$/L，中性粒细胞90%。

69．该患者最可能的诊断是

A．肺结核

B．肺癌

C．胸膜炎

D．肺炎链球菌肺炎

E．自发性气胸合并感染

70．该患者右上肺叩诊时可能出现的叩诊音是

A．清音

B．浊音

C．实音

D．鼓音

E．过清音

71．该患者首选的治疗是

A．给予青霉素

B．给予链霉素

C．给予红霉素

D．手术治疗

E．给予退热药

男性，20岁。平素健康，淋雨后突发寒战、高热、头痛3天，病后第2天出现右侧胸痛、咳嗽。既往体健。胸部X线片示右上肺大片实变影。

72．该患者体检时不会出现的体征是

A．右上肺语颤增强

B．右上肺叩诊浊音

C．气管向左侧偏移

D．急性病容

E．脉率增快

73. 该患者最可能的诊断是
    A. 大叶性肺炎
    B. 胸膜增厚
    C. 肺脓肿
    D. 肺结核
    E. 肺梗死
74. [假设信息] 该患者若为大叶性肺炎,最可能的病原体是
    A. 金黄色葡萄球菌
    B. 肺炎链球菌
    C. 铜绿假单胞菌
    D. 肺炎克雷伯菌
    E. 肺炎支原体

男性,25岁。4天前劳累后高热伴寒战,自测体温波动于39~40℃,咳嗽有痰,伴右侧胸痛。胸部X线片显示右上肺大片状阴影。

75. 该患者咳出痰的最可能性状是
    A. 铁锈色痰
    B. 粉红色泡沫样痰
    C. 砖红色胶冻样痰
    D. 黄绿或翠绿色痰
    E. 黄脓性痰
76. 目前对该患者进行查体,最可能出现的胸部体征是
    A. 右上肺语音震颤减弱
    B. 右上肺叩诊呈过清音
    C. 右上肺闻及支气管呼吸音
    D. 右上肺肺泡呼吸音增强
    E. 右上肺耳语音减弱

男性,19岁。低热、咳嗽、咽部不适2周,胸部X线片见两肺下部网状及小叶分布的斑片状浸润阴影。化验血 WBC 10×10^9/L。

77. 该患者最可能的诊断是
    A. 肺炎支原体肺炎
    B. 病毒性肺炎
    C. 军团菌肺炎
    D. 肺炎链球菌肺炎
    E. 浸润性肺结核
78. 为明确诊断,首选的检查是
    A. 痰细菌培养
    B. 痰真菌培养
    C. 冷凝集试验
    D. 血清抗体测定
    E. 痰涂片找抗酸杆菌
79. 首选的治疗药物是
    A. 青霉素
    B. 红霉素
    C. 氟康唑
    D. 雷米封+利福平
    E. 病毒唑

男性,42岁。畏寒、发热、咳嗽1周,2天来咳嗽加剧,咳出大量脓性臭痰。查体:右上胸部叩浊,呼吸音减弱,可闻及少量湿啰音。化验血 WBC 16.2×10^9/L,中性粒细胞89%,胸部X线片可见右上肺大片浓密阴影,边界模糊,其中有直径2.5 cm透光区并有液平面。

80. 该患者最可能的诊断是
    A. 金黄色葡萄球菌肺炎
    B. 肺癌性空洞合并感染
    C. 肺结核空洞形成
    D. 肺脓肿
    E. 肺炎链球菌肺炎
81. 该患者最可能感染的细菌是
    A. 结核杆菌
    B. 厌氧菌
    C. 粪链球菌
    D. 金黄色葡萄球菌
    E. 肺炎链球菌
82. 该患者治疗首选的抗生素的是
    A. 四联抗结核药
    B. 林可霉素
    C. 甲硝唑
    D. 青霉素
    E. 先锋霉素

男性,62岁。发热,最高达39.3℃,咳脓痰,有腥臭味,每日约150 ml,病程已12天,多种抗生素治疗不见好转。患者2周前曾有拔牙史。胸部X线片示右下叶后基底段团块状阴影伴空洞和液平面。

83. 该患者最可能的诊断是
    A. 吸入性肺脓肿
    B. 阻塞性肺脓肿
    C. 空洞性肺结核
    D. 支气管肺囊肿继发感染
    E. 肺炎链球菌肺炎
84. 病原学诊断最可能的病原菌是
    A. 厌氧菌为主
    B. 金黄色葡萄球菌
    C. 大肠埃希菌
    D. 草绿色链球菌
    E. 结核杆菌

男性，45岁。发热、咳脓痰1周。胸部X线片示右下叶背段浸润阴影。用头孢呋辛治疗，体温稍下降，但痰量增多，为脓血痰，有臭味。1周后复查胸部X线片示大片浸润阴影中出现空洞。

85．该患者最可能的诊断是
   A．急性肺脓肿
   B．肺结核
   C．肺炎链球菌肺炎
   D．肺癌继发感染
   E．支气管肺囊肿继发感染

86．[假设信息] 若诊断确定为急性肺脓肿，治疗中需加用的药物是
   A．阿米卡星
   B．左氧氟沙星
   C．甲硝唑
   D．红霉素
   E．莫西沙星

87．[假设信息] 若治疗2周后，患者临床症状明显改善，胸部X线示空洞缩小。抗感染的总疗程应为
   A．10～12周
   B．8～10周
   C．6～8周
   D．4～6周
   E．2～4周

【B1型题】

   A．肺炎链球菌
   B．金黄色葡萄球菌
   C．铜绿假单胞菌
   D．肺炎克雷伯菌
   E．肺炎支原体

88．不引起肺组织坏死和空洞形成的非间质性肺炎病原体是
89．最易引起间质性肺炎改变的病原体是
90．多见于体弱、心肺慢性疾病患者的医院获得性感染的病原体是

   A．胸部X线片表现为大片均匀阴影，呈肺叶或肺段分布
   B．胸部X线片表现为肺内大片浓密模糊炎性浸润阴影伴空洞和液平
   C．胸部X线片表现呈片状阴影伴空洞和液平
   D．胸部X线片表现有空洞形成，洞呈偏心性厚壁，内壁凸凹不平
   E．胸部X线片表现为左下散在小片状阴影及蜂窝状改变

91．符合金黄色葡萄球菌肺炎的胸部X线片表现是
92．符合肺炎链球菌肺炎的胸部X线片表现是
93．符合肺脓肿的胸部X线片表现是

   A．少量铁锈色痰
   B．砖红色胶冻样痰
   C．脓痰带血丝或脓血状
   D．黄绿色脓痰 （141，142/2012）

*94．肺炎克雷伯菌肺炎典型痰液表现是
*95．金黄色葡萄球菌肺炎典型痰液表现是

   A．少量铁锈色痰
   B．少量黏痰
   C．黄绿色脓痰
   D．大量脓臭痰
   E．粉红色泡沫样痰

96．肺炎链球菌肺炎典型的痰液是
97．吸入性肺脓肿典型的痰液是

   A．左上叶后段和舌叶
   B．左下叶基底层
   C．右上叶后段或下叶背段
   D．右下叶后基底段
   E．右上叶前段或后段

98．吸入性肺脓肿（仰卧位时）最常见的部位是
99．吸入性肺脓肿（坐位时）最常见的部位是
100．吸入性肺脓肿（右侧卧位时）最常见的部位是

   A．肺炎链球菌肺炎
   B．肺结核
   C．支气管扩张症
   D．肺脓肿 （141，142/2014）

*101．男性，45岁。醉酒后出现发热、咳嗽，1周后咳黏液脓性痰伴胸痛，胸部CT提示下叶背段大片模糊阴影，密度不均匀，最可能的诊断是
*102．男性，40岁。受凉后出现发热、咳嗽、痰少3天，查体：口周疱疹，右下肺叩浊，可闻及支气管呼吸音，最可能的诊断是

   A．肺炎链球菌
   B．军团菌
   C．铜绿假单胞菌
   D．肺炎克雷伯菌 （143，144/2010）

*103．对β内酰胺类抗生素耐药的病原体中，主要机制为产生超广谱β内酰胺酶的是
*104．对β内酰胺类抗生素耐药的病原中，主要机制为青霉素结合蛋白结构改变的是

   A．肺炎球菌肺炎

B．金黄色葡萄球菌肺炎
C．肺炎克雷伯菌肺炎
D．肺炎支原体肺炎
E．病毒性肺炎

105．抗生素治疗无效的肺炎是
106．致病力与细菌产生的凝固酶有关的病原体引起的肺炎是

A．链球菌
B．厌氧菌
C．表皮葡萄球菌
D．金黄色葡萄球菌
E．阿米巴滋养体

107．上述病原体中，可同时引起血源性和继发性肺脓肿的是
108．上述病原体中，仅引起继发性肺脓肿的是
109．上述病原体中，最常引起吸入性肺脓肿的是

【X型题】

*110．青壮年社区获得性肺炎常见病原体包括
A．肺炎支原体
B．肺炎克雷伯菌
C．流感嗜血杆菌
D．铜绿假单胞菌　　　　　　　（170/2013）

*111．慢性呼吸衰竭患者发生院内获得性支气管-肺部感染的最多见的病原体有
A．革兰氏阴性杆菌
B．耐甲氧西林金黄色葡萄球菌
C．厌氧菌
D．军团菌　　　　　　　　　　（142/2007）

112．社区获得性肺炎的诊断标准，正确的有
A．发热
B．新发呼吸道症状或原有呼吸道症状加重，并出现脓痰
C．肺实变体征
D．血白细胞>10×10⁹/L 或<4×10⁹/L

113．急性肺脓肿的临床特征包括
A．干咳、无痰
B．寒战、发热
C．大量脓臭痰
D．胸部X线片提示肺内团状致密影伴空洞和液平

114．继发性肺脓肿的发病来源有
A．金黄色葡萄球菌肺炎
B．吸入带菌分泌物
C．阿米巴肝脓肿、膈下脓肿
D．菌栓经血行播散至肺

115．诱发吸入性肺脓肿的因素有
A．熟睡时误吸感染性分泌物
B．受凉后
C．全身或咽喉麻醉
D．口腔手术

116．吸入性肺脓肿的好发部位有
A．左下叶背段
B．右下叶背段
C．右上叶后段
D．右上叶前段

117．应与肺脓肿鉴别的疾病有
A．细菌性肺炎
B．空洞型肺结核继发感染
C．肺大泡或肺囊肿继发感染
D．支气管肺癌致阻塞性炎症

118．影响肺脓肿疗效的因素有
A．抗生素选择不当
B．抗生素剂量不足
C．抗生素疗程不够
D．脓液引流不畅

119．下列属于肺脓肿手术适应证的有
A．大咯血危及生命
B．肺癌致支气管阻塞
C．支气管胸膜瘘或脓胸经抽吸和冲洗疗效不佳者
D．病程2个半月，内科治疗脓腔不缩小

答案及解析

1．【答案】E
【解析】肺炎克雷伯菌、流感嗜血杆菌、肺炎军团菌、葡萄球菌、肺炎链球菌等均为常见的细菌性肺部感染的病原体，但最常见的细菌性肺部感染的病原体是肺炎链球菌。

2．【答案】D

【解析】医院获得性肺炎是指发生在医院内的肺炎，入院时患者并无肺炎，而且也不处于病原感染的潜伏期内，而是于入院≥48小时后在医院内新发生的肺炎。而不是入院48小时内在医院内新发生的肺炎。

3．【答案】B
【解析】医院获得性肺炎最常见的病原体为鲍曼不

动杆菌、铜绿假单胞菌、肺炎克雷伯菌、大肠埃希菌等革兰氏阴性杆菌。

4. 【答案】C
【解析】我国医院获得性肺炎的常见病原菌是鲍曼不动杆菌、金黄色葡萄球菌、大肠埃希菌、铜绿假单胞菌、肺炎克雷伯菌等,不包括肺炎链球菌。

5. 【答案】E
【解析】社区获得性肺炎是指院外所患感染性肺实质炎症,包括具有明确潜伏期的病原体感染而在入院后潜伏期内发病的肺炎。常见病原体为肺炎链球菌、流感嗜血杆菌、肺炎支原体、肺炎衣原体等。而肺炎克雷伯菌、大肠埃希菌、鲍曼不动杆菌和葡萄球菌是属于医院获得性肺炎的致病菌。

6. 【答案】A
【解析】医院获得性肺炎诊断标准包括发热,体温>38℃,而非体温>39℃,有脓性气道分泌物,化验血白细胞>10×10⁹/L或<4×10⁹/L,胸部X线片或CT见新出现或进展性的浸润影、实变影、磨玻璃影。

7. 【答案】E
【解析】社区获得性肺炎诊断标准包括临床症状(发热、呼吸道症状即新发呼吸道症状或原有呼吸道症状加重,并出现脓痰)、体检(肺部湿性啰音或实变体征)以及血常规(白细胞>10.0×10⁹/L或<4×10⁹/L)和胸部X线片表现(新出现的渗出影而不是肿块影),因此不符合社区获得性肺炎的诊断标准的是胸部X线片见肿块影。

8. 【答案】A
【解析】大环内酯类抗生素的抗菌谱涵盖肺炎链球菌、肺炎支原体、军团菌和肺炎衣原体,尤其是肺炎支原体、军团菌、肺炎衣原体,统称为非典型病原体,尤其适合大环内酯类药物的使用。肺炎链球菌是社区获得性肺炎的常见病原体,但是目前对大环内酯类抗生素的耐药显著增加,因此不主张单独使用大环内酯类抗生素治疗肺炎链球菌肺炎。

9. 【答案】B
【解析】肺炎链球菌肺炎是由肺炎链球菌所致,肺炎链球菌有荚膜,其致病力是由于高分子多糖体的荚膜对组织的侵袭作用,本身不产生毒素,不引起组织坏死或形成空洞,在整个病理过程中没有肺泡壁和其他结构的破坏。而其他三种细菌所致的肺炎均可引起肺泡、支气管结构破坏,导致肺空洞、肺脓肿。

10. 【答案】C
【解析】肺炎链球菌肺炎是最常见的细菌性肺炎,是由肺炎链球菌引起的,肺炎链球菌为革兰氏阳性球菌,是口咽部的正常菌群,当免疫功能低下时致病,致病力与其高分子多糖体的荚膜对组织的侵袭作用有关。

11. 【答案】B
【解析】肺炎链球菌肺炎是最常见的肺部感染性疾病,因患者无免疫功能低下,所以一般不会出现肋间带状疱疹,其他体征均可发生。

12. 【答案】A
【解析】肺炎链球菌肺炎的临床特征是寒战、高热、胸痛、咳嗽、咳铁锈色痰。其余均不确切。

13. 【答案】D
【解析】肺炎链球菌肺炎是由肺炎链球菌感染所致最常见的肺部感染性疾病,所以对诊断肺炎链球菌肺炎最有价值的是痰培养肺炎链球菌阳性。其余均无特异性。

14. 【答案】D
【解析】肺炎链球菌经上呼吸道吸入肺泡并在局部繁殖。细菌不产生毒素,其致病力是由于荚膜对组织的侵袭作用,不引起原发性组织坏死、脓肿或形成空洞。而流感嗜血杆菌、军团菌、肺炎克雷伯菌和大肠埃希菌可引起组织坏死,形成脓肿。

15. 【答案】A
【解析】肺炎链球菌可分为80多个血清型,成人致病多属1~9型及12型,以3型毒力最强。肺炎链球菌是上呼吸道正常菌群,健康人可携带本菌,只有当机体免疫力降低时才侵入机体引发感染。肺炎链球菌感染后可获得特异性免疫,同型菌的二次感染少见。而关于肺炎链球菌特点的其他叙述均是不正确的。

16. 【答案】E
【解析】肺炎链球菌不产生毒素,不引起原发性肺组织坏死或形成空洞,所以肺脓肿最不可能属于肺炎链球菌肺炎的并发症。其余均可发生。

17. 【答案】B
【解析】由于感染的病原体不同,产生肺炎时咳出的痰可能不同,有的具有特征性,咳出铁锈色痰为特征的疾病是肺炎球菌肺炎。咳出由血液和黏液混合的砖红色胶冻状痰为特征的疾病是克雷白杆菌肺炎。

18. 【答案】E
【解析】肺炎重度感染常可发生休克,但肺炎支原体肺炎一般不重,肺炎支原体的致病性不是因其毒性太大,而是可能与患者对病原体或其代谢产物的过敏反应有关,所以不会发生感染中毒性休克。

19. 【答案】D
【解析】休克型肺炎的休克是属于感染中毒性休克,治疗原则应是补充血容量、应用血管活性物质、控制感染,也可以在积极控制感染的情况下短期应用糖皮质激素,但不属于心源性休克,不可应用强心剂。

20. 【答案】D
【解析】大环内酯类抗生素是一类窄谱的抗生素,主要用于革兰氏阳性菌引起的感染,对肺炎支原体、衣原体和军团菌等都高度敏感,因此在5个备选答案中首选大环内酯类抗生素治疗的是肺炎支原体肺炎。

21.【答案】A

【解析】这是一道记忆型题。MRSA感染首选治疗的药物是万古霉素。MRSA感染是指多重耐药的金黄色葡萄球菌感染，可用万古霉素1～2 g/d静滴，而其他药物包括青霉素、甲氧西林＋阿米卡星、头孢拉定、左旋氧氟沙星等均已耐药，所以不能选用。

22.【答案】C

【解析】对于一般肺炎患者的氧疗原则是根据患者具体缺氧的状况来决定。如面积较大的肺炎可及时给予流量较大的吸氧，待经过有效的抗生素治疗，病情缓解后可随时减量或停用。一般病情较轻者，可短期或给予小流量吸氧。

23.【答案】C

【解析】肺炎严重者可致肺组织坏死，发生肺脓肿，穿破进入胸腔可产生脓胸、脓气胸，最易发生的肺炎是金黄色葡萄球菌肺炎。

24.【答案】A

【解析】肺炎支原体肺炎胸部X线片显示肺部有多种形态的浸润影，呈节段性分布，以肺下野为多见，病变经3～4周后自行消退，部分患者出现少量胸腔积液。从5个备选答案中，以A更为接近，所以答案为A。

25.【答案】D

【解析】临床上要确诊肺部是否存在真菌感染，四个选项都属于常用的检验方法。由于真菌广泛存在于自然界，而人的咽喉部、上呼吸道与外界相通，常有真菌寄生。因此咽拭子或痰液培养或涂片对确诊真菌感染可靠性不大，临床一般作为诊断参考。而胸腔应为无菌体腔，其积液也应为无菌性的。当胸腔积液中培养真菌阳性则可确诊。

26.【答案】C

【解析】肺炎支原体肺炎发病一般缓慢，潜伏期较长，发病时可有头痛、咳嗽、少量咳痰，一般无大量咳黏痰的临床表现，咳嗽症状可持续到发热退完后，累及胸膜者可有胸膜摩擦音及胸水体征。

27.【答案】D

【解析】肺炎链球菌肺炎伴感染性休克的处理，及时补充血容量极为重要。因为只有在有足够血容量的基础上，血管活性药物才能有效地发挥作用。临床最常用低分子右旋糖酐来补充和维持血容量。而生理盐水、林格液、复方氯化钠溶液、5%葡萄糖溶液、10%葡萄糖溶液等均为单纯晶体液或等渗液，对维持血容量效果不好。

28.【答案】B

【解析】病毒性肺炎为吸入性感染，一般临床症状较轻，但起病较急。病毒可侵入细支气管上皮，感染可播及肺间质与肺泡；本病常无显著胸部体征，胸部X线片常为肺纹理增多，呈小片状浸润或广泛浸润，但大叶实变或胸腔积液者不多见。

29.【答案】D

【解析】吸入性肺脓肿常发生在各种原因所致意识障碍或极度衰竭时出现的误吸，病原体经口、鼻、咽腔吸入致病，病原菌常为厌氧菌；由于解剖学的特点，右主支气管较陡直，且管径较粗大，吸入物易进入右肺，而左主支气管较狭长，仰卧位时是难于吸入的。

30.【答案】C

【解析】肺脓肿的病原菌最常见于来自上呼吸道，而以吸入为主，其病原菌多为厌氧菌。由膈下脓肿或肝脓肿直接转移发病的肺脓肿，多见于大肠埃希菌、粪链球菌、阿米巴原虫等感染。由菌血症或败血症所致的血源性播散的肺脓肿，其病原菌多为金黄色葡萄球菌。

31.【答案】B

【解析】吸入性肺脓肿是病原菌经口、鼻、咽腔吸入致病。来自口鼻部的病原菌多为厌氧菌、放线菌属。有统计，吸入性肺脓肿的厌氧菌感染率达80%以上。血行播散者则多为金黄色葡萄球菌。大肠埃希菌性肺脓肿多由膈下或肝脓肿转移而来。肺炎克雷伯菌、肺炎链球菌等所致的肺脓肿多为原发肺感染并发脓腔形成。

32.【答案】D

【解析】肺部感染形成脓肿过程中，坏死组织中残存血管可能保存下来，随着坏死肺组织液化、排出，血管失去肺组织支持，管壁损伤部分可形成血管瘤，这些动脉血管瘤是引起慢性肺脓肿患者反复中、大量咯血的病理基础。有些厌氧菌如无芽孢的链球菌感染时并不产生腐臭脓痰，故无脓痰不能排除厌氧菌感染。临床上胃内容物反流或呕吐时误吸是肺脓肿的一常见诱因。一般肺脓肿大量咳脓痰于发病后10～14天出现，早期为高热、咳嗽、胸痛为主。绝大多数厌氧菌都对青霉素敏感，疗效都较满意。

33.【答案】E

【解析】引起原发性肺脓肿的病原菌多为厌氧菌，所以临床以咳大量脓臭痰为主要特征，是诊断原发性肺脓肿最有价值的临床表现。其他也是原发性肺脓肿的临床表现，但无特异性。

34.【答案】D

【解析】胸部X线片示肺部大片浓密影可见于肺脓肿的早期，为不典型的临床表现。其余均为肺脓肿的典型临床表现。

35.【答案】C

【解析】诊断慢性肺脓肿的病程至少应大于3个月。

36.【答案】E

【解析】肺脓肿患者的胸部 X 线片早期可表现为大片浓密模糊浸润阴影，边缘不清，分布在一个或数个肺段，也可分布在两侧肺野。肺组织坏死，脓肿形成，脓液经支气管排出后，可出现圆形透亮区或液平面，急性期脓腔内壁光整，慢性期肺脓肿的脓腔壁可增厚，内壁不光滑，有时可呈多房性。经有效引流及抗生素治疗后，胸部 X 线片检查表现的是脓腔周边炎症先吸收，而后逐渐缩小直至消失。其余肺脓肿胸部 X 线片检查的表现都是符合的。

37．【答案】A

【解析】吸入性肺脓肿最常见的病因是来自上呼吸道、口腔细菌或分泌物的感染，感染途径以经口、鼻、咽吸入为主，因此病原菌以厌氧菌为主，而不是金黄色葡萄球菌，其余都是正确的。

38．【答案】E

【解析】某些细菌性肺炎，如金黄色葡萄球菌、铜绿假单胞菌和肺炎克雷伯菌肺炎可引起肺急性化脓性炎症。所以容易继发肺脓肿的肺炎是金黄色葡萄球菌肺炎。

39．【答案】A

【解析】慢性肺脓肿可引起大咯血，严重者甚至有生命危险，引起慢性肺脓肿大咯血的病理基础是支气管动脉血管瘤。其余均不是引起慢性肺脓肿大咯血的病理基础。

40．【答案】C

【解析】急性肺脓肿抗菌治疗的疗程是 6～8 周，或直至胸部 X 线片示脓腔和炎症消失，仅有少量的残留纤维化。

41．【答案】E

【解析】慢性肺脓肿与急性肺脓肿的胸部体征无明显区别，而慢性肺脓肿有杵状指，急性则较少见。杵状指的产生可能与肢体末端慢性缺氧、代谢障碍及中毒损害有关，缺氧时末端肢体毛细血管增生扩张，因血流丰富软组织增生，末端膨大。

42．【答案】C

【解析】因为该病多发生在免疫力低下、麻醉、醉酒、药物过量、脑血管意外等气道清除防御功能下降的患者，仰卧位时，因右侧支气管较陡直，且管径较粗大，吸入物易进入右肺，仰卧位时易发生在上叶后段和下叶背段。

43．【答案】D

【解析】急性肺脓肿感染细菌中绝大多数为厌氧菌，并对青霉素敏感，一般都很满意，且价廉、副作用小。若青霉素治疗效果不好，则可选用林可霉素、甲硝唑等。

44．【答案】D

【解析】肺脓肿可以手术治疗，但肺脓肿超过病程 3 个月，内科治疗脓腔不缩小，或脓腔过大（5 cm 以上）估计不易愈合者可以手术，因此是答案 D。其余均属于肺脓肿手术适应证。

45．【答案】D

【解析】肺脓肿通常抗菌药物疗程 6～8 周，直至 X 线胸片示脓腔和炎症消失。临床症状改善和血白细胞正常不能作为停药依据。

46．【答案】D

【解析】该青年男性患者有高热、寒战、咳脓血痰，胸部 X 线片提示实变伴空洞，血白细胞计数明显升高，最可能的诊断是金黄色葡萄球菌肺炎。肺炎支原体肺炎多起病缓，伴乏力、肌痛，干咳为主，血白细胞计数正常或略增高，胸部 X 线片为下叶间质性支气管肺炎多见。军团菌肺炎多高热、肌痛，胸部 X 线片为进展迅速的斑片浸润影，无空洞。肺炎链球菌肺炎也可表现为高热、寒战、咳铁锈色痰，但胸部 X 线片为肺叶或肺段实变，无空洞。

47．【答案】B

【解析】该青年女性患者较缓慢起病，主要表现为低热伴头痛、咽痛、肌肉酸痛，轻度咳嗽，少量黏痰，1 周后出现鼓膜炎（鼓膜充血），胸部 X 线片显示双下肺野斑片状阴影。此为典型的肺炎支原体肺炎临床表现。军团菌肺炎起病急、高热、病程进展快。厌氧菌肺炎患者常有吸入史、高热、咳痰为腥臭样，胸部 X 线片征象可有脓胸、多发肺脓肿等。结核病的病变多数发生在双肺上叶。故本题 B 为正确答案。

48．【答案】D

【解析】该青年女性患者起病较缓慢，以乏力、咽痛、头痛、发热为主要表现，血清支原体 IgM 抗体阳性，考虑肺炎支原体肺炎可能性大。治疗以大环内酯类、氟喹诺酮类为首选。患者应用阿奇霉素治疗 1 周后无好转，不除外大环内酯类耐药的可能，因此应换用氟喹诺酮类药物治疗。

49．【答案】A

【解析】该青年男性患者急性病程，根据病史特点诊断为肺炎链球菌肺炎，故首选药物应为青霉素，无特殊并发症者可不必合用其他抗生素，如青霉素过敏，则可选用其他抗生素。

50．【答案】A

【解析】该青年女性患者 2 周前感冒，咽痛、咳嗽，低热，伴无力、纳差，胸部 X 线片示左下肺浸润性病变，考虑为肺部感染，因为血清肺炎支原体 IgM 抗体升高，所以临床诊断为肺炎支原体肺炎。肺炎支原体对红霉素高度敏感，所以首选的药物是红霉素。其余均不作为首选的药物。

51．【答案】D

【解析】该中年男性患者急性起病，高热、头痛，恶心、呕吐、皮肤黏膜可见出血点、有颈抵抗，应高度考虑有脑膜炎可能。而病历中还提示患者起病时有咳嗽、咳血痰，体征为右下肺实变，为肺炎的典型临床表现。综上分析，在临床上肺炎患者并发脑膜炎的应首先考虑肺炎链球菌肺炎，据文献统计，约有15%~20%的肺炎球菌肺炎患者可出现肺外感染，包括脑膜炎。

52.【答案】E

【解析】该中年男性患者急性起病，高热、寒战、胸痛、咳嗽，痰量多，痰呈砖红色胶冻状，有发绀，早期出现休克，胸部X线片呈多发性蜂窝状阴影等，综合该患者临床表现支持肺炎克雷伯菌肺炎诊断。其余各有其临床特点，该患者可能性均小。

53.【答案】D

【解析】该老年男性患者有糖尿病病史，突然起病，高热、寒战、右胸痛2天后出现咳嗽、咳黄色脓痰，量多，提示为肺部感染，结合胸部X线片右下肺实变征，其中可见空洞，最可能的诊断是金黄色葡萄球菌肺炎。干酪性肺炎是肺结核的一种类型，胸部X线片呈现密度均匀磨玻璃状阴影，呈虫蚀样空洞；铜绿假单胞菌肺炎和肺炎克雷伯菌肺炎都是比较常见的革兰氏阴性杆菌肺炎，临床表现都比较重，但其痰液分别为灰绿色和砖红色胶冻样，胸部X线片也有区别；军团菌肺炎亚急性起病多见，咳黏痰带少量血丝或血痰，肺部病变表现为化脓性支气管炎或大叶性实变伴小脓肿形成，与该患者表现不同。

54.【答案】D

【解析】该老年男性患者有糖尿病病史，临床有葡萄球菌性肺炎的特征性表现，如急性起病、寒战、高热、胸痛、咳痰呈黄脓血性，胸部X线片检查可呈肺叶状或小叶状浸润、实变，可伴有空洞、肺气囊肿等，最可能的诊断应是金黄色葡萄球菌性肺炎。

55.【答案】E

【解析】该老年男性患者存在脑血管病及进食呛咳的易患因素，且部位为吸入性肺炎的好发部位右下叶背段，均提示为吸入性肺炎。而吸入性肺炎主要致病菌为厌氧菌。第一代头孢菌素对厌氧菌效果差，该患者用头孢唑林体温控制不佳，支持病原菌为厌氧菌。

56.【答案】B

【解析】该中年男性HIV抗体(+)患者，有低热、干咳伴呼吸困难进行性加重，呼吸频率增快(30次/分)，动脉血气分析符合Ⅰ型呼吸衰竭(PaO_2 53 mmHg，$PaCO_2$ 27 mmHg)，结合胸部CT提示双肺弥漫性间质性病变，最可能的诊断是肺孢子虫肺炎。病史和胸部CT等均不支持其他诊断。

57.【答案】D

【解析】该中年男性患者有外出旅行史，有呼吸道症状和消化道症状，血白细胞增高，β内酰胺类抗菌药物治疗无效，考虑非典型病原体特别是军团菌肺炎的诊断可能性最大。治疗首选大环内酯类（阿奇霉素）或氟喹诺酮类。

58.【答案】C

【解析】该青年男性患者为急性发病，根据寒战、高热伴咳嗽、咳铁锈色痰和胸痛及左肺实变征，考虑为肺炎链球菌肺炎，自服"巴米尔"后出现全身大汗出现休克，因此对该患者应立即采取的措施是补液，增加有效血容量。

59.【答案】A

【解析】该中年男性患者诊断社区获得性肺炎，最常见的致病菌是肺炎链球菌，作为初始经验性抗感染治疗，合理的治疗是静脉用青霉素。其余抗感染治疗均不合理。

60.【答案】D

【解析】该中年男性患者急性病程，有明显饮酒的诱因，发热、咳嗽、咳少量黄痰提示为急性呼吸道感染。另一重要特点为1天前出现咳大量脓痰，并有臭味，在咳出大量痰后体温下降。综上临床表现，应首先考虑有肺脓肿可能，同时极有可能是由厌氧菌感染所致。而支气管扩张症一般为慢性病程，可有长期反复咳嗽、咳痰史，部分可有咯血；金黄色葡萄球菌肺炎患者一般较重，高热、胸痛，病情进展迅速，痰常为脓性，但一般无特殊臭味，与题干所列患者不同；关于吸入性肺炎，此患者在饮酒后可能存在误吸的因素，导致吸入性肺炎，但患者大量咳脓痰，有臭味，在痰液咳出后出现体温下降，支持有引流后症状缓解的可能，故该患者不是单纯吸入性肺炎，而已经进展为肺脓肿；肺炎支原体肺炎临床症状一般较轻，多为干咳无痰。

61.【答案】C

【解析】该青年女性患者有长期反复咳嗽、咳大量脓痰和间断咳血痰病史，1周前受凉后再犯，1天前突发咯鲜血300 ml，查体发现左肺呼吸音明显减弱，考虑脓痰和血痰阻塞左侧气管或支气管可能性大，应右侧卧位，以利于痰的引流，所以错误的治疗措施是左侧卧位。而其他治疗措施都是正确的。

62.【答案】D

【解析】该青年男性患者急性病程，畏寒、发热、咳嗽5天后右上胸痛，咳嗽加剧，咳出大量脓性臭痰，查体发现右上胸部叩浊，呼吸音减弱，少许湿啰音，化验见血白细胞总数和中性粒细胞比例均明显增高(WBC $18.2×10^9$/L，中性粒细胞90%)，结合胸部X线片见右上肺大片浓密阴影，边界模糊，其中有2 cm透光区并有液平面，所以诊断首先考虑肺脓肿。肺脓肿是由多种病原菌引起的肺化脓性感染，病原菌多

63.【答案】C

【解析】该中年男性患者2个月前开始咳嗽，痰中带血丝，胸部X线片示右上肺斑片状影，考虑为肺部感染，抗生素治疗未愈，1周来又发热，而且咳脓痰，化验血WBC升高，中性多形核比例增高，胸部X线片见右上肺空洞伴液平，最可能的诊断是肺脓肿，因抗生素治疗未愈，为明确致病菌以利于诊断和治疗，最合理的处理是做痰培养。因临床不考虑肿瘤，所以不需要痰找瘤细胞，而纤维支气管镜检查为有创检查，胸部CT检查对进一步诊断和治疗意义也不太大。

64.【答案】C

【解析】该中年男性患者急性病程，10天前发冷、发热（体温最高39.5℃）、咳嗽，伴右胸痛，2天前开始咳大量脓臭痰（350 ml/d），尽管既往有肺结核病密切接触史，但最可能是肺脓肿，所以为进一步明确诊断和了解病情，应首先做的检查是胸部X线正侧位片。而胸部CT检查、肺放射性核素扫描和纤维支气管镜检查不首选，痰细菌学对诊断有帮助，但细胞学检查是适宜于肺肿瘤。

65.【答案】D

【解析】该中年女性患者呈急性病程，拔牙术后次日突然畏寒、高热伴右侧胸痛、咳嗽，之后咳出较多脓性痰（约200 ml/d），查体右下肺呈实变征，因此最可能的诊断是肺脓肿。其余可能性均小。

66.【答案】C

【解析】该中年男性患者发热、咳脓痰3月余，一直给予抗感染治疗，但临床缓解不明显。曾做胸部X线片和胸部CT发现左下肺非偏心性空洞病变，内有少量液平，符合慢性肺脓肿的诊断。6小时前突然大咯血1600 ml左右，这是手术适应证。所以最合适的处理是在抢救同时请胸外急会诊。因为诊断明确，而且大出血，均不适合其他处理。

67.【答案】D

【解析】该青年男性患者呈急性病程，考虑为肺脓肿，因此该患者最有效的治疗措施是积极抗感染，辅以体位引流。

68.【答案】B

【解析】该青年男性患者呈急性病程，畏寒、高热2周后咳嗽、咳大量脓臭痰，考虑为肺脓肿，抗生素治疗停药的指征是临床症状完全消失，X线片示炎症及脓腔完全消散，只有这样才能彻底治愈。

69.【答案】D 70.【答案】B 71.【答案】A

【解析】该青年男性患者急性发病，高热（39.2~39.8℃），右侧胸痛，右上肺有实变征（可闻支气管呼吸音），结合化验血白细胞总数和中性粒细胞比例数均增高，最可能的诊断是肺炎链球菌肺炎，其他疾病均不符合此临床特点；由于肺炎链球菌肺炎肺实变，所以叩诊音呈浊音；治疗肺炎链球菌肺炎时首选的抗生素是青霉素。

72.【答案】C 73.【答案】A 74.【答案】B

【解析】该青年男性患者淋雨后急性起病，寒战、高热、头痛，次日出现胸痛、咳嗽，胸部X线片见右上肺大片实变影，这是典型的大叶性肺炎的表现。由于右上肺叶肺炎致肺实变，所以右上肺会出现语颤增强，叩诊呈浊音，发热和急性起病使患者呈急性病容，脉率增快，但肺实变不会影响气管位置，所以不会出现气管向左侧偏移。结合该患者病史，最可能的病原体是肺炎链球菌。

75.【答案】A 76.【答案】C

【解析】该青年男性患者急性起病，高热、寒战，咳嗽有痰，伴右侧胸痛，结合胸部X线片结果，诊断大叶性肺炎肯定，通常是由肺炎链球菌引起的，所以咳出痰的性状典型的是铁锈色痰。目前该患者是肺实变，对其进行体检时，最可能出现的胸部体征应该是右上肺闻及支气管呼吸音。其余都是错误的。

77.【答案】A 78.【答案】D 79.【答案】B

【解析】该青年男性患者，2周来低热、咳嗽、咽部不适，胸部X线片见两肺下部网状及小叶分布的斑片状浸润阴影，考虑最可能的诊断为肺炎支原体肺炎。为明确诊断，首选的检查是血清抗体测定，因为血清肺炎支原体IgM抗体会升高。肺炎支原体对红霉素高度敏感，所以首选的药物是红霉素。

80.【答案】D 81.【答案】B 82.【答案】D

【解析】该中年男性患者呈急性病程，畏寒、发热、咳嗽，后咳嗽加剧，咳出大量脓性臭痰，查体示右上肺实变征，化验血示白细胞总数和中性粒细胞比例明显增高，结合胸部X线片见右上肺大片浓密阴影，边界模糊，其中有直径2.5 cm透光区并有液平面，诊断首先考虑为肺脓肿。肺脓肿是由多种病原菌引起的肺化脓性感染，病原菌多为厌氧菌。厌氧菌对青霉素敏感，治疗满意，且价廉，副作用小，若青霉素治疗效果不好，则可选用林可霉素、甲硝唑等。

83.【答案】A 84.【答案】A

【解析】该老年男性患者急性病程，高热、咳脓腥臭痰和胸部X线片示右下肺叶后基底段（坐位时好发于右下叶后基底段）团块状阴影伴空洞和液平面，结合2周前曾有拔牙史，该患者最可能的诊断是吸入性肺脓肿。吸入性肺脓肿多数患者有意识障碍（如麻醉、醉酒、癫痫、脑血管意外）或由于受寒、极度疲劳和全身免疫与气道防御功能下降时及鼻咽部（鼻窦炎）或口腔（如牙周炎、牙槽脓肿）脓性分泌

六、肺部感染性疾病

物微量吸入即可致病。上呼吸道分泌物吸入致肺脓肿最主要的致病菌多为厌氧菌；支气管阻塞是发生肺脓肿的重要因素，多为厌氧菌和需氧菌的混合感染；血源性感染的主要病原为葡萄球菌和链球菌；来自膈下或肝脓肿的病原菌主要为大肠杆菌和阿米巴。

85.【答案】A　86.【答案】C　87.【答案】C

【解析】该中年男性患者急性病程，发热、咳脓痰和胸部X线片示右下叶背段浸润阴影，考虑肺部炎症，但之后痰量增多，为脓血痰，有臭味，而且复查胸部X线片示大片浸润阴影中出现空洞，所以考虑诊断为急性肺脓肿，其余四项诊断临床均不支持。若诊断确定为急性肺脓肿，脓臭痰常提示厌氧菌感染，所以治疗中需加用的药物是甲硝唑，其余药物（阿米卡星、左氧氟沙星、红霉素和莫西沙星）均非抗厌氧菌感染的药物。若治疗2周后，患者临床症状明显改善，胸部X线片示空洞缩小，说明治疗有效，抗感染的总疗程应为6~8周，直至胸部X线片上空洞和炎症消失或仅遗留少量纤维索条影。

88.【答案】A　89.【答案】E　90.【答案】B

【解析】肺炎链球菌肺炎经过充血期、红色和灰色肝变期，进入消散期后病变消散，肺组织无坏死和空洞形成；最易引起间质性肺炎改变的致病菌是肺炎支原体，其他均为肺实质病变；医院获得性感染是指患者入院时不存在，也不处于潜伏期，而于入院48小时后在医院内发生的肺炎，多见于体弱、心肺慢性疾病患者的医院获得性感染的致病菌是金黄色葡萄球菌。

91.【答案】C　92.【答案】A　93.【答案】B

【解析】符合金黄色葡萄球菌肺炎胸部X线片表现的是呈片状阴影伴空洞和液平；符合肺炎链球菌肺炎胸部X线片表现的是呈大片均匀阴影，呈肺叶或肺段分布；符合肺脓肿胸部X线片表现的是肺内大片浓密模糊炎性浸润阴影伴空洞和液平。

94.【答案】B　95.【答案】C

【解析】这是两道记忆型试题。肺炎克雷伯菌肺炎的典型痰液表现是砖红色胶冻样痰；金黄色葡萄球菌肺炎的典型痰液表现是脓痰带血丝或脓血状。

96.【答案】A　97.【答案】D

【解析】这是两道记忆型题，铁锈色痰为肺炎链球菌肺炎的典型痰液；大量脓臭痰为吸入性肺脓肿的典型痰液表现。

98.【答案】C　99.【答案】D　100.【答案】E

【解析】吸入性肺脓肿的部位与支气管解剖和体位有关，仰卧位时，吸入性肺脓肿最常见的部位右上叶后段或下叶背段；坐位时，吸入性肺脓肿最常见的部位是右下叶后基底段；右侧卧位时，吸入性肺脓肿最常见的部位是右上叶前段或后段。

101.【答案】D　102.【答案】A

【解析】第101题为中年男性患者，醉酒后发热、咳嗽，1周后咳黏液脓性痰，影像学表现为大片模糊阴影，密度不均匀，考虑肺脓肿诊断，在早期脓液未排出时气液平面可以不明显，仰卧位时上叶后段或下叶背段好发。第102题为中年男性患者，急性起病，受凉后出现发热、咳嗽、痰少，查体有口周疱疹，右下肺肺实变体征，为肺炎链球菌肺炎的典型表现。

103.【答案】D　104.【答案】A

【解析】主要耐药机制以产生超广谱β内酰胺酶为主的细菌为肠杆菌属细菌，因此选肺炎克雷伯菌。铜绿假单胞菌虽然可以表现为该种耐药机制，但常非其主要耐药机制。主要耐药机制为青霉素结合蛋白结构改变的细菌为肺炎链球菌和MRSA（耐甲氧西林金黄色葡萄球菌）。

105.【答案】E　106.【答案】B

【解析】病毒性肺炎是由病毒引起的肺部感染，所以抗生素治疗无效；致病力与细菌产生的凝固酶有关的是由金黄色葡萄球菌引起的金黄色葡萄球菌肺炎。

107.【答案】D　108.【答案】E　109.【答案】B

【解析】这是三道记忆型试题，在列出的各种病原体中，可同时引起血源性和继发性肺脓肿的是金黄色葡萄球菌；仅引起继发性肺脓肿的是阿米巴滋养体；最常引起吸入性肺脓肿的是厌氧菌。

110.【答案】AC

【解析】青壮年社区获得性肺炎常见病原体包括肺炎链球菌、流感嗜血杆菌、肺炎支原体、肺炎衣原体等。肺炎克雷伯菌肺炎易发生于酗酒者、慢性呼吸系统疾病患者和年老体弱者；铜绿假单胞菌肺炎常发生于免疫低下或伴有基础疾病患者，是医院内获得性肺炎的常见病原体。

111.【答案】ABC

【解析】院内感染是指院时不存在或不处于潜伏期的感染，即在院内获得的感染。临床最常见的致病菌有革兰氏阴性杆菌（占50%~80%），其次为耐甲氧西林金黄色葡萄球菌、厌氧菌等。而军团菌常为社区感染的致病菌。

112.【答案】ABCD

【解析】社区获得性肺炎是指院外所患感染性肺实质炎症，包括具有明确潜伏期的病原体感染而在入院后潜伏期内发病的肺炎，有发热，新发呼吸道症状或原有呼吸道症状加重，并出现脓痰，有肺实变体征，化验血白细胞>$10×10^9$/L或<$4×10^9$/L，这些均为社区获得性肺炎的诊断标准。

113.【答案】BCD

【解析】急性肺脓肿是临床常见的肺化脓性疾病，临床特征包括寒战、发热及大量脓臭痰、胸部X

线片提示肺内团状致密影伴空洞和液平。但临床不会表现干咳、无痰，而是大量脓臭痰。

114．【答案】AC

【解析】某些细菌性肺炎如金黄色葡萄球菌肺炎、铜绿假单胞菌肺炎和肺炎克雷伯菌肺炎等可以继发肺脓肿；阿米巴肝脓肿、膈下脓肿易穿破膈肌至肺下叶，形成肺脓肿。而吸入带菌分泌物是引起吸入性肺脓肿；菌栓经血行播散至肺是引起血源性肺脓肿。

115．【答案】ACD

【解析】吸入性肺脓肿是病原体经口、鼻、咽腔吸入致病。所以诱发吸入性肺脓肿的因素有熟睡时误吸感染性分泌物、全身或咽喉麻醉、口腔手术和昏迷状态下呛吸感染物等。而受凉后则不是诱发吸入性肺脓肿的因素。

116．【答案】BCD

【解析】吸入性肺脓肿的部位与支气管解剖和体位有关，由于右主支气管较陡直，且管径较粗大，吸入物易进入右肺；与体位的关系如仰卧位时，吸入性肺脓肿最好发的部位是右上叶后段或下叶背段；坐位时，吸入性肺脓肿最好发的是部位是右下叶后基底段；右侧卧位时，吸入性肺脓肿最常见的部位是右上叶前段或后段。

117．【答案】ABCD

【解析】临床上某些肺部疾病可以出现与肺脓肿类似的某些临床表现，因此需要鉴别，如细菌性肺炎、空洞型肺结核继发感染、肺大泡或肺囊肿继发感染、支气管肺癌致阻塞性炎症和肺栓塞伴梗死等。

118．【答案】ABCD

【解析】肺脓肿是由多种病原体所引起的肺组织化脓性病变，若抗生素选择不当、抗生素剂量不足、抗生素疗程不够和脓液引流不畅等均会降低疗效。

119．【答案】ABC

【解析】肺脓肿可以手术治疗，其适应证是：①肺脓肿病程超过3个月，内科治疗脓腔不缩小，或脓腔过大（5 cm以上）估计不易愈合者；②大咯血经内科治疗无效或危及生命；③伴有支气管胸膜漏或脓胸经抽吸和冲洗疗效不佳者；④支气管阻塞限制了气道引流，如肺癌。因此答案是ABC。

七、肺结核

【A1 型题】

1．关于结核菌特点的叙述，错误的是
   A．生长缓慢，增殖1代需14~20小时
   B．结核菌为需氧菌，不易染色
   C．人型和牛型结核分枝杆菌是人类结核病的主要病原菌
   D．70%乙醇接触2分钟或煮沸5分钟即可被杀灭
   E．在阳光下暴晒2~7小时，即可被杀灭

2．早期发现肺结核的最主要方法是
   A．询问病史
   B．胸部X线片
   C．痰菌检查
   D．血沉（红细胞沉降率）检查
   E．结核变态反应

3．确诊肺结核的主要依据是
   A．胸部X线片的肺部阴影
   B．痰中找到结核分枝杆菌
   C．纤支镜检查发现的病变
   D．PPD试验阳性
   E．胸部CT的肺部异常

4．确认肺结核是否为传染源的主要检查是
   A．血沉检查
   B．胸部X线片
   C．痰结核菌检查
   D．PPD试验
   E．血结核抗体检查

5．判断PPD试验阳性反应的依据是
   A．24~72小时测量皮肤红晕直径
   B．12~24小时测量皮肤硬块直径
   C．48~72小时测量皮肤红晕直径
   D．24~48小时测量皮肤硬块直径
   E．48~72小时测量皮肤硬块直径

*6．下列人群中，PPD试验阳性对提示活动性结核病最有价值的是
   A．肺内有结节样病灶伴纵隔淋巴结肿大的成年人
   B．长期发热的患者
   C．没有任何症状的健康查体者
   D．未接种卡介苗的婴幼儿　　　　（64/2009）

*7．关于出现结核病变态反应的叙述，错误的是
   A．为身体组织对结核菌及其代谢产物所发生的敏感反应
   B．多发生于结核菌侵入人体后4~8周
   C．局部可出现渗出性炎症，但不出现干酪样坏死
   D．结核菌素试验呈阳性
   E．可出现皮肤结节性红斑　　　　（60/1998）

*8．关于肺结核的呼吸系统症状，正确的是
   A．约1/2的患者有不同程度的咯血

B．痰中带血可因空洞中血管瘤破裂造成
C．炎症波及壁层胸膜时可出现剧烈胸痛
D．咯血后发热持续不退，提示有结核病播散
E．一般无急骤出现的呼吸困难　　　(56/2001)

*9．关于肺结核患者咯血的叙述，正确的是
   A．大量咯血时多伴有胸痛　　　(57/2004)
   B．约有1/2的患者有不同程度的咯血
   C．大量咯血主要是由于肺小动脉破裂
   D．痰中带血主要为病灶毛细血管受累所致
   E．咯血后常伴有低热的原因主要是并发感染

*10．关于继发型肺结核的叙述，正确的是
   A．肺部病变好发于上叶尖后段、下叶背段和后基底段　　　(59/2005)
   B．治疗后病变吸收较快，短期内可有变化
   C．继发型肺结核不包括纤维空洞性肺结核
   D．PPD试验阴性可以排除继发型肺结核
   E．多隐匿起病，不会出现急性发病和高热

11．下列属于原发型肺结核特点的是
   A．常见于青年人
   B．常通过血行播散
   C．气管旁淋巴结肿大
   D．为临床上较少见的类型
   E．常出现高热、咯血、胸痛

12．继发型肺结核不包括
   A．浸润性肺结核
   B．干酪性肺炎
   C．结核球
   D．空洞性肺结核
   E．血行播散型肺结核

13．肺结核空洞和肺脓肿空洞最主要鉴别的诊断方法是
   A．病史
   B．体征
   C．胸部X线片检查
   D．痰细菌学检查
   E．血白细胞检查

14．抢救肺结核大咯血的肺结核患者，下列药物中最有效的是
   A．安络血
   B．仙鹤草素
   C．云南白药
   D．氨基己酸
   E．垂体后叶素

15．抢救肺结核大咯血时的垂体后叶素的止血机制是
   A．促进凝血
   B．肺小动脉收缩，减少肺血流量
   C．明显减少肺血管收缩
   D．对血小板的影响
   E．对患者有镇静作用

16．肺结核咯血最危险的并发症是
   A．窒息
   B．出血性休克
   C．失血性贫血
   D．继发感染
   E．结核播散

17．抢救肺结核大咯血窒息患者时，应首先做到的是
   A．吸氧
   B．输血
   C．给止血剂
   D．使用呼吸器
   E．保持呼吸道通畅

18．肺结核空洞与肺癌空洞鉴别的最主要方法是
   A．病史、症状、体征
   B．胸部正侧位X线片
   C．放射性核素扫描
   D．痰病理细胞学和细菌学检查
   E．胸部CT

19．浸润性肺结核与纤维空洞性肺结核分型的最主要鉴别依据是
   A．结核中毒症状
   B．血沉
   C．痰菌阳性
   D．肺实变征
   E．胸部X线片所见

20．肺结核传染的主要途径与方式是
   A．饮用未经消毒的病牛牛奶
   B．吸入患者咳嗽或喷嚏时排出的带菌飞沫
   C．皮肤外伤
   D．泌尿生殖道外伤
   E．吸入带菌的痰液碎末

21．引起干酪性肺炎的病原体是
   A．结核分枝杆菌
   B．肺炎链球菌
   C．肺炎克雷伯菌
   D．军团菌
   E．肺炎支原体

22．抗结核药物治疗的经典组合方案是
   A．异烟肼，链霉素，乙胺丁醇，对氨基水杨酸钠
   B．异烟肼，卡那霉素，对氨基水杨酸钠，吡嗪酰胺
   C．异烟肼，氨硫脲，卷曲霉素，乙硫异烟胺
   D．异烟肼，链霉素，利福平，吡嗪酰胺
   E．异烟肼，诺氟沙星，四环素，乙胺丁醇

23．肺结核在实施短程或初治化疗方案中，必须包括的两种杀菌药物是

A. 异烟肼与利福平
B. 链霉素与吡嗪酰胺
C. 利福平与吡嗪酰胺
D. 异烟肼与乙胺丁醇
E. 异烟肼与链霉素

24. 肺结核的临床稳定期是指
   A. 病灶彻底清除，结核毒性症状完全消失
   B. 病灶完全吸收，无结核菌存活，胸部X线片正常
   C. 单纯结核球手术切除，规律抗结核治疗6个月以上
   D. 病灶稳定，停止排菌，结核毒性症状消失，病灶内可能有结核菌存活
   E. 病灶稳定，停止排菌，结核毒性症状消失，病灶内无结核菌存活

25. 下列肺结核类型中，传染性最强的是
   A. 慢性纤维空洞性肺结核
   B. 干酪性肺炎
   C. 原发型肺结核
   D. 急性血行播散型肺结核
   E. 慢性血行播散型肺结核

26. 控制结核病流行的最根本措施是
   A. 治愈痰涂片结核菌阳性的患者
   B. 普查发现新患者
   C. 加强宣传力度
   D. 接种卡介苗
   E. 预防性化疗

27. 对于下列抗结核药物的不良反应，正确的是
   A. 异烟肼——高尿酸血症
   B. 利福平——耳毒性
   C. 链霉素——关节炎
   D. 吡嗪酰胺——听力下降
   E. 乙胺丁醇——视神经炎

28. 菌阴肺结核是指
   A. 一次痰涂片及一次培养均阴性的肺结核
   B. 二次痰涂片及一次培养均阴性的肺结核
   C. 三次痰涂片及一次培养均阴性的肺结核
   D. 三次痰涂片及二次培养均阴性的肺结核
   E. 三次痰涂片及三次培养均阴性的肺结核

29. 常用起杀菌作用、并能透过血脑屏障及在胸腔积液、干酪性病灶中浓度较高的抗结核药是（选择作用最强者）
   A. 乙胺丁醇
   B. 对氨基水杨酸
   C. 利福平
   D. 异烟肼
   E. 氨硫脲

*30. 关于结核病化疗原则，不正确的是
   A. 应坚持早期、联用、足量、规律、全程用药
   B. 临床有结核中毒症状，胸部X线片病灶有炎性成分，需用化疗
   C. 对病灶部分硬结，痰菌阴性者，可先观察，暂不用化疗
   D. 利福平对杀灭被吞噬在细胞内的结核菌有效
   E. 初治病例如条件允许，尽量采用短程化疗（6个月） (55/2000)

31. 关于糖皮质激素治疗肺结核的叙述，错误的是
   A. 可减轻机体的变态反应
   B. 可改善结核中毒症状
   C. 可作为常规治疗
   D. 可导致结核播散
   E. 需逐渐减量

【A2型题】

32. 女性，18岁。低热、咳嗽1个月，查体：T 37.8℃，消瘦，右肺呼吸音稍减弱。胸部X线片见右上钙化灶，右肺门淋巴结肿大。首先考虑的诊断是
   A. 原发型肺结核
   B. 浸润性肺结核
   C. 血行播散型肺结核
   D. 结核性渗出性胸膜炎
   E. 慢性纤维空洞性肺结核

33. 女性，19岁。干咳1个月伴盗汗、不规则发热，体温波动在37.8~38.5℃，无咯血及关节、肌肉痛，先后多次静脉注射"头孢霉素"仍未见效。查体：T 38.2℃，消瘦，右上肺可闻及少量湿啰音。胸部X线片示右上肺大片密度不均阴影，有小空洞形成。该患者最可能的诊断是
   A. 真菌性肺炎
   B. 肺炎支原体肺炎
   C. 病毒性肺炎
   D. 干酪性肺炎
   E. 肺脓肿

34. 男性，42岁。咳嗽、间断咯血3周伴低热、乏力、纳差、进行性消瘦。胸部X线片示右上肺叶虫蚀样空洞。该患者最可能的诊断是
   A. 浸润性肺结核
   B. 干酪性肺炎
   C. 肺脓肿
   D. 肺癌
   E. 支气管扩张症

35. 男性，25岁。近2周来因工作劳累，日夜加班，感觉乏力，未诊治，2天来发热加重，曾咯鲜血1口来急诊。查体：T 38.8℃，右上肺可闻及少

许湿啰音。血常规：WBC 10.8×10^9/L，N 0.85，Hb 124 g/L，Plt 152×10^9/L，胸部X线片见右上肺大片状浓淡不均、密度增高阴影。最可能的诊断是

A．肺炎链球菌肺炎
B．干酪性肺炎
C．肺炎支原体肺炎
D．军团菌肺炎
E．右上肺癌

36．男性，56岁。低热伴咳嗽、咳痰2周。胸部X线片示右肺下叶背段可见不规则斑片影及薄壁空洞，其内未见液平面。血常规正常，ESR 56 mm/h。该患者最可能的诊断是

A．肺结核
B．肺癌
C．急性肺脓肿
D．急性支气管炎
E．金黄色葡萄球菌肺炎

*37．女性，42岁。低热、咳嗽、少量痰中带血3周，胸部X线片示右上肺斑点状阴影。该患者最可能的诊断是

A．肺炎
B．肺结核
C．肺脓肿
D．肺癌　　　　　　　　　　　　（45/2020）

38．男性，28岁。持续午后低热（38℃左右）伴咳嗽、少量痰液、乏力和食欲不振6周。近1个月经广谱抗生素治疗未见好转。查体：右肩胛间区有少量湿啰音。化验血 WBC 7.0×10^9/L，中性粒细胞65%，血沉 50 mm/h。痰结核菌阴性。正位胸部X线片示右上肺尖、第2前肋间有片状阴影。最可能的诊断是

A．肺炎链球菌肺炎
B．肺炎支原体肺炎
C．肺癌
D．病毒性肺炎
E．浸润性肺结核

39．男性，25岁。乏力、咳嗽、盗汗、低热1月余，痰中带血1周。胸部X线片示右肺上叶后段高密度影，伴空洞形成。最可能的诊断是

A．肺脓肿
B．继发型肺结核
C．肺癌空洞伴感染
D．肺囊肿伴感染
E．支气管扩张症伴感染

40．男性，28岁。干咳、低热、盗汗半个月，1天来突然咯血两口而就诊。既往体健。查体：T 37.9℃，左上肺可闻及少量湿啰音。首先考虑的诊断是

A．肺炎链球菌肺炎
B．支气管扩张症
C．肺脓肿
D．肺结核
E．肺癌

41．男性，25岁。低热、咳嗽1个月，痰中带血1周门诊就诊。查体：T 37.6℃，右上肺可闻及支气管肺泡呼吸音。胸部X线片示右上肺云雾状阴影。最可能的诊断是

A．原发型肺结核
B．血行播散型肺结核
C．浸润性肺结核
D．支气管肺癌
E．慢性纤维空洞性肺结核

42．女性，28岁。发热、干咳、乏力半个月，咯血2天入院。查体：T 38.5℃，消瘦，左上肺触觉语颤增强，叩诊呈浊音，可闻及支气管肺泡呼吸音。PPD试验硬结20 mm伴有水泡。胸部X线片见左上肺2～4前肋处密度高、浓淡不均阴影。最可能的诊断是

A．左上肺癌
B．左上肺结核
C．左上包裹性积液
D．左上大叶性肺炎
E．左上支气管扩张症

43．男性，21岁。近1周来劳累后感觉乏力，1天来突发寒战、发热、咯血数口而就诊。查体：T 39℃，右上肺可闻及少许湿啰音。胸部X线片见右上肺大片状浓淡不均、密度增高阴影。最可能的诊断是

A．右上肺肺炎链球菌肺炎
B．右上肺干酪性肺炎
C．右上肺肺炎支原体肺炎
D．右上肺过敏性肺炎
E．右上肺癌

44．男性，18岁。发热、头痛3周，体温波动于38～39℃，伴咳嗽。查体：T 38.5℃，表情淡漠，全身无皮疹、出血点，颈略强直，双肺呼吸音清，肝肋下3 cm，脾肋下2 cm，均无触痛。外周血 WBC 13.0×10^9/L，中性粒细胞88%。胸部X线片见双肺野弥漫细小点状高密度阴影。最可能的诊断是

A．伤寒
B．败血症伴化脓性脑膜炎
C．急性粟粒型肺结核
D．急性白血病伴脑膜白血病

E．疟疾

45．男性，43岁。咳嗽伴低热、盗汗3个月。查体：T 37.8℃，余未发现阳性体征。胸部X线片及CT均示左上肺2 cm×2 cm大小结节状高密度影，周围可见散在高密度小病灶。最好的治疗方法是
　　A．追踪观察
　　B．手术治疗
　　C．抗感染治疗
　　D．抗结核化疗
　　E．抗肿瘤化疗

46．男性，59岁。乏力、低热伴夜间盗汗1个月，胸部X线片示左上肺（上叶尖后段）浸润性肺结核，抗结核药物治疗的最佳方案是
　　A．常规化疗
　　B．短程化疗
　　C．强化加用卡那霉素
　　D．督导用药
　　E．联合加用氟喹诺酮类

47．男性，30岁。右上肺结核，初治用异烟肼、乙胺丁醇和链霉素治疗半年，停药3个月后复发。下列宜选用的复治药物是
　　A．异烟肼＋乙胺丁醇＋链霉素
　　B．异烟肼＋卡那霉素＋吡嗪酰胺
　　C．利福平＋乙胺丁醇＋链霉素
　　D．吡嗪酰胺＋链霉素＋卡那霉素
　　E．异烟肼＋对氨基水杨酸

48．女性，30岁。10小时前突然咯血约数10口。既往5年前曾患右肺结核治愈。查体无阳性体征。该患者应首选的治疗药物是
　　A．呼吸兴奋剂
　　B．止咳剂
　　C．镇静剂
　　D．凝血剂
　　E．垂体后叶素

【A3/A4型题】

男性，25岁。1周前下课淋雨后出现咳嗽，干咳为主，少许白黏稠痰，无咯血、盗汗，伴右侧胸部隐痛，咳嗽时加重。查体：T 37.6℃，右下肺呼吸音减弱，未闻及干、湿啰音，心、腹部无阳性体征。胸部X线片示右下叶背段密度均匀磨玻璃状阴影，伴空洞形成，血常规：WBC $3.8×10^9$/L，N 0.85，Hb 129 g/L，Plt $125×10^9$/L。

49．该患者最可能的诊断是
　　A．金黄色葡萄球菌肺炎
　　B．肺炎克雷伯菌肺炎
　　C．肺炎链球菌肺炎
　　D．干酪性肺炎
　　E．肺炎支原体肺炎

50．为确定诊断，首选的检查是
　　A．痰涂片革兰氏染色
　　B．血清支原体IgM抗体
　　C．痰涂片找抗酸杆菌
　　D．结核菌素试验
　　E．胸部超声探测

51．假设上述诊断成立，经规范治疗好转过程中突发呼吸困难，最可能的并发症是
　　A．胸腔积液
　　B．自发性气胸
　　C．肺不张
　　D．呼吸衰竭
　　E．大咯血窒息

女性，30岁。乏力、食欲减退、咳嗽1个月，低热、盗汗1周。查体未发现阳性体征。胸部X线片示右肺上叶尖段片状模糊阴影伴空洞形成。

52．下列最需要的检查是
　　A．痰细菌培养
　　B．痰涂片抗酸染色
　　C．末梢血白细胞计数
　　D．上消化道造影
　　E．呼吸功能检查

53．该患者最可能的诊断是
　　A．肺炎链球菌肺炎
　　B．慢性纤维空洞性肺结核
　　C．支气管肺癌
　　D．肺脓肿
　　E．浸润性肺结核

54．该患者应首选的治疗是
　　A．头孢菌素
　　B．手术切除病变
　　C．对症处理
　　D．异烟肼＋利福平＋乙胺丁醇
　　E．青霉素＋阿米卡星（丁胺卡那霉素）

男性，24岁。发热2个月，体温T 37.6～38℃，食欲减退、咳嗽，咳少量白痰。胸部X线片示左上肺第1肋间片状模糊阴影。

55．查体胸部体征可能是
　　A．右上肺叩诊呈浊音
　　B．双肺可闻及干、湿啰音
　　C．左全肺呼吸运动减弱
　　D．左下肺可闻及支气管呼吸音
　　E．无明显异常体征

56. 若胸部 X 线片示左肺尖后段伴空洞形成，为确定诊断，下一步首选的检查是
   A．复查胸部 X 线片
   B．胸部 CT 检查
   C．纤维支气管镜检查
   D．PPD 皮内试验
   E．痰涂片找结核菌

男性，28 岁。反复咳嗽、咳痰 3 年，2 个月来发热，体温 T 37.6~38℃，咳嗽加重，咳少量白痰，痰中偶带血丝，伴乏力、盗汗、关节酸痛、食欲减退，体重下降 5 公斤。今晨漱口时突然咯鲜血，量约 100 ml。胸部 X 线片示左肺有片状模糊阴影，其间有透亮区。

57. 导致咯血最可能的疾病是
   A．慢性支气管炎
   B．支气管扩张症
   C．支气管肺癌
   D．肺结核
   E．先天性多发性肺囊肿

58. 其胸部 X 线片所显示的左肺部阴影，最可能的具体部位
   A．上叶前段
   B．上叶尖后段
   C．舌段
   D．下叶外基底段
   E．左全肺

59. 该患者大咯血最危险的并发症是
   A．窒息
   B．导致贫血
   C．病灶迅速扩散
   D．失血性休克
   E．合并严重细菌感染

男性，21 岁。1 周前下课淋雨后"感冒"，出现咳嗽，干咳为主，少许白黏稠痰，伴右侧胸部隐痛，咳嗽时加重，无咯血、盗汗。查体：T 37.7℃，右下肺呼吸音减弱，未闻及干、湿啰音，心、腹部无阳性体征。胸部 X 线片示右肺下叶背段密度均匀磨玻璃状阴影，伴空洞形成，血常规：Hb 131 g/L，WBC 4.3×10^9/L，N 0.85，Plt 137×10^9/L。

60. 该患者最可能的诊断是
   A．金黄色葡萄球菌肺炎
   B．肺炎克雷伯菌肺炎
   C．肺炎链球菌肺炎
   D．干酪性肺炎
   E．肺炎支原体肺炎

61. 为确定诊断，首选的检查是
   A．红细胞沉降率
   B．胸部超声探测
   C．痰涂片找抗酸杆菌
   D．结核菌素试验
   E．胸部 CT

62. [假设信息] 假设上述诊断成立，经规范治疗好转过程中逐渐出现呼吸困难，查体发现气管右移，右胸廓下陷，叩浊。最可能的并发症是
   A．胸腔积液
   B．自发性气胸
   C．肺不张
   D．呼吸衰竭
   E．心力衰竭

男性，54 岁。半个月来咳嗽、乏力、食欲减退，1 周来低热、盗汗。查体：T 37.5℃，心、肺、腹检查未见阳性体征。胸部 X 线片示右上肺片状模糊阴影伴空洞形成。

63. 该患者最需做的检查是
   A．血常规和红细胞沉降率
   B．痰涂片抗酸染色
   C．痰细菌培养
   D．胸部 CT
   E．结核菌素试验

64. 该患者最可能的诊断是
   A．肺炎链球菌肺炎
   B．慢性纤维空洞性肺结核
   C．浸润性肺结核
   D．支气管肺癌
   E．干酪性肺炎

65. [假设信息] 若患者痰找抗酸杆菌阳性，首选的治疗是
   A．应用先锋霉素
   B．应用青霉素加阿米卡星
   C．手术切除病变
   D．应用异烟肼、利福平、吡嗪酰胺和乙胺丁醇
   E．应用链霉素、利福平、吡嗪酰胺和乙胺丁醇

男性，41 岁。干咳伴低热、盗汗 1 个月，反复静滴"头孢菌素"1 周未见效。既往体健。查体：T 37.5℃，浅表淋巴结未触及，巩膜无黄染，双肺未闻及干、湿啰音。

66. 该患者最可能的诊断是
   A．肺炎支原体肺炎
   B．肺结核
   C．急性肺脓肿
   D．肺癌继发感染

67. 首选的检查是
    A. 血常规
    B. 红细胞沉降率
    C. 胸部 X 线片
    D. 血清支原体 IgM 抗体
    E. 肺功能
68. 为明确诊断，需要进行的检查是
    A. 胸部 CT
    B. 胸部 MRI
    C. 痰涂片找结核菌
    D. 结核菌素试验
    E. 痰细菌培养
69. 该患者的治疗是
    A. 抗结核治疗
    B. 体位痰液引流
    C. 手术治疗
    D. 应用红霉素
    E. 应用青霉素

男性，49 岁。反复咳嗽、间断咯血 14 年，病重期间用过抗生素、链霉素和异烟肼治疗，逐年消瘦。1 周前胸部 X 线片示右上肺多个空洞，其周围有较多条索阴影，右肺门上提，气管右移。

70. 该患者最可能的诊断是
    A. 支气管扩张症
    B. 慢性肺脓肿
    C. 慢性纤维空洞性肺结核
    D. 浸润性肺结核
    E. 慢性阻塞性肺疾病
71. 该患者病情反复发作的主要原因是
    A. 起病年龄较大
    B. 病情重
    C. 原发耐药菌感染
    D. 治疗不规范
    E. 免疫功能低下
72. 下一步的治疗措施是
    A. 抗感染治疗
    B. 正规抗结核化疗
    C. 镇咳、止血治疗
    D. 人工气胸治疗
    E. 手术治疗

【B1 型题】

A. 急性粟粒型肺结核
B. 空洞性肺结核
C. 结核球
D. 干酪性肺炎
E. 浸润性肺结核

73. 属于血行播散型肺结核的是
74. 不属于继发型肺结核的是
75. 多由干酪样病变吸收和周边纤维膜包括的肺结核的是

A. 慢性血行播散型肺结核
B. 急性空洞性肺结核
C. 局灶型肺结核
D. 干酪性肺炎

*76. 属于血行播散型肺结核的是
*77. 属于非活动性肺结核的是 (137, 138/2009)

A. 异烟肼
B. 利福平
C. 乙胺丁醇
D. 吡嗪酰胺
E. 链霉素

78. 上述抗结核药物主要不良反应为周围神经炎的是
79. 上述抗结核药物主要不良反应为视神经炎的是
80. 上述抗结核药物主要不良反应为听力障碍的是

A. 异烟肼
B. 利福平
C. 乙胺丁醇
D. 吡嗪酰胺
E. 链霉素

81. 上述抗结核药物属于抑菌药物的是
82. 上述抗结核药物对 C 菌群有独特杀菌作用的是
83. 上述抗结核药物主要杀灭巨噬细胞内酸性环境中 B 菌群的是

A. 链霉素
B. 异烟肼
C. 吡嗪酰胺
D. 利福平
E. 氨硫脲

84. 干扰结核菌的蛋白合成，对巨噬细胞外碱性环境中的结核分枝杆菌有杀菌作用的抗结核药是
85. 单一抗结核药物中杀菌力特别是早期杀菌力最强者，对巨噬细胞内外的结核分枝杆菌均具有杀菌作用的抗结核药是

【X 型题】

86. 继发型肺结核包括
    A. 浸润性肺结核

B．干酪性肺炎
C．结核球
D．空洞性肺结核

*87．HIV/AIDS 并发肺结核的特点有
A．结核菌素试验常为阴性
B．下叶病变多见
C．容易出现空洞
D．出现药物不良反应较多　　（170/2016）

*88．结核菌素试验阴性可见于
A．结核性脑膜炎
B．儿童重症结核
C．癌症合并结核
D．营养不良合并结核　　（170/2015）

*89．下列抗结核药物中，属于杀菌药的有

A．异烟肼
B．利福平
C．吡嗪酰胺
D．对氨基水杨酸　　（154/2018）

90．具有抗结核治疗作用的抗生素包括
A．链霉素
B．阿米卡星
C．左氧氟沙星
D．头孢曲松

*91．结核病治疗方案的通则包括
A．详细了解患者用药史
B．三联抗结核治疗
C．不使用交叉耐药的药物
D．总治疗期为 20 个月或更长　　（170/2014）

答案及解析

1．【答案】B
【解析】结核菌是需氧菌，但抗酸染色易染成红色，不是不易染色。其他关于结核菌特点的叙述都是正确的。

2．【答案】B
【解析】肺结核早期常无明显临床症状和体征，常常是通过胸部 X 线片检查发现，即常在常规体检时胸部 X 线片检查时发现，而其他方法发现的肺结核已大部分不是早期的。

3．【答案】B
【解析】痰中找到结核分枝杆菌是确诊肺结核的主要依据，而其余的检查结果对诊断有帮助，但均不是确诊的主要依据。

4．【答案】C
【解析】肺结核是否传染主要取决于结核病患者是否排菌，所以痰结核菌检查是确认肺结核是否为传染源的主要检查，而其余检查可能有帮助，但均不能确认肺结核是否为传染源。

5．【答案】E
【解析】判断 PPD 试验阳性反应是依据 48～72 小时测量皮肤硬块直径。其余均不准确。

6．【答案】D
【解析】PPD 试验阳性可见于活动性结核、既往感染结核以及接种卡介苗等。成人患者 PPD 试验阳性不等于结核活动，需要结合其他临床症状、影像学和病原学检查等对结核是否活动进行判断。但在没有接种卡介苗的婴幼儿，PPD 试验阳性说明一定表示患儿感染了结核，是结核活动的重要依据。

7．【答案】C
【解析】结核病变态反应为人体组织对结核菌及其代谢产物所发生的敏感反应，一般在结核菌侵入人体后 4～8 周发生，此种反应可使局部出现渗出性炎症，也可出现干酪样坏死，常可伴有发热，此时做结核菌素试验可呈阳性反应。这类变态反应属于第Ⅳ型（迟发型）变态反应。结核菌感染后还可发生多发性关节炎、皮肤结节性红斑等。故本题选项 C 中提示不出现干酪样坏死是错误的。

8．【答案】D
【解析】肺结核病患者咯血后发热持续不退，提示有结核病播散，这是正确的。一般约 1/3 的患者有不同程度的咯血，痰中带血多因炎性病灶的毛细血管扩张所致，而中等量以上咯血是由于空洞中血管瘤破裂造成。如损伤血管或合并支气管扩张时可发生大咯血，甚至出现血块阻塞大气道而发生急骤性呼吸困难、窒息。当病变累及壁层胸膜时，可出现相应胸壁刺痛，一般多不剧烈。根据上述分析，本题选项 A、B、C、E 所列的症状描述都是不正确的。

9．【答案】D
【解析】咯血是肺结核患者较常见的临床表现，如结核病变累及毛细血管，通常出现少量咯血或痰中带血。但据统计大约 1/3 的患者在肺结核病不同病期出现咯血。伴有咯血的患者常属于结核病变活动期，因此临床上可有较明显的结核中毒症状，如低热、盗汗、体重减轻等表现。中到大量咯血主要是病变累及支气管动脉或是由于空洞壁的动脉瘤破裂所致。除非病变同时累及胸膜可有胸痛外，一般肺结核患者不伴

有胸痛症状。

10.【答案】A

【解析】继发型肺结核包括浸润性肺结核、纤维空洞性肺结核和干酪性肺炎等；继发型肺结核常有空洞形成或干酪样坏死，病灶好发于两上肺尖后段或下叶背段和后基底段，起病多缓慢，但呈干酪性肺炎时，起病可以急剧。胸部X线片的特点包括病变吸收慢、1个月以内变化较小。PPD试验阴性除表明未受感染外，还可见于机体免疫功能低下或受干扰时。

11.【答案】B

【解析】原发型肺结核为原发结核分枝杆菌感染所致的临床病症，形成包括原发病灶、引流淋巴管炎和肿大的肺门淋巴结组成的原发综合征，这多见于少年儿童，是临床上较多见的类型，常无症状或症状轻微，不常出现高热、咯血、胸痛，可直接或常通过血行播散。

12.【答案】E

【解析】肺结核包括：①原发型肺结核：为原发感染所致的临床病症，包括原发综合征及胸内淋巴结结核；②血行播散型肺结核：包括急性血行播散型肺结核（急性粟粒型肺结核）及亚急性、慢性血行播散型肺结核；③继发型肺结核：是肺结核中的主要一类，包括浸润性肺结核、干酪性肺炎、空洞性肺结核和结核球。因此本题的答案是E。

13.【答案】D

【解析】肺结核和肺脓肿都是感染性疾病，肺结核空洞患者的痰中有结核分枝杆菌，而肺脓肿空洞患者的痰中有厌氧菌等化脓菌，所以痰细菌学检查是鉴别肺结核空洞和肺脓肿空洞的最主要方法。

14.【答案】E

【解析】安络血（卡巴克洛）、仙鹤草素、云南白药、氨基己酸和垂体后叶素均有止血作用，但在肺结核抢救大咯血的肺结核患者时，最有效的是垂体后叶素。其他药物的作用均比较弱。

15.【答案】B

【解析】抢救肺结核大咯血时常给予垂体后叶素止血治疗，这是一种血管收缩药，其止血机制是肺小动脉收缩，减少肺血流量而止血。因此高血压和冠心病患者应禁用或慎用。

16.【答案】A

【解析】肺结核患者咯血时，最危险的是血液误吸引起窒息，因此肺结核咯血最危险的并发症是窒息。

17.【答案】E

【解析】肺结核患者大咯血时，最危险的是血液误吸引起窒息，因此当发生窒息时，应首先做到的是保持呼吸道通畅，以免呼吸衰竭死亡。

18.【答案】D

【解析】肺结核是感染性疾病，肺结核空洞患者的痰中有结核分枝杆菌，而肺癌空洞患者为恶性肿瘤性疾病，痰中可有肿瘤细胞，所以痰病理细胞学和细菌学检查是鉴别肺结核空洞和肺癌空洞的最主要方法。

19.【答案】E

【解析】浸润性肺结核与纤维空洞性肺结核分型的最主要依据是胸部X线片所见，浸润性肺结核的胸部X线片表现为小片状或斑点状阴影；而纤维空洞性肺结核的胸部X线片表现有空洞形成，同侧或对侧有小片状或索条状影。

20.【答案】B

【解析】肺结核是一种呼吸道传染病，因此肺结核传染的主要途径与方式为吸入患者咳嗽或喷嚏时排出的带菌飞沫。

21.【答案】A

【解析】干酪性肺炎是继发型肺结核的一种类型，所以引起干酪性肺炎的病原体是结核分枝杆菌。

22.【答案】D

【解析】根据各种抗结核药物的作用特点，抗结核药物治疗的经典组合方案是异烟肼，链霉素，利福平，吡嗪酰胺。其余均不是经典组合方案。

23.【答案】A

【解析】备选答案中给予的抗结核药物中，除了乙胺丁醇外，均为杀菌药物，而肺结核在实施短程或初治化疗方案中，必须包括的两种杀菌药物是异烟肼与利福平，这两种药物疗效高，相对不良反应小，不易产生耐药。

24.【答案】D

【解析】肺结核的临床稳定期是指病灶稳定，停止排菌，结核毒性症状消失，病灶内可能有结核菌存活。

25.【答案】A

【解析】肺结核传染主要来源于结核病的排菌。慢性纤维空洞性肺结核会持续长时间向体外排出结核菌，所以传染性最强。其余除干酪性肺炎会短期内排菌外，一般都不排菌，传染性不强或没有传染性。

26.【答案】A

【解析】控制传染病流行的最根本措施是消灭传染源，结核病流行的主要来源是排菌者，即痰涂片结核菌阳性的患者，只有彻底治愈这些患者才能控制继续流行。

27.【答案】E

【解析】抗结核药物都有一定的不良反应。异烟肼的不良反应是药物性肝炎、周围神经炎和偶有过敏反应如药物热、药疹、皮疹等；利福平的不良反应是肝损害，也可出现类流感样综合征等；链霉素的不良反应是第Ⅷ对脑神经的损害（主要损害前庭神经及耳蜗神经）、肾毒性；吡嗪酰胺的不良反应是肝损害、

七、肺结核 65

食欲缺乏等胃肠道症状、关节炎等；乙胺丁醇的不良反应是视神经炎。因此本题的答案是E。

28．【答案】C

【解析】这是一道记忆型试题，菌阴肺结核是指三次痰涂片及一次培养均阴性的肺结核。其余均不准确。

29．【答案】D

【解析】异烟肼杀菌力强，能渗入组织，通过血脑屏障，杀灭细胞内、外的结核菌，在胸腔积液、干酪样病灶和脑脊液中有较高的浓度。利福平亦属杀菌药物，但在脑脊液中的浓度不如异烟肼。乙胺丁醇对结核菌为抑菌作用，近年来有人提出亦可有杀菌作用。对氨基水杨酸及氨硫脲属抑菌类药物。

30．【答案】A

【解析】对于结核病的化疗原则是：应坚持早期、联用、适量、规律、全程用药，并非是足量，故选项A的提法不正确。临床有结核中毒症状，胸部X线片病灶有炎性成分，需用化疗；初治病例如条件允许，尽量采用短程化疗（6个月）；对病灶部分硬结，痰菌阴性者，可先观察，暂不用化疗等原则均正确；在抗结核药物中，异烟肼和利福平是属于全杀菌剂，对被吞噬在细胞内的结核菌有效。

31．【答案】C

【解析】糖皮质激素治疗肺结核的疗效不肯定，全身结核中毒症状严重者，在抗结核药物治疗的同时，可尝试加用糖皮质激素，但不可作为常规治疗。该药可减轻机体的变态反应、改善结核中毒症状，一般疗程4～8周，需逐渐减量，还应注意不良反应及结核播散。

32．【答案】A

【解析】该青年女性患者有低热、咳嗽等肺结核表现，胸部X线片见右肺门淋巴结肿大，尽管无典型哑铃型阴影，诊断还是首先考虑原发型肺结核，胸部X线片所见均不符合其他肺结核的改变。

33．【答案】D

【解析】该青年女性患者干咳伴不规则发热1个月，抗生素治疗无效，有消瘦、盗汗、中等度发热等中毒表现，右上肺可闻及湿啰音，相应部位胸部X线片示大片密度不均阴影，有小空洞形成，最可能诊断为干酪性肺炎。病史、查体和胸部X线片表现均不支持其余诊断。

34．【答案】B

【解析】该中年男性患者有咳嗽、间断咯血3周伴低热、乏力、纳差、进行性消瘦等结核中毒症状，肯定不是肺脓肿、肺癌和支气管扩张症，结合胸部X线片示右上肺叶虫蚀样空洞，所以最可能的诊断是干酪性肺炎，而不是浸润性肺结核。

35．【答案】B

【解析】该青年男性患者近期因工作劳累急性发病，有发热，咯鲜血1口，支持结核，胸部X线片见大片状浓淡不均、密度增高阴影也支持结核，所以最可能的诊断是右上肺干酪性肺炎。

36．【答案】A

【解析】该中年男性患者有肺结核表现（低热伴咳嗽、咳痰），结合胸部X线片示右肺下叶背段可见不规则斑片影及薄壁空洞，其内未见液平面，ESR增快（56 mm/h）。该患者最可能的诊断是肺结核。

37．【答案】B

【解析】该中年女性患者咳嗽、咳痰2周以上和痰中带血是肺结核的常见可疑症状，同时伴有低热等全身症状，应首先考虑结核的可能性。影像学显示右上肺斑点状阴影，为结核好发部位，因此最可能的诊断是肺结核。肺炎大多起病急，可伴有发热、咳嗽、咳痰，胸部X线片表现为密度较均匀的片状或斑片状阴影。肺脓肿多有高热、咳大量脓臭痰，胸部X线片表现为带有液平面的空洞。肺癌多有长期吸烟史，刺激性干咳、痰中带血、胸痛、消瘦等，胸部X线片表现为肿块、分叶状、有毛刺等。

38．【答案】E

【解析】该青年男性患者午后低热（38℃左右），伴咳嗽、少量痰液、乏力和食欲不振。经广谱抗生素治疗未见好转，查体发现右肩胛间区有少量湿啰音，血沉增快（50 mm/h），结合正位胸部X线片示右上肺尖、第2前肋间有片状阴影，尽管痰结核菌阴性，但最可能的诊断还是浸润性肺结核。

39．【答案】B

【解析】该青年男性患者有明显的乏力、咳嗽、盗汗、低热等结核中毒症状，结合胸部X线片表现（右肺上叶后段高密度影，伴空洞形成），最可能的诊断是继发型肺结核（空洞性肺结核）。

40．【答案】D

【解析】该青年男性患者有半个月干咳、低热、盗汗的肺结核表现，1天来突然咯血，左上肺可闻及湿啰音，支持左上肺浸润性肺结核或干酪性肺炎，因此首先考虑诊断为肺结核。其他诊断均可能性小。

41．【答案】C

【解析】该青年男性患者有低热等结核中毒症状，有咳嗽、痰中带血等呼吸道症状，查体和胸部X线片均支持为浸润性肺结核，其他诊断可能性均小。

42．【答案】B

【解析】该青年女性患者有结核中毒症状和呼吸道症状，查有左上肺实变征（触觉语颤增强，叩诊呈浊音，可闻及支气管肺泡呼吸音）。胸部X线片见左上肺高密度、浓淡不均影，再加上PPD试验强阳性，最可能的诊断是左上肺结核，其他诊断均可能性小。

43.【答案】B

【解析】该青年男性患者有寒战、发热等感染中毒症状，咯血数口，支持结核，胸部X线片见大片状密度增高、浓淡不均阴影也支持结核。肺炎链球菌肺炎常为铁锈色痰，不易出现咯血，年轻人肺癌也少见。所以最可能的诊断是右上肺干酪性肺炎。

44.【答案】C

【解析】该青年男性患者发热、头痛伴咳嗽3周，颈略强直，肝脾肿大，在发病3周后胸部X线片见双肺野弥漫细小点状高密度阴影，最可能的诊断是急性粟粒型肺结核。其他诊断均不支持。

45.【答案】D

【解析】该中年男性患者慢性病程，有低热、盗汗等结核中毒症状，有咳嗽，结合胸部X线片及CT均见左上肺2 cm×2 cm大小结节状高密度影，周围可见散在高密度小病灶，支持肺结核的诊断，因此最好的治疗方法是抗结核化疗。

46.【答案】B

【解析】该中年男性患者有乏力、低热伴夜间盗汗等结核病的典型表现，结合胸部X线片诊断浸润性肺结核肯定，该患者是初治病例，应用初治方案，抗结核药物治疗的最佳方案是短程化疗。化疗方案的确立需依据患者的既往结核病用药史、排菌情况、耐药情况、病变范围和是否有并发症等制订或选择。包括两个不同的治疗阶段：强化治疗阶段和巩固治疗阶段。DOTS（直接观察下的短期化疗）策略是目前国际公认的控制结核病的最有效、最经济的手段。初治方案中初治病例大多采用短程化疗方案，以异烟肼、利福平或利福喷汀的组合为基础贯穿全程，强化期加用吡嗪酰胺、乙胺丁醇或链霉素。强化期2个月/巩固期4个月。初治强化期第2个月末痰涂片仍阳性，强化方案可延长1个月，总疗程6~9个月。对粟粒型肺结核，强化期为3个月，总疗程至少12个月。其他治疗方案均不是初治病例的初治方案。

47.【答案】B

【解析】该青年男性患者初治阶段不规范，常规总疗程应需12个月，但患者只用药6个月。由于初治化疗不合理，细菌产生继发耐药性，故复治必须选择联用敏感药物，并常用两种或两种以上药物。由于结核菌对异烟肼耐药后常可恢复敏感性，故复治时异烟肼仍为基本选择药物，其他可选用一些较少使用药物，因此复治药物宜选用异烟肼+卡那霉素+吡嗪酰胺。而A选项与初治阶段用药相同，故复治时不宜选用；E选项二种药物常为初治时选用。

48.【答案】E

【解析】该青年女性患者最大可能是肺结核咯血，治疗肺结核咯血时常给予垂体后叶素止血治疗，这是一种血管收缩药，可使肺小动脉收缩，减少肺血流量而止血。所以该患者应首选的治疗药物是垂体后叶素。其他药物均不宜首选。

49.【答案】D　50.【答案】C　51.【答案】B

【解析】该青年男性患者在淋雨后出现干咳、低热和胸痛表现，肺部病灶部位为结核好发的下叶背段，特点为密度均匀磨玻璃状阴影，伴空洞形成均符合结核的改变，所以该患者最可能的诊断是干酪性肺炎，其他病原体引起的肺炎均不太支持。在肺结核的诊断方法中，痰涂片抗酸染色检查抗酸杆菌是简单、快速、易行和确诊肺结核的方法。肺结核的并发症包括胸腔积液、肺气肿呼吸衰竭、自发性气胸、肺不张和大咯血引起的窒息等，该患者经规范治疗好转过程中突发呼吸困难，最可能的并发症是自发性气胸，而其他均不太可能。

52.【答案】B　53.【答案】E　54.【答案】D

【解析】该青年女性患者慢性病程，有乏力、食欲减退、咳嗽、低热、盗汗等肺结核的中毒表现，胸部X线片示肺部病灶部位为结核好发部位，尽管查体未发现阳性体征，但最需要的检查是痰抗酸染色找抗酸杆菌；综合病史、体征和胸部X线片检查结果，该患者最可能的诊断是浸润性肺结核；因此该患者应首选的治疗是应用异烟肼+利福平+乙胺丁醇进行抗结核治疗。

55.【答案】E　56.【答案】E

【解析】该青年男性患者慢性病程，有低热、食欲减退、咳嗽等肺结核的中毒表现，胸部X线片示肺部病灶部位为结核好发部位，最大可能是浸润性肺结核，查体胸部常无明显异常体征；若胸部X线片示左肺尖后段伴空洞形成，为确定诊断，下一步首选的检查是痰涂片找结核菌，这是肺结核确诊的最重要的依据。

57.【答案】D　58.【答案】B　59.【答案】A

【解析】该青年男性患者呈慢性病程，反复咳嗽、咳痰，有低度发热、食欲减退、体重下降、咯血等表现，结合胸部X线片示左肺有片状模糊阴影，其间有透亮区，因此导致咯血最可能的疾病是肺结核，其余诊断均不符合；肺结核的好发部位是上叶尖后段；该患者大咯血若误吸，会引起窒息，若抢救不及时会有生命危险，因此该患者大咯血最危险的并发症是窒息。

60.【答案】D　61.【答案】C　62.【答案】C

【解析】该青年男性患者在"感冒"后出现干咳、低热和胸痛表现，肺部病灶部位为结核好发的肺下叶背段，特点为密度均匀磨玻璃状阴影，伴空洞形成，均符合结核的改变，所以该患者最可能的诊断是干酪性肺炎，其他病原体引起的肺炎均不太支持。在肺结核的诊断方法中，痰涂片抗酸染色检查抗酸杆菌是简单、快速、易行和确诊肺结核的方法，胸部CT检仅能帮助发现普通胸部X线片不易发现的微小病变或隐蔽部位病变，仍不能为确诊提供依据，胸部超声探测主要是用于确定有无胸腔积液的首选检查，结核菌素试验只是诊断肺结核的一种辅助检查方法，因此均不是确诊的检查方法。肺结核的并发症包括胸腔积液、肺气肿呼吸衰竭、自发性气胸、肺不张和大咯血引起的窒息等。该患者经规范治疗好转过程中逐渐出现呼吸困难，查体发现气管右偏，右胸廓下陷，叩浊，最可能的并发症是肺不张，肺结核尤其是支气管内膜结核可导致气管支气管狭窄而进一步导致肺不张。而自发性气胸常是突发呼吸困难；结核性胸腔积液只有在大量积液时才出现呼吸困难，且其呼吸困难多为缓慢发生；呼吸衰竭多发生在并发肺气肿时，由于气道不完全阻塞所致，但该患者病程短，并经治疗已有所好转；年轻人一般不会发生心力衰竭。

63.【答案】B　64.【答案】C　65.【答案】D

【解析】该中年男性患者有呼吸道症状和非急性感染症状（乏力、食欲减退、咳嗽、低热、盗汗），胸部X线片见右上肺片状模糊阴影伴有空洞，此部位为肺结核好发部位，痰抗酸染色是最需做的检查，其不仅为诊断提供依据，对预防和隔离传染源也有重要意义。根据病史和胸部X线片所见，该患者最可能的诊断是浸润性肺结核，病史很短，结合胸部X线片所见可排除慢性纤维空洞性肺结核，其余诊断（肺炎链球菌肺炎和支气管肺癌、干酪性肺炎）亦不支持。若发现抗酸杆菌即结核杆菌，为初治者则一定要正规抗结核治疗，常用异烟肼、利福平、吡嗪酰胺和乙胺丁醇，其余治疗均不合适。

66.【答案】B　67.【答案】C　68.【答案】C
69.【答案】A

【解析】该中年男性患者有干咳、低热、盗汗，曾静滴"头孢菌素"1周未见效，查体有低热（37.5℃），该患者最可能的诊断是肺结核，而急性肺脓肿和肺炎链球菌肺炎应该有高热，肺炎支原体肺炎虽然可有低热和肺癌可有干咳，但总体表现均不支持。该患者首选的检查是胸部X线片，这是早期发现肺结核的主要方法，胸部X线片检查可发现肺内病变的部位、范围、有无空洞或空洞大小、洞壁厚薄等，渗出性病灶、干酪样病灶、新出现的空洞等均提示为活动性病灶，钙化性病灶、纤维包裹紧密的纤维化灶等，均属于非活动性病变。为明确诊断，需要进行的检查是痰涂片找结核菌，而胸部CT和MRI检查仅能帮助发现普通胸部X线片不易发现的微小病变或隐蔽部位病变，仍不能为确诊提供依据，结核菌素试验也只能辅助诊断，痰细菌培养仅对确定急性肺脓肿、肺癌继发感染和肺炎链球菌肺炎的感染细菌有帮助。因为该患者诊断考虑肺结核，所以治疗应是抗结核治疗。

70.【答案】C　71.【答案】D　72.【答案】B

【解析】该中年男性患者长期反复咳嗽、间断咯血，病重期间用过抗生素、链霉素和异烟肼治疗，目前（1周前）胸部X线片见右上肺多个空洞，其周围有较多条索阴影，右肺门上提，气管右移，符合慢性纤维空洞性肺结核的诊断。该患者14年病情反复不愈、病情反复发作的主要原因是治疗不规范，肺结核的化疗方案的确立需依据患者的既往结核病用药史、排菌情况、耐药情况、病变范围和是否有并发症等制订或选择。包括两个不同的治疗阶段：强化治疗阶段和巩固治疗阶段。DOTS策略是目前国际公认的控制结核病的最有效、最经济的手段：①初治方案：初治病例大多采用短程化疗方案，以异烟肼、利福平或利福喷汀的组合为基础贯穿全程，强化期加用吡嗪酰胺、乙胺丁醇，强化期2个月/巩固期4个月，初治强化期第2个月末痰涂片仍阳性，强化方案可延长1个月，总疗程6~9个月。对粟粒型肺结核，强化期为3个月，总疗程至少12个月；②复治方案：复治病例需根据患者的具体情况采用相应对策，可在原初治疗方案基础上调整用药，或根据药物的敏感试验结果重新制订治疗方案，疗程一般8~12个月，复治患者要查清有无耐药，如有耐药者，按耐药结核病治疗。该患者下一步的治疗措施是正规抗结核化疗。

73.【答案】A　74.【答案】A　75.【答案】C

【解析】急性粟粒型肺结核属于血行播散型肺结核，也不属于继发型肺结核。结核球是多由干酪样病变吸收和周边纤维膜包括的肺结核。

76.【答案】A　77.【答案】C

【解析】慢性血行播散型肺结核属于血行播散型肺结核；属于非活动性肺结核的是局灶型肺结核。

78.【答案】A　79.【答案】C　80.【答案】E

【解析】题目所述抗结核药物中，主要不良反应为周围神经炎的是异烟肼；主要不良反应为视神经炎的是乙胺丁醇；主要不良反应为听力障碍的是链霉素。

81.【答案】C　82.【答案】B　83.【答案】D

【解析】题目所述抗结核药物中，属于抑菌药物的是乙胺丁醇；对C菌群有独特杀菌作用的是利福平；主要杀灭巨噬细胞内酸性环境中B菌群的是吡嗪酰胺。

84.【答案】A　85.【答案】B

【解析】抗结核药物对结核菌有不同的作用。干扰结核菌的蛋白合成，对巨噬细胞外碱性环境中的结核分枝杆菌有杀菌作用的抗结核药是链霉素；单一抗结核药物中杀菌力特别是早期杀菌力最强者，对巨噬细胞内外的结核分枝杆菌均具有有杀菌作用的抗结核药是异烟肼。

86.【答案】ABCD

【解析】肺结核包括原发型肺结核、血行播散型肺结核和继发型肺结核。继发型肺结核包括浸润性肺结核、干酪性肺炎、结核球、空洞性肺结核和纤维空洞性肺结核。所以答案是ABCD。

87.【答案】ABD

【解析】HIV/AIDS 并发肺结核的临床表现是症状和体征多，胸部 X 线片检查经常出现肿大的肺门纵隔淋巴结团块，下叶病变多见，胸膜和心包有渗出等，不易出现空洞，结核菌素试验常为阴性。治疗过程中常出现药物不良反应，易产生获得性耐药。

88.【答案】ABCD

【解析】结核菌素试验对伴有癌症、营养不良的结核感染者可呈阴性，对结核性脑膜炎患者也常为阴性。该试验对诊断儿童感染结核有意义，但在儿童感染重症结核，如粟粒型结核也可呈现阴性。

89.【答案】ABC

【解析】异烟肼通过抑制 DNA 合成对于巨噬细胞内外的结核菌均有杀菌作用，杀菌力最强；利福平通过抑制 mRNA 合成对巨噬细胞内外的结核菌均有杀菌作用，特别是对 C 菌群有独特杀菌作用；吡嗪酰胺主要杀灭巨噬细胞内酸性环境中的 B 菌群。对氨基水杨酸主要为抑菌作用。

90.【答案】ABC

【解析】这是一道记忆型试题，具有抗结核治疗作用的抗生素包括链霉素、阿米卡星、左氧氟沙星。而头孢曲松只是抗一般细菌的抗生素。

91.【答案】ACD

【解析】结核病治疗方案的通则包括：详细了解患者用药史，该地区常用抗结核药物和耐药流行情况；尽量做药敏试验；严格避免只选用一种新药加到原失败方案；WHO 推荐尽可能采用新一代的氟喹诺酮类药物；不使用交叉耐药的药物；治疗方案至少含有 4 种二线的敏感药物，至少包括吡嗪酰胺、氟喹诺酮类等；药物剂量依体重决定；加强期应为 9~12 个月，总治疗期为 20 个月或更长。所以答案是 ACD。

八、肺　癌

【A1 型题】

1. 早期中央型肺癌的常见症状是
   A. 高热、胸痛
   B. 声音嘶哑
   C. 上肢及颜面部肿胀
   D. 咳嗽、血痰
   E. 胸闷、呼吸困难

2. 有关肺癌特征的叙述，错误的是
   A. 鳞癌常常表现为中央型肺癌
   B. 腺癌常常表现为周围型肺癌
   C. 肿瘤倍增时间以小细胞肺癌最短
   D. 肺泡癌可来源于肺泡Ⅱ型上皮
   E. 原发性肥大性骨关节病常见于小细胞肺癌

3. 关于肺癌的叙述，不正确的是
   A. 鳞癌是最常见的肺癌，生长缓慢
   B. 小细胞肺癌常可引起类癌综合征
   C. 腺癌多见于女性，多为周围型肺癌
   D. Pancoast 瘤（肺尖部肺癌）易引起 Horner 综合征
   E. 原发性肥大性骨关节病是类癌综合征的表现

4. 关于肺癌的叙述，正确的是
   A. 大细胞肺癌最常见
   B. 小细胞肺癌多为周围型
   C. 吸烟是发生肺癌的危险因素
   D. 细支气管肺泡癌多为中央型
   E. 肺癌只发生于老年人

5. 肺癌伴有副癌综合征时，不可能有的症状是
   A. 库欣综合征
   B. 高钙血症
   C. 吞咽困难
   D. 杵状指
   E. 随意肌力减退

6. 出现局限性哮鸣音的疾病是
   A. 大叶性肺炎
   B. 支气管扩张症
   C. 慢性支气管炎、肺气肿
   D. 支气管肺癌
   E. 支气管哮喘

7. 大量白色泡沫样痰常见于
   A. 肺脓肿
   B. 细支气管肺泡癌
   C. 充血性心力衰竭
   D. 慢性支气管炎
   E. 空洞性肺结核

8. 下列检查对于明确非小细胞肺癌（NSCLC）的分期意义不大的是
   A. EGFR 基因突变
   B. 胸部 CT

C．腹部 B 超

D．胸腔积液（胸水）细胞学检查

E．骨扫描

*9．对明确 NSCLC 的分期意义不大的检查是

　A．肿瘤标志物

　B．胸部 CT

　C．腹部 B 超

　D．胸腔积液细胞学检查　　　　（44/2022）

10．诊断肺癌最可靠的依据是

　A．病史、体征

　B．胸部 X 线片检查

　C．胸部 CT 检查

　D．放射性核素肺扫描

　E．细胞学和病理组织学

11．下列不属于肺癌所致阻塞性肺炎临床征象的是

　A．患者一般不发热或仅有低热

　B．血白细胞计数常不增高

　C．抗生素治疗后炎症很快吸收消散

　D．经抗生素治疗炎症吸收后出现肿块阴影

　E．短期内同一部位可反复出现炎症

12．支气管鳞状上皮细胞癌的一般特点不包括

　A．常见于老年男性

　B．与吸烟关系密切

　C．多起源于段或亚段的支气管黏膜

　D．生长较快、转移较早

　E．对化疗不敏感

13．关于支气管腺癌特点的叙述，正确的是

　A．男性多见

　B．与吸烟有明显相关性

　C．常常表现为中央型肺癌

　D．易转移至肝、脑、胸膜

　E．常常出现异位激素分泌

14．下列类型肺癌对放射治疗最为敏感的是

　A．腺癌

　B．鳞状上皮细胞癌

　C．小细胞肺癌

　D．肺泡癌

　E．类癌

15．下列不属于小细胞肺癌特点的是

　A．多与吸烟有关

　B．多为中央型肺癌

　C．远处转移早

　D．对放、化疗敏感

　E．恶性度低

16．对化学药物治疗有高度反应性的肺癌是

　A．鳞癌

　B．小细胞肺癌

C．大细胞癌

D．腺癌

E．腺鳞癌

*17．放射治疗不能控制或改善的肺癌并发症是

　A．支气管阻塞引起的呼吸困难

　B．转移性骨痛

　C．脑转移引起的颅内压增高

　D．全血细胞减少

　E．原发性肥大性骨关节病　　　　（65/1997）

18．肺癌伴有类癌综合征时，不可能有的症状是

　A．阵发性心动过速

　B．腹泻

　C．食欲不振

　D．皮肤潮红

　E．哮喘音

19．肺癌患者很少出现的表现是

　A．反复出现位于同一肺叶或肺段的炎症

　B．男性乳房发育

　C．局部肺组织不张

　D．胸腔、心包积液

　E．左侧锁骨上淋巴结肿大

20．下列属于肺癌肿瘤局部扩展引起的表现是

　A．咳嗽

　B．吞咽困难

　C．痰血或咯血

　D．气短或喘鸣

　E．发热

21．下列肺癌胸外表现中，属于骨骼-结缔组织综合征的是

　A．多发性周围神经炎

　B．库欣综合征表现

　C．类癌综合征

　D．男性乳房发育

　E．高血钙症

【A2 型题】

22．男性，67 岁。诉刺激性咳嗽伴血痰 2 个月，2 周来感呼吸困难，半年前胸部 X 线片检查时发现有明显异常。查体：气管左移，左胸廓下陷，叩诊实音，听诊有管状呼吸音，心界左移。胸部 X 线片显示左胸有密度均匀的致密影，胃泡上移。该患者最可能的诊断是

　A．肺结核

　B．左侧肺癌及肺不张

　C．左侧大叶性肺炎

　D．左侧脓胸

　E．左侧肺脓肿

23. 男性，56岁。咳嗽伴声音嘶哑3个月，右锁骨上窝触及一个直径1cm左右肿大的淋巴结，质硬，无压痛。提示该患者的诊断是
    A．喉炎
    B．肺癌
    C．胃癌
    D．鼻咽癌
    E．肺结核

24. 男性，54岁。2个月前发热、咳嗽、咳痰，胸部X线片检查考虑为右肺上叶肺炎，经抗生素治疗1周，症状完全消失。近1个月再次出现咳嗽、发热。查体：生命体征平稳，右上肺呼吸音减弱。予以相同的抗生素治疗2周无效，咳嗽加重，痰中带少量血丝，胸部CT显示右肺上叶团块状阴影。为明确诊断，首选的检查是
    A．痰找瘤细胞
    B．PPD试验
    C．纤维支气管镜
    D．肺功能检查
    E．开胸肺活检

25. 男性，50岁。干咳2个月，痰中带血7天，无发热及咳痰。吸烟史20年。查体：双肺呼吸音清晰，杵状指（+）。该患者最可能的诊断是
    A．支气管扩张症
    B．肺间质纤维化
    C．支气管肺癌
    D．浸润性肺结核
    E．慢性支气管炎

26. 男性，45岁。发热、咳嗽1周，曾少量咳痰伴痰中带血3次。胸部X线片示右肺中叶3 cm×3 cm类圆形阴影，中间可见空洞，无液平。痰找结核菌1次阴性，胸部CT示空洞为偏心空洞，部分洞壁有结节状隆起。进一步的检查或处理应首先考虑
    A．重复痰找结核菌
    B．试验性抗感染治疗
    C．试验性抗结核治疗
    D．纤维支气管镜活检
    E．肿瘤标志物检查

27. 男性，65岁。因咳嗽、痰中带血1个月，憋气2周就诊。胸部X线片示右侧大量胸腔积液，气管不移位。该患者最可能的诊断是
    A．周围型肺癌
    B．中央型肺癌
    C．间皮细胞瘤
    D．结核性胸膜炎
    E．肺栓塞

28. 男性，69岁。慢性咳嗽15年，近2周来出现阵发性干咳，持续痰中带血。胸部X线片显示左肺下叶不张。为明确诊断最有意义的检查方法是
    A．纤维支气管镜检查
    B．痰细菌培养
    C．结核菌素试验
    D．肺功能测定
    E．血清癌胚抗原测定

*29. 女性，72岁。刺激性干咳1个月。胸部CT检查提示右下肺部团块状高密度影，边缘分叶状，最大直径约4 cm，纵隔、肺门淋巴结未见肿大，右侧胸部胸腔积液，积液检查有腺癌细胞。该患者的肺癌临床分期是
    A．Ⅰ期
    B．Ⅱ期
    C．Ⅲ期
    D．Ⅳ期 （45/2019）

30. 男性，54岁。患右侧肺癌，支气管镜病理检查为鳞癌，TNM分期为$T_2N_1M_1$，治疗原则是
    A．手术切除
    B．手术切除，配合放疗
    C．手术切除，配合化疗
    D．放疗和化疗
    E．手术切除，配合放疗和化疗

【A3/A4型题】

男性，66岁。反复咳嗽、咳痰、痰中带血10天。体温38.3℃。化验血WBC $12.2×10^9$/L，胸部X线片示左肺门肿块影，伴远端大片状阴影，抗炎治疗阴影不吸收。

31. 有助于尽快明确诊断的首选检查是
    A．胸部CT
    B．胸部磁共振
    C．胸腔镜
    D．纤维支气管镜
    E．核素扫描

32. 最可能的诊断是
    A．肺炎
    B．肺脓肿
    C．肺癌
    D．肺结核
    E．支气管扩张症

33. 首选的治疗方案是
    A．抗炎症治疗
    B．止血治疗
    C．手术治疗
    D．抗结核治疗

E．门诊随访

男性，70岁。痰中带血1月余。吸烟10余年，40支/天。1周前胸部X线片示右肺门肿块影伴右上肺不张，支气管镜见右上肺开口内新生物。

34．初步诊断首先考虑的肺癌类型是
　　A．周围型
　　B．弥漫型
　　C．结节型
　　D．中央型
　　E．无法定型

35．该患者肺癌的病理类型最可能是
　　A．鳞癌
　　B．腺癌
　　C．小细胞肺癌
　　D．大细胞癌
　　E．不好定型

36．该患者首选的下一步检查是
　　A．头颅CT
　　B．全身骨扫描
　　C．肝、肾、肾上腺B型超声
　　D．胸部CT
　　E．腹部CT

男性，58岁。咳嗽、痰中带血丝2月余。吸烟18余年。1周前胸部X线片示右上肺近肺门处肿块影。

37．为明确病理诊断，首选的检查是
　　A．纤维支气管镜检查
　　B．胸腔镜检查
　　C．透支气管壁针吸活检
　　D．经胸壁肺穿刺活检
　　E．开胸活检

38．如拟手术治疗，下列不属于手术禁忌证的是
　　A．对侧肺门淋巴结转移
　　B．肝转移
　　C．锁骨上淋巴结转移
　　D．同侧肺门淋巴结转移
　　E．恶性胸腔积液

男性，78岁。进行性气短2周，无咳嗽、发热、胸痛。吸烟40年，1包/天。3天前胸部X线片示左侧大量胸腔积液。血常规：Hb 131 g/L，WBC 8.5×10^9/L，N 0.72，Plt 230×10^9/L，ESR 36 mm/h。

39．为明确诊断，首选的检查是
　　A．胸部CT
　　B．胸腔穿刺
　　C．胸腔镜

　　D．纵隔镜
　　E．纤维支气管镜

40．[假设信息] 若该患者胸部CT示左侧支气管通畅，左下肺内见一直径2 cm分叶状结节影，纵隔可见数个直径1~2 cm的肿大淋巴结。该患者胸腔积液最有效的治疗是
　　A．反复穿刺抽液
　　B．手术治疗
　　C．全身化疗
　　D．免疫治疗
　　E．应用糖皮质激素

男性，64岁。常规体检时发现右肺上叶周边有一直径2.5 cm肿物。既往体健。查体未见异常体征。胸部CT显示右肺上叶前段肿物直径2.5 cm，边界不规则，呈明显分叶状，肿物距肺表面1.0 cm。

41．该患者最可能的诊断是
　　A．支气管肺癌
　　B．肺结核球
　　C．肺脓肿
　　D．肺囊肿
　　E．肺部良性肿瘤

42．该患者目前不宜作为首选检查的是
　　A．痰细胞学检查
　　B．痰细菌学检查
　　C．红细胞沉降率
　　D．开胸肺活检
　　E．支气管镜肺活检

43．[假设信息] 若最后诊断为小细胞肺癌，应采取的治疗是
　　A．单纯放疗
　　B．单纯化疗
　　C．化疗+放疗
　　D．根治性肺癌切除术
　　E．根治性肺癌切除术+术后化疗

男性，55岁。胸痛、痰中带血丝3个月。既往有肺结核病史，无吸烟史。胸部X线片示右肺门不规则肿块影。

44．该患者最可能的诊断是
　　A．肺结核
　　B．肺癌
　　C．肺部转移癌
　　D．肺炎症性假瘤
　　E．肺炎

45．有助于尽快明确诊断的检查是
　　A．痰液检查

B．胸部普通 CT
C．纤维支气管镜
D．气管 X 线断层摄影术
E．胸部高分辨率 CT

46．若诊断明确，考虑的治疗方案是
  A．抗生素治疗
  B．对症治疗
  C．手术治疗
  D．抗结核治疗
  E．门诊随访

【B1 型题】

A．鳞癌
B．小细胞肺癌
C．大细胞癌
D．腺癌
E．腺鳞癌

47．上列肺癌的各型中，侵袭力强、远处转移早的是
48．上列肺癌的各型中，最常见的类型是
49．上列肺癌的各型中，对放射治疗最敏感的是

A．原发性肥大性骨关节病
B．男性乳房发育
C．库欣综合征
D．分泌抗利尿激素
E．高钙血症

50．在肺癌的各型中，小细胞肺癌易见的胸外表现是
51．在肺癌的各型中，大细胞癌易见的胸外表现是
52．在肺癌的各型中，鳞癌易见的胸外表现是

A．肺腺癌
B．肺鳞状细胞癌
C．小细胞肺癌
D．大细胞肺癌

*53．亚洲人群中容易出现 EGFR 基因突变，可以使用口服靶向药治疗的肺癌类型是
*54．容易导致 Cushing 综合征的最常见的肺癌类型是　　　　　(128,129/2021)

A．肿瘤最大直径≤1 cm
B．肿瘤最大直径 1～2 cm
C．肿瘤最大直径>2～3 cm
D．肿瘤最大直径>3～4 cm
E．肿瘤最大直径>4～5 cm

55．在肺癌的 TNM 分期中，属于 T_{1a} 的是
56．在肺癌的 TNM 分期中，属于 T_{1c} 的是
57．在肺癌的 TNM 分期中，属于 T_{2a} 的是

A．区域淋巴结无法评估
B．无区域淋巴结转移
C．同侧支气管周围及（或）同侧肺门淋巴结及肺内淋巴结转移
D．同侧纵隔内及（或）隆突下淋巴结转移
E．对侧纵隔、对侧肺门、同侧或对侧前斜角肌及锁骨上淋巴结转移

58．在肺癌的 TNM 分期中，属于 N_x 的是
59．在肺癌的 TNM 分期中，属于 N_1 的是
60．在肺癌的 TNM 分期中，属于 N_3 的是

A．远处转移无法评估
B．无远处转移
C．远处转移局限于胸腔内
D．远处器官单处转移灶
E．多个或单个器官远处转移灶

61．在肺癌的 TNM 分期中，属于 M_x 的是
62．在肺癌的 TNM 分期中，属于 M_{1a} 的是
63．在肺癌的 TNM 分期中，属于 M_{1c} 的是

【X 型题】

64．可引起类癌综合征较多见的肺癌类型包括
  A．腺癌
  B．鳞癌
  C．小细胞肺癌
  D．大细胞癌

65．属于中央型肺癌的类型有
  A．腺癌
  B．鳞癌
  C．小细胞肺癌
  D．大细胞癌

66．下列肺癌的胸外表现中，属于骨骼-结缔组织综合征的有
  A．杵状指（趾）
  B．肌无力样综合征
  C．高血钙症
  D．男性乳房发育

67．下列肺癌的胸外表现中，属于内分泌综合征的有
  A．杵状指（趾）
  B．库欣综合征
  C．类癌综合征
  D．男性乳房发育

68．下列肺癌的胸外表现中，属于血液学异常的有
  A．原发性肥大性骨关节病
  B．弥散性血管内凝血
  C．粒细胞增多
  D．红白血病

八、肺　癌

69. 细支气管-肺泡癌的胸部 X 线片特征是
   A．肺不张
   B．两肺大小不等结节状病灶
   C．阻塞性肺炎
   D．分布于两肺的粟粒状阴影
70. 获得肺癌病理学诊断的检查方法包括
   A．纤维支气管镜
   B．胸腔穿刺
   C．胸腔镜
   D．纵隔镜
71. 肺癌化疗的适应证包括
   A．全部肺癌患者的常规治疗
   B．手术后患者的辅助治疗
   C．术前化疗（新辅助化疗）
   D．联合放疗的综合治疗

答案及解析

1.【答案】D
【解析】按解剖学部位肺癌分为中央型肺癌和周围型肺癌。中央型肺癌是指发生在段及以上支气管的肺癌。此部位的肺癌早期即出现咳嗽、血痰或痰中带血，所以早期中央型肺癌的常见症状是咳嗽、血痰，其余均可能性小。

2.【答案】E
【解析】肺癌是起源于呼吸上皮细胞（支气管、细支气管和肺泡）的恶性肿瘤。按解剖学部位分为中央型肺癌和周围型肺癌，鳞癌常常表现为中央型肺癌，腺癌常常表现为周围型肺癌，肿瘤倍增时间以小细胞肺癌最短，肺泡癌可来源于肺泡Ⅱ型上皮。而原发性肥大性骨关节病多见于非小细胞肺癌。

3.【答案】E
【解析】原发性肥大性骨关节病不是类癌综合征的表现，而是与类癌综合征一起同为肺癌的胸外表现。类癌综合征的典型特征是皮肤、心血管、胃肠道和呼吸功能异常，表现为面部、上肢、躯干皮肤的潮红或水肿，腹泻，心动过速，喘息等。

4.【答案】C
【解析】肺癌是肺部最常见的肿瘤，肺癌的死亡率很高，而且肺癌的发生有低龄化趋势，不只发生于老年人。吸烟是肺癌的重要危险因素，烟雾中含有多种致癌物质，约 85% 的肺癌患者有吸烟史，其中主要是鳞癌和小细胞肺癌，被动吸烟也会增加肺癌的发生率。大细胞肺癌发生率在肺癌类型中最低，小细胞肺癌多为中央型肺癌，细支气管肺泡癌不是中央型。

5.【答案】C
【解析】肺癌伴有的副癌综合征是指肺癌非转移性的胸外表现，可出现在肺癌出现的前、后。库欣综合征、高钙血症、杵状指和随意肌力减退均为肺癌伴有副癌综合征时可能有的临床表现，而吞咽困难是由于肿瘤局部扩展侵犯或压迫食管引起的表现。

6.【答案】D
【解析】肺部听诊出现的体征有重要的临床诊断价值。听诊时若发现局限或单侧哮鸣音见于支气管肺癌，这是由于肺癌组织或肿大的淋巴结使气道部分阻塞所致。

7.【答案】B
【解析】痰液的性状特点对疾病的诊断有重要的意义。大量白色泡沫样痰常见于细支气管肺泡癌。其他疾病的痰液均不是此性状。

8.【答案】A
【解析】这是一道记忆型试题。EGFR 基因突变等检查仅对识别靶向药物有意义，对肺癌的分期无意义。其余对于明确 NSCLC 的分期均有较大意义。

9.【答案】A
【解析】非小细胞肺癌（NSCLC）分期主要依据原发肿瘤大小；是否侵犯胸壁、膈肌、纵隔、胸膜、心包、心脏、大血管、气管、椎体；是否存在恶性胸腔积液或心包积液；淋巴结转移，以及远处转移的情况综合判断。与肿瘤标志物无关。

10.【答案】E
【解析】肺癌的诊断是需要依靠病史、体征和胸部 X 线片检查、胸部 CT 检查、放射性核素肺扫描及细胞学和病理组织学检查等，但肺癌同其他癌症的诊断一样，最可靠的依据是细胞学和病理组织学。

11.【答案】C
【解析】肺癌患者常因肿瘤压迫而致阻塞性肺炎，由于肺癌肿块不易消失，因而抗生素治疗的疗效出现较慢，不会很快吸收消散。

12.【答案】D
【解析】支气管鳞状上皮细胞癌多见于老年男性、与吸烟关系密切、多起源于段或亚段的支气管、对化疗不敏感，但不是生长较快、转移较早。生长较快、转移较早是小细胞肺癌的特点。

13.【答案】D
【解析】支气管腺癌易早期就发生血行转移，即易转移至肝、脑、胸膜。因此答案是 D。

14.【答案】C

【解析】小细胞肺癌对放射治疗最为敏感。

15.【答案】E

【解析】小细胞肺癌是一种高度恶性的肿瘤，因此恶性度低不属于小细胞肺癌的特点。其余均是小细胞肺癌的特点。

16.【答案】B

【解析】肺癌的组织病理学类型不同，治疗方法也不同。组织病理学类型总体上分为两大类，即非小细胞肺癌（包括鳞癌、腺癌、大细胞癌、腺鳞癌等）和小细胞肺癌，其中只有小细胞肺癌对化学药物治疗有高度的反应性，其他均对化学药物治疗不敏感。

17.【答案】D

【解析】采用姑息放射治疗可抑制肿瘤的发展，延缓肿瘤扩散和缓解症状。对控制骨转移性疼痛，减轻癌肿阻塞引起的呼吸困难及脑转移引起的症状，缓解癌肿引起的肺外表现是肯定有效。相反，全血细胞减少是放射治疗的主要并发症，应在治疗中加以防止。

18.【答案】C

【解析】类癌综合征是肺癌的胸外表现，因5-羟色胺等分泌过多引起，类癌综合征时的主要表现为皮肤潮红、胃肠蠕动增强致水样腹泻、阵发性心动过速和喘息产生的哮鸣音，但一般不表现食欲不振。

19.【答案】E

【解析】肺癌为起源于支气管黏膜或腺体的恶性肿瘤。其临床表现包括：①原发肿瘤引起的表现，如反复出现位于同一肺叶或肺段的炎症、局部肺组织不张等的表现；②肿瘤局部扩展引起的表现，如胸痛和胸腔、心包积液及压迫食管致吞咽困难等；③肿瘤远处转移引起的表现，如转移至锁骨上淋巴结引起肿大，一般多见于右侧锁骨上淋巴结肿大，很少出现左侧锁骨上淋巴结肿大；④肺癌的胸外表现，如表现为库欣综合征、男性乳房发育等。

20.【答案】B

【解析】咳嗽、痰血或咯血、气短或喘鸣和发热等均为原发肿瘤引起的表现。而只有吞咽困难是肿瘤局部扩展引起的表现，即肿瘤局部扩展压迫食管所致。

21.【答案】A

【解析】肺癌对其他系统作用引起的综合征包括内分泌综合征、骨骼-结缔组织综合征、血液学异常等。本题所列的五种表现均可在肺癌患者出现，但属于骨骼-结缔组织综合征的是多发性周围神经炎。而库欣综合征表现、类癌综合征、男性乳房发育和高血钙症均属于内分泌综合征。

22.【答案】B

【解析】该老年男性患者缓慢起病，呈慢性病程。半年前胸部X线片检查时发现有明显异常，现病史2个月，先有刺激性咳嗽伴血痰，2周来感呼吸困难，查体发现气管左移（移向患侧）、左胸廓下陷、叩诊实音、听诊有管状呼吸音、心界左移，胸部X线片显示左胸有密度均匀的致密影、胃泡上移。这些均支持为压迫性肺不张，结合老年男性患者，有刺激性咳嗽伴血痰，考虑此患者最可能的诊断是左侧肺癌及肺不张。其他诊断一般均有发热，而且各有其临床特点，从该患者的病史和体征看均不支持。

23.【答案】B

【解析】该中年男性患者有咳嗽伴声音嘶哑，右锁骨上窝可触及一个肿大淋巴结支持肿瘤转移病变（因质硬无压痛），此部位淋巴结转移最常见于肺癌，而左锁骨上窝淋巴结转移最常见于胃癌。

24.【答案】C

【解析】该中年男性患者2个月前有右肺上叶肺感染，经抗生素治疗后症状完全消失。但再次出现咳嗽、发热。抗生素充分治疗无效，而且咳嗽加重，痰中带少量血丝，胸部CT显示右肺上叶团块状阴影。首先考虑为原发性支气管肺癌。为明确诊断，首选的检查是纤维支气管镜，既可以看到肿块，又可以取病理做活检。开胸肺活检可以确诊，但不能首选，而痰找瘤细胞阳性率低，PPD试验和肺功能检查不能确定诊断。

25.【答案】C

【解析】该中年男性患者慢性病程，先有干咳，后发生痰中带血，有多年吸烟史，结合查体双肺呼吸音清晰，见杵状指，该患者最可能的诊断是支气管肺癌。尽管杵状指也可见于支气管扩张症、肺间质纤维化，但其他表现不符合。

26.【答案】D

【解析】该中年男性患者短期内出现发热、咳嗽，曾少量咳痰伴痰中带血，胸部X线片示右肺中叶类圆形阴影，胸部CT见空洞为偏心空洞，部分洞壁有结节状隆起，这些均提示最可能是肺癌，所以进一步的检查应首先考虑纤维支气管镜活检，既能看到病变情况，又可以取活检行病理学检查明确诊断。

27.【答案】B

【解析】该老年男性患者有咳嗽、痰中带血伴憋气，胸部X线片示右侧大量胸腔积液，但气管不移位，可能是中央型肺癌合并右肺不张致气管不移位，因此该患者最可能的诊断是中央型肺癌。

28.【答案】A

【解析】该老年男性患者有15年慢性咳嗽病史，近2周来发生阵发性干咳，持续痰中带血，无法用15年的慢性咳嗽加重解释，胸部X线片显示左肺下叶不张，考虑中央型肺癌可能性大，所以对诊断意义最大的是纤维支气管镜检查，不仅可发现病变，还可

八、肺　癌

取活组织进行病理检查，以明确诊断。

29．【答案】D

【解析】该老年女性患者肺腺癌诊断明确，肿瘤最大直径>3 cm，但<5 cm，为T_2；没有区域淋巴结转移，为N_0；有恶性胸腔积液，为M_1。所以临床分期为Ⅳ期。

30．【答案】D

【解析】该中年男性患者患肺癌，病理确诊为鳞癌，分级为$T_2N_1M_1$，说明肿瘤已有远处转移，手术不能去除所有病灶，故已不宜手术治疗，应采用放疗和化疗。放疗和化疗对鳞癌的疗效均好于腺癌。

31．【答案】D　32．【答案】C　33．【答案】C

【解析】该老年男性患者10天来反复咳嗽、咳痰，痰中带血，胸部X线片见左肺门肿块影伴远端大片状阴影，虽然发热伴WBC增高，但抗炎治疗肺内阴影不吸收，因此最可能的诊断是肺癌。有助于尽快明确诊断的检查首选纤维支气管镜，不仅可看到病变，还可以取活组织行病理检查，以便了解肺癌类型。肺癌一旦确诊，应采取手术治疗。

34．【答案】D　35．【答案】A　36．【答案】D

【解析】该老年男性吸烟患者，有痰中带血，首先考虑肺癌，胸部X线片示右肺门肿块影，同时压迫支气管引起右上肺不张，结合支气管镜见右上肺开口内新生物，支持为中央型肺癌。中央型肺癌表现为靠近肺门的类圆形或不规则团块，可有毛刺或分叶，可伴有压迫性肺不张，而周围型肺癌常表现为局限性小斑片、圆形或类圆形结节影，边缘可呈分叶状，常有毛刺，结节型可表现孤立结节或弥漫结节，弥漫型为弥漫性病变。鳞癌多见于老年男性，与吸烟关系密切，以中央型多见，易引起支气管狭窄，导致肺不张、阻塞性肺炎，易发生癌性空洞或继发性脓肿，因此该患者肺癌的病理类型最可能是鳞癌；小细胞肺癌患者年龄相对较轻，癌细胞生长快，转移早，对放、化疗较敏感；腺癌女性多见，与吸烟关系较小，多为周围型肺癌，肿瘤细胞转移时可沿肺泡孔扩散，形态学上可表现为从团块影、弥漫性结节到大片状致密影（肺炎型肺泡癌）；大细胞癌发生率在四种类型中最低，好发于男性重度吸烟者，多为周围型巨大肿块，早期发生淋巴和血行转移。该患者首选的下一步检查是胸部CT，胸部CT是诊断肺癌和鉴别良恶性结节的重要手段，可以发现普通胸部X线片检查难以发现的病变，如心脏后、脊柱旁沟、肺尖、肺底近膈面的病变，可更好地观察肺内结节影的密度、是否钙化、有无空洞、边缘和毛刺等特征，其他检查对肺癌无诊断意义，但对确定病变的转移有意义。

37．【答案】A　38．【答案】D

【解析】该中年男性吸烟患者，有咳嗽、痰中带血丝，胸部X线片示右肺门肿块影，首先考虑肺癌，而且是中央型肺癌，细胞学和病理学检查是确诊的必要手段。纤维支气管镜检查对于近端气道内肿瘤的诊断阳性率超过90%，是中央型肺癌病理诊断的首选方法，因此为明确病理诊断，首选的检查是纤维支气管镜检查，而透支气管壁针吸活检是获得支气管旁淋巴结的病理组织，外周病灶可在B超或CT导引下经胸壁穿刺肺活检，胸腔镜检查适于胸膜活检，不首选开胸活检。Ⅰ~Ⅱ期的肺癌采用手术为主的综合治疗，同侧肺门淋巴结转移为Ⅰ期，而肝转移、锁骨上淋巴结转移和对侧肺门淋巴结转移及已有恶性胸腔积液已属于Ⅲ期和Ⅳ期，所以只有同侧肺门淋巴结转移者不属于手术的禁忌证。

39．【答案】B　40．【答案】C

【解析】该老年男性吸烟患者，有左侧大量胸腔积液，为明确诊断首先应进行的检查是胸腔穿刺，送胸腔积液常规和病理检查可为诊断提供依据，而胸部CT不能提供确诊依据，胸腔镜虽可提供确诊依据，但不宜首选，纵隔镜只能适用于仅纵隔淋巴结肿大者，纤维支气管镜检查无指征。若该患者胸部CT示左侧支气管通畅，左下肺内见一直径2 cm分叶状结节影，纵隔可见数个直径1~2 cm的肿大淋巴结，说明肺癌已有纵隔淋巴结转移，该患者胸腔积液最有效的治疗是全身化疗，只有治疗原发病肺癌，才能使胸腔积液减少或消失，只反复穿刺抽液而不治疗原发病肺癌，胸腔积液则会像泉水一样源源不断，肯定已不能手术治疗，也没有有效的免疫治疗方法，也不能应用糖皮质激素。

41．【答案】A　42．【答案】D　43．【答案】C

【解析】该老年男性患者常规体检时发现右肺上叶周边有一直径2.5 cm的肿物，胸部CT亦证实，最可能的诊断是周围型支气管肺癌，该型肺癌早期常没有任何症状，大多在胸部X线片检查时发现。根据胸部X线片及CT所见，肿瘤位于周边，轮廓不规则，呈明显分叶状，因此考虑支气管肺癌是最可能的诊断。肺良性肿瘤边界整齐不分叶；肺结核球多见于青年，病程较长发展慢，胸部X线片上阴影密度不均匀，有透光区和钙化点，肺内常另有散在结核灶；肺脓肿和肺囊肿更不符合。该患者为明确诊断，不宜首选的检查是开胸肺活检，因为这是比较大的有创检查，应先做其他检查（痰细胞学检查、痰细菌学检查、红细胞沉降率和支气管镜肺活检）。小细胞肺癌（未分化小细胞癌）恶性程度高，生长快，较早出现淋巴和血行广泛转移，手术很难治愈，其治疗以化疗和放疗为主，在各型肺癌中预后较差。

44．【答案】B　45．【答案】C　46．【答案】C

【解析】该中年男性患者慢性病程，主要症状是胸痛、痰中带血丝，胸部X线片见右肺门不规则肿块影，所以该患者最可能的诊断是肺癌；根据胸部X线片所见，以中央型肺癌可能性大，所以有助于尽快明确诊断的检查是纤维支气管镜，一方面可以见到病变的情况，另一方面又可以取活检进行病理学检查以明确诊断；诊断肺癌明确后，应行手术治疗。

47.【答案】B 48.【答案】D 49.【答案】B

【解析】在肺癌的各型中，侵袭力强、远处转移早的是小细胞肺癌；最常见的类型是腺癌；对放射治疗最敏感的是小细胞肺癌。

50.【答案】C 51.【答案】B 52.【答案】E

【解析】在肺癌的各型中，小细胞肺癌易见的胸外表现是库欣综合征；大细胞癌易见的胸外表现是男性乳房发育；鳞癌易见的胸外表现是高钙血症。

53.【答案】A 54.【答案】C

【解析】目前临床肺癌靶向治疗主要应用于肺腺癌，其中亚洲人群容易发生EGFR基因突变，以EGFR突变阳性为靶点，EGFR-酪氨酸激酶抑制剂可用于一线治疗或化疗后的维持治疗。肺癌非转移性的胸外表现称为副癌综合征，可表现出内分泌综合征（包括抗利尿激素分泌异常综合征、Cushing综合征、高钙血症等）、骨骼结缔组织综合征等，以小细胞肺癌多见。

55.【答案】A 56.【答案】C 57.【答案】D

【解析】在肺癌的TNM分期中，肿瘤最大直径≤1 cm属于T_{1a}；肿瘤最大直径>2~3 cm属于T_{1c}；肿瘤最大直径>3~4 cm属于T_{2a}。而肿瘤最大直径1~2 cm是属于T_{1b}，肿瘤最大直径>4~5 cm属于T_{2b}。

58.【答案】A 59.【答案】C 60.【答案】E

【解析】在肺癌的TNM分期中，区域淋巴结无法评估属于N_x；同侧支气管周围及（或）同侧肺门淋巴结及肺内淋巴结转移属于N_1；对侧纵隔、对侧肺门、同侧或对侧前斜角肌及锁骨上淋巴结转移属于N_3。而属于N_0的是无区域淋巴结转移；属于N_2的是同侧纵隔内及（或）隆突下淋巴结转移。

61.【答案】A 62.【答案】C 63.【答案】E

【解析】在肺癌的TNM分期中，远处转移无法评估属于M_x；远处转移局限于胸腔内属于M_{1a}；多个或单个器官远处转移灶属于M_{1c}。而无远处转移是属于M_0；远处器官单处转移灶是属于M_{1b}。

64.【答案】AC

【解析】类癌综合征是肺癌的胸外表现，因5-羟色胺等分泌过多引起，可引起类癌综合征较多见的肺癌类型是肺腺癌和小细胞肺癌。

65.【答案】BC

【解析】按解剖学部位肺癌分为中央型肺癌和周围型肺癌，鳞癌和小细胞肺癌常常表现为中央型肺癌，而腺癌常常表现为周围型肺癌。

66.【答案】AB

【解析】肺癌对其他系统作用引起的综合征包括内分泌综合征、骨骼-结缔组织综合征、血液学异常等。本题属于骨骼-结缔组织综合征的有杵状指（趾）和肌无力样综合征。而高血钙症和男性乳房发育是属于内分泌综合征。

67.【答案】BCD

【解析】本题属于内分泌综合征的有库欣综合征、类癌综合征和男性乳房发育。而杵状指（趾）属于骨骼-结缔组织综合征。

68.【答案】BCD

【解析】本题属于血液学异常的有弥散性血管内凝血、粒细胞增多和红白血病。而原发性肥大性骨关节病是属于骨骼-结缔组织综合征。

69.【答案】BCD

【解析】细支气管-肺泡癌是肺癌的一种类型，其胸部X线片的特征是两肺大小不等结节状病灶、阻塞性肺炎、分布于两肺的粟粒状阴影。因为细支气管-肺泡癌不会阻塞大的气管，所以不会有肺不张。

70.【答案】ABCD

【解析】肺癌的确定诊断是获得病理学诊断，获得肺癌病理学诊断的检查方法包括痰脱落细胞学检查、胸腔积液细胞学检查、呼吸内镜检查（纤维支气管镜、胸腔镜、纵隔镜）、针吸活检（经胸壁穿刺肺活检、浅表淋巴结活检、闭式胸膜针刺活检）和开胸肺活检。

71.【答案】BCD

【解析】化疗是肺癌的一种药物治疗，但不都是全部肺癌患者的常规治疗，而手术后患者的辅助化疗、术前化疗（新辅助化疗）和联合放疗的综合治疗都是肺癌化疗的适应证。

九、间质性肺疾病

【A1型题】

1. 特发性肺纤维化患者肺部最常见的体征是
   A．一侧肺叩诊过清音
   B．双肺基底部可闻及湿啰音
   C．双肺满布哮鸣音
   D．双肺基底部可闻及Velcro啰音
   E．一侧肺呼吸音消失

2. 关于特发性肺纤维化的叙述，错误的是
   A．好发于老年人
   B．CT 早期出现蜂窝肺改变
   C．"成纤维细胞灶"为典型病理改变
   D．诊断依赖于开胸肺活检
   E．糖皮质激素治疗效果不佳
*3. 特发性肺纤维化在胸部高分辨率 CT（HRCT）的典型表现是
   A．双肺斑片状磨玻璃影
   B．双下肺和胸膜下分布为主的网状改变
   C．磨玻璃影与正常肺组织截然分开，形成"地图"样图案
   D．双肺结节状阴影 （63/2013）
4. 胸外结节病最常见的临床表现是
   A．浅表淋巴结肿大
   B．皮肤结节性红斑
   C．皮下结节
   D．心律失常
   E．高钙血症
5. 肺泡蛋白沉着症的胸部高分辨率 CT（HRCT）特征性的表现是
   A．蜂窝肺
   B．地图征
   C．马赛克征
   D．枯枝征
   E．树芽征
6. 胸部 X 线片表现为肺门淋巴结肿大的常见间质性肺疾病是
   A．结节病
   B．肺泡蛋白沉着症
   C．特发性肺纤维化
   D．嗜酸性粒细胞性肺炎
   E．特发性肺含铁血黄素沉着症
7. 特发性肺纤维化缺乏理想的治疗方法，目前最有效的治疗方法是
   A．抗纤维化药物治疗
   B．肺移植
   C．合并症治疗
   D．姑息治疗
   E．实行长程氧疗
8. 支气管肺泡灌洗是弥漫性肺病检查的重要手段，支气管肺泡灌洗液（BALF）淋巴细胞增加，且 CD4/CD8 比值增加（>3.5）的间质性肺疾病是
   A．结节病
   B．肺泡蛋白沉着症
   C．特发性肺纤维化
   D．嗜酸性粒细胞性肺炎
   E．特发性肺含铁血黄素沉着症
9. 结节病的胸部 X 线片分期为 Ⅰ 期的表现是
   A．无异常 X 线表现
   B．双侧肺门淋巴结肿大，无肺部浸润影
   C．双侧肺门淋巴结肿大，伴肺部网状、结节状或片状浸润影
   D．肺部网状、结节状或片状浸润影，无双侧肺门淋巴结肿大
   E．肺纤维化、蜂窝肺、肺大疱、肺气肿
*10. 支气管肺泡灌洗液（BALF）检查为以淋巴细胞增高为主，且以 $CD8^+$ 淋巴细胞为主的肺间质性疾病是
   A．结节病
   B．特发性肺纤维化
   C．肺泡蛋白沉积症
   D．过敏性肺炎 （45/2018）
11. 肺泡蛋白沉着症的治疗方法首选
   A．给予糖皮质激素
   B．给予细胞毒药物
   C．给予 GM-CSF
   D．全肺灌洗
   E．肺移植

【A2 型题】

12. 男性，65 岁。因干咳伴活动后气短 3 个月来诊。查体：双下肺可闻及爆裂音（Velcro 啰音），杵状指（+）。胸部 X 线片显示双下肺弥漫分布的网状影。最可能的诊断是
   A．慢性支气管炎
   B．特发性肺纤维化
   C．矽肺
   D．慢性充血性心力衰竭
   E．结节病
13. 男性，67 岁。因进行性呼吸困难 6 个月入院。经检查确诊为特发性肺纤维化。有关该患者的下列叙述，错误的是
   A．肺功能表现为限制性通气功能障碍
   B．胸部 CT 肺内出现蜂窝状阴影
   C．肺活检病理看见成纤维细胞灶和纤维化
   D．治疗首选醋酸泼尼松 2 mg/(kg·d)
   E．肺泡灌洗液见中性和（或）嗜酸性粒细胞增高
14. 女性，29 岁。干咳、气短 2 月余。胸部 X 线片示双侧肺门影增大。胸部高分辨率 CT（HRCT）显示双侧肺门淋巴结对称性肿大，双肺沿着支气管血管束分布的 1～3 mm 结节影。PPD 试验阴性。该患者最可能的诊断是
   A．矽肺

B．结节病
C．支气管旁淋巴结核
D．粟粒型肺结核
E．淋巴瘤

*15．女性，48岁。胸闷、咳嗽4个月，无发热。胸部高分辨率CT（HRCT）提示双侧肺门、纵隔淋巴结肿大，伴双肺网格影及小结节影，双下肺底少许蜂窝状改变。支气管镜检查显示支气管黏膜呈铺路石样改变，支气管肺泡灌洗液检查最可能的结果是

A．中性粒细胞比例增加
B．淋巴细胞比例升高且$CD4^+/CD8^+$比值增高
C．淋巴细胞比例升高且$CD4^+/CD8^+$比值减少
D．嗜酸性粒细胞比例增加 （46/2017）

*16．男性，66岁。进行性呼吸困难伴干咳1年，无吸烟史。查体：双下肺可闻及爆裂音（Velcro啰音），可见杵状指。胸部高分辨率CT（HRCT）提示双下肺蜂窝状改变。最可能的肺功能指标改变是

A．FEV_1/FEV减低
B．TLC减低
C．RV增高
D．D_LCO增高 （64/2016）

*17．男性，43岁。咳嗽、喘息、胸闷1个月。询问病史3个月前曾养鸽子。胸部高分辨率CT（HRCT）显示双肺散在斑片磨玻璃影和小结节影，气体陷闭形成的马赛克征象，支气管肺泡灌洗液（BALF）显示淋巴细胞比例升高，以$CD8^+$为主。该患者最可能的诊断是

A．特发性肺纤维化
B．隐源性机化性肺炎
C．结节病
D．过敏性肺炎 （46/2019）

【A3/A4型题】

男性，67岁。慢性咳嗽、咳少量白痰、活动后气短3年，近2个月气短加重，痰量较多，为脓性痰。查体：口唇轻度发绀，双下肺可闻及Velcro音，有杵状指。

*18．该患者最可能的诊断是
A．慢性支气管炎
B．特发性肺纤维化
C．支气管扩张症
D．慢性阻塞性肺病

*19．为了确诊，需做的进一步检查是
A．肺功能测定
B．支气管肺泡灌洗液检查
C．肺通气灌注扫描
D．胸部高分辨率CT（HRCT） （166，167/2007）

男性，52岁。低热、干咳4个月，活动后气短2个月。查体：双下肺可闻及爆裂音（Velcro啰音），胸部X线片见双下肺弥漫性网状结节影，肺功能显示限制性通气功能障碍。

20．该患者最可能的诊断是
A．真菌性支气管炎
B．特发性肺纤维化
C．血行播散型肺结核
D．转移性肺癌
E．慢性阻塞性肺疾病

21．该患者不应出现的肺功能异常是
A．肺活量降低
B．肺总量降低
C．残气量降低
D．FEV_1/FVC降低
E．补吸气量降低

22．为进一步确诊，应做的检查是
A．支气管镜肺活检
B．支气管肺泡灌洗液检查
C．动脉血气分析
D．痰细菌学检查
E．痰细胞学检查

男性，66岁。活动后气短半年，逐渐加重，干咳，伴有明显乏力和消瘦。2个月来体重下降约4 kg，无明显发热。吸烟40余年，1~2包/天，有高血压病史。查体：浅表淋巴结未触及，双肺中下野可闻及Velcro啰音，肝脾肋下未触及。杵状指（+）。

*23．该患者最可能的诊断是
A．肺癌
B．肺结核
C．间质性肺疾病
D．慢性支气管炎

*24．下列检查中，对该患者疾病诊断意义最大的是
A．肺功能检查
B．动脉血气分析
C．胸部HRCT检查
D．血清结核抗体检查

*25．下列治疗措施中，不正确的是
A．早期足量应用抗生素
B．应用糖皮质激素
C．加用免疫抑制剂
D．抗纤维化药物治疗 （96~98/2008）

【B1型题】

A．无异常X线片表现
B．双侧肺门淋巴结肿大，无肺部浸润影
C．双侧肺门淋巴结肿大，伴肺部网状、结节状或片状浸润影
D．肺部网状、结节状或片状浸润影，无双侧肺门淋巴结肿大
E．肺纤维化、蜂窝肺、肺大疱、肺气肿

26．结节病的胸部X线片分期为0期的表现是
27．结节病的胸部X线片分期为Ⅱ期的表现是
28．结节病的胸部X线片分期为Ⅳ期的表现是

A．中性粒细胞比例增加
B．淋巴细胞比例增加
C．肺泡巨噬细胞比例增加
D．嗜碱性粒细胞比例增加
E．组织细胞比例增加

29．结节病患者支气管肺泡灌洗液检查的典型特征是
30．过敏性肺炎患者支气管肺泡灌洗液检查的典型特征是
31．特发性肺纤维化患者支气管肺泡灌洗液检查的典型特征是

A．非干酪样坏死性肉芽肿
B．非干酪样上皮样细胞性肉芽肿
C．细支气管中心分布的朗格汉斯细胞渗出形成的肉芽肿性改变
D．干酪性肉芽肿
E．异物肉芽肿

32．肺朗格汉斯细胞组织细胞增生症的典型病理表现是
33．结节病的典型病理表现是
34．过敏性肺炎的典型病理表现是

A．双侧肺门淋巴结肿大
B．"肺水肿反转形状"
C．结节或网格结节样渗出性病变
D．"蝴蝶"样图案
E．两肺中下肺野弥漫性分布的边缘不清的斑点状阴影

35．嗜酸性粒细胞性肺炎的胸部X线片表现是
36．肺泡蛋白沉着症的胸部X线片表现是
37．特发性肺含铁血黄素沉着症的胸部X线片表现是

A．多发的管壁厚薄不等的不规则囊腔
B．气体陷闭形成的马赛克征象
C．磨玻璃影与正常肺组织截然分开，形成"地图"样图案
D．沿着支气管血管束分布的微小结节，融合成球
E．大小不等的薄壁囊腔（直径2~20 mm）弥漫性分布于两侧肺脏

38．肺朗格汉斯细胞组织细胞增生症的HRCT表现是
39．肺淋巴管平滑肌瘤病的HRCT表现是
40．过敏性肺炎的HRCT表现是

【X型题】

41．特发性间质性肺炎分类中，属于慢性纤维化间质性肺炎的有
A．银屑性间质性肺炎
B．特发性肺纤维化
C．特发性非特异性间质性肺炎
D．隐源性间质性肺炎

42．特发性间质性肺炎分类中，属于吸烟相关性间质性肺炎的有
A．银屑性间质性肺炎
B．特发性非特异性间质性肺炎
C．特发性肺纤维化
D．呼吸性细支气管炎伴间质性疾病

43．特发性间质性肺炎分类中，属于急性/亚急性间质性肺炎的有
A．银屑性间质性肺炎
B．隐源性间质性肺炎
C．特发性肺纤维化
D．急性间质性肺炎

44．下列检查结果符合特发性肺纤维化的有
A．肺功能检查示阻塞性通气功能障碍
B．动脉血气分析示低氧血症＋呼吸性碱中毒
C．CT检查示靠近胸膜分布的蜂窝肺
D．肺功能检查示弥散功能下降

45．可以引起间质性肺疾病的药物有
A．阿司匹林
B．胺碘酮
C．口服避孕药
D．甲氨蝶呤

46．提示结节病处于活动期的情况包括
A．临床症状明显
B．病情进展较快
C．重要脏器受累
D．血清ACE降低

47．下列情况符合弥漫性肺间质病变特点的有
A．动脉血气分析提示Ⅰ型呼吸衰竭
B．动脉血气分析提示Ⅱ型呼吸衰竭
C．肺功能检查提示FEV_1/FVC显著下降

D．肺功能检查提示弥散功能显著下降

*48．间质性肺疾病的典型肺功能检查结果有
   A．FEV_1/FVC 下降
   B．CO 弥散量下降
   C．VC 下降
   D．TLC 下降　　　　　　　　（171/2010）

49．特发性肺纤维化缺乏理想的治疗方法，目前推荐的治疗方案包括
   A．抗纤维化药物治疗
   B．肺移植
   C．合并症治疗
   D．姑息治疗

答案及解析

1．【答案】D
【解析】特发性肺纤维化是一种双肺慢性、进行性、纤维化性间质性肺炎。特发性肺纤维化患者肺部最常见的体征是双肺基底部可闻及 Velcro 啰音。而双肺满布哮鸣音见于支气管哮喘，双肺基底部可闻及湿啰音见于左心衰竭；一侧肺叩诊过清音和一侧肺呼吸音消失见于一侧肺或胸膜病变。

2．【答案】D
【解析】特发性肺纤维化是一种双肺慢性、进行性、纤维化性间质性肺炎。好发于老年人，CT 早期出现蜂窝肺改变，"成纤维细胞灶"为典型病理改变，胸部高分辨率 CT（HRCT）对该病诊断的准确性大于 90%，可以替代外科肺活检，诊断已不全依赖于开胸肺活检。该病目前尚不能治愈，缺乏理想的治疗方法，糖皮质激素治疗效果不佳。

3．【答案】B
【解析】特发性肺纤维化（IPF）典型的胸部高分辨率 CT（HRCT）表现为以胸膜下、基底部为主的异常网状改变。磨玻璃影、结节状阴影为除外 IPF 的诊断标准。"地图"样图案为肺泡蛋白沉积症的特征，也可为其他弥漫性间质性肺疾病的影像学表现。

4．【答案】A
【解析】胸外结节病的临床表现包括浅表淋巴结肿大、皮肤的结节性红斑和皮下结节、眼睛的葡萄膜炎、心脏的心律失常和心力衰竭或猝死、内分泌的高钙血症等，其中最常见的临床表现是浅表淋巴结肿大。

5．【答案】B
【解析】肺泡蛋白沉着症属于其他间质性肺疾病。肺泡蛋白沉着症的胸部 HRCT 特征性的表现是：①磨玻璃影与正常肺组织截然分开，形成"地图"样图案即地图征；②小叶间隔和小叶内间隔增厚，形成多边形或"不规则铺路石"样图案。所以答案是 B。

6．【答案】A
【解析】间质性肺疾病患者的胸部 X 线片表现对其诊断有重要意义。胸部 X 线片表现为肺门淋巴结肿大的常见间质性肺疾病是结节病。

7．【答案】B
【解析】特发性肺纤维化缺乏理想的治疗方法，目前推荐的治疗方案包括抗纤维化药物治疗、非药物治疗（如进行肺康复训练、实行长程氧疗）、肺移植、合并症治疗、姑息治疗（对症治疗）及加强患者教育与自我管理、建议吸烟者戒烟等。其中最有效的治疗方法是肺移植，合适的患者应积极推荐肺移植。

8．【答案】A
【解析】支气管肺泡灌洗是弥漫性肺病检查的重要手段，支气管肺泡灌洗液（BALF）淋巴细胞增加，且 CD4/CD8 比值增加（>3.5）的间质性肺疾病是结节病。

9．【答案】B
【解析】结节病是一种原因不明的多系统累及的肉芽肿性疾病，主要侵犯肺和淋巴系统。临床上通常根据后前位胸部 X 线片对结节病进行分期：①0 期：无异常 X 线表现；②Ⅰ期：双侧肺门淋巴结肿大，无肺部浸润影；③Ⅱ期：双侧肺门淋巴结肿大，伴肺部网状、结节状或片状浸润影；④Ⅲ期：肺部网状、结节状或片状浸润影，无双侧肺门淋巴结肿大；⑤Ⅳ期：肺纤维化、蜂窝肺、肺大疱、肺气肿。

10．【答案】D
【解析】过敏性肺炎支气管肺泡灌洗液（BALF）检查一般可见淋巴细胞显著增高，以 $CD8^+$ 为主；结节病 BALF 检查淋巴细胞增高且以 $CD4^+$ 淋巴细胞增高为主；特发性肺纤维化 BALF 检查以中性粒细胞增高为主；肺泡蛋白沉积症 BALF 检查的细胞分类对诊断意义不大，巨噬细胞、淋巴细胞增高都可以，且 CD4/CD8 比例从高到低都有。

11．【答案】D
【解析】肺泡蛋白沉着症有 1/3 的患者可以自行缓解，对于有明显呼吸功能障碍的患者，全肺灌洗是首选和有效的治疗，近来发现部分患者对 GM-CSF 替代治疗的反应良好。其余治疗均不宜选用。

12．【答案】B
【解析】该老年男性患者因干咳伴活动后气短 3

个月来诊。查体发现双下肺可闻及爆裂音（Velcro 啰音），杵状指（+），结合胸部 X 线片显示双下肺弥漫分布的网状影，最可能的诊断是特发性肺纤维化。体征和胸部 X 线片结果均不支持其余诊断。

13.【答案】D

【解析】该老年男性患者因进行性呼吸困难 6 个月入院，经检查确诊为特发性肺纤维化。特发性肺纤维化是一种双肺慢性、进行性、纤维化性间质性肺炎。肺功能表现为限制性通气功能障碍，胸部 CT 肺内出现蜂窝状阴影，肺活检病理见成纤维细胞灶和纤维化，肺泡灌洗液见中性和（或）嗜酸性粒细胞增高，但临床治疗不首选醋酸泼尼松 2 mg/（kg·d），只是当特发性肺纤维化急性加重时选用。

14.【答案】B

【解析】该青年女性患者干咳、气短 2 月余，胸部 X 线片示双侧肺门影增大，胸部高分辨率 CT（HRCT）证实双侧肺门淋巴结对称性肿大，并发现双肺沿着支气管血管束分布的 1～3 mm 结节影。结合 PPD 试验阴性，所以该患者最可能的诊断是结节病。胸部 X 线片和胸部 HRCT 结果均不支持其余诊断。

15.【答案】B

【解析】该中年女性患者胸闷、咳嗽 4 个月，无发热。根据其症状、影像学表现和支气管镜所见，诊断首先考虑结节病。结节病患者支气管肺泡灌洗液检查表现为淋巴细胞增多，$CD4^+/CD8^+$ 比值增高。

16.【答案】B

【解析】该老年男性患者慢性病程，根据其典型的临床症状、体征和影像学表现，考虑最可能的诊断是 IPF。其肺功能表现为限制性通气功能障碍和弥散减低。所以 TLC（肺总量）减低。其余均不准确。

17.【答案】D

【解析】该中年男性患者有养鸽子史，胸部 HRCT 显示双肺散在斑片磨玻璃影和小结节影，气体陷闭形成的马赛克征象，支气管肺泡灌洗液显示淋巴细胞比例升高且以 $CD8^+$ 为主。最可能的诊断为过敏性肺炎。结节病支气管肺泡灌洗液（BALF）淋巴细胞增高且以 $CD4^+$ 淋巴细胞增高为主；特发性肺纤维化 BALF 以中性粒细胞增高为主；隐源性机化性肺炎 BALF 可见巨噬细胞、淋巴细胞、中性粒细胞增高，没有特异性。

18.【答案】B   19.【答案】D

【解析】该老年男性患者有慢性咳嗽、咳痰史，近来出现脓性痰及活动后气短加重、口唇发绀，提示有感染存在，以上临床表现在所列出的四个选项疾病中都可以出现。但该患者双下肺可闻及 Velcro 音，并伴有杵状指，此种体征为肺间质纤维化的特有体征，而在其他三种疾病不出现 Velcro 音。尽管支气管扩张症可有杵状指，但病史也不支持。在对特发性肺纤维化的诊断方面，胸部高分辨率 CT（HRCT）具有重要的临床价值。其特征性的双下肺蜂窝状阴影在早期即可出现。肺功能测定、支气管肺泡灌洗液检查、肺通气灌注扫描等项检查，对肺间质纤维化均有帮助，但都不具有特异性。

20.【答案】B   21.【答案】D   22.【答案】A

【解析】该中年男性患者有低热、干咳、活动后气短病史，查体发现双下肺可闻及爆裂音（Velcro 啰音），结合胸部 X 线片见双下肺弥漫性网状结节影和肺功能显示限制性通气功能障碍，符合特发性肺纤维化的特点。特发性肺纤维化的肺功能检查可见限制性通气功能障碍和弥散功能下降，所以会出现肺活量降低、肺总量降低、残气量降低和补吸气量降低，而不会出现 FEV_1/FVC 降低，FEV_1/FVC 降低见于通气功能障碍。在特发性肺纤维化的诊断中，除详细的病史和体检、肺功能检查、BALF（支气管肺泡灌洗液）检查对诊断有帮助外，胸部 HRCT 或经支气管镜肺活检或开胸肺活检获取肺组织标本后进行病理检查会提供诊断的更重要依据，所以为进一步确诊，应做的检查是支气管镜肺活检。

23.【答案】C   24.【答案】C   25.【答案】A

【解析】该老年男性患者为慢性起病，主要为呼吸道症状。体征特点是双肺中下野可闻及 Velcro 啰音，杵状指（+），而 Velcro 啰音是肺间质纤维化特征性的体征，肺结核、肺癌、慢性支气管炎一般不会出现 Velcro 啰音。同时，慢性起病、活动后气短、消瘦、杵状指等临床表现也符合肺间质纤维化，而肺间质纤维化属于间质性肺疾病。肺功能和动脉血气分析为非特异性的检查，血清结核抗体检查对间质性肺疾病的鉴别诊断可起一定帮助，但对确诊无直接意义。胸部 HRCT 可发现弥漫性间质病变阴影，包括网状阴影和磨玻璃样变化，是诊断肺间质纤维化的重要依据。间质性肺疾病的病因部分与石棉、有害气体和药物有关，但仍有很多原因尚不清，包括特发性肺纤维化、结节病和风湿性疾病等，因此目前治疗主要为免疫抑制剂、抗纤维化药物治疗、糖皮质激素等。合并感染时可使用抗生素，但早期足量应用抗生素对本类疾病治疗无意义。

26.【答案】A   27.【答案】C   28.【答案】E

【解析】临床上通常根据后前位胸部 X 线片表现对结节病进行分期：结节病的胸部 X 线片分期为 0 期的表现是无异常 X 线表现；分期为 Ⅱ 期的表现是双侧肺门淋巴结肿大，伴肺部网状、结节状或片状浸润影；分期为 Ⅳ 期的表现是肺纤维化、蜂窝肺、肺大疱、肺气肿。

29.【答案】B   30.【答案】B   31.【答案】A

【解析】支气管肺泡灌洗液检查结果对间质性肺疾病的诊断有一定意义。结节病患者支气管肺泡灌洗液检查的典型特征和过敏性肺炎患者支气管肺泡灌洗液检查的典型特征都是淋巴细胞比例增加,而特发性肺纤维化患者支气管肺泡灌洗液检查的典型特征是中性粒细胞比例增加。

32.【答案】C 33.【答案】B 34.【答案】A

【解析】间质性肺疾病的典型病理表现对其诊断有重要意义。肺朗格汉斯细胞组织细胞增生症的典型病理表现是细支气管中心分布的朗格汉斯细胞渗出形成的肉芽肿性改变;结节病的典型病理表现是非干酪样上皮样细胞性肉芽肿;过敏性肺炎的典型病理表现是非干酪样坏死性肉芽肿。

35.【答案】B 36.【答案】D 37.【答案】E

【解析】间质性肺疾病患者的胸部X线片表现对其诊断有重要意义,不同间质性肺疾病患者的胸部X线片表现各有其特征。嗜酸性粒细胞性肺炎的胸部X线片表现是"肺水肿反转形状",即肺外带的致密肺泡渗出影,中心带清晰,这种表现称作"肺水肿反转形状";肺泡蛋白沉着症的胸部X线片表现是"蝴蝶"样图案,即两侧弥漫性的肺泡渗出,分布于肺门周围,形成"蝴蝶"样图案;特发性肺含铁血黄素沉着症的胸部X线片表现是两肺中下肺野弥漫性分布的边缘不清的斑点状阴影。

38.【答案】A 39.【答案】E 40.【答案】B

【解析】间质性肺疾病的HRCT表现对其诊断有重要意义。肺朗格汉斯细胞组织细胞增生症的HRCT表现是多发的管壁厚薄不等的不规则囊腔;肺淋巴管平滑肌瘤病的HRCT表现是大小不等的薄壁囊腔(直径2~20 mm)弥漫性分布于两侧肺脏;过敏性肺炎的HRCT表现是气体陷闭形成的马赛克征象。

41.【答案】BC

【解析】特发性间质性肺炎包括慢性纤维化间质性肺炎、吸烟相关性分类间质性肺炎和急性/亚急性间质性肺炎。特发性肺纤维化和特发性非特异性间质性肺炎是属于慢性纤维化间质性肺炎。

42.【答案】AD

【解析】特发性间质性肺炎包括慢性纤维化间质性肺炎、吸烟相关性分类间质性肺炎和急性/亚急性间质性肺炎。银屑性间质性肺炎和呼吸性细支气管炎伴间质性疾病是属于吸烟相关性间质性肺炎。

43.【答案】BD

【解析】特发性间质性肺炎包括慢性纤维化间质性肺炎、吸烟相关性分类间质性肺炎和急性/亚急性间质性肺炎。隐源性间质性肺炎和急性间质性肺炎属于急性/亚急性间质性肺炎。

44.【答案】BCD

【解析】特发性肺纤维化是一种双肺慢性、进行性、纤维化性间质性肺炎。所以特发性肺纤维化的肺功能检查示弥散功能下降而不是阻塞性通气功能障碍,动脉血气分析示低氧血症+呼吸性碱中毒,CT检查示靠近胸膜分布的蜂窝肺。

45.【答案】BD

【解析】这是一道记忆型试题。药物可以引起间质性肺疾病,如胺碘酮、博来霉素、甲氨蝶呤等。

46.【答案】ABC

【解析】提示结节病处于活动期的情况包括起病急、临床症状明显、病情进展较快、重要脏器受累和血清ACE增高。ACE是由结节病肉芽肿的内上皮细胞产生,血清ACE水平反映体内肉芽肿负荷。所以血清ACE降低不提示结节病处于活动期。

47.【答案】AD

【解析】弥漫性肺间质病变包括一组异质性疾病,其共同特征为肺泡间隔的炎症和纤维化,是肺组织对不同原因损伤的非特异性反应。肺功能常有限制性通气功能障碍、弥散功能下降和低氧血症。因此符合弥漫性肺间质病变特点的是动脉血气分析提示Ⅰ型呼吸衰竭、肺功能检查提示弥散功能显著下降。该病不会有CO_2潴留,所以动脉血气分析不会提示Ⅱ型呼吸衰竭;该病的肺功能检查提示FEV_1/FVC正常或增高,不会有显著下降。

48.【答案】BCD

【解析】间质性肺疾病最常见的肺功能损害特征为限制性通气功能障碍,即肺容积的减少和弥散功能障碍。C、D项为肺容积的减少,B项为弥散功能障碍。而A项是阻塞性通气功能障碍的主要特征,常见于哮喘和COPD患者,间质性肺疾病的该项指标常常为正常和轻度升高。

49.【答案】ABCD

【解析】特发性肺纤维化缺乏理想的治疗方法,目前推荐的治疗方案包括抗纤维化药物治疗、非药物治疗(如进行肺康复训练、实行长程氧疗)、肺移植、合并症治疗、姑息治疗(对症治疗)及加强对患者的教育与自我管理、建议吸烟者戒烟等。

十、肺血栓栓塞症

【A1 型题】

1. 关于肺血栓栓塞症的叙述，不正确的是
   A. 常存在下肢深静脉血栓
   B. 常表现为胸痛、咯血、呼吸困难等
   C. 血 D- 二聚体升高
   D. 肺动脉造影是诊断的金标准
   E. 首选扩容、强心治疗
2. 下列关于肺血栓栓塞症的叙述，正确的是
   A. 少见深静脉血栓
   B. 应即刻进行溶栓治疗
   C. 血 D- 二聚体的特异性高
   D. 胸部 X 线片检查意义大
   E. 常见胸痛、咯血、呼吸困难和晕厥等
3. 静脉血栓合并肺血栓栓塞症的栓子通常来源于
   A. 下肢和骨盆深静脉
   B. 心脏附壁血栓
   C. 上肢静脉
   D. 头颈部血管
   E. 动脉粥样斑块脱落
4. 典型"肺梗死三联征"是指
   A. 呼吸困难、胸痛、咯血
   B. 呼吸困难、胸痛、发热
   C. 呼吸困难、胸痛、晕厥
   D. 呼吸困难、咳嗽、咯血
   E. 发热、胸痛、咯血
5. 急性肺源性心脏病最常见的原因是
   A. 环境中低氧
   B. 急性心肌梗死
   C. 急性肺动脉栓塞
   D. 脂肪栓塞
   E. 急进性高血压
6. 下列肺血栓栓塞症的危险因素中，属于遗传性危险因素的是
   A. 肾病综合征
   B. 蛋白 C 缺乏
   C. 血液黏稠度增高
   D. 恶性肿瘤
   E. 口服避孕药
7. 下列肺血栓栓塞症的危险因素中，属于获得性危险因素的是
   A. 肾病综合征
   B. 纤溶酶原缺乏
   C. 血栓调节蛋白异常
   D. 抗凝血酶缺乏
   E. 纤溶酶原不良血症
8. 下列不属于肺血栓栓塞症危险因素的是
   A. 巨球蛋白血症
   B. 口服避孕药
   C. 真性红细胞增多症
   D. 系统性红斑狼疮
   E. 缺铁性贫血
9. 肺血栓栓塞症的获得性危险因素中，属于独立危险因素的是
   A. 创伤
   B. 年龄
   C. 骨折
   D. 口服避孕药
   E. 肿瘤家族史
10. 下列不属于肺血栓栓塞症危险因素的是
    A. 肾病综合征
    B. 口服避孕药
    C. 肿瘤
    D. SLE
    E. 青年男性
11. 肺血栓栓塞症最常见的心电图改变是
    A. 窦性心动过速
    B. 肺性 P 波
    C. 顺钟向转位
    D. $S_I Q_{III} T_{III}$
    E. ST-T 改变
12. 肺血栓栓塞症患者的动脉血气分析结果中，不应该出现的改变是
    A. 高碳酸血症
    B. 低氧血症
    C. pH 值可以正常
    D. 肺泡 - 动脉血氧分压差增大
    E. 部分患者可以正常
13. 肺血栓栓塞症患者出现低氧血症最主要的机制是
    A. 肺泡通气量下降
    B. 弥散障碍
    C. 通气／血流比例失调
    D. 肺内分流
    E. 机制未明

14. 出现下列辅助检查结果时，可以基本除外急性肺血栓栓塞症的是
    A．血浆 D-二聚体低于 500 μg/L
    B．血小板 175×10⁹/L
    C．动脉血气分析正常
    D．心电图示 ST-T 改变
    E．胸部 X 线片示肺野局部片状阴影

15. 在临床表现和初步检查强烈提示肺血栓栓塞症的情况下，对确诊意义最小的检查是
    A．肺动脉造影
    B．CT 肺动脉造影
    C．下肢静脉血管多普勒
    D．放射性核素肺通气/血流灌注显像
    E．磁共振成像和磁共振肺动脉造影

16. 肺血栓栓塞症患者可考虑溶栓治疗的情况是
    A．休克
    B．剧烈胸痛
    C．心动过速
    D．低氧血症
    E．下肢深静脉血栓

17. 有关肺血栓栓塞症治疗的叙述，正确的是
    A．发生肺血栓栓塞症后由于血栓迅速机化，应在 48 小时内溶栓
    B．无血流动力学障碍的患者应首选肝素或低分子肝素抗凝
    C．华法林抗凝效果受多种因素的影响，应根据 APTT 调整
    D．双下肢深静脉血栓形成伴肺血栓栓塞症的患者均应放置滤网
    E．有严重基础病伴高凝状态无法解除的患者，应抗凝 6 个月

*18. 伴有血流动力学紊乱的大面积肺血栓栓塞症的溶栓治疗时间窗是
    A．≤3 天
    B．≤7 天
    C．≤14 天
    D．≤30 天　　　　　　　　　　(65/2013)

【A2 型题】

19. 男性，67 岁。持续性呼吸困难 5 小时，2 个月前曾发生股骨颈骨折。既往有高血压病 10 年。查体：T 36.5℃，BP 90/60 mmHg，颈静脉充盈，P₂ 亢进，心脏各瓣膜听诊区未闻及杂音和心包摩擦音。心电图示电轴右偏，S₁Q₃T₃。化验血清乳酸脱氢酶（LDH）增高，血清肌酸磷酸激酶同工酶（CK-MB）正常。该患者最可能的诊断是
    A．肺动脉栓塞
    B．急性心肌梗死
    C．急性心包炎
    D．主动脉夹层
    E．胸腔积液

20. 女性，63 岁。卵巢癌根治术后 2 天，突发胸闷、胸痛、呼吸困难 2 小时。查体：BP 100/60 mmHg，双肺听诊未见明显异常。SpO₂ 88%，心电图检查提示窦性心动过速。为明确诊断，最重要的检查是
    A．CT 肺动脉造影
    B．冠状动脉造影
    C．胸腹盆 CT 平扫
    D．床旁 B 超检查
    E．胸部 X 线片

21. 男性，45 岁。左下肢静脉炎多年。数小时前突发呼吸困难，伴咯血、右侧胸痛。查体：BP 100/70 mmHg，肺部体检未见异常，左下肢水肿。为明确诊断，应该进行的检查是
    A．冠状血管造影术
    B．超声心动图
    C．静脉血管多普勒
    D．肺通气/血流灌注显像
    E．胸部正侧位 X 线片

22. 男性，78 岁。脑卒中及左侧肢体瘫痪 10 年，长期卧床，1 天来呼吸困难。下列情况不可能出现的是
    A．低氧血症
    B．右心衰竭
    C．发绀
    D．深静脉血栓形成
    E．心动过缓

23. 男性，75 岁。下肢骨折术后 1 周突发呼吸困难，晕厥 1 次。查体：BP 85/55 mmHg，口唇发绀，颈静脉充盈，肺动脉瓣听诊区第二心音亢进。该患者最可能的诊断是
    A．急性心肌梗死
    B．肺血栓栓塞症
    C．心律失常
    D．主动脉夹层
    E．不稳定心绞痛

24. 女性，56 岁。肥胖，坐飞机起身后突然呼吸困难、昏迷。胸部 X 线片示右肺斑片状阴影。最可能的诊断是
    A．肺结核
    B．脑出血
    C．急性心肌梗死
    D．肺血栓栓塞症

E．消化性溃疡

25．女性，42岁。突发左侧胸痛1天，深呼吸时加重，伴轻度咳嗽、憋气。既往间断服用避孕药节育。查体：一般情况好，胸壁无压痛，双肺呼吸音清晰，未闻及干、湿啰音和胸膜摩擦音，心率80次/分，律齐，未闻及杂音，左下肢可疑水肿。胸部X线片未见明显异常。该患者最可能的诊断是

A．急性支气管炎
B．胸膜炎
C．心脏神经官能症
D．肺血栓栓塞症
E．肋间神经痛

26．女性，70岁。髋关节置换手术后48小时出现右小腿肿胀。术后第3天下地活动时突发胸痛、咯血伴呼吸困难，动脉血气分析$PaO_2 < 60$ mmHg，D-二聚体显著升高。该患者最可能的诊断是

A．肺血栓栓塞症
B．急性心肌梗死
C．主动脉夹层
D．支气管扩张症
E．急性左心衰竭

27．女性，50岁。确诊肺癌2年。3小时前突发呼吸困难。查体：BP 100/60 mmHg，肺部体检未见异常，$P_2 > A_2$，右下肢水肿。下一步最适宜的诊断检查是

A．冠状血管造影术
B．超声心动图
C．静脉血管的多普勒检查
D．胸部正侧位片
E．CT肺动脉造影

28．女性，27岁。突发左侧胸痛1天，深呼吸时加重，伴轻度咳嗽、憋气。既往半年患系统性红斑狼疮（抗磷脂抗体阳性）。查体：一般情况可，胸壁无压痛，双肺呼吸音清晰，未闻及干、湿啰音和胸膜摩擦音。心率80次/分，律齐，未闻及杂音。双下肢不肿。胸部X线片未见明显异常。该患者最可能的诊断是

A．急性支气管炎
B．胸膜炎
C．心脏神经官能症
D．肺血栓栓塞症
E．肋间神经痛

29．女性，45岁。因持续性上腹部疼痛伴发热8小时入院。入院后诊断为重症急性胰腺炎，行胃肠减压及抗感染、抑酸治疗，2天后体温正常，腹痛略有缓解，但患者突然感觉憋气伴右侧胸痛。查体：R 26次/分，肥胖，双肺呼吸音清晰，心率102次/分，律齐，P_2亢进，剑突下及左上腹部压痛及反跳痛(+)，移动性浊音(+)，右小腿肿胀，皮温略高。患者出现呼吸困难最可能的原因是

A．急性呼吸窘迫综合征
B．腹膜炎限制呼吸运动
C．肺血栓栓塞症
D．中毒性心肌炎
E．情绪紧张

30．男性，62岁。左侧胸痛伴呼吸困难1天。疼痛呈持续性锐痛。咳嗽时加剧，无放射痛和发热。查体：BP 110/80 mmHg，呼吸急促，口唇发绀，双肺未闻及干、湿啰音，P_2亢进，心脏各瓣膜听诊区未闻及杂音。左下肢水肿。胸痛最可能的原因是

A．肺炎
B．气胸
C．肺血栓栓塞症
D．胸膜炎
E．心绞痛

31．男性，72岁。患有高血压、心绞痛2年。20小时前经股动脉途径行冠状动脉造影显示：升主动脉明显扩张，左前降支95%阻塞。半小时前患者起床后突感胸闷、胸痛、呼吸困难、口唇发绀。血压70/50 mmHg，颈静脉明显充盈，动脉血气分析PaO_2 45 mmHg、$PaCO_2$ 35 mmHg。最可能的诊断是

A．急性心肌梗死
B．主动脉夹层
C．急性肺栓塞
D．心脏压塞
E．重型肺炎

*32．男性，50岁。呼吸困难、胸痛3天。查体：P 96次/分，BP 125/75 mmHg，心律齐，右下肢肿胀。超声心动图提示右心室功能障碍，cTnI 0.2 ng/ml，CT肺动脉造影示右下、左上肺多发肺动脉充盈缺损，首选的治疗药物是

A．重组组织纤溶酶原激活物
B．低分子肝素
C．氯吡格雷
D．阿司匹林 (44/2019)

*33．男性，45岁。突发胸痛、呼吸困难3小时，CTPA显示右下肺动脉干及左下肺动脉分支多处充盈缺损。查体：P 105次/分，BP 80/60 mmHg，颈静脉怒张，双肺呼吸音清晰，$P_2 > A_2$，三尖瓣听诊区可闻及2/6级收缩期杂音。左下肢轻度水

肿。此时应采取的主要治疗措施是
A．静脉点滴 rt-PA
B．静脉点滴多巴胺
C．皮下注射低分子肝素
D．手术治疗　　　　　　　　（68/2010）

【A3/A4 型题】

男性，56 岁。5 小时前突发右侧胸痛伴咳嗽、憋气。否认其他病史。查体：R 24 次/分，BP 130/80 mmHg，双肺呼吸音清晰，未闻及干、湿啰音及胸膜摩擦音。心率 102 次/分，律齐，$P_2>A_2$，心脏各瓣膜听诊区未闻及杂音。胸部 X 线片未见异常。动脉血气分析示 pH 7.45，$PaCO_2$ 32 mmHg，PaO_2 55 mmHg。

34．该患者胸痛伴咳嗽、憋气最可能的原因是
A．支气管哮喘
B．肺血栓栓塞症
C．急性心肌梗死
D．心绞痛
E．重症肺炎

35．对明确诊断意义最大的检查是
A．CT 肺动脉造影
B．血 D-二聚体测定
C．心电图
D．支气管扩张试验
E．心肌坏死标志物

女性，43 岁。突然胸痛伴呼吸困难、痰中带血 4 小时。查体：BP 70/40 mmHg，双侧不对称性下肢肿胀。

36．该患者最可能的诊断是
A．肺血栓栓塞症
B．急性心肌梗死
C．主动脉夹层
D．肺炎链球菌肺炎
E．干酪性肺炎

37．可作为筛查的辅助检查是
A．血白细胞计数和分类
B．红细胞沉降率
C．D-二聚体
D．超声心动图
E．胸部 X 线片

38．如果要明确诊断，最可靠的检查是
A．肺动脉造影
B．动脉血气分析
C．肺通气/血流灌注显像
D．心电图
E．痰细菌学检查

男性，45 岁。2 小时前突发呼吸困难，伴咯血、右侧胸痛。左下肢静脉炎 3 年余。查体：BP 100/70 mmHg，肺部检查未见异常，左下肢水肿。

39．该患者最可能的诊断是
A．肺动脉栓塞
B．急性心肌梗死
C．急性心包炎
D．主动脉夹层
E．胸腔积液

40．为明确诊断，该患者应该进行的检查是
A．冠状血管造影术
B．超声心动图
C．静脉血管多普勒
D．CT 肺动脉造影（CTPA）
E．胸部正侧位 X 线片

41．若上述诊断明确，目前的治疗不包括
A．卧床休息、吸氧、镇痛
B．静脉点滴 rt-PA
C．皮下注射低分子肝素
D．深静脉血栓的预防
E．手术治疗

女性，45 岁。术后卧床 3 天突发呼吸困难、胸痛，CTPA 诊断为肺血栓栓塞症。查体：R 24 次/分，口唇发绀，双肺呼吸音清，$P_2>A_2$，左下肢肿胀。

*42．该患者最可能的动脉血气分析结果是
A．PaO_2 降低，$PaCO_2$ 降低
B．PaO_2 降低，$PaCO_2$ 升高
C．PaO_2 正常，$PaCO_2$ 降低
D．PaO_2 正常，$PaCO_2$ 升高

*43．下列情况中，对决定患者是否采取溶栓治疗意义最大的是
A．低氧血症程度
B．血压与右心功能情况
C．呼吸困难程度
D．发病时间长短

*44．该患者抗凝治疗的疗程是
A．3~6 个月
B．大于 6 个月，少于 12 个月
C．12~24 个月
D．终身　　　　　　　　（73~75/2017）

男性，75 岁。下肢骨折术后 1 周突发呼吸困难，晕厥 1 次。查体：BP 85/55 mmHg，口唇发绀，颈静脉充盈，肺动脉瓣听诊区第二心音亢进。

45. 该患者最可能的诊断是
   A．急性心肌梗死
   B．肺血栓栓塞症
   C．心律失常
   D．主动脉夹层
*46. 下列检查中,对该患者疾病诊断意义最大的是
   A．心电图
   B．动脉血气分析
   C．CT 肺动脉造影
   D．超声心动图
*47. 该患者首选的治疗是
   A．溶栓治疗
   B．介入治疗
   C．外科手术
   D．起搏器置入　　　　(96~98/2014)

【B1 型题】

   A．肺血栓栓塞症
   B．肺脂肪栓塞综合征
   C．肺羊水栓塞症
   D．肺空气栓塞症
   E．肺梗死
48. 因肺血流受阻或中断而发生坏死的情况称为
49. 由于深静脉血栓形成而引起的疾病是

   A．蛋白 S 缺乏
   B．纤溶酶原缺乏
   C．肾病综合征
   D．吸烟
   E．瘫痪
   上述肺血栓栓塞症危险因素中:
50. 属于获得性危险因素中血液高凝状态的是
51. 属于获得性危险因素中血管内皮损伤的是
52. 属于获得性危险因素中静脉血流淤滞的是

   A．肺血栓栓塞症
   B．心包炎
   C．主动脉夹层
   D．急性心肌梗死
   E．气胸
53. 女性,56 岁。结肠癌,放、化疗治疗中,突发右侧胸痛、呼吸困难。查体:血压 100/70 mmHg,P_2 亢进,肺部无干、湿啰音,右下肢轻度水肿,动脉血气分析:低氧血症,心电图:完全性右束支传导阻滞。最可能的诊断是
54. 女性,75 岁。因髋关节骨折卧床 1 个月,今日下地后突发胸痛、呼吸困难,伴少量咯血,动脉血气分析示 PaO_2 55 mmHg,$PaCO_2$ 28 mmHg。最可能的诊断是

【X 型题】

55. 下列属于肺血栓栓塞症遗传性危险因素的有
   A．抗凝血酶缺乏
   B．血栓调节蛋白异常
   C．巨球蛋白血症
   D．肥胖
56. 下列肺血栓栓塞症获得性危险因素中,属于血液高凝状态的有
   A．瘫痪
   B．高龄
   C．住院
   D．肥胖
57. 支持肺栓塞诊断的有
   A．长期卧床的病史
   B．放射性核素肺通气/血流灌注显像提示匹配区域的反射性减低
   C．血 D-二聚体水平升高
   D．胸痛伴高热和咳嗽
58. 临床上属于中危肺栓塞的有
   A．以休克和低血压为主要表现
   B．血流动力学稳定、出现右心功能不全表现
   C．血流动力学稳定、血 cTnI 或 cTnT 增高
   D．血流动力学稳定、无右心功能不全和心肌损害
59. 急性肺栓塞正确的处理包括
   A．吸氧
   B．抗凝
   C．西地兰强心
   D．必要时溶栓
60. 关于急性肺栓塞治疗的叙述,正确的有
   A．基本治疗方法是抗凝治疗
   B．抗凝治疗可以首先使用肝素
   C．抗凝治疗可以首先使用华法林
   D．发病超过 12 小时溶栓效果欠佳
61. 下列肺血栓栓塞症患者需进行溶栓治疗的有
   A．明显呼吸困难
   B．明显胸痛
   C．低氧血症
   D．期前收缩
62. 下列属于治疗肺血栓栓塞症的直接抑制凝血因子的口服抗凝药物有
   A．达比加群酯
   B．阿哌沙班
   C．利伐沙班
   D．华法林

答案及解析

【A1 型题】

1.【答案】E
【解析】肺血栓栓塞症是指来源于体循环静脉系统或右心房的血栓阻塞了肺动脉及其分支，引起了肺循环障碍和呼吸功能损害的临床综合征。肺栓塞的血栓栓子多来源于下肢深静脉，临床常表现为胸痛、咯血、呼吸困难等，血 D- 二聚体升高，肺动脉造影是诊断的金标准，首选的治疗是呼吸循环支持治疗、抗凝和溶栓治疗等，而不是扩容、强心治疗。

2.【答案】E
【解析】肺血栓栓塞症常伴发深静脉血栓形成，常见胸痛、咯血、呼吸困难和晕厥等，CT 肺动脉造影为一线确诊手段，胸部 X 线片检查意义不大，血 D- 二聚体对肺血栓栓塞症的诊断特异性不高，溶栓治疗主要适用于高危患者。

3.【答案】A
【解析】静脉血栓合并肺血栓栓塞症的栓子通常来源于下肢和骨盆深静脉。

4.【答案】A
【解析】这是一道记忆型试题，典型"肺梗死三联征"是指呼吸困难、胸痛、咯血。其余均不正确。

5.【答案】C
【解析】急性肺源性心脏病是由于右心室急性负荷过重所致。当急性肺动脉栓塞，特别是大面积栓塞时，会使右心室急性负荷过重而导致急性肺源性心脏病。脂肪栓塞偶尔也可致急性肺源性心脏病，但很少见，其余一般不会引起急性肺源性心脏病。

6.【答案】B
【解析】肺血栓栓塞症的危险因素包括遗传性危险因素和获得性危险因素，蛋白 C 缺乏属于遗传性危险因素，其余均属于获得性危险因素。

7.【答案】A
【解析】肺血栓栓塞症的危险因素包括遗传性危险因素和获得性危险因素，肾病综合征属于肺血栓栓塞症的获得性危险因素，其余均属于遗传性危险因素。

8.【答案】E
【解析】凡是能引起高凝的因素都属于肺血栓栓塞症的危险因素。巨球蛋白血症、口服避孕药、真性红细胞增多症、系统性红斑狼疮（可引起抗磷脂综合征）等均是高凝因素，只有缺铁性贫血不属于肺血栓栓塞症的危险因素，因为贫血时的血液黏稠度减低。

9.【答案】B
【解析】肺血栓栓塞症的获得性危险因素是指后天获得的易发生本病的多种病理生理改变，包括创伤、年龄、骨折、手术、口服避孕药、恶性肿瘤（肿瘤家族史）等，其中年龄属于独立危险因素，随着年龄的增长，肺血栓栓塞症的发病率会逐渐增高，年龄大于 40 岁者较年轻者风险增高，其风险大约每 10 年增加 1 倍。

10.【答案】E
【解析】许多后天获得性因素是肺血栓栓塞症的获得性危险因素，如肾病综合征、口服避孕药、肿瘤、SLE（可引起抗磷脂综合征）和高龄等。所以青年男性不属于肺血栓栓塞症的危险因素。

11.【答案】A
【解析】肺血栓栓塞症最常有缺氧和右心负荷过重引起的窦性心动过速，因此肺血栓栓塞症最常见的心电图改变是窦性心动过速。当有肺动脉及右心压力增高时才出现肺性 P 波、顺钟向转位、$S_I Q_{III} T_{III}$ 和 ST-T 改变。

12.【答案】A
【解析】肺血栓栓塞症患者最常有低氧和低碳酸血症，因此不应该出现高碳酸血症。其余均可出现。

13.【答案】C
【解析】肺血栓栓塞症引起栓塞部位血流减少，通气 / 血流比值增大，肺泡通气不能被充分利用，肺泡无效腔增大，是导致低氧血症的主要原因。

14.【答案】A
【解析】急性肺栓塞患者血浆 D- 二聚体应升高，一般大于 500 μg/L，若血浆 D- 二聚体低于 500 μg/L，可以基本除外急性肺栓塞。其余均无特异性意义。

15.【答案】C
【解析】在临床表现和初步检查强烈提示肺血栓栓塞症的情况下，行确诊检查，具有肺动脉造影、CT 肺动脉造影、放射性核素肺通气 / 血流灌注显像、磁共振成像和磁共振肺动脉造影四项中一项阳性即可。而下肢静脉血管多普勒只是可能发现下肢深静脉有无血栓形成，不能帮助确诊。

16.【答案】A
【解析】肺血栓栓塞症患者的溶栓治疗主要适用于有大面积栓塞者，有休克时，说明肺有大面积栓塞，应考虑溶栓治疗。

17.【答案】B
【解析】肺血栓栓塞症的治疗包括溶栓治疗、抗凝治疗、肺动脉血栓摘除术、放置腔静脉滤器及治疗相关原发病等。无血流动力学障碍的患者应首选肝素或低分子肝素抗凝治疗是正确的。其他有关肺血栓栓塞症治疗的叙述，均是不确切的。

18.【答案】C

【解析】肺组织氧供丰富，有肺动静脉、支气管动静脉、肺泡内换气三重氧供，肺梗死发生率低。肺血栓栓塞症溶栓治疗的目的不完全是保护肺组织，更主要是溶解血栓，减轻血管内皮损伤，降低慢性血栓栓塞性肺动脉高压的发生。研究显示，对有溶栓指征的病例，溶栓治疗时间窗为发病14天内，当然溶栓越早疗效越好。

19.【答案】A

【解析】该老年男性患者2个月前发生股骨颈骨折，肯定活动会受限，5小时前开始持续性呼吸困难，查体见颈静脉充盈，P_2亢进，可能出现右心功能不全，心脏无杂音可除外心脏瓣膜病，从以上表现，结合心电图改变支持肺动脉栓塞，虽然LDH增高，但CK-MB正常，心电图也无心肌梗死改变，不支持急性心肌梗死，因此该患者最可能的诊断是肺动脉栓塞，其他疾病均可能性小。

20.【答案】A

【解析】该老年女性患者卵巢癌根治术后卧床，突发胸闷、胸痛、呼吸困难，SpO_2降低（88%），心电图检查提示窦性心动过速。临床考虑急性肺血栓栓塞症可能性大，为明确诊断，最重要的检查是CT肺动脉造影。不需做冠状动脉造影和胸腹盆CT平扫及床旁B超检查，胸部X线片的意义较小。

21.【答案】D

【解析】该中年男性患者急性起病，突发呼吸困难，伴咯血、右侧胸痛，查体血压正常，肺部未见异常，左下肢水肿，结合多年有左下肢静脉炎，该患者最可能是左下肢静脉栓子脱落，引起肺栓塞所致。因此为明确诊断，在给出的检查中，应该进行的检查是肺通气/血流灌注显像。放射性核素肺通气/血流灌注显像是诊断肺血栓栓塞症无创、敏感性较高的方法，可发现亚段以上的肺栓塞，肺血栓栓塞症患者通气/血流灌注显像的特点为通气显像正常或大致正常，而灌注显像呈放射性缺损区，通气/血流灌注不匹配。目前肺动脉造影及CT肺动脉造影是诊断的金标准，但肺通气/血流灌注显像也是重要的诊断方法，在无肺动脉造影及CT肺动脉造影的情况下，为明确诊断，应该进行肺通气/血流灌注显像。其他检查对肺血栓栓塞症的诊断帮助较小。

22.【答案】E

【解析】该老年男性脑卒中及左侧肢体瘫痪患者长期卧床，1天来呼吸困难，最可能是由于深静脉血栓形成，栓子脱落栓塞肺血管致肺梗死，临床可出现低氧血症、右心衰竭、发绀和深静脉血栓形成，这些均支持肺梗死的临床表现，但此时患者因为缺氧，不会有心动过缓。

23.【答案】B

【解析】该老年男性患者下肢骨折后，有肺血栓栓塞症的危险因素，突发呼吸困难、晕厥，查体发现血压下降，颈静脉充盈，肺动脉瓣听诊区第二心音亢进，所以该患者最可能的诊断是肺血栓栓塞症。病史和体征均不支持其他诊断。

24.【答案】D

【解析】该中年女性肥胖患者坐飞机可能引起下肢深静脉血栓形成，起身后呼吸困难、昏迷，结合胸部X线片示右肺斑片状阴影，考虑的疾病是肺血栓栓塞症。肺结核和消化性溃疡均不会有这样的情况；脑出血应以昏迷为主要表现，一般不会有呼吸困难和胸部X线片示右肺斑片状阴影；急性心肌梗死患者很少迅速昏迷。

25.【答案】D

【解析】该中年女性患者突发左侧胸痛1天，深呼吸时加重，伴轻度咳嗽、憋气，左下肢可疑水肿。既往间断服用避孕药节育易有高凝，所以该患者最可能的诊断是肺血栓栓塞症。其余诊断均可能性小。

26.【答案】A

【解析】该老年女性患者髋关节置换手术后因卧床出现右小腿肿胀，术后第3天下地活动时突发胸痛、咯血伴呼吸困难，动脉血PaO_2降低（<60 mmHg），结合D-二聚体显著升高，最可能的诊断是肺血栓栓塞症。不支持支气管扩张症，其他（急性心肌梗死、主动脉夹层、急性左心衰竭）可能性均小。

27.【答案】E

【解析】该中年女性患者有肺癌病史，3小时前突发呼吸困难，查体提示肺动脉高压（$P_2 > A_2$），右下肢静脉血栓（右下肢水肿），临床考虑以右下肢血栓形成的栓子脱落引起肺栓塞的可能性最大。所以下一步最适宜的诊断检查是CT肺动脉造影。肺动脉造影是诊断肺栓塞的金标准，但是随着CT技术的发展，CT肺动脉造影作为无创检查，其准确性和肺动脉造影相当。不需要进行冠状血管造影术，而其他检查对肺栓塞的诊断帮助较小。

28.【答案】D

【解析】该青年女性患者急性起病，突发左侧胸痛，深呼吸时加重，伴轻度咳嗽、憋气，既往半年患系统性红斑狼疮（抗磷脂抗体阳性）可能导致高凝状态，因此最可能的诊断是肺血栓栓塞症。从病史和查体所见均不支持其他诊断。

29.【答案】C

【解析】该中年女性患者患重症急性胰腺炎，好转过程中突然感觉憋气伴右侧胸痛，查体除有急性胰腺炎的体征外，还有P_2亢进，右小腿肿胀，皮温略高。因此最可能的诊断是肺血栓栓塞症。病史中可能还应与急性呼吸窘迫综合征鉴别，但总体考虑不符合，也不支持其他诊断。

30．【答案】C

【解析】该老年男性患者急性发病，左侧胸痛伴呼吸困难，咳嗽时加剧，无放射痛和发热，不支持肺炎和心绞痛，结合左下肢水肿和P_2亢进，胸痛最可能的原因是肺血栓栓塞症，其他疾病均可能性很小。

31．【答案】C

【解析】该老年男性患者诊断冠心病，因行冠状动脉造影卧床并下肢制动20小时，在起床后突发呼吸困难、休克、低氧血症，应首先考虑急性肺栓塞。患者左前降支病变，如发生急性心肌梗死伴休克，不能解释颈静脉明显充盈；主动脉夹层常伴剧烈胸痛及高血压，本例不支持；单纯行冠状动脉造影而未行冠脉介入治疗，很少发生心脏压塞、重型肺炎等。

32．【答案】B

【解析】该中年男性患者急性起病，呼吸困难、胸痛，右下肢肿胀，CT肺动脉造影（CTPA）提示肺动脉充盈缺损，诊断急性肺血栓栓塞症明确，患者血流动力学稳定，危险分层为中危。急性非高危PTE患者，首选抗凝治疗。

33．【答案】A

【解析】该中年男性患者表现为突发胸痛，并有肺动脉高压的表现（$P_2>A_2$），而且CTPA显示为典型的肺栓塞表现，因此肺血栓栓塞症诊断明确。由于患者存在血流动力学紊乱（休克），提示患者为大面积肺栓塞，是溶栓治疗的适应证，因此选A。通过快速溶解栓子，可以减轻右心室的压力负荷，使左心回心血量增加，纠正循环衰竭的情况，挽救患者生命。B选项为对症治疗。C选项适用于非大面积肺栓塞的患者。手术治疗往往只在无法进行溶栓治疗时被选，风险高。

34．【答案】B　35．【答案】A

【解析】该中年男性患者突发右侧胸痛伴咳嗽、憋气。心率增快，$P_2>A_2$，动脉血气分析有低氧血症，支持肺血栓栓塞症诊断，所以该患者胸痛伴咳嗽、憋气最可能的原因是肺血栓栓塞症，病史、体征和辅助检查均不支持支气管哮喘、急性心肌梗死、心绞痛和重症肺炎的诊断。肺血栓栓塞症是指来源于体循环静脉系统或右心房的血栓阻塞了肺动脉及其分支，引起了肺循环障碍和呼吸功能损害的临床综合征，肺动脉造影是诊断肺血栓栓塞症的金标准。但是随着CT技术的发展，CT肺动脉造影作为无创检查，其准确性和肺动脉造影相当，因此对明确诊断意义最大的是CT肺动脉造影，虽然肺血栓栓塞症时血D-二聚体可升高，但无特异性。而心肌坏死标志物和ECG是针对急性心肌梗死和心绞痛的诊断，支气管扩张试验是针对支气管哮喘的诊断。

36．【答案】A　37．【答案】C　38．【答案】A

【解析】该中年女性患者突然发生胸痛伴呼吸困难，痰中带血，查体发现血压降低（70/40 mmHg），最可能的诊断是肺血栓栓塞症，双侧不对称性下肢肿胀提示栓子可能来源于下肢深静脉血栓，而急性心肌梗死、主动脉夹层、肺炎链球菌肺炎和干酪性肺炎虽然都可以有突然胸痛伴呼吸困难，但结合双侧不对称性下肢肿胀，均不应首先考虑。因为肺血栓栓塞症的血栓发生纤溶时可产生D-二聚体，所以D-二聚体测定可作为筛查肺血栓栓塞症的辅助检查，胸部X线片对于肺炎链球菌肺炎和干酪性肺炎有诊断意义，超声心动图检查对急性心肌梗死和主动脉夹层有诊断意义。该患者肺血栓栓塞症的栓子是来源于下肢深静脉的血栓，阻塞了肺动脉及其分支，引起了肺循环障碍和呼吸功能损害的临床综合征，肺动脉造影是诊断肺血栓栓塞症的金标准，但是随着CT技术的发展，CT肺动脉造影作为无创检查，其准确性和肺动脉造影相当，因此现在临床上已用CT肺动脉造影代替了肺动脉造影，而动脉血气分析和肺通气/血流灌注显像虽然对诊断有帮助，但不能确定诊断，心电图是针对急性心肌梗死的诊断，痰细菌学检查是针对肺炎链球菌肺炎和干酪性肺炎的检查。

39．【答案】A　40．【答案】D　41．【答案】E

【解析】该中年男性患者急性起病，突发呼吸困难，伴咯血、右侧胸痛，查体血压正常，肺部未见异常，左下肢水肿，结合多年有左下肢静脉炎，该患者最可能是左下肢静脉栓子脱落，引起肺栓塞所致。因此为明确诊断，应该进行的检查是CT肺动脉造影（CTPA）。若肺动脉栓塞诊断明确，目前的治疗不包括手术治疗，手术取栓治疗适用于危及生命的大块肺动脉栓塞，死亡率高，其余均适于目前的治疗。

42．【答案】A　43．【答案】B　44．【答案】A

【解析】该中年女性患者肺血栓栓塞症诊断明确，动脉血气分析最常表现为低氧血症、低碳酸血症。肺血栓栓塞症患者需要进行危险度分层，高危患者（存在休克或低血压、右心功能不全、心肌损伤）有溶栓治疗的指征。抗凝治疗的疗程因人而异，该患者的危险因素为手术，可短期内消除，抗凝治疗3~6个月；对于栓子来源不明的首发病例，给予抗凝治疗至少6个月；特发性或合并凝血因子异常的深静脉血栓导致的肺栓塞需长期抗凝；若为复发性肺栓塞或合并慢性血栓栓塞性肺动脉高压的患者，需长期抗凝；肿瘤合并肺栓塞患者抗凝治疗至少 6 个月，部分病例也需长期抗凝治疗。

45.【答案】B　46.【答案】C　47.【答案】A

【解析】该老年男性患者下肢骨折后，有肺血栓栓塞症的危险因素，突发呼吸困难、晕厥，查体发现血压下降，颈静脉充盈，肺动脉瓣听诊区第二心音亢进，考虑肺血栓栓塞症可能性最大。其一线确诊手段为 CT 肺动脉造影，而心电图、动脉血气分析和超声心动图不能确诊肺血栓栓塞症。高危（大面积）肺血栓栓塞症以休克和低血压为主要表现，首选治疗为溶栓治疗。对溶栓禁忌或内科治疗无效者考虑介入治疗。该患者有明显呼吸困难、低氧血症表现、低血压，属高危患者，因此溶栓治疗首选。

48.【答案】E　49.【答案】A

【解析】在给的备选答案中，因肺血流受阻或中断而发生坏死的情况称为肺梗死，其余均无发生坏死的情况；由于深静脉血栓形成而引起的疾病是肺血栓栓塞症。

50.【答案】C　51.【答案】D　52.【答案】E

【解析】肺血栓栓塞症的危险因素包括遗传性危险因素和获得性危险因素，获得性危险因素又包括血液高凝状态、血管内皮损伤和静脉血流淤滞。题中所述肺血栓栓塞症危险因素中，属于获得性危险因素中血液高凝状态的是肾病综合征；属于获得性危险因素中血管内皮损伤的是吸烟；属于获得性危险因素中静脉血流淤滞的是瘫痪。

53.【答案】A　54.【答案】A

【解析】中年女性结肠癌患者，放、化疗治疗中可有高凝状态，突发右侧胸痛、呼吸困难，查体有右心功能不全的表现（P₂ 亢进，肺部无干湿啰音），结合右下肢轻度水肿及血气分析有低氧血症和心电图有完全性右束支传导阻滞，最可能的诊断是肺血栓栓塞症。老年女性患者因多日髋关节骨折卧床后下地后突发胸痛、呼吸困难，伴少量咯血，并出现 I 型呼吸衰竭（动脉血气 PaO_2 60 mmHg，$PaCO_2$ 28 mmHg），最可能的诊断是肺血栓栓塞症。其他疾病虽然都有胸痛，但病史和辅助检查结果均不支持。

55.【答案】AB

【解析】肺血栓栓塞症的危险因素包括遗传性危险因素和获得性危险因素。抗凝血酶缺乏和血栓调节蛋白异常均属于肺血栓栓塞症遗传性危险因素。而巨球蛋白血症和肥胖是属于肺血栓栓塞症的获得性危险因素。

56.【答案】BD

【解析】肺血栓栓塞症的危险因素包括遗传性危险因素和获得性危险因素，获得性危险因素又包括血液高凝状态、血管内皮损伤和静脉血流淤滞。高龄和肥胖属于获得性危险因素中的血液高凝状态。而瘫痪和住院是属于获得性危险因素中的静脉血流淤滞。

57.【答案】ABC

【解析】肺栓塞常为肺血栓栓塞，是来自静脉系统（常为下肢深静脉）或右心的血栓阻塞肺动脉或其分支所导致的以肺循环和呼吸功能障碍为主要临床和病理生理特征的疾病。长期卧床的病史易引起下肢深静脉血栓形成，肺栓塞时放射性核素肺通气/血流灌注显像会提示匹配区域的反射性减低，肺栓塞常由于继发纤溶亢进导致血 D-二聚体水平升高。因此支持肺栓塞诊断的是长期卧床的病史、放射性核素肺通气/血流灌注显像提示匹配区域的反射性减低和血 D-二聚体水平升高。而胸痛伴高热和咳嗽常提示肺部感染，不支持肺栓塞的诊断。

58.【答案】BC

【解析】临床上根据肺栓塞危险程度，将其分为高危、中危和低危。临床上属于中危肺栓塞的有血流动力学稳定、出现右心功能不全表现和血流动力学稳定、血 cTnI 或 cTnT 增高。而以休克和低血压为主要表现者为高危；血流动力学稳定、无右心功能不全和心肌损害者为低危。

59.【答案】ABD

【解析】急性肺栓塞是指来源于体循环静脉系统或右心房的血栓阻塞了肺动脉及其分支，引起了肺循环障碍和呼吸功能损害的临床综合征。所以正确的处理包括吸氧、抗凝和必要时溶栓。一般不用西地兰强心，一方面不需要，另一方面还可能容易产生毒性。

60.【答案】AB

【解析】急性肺栓塞的基本治疗方法是抗凝治疗，临床疑诊肺栓塞时，如无禁忌证，即应开始抗凝治疗；抗凝治疗可以首先使用肝素，而不是首先使用华法林，因为华法林的起效慢；溶栓的时间窗一般定为 14 天以内，所以发病超过 12 小时溶栓效果欠佳的叙述也是不正确的。

61.【答案】ABC

【解析】肺血栓栓塞症的溶栓治疗主要适用于高危病例（有明显呼吸困难、胸痛、低氧血症）。而有期前收缩不属于高危病例，所以不一定必须行溶栓治疗。

62.【答案】ABC

【解析】肺血栓栓塞症的抗凝药物有多种，直接抑制凝血因子的口服抗凝药物是一类新型的抗凝药物，直接作用于凝血因子，抗凝活性不依赖其他辅助因子（如抗凝血酶），包括直接凝血酶抑制剂达比加群酯，直接 Xa 因子抑制剂阿哌沙班、利伐沙班。而华法林属于维生素 K 拮抗剂，不属于治疗肺血栓栓塞症的直接口服抗凝药物。

十一、肺动脉高压与肺源性心脏病

【A1 型题】

1. 肺动脉高压的血流动力学标准（在海平面、静息状态下，右心导管测量的平均肺动脉压）是
   A. ≥10 mmHg
   B. ≥15 mmHg
   C. ≥20 mmHg
   D. ≥25 mmHg
   E. ≥30 mmHg

2. 下列属于肺部疾病和（或）低氧所致肺动脉高压的是
   A. 左心室收缩性功能不全
   B. 间质性肺疾病
   C. 心脏瓣膜病
   D. 血管肉瘤
   E. 动脉炎

3. 特发性肺动脉高压患者最常见的症状是
   A. 疲乏、无力
   B. 呼吸困难
   C. 头晕或晕厥
   D. 胸痛
   E. 咯血

*4. 特发性肺动脉高压可能出现的体征是
   A. 心尖搏动呈抬举样
   B. 心尖搏动向左侧移位
   C. 心尖部可闻及收缩期杂音并向左腋下传导
   D. 心底部第二心音逆分裂　　　（59/2016）

5. 导致慢性肺源性心脏病最常见的疾病是
   A. 慢性支气管炎所致血管炎
   B. 慢性阻塞性肺疾病（COPD）
   C. 支气管哮喘
   D. 肺血栓栓塞症
   E. 严重胸廓畸形

6. 慢性肺心病导致心力衰竭的原因中，最重要的是
   A. 心肌缺氧
   B. 肺动脉压升高超过右心负荷
   C. 肺内反复感染对心肌的毒性作用
   D. 水、电解质平衡失调
   E. 血液黏稠度增高

7. 下列各项中，不符合肺心病体征的是
   A. 颈静脉充盈
   B. 剑突下心脏抬举性搏动
   C. 心浊音界向左下扩大
   D. 肺动脉瓣听诊区第二心音亢进
   E. 双下肢可凹性水肿

8. 肺心病肺动脉高压形成的多项因素中，可经治疗后明显降低肺动脉压的是
   A. 慢性支气管炎所致血管炎
   B. 缺氧性肺血管收缩
   C. 肺血管重塑
   D. 肺泡壁破裂所致肺循环阻力增大
   E. 肺气肿压迫肺毛细血管

9. 慢性肺源性心脏病最常见的心脏改变是
   A. 右心房肥大
   B. 左心房肥大
   C. 右心室肥大
   D. 左心室肥大
   E. 左心房 + 左心室肥大

10. 慢性肺源性心脏病右心衰竭患者，下列化验结果最可能降低的是
    A. 血乳酸脱氢酶
    B. 血尿素氮
    C. 血清胆红素
    D. 血葡萄糖
    E. 血清钠

11. 下列慢性肺源性心脏病发病的主要因素中，不正确的是
    A. 肺血管阻力增加
    B. 气道梗阻
    C. 肺动脉高压
    D. 低氧血症及高碳酸血症
    E. 血液黏稠度增加

12. 慢性肺源性心脏病急性加重期应首选的治疗方案是
    A. 止咳化痰
    B. 使用糖皮质激素
    C. 吸氧
    D. 控制感染
    E. 利尿

*13. 慢性肺源性心脏病心力衰竭最重要的治疗是
    A. 应用利尿药
    B. 应用正性肌力药
    C. 控制感染、改善呼吸功能
    D. 应用血管扩张药　　　（64/2014）

14. 控制慢性肺源性心脏病心律失常最重要的措施是

A．纠正低氧血症和电解质紊乱
B．使用洋地黄
C．使用广谱抗心律失常药物
D．使用利尿剂降低心脏前负荷
E．使用血管扩张剂降低心脏后负荷

15．目前认为，可以肯定改善慢性阻塞性肺疾病（COPD）、慢性肺心病患者长期预后的治疗措施是
A．长期吸入抗胆碱能药
B．长期吸入糖皮质激素
C．长期小剂量口服氨茶碱
D．戒烟和长期氧疗
E．肺减容手术

16．肺源性心脏病患者出现右心衰竭时，下列处理不适宜的是
A．积极控制感染
B．改善呼吸功能
C．适量应用利尿剂和补钾
D．治疗原发病
E．按常规剂量应用强心药

*17．慢性肺源性心脏病心功能代偿期除了有慢性阻塞性肺疾病（COPD）的临床表现外，还可能有的体征是
A．肝颈静脉回流征阳性
B．剑突下心脏收缩期搏动
C．舒张期奔马律
D．腹水征　　　　　　　　　（62/2007）

*18．慢性肺源性心脏病患者出现右心衰竭时使用洋地黄治疗，不正确的是
A．避免选用作用快的制剂
B．用量为常规量的 1/2～2/3
C．心率快与慢不能作为疗效指征
D．一般疗效较差
E．不作为首选治疗心功能不全的药物（63/1996）

*19．胸部 X 线片诊断慢性肺源性心脏病的主要依据（肺动脉高压征象），不符合的是
A．可有明显肺气肿或慢性肺部感染疾患征象
B．右心室增大
C．肺动脉段突出，其高度≥5 mm
D．右下肺动脉干横径≥15 mm　　（58/2000）
E．右下肺动脉干横径与气管横径之比≥1.07

*20．慢性肺源性心脏病急性加重期应用利尿剂，可能引起的异常是
A．代谢性酸中毒
B．呼吸性酸中毒合并代谢性酸中毒
C．呼吸性碱中毒合并代谢性酸中毒
D．呼吸性酸中毒合并代谢性碱中毒
E．呼吸性碱中毒合并代谢性碱中毒　（64/2006）

21．在下列情况下，慢性肺源性心脏病患者不适宜应用洋地黄的是
A．合并急性左心衰竭
B．感染已控制，利尿剂治疗右心功能未能改善
C．合并室上性心动过速
D．心房颤动（心室率＞100 次 / 分）
E．急性严重感染而加重

【A2 型题】

22．男性，74 岁。反复咳嗽、咳痰 32 年，晨起咳痰明显，呈白色泡沫状，近 3 天来症状加重，伴气短、心悸。吸烟史 50 年。查体：T 37.8℃，R 25 次 / 分，BP 160/90 mmHg。桶状胸，双肺可闻及散在哮鸣音，少许湿啰音，$P_2 > A_2$，心率 92 次 / 分，律齐，三尖瓣听诊区可闻及 3/6 级收缩期杂音，双下肢可凹性水肿（+）。心电图示 $R_{V_1} + S_{V_5} = 1.25$ mV，V_3 导联 QRS 波呈 qR，右束支传导阻滞。该患者最可能的诊断是
A．冠状动脉粥样硬化性心脏病
B．风湿性心脏瓣膜病
C．慢性肺源性心脏病
D．高血压性心脏病
E．扩张型心肌病

23．男性，45 岁。患慢性支气管炎（慢支）15 年，呼吸困难突然加重 1 天，伴右侧胸痛。查体：口唇发绀，桶状胸，右肺呼吸音减低，左肺散在干啰音，心浊音界缩小，剑突下可触及收缩期搏动。最可能的诊断是
A．慢支、肺气肿、肺部感染
B．慢支、肺气肿、早期肺心病、右侧气胸
C．慢支、肺气肿、右侧气胸
D．慢支、肺气肿、早期肺心病、右侧胸腔积液
E．慢支、肺气肿、右侧胸腔积液

24．女性，65 岁。反复咳嗽、咳痰 20 年，喘憋伴间断下肢水肿 10 年。查体：BP 145/90 mmHg，双肺可闻及湿啰音。心电图检查见 Ⅱ、Ⅲ 导联 P 波振幅为 0.26 mV，V_1 导联 P 波直立，振幅为 0.2 mV，P 波宽度均正常。最可能的心电图诊断是
A．右心房扩大
B．右心室肥大
C．左心房扩大
D．左心室肥大
E．双心房扩大

25．男性，73 岁。反复咳嗽、咳痰、气短 40 余年，心悸、双下肢水肿 3 年，近 5 天来症状加重伴发热。查体：T 38.5 ℃，R 22 次 / 分，BP 120/80 mmHg，呼吸急促，双肺可闻及干、湿啰音，P_2 亢进，

三尖瓣听诊区可闻及 3/6 级收缩期杂音，心率 100 次 / 分，律齐，肝右肋下 4 cm，肝颈静脉回流征阳性，脾未触及，双下肢有可凹性水肿。该患者此时首选的治疗药物是

A．强心剂
B．利尿剂
C．祛痰剂
D．抗生素
E．呼吸兴奋剂

26．男性，78 岁。慢性支气管炎 20 年，活动时气喘 3 年，加重伴咳黄黏痰 3 天。查体：R 30 次 / 分，BP 130/80 mmHg，双肺呼吸音低，心率 118 次 / 分，律齐，心界向左扩大，腹软，肝肋下 2 cm，质软，脾未触及，双下肢可凹性水肿（++）。对于该患者目前处理应选择

A．使用足量的洋地黄类药物
B．积极控制感染
C．静脉使用速尿
D．尽早使用血管扩张剂
E．持续高流量吸氧，纠正低氧血症

27．男性，67 岁。肺源性心脏病急性加重期患者，动脉血气分析结果为 pH 7.25，$PaCO_2$ 70 mmHg，HCO_3^- 30 mmol/L。对其酸碱失衡的治疗措施是

A．静脉滴注 5% 碳酸氢钠
B．静脉滴注盐酸精氨酸
C．给予利尿剂
D．补充氯化钾
E．改善通气功能

28．男性，62 岁。患肺源性心脏病用呼吸机进行人工通气时，动脉血气分析示 pH 7.51，$PaCO_2$ 24 mmHg，BE –8.0 mmol/L，下一步治疗应采用的措施是

A．应用精氨酸
B．减少呼吸机潮气量
C．应用 5%$NaHCO_3$
D．加大呼吸机潮气量
E．立即停用呼吸机

29．男性，66 岁。肺源性心脏病患者高度水肿，心率 114 次 / 分，$PaCO_2$ 60 mmHg。较为合理的治疗是

A．洋地黄化，并用少量镇静剂
B．西地兰静注，并用醋唑酰胺
C．西地兰静注，并用心得安（普萘洛尔）
D．洋地黄化，并用氟美松（地塞米松）
E．西地兰静注，临时使用少量利尿剂

【A3/A4 型题】

男性，72 岁。反复咳嗽、咳痰 27 年，心悸、气短、下肢间断性水肿 3 年，病情加重伴畏寒、发热 3 天入院。查体：T 38.5℃，呼吸急促，口唇发绀，双肺叩诊过清音，双肺散在干、湿啰音，心率 110 次 / 分，律齐，无杂音，腹软，肝肋下 2 cm，肝颈静脉回流征（+），脾肋下未触及，双下肢明显可凹性水肿。

30．该患者最可能的诊断是

A．慢性支气管炎（慢支）
B．慢性阻塞性肺气肿（肺气肿）
C．慢支 + 肺气肿
D．慢性阻塞性肺疾病（COPD）
E．COPD+ 肺心病

31．为明确诊断，首选的检查是

A．胸部 X 线片
B．胸部 CT
C．动脉血气分析
D．心电图检查
E．超声心动图

32．主要的治疗措施是

A．祛痰与止咳
B．解痉与平喘
C．控制感染与改善呼吸功能
D．低浓度持续吸氧
E．应用洋地黄

33．[假设信息] 该患者呼吸困难突然进一步加重，右肺呼吸音较前明显减弱，应立即进行的检查是

A．胸部 X 线片
B．胸部 B 超
C．动脉血气分析
D．心电图检查
E．肺功能

34．[假设信息] 病情仍继续恶化，出现嗜睡至昏迷，动脉血气分析结果示 PaO_2 50 mmHg，$PaCO_2$ 50 mmHg，此时应首先考虑的合并症是

A．感染中毒性脑病
B．肺性脑病
C．急性呼吸窘迫综合征
D．脑出血
E．脑栓塞

女性，68 岁。反复咳嗽、咳痰 20 年，气喘 10 年，加重伴下肢水肿 1 周。既往高血压病史 10 余年，血压 145/90 mmHg 左右。查体：T37.8℃，BP 135/80 mmHg，口唇发绀，双下肺散在湿啰音和哮鸣音，肝肋下 3 cm，肝颈静脉回流征（+），双下肢可凹性水肿（+）。化验血 WBC $9.3×10^9$/L，中性 78%。

35．该患者最可能的诊断是

A．支气管哮喘

B．肺源性心脏病右心衰竭
C．慢性阻塞性肺疾病（COPD）
D．支气管扩张症
E．肺结核

36．该患者发生下肢可凹性水肿的机制是
A．水钠潴留
B．淋巴回流障碍
C．体循环淤血
D．毛细血管通透性增加
E．继发性醛固酮增多

37．符合该患者的 ECG 表现是
A．普遍导联 ST 段弓背向上抬高
B．电轴左偏
C．T 波增宽有切迹
D．胸前导联顺钟向转位
E．Ⅱ、Ⅲ、aVF 导联 ST-T 改变

女性，65 岁。反复咳嗽、咳痰 30 年，心悸、气短、下肢间歇性水肿 5 年，病情加重伴畏寒、发热 3 天入院。查体：T 38℃，呼吸急促，双肺叩诊过清音，中、下肺有湿啰音，心率 110 次/分，律齐，无杂音，双下肢重度可凹性水肿。

38．该患者最可能的诊断是
A．慢性支气管炎（慢支）
B．慢支＋肺气肿
C．慢支＋肺气肿＋肺源性心脏病（肺心病）
D．慢性阻塞性肺疾病
E．慢支＋肺气肿＋心肌病

39．目前首选的检查是
A．胸部 X 线片
B．心电图检查
C．动脉血气分析
D．痰培养及药敏试验
E．血生化检查

40．主要治疗措施是
A．控制感染
B．祛痰与止咳
C．解痉与平喘
D．低浓度持续吸氧
E．给予利尿剂和强心剂

女性，55 岁。5 年来患慢性阻塞性肺疾病（COPD）、慢性肺源性心脏病，2 天来受凉后病情加重，发热、咳嗽、咳黄痰，呼吸困难不能平卧。查体：T 38.8℃，P 115 次/分，R 30 次/分，BP 130/85 mmHg，口唇发绀，颈静脉怒张，双肺散在干、湿啰音，心率 115 次/分，律齐，腹平软，肝肋下 3cm，脾肋下未触及，下肢有中度可凹性水肿。血常规：Hb 155 g/L，WBC 12.2×10^9/L，N 0.85，Plt 233×10^9/L。

41．该患者病情加重的主要原因是
A．肺部感染
B．心动过速
C．严重缺氧
D．肺功能进行性下降
E．精神紧张

42．该患者最可能发生的酸碱平衡失调是
A．呼吸性碱中毒
B．呼吸性酸中毒
C．呼吸性碱中毒合并代谢性酸中毒
D．呼吸性酸中毒合并代谢性碱中毒
E．呼吸性酸中毒合并代谢性酸中毒

43．该患者最重要的治疗药物是
A．有效抗生素
B．强心药
C．呼吸兴奋药
D．利尿药
E．祛痰、止咳药

男性，71 岁。反复咳嗽、咳痰、气短 30 余年，胸闷、心悸 2 年，加重伴发热 1 周，嗜睡 3 小时入院。吸烟史 40 年。查体：BP140/90 mmHg，嗜睡状，呼之能应，瞳孔等大等圆，对光反射存在，口唇发绀，双肺可闻及干、湿啰音，心率 120 次/分，期前收缩 3 次/分，下肢可凹性水肿（＋）。

44．该患者最可能的诊断是
A．冠状动脉硬化性心脏病
B．慢性肺源性心脏病
C．风湿性心脏瓣膜病
D．原发性心肌病
E．高血压性心脏病

45．[假设信息] 该患者上述诊断成立，补充体检时还可出现的最主要体征是
A．心音强弱快慢不等
B．心界向左下扩大
C．心界向左、右两侧扩大
D．肺动脉瓣听诊区第二心音亢进
E．心尖区可闻及 3/6 级粗糙吹风样全收缩期杂音

46．[假设信息] 该患者上述诊断成立，其出现嗜睡最可能的原因是
A．代谢性碱中毒
B．中毒性脑病
C．肺性脑病
D．脑梗死
E．脑出血

男性，62岁。间断咳嗽、咳痰10余年，喘息5年，加重3天入院。吸烟41年，30支/日，已戒5年。查体：烦躁，球结膜充血、水肿，口唇发绀，桶状胸，双肺呼吸音低，右下肺可闻及少许湿啰音，肝肋下5 cm，肝颈静脉回流征（+），双下肢有可凹性水肿。血 K^+ 4.5mmol/L，Na^+ 129 mmol/L，Cl^- 90 mmol/L。

47．该患者最可能的心力衰竭原因是

A．冠心病

B．慢性肺源性心脏病

C．高血压性心脏病

D．风湿性心脏瓣膜病

E．扩张型心肌病

48．[假设信息] 若该患者出现意识障碍，最可能的原因是

A．感染中毒性脑病

B．低钠血症

C．肝性脑病

D．肺性脑病

E．脑出血

49．该患者目前最重要的治疗是

A．抗生素治疗

B．静脉滴注支链氨基酸

C．无创通气

D．纠正电解质紊乱

E．祛痰、平喘治疗

【B1 型题】

A．肺泡毛细血管急性损伤

B．支气管肺感染和阻塞

C．肺弥散功能障碍

D．肺动脉高压

E．肺性脑病

50．肺源性心脏病发病的主要机制是

51．肺源性心脏病出现精神障碍主要见于

52．肺源性心脏病急性加重的主要原因是

A．慢性缺氧所致肺血管重建

B．缺氧性肺血管收缩

C．支气管肺感染和阻塞

D．血液黏稠度增加

E．气道炎症

53．肺源性心脏病肺动脉高压形成的解剖因素是

54．肺源性心脏病肺动脉高压形成的功能因素是

A．肺动脉瓣听诊区第二心音亢进

B．剑突下心脏抬举性搏动

C．心浊音界缩小或叩不出

D．颈静脉怒张

E．双下肺湿啰音

55．提示肺源性心脏病肺动脉高压的体征是

56．提示肺源性心脏病右心室肥大的体征是

57．提示肺源性心脏病右心衰竭的体征是

A．肺发育异常

B．肺组织细胞增多症

C．心脏瓣膜病

D．血管肉瘤

E．动脉炎

58．根据2015年欧洲心脏病学会（ESC）与欧洲呼吸学会（ERS）修订的肺动脉高压分类，上述属于肺部疾病和（或）低氧所致肺动脉高压的是

59．根据2015年ESC与ERS修订的肺动脉高压分类，上述属于左心疾病所致肺动脉高压的是

60．根据2015年ESC与ERS修订的肺动脉高压分类，上述属于未明和（或）多因素所致肺动脉高压的是

【X 型题】

61．目前认为与特发性肺动脉高压发病相关的因素有

A．遗传因素

B．免疫与炎症反应

C．肺血管内皮功能障碍

D．血管平滑肌细胞钾通道缺陷

62．根据2015年欧洲心脏病学会（ESC）与欧洲呼吸学会（ERS）修订的肺动脉高压分类，下列属于肺部疾病和（或）低氧所致肺动脉高压的有

A．慢性阻塞性肺疾病

B．间质性肺疾病

C．心脏瓣膜病

D．睡眠呼吸障碍

63．胸部X线片检查时，提示肺动脉高压的X线片征象有

A．右下肺动脉干横径≥15 mm

B．右下肺动脉干横径与气管横径之比≥1.07

C．肺动脉段明显突出，其高度≥3 mm

D．圆锥部显著突出（右前斜位35°）或其高度≥5mm

64．符合特发性肺动脉高压多普勒超声心动图诊断标准的有

A．估测三尖瓣峰值流速>3.4 m/s

B．估测三尖瓣峰值流速>4.0 m/s

C．肺动脉收缩压>50 mmHg

D．肺动脉收缩压>60 mmHg

65．能促进肺源性心脏病（肺心病）发生心力衰竭的因素有

A．电解质紊乱所致的心律失常
B．乳酸积累
C．高能磷酸键合成降低
D．心肌缺氧　　　　　　　　（152/1999）

66．急性血管反应试验结果阳性的特发性肺动脉高压患者，可应用的钙通道阻滞剂包括
A．硝苯地平
B．氨氯地平
C．依前列醇
D．贝前列素

*67．关于慢性肺源性心脏病呼吸衰竭的氧疗，正确的有
A．提高肺泡内 PaO_2，增加 O_2 弥散能力
B．提高动脉血氧饱和度，增加可利用氧
C．增加肺泡通气量，促进 CO_2 排出
D．降低肺循环阻力和肺动脉压，增强心肌收缩力　　　　　　　　（152/2000）

*68．下列属于慢性肺源性心脏病急性加重期的治疗原则有
A．积极控制感染
B．积极利尿
C．积极应用正性肌力药
D．积极处理并发症　　　　　（154/2017）

69．肺源性心脏病患者出现右心衰竭时，首先应做的处理包括
A．积极控制感染
B．改善呼吸功能
C．适量应用利尿剂和补钾
D．按常规剂量应用强心药

*70．慢性肺源性心脏病洋地黄应用的指征有
A．合并急性左心功能衰竭
B．感染已控制，利尿剂治疗右心功能未能改善
C．合并室上性心动过速
D．心房颤动（心室率80~100次/分）（142/2004）

答案及解析

1．【答案】D
【解析】肺动脉高压的血流动力学标准（在海平面、静息状态下，右心导管测量平均肺动脉压）是≥25 mmHg。

2．【答案】B
【解析】根据2015年ESC与ERS修订的肺动脉高压分类，属于肺部疾病和（或）低氧所致肺动脉高压的是间质性肺疾病。左心室收缩性功能不全、心脏瓣膜病、血管肉瘤和动脉炎均不属于肺部疾病和（或）低氧所致的肺动脉高压，而是分别属于左心疾病所致肺动脉高压（左心室收缩性功能不全）和其他肺动脉梗阻性疾病所致肺动脉高压（心脏瓣膜病、血管肉瘤和动脉炎）。

3．【答案】B
【解析】特发性肺动脉高压患者的症状缺乏特异性，早期通常无症状，最常见的症状是呼吸困难，与心排血量减少、肺通气/血流比例失衡等因素有关。疲乏、无力往往容易被忽视，头晕或晕厥、胸痛和咯血相对较少见。

4．【答案】B
【解析】肺动脉高压可导致右心室压力负荷量增加，长期高压可引起右心室肥大。右心室增大可引起心脏顺钟向转位，心尖搏动可移至左侧锁骨中线外。肺动脉高压引起右心室排血时间延长，肺动脉瓣关闭时间延后，不可能出现心底部第二心音逆分裂。心尖搏动呈抬举样为左心室肥厚的体征。心尖部杂音为二尖瓣关闭不全的体征，与肺动脉高压无直接关系。

5．【答案】B
【解析】慢性阻塞性肺疾病（COPD）肺部病变引起肺血管床减少及缺氧致肺血管痉挛收缩、血管重塑，导致肺动脉高压，右心室肥厚扩大，最终发生肺心病右心功能不全。所以COPD是导致慢性肺源性心脏病最常见的疾病。

6．【答案】B
【解析】慢性肺心病的心力衰竭是属于右心衰竭，备选答案的多项原因中，最重要的是肺动脉压升高超过右心负荷。其余均不是最重要的。

7．【答案】C
【解析】肺心病是各种原因引起肺动脉高压，使右心室负荷过重，导致右心室肥大，所以心浊音界不会向左下扩大，心浊音界向左下扩大是左心室肥大的体征。其余均符合肺心病的体征改变。

8．【答案】B
【解析】肺源性心脏病肺动脉高压形成多由于慢性阻塞性肺疾病肺部病变引起肺血管床减少及缺氧致肺血管痉挛收缩、血管重塑，导致肺动脉高压，右心室肥厚扩大，最终发生右心功能不全。上述因素中，缺氧性肺血管收缩可随缺氧纠正好转，从而降低肺动脉压，因此答案是B。

9．【答案】C

【解析】慢性肺源性心脏病是各种原因引起肺动脉高压，使右心室负荷过重，导致右心室肥大。

10．【答案】E

【解析】慢性肺源性心脏病右心衰竭时，可发生体循环淤血、器官组织缺氧等，所以血乳酸脱氢酶、血尿素氮和血清胆红素不但不降低，还有可能升高；血葡萄糖可因进食减少而有可能降低。但最可能降低的是血清钠，一方面可能因进食减少而降低，另一方面可能因用利尿剂治疗右心衰竭时，钠的排出增加。

11．【答案】B

【解析】慢性肺源性心脏病的发病先决条件是肺血管阻力增加所致的肺动脉高压，使右心负荷加重，引起右室肥厚、扩大，导致肺心病。血液黏稠度增加亦可加重肺动脉高压。长期的低氧血症和高碳酸血症可直接使心肌功能受损，加重右心功能衰竭。但气道梗阻不是诱发慢性肺源性心脏病的直接因素。

12．【答案】D

【解析】慢性肺源性心脏病是由支气管肺组织、肺血管或胸廓慢性病变引起的肺组织结构和功能异常，肺血管阻力增加，肺动脉压力增高，使右心室肥厚扩张，伴或不伴右心衰竭的心脏病。临床分为急性加重期和缓解期，急性加重期的原因主要是感染，所以慢性肺源性心脏病急性加重期应首选的治疗方案是控制感染。其他均不属于首选的治疗。

13．【答案】C

【解析】慢性肺源性心脏病心力衰竭的治疗与其他心脏病心力衰竭的治疗有不同，慢性肺心病患者一般在积极控制感染、改善呼吸功能后心力衰竭便能得到改善，尿量增多，水肿消退，不需加用利尿剂。对治疗无效的重症患者，才需要结合病情选用利尿药、正性肌力药或血管扩张药。

14．【答案】A

【解析】慢性肺源性心脏病患者常因低氧血症和电解质紊乱引起心律失常，所以最重要的控制慢性肺源性心脏病心律失常的措施是纠正低氧血症和电解质紊乱。一般不宜使用洋地黄、利尿剂，其他治疗（使用广谱抗心律失常药物、使用血管扩张剂降低心脏后负荷）疗效不佳。

15．【答案】D

【解析】COPD、慢性肺心病患者一般都需要长期治疗以提高生活质量。目前认为，可以肯定改善COPD、慢性肺心病患者长期预后的治疗措施是戒烟和长期氧疗。其余治疗措施一般均不可取。

16．【答案】E

【解析】肺源性心脏病患者出现右心衰竭时肯定有缺氧，而在缺氧情况下按常规剂量应用强心药对控制肺源性心脏病的心衰不但不会有益，反而会增加强心药的毒性，所以不适宜应用。其余都是肺源性心脏病患者出现右心衰竭时的适宜治疗。

17．【答案】B

【解析】慢性肺源性心脏病心功能代偿期即患者临床已经符合肺源性心脏病诊断标准，但心肺功能仍处于代偿阶段。患者除了COPD的临床表现外，常有右心室扩大，在伴有肺气肿时，剑突下心脏收缩期搏动提示右心室扩大。而肝颈静脉回流征阳性、舒张期奔马律和腹水征均为慢性肺源性心脏病心功能失代偿期的体征，由于该患者处于心功能代偿期，因此临床上不会出现右心衰竭的体征。

18．【答案】A

【解析】由于慢性肺源性心脏病患者长期慢性缺氧及反复感染，对洋地黄类药物耐受性很低，疗效也差，易发生毒性反应，因此在使用时必须十分谨慎。一般用量为常规量的1/2～2/3，心率可由于缺氧和感染等干扰而不能作为疗效的指征，临床以选用作用快、排泄快的制剂为主。洋地黄类药物不作为肺心病伴发心功能不全的首选药物。

19．【答案】C

【解析】胸部X线片诊断慢性肺源性心脏病的主要依据为：除肺、胸基础疾病及急慢性肺部感染的特征外，应有肺动脉高压征，如右下肺动脉干扩张，横径≥15 mm；其横径与气管横径之比≥1.07；肺动脉段突出，其高度≥3 mm，而不是≥5 mm；有右心室增大征等。所以答案是C。

20．【答案】D

【解析】慢性肺心病患者多存在阻塞性气道疾病等基础病，急性加重时肺功能失代偿出现呼吸性酸中毒，利尿治疗可导致电解质紊乱，出现低钾、低氯血症，从而合并低钾、低氯性碱中毒。因为体内缺钾时，一方面细胞外Na^+、H^+进入细胞内，另一方面肾小管排H^+增加，而对Na^+、HCO_3^-重吸收增加。在出现低氯时，肾小管的Cl^-减少，Na^+、K^+、HCO_3^-的重吸收增加，从而出现代谢性碱中毒。

21．【答案】E

【解析】慢性肺源性心脏病右心衰竭应用强心剂的疗效较其他心脏病为差，主要原因是肺心病缺氧而使其对洋地黄的敏感性增高，易引起中毒，因此使用时应慎重。在急性严重感染而加重的情况下尤然，此时宜首先积极控制感染，一般在感染控制后右心衰竭会随之好转，不适宜应用洋地黄。其他情况一般均可考虑使用洋地黄。

22．【答案】C

【解析】该老年男性患者有慢性咳嗽、咳痰史，近3天来加重伴心悸、气短，有多年吸烟史，查体有桶状胸，$P_2 > A_2$，三尖瓣听诊区可闻及3/6级收缩期杂音，这些均提示有肺气肿、肺源性心脏病，因有发热、肺部啰音等肺部感染的情况，患者出现了下肢可凹性水肿等右心功能不全的临床表现，心电图检查结果也支持肺源性心脏病。故可诊断为慢性肺源性心脏病。

23.【答案】B

【解析】该中年男性患者有慢性支气管炎病史15年，查体有桶状胸，左肺散在干啰音，心浊音界缩小，诊断慢性支气管炎、肺气肿可以肯定。由于有长期支气管炎史及肺气肿，剑突下出现收缩期心脏搏动，临床提示已并发早期肺心病。患者突然呼吸困难加重伴右侧胸痛，查体有口唇发绀、右肺呼吸音减低，最可能诊断为右侧自发性气胸。因肺气肿患者肺泡融合、形成肺大泡，肺大泡破裂为自发性气胸的常见原因。

24.【答案】A

【解析】该老年女性患者有慢性支气管炎病史（反复咳嗽、咳痰）20年，发生肺心病（表现喘憋伴间断下肢水肿）10年，现双肺仍有湿啰音，心电图示 Ⅱ、Ⅲ 导联 P 波高耸，其振幅 >0.25 mV，又称"肺性 P 波"，V_1 导联 P 波直立，振幅 >0.15 mV，所以心电图诊断是右心房扩大。

25.【答案】D

【解析】该老年男性患者有慢性咳嗽、咳痰、气短病史，符合慢性阻塞性肺疾病，近3年心悸、水肿，最可能是并发了肺心病，近5天来症状加重伴发热，结合双肺干、湿啰音，考虑肺部感染使病情加重，出现肝大、肝颈静脉回流征阳性、双下肢有可凹性水肿等右心衰竭表现，首选治疗应当是针对肺部感染，所以首选抗生素治疗。

26.【答案】B

【解析】该老年男性患者多年患慢性支气管炎并发肺源性心脏病，最近3天加重伴咳黄黏痰，出现明显右心衰竭表现（呼吸加速、心率增快，肝大，双下肢水肿），其最主要的原因是肺部感染，因此对于该患者目前处理是应选择积极控制感染，只要肺部感染得到有效控制，右心衰竭表现就会很快好转和缓解。该患者肯定有缺氧，使用洋地黄类药物和静脉使用速尿（呋塞米）对控制肺源性心脏病的心衰不会有益，使用血管扩张剂对控制肺源性心脏病的心衰也不会有益；该患者一般不应给予持续高流量吸氧，若给予较高浓度的吸氧，使血氧迅速上升，解除了低氧对慢性呼吸衰竭患者外周化学感受器的刺激，便会抑制患者呼吸，会使患者病情加重。

27.【答案】E

【解析】该老年男性患者为肺源性心脏病急性加重期，目前血 pH 减低为酸中毒，结合 $PaCO_2$ 和 HCO_3^- 增高，符合呼吸性酸中毒，CO_2 潴留，所以治疗主要是改善通气功能。

28.【答案】B

【解析】该老年男性肺源性心脏病患者动脉血气分析结果显示患者有通气过度，致使出现急性失代偿性呼吸性碱中毒，故应减少呼吸机的潮气量使患者得到纠正。若立即停用呼吸机，且患者通气障碍不能纠正，很快又会使患者出现呼吸衰竭。使用碱性药物及增加通气量显然是错误的。

29.【答案】E

【解析】该老年男性肺源性心脏病患者高度水肿，说明已有心功能不全存在。$PaCO_2$ 明显升高，若为吸空气条件下，肯定同时伴有 PaO_2 降低，即有明显的缺氧，在严重低氧血症时，使用洋地黄容易发生毒性反应。故该患者最佳治疗可选用短效制剂合并间断少量利尿剂。镇静剂、醋唑酰胺有抑制呼吸作用；心得安（普萘洛尔）抑制 β 受体，可致气道收缩，故均不宜使用。

30.【答案】E　31.【答案】A　32.【答案】C

33.【答案】A　34.【答案】B

【解析】该老年男性患者病史结合肺部体征等，符合典型的 COPD，根据有心悸、气短、肝大，肝颈静脉回流征（+），双下肢明显可凹性水肿等，符合典型的肺心病，所以该患者最可能的诊断是 COPD+肺心病。为明确诊断首选的检查是胸部 X 线片检查，为诊断提供依据。该患者近3天因感染而使病情加重，所以主要治疗措施是控制感染与改善呼吸功能，缺氧情况下不宜用洋地黄，而用其他治疗也只能起到辅助的作用。若该患者呼吸困难突然进一步加重，右肺呼吸音明显较前减弱，考虑可能有气胸，应立即进行胸部 X 线片检查。若病情仍继续恶化，出现嗜睡至昏迷，动脉血气分析结果示 Ⅱ 型呼吸衰竭，此时应首先考虑的合并症是肺性脑病。

35.【答案】B　36.【答案】C　37.【答案】D

【解析】该老年女性患者有慢性咳、喘病史，结合双下肺散在湿啰音和哮鸣音的体征，可能有慢性阻塞性肺疾病（COPD），1周来加重伴下肢水肿、肝大，肝颈静脉回流征（+），符合肺源性心脏病右心衰竭的诊断。该患者发生下肢水肿是由于右心衰竭引起体循环淤血，导致静脉内压力增高，水进入皮下所致。由于右心室肥大，该患者 ECG 的表现应该是胸前导联顺钟向转位。

38.【答案】C　39.【答案】A　40.【答案】A

【解析】该老年女性患者有30年反复咳嗽、咳痰的慢性支气管炎史，5年来出现心悸、气短、下肢间歇性水肿，说明可能有右心衰竭，近3天畏寒、发热，结合肺内有湿啰音，考虑因肺部感染而加重，双肺叩诊过清音提示肺气肿，因此该患者最可能的诊断是慢性支气管炎+肺气肿+肺心病。为明确诊断首选胸部X线片,以了解肺和心脏情况。由于本次是肺部感染使病情加重,所以主要治疗措施为控制感染以改善呼吸功能。

41．【答案】A 42．【答案】B 43．【答案】A
【解析】该中年女性患者有长期慢性阻塞性肺疾病(COPD)和慢性肺源性心脏病病史,近2天来加重,出现右心衰竭表现(如颈静脉怒张、肝大和下肢中度凹陷性水肿等)。根据有受凉后发热达38.5℃,明显的呼吸系统症状如咳嗽、咳痰和感染表现如咳黄痰、WBC总数和中性粒细胞比例升高等,考虑加重的主要原因是肺部感染。COPD伴慢性肺源性心脏病主要是通气功能障碍,可引起CO_2潴留,所以最可能发生的酸碱平衡失调是呼吸性酸中毒。由于主要的加重原因是肺部感染,所以最重要的治疗是应用有效抗生素控制感染,其余四类药物治疗也可采用,但较次要。

44．【答案】B 45．【答案】D 46．【答案】C
【解析】该老年男性患者有慢性支气管炎(反复咳嗽、咳痰、气短30余年)病史,胸闷、心悸2年,近1周来加重,伴发热,很可能是感染所致,并出现意识障碍,呈嗜睡,口唇发绀,出现下肢水肿等右心衰竭表现,因此最可能在慢性支气管炎基础上发生慢性肺源性心脏病。由于慢性肺源性心脏病有肺动脉高压,所以肺动脉瓣听诊区可闻及第二心音亢进,其他体征均不是慢性肺源性心脏病的体征。该患者嗜睡的最可能原因是肺性脑病,因为患者有慢性支气管炎、肺心病,由于感染加重,出现发绀,发生呼吸衰竭,导致意识障碍。

47．【答案】B 48．【答案】D 49．【答案】A
【解析】该老年男性患者有长期慢性间断咳嗽、咳痰和喘息病史,结合长期吸烟史及肺气肿表现(桶状胸、双肺呼吸音低),考虑COPD诊断肯定,近3天来加重,出现右心衰竭表现如肝大、肝颈静脉回流征(+)和下肢凹陷性水肿等,所以最可能的心力衰竭原因是慢性肺源性心脏病,其他心脏病(冠心病、高血压性心脏病、风湿性心脏瓣膜病和扩张型心肌病)引起的心力衰竭均先为左心衰竭,所以不支持。该COPD并发慢性肺源性心脏病患者有烦躁、球结膜充血、水肿、口唇发绀等,若出现意识障碍,最可能的原因是肺性脑病,血Na^+虽然偏低(129 mmol/L),但尚不会引起意识障碍,病史和体征均不支持感染中毒性脑病、肝性脑病和脑出血。该患者目前加重的主要原因是肺部感染(右下肺可闻及少许湿啰音),所以目前最重要的治疗为抗生素治疗,可以应用祛痰、平喘治疗,尚不需要无创通气,而静脉滴注支链氨基酸是针对肝性脑病,纠正电解质紊乱是针对低钠血症。

50．【答案】D 51．【答案】E 52．【答案】B
【解析】肺心病发病的主要机制是肺动脉高压,使右心室负荷增加,导致右心室肥厚扩大,从而引起肺心病;肺心病出现精神障碍是由于缺氧和CO_2潴留导致肺性脑病所致;肺心病急性加重的主要原因是支气管肺感染和阻塞。

53．【答案】A 54．【答案】B
【解析】由于肺血管阻力增加导致肺心病肺动脉高压。肺心病肺动脉高压形成的解剖因素系指肺血管解剖结构的变化,形成肺循血流动力学障碍,慢性缺氧所致肺血管重建则为肺心病肺动脉高压形成的解剖因素;肺心病肺动脉高压形成的功能因素是缺氧、高碳酸血症和呼吸性酸中毒等所致的肺血管收缩和痉挛,其中缺氧是最重要的因素,因此肺心病肺动脉高压形成的功能因素是缺氧性肺血管收缩。

55．【答案】A 56．【答案】B 57．【答案】D
【解析】提示肺心病肺动脉高压的体征是肺动脉瓣听诊区第二心音亢进;提示肺心病右心室肥大的体征是剑突下心脏抬举性搏动;由于右心衰竭时导致体循环淤血,所以提示肺心病右心衰竭的体征是颈静脉怒张。

58．【答案】A 59．【答案】C 60．【答案】B
【解析】根据2015年欧洲心脏病学会(ESC)与欧洲呼吸学会(ERS)修订的肺动脉高压分类,属于肺部疾病和(或)低氧所致肺动脉高压的是肺发育异常;属于左心疾病所致肺动脉高压的是心脏瓣膜病;属于未明和(或)多因素所致肺动脉高压的是肺组织细胞增多症。而血管肉瘤和动脉炎则属于其他肺动脉梗阻性疾病所致的肺动脉高压。

61．【答案】ABCD
【解析】特发性肺动脉高压迄今病因不明,目前认为与特发性肺动脉高压发病相关的因素有遗传因素、免疫与炎症反应、肺血管内皮功能障碍和血管平滑肌细胞钾通道缺陷。

62．【答案】ABD
【解析】根据2015年欧洲心脏病学会(ESC)与欧洲呼吸学会(ERS)修订的肺动脉高压分类,属于肺部疾病和(或)低氧所致肺动脉高压的是慢性阻塞性肺疾病、间质性肺疾病和睡眠呼吸障碍。而心脏瓣膜病不属于肺部疾病和(或)低氧所致肺动脉高压,而是属于左心疾病所致肺动脉高压。

63．【答案】ABC
【解析】胸部X线片检查时,提示肺动脉高压的X线征象:①右下肺动脉干扩张,其横径≥15 mm或其横径与气管横径之比≥1.07,或动态观察下右下肺动脉干增宽>2 mm;②肺动脉段明显突出或其高度≥3 mm;③中心肺动脉扩张和外周分支纤细,形成"残根"

征；④圆锥部显著突出（右前斜位 45°）或其高度 ≥ 7 mm；⑤右心室增大征等。所以答案是 ABC。

64. 【答案】AC

【解析】这是一道记忆型试题。符合特发性肺动脉高压多普勒超声心动图诊断标准的是估测三尖瓣峰值流速＞3.4 m/s 或肺动脉收缩压＞50 mmHg。

65. 【答案】ABCD

【解析】肺源性心脏病发生心力衰竭的诱发因素常有：①心肌缺氧，乳酸积累，高能磷酸键合成降低；②反复肺部感染，细菌毒素对心肌的毒性作用；③酸碱平衡失调及电解质紊乱所致的心律失常。

66. 【答案】AB

【解析】急性血管反应试验结果阳性的特发性肺动脉高压患者，是应用钙通道阻滞剂的指征。属于钙通道阻滞剂的包括硝苯地平和氨氯地平。而依前列醇和贝前列素是属于前列环素。

67. 【答案】ABD

【解析】慢性肺源性心脏病呼吸衰竭氧疗的目的是通过提高肺泡内 PaO_2，增加 O_2 弥散能力，提高动脉血氧分压及氧饱和度，增加可利用氧。对慢性肺源性心脏病呼吸衰竭的患者给予长期低氧浓度的氧疗能降低肺循环阻力和肺动脉压，增强心肌收缩力，提高患者活动耐力和延长存活时间。氧疗法不能增加肺泡通气量、促进 CO_2 排出，而合理使用呼吸兴奋剂、适时应用机械通气对此极为有效。

68. 【答案】AD

【解析】慢性肺源性心脏病急性加重期的治疗原则包括积极控制感染；通畅呼吸道，改善呼吸功能；纠正缺氧和二氧化碳潴留；控制呼吸和心力衰竭；积极处理并发症。因此正确答案为 AD。多数肺心病患者经过积极控制感染、改善呼吸功能后心力衰竭就能得到改善，不需加用利尿剂。作用强的利尿剂还会导致痰液黏稠、血液浓缩和低钾低氯性碱中毒。慢性肺心病患者由于慢性缺氧及感染，对洋地黄类药物耐受性很低，疗效差，且易发生心律失常，仅适用于感染被控制、呼吸功能已改善、用利尿剂后有反复水肿的心力衰竭患者，以右心衰竭为主要表现而无明显感染的患者，以及合并急性左心衰竭的患者。因此不应积极利尿和积极应用正性肌力药。

69. 【答案】ABC

【解析】肺源性心脏病患者出现右心衰竭时的诱因常为肺部感染，并影响呼吸功能，体循环淤血，所以首先应做的处理包括积极控制感染、改善呼吸功能及适量应用利尿剂和补钾等。而肺源性心脏病患者对强心药敏感易中毒，所以不能按常规剂量应用强心药。

70. 【答案】ABC

【解析】肺心病右心衰竭应用强心剂的疗效较其他心脏病为差。主要原因为肺心病缺氧而使对洋地黄的敏感性增高，易引起中毒。因此，对肺心病使用洋地黄应慎重。但也并不是一概反对。本题中答案 A、B 和 C 均为应考虑使用洋地黄的情况。虽有心房颤动，但心室率＜100 次／分，一般不考虑使用洋地黄。

十二、胸膜疾病

【A1 型题】

*1. 关于胸腔积液的叙述，不正确的是
   A．积液量在 300～500 ml 时可无临床症状
   B．积液量小于 500 ml 可有 X 线片表现
   C．CT 检查对提示积液性质无效
   D．B 超是敏感性最高的检查胸腔积液的无创性诊断方法 （55/2001）
   E．胸部 X 线片可不表现为弧形向上的积液影

2. 符合结核性胸膜炎特征的是
   A．老年患者表现为钙化病灶的消失
   B．伴有粟粒型肺结核
   C．伴有广泛的空洞性病变
   D．多见于青年人，常发生在结核感染后
   E．以前接种过卡介苗的患者

3. 关于结核性胸膜炎的临床表现，错误的是
   A．多见于青年人
   B．起病多缓慢
   C．可有结核中毒症状
   D．胸部 X 线片可呈肋膈角消失或外高内低影
   E．胸部 X 线片除胸腔积液影外，还应有肺内结核灶

4. 关于结核性胸膜炎的叙述，正确的是
   A．是人体处于高过敏状态时发生的渗出性病变
   B．肺内无结核病灶
   C．多见于老年人
   D．胸膜活检无干酪灶
   E．不能加用糖皮质激素

5. 下列指标对确定胸腔积液（胸水）性质为结核性胸膜炎价值最大的是
   A．胸水外观为草黄色
   B．胸水 ADA 显著增高

C．胸水有核细胞>1000×10⁶/L
D．胸水中淋巴细胞比例增加
E．胸水中间皮细胞比例为0

6．对减轻结核性胸膜炎患者发生胸膜肥厚最有效的治疗措施是
A．积极穿刺抽液
B．早期使用糖皮质激素
C．胸膜腔中注射抗结核药物
D．胸膜腔中注射尿激酶
E．胸膜腔中注射蛋白溶解剂

7．易并发脓胸、脓气胸的肺炎是
A．呼吸道合胞病毒肺炎
B．腺病毒肺炎
C．金黄色葡萄球菌肺炎
D．肺炎支原体肺炎
E．肺炎衣原体肺炎

8．下列情况不符合恶性胸水临床表现的是
A．血性胸水
B．胸水生长迅速
C．胸水中单核细胞比例增加
D．容易出现包裹
E．胸水中间皮细胞比例增加

9．有关胸腔积液穿刺抽液的检查和治疗，不正确的是
A．穿刺时从肋骨上缘进针
B．第一次抽液量应小于700 ml
C．为安全起见，即使是大量胸腔积液也应在B超定位后再行穿刺
D．胸水抽出后为防止其凝固影响检查结果，应加枸橼酸钠抗凝
E．应尽量避免在第9肋间以下穿刺

10．结核性胸腔积液的特点，最常见的是
A．渗出性
B．漏出性
C．乳糜性
D．脓性
E．血性

*11．下列关于结核性胸腔积液特点的叙述，错误的是
A．比重>1.018
B．胸水蛋白定量>30 g/L
C．胸水腺苷脱胺酶<45U/L
D．胸水细胞数>500×10⁶/L　　　（62/2006）
E．胸水乳酸脱氢酶水平大于血清水平60%

12．根据症状和体征提示有胸腔积液时，需确定是否有胸腔积液应首选的检查是
A．胸部X线片
B．胸部B超
C．胸部CT
D．胸部HRCT
E．胸部MRI

13．不会引起胸腔积液的疾病是
A．充血性心力衰竭
B．缩窄性心包炎
C．胸导管破裂
D．甲状腺功能亢进症
E．癌症淋巴管阻塞

*14．下列不会引起渗出性胸腔积液的是
A．阻塞性肺炎累及胸膜
B．纵隔肿瘤侵袭胸膜
C．系统性红斑狼疮
D．气胸
E．药物过敏　　　（56/2004）

15．不会引起漏出性胸腔积液的疾病是
A．心力衰竭
B．低蛋白血症
C．肝硬化
D．肾病综合征
E．系统性红斑狼疮

16．下列指标支持心力衰竭引起胸腔积液的是
A．蛋白含量 30g/L
B．pH值为7.13
C．葡萄糖含量 1.35 mmol/L
D．胸水LDH/血清LDH比值为0.24
E．比重为1.020

17．癌性胸水的特点是
A．比重小于1.018
B．蛋白含量低于30 g/L
C．细胞总数不超过100×10⁶/L
D．LDH含量高于血清
E．胸水蛋白/血清蛋白<0.5

*18．结核性胸膜炎治疗过程中应用乙胺丁醇，最易出现的不良反应是
A．皮疹
B．药物热
C．胃肠道刺激
D．肾功能损害
E．球后视神经炎　　　（60/2002）

19．下列属于原发性自发性气胸患者病因的是
A．肺尘埃沉着症
B．肺结核
C．肺癌
D．肺脓肿
E．弹性纤维先天性发育不良

20．下列属于继发性自发性气胸患者病因的是
A．慢性阻塞性肺疾病

B. 胸部外伤
C. 针灸
D. 纵隔镜检查
E. 机械通气压力过高

21. 诊断张力性气胸最充分的依据是
    A. 呼吸困难
    B. 广泛皮下气肿
    C. 伤侧呼吸音消失
    D. 气管移位
    E. 胸穿抽出高压气体

22. 下列积气量占该侧胸腔容量百分值的自发性气胸患者中，需进行治疗的最少百分比是
    A. 15%
    B. 20%
    C. 25%
    D. 30%
    E. 40%

*23. 下列关于气胸的处理，错误的是
    A. 气胸量小于20%，症状轻微，不需排气
    B. 如肺萎陷时间长，宜用高负压排气
    C. 交通性气胸应做胸腔插管引流
    D. 复发性气胸，可用多西环素注入胸腔造成粘连
    E. 血气胸可做低位胸腔插管引流 （64/1997）

*24. 闭合性气胸的排气治疗，正确的是
    A. 积气量少于该侧胸腔容积的30%，不抽气
    B. 积气量多时，应立即将气抽尽，恢复功能
    C. 积气量多时，应立即行闭式水封瓶式引流
    D. 积气量多时，可一日多次抽气，每次1升，直至抽尽
    E. 积气量多时，可每日或隔日抽气一次，每次小于1升 （54/2000）

*25. 关于闭合性气胸采用排气疗法的叙述，正确的是
    A. 每次抽气量不宜超过1500 ml （55/2004）
    B. 积气量多者可每日抽气1次
    C. 胸腔闭式引流应为首选排气方式
    D. 肺复张能力差者，应尽快将气抽尽
    E. 积气量达到该侧胸腔容积的15%即可抽气

【A2型题】

26. 男性，20岁。2周前受凉后出现发热（38℃），以午后明显，伴乏力、干咳，病初时感左下胸刺痛，深吸气时加重，近日常感活动后气短。查体：T 38.5℃，左胸间胛下角线第7肋以下叩诊呈浊音，听诊呼吸音减低至消失，听觉语音传导较右侧明显减弱。该患最可能的诊断是
    A. 左侧干酪性肺炎
    B. 左下叶肺炎实变

C. 左侧肺炎支原体肺炎
D. 左侧结核性胸腔积液
E. 左侧自发性气胸

27. 女性，62岁。慢性阻塞性肺疾病20余年，5年来经常咳嗽、气短，双下肢水肿。本次因上述症状加重2天入院，胸部X线片示右下肺片状影及双侧胸腔积液。下列有关胸水常规和生化检查结果，最可能在该患者见到的是
    A. 蛋白含量40 g/L
    B. pH值为7.15
    C. 葡萄糖含量1.35 mmol/L
    D. 胸液LDH/血清LDH比值为0.24
    E. 比重为1.020

28. 女性，32岁。受凉后咳嗽2周，继而右侧胸痛，呼吸和咳嗽时加重，近5天来胸痛减轻，但觉胸闷，活动后更明显。查体：T 38℃，右下胸部叩诊呈浊音至实音，肺泡呼吸音明显减弱。胸部X线片提示右侧大量胸腔积液。抽胸腔积液检查示淡红色，比重1.018，白细胞数800×10⁶/L，淋巴细胞75%，LDH 450 U/L，ADA 115 U/L。该患者最可能的诊断是
    A. 恶性胸腔积液
    B. 结核性胸腔积液
    C. 类肺炎性胸腔积液
    D. 风湿疾病性胸腔积液
    E. 心力衰竭致胸腔积液

29. 男性，41岁。胸腔积液患者，胸水比重低于1.017，蛋白定量24 g/L，LDH 120 U/L。首先考虑胸腔积液的性质是
    A. 漏出液
    B. 渗出液
    C. 癌性积液
    D. 乳糜性积液
    E. 血性积液

30. 男性，21岁。低热、盗汗、干咳、乏力2个月。查体：气管左移，右下胸部叩诊实音，呼吸音消失。胸腔穿刺抽出淡黄色胸水，比重1.020，蛋白定量37 g/L，WBC 485×10⁶/L，多核细胞30%，单个核细胞70%，最可能的诊断是
    A. 癌性胸腔积液
    B. 类肺炎性胸腔积液
    C. 肺脓肿并发脓胸
    D. 结核性胸腔积液
    E. 病毒性胸腔积液

*31. 男性，38岁。胸痛、发热3天。既往糖尿病病史5年。查体：T 37.6℃，右下肺叩浊，呼吸音减低。胸部X线片显示右侧胸腔积液，积液穿

刺提示 WBC 650×10⁶/L，其中淋巴细胞占 90%，葡萄糖 3.2 mmol/L。该患者最可能的诊断是
A．结核性胸膜炎
B．恶性胸腔积液
C．脓胸
D．类肺炎性胸腔积液　　　　　（45/2022）

32．男性，65 岁。因咳嗽、胸闷、气短 1 周入院。查体：T 37.5℃，R 24 次 / 分，口唇发绀，右锁骨上可触及一个 1 cm 直径之淋巴结，质硬、固定、无压痛，气管向左侧移位，右肺叩诊呈浊音，语颤明显减弱，呼吸音消失。胸水常规示蛋白 35 g/L，WBC 850×10⁶/L，淋巴细胞占 80%。LDH 800 U/L，ADA 38 U/L。最可能的诊断是
A．右侧大叶性肺炎
B．右侧结核性胸腔积液
C．右侧恶性胸腔积液
D．右侧化脓性胸腔积液
E．右侧漏出性胸腔积液

*33．女性，45 岁。呼吸困难、胸痛 1 个月。胸部 B 超发现右侧中等量胸腔积液。化验：血性胸腔积液，比重 1.020，蛋白定量 35 g/L，WBC 680×10⁶/L，ADA 25 U/L，最可能的诊断是
A．结核性胸腔积液
B．系统性红斑狼疮所致胸腔积液
C．癌性胸腔积液
D．心功能不全所致胸腔积液　　（63/2015）

34．女性，68 岁。因发热、咳嗽、胸闷、气短 1 周入院。查体：T 37.5℃，R 24 次 / 分，口唇发绀，双下肺叩诊呈浊音，语颤明显减弱，呼吸音消失。腹部隆起，移动性浊音（+）。双侧胸水、腹水均呈乳糜样，常规均示渗出液，淋巴细胞为主，LDH 1200 U/L，CEA 明显增高，PPD（+）。该患者胸腔积液最可能的诊断是
A．化脓性胸膜炎
B．结核性胸膜炎
C．恶性胸腔积液
D．乳糜样胸腔积液
E．结缔组织疾病所致胸腔积液

35．女性，65 岁。以右侧胸腔积液 1 周性质待查入院。胸腔积液检查为血性，比重 1.030，pH 7.42，LDH 800 U/L，ADA 10 U/L。该患者最可能的诊断是
A．恶性胸腔积液
B．结核性胸腔积液
C．脓胸
D．血胸
E．肺栓塞所致胸腔积液

*36．女性，26 岁。近 1 周出现右侧胸痛、呼吸困难伴发热。查体：T 38.5℃，右下肺叩诊浊音，呼吸音减低。行抽液治疗时，患者感到呼吸困难有减轻。但抽液 1200 ml 时患者气短加重，伴剧烈咳嗽，咳大量泡沫状痰。最可能的原因是
A．胸膜反应
B．并发气胸
C．并发肺水肿
D．纵隔摆动　　　　　　　　　（64/2012）

*37．男性，46 岁。发热伴咳嗽、咳痰 3 天，右侧胸痛 2 天。既往有关节炎病史。查体：T 38.7℃，右下肺呼吸音减低，可闻及少许湿啰音。胸病 X 线片提示右侧胸腔积液。胸腔积液检查示白细胞 15 000×10⁶/L，多核细胞 90%，pH 6.9，LDH 986 U/L，ADA 90 U/L。胸腔积液最可能的原因是
A．结核性胸膜炎
B．肺癌
C．类风湿关节炎
D．脓胸　　　　　　　　　　　（44/2017）

38．女性，22 岁。搬重物时突发右侧胸痛伴胸闷 1 小时，疼痛剧烈，深呼吸时加重，伴刺激性咳嗽；继之出现胸闷，进行性加重。BP 100/65 mmHg。最可能的诊断是
A．肺栓塞
B．自发性气胸
C．主动脉夹层
D．肋间神经痛
E．急性心肌梗死

39．男性，62 岁。咳痰喘 6 年，今晨剧烈咳嗽后突发右侧胸痛伴憋气明显，大汗淋漓。查体：右侧呼吸音明显减低，气管偏左。为尽快明确诊断，最合适的检查是
A．胸部 X 线片
B．心电图
C．CT 肺动脉造影
D．动脉血气分析
E．超声心动图

*40．男性，40 岁，慢性咳嗽、咳痰史 10 年，突发左侧胸痛 1 天，呈针刺样疼痛，向左肩部放射，伴有胸闷及气短，干咳，无发热。吸烟约 10 年，1 包 / 天。查体：消瘦，神志清楚，气管居中，无颈静脉怒张，左下肺叩诊鼓音，左下肺呼吸音明显降低，右肺散在少量干啰音，心界叩诊不清，心率 92 次 / 分，律齐，无病理性杂音，双下肢不肿。最可能的疾病是
A．左侧气胸
B．肺栓塞

C．急性心肌梗死
D．慢性阻塞性肺疾病
E．肺大疱 (66/2005)

41．男性，35岁。1小时前搬重物时突发憋气、胸闷。既往体健。查体：端坐呼吸，口唇发绀，右肺叩诊鼓音，呼吸音消失，心率120次/分。该患者首先考虑的诊断是
A．急性左心衰竭
B．急性肺栓塞
C．哮喘急性发作
D．右侧气胸
E．肺气肿

*42．男性，41岁。3小时前在投掷铅球转身后突感左侧胸痛，随即出现胸闷、气短，呼吸急促，行走后症状加重，伴出汗、心悸，自行半坐位休息后症状稍有缓解而来院。既往有高血压、冠心病及肺结核病史。根据临床症状分析，应首先考虑可能性最大的疾病是
A．心绞痛
B．急性心肌梗死
C．急性肺栓塞
D．急性闭合性气胸
E．胸壁挫伤 (65/2009)

*43．男性，68岁。3年前诊断为慢性阻塞性肺疾病，未规律治疗。2小时前无明显诱因突感左胸剧痛，继之呼吸困难、发绀、大汗、烦躁。查体：BP 90/60 mmHg，气管右移，左肺呼吸音减弱，未闻及干、湿啰音。最可能的诊断是
A．肺炎并发胸膜炎
B．肺栓塞
C．自发性气胸
D．急性心肌梗死 (64/2013)

44．男性，23岁。跑步时突发胸痛伴呼吸困难1小时后来急诊。既往体健。查体：R 35次/分，BP 70/40 mmHg，瘦长体型，呼吸急促，口唇发绀，气管右移，左侧胸廓饱满，呼吸音消失。此时应首选的治疗措施是
A．氨茶碱静脉缓注
B．肾上腺素皮下注射
C．气管切开
D．糖皮质激素静脉缓注
E．胸腔穿刺排气

【A3/A4型题】

女性，56岁。劳累后发热1周，体温最高39.5℃，伴多汗、纳差，体重下降2 kg，同时出现右侧季肋部疼痛，疼痛较剧烈，夜间无法安睡，在外院输注哌拉西林/他唑巴坦3天后无效收入院。既往史：类风湿关节炎20年，平素每日服用来氟米特及泼尼松治疗，病情稳定。入院时胸部X线片显示右侧胸腔积液，胸腔穿刺化验结果：比重1.036，白细胞16 800×10⁶/L，多核细胞80%，单核细胞20%，LDH 3367 U/L，ADA 116 U/L。

*45．该患者最可能的诊断是
A．结核性胸膜炎
B．恶性胸腔积液
C．脓胸
D．类风湿相关胸腔积液

*46．为明确诊断，首选的检查是
A．胸腔积液中找肿瘤细胞
B．胸腔积液细菌培养+药敏试验
C．胸腔积液结核菌培养
D．胸腔积液类风湿因子检查

*47．患者目前最重要的治疗是
A．全身化疗
B．胸腔穿刺引流
C．使用四联抗结核药物治疗 (73~75/2021)
D．增加泼尼松剂量并加用免疫抑制剂治疗

男性，43岁。1个月来低热、消瘦、盗汗，3天来劳累后心悸、气短。既往有肺结核病史已愈。查体：T 37.5℃，P 82次/分，BP 120/80 mmHg，右下肺触觉语颤减弱，叩诊呈浊音，呼吸音消失，心尖搏动向左移位，心率82次/分，律齐，心音正常，心脏各瓣膜听诊区未闻及杂音。超声示右侧胸腔中等量积液。

48．该患者的初步诊断是
A．结核性胸腔积液
B．化脓性胸腔积液
C．病毒性胸腔积液
D．肿瘤性胸腔积液
E．类肺炎性胸腔积液

49．对诊断最有意义的检查是
A．胸部X线片
B．PPD试验
C．胸腔穿刺抽液检查
D．胸部CT检查
E．红细胞沉降率

50．该患者最主要的治疗是
A．对症治疗
B．大量广谱抗生素
C．化疗和放射治疗
D．抗结核治疗
E．应用抗病毒药物

女性，61岁。进行性呼吸困难半个月，无发热。查体：气管向右侧偏移，左侧胸廓饱满，左肺叩诊呈实音，呼吸音消失。胸腔积液检查外观呈淡黄色，比重1.024，有核细胞数 $1000\times10^6/L$，淋巴细胞80%，胸水总蛋白 36 g/L。

*51．该患者出现胸腔积液最可能的原因是
A．结核性胸膜炎
B．缩窄性心包炎
C．肺炎
D．肺癌

*52．对该患者的胸腔积液做进一步检查。下列检查结果支持上述病因诊断的是
A．葡萄糖含量 4.4 mmol/L
B．LDH 230 U/L
C．ADA 16 U/L
D．pH 7.35

*53．为明确诊断，最佳的检查方法是
A．胸部X线片
B．胸部B超
C．胸腔积液培养
D．胸腔镜检查 （93～95/2009）

男性，21岁。2小时前进行举重训练，在用力举起杠铃时突发左侧胸痛，随即出现进行性呼吸困难、出汗、心悸，急送校医院。查体：P 120次/分，R 30次/分，BP 90/60 mmHg，神清，烦躁不安，高枕右侧卧，口唇轻绀，颈静脉怒张。

*54．考虑该患者所患的主要疾病是
A．肺气肿
B．气胸
C．肺栓塞
D．急性胸膜炎

*55．最能支持该患者主要疾病的体征是
A．气管左偏
B．左肺叩浊，呼吸音减弱
C．左肺呼吸音消失
D．双肺叩诊过清音

*56．应首先选用的辅助检查是
A．B超
B．胸部X线片
C．胸部CT
D．肺动脉造影 （70～72/2018）

男性，46岁。1小时前在练习举重举起杠铃时感左侧胸痛，不敢呼吸，随即感气短，呼吸不畅，吸气时胸痛加重，心悸，不能活动，速来院检查。既往体健。查体：R 22次/分，BP 130/70 mmHg，一般状况好，无发绀，左肺叩诊鼓音，呼吸音减低，心律齐，心音减弱。

*57．目前检查最可能的诊断是
A．急性肺栓塞
B．气胸
C．急性心肌梗死
D．胸腔积液

*58．该患者还可能出现的体征是
A．气管向左偏移
B．左胸可闻及胸膜摩擦音
C．左肺可闻及湿啰音
D．左胸语音震颤消失

*59．该患者最不可能出现的体征是
A．心尖搏动消失
B．肺动脉瓣听诊区第二心音增强
C．心界叩诊向左侧扩大
D．窦性心动过速 （70～72/2022）

男性，25岁。1小时来突发右侧胸痛伴呼吸困难。既往有肺结核病史1年。查体：大汗，口唇发绀，气管向左侧移位。

60．该患者最可能的诊断是
A．肺栓塞
B．心脏压塞
C．自发性气胸
D．急性左心衰竭
E．肺炎链球菌肺炎

61．立即首选的检查是
A．心电图
B．胸部X线片
C．超声心动图
D．动脉血气分析
E．胸部CT

62．该患者胸部检查的阳性体征是
A．右胸部叩诊呈鼓音
B．心音遥远
C．P_2 亢进伴分裂
D．双肺可闻及湿啰音
E．右胸可闻及胸膜摩擦音

男性，43岁。突发胸闷、胸痛1天，出现呼吸困难并逐渐加重1小时来急诊。查体：T 36.8℃，P 109次/分，R 30次/分，BP 138/80 mmHg，气管左移，右胸廓稍膨隆，触诊语颤和呼吸音明显减弱，未闻及啰音和胸膜摩擦音，心率109次/分，律齐。

63．该患者最可能的诊断是
A．气胸

B．胸腔积液
C．肺动脉栓塞
D．肺不张
E．主动脉夹层

64．应首先进行的检查是
A．动脉血气分析
B．胸部 X 线片
C．胸部 CT
D．胸部 B 超
E．肺通气灌注扫描

65．最有效的治疗方法是
A．胸腔穿刺放胸水
B．胸腔穿刺或闭式引流排气
C．吸氧
D．对症止痛
E．溶栓、抗凝治疗

【B1 型题】

A．胸膜毛细血管内静水压升高
B．胸膜毛细血管通透性增加
C．胸膜毛细管内胶体渗透压降低
D．胸膜淋巴回流障碍
E．损伤性胸腔积液

66．结核性胸膜炎导致胸腔积液的主要机制是
67．心力衰竭致胸腔积液的主要机制是
68．营养不良性低蛋白血症致胸腔积液的主要机制是

A．腺苷脱氨酶（ADA）>100 U/L
B．有核细胞分类以中性粒细胞为主
C．比重 1.016
D．葡萄糖含量 5.0 mmol/L
E．癌胚抗原（CEA）明显增加

69．结核性胸膜炎胸水最常出现的检查结果是
70．恶性胸腔积液胸水最常出现的检查结果是
71．漏出液胸水最常出现的检查结果是

A．肺脓肿
B．胸部外伤
C．针灸
D．肺结核
E．慢性阻塞性肺疾病

72．属于外伤性气胸病因的是
73．属于医源性气胸病因的是

A．自发性气胸
B．闭合性气胸
C．单纯性气胸
D．开放性气胸
E．张力性气胸

74．胸壁外伤破损，外界空气经缺损处随呼吸自由进出胸膜腔的气胸类型是
75．属于高压性气胸类型的是

【X 型题】

*76．恶性胸腔积液的特点有
A．积液性质一般为渗出液
B．CEA >20 μg/L
C．糖含量降低
D．ADA 增高，多>45 U/L　　　（170/2011）

*77．可引起渗出性胸腔积液的病因有
A．肿瘤转移
B．结缔组织病
C．右心功能不全
D．结核病　　　（152/1995）

*78．由胸膜毛细血管壁通透性增加所致胸腔积液的疾病有
A．结核性胸膜炎
B．缩窄性心包炎
C．胸膜肿瘤
D．肺梗死　　　（151/2001）

*79．下列支持结核性胸膜炎胸腔积液诊断指标的有
A．pH <7.3
B．ADA <45 U/L
C．胸腔积液 CEA/ 血清 CEA >1
D．胸腔积液 LDH/ 血清 LDH >0.6　（141/2003）

80．不符合结核性渗出性胸膜炎特点的有
A．OT 试验多属阴性
B．患侧胸廓运动受限
C．胸水中常可找到结核菌
D．胸水为渗出性

81．渗出性胸腔积液的病因可包括
A．心力衰竭
B．低蛋白血症
C．肺部感染
D．胸膜转移性肿瘤

82．确定胸腔积液为渗出液的标准包括
A．比重>1.018
B．蛋白>3.0 g/L
C．LDH >200 IU/L
D．胸水蛋白 / 血清蛋白>0.5

83．渗出性胸腔积液的发病机制包括
A．血浆胶体渗透压下降
B．胸膜毛细血管内静水压增加
C．胸膜毛细血管通透性增加

D．胸膜淋巴回流受阻
84．漏出性胸腔积液的发病机制包括
    A．血浆胶体渗透压下降
    B．胸膜毛细血管内静水压增加
    C．胸膜毛细血管通透性增加
    D．胸膜淋巴回流受阻
85．胸腔积液中葡萄糖含量显著下降的情况常见于
    A．结核性胸膜炎
    B．类风湿关节炎
    C．脓胸
    D．恶性胸腔积液
*86．继发性自发性气胸的常见病因有
    A．肺大疱
    B．肺结核
    C．肺癌
    D．用力咳嗽、屏气、喷嚏　　　　（152/1998）

答案及解析

1．【答案】C
【解析】关于胸腔积液，当积液量少于300 ml时症状多不明显；若大于500 ml，患者可出现胸闷等症状。有关X线片诊断，当胸腔积液量达300～500 ml时，X线片可见肋膈角变钝；如积液量再增加，则可见明显的积液影。但当患者平卧位、出现液气胸时，胸部X线片可不表现为典型的弧形向上的积液影。采用CT检查，可根据胸腔积液的密度不同提示判断积液的性质，是属于渗出液、血液、脓液等，故选项C是不正确的。虽然CT检查胸膜病变有较高的敏感性与密度分辨力，但目前公认B超仍是敏感性最高的检查胸腔积液的无创性诊断方法。

2．【答案】D
【解析】结核性胸膜炎是我国最常见的胸膜炎。多见于青年人，常发生在结核感染后。发生结核性胸膜炎时肺内已多无明显的结核病变，所以一般不会伴有粟粒型肺结核和广泛的空洞性病变，老年患者表现不典型，可无发热，结核菌素试验亦常阴性，但不会为钙化病灶消失，以前接种过卡介苗的患者与结核性胸膜炎无一定关联。

3．【答案】E
【解析】结核性胸膜炎是引起胸腔积液的常见原因，多见于青年人，起病多缓慢，可有低热、盗汗等结核中毒症状，胸部X线片可呈肋膈角消失或外高内低的胸腔积液影，但多数无肺内结核灶。

4．【答案】A
【解析】结核性胸膜炎属IV型迟发型变态反应，是人体处于高过敏状态下发生的渗出性病变。结核性胸膜炎在青年人多见。肺内可有结核病灶，但在临床有时不易发现，胸膜活检半数可发现干酪病变。在合理使用抗结核药物同时，可加用糖皮质激素以加快渗液吸收，减少胸膜粘连。

5．【答案】B
【解析】腺苷脱氨酶（ADA）是强烈提示结核性胸膜炎最有价值的胸水酶学检查，当胸水ADA显著增高大于45U/L时可确定胸水性质为结核性胸膜炎，但HIV合并结核性胸膜炎患者，胸水ADA常不升高。其余指标均无特异性。

6．【答案】A
【解析】对减轻结核性胸膜炎患者发生胸膜肥厚最有效的治疗措施是积极穿刺抽液，抽液后还可减轻中毒症状，改善呼吸，使被压迫的肺迅速复张。

7．【答案】C
【解析】肺炎严重者可致肺组织坏死，发生肺脓肿，穿破进入胸腔可产生脓胸、脓气胸，最易发生的肺炎是金黄色葡萄球菌肺炎。

8．【答案】D
【解析】容易出现包裹多见于结核性胸膜炎，一般不见于恶性胸水，其余均符合恶性胸水的临床表现。

9．【答案】C
【解析】胸腔积液穿刺抽液常用于胸水的诊断和治疗，在胸腔积液穿刺抽液时，一般不需要在B超定位后再行穿刺，只有在积液量少或出现包裹时才在B超定位后再行穿刺。其他说法均正确。

10．【答案】A
【解析】结核性胸腔积液检查最常见的是渗出性，少数可为乳糜性、血性，一般不会是漏出性和脓性。

11．【答案】C
【解析】结核性胸膜炎的胸水为渗出液，典型渗出性胸水为比重＞1.018，胸水蛋白定量＞30 g/L，胸水腺苷脱氨酶＞45 U/L，胸水细胞数＞500×10^6/L，胸水乳酸脱氢酶水平大于血清的60%。

12．【答案】B
【解析】根据症状和体征提示有胸腔积液时，需确定是否有胸腔积液的检查应首选胸部B超，此项检查不仅能确定有否胸腔积液，还可以为临床穿刺抽水定位，为无创检查，方便实用。

13．【答案】D

【解析】胸腔积液是指肺和胸壁之间的腔隙内积液。胸腔积液的病因和发病机制包括：①胸膜毛细血管内静水压增高，如充血性心力衰竭、缩窄性心包炎等；②胸膜通透性增加，如胸膜炎症（肺结核、肺炎）、风湿性疾病（系统性红斑狼疮、类风湿关节炎）、胸膜肿瘤等；③胸膜毛细血管内胶体渗透压降低，如低蛋白血症、肝硬化、肾病综合征等；④壁层胸膜淋巴引流障碍，如癌症淋巴管阻塞、发育性淋巴管引流异常等；⑤损伤，如主动脉瘤破裂、胸导管破裂等；⑥医源性，如药物（甲氨蝶呤、胺碘酮、苯妥英因等）、放射治疗等。所以充血性心力衰竭、缩窄性心包炎、胸导管破裂和癌症淋巴管阻塞均会引起胸腔积液。而甲状腺功能亢进症是指血循环中甲状腺激素过多，引起以神经、循环、消化等系统兴奋性增高和代谢亢进为主要表现的一组临床综合征，所以不会引起胸腔积液。

14.【答案】E
【解析】渗出性胸腔积液的常见病因为结核、肺炎、恶性肿瘤、肺梗死、胶原系统疾病（系统性红斑狼疮、类风湿关节炎等）、气胸、外科手术后等。而药物过敏不会引起渗出性胸腔积液。

15.【答案】E
【解析】系统性红斑狼疮为免疫性结缔组织炎性疾患，其造成的胸腔积液一般属于渗出性。其余均为漏出性胸腔积液，主要病因是属于非炎症性疾病所致。

16.【答案】D
【解析】心力衰竭引起的胸腔积液为漏出液，漏出液的特点是：蛋白含量小于 25 g/L，葡萄糖含量与血糖相近，胸水 LDH/血清 LDH 比值小于 0.6，比重低于 1.018，pH 值无诊断意义。所以答案是 D。

17.【答案】D
【解析】LDH 广泛存在于人体各组织中，各组织或器官病变都可释放 LDH 至血液中，使其含量增高。一般恶性肿瘤患者亦可使血清中 LDH 含量增加，但均在肿瘤发展到相当阶段时才可能升高。在癌性胸、腹水中，LDH 的含量往往很高，故胸水中 LDH 含量高于血清常为癌性胸水的特点。其他四个选项所列均为漏出液的特点。

18.【答案】E
【解析】乙胺丁醇是一种常用的抗结核药，对结核菌有较强的抑菌作用。其不良反应较少，但剂量过大时可引起球后视神经炎，停药后多可恢复。

19.【答案】E
【解析】自发性气胸的病因包括原发性和继发性两大类，属于原发性自发性气胸患者病因的是弹性纤维先天性发育不良。其余均为继发性的病因，即自发性气胸发生在有肺内疾病者，均为继发性自发性气胸。

20.【答案】A
【解析】由肺内疾病引起的自发性气胸称为继发性自发性气胸，COPD 属于继发性自发性气胸患者的病因。其余均不是自发性气胸的病因，而是属于外伤性或医源性气胸。

21.【答案】E
【解析】张力性气胸亦称高压性气胸，胸腔内压力持续性升高，在短时间内高于大气压，所以诊断张力性气胸最充分的依据是胸穿抽出高压气体。其余均可在张力性气胸出现，但不是诊断张力性气胸最充分的依据。

22.【答案】B
【解析】当气胸患者胸腔积气在 20% 以下时，患者症状轻微或可无症状，积气可自行吸收，无须进行特殊治疗。需进行治疗的最少百分比是 20%。

23.【答案】B
【解析】气胸如肺萎陷时间长，需采用负压吸引排气时，一般调节吸引负压在 -8～-12 cmH$_2$O 之间，如负压过大可导致对肺组织的损伤，故不宜采用高负压排气。其余各项关于气胸的处理都是正确的。

24.【答案】E
【解析】闭合性气胸积气量少于该侧胸腔容积的 20% 时，气体可在 2～3 周内自行吸收，不需抽气；积气量多时，可每日或隔日抽气一次，但每次抽气量应小于 1 升，直至肺大部分复张，一般不可一次将气抽尽；闭合性气胸积气量多时主要治疗手段为直接抽气，如为高压性气胸，则应立即行闭式水封瓶式引流。

25.【答案】B
【解析】闭合性气胸患者采用排气疗法的原则是如气胸患者的肺被压缩小于 20%，则可采用保守治疗，无需抽气；如积气量大，症状明显者可每日抽气 1 次，但每次抽气量不宜超过 1000 ml；一般不宜首选胸腔闭式引流，如患者肺复张能力较差，应采用胸腔闭式引流，不宜过快将气抽尽。

26.【答案】D
【解析】该青年男性患者开始有午后发热明显，伴乏力、干咳、胸痛，深吸气时胸痛加重，考虑结核性胸膜炎，之后因出现胸腔积液，感活动后气短，结合左侧胸部体征，最可能的诊断是左侧结核性胸腔积液。其余诊断均不支持。

27.【答案】D
【解析】该老年女性慢性阻塞性肺疾病患者呈慢性病程，5 年来经常咳嗽、气短，双下肢水肿。本次加重，胸部 X 线片示右下肺片状影及双侧胸腔积液。该胸腔积液最可能是由于心力衰竭引起的漏出液，支持漏出液的只有答案 D。

28.【答案】B

【解析】该青年女性患者受凉后咳嗽，继而右侧胸痛，呼吸和咳嗽时加重，后随胸痛减轻出现胸闷，结合体征、胸部X线片检查确定有胸腔积液，经常规检查为血性渗出性，且以淋巴细胞为主，其中强烈提示结核的酶学检查（ADA）明显升高（正常ADA<45 U/L），故最可能的诊断是结核性胸腔积液。

29.【答案】A

【解析】该中年男性患者胸腔积液的性质属于漏出液。漏出液的特点是：蛋白含量小于25 g/L，胸水LDH小于200 U/L，比重低于1.018。

30.【答案】D

【解析】该青年男性患者有慢性病程，表现低热、盗汗、干咳、乏力，查体呈现右侧胸腔积液征，胸水性质为渗出液，根据病史和胸水中细胞以淋巴细胞为主，该患者最可能的诊断是结核性胸腔积液。

31.【答案】A

【解析】患者青年男性，急性起病，有糖尿病病史，低热，查体提示胸腔积液体征。胸腔积液白细胞大于$500×10^6$/L，淋巴细胞为主，葡萄糖轻度降低，结核性胸膜炎可能性大。恶性胸腔积液以45岁以上中老年人多见，有咳血丝痰、消瘦等症状，胸腔积液多呈血性、增长迅速，该患者可能性小。脓胸时胸腔积液白细胞多达$10\,000×10^6$/L以上，本患者不符。类肺炎性胸腔积液患者多有下呼吸道感染的症状，胸腔积液白细胞明显升高，以中性粒细胞为主，葡萄糖降低，本患者不符。

32.【答案】C

【解析】该老年男性患者有右侧明显胸腔积液征，胸水常规为渗出液，细胞虽然以淋巴细胞为主，但胸水中ADA不高，而LDH过高，不支持结核性，再加上右锁骨上可触及一淋巴结，质硬、固定、无压痛，支持肿瘤转移，所以最可能的诊断是右侧恶性胸腔积液。

33.【答案】C

【解析】该中年女性患者胸腔积液比重>1.018、蛋白定量>30 g/L、细胞计数>$500×10^6$/L，可定性为渗出液。心功能不全所致的胸腔积液多为漏出液，可排除；虽然结核性及系统性红斑狼疮（SLE）均可出现渗出性胸腔积液，但患者ADA<45 U/L，不支持结核性，无SLE的临床表现，也不支持SLE诊断。而根据病史特点结合ADA低于45 U/L，癌性胸腔积液可能性最大，故正确答案是C。

34.【答案】C

【解析】该老年女性患者病情重，口唇发绀，有乳糜样胸水和腹水，可见于肿瘤和结核，胸水和腹水中LDH和CEA均明显增高，支持癌肿引起的积液，因此最可能的诊断是恶性胸腔积液。

35.【答案】A

【解析】该老年女性患者以右侧胸腔积液1周性质待查入院，胸水常规为渗出液，胸水中ADA不高，而LDH过高，最可能是恶性胸腔积液。

36.【答案】C

【解析】该青年女性患者在胸腔抽液1200 ml时患者气短加重，伴剧烈咳嗽，咳大量泡沫状痰。最可能的原因是复张性肺水肿，是由于胸腔穿刺抽液解除对肺的压迫，使萎陷肺得以复张，患侧肺或双肺在短时间内（数分钟至数小时内）发生的急性肺水肿，通常引流速度过快、一次量过大为主要诱因，表现为患者短时间内出现呼吸困难、剧烈咳嗽、咳出大量白色或粉红色泡沫样痰或液体，此与该患者表现相符。而胸膜反应表现为穿刺过程中出现头晕、面色苍白、出汗、心悸、胸部压迫感或剧痛、血压下降、脉细、肢冷、晕厥等；气胸多由于穿刺时刺破脏层胸膜所致，表现为呼吸困难；纵隔摆动为开放性气胸时，患侧胸内压显著高于健侧，纵隔向健侧移位，进一步使健侧肺扩张受限，致呼气、吸气时两侧胸膜腔压力不均衡，出现周期性变化，使纵隔在吸气时移向健侧、呼气时移向患侧。此三种表现均与本题患者不符。

37.【答案】D

【解析】该中年男性患者胸腔积液诊断明确，有感染的临床表现，胸腔积液白细胞$15\,000×10^6$/L，超过脓胸白细胞$10\,000×10^6$/L的诊断标准，且以多核细胞为主，pH降低、LDH增高以及ADA增高均符合脓胸的胸腔积液特征。其他原因所致胸腔积液虽然可以出现pH降低、LDH增高及ADA增高，但胸腔积液白细胞不会增高达到脓胸的标准。

38.【答案】B

【解析】该青年女性患者急性病程，搬重物时突发右侧胸痛伴胸闷，疼痛剧烈，深呼吸时加重，伴刺激性咳嗽；继之出现胸闷，进行性加重，所以最可能的诊断是自发性气胸。

39.【答案】A

【解析】该老年男性患者急性病程，剧烈咳嗽后突发右侧胸痛伴憋气明显，大汗淋漓。查体发现右侧呼吸音明显减低，气管偏左，最可能的诊断是自发性气胸。所以为尽快明确诊断，最合适的检查是胸部X线片。其余检查均不能尽快明确诊断。

40.【答案】A

【解析】该中年男性患者最可能的疾病是左侧气胸。气胸的临床表现为突发性胸痛，伴干咳，继之以胸闷或呼吸困难，查体根据积气量的大小而定，可能有气胸体征。大量气胸时可发生纵隔移位，张力性气胸时可发生循环障碍。慢性支气管炎和肺气肿并发气胸的患者，肺部的体征可能受到影响，应特别注意两侧对比和上下对比检查发现变化。

41．【答案】D

【解析】该青年男性患者于搬重物时突发憋气、胸闷，有发绀，右肺叩诊鼓音，呼吸音消失，心率快，首先考虑的诊断是右侧气胸。

42．【答案】D

【解析】该中年男性患者急性病程，投掷铅球转身后突感左侧胸痛，随即出现胸闷、气短、呼吸急促及行走后症状加重，伴出汗、心悸，自行半坐位休息后症状稍有缓解而来院。由于患者是在用力后突然出现，而且是投掷动作诱发，存在胸内压升高的因素，因此首先考虑气胸的可能。患者的症状不是进行性加重，以闭合性气胸可能性大。该患者胸痛持续存在可除外心绞痛；胸壁挫伤一般不会有胸闷、气短、呼吸急促及伴出汗、心悸等；其余2个选项虽然均可合并呼吸困难，而且患者有高血压病史，应除外心脏病的可能，但是由于患者的胸痛和呼吸困难几乎同时发生，因此由急性心肌梗死引起的左心衰竭可能性不大；病史中未提供患者具有高凝状态或深静脉血栓（DVT）等的病史，肺栓塞的可能性不大。因此答案是D。

43．【答案】C

【解析】该老年男性患者诊断慢性阻塞性肺疾病肯定，这是导致自发性气胸的主要原因。患者存在胸痛、呼吸困难，体格检查提示气胸的体征。所以答案是C。病史和体征均不支持其他诊断。

44．【答案】E

【解析】该青年男性患者急性病程，跑步时突发胸痛伴呼吸困难，查体有明显异常（R 35次/分，BP 70/40 mmHg，瘦长体型，呼吸急促，口唇发绀，气管右移，左侧胸廓饱满，呼吸音消失），该患者最可能发生了左侧自发性气胸。所以此时应首选的治疗措施是胸腔穿刺排气。

45．【答案】C　46．【答案】B　47．【答案】B

【解析】该中年女性患者急性起病，发热，胸腔积液，胸水比重高，白细胞数 16 800×10^6/L，明显增高，>10 000×10^6/L 可诊断为脓胸，因此诊断脓胸明确。胸腔积液ADA增高，可见于结核性胸腔积液，也可见于脓胸。尽管患者有类风湿关节炎病史，但胸腔积液化验结果不支持类风湿关节炎所致胸腔积液。由于脓胸是胸腔内致病菌感染造成积脓，需要积极寻找脓胸的病原学，首选的检查是胸腔积液细菌培养+药敏试验。脓胸的治疗原则是控制感染、引流胸腔积液及促进肺复张，恢复肺功能。其中引流是脓胸最基本的治疗方法。

48．【答案】A　49．【答案】C　50．【答案】D

【解析】该中年男性患者缓慢起病，有低热、消瘦、盗汗等结核中毒症状，有肺结核病史，近来渐进性心悸、气短加重，查体和超声均提示为典型的胸腔积液，分析胸腔积液的发病率在我国目前最多见的是结核性的，且患者发病过程、临床表现都支持结核，该患者还有肺结核病史。由病毒性感染所致的胸腔积液少见，积液量少，常可自愈；化脓性的胸腔积液和类肺炎性胸腔积液患者一般起病急，高热，全身中毒症状明显，病情较严重；肿瘤性胸腔积液有时不易与结核性区别，但肿瘤多见于老年人，故该患者首先考虑结核性。为进一步确诊，最有意义的检查是胸腔穿刺抽液，对积液进行常规、生化、细菌学、免疫学、细胞病理学等检查，其余四项检查的诊断意义均较小。由于该患者右侧胸腔积液为结核性，所以最主要治疗是抗结核治疗，其余除可以采用对症治疗外，均不是针对结核的治疗，但对症治疗也不是最主要的治疗。

51．【答案】D　52．【答案】C　53．【答案】D

【解析】该老年女性患者体检提示为单侧大量胸腔积液，且为渗出性，故可首先排除缩窄性心包炎。因为缩窄性心包炎所致积液多为双侧，且为漏出液。胸腔积液中以淋巴细胞为主，应主要鉴别结核和肿瘤。肺炎应以多核细胞为主，且患者病程较长，缺乏发热等临床表现，肺炎可基本排除。老年患者，胸腔积液增长迅速，且无发热等结核中毒症状，应首先考虑肿瘤即肺癌。ADA是鉴别肿瘤和结核的重要指标，结核患者多在45 U/L以上，而肿瘤患者则明显降低。其余几项均不具特征性。胸部X线片和B超为影像学检查，对胸腔积液的病因具有提示价值，但对确诊意义不大。胸腔积液培养只有在可疑肺炎旁胸腔积液或结核性胸膜炎的情况时才具有针对性。而胸腔镜可通过获取胸膜组织，建立病理学诊断，对结核和肿瘤的诊断都具有确诊价值。

54．【答案】B　55．【答案】C　56．【答案】B

【解析】该青年男性患者在做突发用力的运动后出现左侧胸痛，右侧卧位，呼吸困难、发绀，血压偏低，脉率快。因是突发病，不符合肺气肿、急性胸膜炎。肺栓塞可突然发病，出现胸痛、呼吸困难等，但患者无血栓栓塞疾病的发病基础，无长期卧床、制动、手术等诱因，基本可以排除。因此考虑该患者所患的主要疾病是气胸。气胸典型的体征为气管向健侧移位，患侧叩诊呈过清音或鼓音，呼吸音减弱或消失，因此左肺叩诊不可能为浊音。气胸诊断最重要的方法是胸部X线片检查。

57．【答案】B　58．【答案】D　59．【答案】C

【解析】该中年男性患者在突发外力作用下出现左侧胸痛、呼吸不畅、气短、频率增加，来院查体发现左肺叩鼓音、呼吸音低，是典型闭合性气胸的临床表现。因左侧胸腔内充满气体，故气管可向右偏移、左侧语音震颤消失，一般不出现肺内啰音及胸膜摩擦音；左侧气胸时，心尖搏动及心界被气体掩盖而不能被检查出。

60.【答案】C　61.【答案】B　62.【答案】A

【解析】该青年男性患者突然发病，右侧胸痛伴呼吸困难，病重已出大汗和伴缺氧（口唇发绀），结合有肺结核病史和气管向健侧移位，最可能的诊断是自发性气胸。肺栓塞若范围大及心脏压塞、急性左心衰竭可以突然呼吸困难，但一般不会使气管移位，病史和体征也不支持肺炎链球菌肺炎。最方便、迅速确诊的方法是进行胸部X线片检查，同时还能了解肺被压缩的程度，胸部CT也可以，但不宜首选，其他检查（心电图、超声心动图和动脉血气分析）仅对鉴别诊断有帮助。右侧气胸胸部检查的阳性体征是有胸部叩诊呈鼓音，其余体征（心音遥远、P_2亢进伴分裂、双肺可闻及湿啰音和右胸可闻及胸膜摩擦音）则分别是心脏压塞、肺栓塞、急性左心衰竭和胸膜炎的体征。

63.【答案】A　64.【答案】B　65.【答案】B

【解析】该中年男性患者急性起病，突发胸闷、胸痛，并逐渐加重出现呼吸困难，查体见气管左移，右胸廓稍膨隆，触诊语颤和呼吸音明显减弱，未闻及啰音和胸膜摩擦音，气胸和胸腔积液均有可能，但胸腔积液一般病情进展慢，所以该患者最可能的诊断是气胸。应首先进行的检查是胸部X线片，以助诊断和了解气胸严重程度。气胸最有效的治疗方法是胸腔穿刺或闭式引流排气。

66.【答案】B　67.【答案】A　68.【答案】C

【解析】正常人胸腔内有少量液体，胸腔内液体的生成和吸收处于动态平衡。正常情况下胸腔内液体主要由壁层胸膜产生，由淋巴管回吸收。由于全身或局部因素使得液体形成过快或吸收过缓，造成胸膜腔内液体量增加，就会形成胸腔积液。胸腔积液的类型不同，其发生机制亦异。渗出性胸腔积液的常见病因和发生机制为：①胸膜毛细血管通透性增加：见于各种感染（如结核杆菌）和非感染性胸膜炎症、肿瘤、肺栓塞等；②胸膜淋巴管阻塞导致淋巴回流障碍：主要见于恶性肿瘤。因此结核性膜炎导致胸腔积液的主要机制是胸膜毛细血管通透性增加。漏出性胸腔积液的常见病因和发生机制为：①胸膜毛细血管静水压升高：见于心力衰竭；②胸膜毛细血管胶体渗透压降低：见于肝硬化、肾病综合征、营养不良所致低蛋白血症；③胸腔内负压增加：见于急性肺不张。因此心力衰竭致胸腔积液的主要机制是胸膜毛细血管静水压升高；营养不良性低蛋白血症致胸腔积液的主要机制是胸膜毛细管胶体渗透压降低。

69.【答案】A　70.【答案】E　71.【答案】C

【解析】胸水的检查结果对确定胸水的性质和临床诊断均具有重要的意义。腺苷脱氨酶（ADA）>100 U/L常是结核性胸膜炎胸水最常出现的检查结果；癌胚抗原（CEA）明显增加是恶性胸腔积液胸水最常出现的检查结果；比重1.016（一般<1.018）是漏出液胸水最常出现的检查结果。

72.【答案】B　73.【答案】C

【解析】气胸包括自发性、外伤性和医源性三类。属于外伤性气胸病因的是胸部外伤；属于医源性气胸病因的是针灸。而肺脓肿、肺结核和慢性阻塞性肺疾病均为继发性自发性气胸的病因。

74.【答案】D　75.【答案】E

【解析】胸壁外伤破损，外界空气经缺损处随呼吸自由进出胸膜腔的气胸类型是开放性气胸；属于高压性气胸类型的是张力性气胸。

76.【答案】ABC

【解析】恶性胸腔积液的特点为：性质一般为渗出液；多呈血性，量大，增长快；糖含量降低，一般CEA>20 μg/L，但ADA不增高，常<40 U/L。

77.【答案】ABD

【解析】渗出液常由炎症引起，包括感染性如最常见的结核性胸膜炎、腹膜炎，也可见于非感染性如化学性刺激、免疫性炎症、肿瘤等。右心功能不全出现胸腔积液主要由于心功能不全，血管内压力增高而导致的，属漏出液性质。

78.【答案】ACD

【解析】胸腔积液的病因包括：胸膜毛细血管内静水压增高，如充血性心力衰竭、缩窄性心包炎、血容量增加、上腔静脉或奇静脉受阻等；胸膜毛细血管通透性增加，如胸膜炎症、结缔组织病、胸膜肿瘤、肺梗死、膈下炎症等；胸膜毛细血管内胶体渗透压降低，如低蛋白血症、肝硬化、肾病综合征、急性肾小球肾炎、黏液性水肿等；壁层胸膜淋巴引流障碍，如癌症淋巴管阻塞、发育性淋巴管引流异常等；损伤所致胸腔内出血，如主动脉瘤破裂、食管破裂等。

79.【答案】AD

【解析】结核性胸膜炎胸腔积液的特点为：pH常<7.3，比重>1.018，细胞数超过$500×10^6/L$，胸腔积液CEA/血清CEA<1，LDH含量增高，多大于200 U/L，且胸腔积液LDH/血清LDH大于0.6，胸腔积液的ADA含量一般大于45 U/L。

80.【答案】AC

【解析】结核性渗出性胸膜炎是由结核菌直接蔓延至胸膜引起的炎症所致，结核性渗出性胸膜炎患者OT试验多属阳性，因积液而使患侧胸廓运动受限，胸水找结核菌和胸水结核菌培养的阳性率不高，胸水为渗出性。

81.【答案】CD
【解析】引起渗出性胸腔积液的病因有多种，可包括各种感染、肿瘤、风湿性疾病等。而心力衰竭和低蛋白血症是漏出性胸腔积液的病因。

82.【答案】ACD
【解析】典型渗出性胸腔积液为比重>1.018，蛋白定量>30 g/L，胸水蛋白/血清蛋白>0.5，腺苷脱胺酶>45 IU/L，细胞数>500×10⁶/L，LDH>200 IU/L，胸水乳酸脱氢酶水平大于血清的60%。

83.【答案】CD
【解析】渗出性胸腔积液的常见病因和发生机制为：①胸膜毛细血管通透性增加：见于各种感染（如结核杆菌）和非感染性胸膜炎症、肿瘤、肺栓塞等；②胸膜淋巴管阻塞导致淋巴回流障碍：主要见于恶性肿瘤。

84.【答案】AB
【解析】漏出性胸腔积液的常见病因和发生机制为：①胸膜毛细血管内静水压升高：见于心力衰竭；②血浆胶体渗透压降低：见于肝硬化、肾病综合征、营养不良所致低蛋白血症；③胸腔内负压增加：见于急性肺不张。

85.【答案】BC
【解析】胸腔积液中葡萄糖的含量对胸腔积液的诊断有帮助。正常胸腔积液中葡萄糖含量与血中含量相近，漏出液和大多数渗出液葡萄糖含量正常；类风湿关节炎和脓胸显著下降；系统性红斑狼疮、结核和恶性胸腔积液中含量可<3.3 mmol/L。

86.【答案】ABC
【解析】自发性气胸的病因包括原发性和继发性两大类，继发性自发性气胸患者的病因，即自发性气胸发生在有肺内疾病者，所以肺大疱、肺结核、肺癌等病变都是继发性自发性气胸的病因。但用力咳嗽、屏气、打喷嚏只是导致自发性气胸的诱因而不是病因。

十三、睡眠呼吸暂停低通气综合征

【A1型题】

1. 睡眠呼吸暂停低通气综合征的低通气是指
   A．睡眠过程中鼻口气流较基础水平降低≥10%伴动脉血氧饱和度减低≥2%
   B．睡眠过程中鼻口气流较基础水平降低≥20%伴动脉血氧饱和度减低≥3%
   C．睡眠过程中鼻口气流较基础水平降低≥30%伴动脉血氧饱和度减低≥4%
   D．睡眠过程中鼻口气流较基础水平降低≥40%伴动脉血氧饱和度减低≥5%
   E．睡眠过程中鼻口气流较基础水平降低≥50%伴动脉血氧饱和度减低≥6%

2. 不属于引起阻塞性睡眠呼吸暂停低通气综合征（OSAHS）主要危险因素的是
   A．肥胖，上气道狭窄
   B．Ⅱ°以上扁桃体肥大
   C．长期饮酒
   D．肺气肿
   E．咽腔黏膜肥厚

3. 睡眠呼吸暂停是指睡眠过程中，口鼻气流消失或明显减弱（较基线幅度下降≥90%）持续时间
   A．≥5秒
   B．≥10秒
   C．≥15秒
   D．≥20秒
   E．≥25秒

4. 目前阻塞性睡眠呼吸暂停低通气综合征（OSAHS）的首选治疗是
   A．药物治疗
   B．无创通气
   C．口腔矫治器
   D．手术治疗
   E．射频减容术

【A2型题】

5. 男性，32岁。近3年来经常感觉疲乏，白天嗜睡，工作时注意力不易集中。发现高血压4年，口服降压药控制不理想。家人诉其打鼾多年，5年来体重增加后情况加重。下列检查对明确诊断最为重要的是
   A．24小时血压监测
   B．上呼吸道CT检查
   C．多导睡眠记录仪监测
   D．测定血ACTH
   E．OGTT试验

6. 男性，48岁。间断胸闷发作1年，夜间为著，伴打鼾明显，日间严重嗜睡，无发热、咳嗽、咳痰。查体：BP 150/90 mmHg，体型肥胖，两肺呼吸音清。该患者日间嗜睡最可能的原因是

A. 低血糖症
B. 中枢神经系统感染
C. 阻塞性睡眠呼吸暂停低通气综合征
D. 高血压病
E. 颅内肿瘤

【A3/A4 型题】

女性，43岁。1年多来经常白天开会、看书时困倦、瞌睡，感觉疲乏无力，工作效率下降。家人诉其夜间打鼾多年，近几年来体重增加后情况加重。

7. 该患者最可能的诊断是
   A. 阻塞性睡眠呼吸暂停低通气综合征
   B. 高血压病
   C. 支气管内膜结核
   D. 库欣综合征
   E. 2型糖尿病

8. 对明确诊断最为重要的检查是
   A. 24小时血压监测
   B. 痰找结核菌
   C. 多导睡眠记录仪监测
   D. 血皮质醇测定
   E. 血糖测定

9. 明确诊断后，最主要的治疗是
   A. 药物治疗
   B. 无创通气
   C. 口腔矫治器
   D. 手术治疗
   E. 降压治疗

【B1 型题】

A. 鼻口气流、胸腹呼吸同时暂停
B. 鼻口无气流，胸腹呼吸动作仍然存在
C. 胸腹呼吸先停止，接着鼻口气流停止
D. 潮式呼吸
E. 呼吸暂停时，SaO_2下降

10. 阻塞性睡眠呼吸暂停低通气综合征的特征性表现是
11. 中枢性睡眠呼吸暂停低通气综合征的特征性表现是

【X 型题】

12. 引起阻塞性睡眠呼吸暂停低通气综合征（OSAHS）的主要危险因素有
    A. 肥胖
    B. 年龄
    C. 性别
    D. 遗传因素

13. 下列属于OSAHS夜间临床表现的有
    A. 打鼾
    B. 呼吸暂停
    C. 嗜睡
    D. 疲倦乏力

14. 下列属于OSAHS白天临床表现的有
    A. 头痛、头晕
    B. 呼吸暂停
    C. 嗜睡
    D. 疲倦乏力

15. OSAHS的并发症有
    A. 高血压
    B. 冠心病
    C. 胃食管反流病
    D. 慢性肺源性心脏病

答案及解析

1. 【答案】C
   【解析】这是一道记忆型试题。睡眠呼吸暂停低通气综合征的低通气是指睡眠过程中鼻口气流较基础水平降低≥30%伴动脉血氧饱和度减低≥4%。

2. 【答案】D
   【解析】OSAHS是临床上最常见的睡眠呼吸暂停低通气综合征。OSAHS的主要危险因素包括肥胖、年龄、性别、上气道解剖异常（上气道狭窄、Ⅱ°以上扁桃体肥大、咽腔黏膜肥厚等）、遗传因素、长期大量饮酒和（或）服用镇静、催眠或肌肉松弛类药物，还有长期吸烟及其他易引起OSAHS的相关疾病（如甲状腺功能减退症、肢端肥大症、心功能不全、脑卒中、胃食管反流病及神经肌肉疾病等）。肺气肿不属于引起OSAHS的主要危险因素。

3. 【答案】B
   【解析】睡眠呼吸暂停是指睡眠过程中，口鼻气流消失或明显减弱（较基线幅度下降≥90%）持续时间≥10秒。

4. 【答案】B
   【解析】OSAHS是口鼻气流消失，但胸腹呼吸运动仍存在，常呈现矛盾运动，主要由于上气道阻塞引起呼吸暂停。所以首选的治疗是无创通气。其余均不是首选治疗。

5. 【答案】C

【解析】该青年男性患者经常感觉疲乏，白天嗜睡，工作时注意力不易集中，家人诉其打鼾多年，5年来体重增加后情况加重，最可能患OSAHS。所以对明确诊断最为重要的是多导睡眠记录仪监测。而其他检查项目均不是针对OSAHS的。

6. 【答案】C

【解析】该中年男性体型肥胖患者慢性病程，1年来间断胸闷发作，夜间为著，伴打鼾明显，日间严重嗜睡，无发热、咳嗽、咳痰。据此考虑该患者日间嗜睡最可能的原因是阻塞性睡眠呼吸暂停低通气综合征。阻塞性睡眠呼吸暂停低通气综合征主要表现为睡眠时打鼾，鼾声可大可小，持续时间长短不一；可憋醒，醒后感到心悸、胸闷、心前区不适，或因呼吸暂停窒息而致肢体异常运动；晨起头痛、恶心、口干、咽部不适；白天困倦、嗜睡；记忆力减退、抑郁、反应迟钝或急躁、性欲减退等。

7. 【答案】A 8. 【答案】C 9. 【答案】B

【解析】综合题干所述，该患者最可能的诊断是OSAHS。病史特点均不支持其他诊断。对明确OSAHS诊断最为重要的检查是多导睡眠记录仪监测，而其他检查项目均不是针对OSAHS的。由于OSAHS主要由于上气道阻塞引起呼吸暂停，所以首选的治疗是无创通气。

10. 【答案】B 11. 【答案】A

【解析】阻塞性睡眠呼吸暂停低通气综合征是临床上最常见的睡眠呼吸暂停低通气综合征。阻塞性睡眠呼吸暂停低通气综合征的特征性表现为鼻口无气流，胸腹呼吸动作仍然存在。而中枢性睡眠呼吸暂停低通气综合征的特征性表现是鼻口气流、胸腹呼吸同时暂停。

12. 【答案】ABCD

【解析】参见第2题解析。

13. 【答案】AB 14. 【答案】ACD

【解析】OSAHS是临床上最常见的睡眠呼吸暂停低通气综合征。OSAHS临床表现包括夜间临床表现和白天临床表现。夜间临床表现包括打鼾、呼吸暂停、夜间憋醒、睡眠时多动不安、夜尿增多和睡眠行为异常。白天临床表现包括嗜睡、疲倦乏力、认知障碍、头痛、头晕、性格变化和性功能减退等。

15. 【答案】ABCD

【解析】OSAHS患者由于反复发作的夜间间歇性缺氧和睡眠结构破坏，可引起一系列靶器官功能受损，即并发症，如高血压、冠心病、心律失常（特别是以慢-快心律失常为主）、2型糖尿病、慢性肺源性心脏病、胃食管反流病、代谢综合征、心理异常和情绪障碍等。

十四、急性呼吸窘迫综合征

【A1型题】

1. 引起Ⅰ型呼吸衰竭最常见的疾病是
   A. 慢性支气管炎
   B. 慢性阻塞性肺疾病
   C. 气管异物
   D. 膈肌麻痹
   E. 急性呼吸窘迫综合征（ARDS）

2. 下列引起急性呼吸窘迫综合征（ARDS）的高危因素中，属于肺内因素的是
   A. 吸入毒气
   B. 严重休克
   C. 大面积烧伤
   D. 大量输血
   E. 急性胰腺炎

3. 国内导致急性呼吸窘迫综合征（ARDS）直接肺损伤的主要原因是
   A. 重症肺炎
   B. 肺挫伤
   C. 放射性肺损伤
   D. 胃内容物吸入
   E. 氧中毒

*4. 急性呼吸窘迫综合征（ARDS）时出现肺泡Ⅱ型细胞损伤，表面活性物质减少，可引起的病理改变是
   A. 肺不张、肺泡萎陷
   B. 肺水肿
   C. 肺内含铁血黄素沉着
   D. 肺小叶间隔增宽　　　　　(60/2007)

5. 下列动脉血气分析指标中，不符合ARDS表现的是
   A. $PaCO_2 > 45$ mmHg
   B. $PaO_2 < 60$ mmHg
   C. $pH > 7.50$
   D. $PaO_2/FiO_2 \leq 200$ mmHg
   E. $PaCO_2 < 40$ mmHg

6. ARDS患者动脉血气分析的典型改变是
   A. PaO_2降低、$PaCO_2$降低、pH升高

B. PaO_2 降低、$PaCO_2$ 升高、pH 升高

C. PaO_2 降低、$PaCO_2$ 升高、pH 降低

D. PaO_2 降低、$PaCO_2$ 降低、pH 降低

E. PaO_2 升高、$PaCO_2$ 升高、pH 升高

7. 可确立急性呼吸窘迫综合征（ARDS）诊断的是

A. 血氧饱和度

B. 肺动脉压

C. 动脉血氧分压

D. 氧合指数

E. 肺泡-动脉血氧分压差

【A2 型题】

8. 男性，65 岁。胆石病术后 5 天突发呼吸困难 1 小时。既往有 COPD 病史 20 余年。查体：BP 110/80 mmHg，端坐呼吸，烦躁不安，大汗，口唇发绀，双肺可闻及少量干、湿啰音，心率 120 次/分，律齐。该患者呼吸困难最可能的原因是并发

A. 急性呼吸窘迫综合征（ARDS）

B. 急性左心衰竭

C. 肺部感染

D. 自发性气胸

E. 右心衰竭

9. 男性，30 岁。车祸 1 小时后出现急性失血性休克。当时血压 40/20 mmHg，心率 128 次/分。输注新鲜全血及库存血共 4000 ml，症状一度改善。此后患者出现呼吸困难、发绀。查体：R 35 次/分，BP 120/60 mmHg，双肺呼吸音清晰，心率 108 次/分，律齐，未闻及心脏杂音和附加音。该患者最可能的情况是

A. 内脏出血

B. 左心衰竭

C. 吸入性肺炎

D. 肺栓塞

E. 急性呼吸窘迫综合征（ARDS）

10. 女性，57 岁。因肠坏死行部分小肠切除、肠吻合术，术后腹腔感染，已高热 3 天，诉憋气明显。查体：R 32 次/分，鼻翼扇动，口唇发绀，双肺底可闻及少许细小湿啰音，心率 120 次/分，律齐。动脉血气分析结果：pH 7.48，PaO_2 48 mmHg，$PaCO_2$ 25 mmHg，最可能的诊断是

A. 急性呼吸窘迫综合征（ARDS）

B. 支气管哮喘急性发作

C. 急性左心衰竭

D. 自发性气胸

E. 大叶性肺炎

【A3/A4 型题】

男性，55 岁。急性胰腺炎 3 天后出现进行性加重的呼吸困难。既往体健，吸烟史 30 年。查体：T 37.5℃，P 110 次/分，R 32 次/分，BP 130/80 mmHg。口唇发绀，双肺少许湿啰音，胸部 X 线片显示双肺多发斑片状阴影。

*11. 该患者最可能的诊断是

A. 医院获得性肺炎

B. 肺不张

C. 急性呼吸窘迫综合征

D. 心力衰竭

*12. 对该患者疾病诊断意义最大的检查是

A. 痰培养

B. 胸部 CT

C. 动脉血气分析

D. 心脏超声

*13. 确诊后首选的治疗是

A. 吸氧，机械通气

B. 强心，利尿

C. 抗感染治疗

D. 气管镜吸痰　　　　　　　（73～75/2022）

女性，21 岁。不慎溺水后 2 小时出现呼吸困难急诊入院。查体：P 120 次/分，R 36 次/分，BP 90/60 mmHg。烦躁不安，口唇发绀，双肺可闻及湿啰音。胸部 X 线片见双肺大片状浸润影。

14. 为明确诊断，该患者首选的检查是

A. 心电图

B. 脑部 CT

C. 动脉血气分析

D. 超声心动图

E. 心肌损伤标志物

15. 假设诊断成立，在治疗中应及早使用的是

A. 高浓度鼻导管吸氧

B. 增加输液量

C. 面罩吸氧

D. 输胶体液

E. 呼气末正压通气（PEEP）

女性，42 岁。因"重症急性胰腺炎"入院，经保守治疗，逐渐出现呼吸困难，予面罩吸氧（氧流量 6 升/分）后动脉血气分析显示 pH 7.52，PaO_2 63 mmHg，$PaCO_2$ 24 mmHg。查体：T 38.5℃，R 30 次/分，BP 130/80 mmHg，双肺呼吸音清晰，心率 105 次/分，律齐，$A_2 > P_2$，中上腹压痛（+），肝脾肋下未触及，双下肢无水肿。胸部 X 线片示双肺外

带少许渗出性病变。

*16. 该患者出现呼吸困难最可能的原因是
 A．急性呼吸窘迫综合征（ARDS）
 B．吸入性肺炎
 C．心力衰竭
 D．肺栓塞

*17. 该患者出现低氧血症最主要的机制是
 A．通气/血流比例失衡
 B．肺泡通气量下降
 C．弥散功能障碍
 D．肺内分流

*18. 针对该患者呼吸困难的原因，应首选的治疗措施是
 A．加强抗厌氧菌治疗
 B．皮下注射低分子肝素
 C．呼气末正压通气（PEEP）
 D．控制入量，防止心衰发生　　（99～101/2010）

【B1 型题】

 A．400 mmHg＜氧合指数≤500 mmHg
 B．300 mmHg＜氧合指数≤400 mmHg
 C．200 mmHg＜氧合指数≤300 mmHg
 D．100 mmHg＜氧合指数≤200 mmHg
 E．氧合指数≤100 mmHg

19. 属于轻度 ARDS 的氧合指数（PaO_2/FiO_2）是
20. 属于中度 ARDS 的氧合指数（PaO_2/FiO_2）是
21. 属于重度 ARDS 的氧合指数（PaO_2/FiO_2）是

 A．$PaCO_2$ 降低、pH 升高
 B．$PaCO_2$ 低于正常、pH 可高于正常
 C．$PaCO_2$ 低于正常、pH 可低于正常
 D．$PaCO_2$ 可高于正常、pH 可低于正常
 E．$PaCO_2$ 正常、pH 可升高

22. 急性呼吸窘迫综合征（ARDS）动脉血气分析结果除有 PaO_2 降低外，典型的改变还有
23. ARDS 的动脉血气分析结果除有 PaO_2 降低外，在早期，还可能有的改变是
24. ARDS 的动脉血气分析结果除有 PaO_2 降低外，在后期，如果出现呼吸肌疲劳或合并代谢性酸中毒，还可能有的改变是

【X 型题】

25. 引起 ARDS 的危险因素包括
 A．胃内容物吸入
 B．重度烧伤
 C．急性胰腺炎
 D．溺水

26. 参与急性呼吸窘迫综合征（ARDS）发病机制的炎症介质和细胞因子中，最重要的有
 A．肿瘤坏死因子-α
 B．白细胞介素-1
 C．白细胞介素-5
 D．血管内皮细胞生长因子

*27. ARDS 机械通气的治疗原则是
 A．保持尽量大的潮气量，维持 $PaCO_2$ 在正常范围内
 B．给予一定量的 PEEP，让萎陷的肺泡扩张
 C．初始即用高 PEEP 使 PaO_2 尽快达到 60 mmHg 以上
 D．将吸气平台压控制在 30～35 cmH_2O 以下，防止肺泡过度扩张　　（154/2019）

答案及解析

1．【答案】E
【解析】Ⅰ型呼吸衰竭即缺氧性呼吸衰竭，主要见于换气功能障碍（通气/血流比例失调、弥散功能损害和肺动-静脉分流）疾病，如肺部广泛炎症、肺间质性疾病和急性肺栓塞等。ARDS 的病理特征为肺微血管通透性增高而致的肺泡渗出液中富含蛋白质的肺水肿及透明膜形成，可伴有肺间质纤维化，使肺顺应性降低，肺内分流增加及通气/血流比例失调明显，从而导致Ⅰ型呼吸衰竭。其他疾病均不会导致Ⅰ型呼吸衰竭。

2．【答案】A
【解析】引起 ARDS 的高危因素很多，可以分为肺内因素（直接因素）和肺外因素（间接因素），吸入毒气属于肺内因素。其余均属于肺外因素。

3．【答案】A
【解析】给予的五种因素均为导致 ARDS 直接肺损伤的原因，其中属于国内主要原因的是重症肺炎。胃内容物吸入国外报导占首位。其余均不是主要原因。

4．【答案】A
【解析】ARDS 时出现肺泡Ⅱ型细胞损伤，肺表面活性物质减少，肺顺应性降低，导致肺泡闭合和萎陷，出现肺不张。从扫描电镜中也可以观察到肺泡表面微绒毛结构不清，肺泡内板层小体失去清晰层次结构，肺泡萎陷。此外，ARDS 时出现肺水肿的主要机制是肺泡毛细血管屏障通透性增加所致。其他两个选项（肺含铁血黄素沉着和肺小叶间隔增宽）与 ARDS

时出现肺泡Ⅱ型细胞损伤无直接关系。

5.【答案】A

【解析】ARDS 主要是换气功能障碍，不会有 CO_2 潴留，因此 $PaCO_2 > 45$ mmHg 不符合 ARDS 的表现。其余均符合 ARDS 的表现。

6.【答案】A

【解析】ARDS 主要是换气功能障碍，可以引起Ⅰ型呼吸衰竭即缺氧性呼吸衰竭，PaO_2 降低、$PaCO_2$ 降低，可有呼吸性碱中毒，导致 pH 升高，所以 ARDS 患者动脉血气分析的典型改变是 PaO_2 降低、$PaCO_2$ 降低、pH 升高。其余均不准确。

7.【答案】D

【解析】根据 ARDS 的柏林定义，临床上根据氧合指数（PaO_2/FiO_2）确立 ARDS 的诊断。

8.【答案】A

【解析】该老年男性患者胆石病术后 5 天突发呼吸困难，烦躁不安、大汗，口唇发绀，该患者呼吸困难最可能的原因是并发 ARDS。尽管患者表现端坐呼吸，但双肺仅闻及少许干、湿啰音，不支持急性左心衰竭，其余疾病可能性更小。

9.【答案】E

【解析】该青年男性患者车祸 1 小时后出现急性失血性休克，经大量输血后虽症状一度改善，但此后患者出现呼吸困难、发绀。休克和大量输血是 ARDS 常见的致病因素，结合临床呼吸困难、发绀的表现，该患者最可能发生了 ARDS。其他情况均不太可能。

10.【答案】A

【解析】该中年女性患者急性病程，术后感染、高热、憋气明显。查体有双肺底湿啰音及呼吸衰竭表现（呼吸快、鼻翼扇动、口唇发绀），动脉血气呈Ⅰ型呼吸衰竭（PaO_2 48 mmHg，$PaCO_2$ 25 mmHg），最可能的诊断是 ARDS。

11.【答案】C 12.【答案】C 13.【答案】A

【解析】该中年男性患者急性胰腺炎后出现呼吸困难，进行性加重，查体呼吸频率快、发绀，胸部 X 线片显示双肺多发斑片状阴影，该患者没有典型感染的临床表现，既往没有心脏基础疾病，因此最可能的诊断是急性呼吸窘迫综合征（ARDS）。需要进一步查动脉血气分析，根据氧合指数（PaO_2/FiO_2）确定 ARDS 的诊断。诊断 ARDS 后的治疗主要包括积极治疗原发病、氧疗和机械通气治疗。

14.【答案】C 15.【答案】E

【解析】该青年女性患者溺水后出现呼吸困难，呼吸急促，达 36 次／分，脉率增快，口唇发绀，双肺闻及湿啰音，胸部 X 线片见双肺大片状浸润影，以 ARDS 可能性最大，所以应首选进行动脉血气分析，以了解呼吸衰竭类型及程度。治疗应尽早使用机械通气，即呼气末正压通气（PEEP），使萎陷了的小气道和肺泡再开放，并减轻肺泡水肿，从而改善肺泡弥散功能和通气/血流比例，减少肺内分流，达到改善氧合功能和肺顺应性的目的。

16.【答案】A 17.【答案】D 18.【答案】C

【解析】该中年女性患者为重症急性胰腺炎，合并严重的顽固性低氧血症（高流量吸氧时低氧血症改善不明显）。该患者面罩吸氧 6 升／分，估计吸氧浓度在 50% 以上。如果以 50% 计，该患者的氧合指数为 63/0.5，仅为 126 mmHg，远远小于 200 mmHg 这一诊断 ARDS 的水平。而 ARDS 是重症胰腺炎的并发症之一，胸部 X 线片表现也符合，虽然吸入性肺炎、心力衰竭和肺栓塞也可能发生于重症胰腺炎，但是胸片表现不符合。发生严重呼吸衰竭的吸入性肺炎多表现为大面积的渗出性病变，和该患者不符合。心力衰竭的渗出性病变多出现在内中带，呈肺门"蝴蝶征"，和该患者表现不一致。肺栓塞如果出现严重的低氧血症，常常有肺动脉高压的表现，如 $A_2 > P_2$，可能出现右心衰竭或休克的表现，和该患者不符合，故该患者首先考虑 ARDS 的诊断。因为患者表现为Ⅰ型呼吸衰竭，故肺泡通气量下降不考虑，而在通气/血流比例失衡和弥散功能障碍所致的低氧血症常常在吸氧后迅速纠正，所以 ARDS 发生顽固性低氧血症的主要机制即为肺内分流。因为发生 ARDS 时，由于广泛的肺源性肺水肿，常常出现肺泡大量陷闭，使得流经这些区域的血液无法进行有效的气体交换，即"分流"，其特征为吸氧难以纠正的低氧血症。针对 ARDS 的治疗，最关键的是通过纠正分流改善患者的低氧血症，常常需要使用较高水平的呼气末正压通气（PEEP）治疗。其余各项分别为吸入性肺炎、肺栓塞、心力衰竭的治疗原则。

19.【答案】C 20.【答案】D 21.【答案】E

【解析】临床上根据氧合指数（PaO_2/FiO_2）对急性呼吸窘迫综合征（ARDS）严重程度分度。轻度急性呼吸窘迫综合征（ARDS）：200 mmHg＜氧合指数（PaO_2/FiO_2）≤300 mmHg；中度 ARDS：100 mmHg＜氧合指数（PaO_2/FiO_2）≤200 mmHg；重度 ARDS：氧合指数（PaO_2/FiO_2）≤100 mmHg。

22.【答案】A 23.【答案】B 24.【答案】D

【解析】ARDS 是有顽固性低氧血症，即动脉血气分析的结果肯定有 PaO_2 降低，其典型的改变是因过度通气，还有 $PaCO_2$ 降低、pH 升高；在早期，也是因为可能有过度通气，还可能有的改变是 $PaCO_2$ 低于正常、pH 可高于正常；在后期，如果出现呼吸肌疲劳或合并代谢性酸中毒，还可能有的改变是 $PaCO_2$ 可高于正常、pH 可低于正常。

25.【答案】ABCD

【解析】引起 ARDS 的高危因素很多，胃内容物吸入、重度烧伤、急性胰腺炎和溺水均为引起 ARDS 的危险因素。

26．【答案】AB

【解析】ARDS 患者体内炎症细胞产生多种炎症介质和细胞因子，参与其发病，最重要的炎症介质和细胞因子有肿瘤坏死因子-α 和白细胞介素-1。

27．【答案】BD

【解析】ARDS 机械通气治疗推荐采用肺保护性通气策略，即：①最佳 PEEP 的应用：适当水平的 PEEP 可使萎陷的小气道和肺泡再开放，达到改善氧合和肺顺应性的目的，但 PEEP 可增加胸内压，减少回心血量，并有加重肺损伤的风险。PEEP 应从低水平开始，逐渐加至适当水平，一般 PEEP 水平为 8～10 cmH_2O。②小潮气量：旨在将吸气平台压控制在 30～35 cmH_2O 以下，防止肺泡过度扩张。为保证小潮气量，可允许一定程度的 CO_2 潴留和呼吸性酸中毒（pH 7.25～7.30），即允许性高碳酸血症。

十五、呼吸衰竭与呼吸支持技术

【A1 型题】

1．下列疾病属于慢性呼吸衰竭病因的是
　A．严重呼吸道感染
　B．急性肺水肿
　C．自发性气胸
　D．胸廓外伤
　E．慢性阻塞性肺疾病

2．下列疾病属于急性呼吸衰竭病因的是
　A．肺结核
　B．肺间质纤维化
　C．尘肺
　D．胸廓畸形
　E．危重支气管哮喘

3．引起Ⅰ型呼吸衰竭的常见病因是
　A．肺部广泛炎症
　B．慢性支气管炎
　C．慢性阻塞性肺疾病
　D．肺源性心脏病
　E．上呼吸道阻塞

*4．引起Ⅱ型呼吸衰竭最常见的疾病是
　A．大叶性肺炎
　B．特发性肺间质纤维化
　C．慢性阻塞性肺疾病（COPD）
　D．急性呼吸窘迫综合征（ARDS）
　E．浸润性肺结核　　　　　　　（54/2002）

5．下列疾病中发生呼吸衰竭时，吸氧后氧分压改善明显的最可能疾病是
　A．慢性阻塞性肺疾病（COPD）
　B．左心衰竭
　C．急性呼吸窘迫综合征
　D．大叶性肺炎
　E．肺不张

6．缺 O_2 和 CO_2 潴留对中枢神经系统可产生的影响不包括
　A．出现烦躁不安、谵妄
　B．出现神志不清、昏迷
　C．导致脑组织碱中毒
　D．导致脑细胞内水肿
　E．导致脑间质水肿

*7．下列关于慢性缺氧表现的叙述，正确的是
　A．抽搐，昏迷
　B．继发性红细胞增多症
　C．呼吸频数
　D．肝脾大　　　　　　　　　（59/2007）

8．动脉血 CO_2 分压增高提示
　A．通气/血流比失调
　B．弥散功能障碍
　C．肺动静脉分流
　D．肺泡通气不足
　E．缺氧

9．慢性呼吸衰竭患者不会出现的临床表现是
　A．发绀
　B．谵妄
　C．腹胀
　D．食欲亢进
　E．血红蛋白升高

10．慢性呼吸衰竭的主要特点是
　A．有呼吸系统慢性疾病或其他导致呼吸功能衰竭的病史
　B．一定伴有 CO_2 潴留
　C．动脉血气分析可有 PaO_2 >60 mmHg
　D．呼气相延长
　E．常给予较高浓度的吸氧

11．Ⅱ型呼吸衰竭是指海平面、静息状态、呼吸空气条件下

A. $PaO_2 > 60$ mmHg, $PaCO_2 > 50$ mmHg
B. $PaO_2 > 60$ mmHg, $PaCO_2 < 50$ mmHg
C. $PaO_2 < 60$ mmHg, $PaCO_2 > 50$ mmHg
D. $PaO_2 < 50$ mmHg, $PaCO_2 < 60$ mmHg
E. $PaO_2 < 50$ mmHg, $PaCO_2 > 60$ mmHg

*12. 呼吸衰竭CO_2潴留时，应用呼吸兴奋剂治疗，下列叙述不正确的是
A. 病因以中枢抑制为主，疗效好
B. 病因以呼吸肌疲劳为主，亦有效
C. 病因以神经传导系统病变为主，疗效好
D. 病因以呼吸肌病变为主，疗效差 （58/1998）
E. 病因以广泛间质纤维化为主，不宜使用

*13. 慢性呼吸衰竭缺氧明显伴CO_2潴留时，采用氧疗的给氧浓度，最高不应超过
A. 25%
B. 35%
C. 45%
D. 55%
E. 65% （59/1999）

*14. 呼吸衰竭严重缺氧可导致机体内的变化，下列错误的是
A. 可抑制细胞能量代谢的氧化磷酸化作用
B. 可产生乳酸和无机磷，引起代谢性酸中毒
C. H^+进入细胞内引起细胞内酸中毒
D. 组织CO_2分压增高 （56/2000）
E. 体内离子转运的钠泵损害，引起细胞内高钾

*15. 呼吸衰竭时，下列动脉血气分析结果中不符合慢性呼吸性酸中毒表现的是
A. $PaCO_2$上升
B. pH可正常或降低
C. HCO_3^-上升
D. SB＞AB
E. CO_2结合力上升 （59/2000）

*16. 对慢性呼吸衰竭患者比较公认的氧疗指征是
A. $PaO_2 < 50$ mmHg
B. $PaO_2 < 55$ mmHg
C. $PaO_2 < 60$ mmHg
D. $PaO_2 < 65$ mmHg
E. $PaO_2 < 70$ mmHg （59/2000）

17. 肺弥散功能障碍最常出现的动脉血气分析结果是
A. PaO_2正常，$PaCO_2$上升
B. PaO_2下降，$PaCO_2$上升
C. PaO_2正常，$PaCO_2$正常
D. PaO_2正常，$PaCO_2$下降
E. PaO_2下降，$PaCO_2$正常或下降

*18. 关于呼吸衰竭治疗的叙述，不正确的是
A. 增加肺泡通气量才能纠正呼吸性酸中毒
B. 采用PEEP方式有利于改善通气功能
C. 呼吸兴奋剂可用于有呼吸肌病变及肺间质纤维化的患者
D. 氧疗应使PaO_2在60 mmHg以上，SaO_2为90%以上
E. 在合并心衰时，如有血氧饱和度上升，则有使用利尿剂指征 （60/2001）

19. 当发生急性呼吸衰竭时，应采取的氧疗是
A. 机械通气
B. 高压氧舱
C. 间断高浓度吸氧
D. 持续高频呼吸机通气
E. 持续低流量吸氧

20. 运用机械通气的绝对指征是
A. 呼吸骤停
B. 血$PaO_2 < 60$ mmHg
C. 血$PaCO_2 > 50$ mmHg
D. 血pH＜7.25
E. 张力性气胸

【A2型题】

*21. 某患者动脉血气分析结果显示PaO_2下降，$PaCO_2$升高，pH下降或正常，HCO_3^-升高。符合的疾病是
A. 脊柱后侧突
B. 吸入异物
C. 支气管哮喘急性发作
D. 脑干出血 （58/2007）

*22. 男性，72岁。慢性咳嗽、咳痰20年。活动后呼吸困难3年，加重1周。既往吸烟史50年。动脉血气分析提示PO_2 50 mmHg，PCO_2 68 mmHg。出现呼吸衰竭最主要的机制是
A. 通气/血流比例失调
B. 肺泡通气量下降
C. 弥散功能障碍
D. 肺内分流 （45/2017）

*23. 男性，67岁。慢性阻塞性肺疾病（COPD）患者，多次住院治疗。半年前出院时动脉血气分析结果：pH 7.37，$PaCO_2$ 48 mmHg，PaO_2 65 mmHg。3天前受凉后再次出现咳嗽、咳痰，呼吸困难加重。复查动脉血气分析结果：pH 7.25，$PaCO_2$ 65 mmHg，PaO_2 52 mmHg。该患者低氧血症加重的最重要机制是
A. 通气/血流比例失衡
B. 肺泡通气量下降
C. 弥散功能障碍
D. 肺内分流 （66/2010）

24. 男性，75岁。慢性阻塞性肺疾病病史20余年，近1周咳嗽、喘憋加重，咳痰减少，嗜睡。既往吸烟40年，每日20支。查体：T 37.8℃，P 90次/分，R 20次/分，BP 150/90 mmHg，口唇发绀，两肺均可闻及干、湿啰音，双下肢轻度可凹性水肿。其嗜睡最可能的原因是
    A. 脑卒中
    B. 肺不张
    C. 心源性休克
    D. 呼吸衰竭
    E. 急性呼吸窘迫综合征

25. 男性，64岁。患肺源性心脏病10余年，发热、咳脓痰1周，神志恍惚1天。查体：BP 90/60 mmHg，发绀明显，颈静脉充盈，两肺可闻及湿啰音，心率120次/分，律齐，双下肢可凹性水肿（++）。化验尿蛋白（+）。为明确神志恍惚的原因，应首选的检查是
    A. 胸部X线片
    B. 痰细菌培养
    C. 血尿素氮、肌酐
    D. 动脉血气分析
    E. 血氨

26. 女性，58岁。反复咳嗽、咳痰、喘息32年，加重3天。查体：桶状胸，双肺满布哮鸣音。动脉血气分析示 PaO_2 58 mmHg，$PaCO_2$ 55 mmHg。此时该患者呼吸功能检查结果最可能的是
    A. VC正常、FEV_1%正常、RV/TLC<40%
    B. VC降低、FEV_1%正常、RV/TLC<40%
    C. VC降低、FEV_1%增加、RV/TLC>40%
    D. VC正常、FEV_1%降低、RV/TLC<40%
    E. VC降低、FEV_1%降低、RV/TLC>40%

27. 男性，72岁。慢性喘息性支气管炎10余年，近2周上感、发热、咳嗽、咳黄色黏痰，口服头孢拉啶无效，近3天喘息加重、嗜睡来院。查体：呼吸浅快，球结膜水肿，口唇发绀。动脉血气分析示 PaO_2 40 mmHg，$PaCO_2$ 80 mmHg，pH 7.21，SaO_2 40%，胸部X线片示双肺片状阴影。该患者的诊断和治疗应该是
    A. Ⅰ型呼吸衰竭，高浓度吸氧
    B. Ⅱ型呼吸衰竭，呼吸机辅助通气
    C. Ⅱ型呼吸衰竭，持续低流量吸氧
    D. Ⅱ型呼吸衰竭，呼吸兴奋剂治疗
    E. Ⅰ型呼吸衰竭，持续低流量吸氧

28. 男性，75岁。慢性阻塞性肺疾病病史20年，神志不清2小时。查体：BP 70/40 mmHg，口唇发绀，呼吸急促、浅表，双肺可闻及湿啰音，心率130次/分，律齐。动脉血气分析示pH 7.16，PaO_2 48 mmHg，$PaCO_2$ 76 mmHg。此时治疗措施不宜采用的是
    A. 呼吸机辅助通气
    B. 持续低浓度吸氧
    C. 洋地黄类药控制心率
    D. 补液纠正低血压
    E. 给予呼吸兴奋剂

*29. 男性，64岁。有慢性咳喘史35年，多次动脉血气分析 $PaCO_2$ 在55~60 mmHg。近来因着凉后症状加重，入院时发绀明显。入院时动脉血气分析示 $PaCO_2$ 86 mmHg，PaO_2 50 mmHg，拟行机械通气。其治疗目标是
    A. 使 $PaCO_2$ 降至完全正常
    B. 使 $PaCO_2$ 降至55~60 mmHg
    C. 使 $PaCO_2$ 降至低于正常
    D. 使 $PaCO_2$ 维持现状
    E. 使 $PaCO_2$ 恢复正常　　　（59/2004）

30. 患者动脉血气分析结果为pH 7.16，PaO_2 56 mmHg，$PaCO_2$ 90 mmHg，BE-18mmol/L，该患者治疗应采用的药物是
    A. 3.64%THAM
    B. 5%$NaHCO_3$
    C. 11.2% 乳酸钠
    D. 醋唑酰胺
    E. 2.5%$NaHCO_3$

*31. 女性，66岁。慢性咳喘18年，加重1周。动脉血气分析结果示 pH 7.35，PaO_2 55 mmHg，$PaCO_2$ 74 mmHg，AB 42 mmol/L，血钾 2.8 mmol/L，血氯 80 mmol/L，最可能的诊断是
    A. 代谢性酸中毒失代偿
    B. 呼吸性酸中毒失代偿
    C. 呼吸性酸中毒伴代谢性酸中毒
    D. 呼吸性酸中毒伴代谢性碱中毒　（80/2007）

*32. 男性，62岁，咳嗽、气喘40年，5年来间断加重。1周来咳嗽、痰多伴嗜睡。动脉血气分析结果显示呼吸性酸中毒伴代谢性酸中毒。下列治疗方法中不正确的是
    A. 静滴5%碳酸氢钠，纠正酸中毒
    B. 增加输液量，促进酸性代谢产物排出
    C. 提高通气量，给予氧疗
    D. 应用抗生素药物控制感染
    E. 纠正电解质紊乱　　　　　　（55/2003）

33. 男性，65岁。慢性咳嗽、咳痰20年，伴喘息7年，加重1周。吸烟40年，1包/天。查体：两肺可闻及干、湿啰音，心率94次/分，律齐。动脉血气分析结果示pH 7.28，PaO_2 52 mmHg，$PaCO_2$ 76 mmHg。可采用的治疗方法是

A．无创机械通气治疗
B．5% 碳酸氢钠 40 ml 静注
C．高浓度吸氧，一般超过 33%
D．使用洛贝林或尼可刹米
E．口服地高辛

【A3/A4 型题】

男性，69 岁。咳嗽、咳痰伴喘息 20 余年，加重 1 周，2 天来发热、咳嗽、意识不清。化验血 WBC 12.8×10^9/L，中性粒细胞 82%。动脉血气分析结果示 PaO_2 48 mmHg，$PaCO_2$ 76 mmHg。

34．该患者意识障碍最可能的原因是
  A．低血糖
  B．脑血管病
  C．Ⅰ型呼吸衰竭
  D．Ⅱ型呼吸衰竭
  E．感染中毒性脑病

35．对该患者最重要的治疗措施是
  A．静脉点滴呼吸兴奋剂
  B．静脉点滴 10% 葡萄糖
  C．静脉点滴 3% 氯化钠溶液
  D．静脉点滴甘露醇
  E．机械通气

男性，64 岁。患肺心病 10 余年，发热、咳脓痰 1 周，神志恍惚 1 天。查体：BP 90/60 mmHg，口唇明显发绀，颈静脉充盈，两肺可闻及湿啰音，心率 120 次/分，律齐，双下肢中度凹陷性水肿。化验尿蛋白（+）。

36．该肺源性心脏病患者出现的并发症是
  A．消化道出血
  B．呼吸衰竭
  C．肾衰竭
  D．脑梗死
  E．电解质紊乱

37．为明确诊断，应首选的检查是
  A．粪隐血试验
  B．头颅 CT
  C．血尿素氮、肌酐
  D．动脉血气分析
  E．血电解质

38．[假设信息] 如果患者心电图示窦性心动过速，动脉血气分析示 pH 7.30，$PaCO_2$ 57 mmHg，PaO_2 84 mmHg，SB 40 mmol/L。不宜进行的治疗是
  A．持续低流量吸氧
  B．给予抗生素
  C．给予碳酸氢钠
  D．保持呼吸道通畅
  E．镇咳、祛痰

女性，74 岁。反复咳嗽、咳痰 30 余年，活动后气短 10 余年，双下肢水肿 1 年，2 天前发热 38.9℃，咳脓痰，次日发绀明显，神志模糊、嗜睡。

39．该患者最可能并发的情况是
  A．感染中毒性休克
  B．肺性脑病
  C．电解质紊乱
  D．脑血管意外
  E．肝性脑病

40．[假设信息] 如果患者动脉血气分析示 pH 7.40，$PaCO_2$ 70 mmHg，PaO_2 55 mmHg，BE+ 20 mmol/L。应考虑为
  A．呼吸性酸中毒＋代谢性酸中毒
  B．呼吸性酸中毒
  C．呼吸性酸中毒＋代谢性碱中毒
  D．代谢性碱中毒
  E．呼吸性碱中毒

41．对该患者最关键的治疗是
  A．氧疗
  B．控制感染
  C．给予呼吸兴奋剂
  D．解痉、平喘
  E．镇咳、祛痰

男性，68 岁。咳嗽、咳痰伴喘息 40 年，5 年来间断加重伴下肢水肿，3 天来咳喘并下肢水肿加重，痰白色，量多，伴有嗜睡来诊。

42．该患者意识障碍最可能的原因是
  A．低血糖
  B．脑血管病
  C．肝性脑病
  D．肺性脑病
  E．感染中毒性脑病

43．下列辅助检查对诊断具有重要意义的是
  A．测定血糖
  B．脑 MRI
  C．动脉血气分析
  D．血氨测定
  E．血细菌培养

44．该患者目前禁用的药物是
  A．抗生素
  B．尼克刹米
  C．地西泮
  D．地塞米松
  E．氨茶碱

【B1 型题】
A．PaO_2 为 50 mmHg，$PaCO_2$ 为 40 mmHg
B．PaO_2 为 55 mmHg，$PaCO_2$ 为 55 mmHg
C．PaO_2 为 65 mmHg，$PaCO_2$ 为 40 mmHg
D．PaO_2 为 70 mmHg，$PaCO_2$ 为 40 mmHg
E．PaO_2 为 70 mmHg，$PaCO_2$ 为 45 mmHg

45．符合Ⅰ型呼吸衰竭的动脉血气分析标准是
46．符合Ⅱ型呼吸衰竭的动脉血气分析标准是

A．PaO_2 为 70 mmHg，$PaCO_2$ 为 45 mmHg
B．PaO_2 为 70 mmHg，$PaCO_2$ 为 40 mmHg
C．PaO_2 为 55 mmHg，$PaCO_2$ 为 60 mmHg
D．PaO_2 为 50 mmHg，$PaCO_2$ 为 40 mmHg
E．PaO_2 为 65 mmHg，$PaCO_2$ 为 40 mmHg

47．符合换气功能障碍所致呼吸衰竭的动脉血气分析标准是
48．符合通气功能障碍所致呼吸衰竭的动脉血气分析标准是

A．神经肌肉病变
B．急性气道阻塞
C．肺组织病变
D．肺血管病变
E．肺间质病变

49．属于泵衰竭引起的呼吸衰竭是
50．属于非肺衰竭引起的呼吸衰竭是

【X 型题】

51．属于慢性呼吸衰竭病因的有
A．重度肺结核
B．肺间质纤维化
C．尘肺
D．胸廓畸形

*52．导致肺心病Ⅱ型呼吸衰竭患者发生呼吸性酸中毒合并代谢性碱中毒的常见病因有
A．使用呼吸兴奋剂
B．补碱
C．过度机械通气
D．利尿 （170/2009）

53．慢性呼吸衰竭的临床表现可以包括
A．发绀
B．谵妄
C．腹胀
D．血红蛋白升高

54．肺性脑病患者的主要治疗措施包括
A．保持呼吸道通畅
B．持续低浓度吸氧
C．积极控制感染
D．持续给予镇静药物

*55．男性，65 岁。慢性咳嗽、咳痰 20 年，伴喘息 7 年，加重 1 周。吸烟 40 年，1 包/天。查体：两肺可闻及干、湿啰音，心律齐。动脉血气分析示 pH 7.28，PaO_2 52 mmHg，$PaCO_2$ 76 mmHg。可采用的治疗方法有
A．无创机械通气治疗
B．5% 碳酸氢钠 40 ml 静注
C．低浓度吸氧，一般不超过 33%
D．使用洛贝林或尼可刹米 （170/2008）

*56．吸氧浓度至 40%，可纠正引起低氧血症的情况有
A．房间隔缺损引起的肺动脉高压
B．严重的肺气肿
C．慢性肺心病急性加重期
D．急性呼吸窘迫综合征（ARDS） （138/1992）

57．呼吸衰竭患者吸氧治疗的注意事项有
A．避免长时间高浓度吸氧
B．注意吸入气体的温化和湿化
C．吸氧装置无需定期消毒
D．注意防火

58．机械通气的禁忌证包括
A．急性肺水肿
B．哮喘持续状态
C．低血容量休克
D．巨大肺大疱

答案及解析

1．【答案】E
【解析】呼吸衰竭按照发病急缓分为急性呼吸衰竭和慢性呼吸衰竭。慢性呼吸衰竭是指一些包括呼吸系统、心血管系统、神经肌肉系统、胸廓骨骼等疾病引起呼吸功能逐渐损害，最终不能维持正常足够的气体交换，导致由于机体组织缺氧、体内 CO_2 潴留等引起的一系列生理功能、代谢紊乱的临床综合征。但临床上呼吸衰竭以支气管-肺部疾病为最主要病因，如慢性阻塞性肺疾病、重症肺结核、肺间质纤维化、尘肺等。其次为胸廓病变，如胸廓畸形、大面积胸膜肥

厚、胸廓改形手术等。慢性阻塞性肺疾病属于慢性呼吸衰竭病因。而严重呼吸道感染、急性肺水肿、自发性气胸和胸廓外伤等属于急性呼吸衰竭的病因。

2.【答案】E

【解析】急性呼吸衰竭是指在短时间内发生的呼吸衰竭，如危重支气管哮喘就会突然在短时间内引起呼吸衰竭，因此属于急性呼吸衰竭的病因。而其余疾病如肺结核、肺间质纤维化、尘肺和胸廓畸形等均是逐渐引起呼吸功能损害，最终不能维持正常足够的气体交换，导致由于机体组织缺氧、体内 CO_2 潴留等引起的一系列生理功能、代谢的紊乱，即属于慢性呼吸衰竭。

3.【答案】A

【解析】呼吸衰竭按照动脉血气分析结果分为Ⅰ型呼吸衰竭和Ⅱ型呼吸衰竭。Ⅰ型呼吸衰竭即缺氧性呼吸衰竭，主要见于肺换气障碍（通气/血流比例失调、弥散功能损害和肺动-静脉分流）疾病，如肺部广泛炎症、间质性肺疾病、急性肺栓塞等，而Ⅱ型呼吸衰竭则主要是肺泡通气不足所致。因此答案是A。

4.【答案】C

【解析】Ⅱ型呼吸衰竭的临床特点为缺氧伴 CO_2 潴留。常见为肺泡通气不足。本题所列的五个选项中：大叶性肺炎的病理改变主要发生在肺泡内，严重时可影响弥散功能而出现低氧血症，较少出现 CO_2 潴留；特发性肺间质纤维化的主要病理改变在肺泡及肺间质，严重影响气体在肺泡内的交换，出现以低氧血症为主的临床表现；ARDS 的发病机制目前认为是肺泡上皮、肺泡毛细血管损伤，表面活性物质减少或消失，肺泡内透明膜形成，从而引起氧合障碍，导致顽固性低氧血症。因此，早期较少出现 CO_2 潴留；浸润性肺结核一般不出现呼吸衰竭；COPD 是由于各种病因所致慢性气道疾患，并引起气道发生不可逆性阻塞性病变，不仅使气体弥散功能也使肺对气体的通气功能都受到影响，因此是临床上发生Ⅱ型呼吸衰竭最常见的疾病。

5.【答案】A

【解析】呼吸衰竭是缺氧伴或不伴 CO_2 潴留，慢性阻塞性肺疾病（COPD）是通气障碍性疾病，易发生是Ⅱ型呼吸衰竭（缺氧伴 CO_2 潴留），持续小剂量吸氧就可以明显改善氧分压。其余疾病均是肺实质的病变，吸氧后氧分压改善均不如 COPD 明显。

6.【答案】C

【解析】中枢神经系统中脑组织耗氧量大，中枢皮质神经元细胞对缺 O_2 最敏感，CO_2 潴留使脑脊液 H^+ 浓度增加，可产生肺性脑病，缺 O_2 和 CO_2 潴留均会使脑血管扩张，最终导致脑细胞内水肿和脑间质水肿，出现烦躁不安、谵妄、神志不清和昏迷，但不会导致脑组织碱中毒。

7.【答案】B

【解析】慢性缺氧患者血液中氧含量下降，组织氧供不足，机体通过增加红细胞数来增加血液携氧能力，此为最常见的机体代偿机制。而抽搐、昏迷在慢性缺氧患者中出现的主要原因并非因为氧分压低所致，而更常见的是由于伴有 CO_2 潴留所致（肺性脑病）。虽然慢性缺氧也可在一定程度上使患者呼吸频率加快，但更多见于急性缺氧患者。肝脾大体征与慢性缺氧之间难以直接相关。

8.【答案】D

【解析】动脉血 CO_2 分压是指动脉血中溶解的（非结合的）CO_2 产生的压力。动脉血 CO_2 分压的正常参考值是 35~45 mmHg，平均值为 40 mmHg。动脉血 CO_2 分压与肺泡通气量呈反比，由于 CO_2 的物理溶解量远远高于 O_2，其弥散速度是 O_2 的 21 倍，因此动脉血 CO_2 分压基本上不受弥散功能障碍的影响，而是肺泡通气量的直接反映。动脉血 CO_2 分压大于 50 mmHg，说明肺泡通气不足，为呼吸衰竭的诊断标准之一。动脉血 CO_2 分压增高与缺氧是两个不同的概念，动脉血 CO_2 分压增高与通气/血流比失调、肺动静脉分流无关，这两种情况和弥散功能障碍通常与缺氧相关。

9.【答案】D

【解析】慢性呼吸衰竭的特点是缺氧，也可能有 CO_2 潴留。因此慢性呼吸衰竭的临床表现可以包括发绀、谵妄、腹胀、血红蛋白升高，但不会出现食欲亢进。

10.【答案】A

【解析】慢性呼吸衰竭是有呼吸系统慢性疾病或其他导致呼吸功能衰竭的病史，动脉血气分析一般 PaO_2 < 60 mmHg，即有缺氧，一般不应给予较高浓度的吸氧，若给予较高浓度的吸氧，使血氧迅速上升，解除了低氧对慢性呼吸衰竭患者外周化学感受器的刺激，便会抑制患者呼吸，加重呼吸衰竭；慢性呼吸衰竭患者不一定均伴有 CO_2 潴留，只有当慢性呼吸衰竭是由通气功能障碍引起时，才有 CO_2 的潴留，而当慢性呼吸衰竭是由换气功能障碍引起时，不但不会有 CO_2 的潴留，有时还可能减低；患者呼气相不一定延长，只有当呼吸衰竭是由支气管哮喘引起者，可能呼气相延长，否则就不会有。

11.【答案】C

【解析】Ⅱ型呼吸衰竭是指海平面、静息状态、呼吸空气条件下 PaO_2 < 60 mmHg，$PaCO_2$ > 50 mmHg。

12.【答案】C

【解析】呼吸衰竭 CO_2 潴留时，呼吸兴奋剂通过刺激呼吸中枢或周围化学感受器，增强呼吸中枢兴奋性，增加呼吸频率和潮气量来改善通气。如病因以中枢抑制为主，呼吸兴奋剂疗效较好；如以呼吸肌疲劳而引起低通气量，呼吸兴奋剂亦可应用；如以神经传导系统和呼吸肌病变为主，则呼吸兴奋剂有弊而无益；以广泛肺间质纤维化为主的换气功能障碍者，则呼吸兴奋剂应禁止使用。

13. 【答案】B

【解析】缺氧明显伴 CO_2 潴留的氧疗，其原则为应给予低浓度（<35%）持续给氧。由于高碳酸血症，人体呼吸中枢化学感受器对 CO_2 反应性差，主要依靠低氧血症对颈动脉窦、主动脉体化学感受器的驱动作用来维持正常呼吸。如长期给予高浓度氧吸入，使血中 PaO_2 迅速上升，外周的化学感受器失去对低氧的刺激，患者呼吸会变慢、变浅，导致 CO_2 排出减少，$PaCO_2$ 迅速上升而呈 CO_2 麻醉状态。

14. 【答案】E

【解析】呼吸衰竭严重缺氧时可抑制细胞能量代谢的中间过程，如氧化磷酸化作用、三羧酸循环、有关的酶活动等，产生乳酸和无机磷，引起代谢性酸中毒，并使组织 CO_2 分压增高；由于体内离子转运的钠泵损害，使细胞内钾离子转移至血液，导致高血钾症，故选项E的提法是错误的。由于 Na^+ 和 H^+ 进入细胞内，可引起细胞内酸中毒。

15. 【答案】D

【解析】呼吸衰竭时出现慢性缺氧、CO_2 潴留、$PaCO_2$ 增高，导致慢性呼吸性酸中毒，在动脉血气分析时可表现为 $PaCO_2$ 升高，HCO_3^- 代偿性上升，早期 pH 可正常、此后下降，CO_2 结合力上升、AB>SB，而不是 SB>AB。

16. 【答案】C

【解析】对慢性呼吸衰竭患者比较公认的氧疗指征是 PaO_2 <60 mmHg。而对急性呼吸衰竭患者的氧疗指征是适当放宽。

17. 【答案】E

【解析】肺弥散功能障碍是肺换气功能障碍的原因之一，结果可导致Ⅰ型呼吸衰竭，PaO_2 下降，$PaCO_2$ 正常或下降，因此答案是E。

18. 【答案】C

【解析】呼吸衰竭主要是由于缺氧（和 CO_2 潴留）所致。因此纠正呼吸性酸中毒的首要措施应是增加通气量，才能有效地加快 CO_2 的排出。在严重 CO_2 潴留患者，采用机械通气方法是必要的。在掌握好适应证的基础上，采用 PEEP 方式的机械通气有利于改善通气功能。适当使用呼吸兴奋剂也是非常必要的。如通气量不足主要是由于呼吸中枢抑制为主，则使用呼吸兴奋剂疗效较好，但对以呼吸肌病变或广泛肺间质纤维化引起的换气功能障碍，应用呼吸兴奋剂则有弊而无益。对呼吸衰竭患者合理应用氧疗也是非常重要的，一般应使患者的 PaO_2 提高到 60 mmHg 或应使 SaO_2 维持在 90% 以上。在合并心力衰竭应用利尿剂时，应注意患者水、电解质平衡。当患者处于严重缺氧或 CO_2 潴留时，不适当地应用利尿剂会导致进一步酸碱平衡及电解质平衡失调，加重患者病情。

19. 【答案】A

【解析】当发生急性呼吸衰竭时，患者发生严重缺氧（和 CO_2 潴留），应采取的氧疗是机械通气，以人工辅助通气装置（呼吸机）来改善通气和（或）换气功能。其余均不是。

20. 【答案】A

【解析】运用机械通气的绝对指征是呼吸骤停。张力性气胸关键治疗是抽气，不能运用机械通气，因为机械通气可能使张力性气胸更加重；血 PaO_2 <60 mmHg、血 $PaCO_2$ >50 mmHg 和血 pH<7.25 的治疗应根据具体临床情况确定。

21. 【答案】A

【解析】该患者动脉血气结果显示低氧、CO_2 潴留、高碳酸血症，符合临床Ⅱ型呼吸衰竭表现。产生Ⅱ型呼吸衰竭最主要是由于种种原因引起体内 CO_2 排除受阻，导致 $PaCO_2$ 分压增高，临床最常见于慢性气道受阻。脊柱后侧突是引起胸廓畸形的常见病因，而严重的胸廓畸形可以导致气管扭曲变形，气道阻力增加，使呼吸道不畅通，久之可出现Ⅱ型呼吸衰竭。而支气管哮喘急性发作及气管内异物虽然都能产生气道受阻，但是属于急性梗阻。而脑出血不会影响呼吸道的通畅。

22. 【答案】B

【解析】根据患者的病史、危险因素以及结合动脉血气分析的结果，考虑基础疾病为慢性阻塞性肺疾病，加重后出现Ⅱ型呼吸衰竭，肺泡通气不足是最主要的机制。

23. 【答案】B

【解析】该老年男性COPD患者，3天前受凉后低氧血症加重。四个选项均为低氧血症（呼吸衰竭）发生的主要机制，单纯的A、C、D项常常表现为低氧血症，没有 CO_2 潴留。只有肺泡通气量下降常常出现 CO_2 潴留，因为 CO_2 分压不受弥散功能改变的影响，通常只受通气量的影响，$PaCO_2$ 和肺泡通气量呈反比。该患者本次急性加重时出现了Ⅱ型呼吸衰竭，即 $PaCO_2$ 明显升高，提示存在明显的 CO_2 潴留，符合肺泡通气量下降的临床表现，用A、C、D项均难以解释。COPD患者发生Ⅱ型呼吸衰竭的主要原因为肺泡通气量下降。此种情况下，只有通过改善通气才能获得良好的治疗效果。

24. 【答案】D

【解析】该老年男性患者慢性病程，有20余年慢性阻塞性肺疾病病史，近1周感染（咳嗽、喘憋加重，T37.8℃，两肺均可闻及干、湿啰音），咳痰减少，引起嗜睡，结合口唇发绀，该患者嗜睡最可能的原因是呼吸衰竭。其余诊断（脑卒中、肺不张、心源性休克和急性呼吸窘迫综合征）均不支持。

25．【答案】D

【解析】该老年男性患者有肺心病病史，最近因感染（发热、咳脓痰和两肺可闻及湿啰音）而神志恍惚，结合有发绀和右心衰竭（颈静脉充盈、双下肢水肿），该患者神志恍惚原因是呼吸衰竭，应首选的检查是动脉血气分析，其余四项检查对明确呼吸衰竭的诊断均无帮助。

26．【答案】E

【解析】该中年女性患者，从病史和查体结果看，首先考虑慢性喘息性支气管炎合并肺气肿，动脉血气分析结果为Ⅱ型呼吸衰竭，若做呼吸功能检查最可能肺活量（VC）降低，第一秒用力呼气容量占用力肺活量的百分比（FEV_1%）降低，残气量与肺总量之比（RV/TLC）>40%。因此答案是E。

27．【答案】B

【解析】该老年男性患者有长期慢性喘息性支气管炎病史，近2周来因上感出现发热、咳嗽、咳黄色黏痰等感染症状，因治疗无效，近3天喘息加重，出现嗜睡、呼吸浅快、口唇发绀、球结膜水肿等呼吸衰竭表现，根据动脉血气分析结果PaO_2减低（<60 mmHg），$PaCO_2$升高（>50 mmHg），诊断Ⅱ型呼吸衰竭，SaO_2很低，而且血pH减低，还有失代偿性呼吸性酸中毒，说明有明显的通气障碍，因此治疗应该为呼吸机辅助通气。而持续低流量吸氧和呼吸兴奋剂治疗也是针对Ⅱ型呼吸衰竭的重要治疗方法，但因为该患者病情严重，故以呼吸机辅助通气治疗最好。该患者肯定不是Ⅰ型呼吸衰竭，因为Ⅰ型呼吸衰竭的动脉血气分析结果是PaO_2减低，$PaCO_2$不会升高，而是正常或减低，Ⅰ型呼吸衰竭的治疗应该为较高浓度吸氧，而不是持续低流量吸氧。

28．【答案】C

【解析】该老年男性慢性阻塞性肺疾病患者，神志不清2小时，查体出现血压低（70/40 mmHg）、口唇发绀，呼吸急促、浅表，双肺闻及干、湿啰音，心率增快（130次/分），动脉血气提示Ⅱ型呼吸衰竭合并呼吸性酸中毒（pH 7.16，PaO_2 48 mmHg，$PaCO_2$ 76 mmHg）。临床考虑为肺性脑病，因此此时治疗宜采用呼吸机辅助通气、持续低浓度吸氧、补液纠正低血压和给予呼吸兴奋剂以治疗呼吸衰竭。此时不宜应用的治疗措施是强心苷类药物控制心率，因为该患者心率增快的主要原因是缺氧，缺氧纠正后心率亦可随之下降，而在缺氧情况下应用强心苷类药物则易发生中毒。

29．【答案】B

【解析】该老年男性患者为Ⅱ型呼吸衰竭，虽然PaO_2仍大于40 mmHg，但$PaCO_2$已大于80 mmHg，因此在加强抗感染的基础上可以采用机械通气，其目的是维持合适的通气量、改善肺的氧合功能、减轻呼吸做功、维护心血管功能稳定。由于该患者为慢性呼吸功能衰竭，长期以来存在CO_2潴留，因此在使用机械通气时，应使$PaCO_2$恢复至维持在原有水平（55~60 mmHg）即可，不宜在短时间内降至正常或低于正常，对PaO_2而言，应使其大于60 mmHg即可。

30．【答案】A

【解析】该患者动脉血气分析显示Ⅱ型呼吸衰竭，失代偿性呼吸性酸中毒伴代谢性酸中毒，选用3.64% THAM纠正酸中毒不会引起体内CO_2潴留增加，故为最佳选用药物。2.5%或5% $NaHCO_3$可使机体内CO_2潴留增加。醋唑酰胺可促进H_2CO_3分解为二氧化碳及水，也可致代谢性酸中毒，如使用量大还可抑制呼吸。乳酸的体内代谢在有氧条件下生成丙酮酸，丙酮酸再分解为二氧化碳与水，并生成H_2CO_3，在组织缺氧条件下，丙酮酸容易聚积在胞质中代谢为乳酸盐，故在缺氧条件下不宜使用乳酸钠。

31．【答案】D

【解析】该老年女性患者$PaCO_2$ 74 mmHg，PaO_2 55 mmHg，体内存在CO_2潴留，临床表现为Ⅱ型呼吸衰竭，同时测pH为7.35，因此患者肯定存在呼吸性酸中毒。同时患者测AB值增高，伴有明显的低血钾、低血氯症，反映可能同时合并存在代谢性碱中毒。

32．【答案】A

【解析】该老年男性患者有长期慢性呼吸道疾病，此次病情加重、痰多，很可能是由于合并感染，患者出现嗜睡症状分析可能已出现呼吸衰竭，且动脉血气分析结果亦证实患者已存在呼吸性酸中毒伴代谢性酸中毒，因此加强治疗是十分重要的。对于呼吸衰竭患者的处理，积极改善肺部通气功能，促进CO_2尽快排出体外非常重要。因此给予适度的氧疗，提高通气量是正确的。保证患者液体入量，保持正常尿量，也是促进体内改善酸碱平衡失调、纠正电解质紊乱的重要措施，故必须适当增加输液量。由于感染是本次患者病情加重的诱因，因此选用有效的、针对性强的抗生素，积极控制感染是该患者治疗成败的关键之一。在纠正酸中毒方面应积极治疗酸中毒的病因，主要是改善肺泡通气量，不宜补碱，特别是选用5%碳酸氢钠来纠正酸中毒，可能常因血pH值提高而出现CO_2潴留加重。

33．【答案】A

【解析】该老年男性患者有慢性阻塞性肺疾病（慢性咳嗽、咳痰20年，伴喘息7年）病史，近期加重，动脉血气分析显示Ⅱ型呼吸衰竭，伴失代偿性呼吸性酸中毒。对本病的治疗方法主要为解除气道阻塞和 CO_2 潴留，以纠正呼吸性酸中毒和低氧状态。无创机械通气治疗是目前临床较为常用的方法。其他治疗方法目前对该患者均不适合。

34．【答案】D　35．【答案】E

【解析】该老年男性患者有慢性咳喘史，加重1周，因感染而意识不清。根据动脉血气分析结果患者为Ⅱ型呼吸衰竭，引起肺性脑病而致意识不清。对于该患者最重要的治疗措施是机械通气，以纠正呼吸衰竭。

36．【答案】B　37．【答案】D　38．【答案】C

【解析】该老年男性患者有多年肺源性心脏病病史，最近因感染（发热、咳脓痰和两肺可闻及湿啰音）而神志恍惚，查体还有明显发绀和右心衰竭（颈静脉充盈、双下肢中度凹陷性水肿），所以该肺源性心脏病患者出现的并发症是呼吸衰竭。为明确诊断，应首选的检查是动脉血气分析，其余检查对明确呼吸衰竭的诊断均无帮助。如果患者心电图示窦性心动过速，动脉血气分析示 pH 7.30，$PaCO_2$ 57 mmHg，PaO_2 84 mmHg，SB 40 mmol/L，说明该患者有 $PaCO_2$ 和 SB 明显升高，存在呼吸性酸中毒和代谢性碱中毒，所以该患者不宜使用碱性药物碳酸氢钠，而持续低流量吸氧、给予抗生素、保持呼吸道通畅和镇咳、祛痰均对治疗有益。

39．【答案】B　40．【答案】C　41．【答案】B

【解析】该老年女性患者有长期反复咳嗽、咳痰病史，逐渐出现活动后气短和近1年双下肢水肿，考虑最可能有慢性阻塞性肺疾病（COPD）和慢性肺心病心功能不全，2天前发热、咳脓痰，再次感染出现明显发绀和神志模糊、嗜睡，符合肺性脑病的诊断。假设患者动脉血气分析 pH 7.40，$PaCO_2$ 70 mmHg，PaO_2 55 mmHg，BE+ 20 mmol/L，说明该患者有Ⅱ型呼吸衰竭和 SB 明显升高，存在呼吸性酸中毒和代谢性碱中毒，肯定不是呼吸性碱中毒，若为呼吸性酸中毒+代谢性酸中毒或单纯呼吸性酸中毒时，血 pH 应明显低于正常（<7.35），BE 正值也不太高，特别是有代谢性酸中毒者，而单纯代谢性碱中毒时，血 pH 应明显高于正常（>7.45）。因为此次病情加重的主要原因是再次感染所致，所以对该患者的治疗，最关键的是控制感染，而其他治疗都有一定疗效，但都不是最关键的。

42．【答案】D　43．【答案】C　44．【答案】C

【解析】该老年男性患者有慢性咳喘史，数年来间断加重和出现下肢水肿，3天来咳喘并下肢水肿加重，白色痰多，伴有嗜睡来诊，因此该患者意识障碍最可能的原因是肺性脑病；对诊断具有重要意义的辅助检查是动脉血气分析；该患者目前禁用的药物是地西泮，肺性脑病患者应禁用镇静药，否则会加重意识障碍，引起昏迷。

45．【答案】A　46．【答案】B

【解析】Ⅰ型呼吸衰竭是由于换气功能障碍所致，动脉血气标准是 PaO_2 <60 mmHg，$PaCO_2$ 减低或正常，因此备选答案 A 符合Ⅰ型呼吸衰竭的动脉血气标准；Ⅱ型呼吸衰竭是由于通气功能障碍所致，动脉血气标准是 PaO_2 <60 mmHg，$PaCO_2$ >50 mmHg，因此备选答案 B 符合Ⅱ型呼吸衰竭的动脉血气标准。

47．【答案】D　48．【答案】C

【解析】换气功能障碍所致呼吸衰竭为Ⅰ型呼吸衰竭，即有缺氧（PaO_2 <60 mmHg），而 $PaCO_2$ 减低或正常，所以备选答案 D 最符合；通气功能障碍所致呼吸衰竭为Ⅱ型呼吸衰竭，即有缺氧和 $PaCO_2$ 增高（>50 mmHg），所以备选答案 C 最符合。

49．【答案】A　50．【答案】A

【解析】呼吸衰竭按发病机制分类可分为泵衰竭（通气性呼吸衰竭）和肺衰竭（换气性呼吸衰竭）。泵衰竭是由神经肌肉病变引起；肺衰竭是由气管、肺和胸膜病变引起，所以由神经肌肉病变引起的呼吸衰竭属于泵衰竭引起的呼吸衰竭和非肺衰竭引起的呼吸衰竭。

51．【答案】ABCD

【解析】参见第1题解析。

52．【答案】BCD

【解析】凡造成碳酸氢盐原发性升高者均为代谢性碱中毒，如补碱和利尿。对于Ⅱ型呼吸衰竭患者而言，由于有 CO_2 潴留，可以造成碳酸氢盐代偿性升高。如果呼吸机使用不当，造成通气量过高，则可以使 CO_2 快速下降，而代偿性增加的碳酸氢盐却不能很快下降，从而造成代谢性碱中毒。而使用呼吸兴奋剂造成 CO_2 分压下降的程度较轻，基本上不会出现代谢性碱中毒。

53．【答案】ABCD

【解析】慢性呼吸衰竭以支气管、肺疾病所引起者为常见，如 COPD、重症肺结核、肺纤维化、尘肺、慢性肺血栓栓塞症等。胸廓和神经肌肉病变亦可导致慢性呼吸衰竭。慢性呼吸衰竭的临床表现有发绀、谵妄，也可以包括因缺氧引起的腹胀和代偿性血红蛋白升高。

54．【答案】ABC

【解析】肺性脑病是因缺氧、CO_2 潴留引起精神、神经系统功能障碍的综合征。感染常是引起肺性脑病的诱因。所以肺性脑病患者的主要治疗措施包括保持呼吸道通畅、持续低浓度吸氧以纠正缺氧、积极控制感染。而绝不能持续给予镇静药物，否则会加重昏迷。

55.【答案】AC

【解析】该老年男性患者有慢性呼吸道疾病史,双肺均存在慢性感染征象,动脉血气分析显示氧分压减低。pH下降、CO_2分压增高,故应诊断为慢性阻塞性肺疾病、Ⅱ型呼吸衰竭,伴失代偿性呼吸性酸中毒。对本病的治疗方法主要为:解除气道阻塞、解除CO_2潴留,以纠正呼吸性酸中毒和低氧状态。无创机械通气治疗是目前临床较为常用的方法;低浓度吸氧(不超过33%)也是患者基本治疗之一。由于患者目前pH>7.2,通过改善通气,降低CO_2潴留,可以取得缓解呼吸性酸中毒的作用,故原则上不需要补碱性药物。呼吸中枢兴奋剂可以使机体耗氧量增大,目前对本例不适合。

56.【答案】BC

【解析】严重肺气肿及慢性支气管炎、慢性肺心病急性加重期多因感染使病情加重,致使肺通气下降,因此提高氧浓度在一定程度上可以使上述病变患者的低氧血症有所纠正或好转。房间隔缺损致肺动脉高压出现低氧血症是由于心内出现右向左分流所致,分流的静脉血不经过肺循环的气体交换直接进入体循环,因此吸入40%浓度的氧不可能纠正外周低氧血症。ARDS可因休克、创伤等诱因使肺泡细胞损伤,肺顺应性下降,肺泡不张,肺微血管血栓形成,肺间质水肿等病理改变,使通气/血流比例失调,肺内分流增大,导致严重的低氧血症,故仅吸入40%浓度的氧难以纠正。一般临床采用机械呼吸加用呼气末正压(PEEP)治疗可显著提高疗效。

57.【答案】ABD

【解析】氧气也是一种药物,应避免长时间高浓度吸氧,防止氧中毒;注意吸入气体的温化和湿化;吸氧装置需定期消毒;注意防火。所以答案是ABD。

58.【答案】CD

【解析】机械通气为重要的呼吸支持技术,急性肺水肿和哮喘持续状态均为机械通气的适应证。而机械通气可使心输出量下降,导致血压下降,所以低血容量休克为机械通气的禁忌证;另外机械通气时若气道压力过高,巨大肺大疱会破裂导致气胸,所以巨大肺大疱也是禁忌证。

十六、烟草病学概要

【A1型题】

1. 在烟草依赖的临床表现中,属于心理依赖方面的临床表现是
   A. 主观上强烈要求吸烟
   B. 焦虑、头痛
   C. 唾液分泌增多
   D. 注意力不集中
   E. 睡眠障碍

【A2型题】

2. 男性,40岁。规律吸烟15年,早晨醒来后约10分钟吸第一支烟,每日吸烟20支,在许多禁烟场所很难控制吸烟。根据法氏烟草依赖评估量表,该患者的总评分是
   A. 2分
   B. 3分
   C. 4分
   D. 5分
   E. 6分

【B1型题】

   A. 慢性肾小球肾炎
   B. 肺癌
   C. 乙型肝炎
   D. 1型糖尿病
   E. 系统性红斑狼疮

3. 属于吸烟可直接导致的疾病是
4. 属于二手烟暴露可导致的疾病是

【X型题】

5. 烟草病学学科框架主要包括的内容有
   A. 烟草及吸烟行为
   B. 吸烟对健康的危害
   C. 二手烟暴露对健康的危害
   D. 戒烟及烟草依赖的治疗

6. 根据《中国临床戒烟指南(2015年版)》,烟草依赖的诊断标准(即在过去1年内的体验或表现)有
   A. 强烈渴求吸烟
   B. 难以控制吸烟行为
   C. 当停止吸烟或减少吸烟量后,出现戒断症状
   D. 不顾吸烟的危害而坚持吸烟

7. 目前一线采用的戒烟药物包括
   A. 尼古丁替代制剂
   B. 安非他酮
   C. 伐尼克兰
   D. 醋酸泼尼松

答案及解析

1. 【答案】A
   【解析】烟草依赖的临床表现分为躯体依赖和心理依赖两方面。在烟草依赖的临床表现中，属于心理依赖方面的临床表现是主观上强烈要求吸烟。而其余三项均属于躯体依赖的临床表现。

2. 【答案】C
   【解析】根据法氏烟草依赖评估量表的评分，早晨醒来后约10分钟吸第一支烟的评分是2分，每日吸烟20支的评分是1分，在许多禁烟场所很难控制吸烟的评分是1分。所以该患者的总评分是4分。

3. 【答案】B 4.【答案】B
   【解析】吸烟和二手烟暴露均对健康有很大的危害，甚至可导致疾病。属于吸烟可直接导致的疾病及二手烟暴露可导致的疾病均是肺癌。

5. 【答案】ABCD
   【解析】烟草病学是一门研究烟草使用对健康影响的医学学科。其学科框架包括烟草及吸烟行为、烟草依赖、吸烟及二手烟暴露的流行状况、吸烟对健康的危害、二手烟暴露对健康的危害、戒烟的健康益处、戒烟及烟草依赖的治疗等内容。

6. 【答案】ABCD
   【解析】根据《中国临床戒烟指南（2015年版）》，烟草依赖的诊断标准如下：（在过去1年内体验过或表现出下列6项中的至少3项，可以作出诊断）①强烈渴求吸烟；②难以控制吸烟行为；③当停止吸烟或减少吸烟量后，出现戒断症状；④出现烟草耐受表现，即需要增加吸烟量才能获得过去吸较少量烟即可获得的吸烟感受；⑤为吸烟而放弃或减少其他活动及喜好；⑥不顾吸烟的危害而坚持吸烟。

7. 【答案】ABC
   【解析】目前一线采用的戒烟药物包括尼古丁替代制剂、安非他酮和伐尼克兰。而醋酸泼尼松是属于糖皮质激素，不是戒烟药物。

第二篇　循环系统疾病

一、总　论

【A1 型题】

1. 下列辅助检查中,属于心血管侵入性检查的是
   A．血压测定
   B．心电图检查
   C．心脏超声检查
   D．心脏电生理检查
   E．心脏核医学检查
2. 目前作为心血管疾病治疗的基础,而且最为重要和首选的治疗方法是
   A．药物治疗
   B．介入治疗
   C．外科治疗
   D．干细胞移植
   E．分子心脏病学治疗

【A3/A4 型题】

女性,25 岁。宫内孕 38 周,因 1 周来感觉心悸、平卧位明显气短、双下肢水肿来院。既往有心肌炎病史。查体：P 120 次/分,R 18 次/分,BP 140/90 mmHg。高枕卧位,双肺叩诊清音,听诊正常,心尖搏动点位于第 4 肋间左锁骨中线外 1.0cm,闻及第三心音,未闻及杂音,肝脾触诊不满意,宫底位于剑突下 4 cm,下肢凹陷性水肿（++）。

*3．该孕妇体检诊断中,不正确的是
   A．心动过速
   B．高血压
   C．心脏扩大
   D．正常第三心音
*4．该孕妇出现第三心音最可能的原因是
   A．心室舒张期负荷过重
   B．心率过快
   C．心脏扩大
   D．心力衰竭　　　　　　　　(68～69/2022)

【B1 型题】

   A．发绀
   B．颈静脉怒张
   C．舒张期震颤
   D．心界增大
   E．舒张期杂音
5．心脏触诊发现的体征是
6．心脏叩诊发现的体征是
7．心脏听诊发现的体征是

【X 型题】

8．心脏的传导系统包括
   A．窦房结
   B．房室结
   C．房室束
   D．心室肌
9．心肌的生理特性包括
   A．自律性
   B．兴奋性
   C．传导性
   D．收缩性

答案及解析

1．【答案】D
【解析】辅助检查对心血管疾病的诊断有重要意义,包括侵入性检查和非侵入性检查,属于侵入性检查的是心脏电生理检查;其余四项均属非侵入性检查。

2．【答案】A
【解析】虽然目前治疗心血管疾病的方法越来越多,但是药物治疗仍然是基础,而且是最为重要和首选的治疗方法。

3．【答案】C　4．【答案】A
【解析】该青年女性为足月妊娠的孕妇,由于腹腔

内子宫增大，膈肌上抬，致使心脏出现横位，心尖搏动可正常移位至第 4 肋间左锁骨中线外。妊娠后，随着胎儿成熟，孕妇的血容量可随之增加 30%～45%，导致心脏负荷量增加，可出现第三心音。

5．【答案】C　6．【答案】D　7．【答案】E
【解析】体征对心血管疾病的诊断有重要意义，通过视、触、叩、听可以发现心血管疾病的许多重要体征。心脏触诊发现的体征是舒张期震颤；心脏叩诊发现的体征是心界增大；心脏听诊发现的体征是舒张期杂音。而发绀和颈静脉怒张是心脏视诊发现的体征。

8．【答案】ABC
【解析】某些心肌细胞可以自发地发生动作电位，具有自律性和兴奋性。心脏的传导系统包括窦房结、房室结、房室束和浦肯野纤维。心室肌不属于心脏传导系统。

9．【答案】ABCD
【解析】这是一道记忆型试题，心肌的生理特性包括自律性、兴奋性、传导性和收缩性。

二、心力衰竭

【A1 型题】

1．在心力衰竭的病理生理机制方面起最关键作用的是
　A．血流动力学异常
　B．神经内分泌激活
　C．泵衰竭
　D．心肌损害
　E．心室重塑

*2．下列关于心力衰竭概念的叙述，错误的是
　A．心排血量可维持正常
　B．通常伴有肺循环的主动充血
　C．是指伴有临床症状的心功能不全
　D．有心功能不全不一定有心力衰竭　（47/2004）
　E．伴有体循环充血的心衰称为充血性心力衰竭

3．下列属于心力衰竭基本病因的是
　A．感染
　B．心律失常
　C．血容量增加
　D．二尖瓣狭窄
　E．应用负性肌力作用的抗心律失常药物过多

4．下列属于心力衰竭基本病因中继发性心肌损害的是
　A．心肌炎
　B．扩张型心肌病
　C．线粒体肌病
　D．糖尿病
　E．心肌致密化不全

5．下列属于心力衰竭基本病因中原发性心肌损害的是
　A．甲状腺功能亢进症
　B．心肌淀粉样变性
　C．结缔组织病
　D．心肌梗死
　E．阿霉素

6．可用做评估左心室后负荷的是
　A．心率
　B．心排血量
　C．外周动脉压
　D．左心室舒张末压
　E．肺毛细血管楔压

*7．关于夜间阵发性呼吸困难的可能机制，错误的是
　A．入睡时迷走神经兴奋性增高，小支气管收缩，影响肺泡通气
　B．卧位时膈肌上抬，肺活量减少
　C．卧床后，左室不能承受回流增多的血量，左室舒张末压升高
　D．熟睡时呼吸中枢敏感性降低
　E．由支气管痉挛引起　（50/2003）

8．夜间阵发性呼吸困难发生的机制与下列各项中关系不大的是
　A．静脉回流增加
　B．膈肌上升
　C．肺活量减少
　D．迷走神经张力增高
　E．外周小动脉扩张

*9．关于高排量型心力衰竭临床表现的叙述，正确的是
　A．可出现脉压增大
　B．以全心衰竭为主
　C．多表现为舒张性心力衰竭
　D．常见于心动过速的心力衰竭患者　（59/2011）

*10．不引起高排血量心力衰竭的情况是
　A．严重贫血
　B．甲状腺功能亢进症
　C．动静脉瘘
　D．脚气病
　E．二尖瓣关闭不全　（49/2003）

*11．左心衰竭最早出现的临床症状是
　A．疲乏、无力

B．劳力性呼吸困难
C．夜间阵发性呼吸困难
D．夜间卧床时咳嗽
E．失眠、尿少、头晕　　　　　　（47/1998）

12．下列指标不符合心功能不全表现的是
   A．肺毛细血管楔压 18 mmHg
   B．中心静脉压 14 mmHg
   C．左心室舒张末压 11 mmHg
   D．左心室射血分数 40%
   E．心脏指数小于 2.0 L/(min·m^2)

13．关于慢性心力衰竭的叙述，正确的是
   A．一定要有症状
   B．不一定发生心肌重塑
   C．射血分数下降、左室舒张末压增高
   D．治疗上首选利尿剂和 β 受体拮抗剂
   E．地高辛可改善症状，提高生存率

14．右心衰竭时产生水肿的始动因素是
   A．毛细血管滤过压增高
   B．毛细血管通透性增加
   C．肾小球滤过率下降
   D．血浆胶体渗透压降低
   E．淋巴液回流障碍

15．临床上出现射血分数保留性心衰（舒张性心衰）最常见的疾病是
   A．慢性肺源性心脏病
   B．扩张型心肌病
   C．先天性心脏病
   D．高血压病
   E．风心病二尖瓣狭窄

*16．关于无症状性心力衰竭，下列正确的是
   A．左室已有功能下降，LVEF 小于 50%，有神经内分泌激活
   B．左室已有功能下降，LVEF 大于 50%，有神经内分泌激活
   C．左室已有功能下降，LVEF 小于 50%，无神经内分泌激活
   D．左室已有功能下降，LVEF 大于 50%，无神经内分泌激活
   E．此为一短暂的代偿过程　　　　（47/1999）

17．单纯右心衰竭不会出现的体征是
   A．颈静脉怒张
   B．双肺底闻及湿啰音
   C．肝大
   D．肝颈静脉回流征阳性
   E．下垂性对称性水肿

18．双肺满布湿啰音见于
   A．支气管哮喘
   B．支气管扩张症
   C．肺结核
   D．急性肺水肿
   E．支气管炎

19．关于高动力循环状态的病理生理改变，不正确的是
   A．血压增高
   B．心排血量增多
   C．心率增快
   D．肺毛细血管楔压增加
   E．周围循环血液灌注增多

20．慢性左心衰竭不会出现的症状和体征是
   A．咳嗽
   B．夜间阵发性呼吸困难
   C．颈静脉怒张
   D．双肺底湿啰音
   E．第三心音奔马律

21．单纯左心衰竭的典型体征是
   A．下垂性对称性水肿
   B．肝颈静脉回流征阳性
   C．双肺底闻及湿啰音
   D．胸腔积液
   E．颈静脉怒张

*22．对诊断左心室衰竭最有价值的体征是
   A．肺部湿啰音
   B．第一心音减弱
   C．收缩中期喀喇音
   D．舒张期奔马律　　　　　　　（62/2014）

23．心力衰竭时各种体液因子的改变中，由垂体释放、具有抗利尿和促周围血管收缩作用的是
   A．精氨酸加压素
   B．缓激肽
   C．心钠肽
   D．脑钠肽
   E．C 型利钠肽

*24．关于血浆脑钠肽（BNP）的叙述，正确的是
   A．主要来源于左心房
   B．左心室功能不全可明显增高
   C．增高可提示存在心肌损伤
   D．快速心房颤动时明显增高　　　（47/2017）

*25．为评价心力衰竭患者的心脏功能，下列最有价值的血液生化检查是
   A．肌钙蛋白
   B．肌酸激酶同工酶
   C．脑钠肽（BNP）
   D．乳酸脱氢酶　　　　　　　　（49/2022）

26．老年心力衰竭患者症状加重的最常见诱因是
   A．过度劳累

B．摄入液体过多
C．心肌缺血
D．室性期前收缩
E．呼吸道感染

*27．下列符合慢性心力衰竭胸部 X 线片影像学特点的是
A．双下肺野纹理增多
B．双上肺野片絮状影
C．肺门呈蝴蝶状
D．呈现 Kerley B 线 （42/2020）

28．咳粉红色泡沫样痰最常见的疾病是
A．急性左心衰竭
B．支气管扩张症
C．肺炎链球菌肺炎
D．支气管肺癌
E．肺结核

*29．下列不属于左心功能不全临床表现的是
A．心尖部舒张期奔马律
B．交替脉
C．呼吸困难
D．颈静脉怒张
E．端坐呼吸 （73/1994）

*30．下列各项中，最能提示左心功能不全的是
A．交替脉
B．奇脉
C．水冲脉
D．脉短绌
E．脉细数 （70/1997）

*31．最常伴发急性左心衰竭的疾病是
A．肺梗死
B．室间隔缺损
C．肺动脉瓣狭窄
D．急进性高血压
E．主动脉窦瘤破裂入右心室 （73/1997）

*32．左心功能不全肺循环淤血的主要临床表现，不正确的是
A．咳嗽、咳痰，痰为浆液性，呈白色泡沫状
B．劳力性呼吸困难，休息即缓解
C．肺微小动脉压增高，血浆外渗，痰内带血丝
D．夜间阵发性呼吸困难
E．支气管痉挛，发作性哮喘 （49/2001）

*33．对降低慢性心力衰竭患者总死亡率较为肯定的药物是
A．利尿剂类
B．硝酸酯类
C．α 受体兴奋剂类
D．钙通道阻滞剂类
E．血管紧张素转换酶抑制剂 （48/2001）

34．最常伴发急性左心衰竭的疾病是
A．急性肺源性心脏病
B．室间隔缺损
C．肺动脉瓣狭窄
D．急性心肌梗死
E．主动脉窦瘤破裂入右心室

*35．有关射血分数保留性心衰（舒张性心衰）的叙述，不正确的是
A．可与收缩功能障碍同时出现
B．可早于收缩功能障碍出现
C．可晚于收缩功能障碍出现
D．心搏量降低，LVEF 正常
E．与心肌肌质网摄取钙离子能力减低有关 （52/1998）

*36．血管扩张剂在心功能不全患者中的应用，不正确的是
A．先天性心脏病室间隔缺损患者宜应用
B．二尖瓣狭窄患者宜应用
C．主动脉瓣关闭不全患者宜应用
D．严重冠状动脉狭窄患者应慎用
E．血容量不足者应禁用 （51/1998）

37．治疗伴有低钠血症心力衰竭患者宜首选的药物是
A．呋塞米
B．丁尿胺
C．氢氯噻嗪
D．螺内酯
E．托伐普坦

38．关于射血分数保留性心衰（舒张性心衰）的治疗原则，不正确的是
A．积极控制心动过速，增加心室充盈
B．尽量降低心脏前负荷，增加心排血量
C．应用 ACEI、钙通道阻滞剂，逆转左室肥厚
D．应用 ARB、β 受体拮抗剂，逆转左室肥厚
E．合用小剂量地高辛可提高治疗效果

39．下列药物对逆转左室肥厚、改善舒张功能无效的是
A．硝酸酯类
B．血管紧张素转换酶抑制剂类
C．钙通道阻滞剂类
D．β 受体拮抗剂类
E．醛固酮拮抗剂类

*40．使用利尿剂治疗心力衰竭，错误的是
A．保钾利尿剂宜持续应用
B．轻者宜选用噻嗪类或袢利尿剂间歇应用
C．有肾功能不全时应选用袢利尿剂 （51/1999）
D．噻嗪类利尿剂剂量与效应呈线性关系
E．袢利尿剂的不良反应多由利尿作用所致

*41．利尿剂治疗心功能不全的作用是通过

A．排钠排水
B．提高心肌收缩力
C．增加心排血量
D．减轻水肿
E．降低动脉压 (47/2002)

42．下列不属于慢性心力衰竭治疗原则的是
A．首选洋地黄
B．用利尿剂缓解症状
C．去除加重心衰的诱因
D．长期使用 ACEI
E．长期使用 β 受体拮抗剂

*43．洋地黄最适宜治疗的急性肺水肿病因的类型是
A．急性心肌梗死
B．甲状腺功能亢进症
C．快速心室率的阵发性心房颤动
D．严重二尖瓣狭窄
E．梗阻型心肌病 (69/1994)

44．下列药物中，在治疗慢性充血性心力衰竭中能降低患者死亡率的是
A．地高辛
B．速尿
C．依那普利
D．普鲁卡因酰胺
E．肠溶阿司匹林

45．治疗急性左心衰竭时不可选用的药物是
A．毛花苷 C
B．吗啡
C．比索洛尔
D．呋塞米
E．硝普钠

46．下列药物中对改善急性左心衰竭症状最有效的是
A．利尿剂
B．洋地黄
C．钙通道阻滞剂
D．β 受体拮抗剂
E．血管紧张素转换酶抑制剂

*47．下列关于心力衰竭治疗的叙述，正确的是
A．为保证休息，心衰患者应常规服用镇静剂
B．每日钠摄入量应控制在 3~5 g　(59/2009)
C．在应用利尿剂时，不必控制钠的摄入
D．在严格限钠摄入时，可不必严格控制液体入量

48．急性肺水肿抢救时不宜选用
A．依那普利
B．吗啡
C．呋塞米
D．硝普钠
E．氨茶碱

*49．洋地黄治疗心力衰竭的机制，不正确的是
A．抑制心肌细胞钠-钾-ATP 酶
B．促进 Na^+-Ca^{2+} 交换
C．降低 SNS 和 RAS 的活性
D．提高细胞内 Ca^{2+} 水平
E．具有正性肌力作用及正性松弛作用 (52/2000)

*50．下列属于影响 β 受体拮抗剂治疗心力衰竭疗效主要因素的是
A．年龄
B．性别
C．血脂水平
D．血糖水平
E．体重恒定 (56/2005)

【A2 型题】

*51．男性，53 岁。1 个月来活动后气短、心悸，自觉体力明显下降。偶有夜间憋醒，坐起休息可缓解。有高血压病史 1 年，最高血压达 150/90 mmHg，吸烟 25 年。查体：P 90 次/分，BP 130/80 mmHg，颈静脉充盈，双肺底可闻及湿啰音，心界向两侧扩大，心率 108 次/分，心律不齐，心音强弱不等，心尖部可闻及 2/6 级收缩期吹风样杂音，肝肋下 2 cm，下肢水肿（+），首先可排除的疾病是
A．风湿性心脏瓣膜病
B．扩张型心肌病
C．冠心病
D．心包积液 (61/2015)

52．男性，72 岁。因持续性胸痛 6 小时入院。查体：双肺底有少量湿啰音，诊断为急性心肌梗死。该患者心功能分级为
A．NYHA 分级Ⅲ级
B．NYHA 分级Ⅳ级
C．NYHA 分级Ⅱ级
D．Killip 分级Ⅱ级
E．Killip 分级Ⅲ级

53．男性，70 岁。高血压病 30 年，夜间阵发性呼吸困难 10 年，间断双下肢水肿、少尿 5 年，近 1 个月加重，伴厌食和腹胀。查体：BP 180/100 mmHg，端坐位，双下肺可闻及中小水泡音，心界向两侧扩大，心率 110 次/分，心律绝对不齐，肝肋下 4 cm，肝颈静脉回流征阳性，腹部移动性浊音阳性，双下肢有可凹性水肿。该患者最恰当的心功能评价是
A．全心衰竭
B．右心衰竭
C．左心衰竭

D. 心功能代偿期
E. 不好评价

*54. 女性，48岁。患扩张型心肌病3年，6分钟步行试验行走320米。该患者的心功能评级应属于
A. 心功能代偿正常
B. 轻度心功能不全
C. 中度心功能不全
D. 重度心功能不全　　　　　(63/2010)

*55. 男性，58岁。因疲劳后突发心悸、呼吸困难、咳嗽、咳粉红色泡沫样痰而来院急诊。既往有高血压病、心肌梗死病史。查体：BP 90/60 mmHg，端坐位，喘息状，口唇发绀，双肺满布中小水泡音，心率140次/分，心音听不清。下列急诊处理中，不正确的是
A. 高流量吸氧
B. 选用中枢交感神经抑制剂
C. 使用短效β受体拮抗剂
D. 应用外周动静脉血管扩张剂　　(61/2009)

*56. 男性，52岁。患扩张型心肌病16年，呼吸困难、活动受限、下肢水肿4年，加重1周来诊。查体：血压90/60 mmHg，双肺底多数湿啰音，心率96次/分，心律齐，双下肢可凹性水肿（++）。左心室舒张末内径69 mm，LVEF 31%，尿蛋白微量，肾小球滤过率25 ml/min。此时对该患者进行治疗，最合适的药物是
A. 卡托普利+呋塞米+美托洛尔
B. 卡托普利+氢氯噻嗪+硝酸酯
C. 氯沙坦钾+呋塞米+螺内酯
D. 氯沙坦钾+美托洛尔+硝酸酯　(62/2008)

57. 男性，56岁。半年前在外院诊断急性前壁心肌梗死曾住院治疗。出院后无心绞痛发作。但活动后心悸、气短。左室EF 42%，血压正常。患者已服阿司匹林和二硝基异山梨醇，应加用的药物是
A. 地高辛
B. 双氢克尿噻
C. 安体舒通
D. 卡托普利
E. 肝素

58. 女性，40岁。心悸、气短4年，气短加重、下肢水肿伴不能平卧1个月。超声心动图示左室舒张末期内径64 mm，左室EF 38%。查体：BP 100/70 mmHg，双肺清，心率88次/分，肝肋下2 cm，双踝部有凹陷性水肿。入院后经速尿（呋塞米）和卡托普利治疗，患者能平卧，下肢水肿消退，心率80次/分。进一步治疗应加用
A. 地高辛
B. 二硝基异山梨醇

C. 美托洛尔
D. 华法林
E. 阿司匹林

59. 女性，62岁。COPD 20余年，5年来经常咳嗽、气短，双下肢水肿，3天来上述症状加重入院，胸部X线片示右下肺片状影及双侧胸腔积液。有关胸腔积液常规和生化检查，下列指标支持胸腔积液是由于心力衰竭引起的是
A. 蛋白含量60g/L
B. pH为7.13
C. 葡萄糖含量1.35 mmol/L
D. 胸液LDH/血清LDH比值为0.24
E. 比重为1.020

*60. 男性，63岁。1年来反复发生夜间阵发性呼吸困难，2个月来心悸、气短、不能平卧、尿少、下肢水肿。3年前患广泛前壁心肌梗死。查体：T 36.7℃，P 67次/分，BP 120/65 mmHg，半卧位，颈静脉充盈，双肺底可闻及湿啰音，心界扩大，心率98次/分，心律不齐，心音强弱不等，肝肋下2 cm，双下肢凹陷性水肿（++）。该患者治疗中，不宜选用的药物是
A. 洋地黄
B. 华法林
C. β受体拮抗剂
D. 血管紧张素转换酶抑制剂　　(60/2016)

*61. 男性，66岁。因扩张型心肌病、心脏扩大、心功能Ⅳ级、心电监测呈现频发室性期前收缩伴短阵阵发性室性心动过速而来院。对该患者治疗应首选的方法是
A. 静脉输注胺碘酮
B. 静脉推注利多卡因
C. 静脉推注普罗帕酮
D. 静脉推注美托洛尔　　　　　(59/2014)

*62. 男性，65岁。因心力衰竭2年入院。查体：口唇稍发绀，颈静脉充盈，双肺底可闻及湿啰音，心界向两侧扩大，心率76次/分，心律齐，双下肢凹陷性水肿（+）。心电图示：窦性心律，完全性左束支传导阻滞；超声心动图示：左心室扩大，室壁弥散性运动减弱伴运动不协调，LVEF 32%。该患者最佳的治疗措施是
A. 长期使用醛固酮受体阻滞剂
B. 联合应用正性肌力药及血管扩张药
C. 联合应用β受体拮抗剂和利尿剂
D. CRT（心脏再同步化治疗）　　(49/2017)

【A3/A4型题】

男性，60岁。3年来渐进性加重的活动后心悸、

气短，无心前区疼痛，半年来不能平卧，伴下肢水肿、腹胀、尿少。30 年前曾有血压高，未治疗。无关节痛史，吸烟 40 年。查体：BP 148/90 mmHg，半卧位，颈静脉明显充盈，双肺底可闻及湿啰音，心界明显向左扩大，心尖部可闻及 3/6 级收缩期吹风样杂音，心率 103 次 / 分，心律齐，S_1 减弱，肝肋下 2 cm，肝颈静脉回流征（+），双下肢可凹性水肿（+）。

*63．根据上述临床资料分析，可基本排除的诊断是
   A．风湿性心脏瓣膜病
   B．冠心病
   C．高血压病
   D．扩张型心肌病

*64．为鉴别其他三种疾病，结合该患者病情，下列意义最大的无创性检查是
   A．胸部 X 线平片
   B．超声心动图
   C．动态心电图
   D．核素动静态心肌显像 （174，175/2007）

男性，55 岁。外院诊断"心力衰竭"3 年入院。既往有吸烟史。查体：BP 110/70 mmHg，口唇发绀，颈静脉充盈，双肺底可闻及湿啰音，心界向两侧扩大，心率 96 次 / 分，心律齐，心前区可闻及 3/6 收缩期吹风样杂音，双下肢水肿（++），心电图示窦性心律，完全性左束支传导阻滞，超声心动图示左心室、左心房、右心室扩大，心室壁变薄伴弥漫性运动减弱，运动不协调，LVEF 32%，NTproBNP 7019 pg/ml（正常值小于 190 pg/ml）。

*65．该患者最可能的诊断是
   A．扩张型心肌病
   B．冠状动脉性心脏病
   C．肺源性心脏病
   D．风湿性心瓣膜病

*66．上述病情资料中，对判断病因诊断最有价值的检查结果是
   A．ECG 示窦性心律，完全性左束支传导阻滞
   B．NTproBNP 7019 pg/ml
   C．超声心动图示心腔扩大，室壁薄，弥漫性运动减弱
   D．LVEF 32%

*67．在患者目前的治疗中，不宜选用的药物是
   A．比索洛尔
   B．托拉塞米
   C．螺内酯
   D．单硝酸异山梨酯 （76～78/2018）

男性，65 岁。陈旧性广泛前壁心肌梗死 7 年，活动后胸闷、心悸、气短 2 年，近 1 周出现夜间阵发性呼吸困难。查体：P 120 次 / 分，BP 160/90 mmHg，端坐呼吸，双肺底可闻及细湿啰音，双肺散在哮鸣音，P_2 亢进，心脏各瓣膜听诊区未闻及杂音，腹平软，肝脾肋下未触及，双下肢无水肿。空腹血糖 4.2 mmol/L，血清肌钙蛋白正常。心电图：V_1～V_6 导联 ST 段压低 0.05～0.1 mV。

68．该患者目前最可能的诊断是
   A．气道梗阻
   B．肺动脉栓塞
   C．支气管哮喘
   D．急性心肌梗死
   E．急性左心衰竭

69．该患者暂不宜立即使用的药物是
   A．毛花苷 C
   B．卡维地洛
   C．硝普钠
   D．硝酸甘油
   E．呋塞米

70．该患者心功能分级是
   A．Killip 分级 Ⅱ级
   B．Killip 分级 Ⅲ级
   C．Killip 分级 Ⅳ级
   D．NYHA 分级 Ⅲ级
   E．NYHA 分级 Ⅳ级

男性，50 岁。3 年来渐进性加重的活动后心悸、气短，无心前区疼痛，半年来不能平卧，伴下肢水肿、腹胀、尿少来诊。10 年前曾有血压高，未治疗，无关节痛史，吸烟 40 年。查体：BP 148/90 mmHg，半卧位，颈静脉明显充盈，双肺底均可闻及湿啰音，心界明显向左扩大，心尖部可闻及 3/6 级收缩期吹风样杂音，心率 103 次 / 分，律齐，S_1 减弱，肝肋下 2.0 cm，肝颈静脉回流征（+），双下肢水肿（+）。

71．根据上述临床资料分析，肯定排除的诊断是
   A．风湿性心脏瓣膜病
   B．冠心病
   C．高血压病
   D．扩张型心肌病
   E．先天性心脏病

72．下列无创性检查对鉴别诊断宜首选的是
   A．胸部 X 线平片
   B．超声心动图
   C．动态心电图
   D．胸部 CT
   E．核素动静态心肌显像

男性，62 岁。活动后胸闷、心悸、气短 2 年，

近3天加重并出现夜间阵发性呼吸困难。既往患高血压病10年,陈旧性广泛前壁心肌梗死5年。查体：P 115次/分,BP 160/95 mmHg,端坐呼吸,口唇轻度发绀,双肺散在哮鸣音,双肺底可闻及湿啰音,心率115次/分,律齐,心脏各瓣膜听诊区未闻及杂音,腹平软,肝脾肋下未触及,双下肢无水肿。心电图示V_1～V_6导联ST段压低0.05 mV,血清肌钙蛋白正常。

73. 该患者目前最可能的诊断是
   A. 支气管哮喘
   B. 肺动脉栓塞
   C. 急性左心衰竭
   D. 再次急性心肌梗死
   E. 自发性气胸

74. 该患者心功能分级为
   A. Killip 分级Ⅲ级
   B. Killip 分级Ⅳ级
   C. NYHA 分级Ⅱ级
   D. NYHA 分级Ⅲ级
   E. NYHA 分级Ⅳ级

75. 该患者血压控制目标至少是低于
   A. 150/90 mmHg
   B. 140/90 mmHg
   C. 130/90 mmHg
   D. 130/80 mmHg
   E. 120/80 mmHg

男性,66岁。半年来劳累后心悸、气短,1周来发热、咳嗽、心悸、气短症状明显加重,夜间不能平卧,尿少,下肢水肿。既往有高血压、心脏扩大病史。查体：T 38.1℃,P 88次/分,R 18次/分,BP 110/70 mmHg。半卧位,颈静脉充盈,双肺均可闻及湿啰音,心界向左扩大,心率118次/分,心律绝对不齐,心尖部可闻及3/6级收缩期吹风样杂音,双下肢凹陷性水肿（++）。超声心动图显示左房、左室扩大,左室壁弥漫性运动障碍,LVEF 40%。

76. 该患者目前最主要的诊断是
   A. 瓣膜性心脏病
   B. 原发性高血压
   C. 扩张型心肌病
   D. 冠心病

77. 该患者即刻选用的治疗药物,不正确的是
   A. 利尿剂
   B. β受体拮抗剂
   C. 抗凝药
   D. 血管紧张素转换酶抑制剂

78. 该患者经治疗1周后,体温恢复正常,心悸、气短症状缓解,夜间可平卧,下肢水肿消失。查体：P 68次/分,BP 125/70 mmHg,左下肺偶闻及湿啰音,心率92次/分,心律绝对不齐,杂音同前。对该患者在制订长期治疗心功能不全的方案中,不正确的是
   A. 坚持服用 ACEI 或 ARB 类药物
   B. 选用β受体拮抗剂
   C. 选用醛固酮受体拮抗剂
   D. 选用钙通道阻滞剂　　　（76～78/2021）

男性,75岁。半年来稍活动即心悸、气短,1个月来夜间不能平卧、双下肢水肿来院。5年前患急性前壁心肌梗死,有高血压病16年,糖尿病12年。查体：T 37.3℃,P 88次/分,BP 135/60 mmHg,平卧位,颈静脉怒张,双肺底可闻及湿啰音,心界向左下扩大,心率120次/分,心律不齐,$A_2=P_2$,脉短绌,腹壁厚肝脾触诊不满意,双下肢凹陷性水肿（++）。

*79. 目前选用的治疗药物,不恰当的是
   A. 洋地黄
   B. 噻嗪类
   C. β受体拮抗剂
   D. 硝酸酯类

*80. 针对该患者心律不齐,应选用的药物是
   A. 地高辛
   B. 普罗帕酮
   C. 胺碘酮
   D. 维拉帕米

*81. [假设信息]患者检验结果：WBC $12.4×10^9$/L,中性粒细胞82%,ALT 42 U/L,血 Cr 264 μmol/L,TC 4.21 mmol/L,LDLC 2.96 mmol/L,血 K^+ 4.98 mmol/L,Na^+ 138 mmol/L,血糖6.5 mmol/L。根据检验结果,该患者应调整的治疗药物中,不恰当的是
   A. 增加抗生素
   B. 增加 ACEI
   C. 调整利尿剂
   D. 增加他汀类药物　　　（93～95/2015）

女性,65岁。活动后胸闷、心悸、气短3年余,近3天来加重并出现夜间阵发性呼吸困难。既往10年前曾患急性广泛前壁心肌梗死。查体：T 36.5℃,P 121次/分,BP 120/80 mmHg,端坐呼吸,口唇轻度发绀,双肺散在哮鸣音,双肺底可闻及湿啰音,心界不大,心率121次/分,心律齐,心尖部可闻及2/6级收缩期吹风样杂音,腹平软,肝脾肋下未触及,双下肢无水肿。

82. 该患者目前最可能的诊断是
   A. 急性心包积液

B．肺动脉栓塞
C．急性左心衰竭
D．支气管哮喘
E．慢性阻塞性肺疾病急性加重

83．[假设信息] 若该患者确诊为急性左心衰竭，最可能的病因是
A．风湿性心脏病
B．扩张型心肌病
C．肺源性心脏病
D．冠心病
E．高血压性心脏病

84．[假设信息] 若该患者确诊为急性左心衰竭，该患者不适宜应用的治疗是
A．给予硝普钠
B．给予呋塞米
C．给予毛花苷 C
D．给予普萘洛尔
E．导管吸氧

男性，72 岁。4 小时前因情绪激动突发极度气急，咳嗽，咳粉红色泡沫样痰，出冷汗，焦虑不安。既往患高血压病史 25 年，慢性阻塞性肺疾病（COPD）20 年。查体：T 36.2℃，P 120 次/分，R 34 次/分，BP 220/130 mmHg，神志模糊，端坐位，口唇发绀，无颈静脉怒张，双肺可闻及细湿啰音和哮鸣音，心率 120 次/分，心律齐，心尖区可闻及舒张早期奔马律及 2/6 级收缩期吹风样杂音，腹软，双下肢无水肿。动脉血气分析：pH 7.28，PaO_2 58 mmHg，$PaCO_2$ 60 mmHg。

85．该患者突发气急的最可能原因是
A．COPD 急性加重
B．COPD 合并右心衰竭
C．高血压合并肺部感染
D．高血压合并急性左心衰竭
E．高血压合并急性全心衰竭

86．该患者不适宜的抢救措施是
A．静脉滴注氨茶碱
B．静脉注射呋塞米
C．静脉注射吗啡
D．静脉滴注硝普钠
E．吸氧治疗

【B1 型题】

A．＜30%
B．＜40%
C．＜50%
D．≥50%
E．≥60%

87．射血分数降低性心衰（HFrEF）的 LVEF 值是
88．射血分数保留性心衰（HFpEF）的 LVEF 值是

A．重度心功能不全
B．中度心功能不全
C．轻度心功能不全
D．心功能正常

*89．女性，70 岁。冠心病患者，行 6 分钟步行试验，步行距离为 420 米，应判断为 （139，140/2016）
*90．男性，45 岁。扩张型心肌病患者，行 6 分钟步行试验，步行距离为 145 米，应判断为

A．颈静脉怒张
B．下肢水肿
C．贫血貌
D．腹部移动性浊音 （119，120/2007）

*91．心源性腹水与肝源性腹水的主要鉴别点是
*92．心源性水肿与肾源性水肿的主要鉴别点是

A．扩张型心肌病并发心力衰竭
B．风湿性心脏病二尖瓣狭窄并发心力衰竭
C．急性病毒性心肌炎并发心力衰竭
D．肺源性心脏病并发心力衰竭
E．冠心病心房颤动并发心力衰竭

*93．β 受体拮抗剂应首选用于
*94．洋地黄制剂应首选用于 （101，102/2004）

A．改善血流动力学
B．逆转左室重塑
C．抗心律失常
D．增加冠状动脉灌注
E．抗平滑肌增生

95．治疗慢性心力衰竭时，β 受体拮抗剂的最重要作用是
96．治疗慢性心力衰竭时，利尿剂的主要作用是

A．颈静脉怒张
B．下肢水肿
C．两肺湿啰音
D．脾大
E．腹部移动性浊音

97．心源性水肿与肝源性水肿的主要鉴别点是
98．左心衰竭与右心衰竭的主要鉴别点是

A．硝酸酯类
B．钙通道阻滞剂
C．血管紧张素转换酶抑制剂
D．β 受体拮抗剂

E．抗血小板制剂
99．对提高急性心肌梗死后生存率无影响的是
100．对提高慢性心力衰竭生存率无明显作用的是

A．左心房衰竭
B．左心房、右心室衰竭
C．左心房、左心室衰竭
D．右心房衰竭
E．右心房、右心室衰竭

101．二尖瓣狭窄致肺部出现湿啰音时，最可能是因为
102．二尖瓣狭窄致肺部出现湿啰音和肝颈静脉回流征阳性时，最可能是因为
103．主动脉瓣关闭不全肺部出现湿啰音时，最可能是因为

【X型题】

104．下列属于心力衰竭基本病因的有
A．心肌梗死
B．心肌炎
C．肺动脉高压
D．心律失常

105．下列属于心力衰竭诱因的有
A．呼吸道感染
B．静脉液体输入过多、过快
C．合并贫血
D．心脏压塞

106．关于心力衰竭时体液因子心钠肽的叙述，正确的有
A．主要由心房分泌
B．心房压力增高时释放
C．生理作用为扩张血管、利尿排钠
D．参与RAAS的调节作用

107．可引起射血分数保留性心衰（舒张性心衰）的疾病有
A．心肌梗死
B．高血压病
C．肥厚性心肌病
D．风湿性心脏瓣膜病

108．无心衰症状和（或）体征患者的心力衰竭分期包括
A．A期
B．B期
C．C期
D．D期

109．下列符合射血分数保留性心衰（舒张性心衰）特点的有
A．常存在左心室肥厚
B．常存在左心房增大
C．有舒张功能受损表现
D．有收缩功能受损表现

110．心源性休克的主要表现有
A．持续低血压
B．组织低灌注状态
C．$CI \leqslant 2.2$ L/（min·m^2）
D．$PCWP \leqslant 18$ mmHg

111．下列属于非洋地黄类正性肌力作用的药物有
A．多巴胺
B．多巴酚丁胺
C．地高辛
D．氨力农

*112．关于射血分数保留性心衰（舒张性心衰）的治疗原则，下列提法中正确的有
A．积极控制心动过速，增加心室充盈
B．尽量降低心脏后负荷，增加心排血量
C．应用ACEI、钙通道阻滞剂，逆转左室肥厚
D．合用小剂量地高辛可提高治疗效果（141/2007）

113．血管扩张药治疗慢性心力衰竭的适应证有
A．伴有心绞痛
B．伴有高血压
C．二尖瓣狭窄
D．肥厚型梗阻性心肌病

答案及解析

1．【答案】C
【解析】心力衰竭是各种心脏结构或功能性疾病（即泵衰竭）导致心室充盈及（或）射血能力受损而引起的一组综合征，因此心力衰竭就是泵衰竭，所以泵衰竭在心力衰竭病理生理机制方面起最关键的作用。其他几项在心力衰竭病理生理机制方面也起一定作用，但不是最关键的作用。

2．【答案】B
【解析】心力衰竭是各种心脏结构或功能性疾病导致心室充盈和（或）射血功能受损，心排血量不能满足机体组织代谢需要，以肺循环和（或）体循环被动性淤血及器官、组织血流灌注不足为临床表现的一组综合征，而不是肺循环的主动充血，因此答案是B。心功能不全是一个更广泛的概念，指由血流动力学检

查或其他器械检查发现已存在心脏收缩或舒张功能异常，但临床上未必一定出现症状。一旦临床出现心功能不全的相关症状或体征，则称为心力衰竭。在甲状腺功能亢进症、贫血等患者出现的心力衰竭（心衰）可呈现高心排血量，称高血排量心力衰竭，其心排血量可维持或超过正常。

3.【答案】D
【解析】心力衰竭是指心脏不能泵出足够的血液以满足外周组织、器官正常的需要的一组临床综合征。其基本病因为：①心肌损害：包括原发性和继发性心肌损害；②心脏负荷过重：包括心脏压力负荷、容量负荷过重；③心室前后负荷不足：如二尖瓣狭窄、心脏压塞、缩窄性心包炎、限制型心肌病等。故本题正确答案为D。其余均为心力衰竭的诱因。

4.【答案】D
【解析】心力衰竭基本病因中的心肌损害包括原发性心肌损害和继发性心肌损害。继发性心肌损害包括内分泌代谢性疾病（如糖尿病、甲状腺疾病）、系统性浸润性疾病（如心肌淀粉样变性）、结缔组织病、心脏毒性药物等并发的心肌损害。所以答案是D。而心肌炎、扩张型心肌病、线粒体肌病和心肌致密化不全均属于原发性心肌损害。

5.【答案】D
【解析】原发性心肌损害包括冠状动脉疾病导致缺血性心肌损害如心肌梗死、慢性心肌缺血；炎症和免疫性心肌损害如心肌炎、扩张型心肌病；遗传性心肌病如家族性扩张型心肌病、肥厚型心肌病、右室心肌病、心肌致密化不全、线粒体肌病等。所以答案是D。而甲状腺功能亢进症、心肌淀粉样变性、结缔组织病和阿霉素（心脏毒性药物）均属于继发性心肌损害。

6.【答案】C
【解析】左心室后负荷是指心室开始收缩时需克服的排血阻抗，取决于主动脉顺应性、周围血管阻力、血黏度和动脉内血容量等，但以周围血管阻力为最重要。

7.【答案】E
【解析】夜间阵发性呼吸困难是典型的左心室功能不全的临床表现。其发生机制为患者在夜间睡眠时：①迷走神经兴奋性增高，冠状动脉收缩，心肌供血量减少，心功能降低；②小支气管收缩，肺泡通气减少；③仰卧位时，由于膈肌上抬，肺活量减少，而体静脉系统回心血量增加，导致肺淤血加重，左心室舒张末压升高；④呼吸中枢敏感性降低，对肺淤血所致的轻度缺氧反应不敏感，只有当肺淤血程度严重、缺氧明显时才刺激呼吸中枢做出反应，临床上表现为患者在睡眠中突然憋醒，被迫坐起伴呼吸困难等。

8.【答案】E
【解析】夜间阵发性呼吸困难发生机制为睡眠时迷走神经兴奋性增高，加之平卧位时膈肌上升，肺活量减少，下半身静脉回流量增多，致使肺淤血加重，出现呼吸困难。但与外周小动脉扩张无关。

9.【答案】A
【解析】高排量型心力衰竭主要由于各种原因引起血容量增多，静脉回流增加，心脏过度充盈，外周血管阻力下降，心排出量相应增加，心脏负荷显著增大所致，多见于贫血、体循环动静脉瘘、甲状腺功能亢进症、脚气性心脏病等，心动过速不是其常见病因。临床多表现为左心衰竭，脉压增大。

10.【答案】E
【解析】高排血量心力衰竭是指患者临床出现有心功能不全的表现，但其心搏出量或每搏量并未减少，甚至有增加。产生这类情况主要在某些病因引起长期全身血容量增加或循环血量增多，致使心脏长期处于容量负荷过重的状态下，最终导致出现心力衰竭。在所列的五个选项中，严重贫血、甲状腺功能亢进症等是因为机体组织的需求而代偿性出现高血容量。动静脉瘘是由于大量动脉血通过瘘进入静脉系统，使静脉回心血量长期处于增加状态，增加了心脏负担。脚气病的主要病理变化是由于小血管扩张、周围血管阻力降低、血流加速，回心血量增加，致使循环系统始终处于高输出状态。因此，上述四种临床疾病所致的心力衰竭都与长期血容量增加有关，是引起高排血量心力衰竭的病因。二尖瓣关闭不全所致的心力衰竭主要是由于心内瓣膜结构被破坏，导致血流动力学的改变，并非是由于全身循环血量增加所致。

11.【答案】B
【解析】左心衰竭最早出现的临床症状为劳力性呼吸困难，因进行体力活动时，回心血量增加，左房压上升，肺淤血加重而出现呼吸困难。随着心功能不全的加重，患者可出现于夜间入睡后发生突然胸闷、气急而被迫坐起，即夜间阵发性呼吸困难。疲乏、无力、夜间卧床时咳嗽、失眠、尿少、头晕等不是左心衰竭特有的临床表现。

12.【答案】C
【解析】正常人血流动力学指标为肺毛细血管楔压与左心室舒张末压一般相似，为<12 mmHg，压力增高提示肺淤血；左心室射血分数为50%~70%；心脏指数为>2.5 L/(min·m^2)，小于正常指标值提示心肌收缩力下降，左心室功能不全；中心静脉压正常为5~10 mmHg，增加提示有右心室功能不全的可能。本题选项C的指标为正常心功能。

13.【答案】D
【解析】慢性心力衰竭是各种不同病因心脏疾病发展到终末期，临床上以心脏扩大、心室收缩末容积增加、射血分数下降、肺循环与（或）体循环淤血，以及器官、组织血液灌注不足为主要特征。因此一定发生心肌重塑，射血分数下降，而左室收缩末压增高；慢性心力衰竭的症状因患者而异，不一定要有症状。治疗上首选利尿剂和β受体拮抗剂，利尿剂可缓解心衰时的淤血，关于β受体拮抗剂，20世纪80年代以来几项较大规模的临床试验表明β受体拮抗剂治疗慢性心力衰竭可降低住院率、提高运动耐量、减少病死率。而在慢性心力衰竭处理的原则中，不提倡首选洋地黄，因为虽然洋地黄可改善症状，但对生存率、死亡率的影响与对照无差别，不能提高生存率。

14. 【答案】A

【解析】各种原因的右心衰竭导致体循环淤血，体静脉压力升高，引起毛细血管滤过压增高，从而产生水肿。其他均不准确。

15. 【答案】D

【解析】射血分数保留性心衰以前称为舒张性心衰，主要发生机制是由于心肌主动舒张功能障碍、心肌顺应性降低，导致心脏不能正常地舒张、充盈，表现为心室充盈压增高。高血压病可以出现心室肌顺应性减退和充盈障碍，是临床上出现射血分数保留性心衰最常见的疾病。

16. 【答案】A

【解析】无症状性心力衰竭是指左室已有功能下降，射血分数（LVEF）降至正常以下（<50%）而尚无心力衰竭症状的时期，可历时数月至数年之久，在此时期可有神经内分泌的激活。故正确答案是A。

17. 【答案】B

【解析】右心衰竭时会引起体循环淤血，所以出现的体征包括颈静脉怒张、肝大、肝颈静脉回流征阳性和下垂性对称性水肿等，这些均为右心衰竭引起循环淤血所致的体征。而双肺底闻及湿啰音是左心衰竭引起肺循环淤血所致的体征。

18. 【答案】D

【解析】湿啰音系由于吸气时气体通过呼吸道内的分泌物如渗出液、痰液、血液、黏液和脓液，所形成的水泡破裂而产生的声音。双肺满布湿啰音说明全肺气道内均有渗出物或黏液，多见于急性肺水肿和严重支气管肺炎，所以答案是D。其他疾病均不会出现双肺满布湿啰音。

19. 【答案】D

【解析】在高动力循环状态时，心排血量增多，血压增高，心率增快，周围循环血液灌注增多；但在心功能属正常或代偿期时，肺毛细血管楔压维持正常。

20. 【答案】C

【解析】慢性左心衰竭以肺淤血和低心排血综合征为主要表现：①症状：呼吸困难是左心衰竭的主要症状，包括劳力性呼吸困难（最常见，轻者仅见于活动期间，休息后可缓解；重者可在静息时也出现）、端坐呼吸（患者不能平卧，整日保持坐位，以缓解呼吸困难，为严重左心衰竭表现之一）、夜间阵发性呼吸困难（在夜间睡眠中惊醒，呼吸困难伴阵咳，端坐呼吸）可伴咳嗽、咳白色泡沫样痰或粉红色泡沫样痰，严重时咯血；②体征：包括心率增快，出现第三和（或）第四心音奔马律，交替脉及原有心脏病体征；因为有肺淤血，双肺底可闻及湿啰音。而颈静脉怒张是右心衰竭的临床表现。

21. 【答案】C

【解析】左心衰竭时肺循环淤血，所以典型体征是双肺底闻及湿啰音，而其他体征均为右心衰竭引起体循环淤血所致。

22. 【答案】D

【解析】第一心音减弱、肺部湿啰音、收缩中期喀喇音等三种表现可以在除左心室衰竭以外的很多疾病中出现，如二尖瓣关闭不全、心包积液、肺部感染等。而舒张期奔马律只有在左心室功能不全时才出现，为左心室衰竭的特有临床表现。

23. 【答案】A

【解析】目前已经明确了一些体液因子参与心力衰竭的发生和发展。关于心力衰竭时各种体液因子的改变中，由垂体释放、具有抗利尿和促周围血管收缩作用的体液因子是精氨酸加压素。

24. 【答案】B

【解析】血浆BNP主要由心室肌细胞分泌，当心室容量负荷及压力增加，心室壁张力发生改变时，心室肌BNP分泌量增多。故当左心室功能不全时，左心室内容量和（或）压力负荷增高，血浆BNP可明显增高。此为临床诊断存在左心室功能衰竭的主要指标之一。BNP的分泌与心肌细胞有无损伤无直接关系。快速心房颤动时可诱发心室内压力负荷改变，但不存在大量分泌BNP的现象。

25. 【答案】C

【解析】当存在心力衰竭时，心室壁张力增加，脑钠肽（BNP）分泌明显增高，其增高程度与心力衰竭的严重程度呈正相关。故BNP可作为心脏功能，特别是心力衰竭严重程度的评价指标。肌钙蛋白、肌酸激酶同工酶、乳酸脱氢酶可作为心肌损伤的评价标志物。

26. 【答案】E

【解析】老年心力衰竭患者常因某些诱因而加重，题中5个备选答案均是诱因，但最常见的是呼吸道感染，其他的诱因还包括：①心律失常；②血容量增加；③过度劳累或情绪激动；④治疗不当；⑤原有心脏病加重或并发其他疾病等。

27. 【答案】D

【解析】慢性心力衰竭患者,肺间质水肿,肺小叶间隔内可积液增宽,两肺下叶外侧可形成水平线状影,可在胸部X线片上出现特征性的Kerley B线。肺门蝴蝶影是急性肺水肿(急性左心衰竭)的特征性表现。而肺部片絮状影及纹理增多为非特异性表现。

28.【答案】A

【解析】急性左心衰竭是指由于急性心脏病变引起左心排血量急剧降低导致急性肺淤血和急性肺水肿,所以咳粉红色泡沫样痰。而支气管扩张症、肺结核和支气管肺癌患者是大口咯鲜血或痰中带血,肺炎链球菌肺炎患者是咳铁锈色痰。

29.【答案】D

【解析】颈静脉怒张属于右心室功能不全的表现。交替脉、心尖部舒张期奔马律、呼吸困难及端坐呼吸均可在左心功能不全时出现。

30.【答案】A

【解析】奇脉提示心包积液、缩窄性心包炎;水冲脉提示主动脉瓣关闭不全、动脉导管未闭等;脉短绌提示有心房颤动、频发早搏(期前收缩)等心律失常;脉细数可见于休克等;交替脉是左心衰竭的重要体征,故A是正确答案。

31.【答案】D

【解析】肺梗死、室间隔缺损、肺动脉瓣狭窄、主动脉窦瘤破裂入右心室等病变最常伴发的是右心功能衰竭。而急进性高血压患者主要引起左心室负荷急剧增加,从而导致急性左心功能衰竭。

32.【答案】C

【解析】左心衰竭是以肺淤血及排血量降低表现为主。肺淤血的主要临床表现有:程度不同的呼吸困难,如劳力性呼吸困难、夜间阵发性呼吸困难、急性肺水肿可伴支气管痉挛及哮鸣音等。此外,咳嗽、咳痰是肺泡和支气管黏膜淤血所致。痰一般为白色浆液性泡沫痰,偶尔可痰中带血。因此本题选项A、B、D、E所列的表现都属于左心衰竭临床表现。但左心衰竭时,可引起肺静脉压力增高,血浆外渗,痰内带血丝,而不是肺微小动脉压增高,血浆外渗,痰内带血丝。选项C的描述不符合左心衰竭的临床表现。

33.【答案】E

【解析】近年来大量临床多中心研究证明,慢性心力衰竭治疗方面,由于使用了血管紧张素转换酶抑制剂及β肾上腺素能受体拮抗剂,使慢性心力衰竭患者的生存时间明显延长,死亡率明显下降,患者的生活质量明显提高。而其他药物尚未被证实有此疗效。

34.【答案】D

【解析】肺源性心脏病、室间隔缺损、肺动脉瓣狭窄、主动脉窦瘤破裂入右心室等病变最常伴发的是右心功能衰竭。而急性心肌梗死患者主要累及左心室,从而导致急性左心功能衰竭。

35.【答案】C

【解析】射血分数保留性心衰的发生主要由于左室松弛受损,特别在心肌缺血时,心肌肌质网摄取钙离子的能力减低,使心肌细胞内游离钙离子的水平降低缓慢,致主动松弛受损;此外,由于心肌肥厚,僵硬度增加,使舒张期心肌扩张能力减弱。临床上射血分数保留性心衰一般先于或与收缩功能障碍同时出现,而不是晚于收缩功能障碍出现。心搏量降低,而代表收缩功能的射血分数可正常。

36.【答案】B

【解析】血管扩张剂通过扩张容量血管和外周阻力血管而减轻心脏前、后负荷,减少心肌耗氧,改善心室功能。血管扩张剂可用于无禁忌证的任何中、重度心力衰竭。特别适用于瓣膜反流性心脏病、室间隔缺损。但血管扩张剂不宜用于阻塞性瓣膜病,如二尖瓣狭窄及严重冠状动脉狭窄患者。此外,血容量不足者应列为禁用。

37.【答案】E

【解析】一般利尿药物均有排钠作用,如呋塞米、丁尿胺(布美他尼)、氢氯噻嗪和螺内酯在利尿时均有排钠作用,均不宜用于低钠血症心力衰竭患者。而托伐普坦是AVP(精氨酸加压素)受体拮抗剂,通过结合V_2受体减少水的重吸收,不增加排钠,所以可用于伴有低钠血症的心力衰竭。

38.【答案】E

【解析】射血分数保留性心衰是由于非扩张性纤维组织代替了正常可扩张的心肌组织,使心肌顺应性下降,左心室充盈压增高,舒张期心室充盈量减少,心搏出量减少,因此处理原则为去处病因、逆转心室肥厚、降低心脏前负荷、转复异位心律、控制心动过速等。临床应用洋地黄类药物只对心肌收缩功能改善起作用,所以不符合射血分数保留性心衰的治疗原则。

39.【答案】A

【解析】经临床及实验观察发现,血管紧张素转换酶抑制剂、钙通道阻滞剂、β受体拮抗剂等类药物有逆转左室肥厚、减轻左室重量的作用;醛固酮拮抗剂亦可能有消退心肌间质纤维化的作用。相反,单纯舒张性心功能不全患者,心室充盈压须高于正常才能维持正常心搏血量,故在应用硝酸酯类药物时,如过度降低了心室前负荷,则有可能反而降低了心搏血量,不利于改善舒张功能。

40.【答案】D

【解析】由于保钾利尿剂起效较慢,作用较弱,故宜持续使用;应根据病情轻重来选用利尿剂,一般轻者可以噻嗪类或袢利尿剂间歇应用为妥;有肾功能不全时应选用袢利尿剂,因利尿作用不受体内酸碱平

二、心力衰竭

衡变化的影响；一般袢利尿剂的不良反应多是由药物的强大利尿作用所致，因此应根据治疗反应及时调整药物剂量；关于噻嗪类利尿剂剂量与效应的关系，当药物应用到一定剂量时，其效应不再随剂量增加而加大，因此药物与剂量之间不呈线性关系。

41.【答案】A

【解析】利尿剂治疗心功能不全主要是通过排钠排水，对缓解淤血、减轻水肿有十分明显的作用。对心功能不全的患者来说，多数体内都具有水钠潴留，因此，通过利尿，减少超负荷的血容量，可明显降低心脏的前负荷，改善心功能。虽然减轻了水肿也对心功能的恢复起一定的作用，但消退水肿的主要机制是通过排出体内过多的水钠潴留。故选项A是正确答案。临床药理作用显示，利尿剂并不能提高心肌收缩力，不能使心排血量增加。利尿剂可起到降低动脉压的作用，但此作用并非是治疗心功能不全的主导作用。

42.【答案】A

【解析】慢性心力衰竭治疗的原则是去除或限制基本病因、诱因，纠正血流动力学异常，以缓解症状、提高运动耐量、改善生活质量、阻止心室重塑，降低心力衰竭的发生率和死亡率。因此用利尿剂缓解症状、去除加重心力衰竭的诱因和长期使用血管紧张素转换酶抑制剂（ACEI）及β受体拮抗剂都属于慢性心力衰竭治疗的原则。特别是ACEI及β受体拮抗剂，可防止心衰发生发展，降低心力衰竭死亡率。而在慢性心力衰竭处理的原则中，不提倡首选洋地黄，因为虽然洋地黄可改善症状，但对死亡率的影响与对照无差别。

43.【答案】C

【解析】洋地黄具有正性肌力作用，在心房颤动可延缓房室传导从而减慢心室率，对衰竭心肌的耗氧量并不增加或可降低，故C为本题最佳选择。急性心肌梗死并发急性肺水肿时，洋地黄并非绝对禁忌，但因急性缺血、缺氧心肌对洋地黄较敏感，易致毒性反应，要特别慎用。甲亢患者应主要处理甲亢。重度二尖瓣狭窄在瓣膜狭窄未解除前不宜使用。梗阻型心肌病无明显心力衰竭者一般列为禁用，当发生心力衰竭时亦应慎用以免加重流出道梗阻。

44.【答案】C

【解析】地高辛和速尿（呋塞米）是治疗慢性充血性心力衰竭的常用药物，对缓解患者心力衰竭症状明显有效，但与对照组比较终期的生存率并无差异；普鲁卡因酰胺和肠溶阿司匹林不是治疗慢性充血性心力衰竭的药物，所以与患者的生存率无关。依那普利是血管紧张素转换酶抑制剂中的一种，用于心力衰竭时有两方面作用：①血流动力学效应，扩张动脉血管，减轻心脏后负荷，抑制醛固酮，减少水钠潴留；

②神经内分泌抑制作用，抑制肾素血管紧张素及醛固酮系统活性，降低血管紧张素Ⅱ水平，从而延缓心室重塑，可起到维护心肌的功能，推迟充血性心力衰竭的进展，降低预期死亡率的目的。

45.【答案】C

【解析】急性左心衰竭的治疗包括：①吸氧以迅速纠正缺氧；②取坐位减少静脉回流；③给吗啡以镇静，减少静脉回心血量；④给呋塞米等快速利尿；⑤应用血管扩张剂，首选硝普钠，可同时扩张小动脉和静脉，二尖瓣狭窄所致肺水肿，应选用硝酸甘油；⑥应用毛花苷C等洋地黄类药物。但不可选用比索洛尔等β受体拮抗剂，因为β受体拮抗剂以其负性肌力作用禁用于急性左心衰竭，但常用于慢性心力衰竭。

46.【答案】A

【解析】在5个备选答案中，对改善急性左心衰竭症状最有效的药物是利尿剂，通过排水排钠减轻心脏容量负荷，缓解淤血症状。其他药物也有效，但β受体拮抗剂不用于急性左心衰竭。

47.【答案】D

【解析】心力衰竭患者的一般治疗中，休息、控制水钠潴留是减少心脏负荷的重要措施。除非患者有不可克服的诱因不能保证休息而必须服用镇静剂外，并非常规应用。在临床应用利尿剂时，患者常可因为大量利尿而发生低钠、低钾等电解质平衡失调现象。因此每日钠盐摄入量并不一定为3~5 g，但也不能过多，以免造成体内水钠潴留而加重心衰。另外，保证足够的血容量也是治疗中必须掌握的，因此在严格限钠盐摄入时，为保证足够的循环血量，应适当补充液体入量。故本题正确答案应为D。

48.【答案】A

【解析】急性肺水肿抢救时可以用吗啡、快速利尿剂呋塞米、血管扩张剂硝普钠和解除支气管痉挛用药氨茶碱，而不宜用依那普利，因其除能降低血压外，还会引起刺激性干咳和血管性水肿等不良反应，对治疗急性肺水肿不利。

49.【答案】E

【解析】洋地黄的作用机制是：通过对心肌细胞膜钠-钾-ATP酶的抑制作用，使细胞内钠离子水平升高，转而促进Na^+-Ca^{2+}交换，提高细胞内Ca^{2+}水平，具有正性肌力作用。洋地黄类制剂还可降低SNS和RAS的活性，恢复压力感受器对来自中枢的交感神经冲动的抑制作用，以利于对心衰的治疗。未发现洋地黄有正性松弛作用。

50.【答案】E

【解析】β受体拮抗剂应用于心力衰竭的治疗是基于可减轻儿茶酚胺对心肌的毒性作用，改善舒张功能；减少心肌耗氧量；减慢心率；防止、减缓或逆转肾上腺素能介导的心肌重塑。但在使用初期，由于β受体拮抗剂对肾血流量的影响，可导致患者水肿加重。因此保持"干体重"，使用利尿剂是非常重要的措施。

51.【答案】A

【解析】该中年男性患者为典型的全心衰竭临床表现，题目中四个选项的疾病均可出现。患者既往有高血压、吸烟史，不能排除冠心病可能；患者心界向两侧扩大，不能排除扩张型心肌病及心包积液；患者心房颤动伴心力衰竭为风湿性心脏瓣膜病常见，但听诊未发现有病理价值意义的瓣膜杂音，故可基本排除心瓣膜病所致的可能。

52.【答案】D

【解析】该老年男性患者诊断急性心肌梗死，出现心力衰竭，此时心功能分级应按 Killip 分级：Ⅰ级：无心力衰竭的临床症状和体征；Ⅱ级：有力衰竭的临床症状和体征，肺部湿啰音<50%肺野，心脏第三心音奔马律；Ⅲ级：严重的力衰竭临床症状和体征，严重肺水肿，肺部湿啰音>50%肺野，全肺满布湿啰音；Ⅳ级：心源性休克。因此答案是 D。NYHA 分级是美国纽约心脏病学会（NYHA）分级方案，适于心肌梗死外心脏病心力衰竭的分级。

53.【答案】A

【解析】该老年男性患者有多年高血压病史，已出现左心衰竭（夜间阵发性呼吸困难）和右心衰竭（双下肢水肿、少尿）。近1个月加重，有明显左心衰竭（端坐位、双下肺可闻及中小水泡音）和右心衰竭（肝大、肝颈静脉血液征阳性、腹部移动性浊音阳性、双下肢可凹性水肿）的表现，因此最恰当的心功能评价为全心衰竭。

54.【答案】C

【解析】根据 US Carvedilol 研究设定的6分钟步行试验评定心功能的标准是：6分钟内步行<150米为重度心功能不全，步行150~450米为中度心功能不全，步行>450米为轻度心功能不全。该中年女性患者行走320米，属于中度心功能不全。

55.【答案】C

【解析】该中年男性患者为冠心病合并急性左心衰竭。急诊治疗措施应包括吸氧、镇静、利尿、强心（如能排除病因为急性心肌梗死者）、应用外周动静脉血管扩张剂快速减轻心脏前后负荷等。选项 A、B、D 中所提及的措施均符合上述治疗原则，但此时短效β受体拮抗剂是属于禁用范畴。

56.【答案】C

【解析】该中年男性患者为扩张型心肌病，心力衰竭，同时伴有肾功能不全，诊断明确。在选择治疗药物方面要做全面考虑。四个选项中所列出的七种药物均属于心力衰竭治疗的选用药物。但根据病情分析，该患者伴有严重的水钠潴留，下肢水肿，故不宜选用β受体拮抗剂（美托洛尔），但应用螺内酯是较好的选择；患者肾功能不全，在利尿剂选择方面应首选袢利尿剂（呋塞米），同时在选用 ACEI 类时与 ARB 类相比，更佳的选择为后者。因此本题选项 C 中的三种药物符合上述选用原则。

57.【答案】D

【解析】该中年男性患者慢性病程，半年前在外院诊断急性前壁心肌梗死曾住院治疗。出院后无心绞痛发作。但活动心悸、气短，表现为慢性心力衰竭，左室 EF 值也偏低。治疗上除服用阿司匹林和二硝基异山梨醇治疗冠心病外，应加用卡托普利。因为卡托普利为血管紧张素转换酶抑制剂，除了发挥扩血管作用改善心力衰竭时的血流动力学、减轻淤血症状外，还可降低心力衰竭患者代偿性神经-体液的不利影响，限制心肌、小血管的重塑，以达到维护心肌的功能，推迟心力衰竭的进展，降低远期死亡率的目的。目前患者不需要强心、利尿，所以不需要加用地高辛、双氢克尿噻、安体舒通（螺内酯）；因为已用阿司匹林，所以也不需要加用肝素抗凝。

58.【答案】C

【解析】该中年女性患者有心悸、气短等慢性心力衰竭的病史，近1个月加重，表现为全心衰竭（气短、下肢水肿伴不能平卧），左室 EF 减低，查体发现以右心衰竭为主（肝大，双踝部有凹陷性水肿），经利尿和卡托普利治疗后患者能平卧，下肢水肿消退，心率正常，已无心力衰竭表现，进一步治疗应加用美托洛尔。美托洛尔为β受体拮抗剂，现代研究表明，β受体拮抗剂对改善慢性心力衰竭的预后有良好作用，长期应用可延缓病变进展、减少复发和降低猝死率。而该患者已无心力衰竭表现，不需要地高辛强心治疗，也无应用二硝基异山梨醇扩张冠状动脉及应用华法林和阿司匹林抗凝治疗的指征。

59.【答案】D

【解析】该老年女性患者呈慢性病程，COPD 20余年，5年来经常咳嗽，气短，双下肢水肿。3天来加重，胸部 X 线片示右下肺片状影及双侧胸腔积液。该胸腔积液若是由于心力衰竭引起，则为漏出液，漏出液的特点是：蛋白含量小于 25 g/L，葡萄糖含量与血糖相近，胸液 LDH/血清 LDH 比值小于 0.6，比重低于 1.018，pH 无诊断意义。所以支持胸腔积液是由于心力衰竭引起的是胸液 LDH/血清 LDH 比值为 0.24。

60.【答案】C

【解析】该老年男性患者为充血性心力衰竭，心功能为 NYHA Ⅳ级，体内存在液体潴留，故此阶段β受体拮抗剂不是适应证。患者伴有心房颤动，虽然存在心力衰竭，但仍有可能发生血栓栓塞事件，抗凝治疗可在严格监测凝血功能的前提下使用，并非绝对禁忌。洋地黄及血管紧张素转换酶抑制剂属于本患者适应证用药。

61.【答案】A

【解析】选项中所列四种药物都可以治疗室性心动过速，但利多卡因、美托洛尔、普罗帕酮三种都有明显的负性肌力作用，因此在严重心力衰竭的患者不宜选用。而胺碘酮的负性肌力作用很小，在伴有心力衰竭的患者可以使用。故本题首选胺碘酮。

62.【答案】D

【解析】该老年男性患者诊断为全心衰竭，心脏扩大，CLBBB，超声心动图伴有明显室壁运动不协调，此类患者是属于植入CRT的Ⅰ类适应证。纠正左室的不协调收缩将对提高心搏血量、缓解心力衰竭起到明显疗效。

63.【答案】A　64.【答案】B

【解析】该老年男性患者从病史提供的资料分析，具有30年高血压病史，近3年来出现的症状显示为渐进性加重的心功能不全。查体也证实有全心衰竭表现，如半卧位、颈静脉明显充盈、双肺底可闻及湿啰音、心界明显向左扩大、肝颈静脉回流征（+）、双下肢可凹性水肿等。由于患者起病年龄较大，进展缓慢，结合病史，心力衰竭病因可由冠心病、高血压病所致可能性较大，但扩张型心肌病尚难完全排除。由风湿性心脏瓣膜病所致的心力衰竭可基本排除。一般单纯二尖瓣关闭不全的风湿性心脏病患者少见，临床多同时并发二尖瓣狭窄。此外，患者心尖部闻及的3/6级收缩期吹风样杂音可因心脏明显扩大（尤其是左心室扩大）时出现的二尖瓣相对关闭不全所致。在鉴别上述三种疾病（冠心病、高血压病、扩张型心肌病）的无创性检查选择上，超声心动图应为首选项目。对冠心病患者，可显示心室存在节段性运动障碍；对高血压病可显示心室肌肥厚；对扩张型心肌病更有特征性的全心扩大、心肌变薄，运动普遍下降等。胸部X线平片可观察心脏外形，为鉴别提供参考。核素动静态心肌显像对诊断冠心病有价值，但患者明显心功能不全，难以接受动态核素心肌显像检查。动态心电图主要对发现心律失常有价值，对心衰病因诊断无特殊意义。

65.【答案】A　66.【答案】C　67.【答案】A

【解析】该中年男性患者有心力衰竭，口唇发绀、颈静脉充盈，双肺底可闻及湿啰音，心界向两侧扩大，双下肢水肿，LVEF 32%，NTproBNP 7019 pg/ml，为典型全心衰竭表现。超声心动图提示全心扩大、心室壁变薄伴弥漫性运动减弱、运动不协调，此表现不支持冠心病及肺心病。临床所闻及的心脏杂音可用心室扩大所致的相对二尖瓣关闭不全解释，故风心病亦可排除。在诊断扩张型心肌病中，最重要的是超声心动图表现，心腔扩大、室壁薄、弥漫性运动减弱是此病的特点。NTproBNP增高主要是诊断存在心力衰竭，LVEF降低反映心力衰竭的程度，完全性左束支传导阻滞与诊断心力衰竭病因无直接相关性。由于目前患者有心力衰竭，体内存在液体潴留状态，暂不宜使用β受体拮抗剂治疗，应该在充分利尿的基础上使用。故比索洛尔不宜选用。虽然单硝酸异山梨酯并非是本例患者治疗的必需用药，但如使用也无原则上错误。

68.【答案】E　69.【答案】B　70.【答案】E

【解析】该老年男性患者有陈旧性心肌梗死病史，有心衰表现2年，近1周出现典型急性左心衰竭表现，即端坐呼吸、双肺散在哮鸣音和双肺底细湿啰音，心电图和血清肌钙蛋白检查不支持再次心梗，病史也不支持气道阻塞、肺动脉栓塞和支气管哮喘。目前患者暂不宜立即使用卡维地洛，该药是一种具有多种作用的神经体液拮抗体，具有非选择性α和β受体拮抗作用，心功能NYHA分级Ⅳ级的患者禁用。该患者心功能分级为NYHA Ⅳ级，即患者不能从事任何体力活动，休息状态也出现心衰表现，Killip分级是对急性心肌梗死患者心功能的分级，该患者已为陈旧心肌梗死7年，所以不适用Killip分级。

71.【答案】E　72.【答案】B

【解析】该中年男性患者具有10年高血压病史，近3年来出现的症状显示为渐进性加重的心功能不全，查体也证实有全心衰竭表现。从病史和查体提供的资料分析，肯定排除的诊断是先天性心脏病。在鉴别上超声心动图应为首选检查项目。

73.【答案】C　74.【答案】E　75.【答案】D

【解析】该老年男性患者有陈旧性心肌梗死病史，有活动后胸闷、心悸、气短等心衰表现2年，近3天出现典型急性左心衰竭表现，即端坐呼吸、双肺散在哮鸣音和双肺底湿啰音，心电图和血清肌钙蛋白检查不支持再次急性心肌梗死，病史也不支持肺动脉栓塞、自发性气胸和支气管哮喘。目前该患者心功能分级为NYHA分级Ⅳ级，即患者不能从事任何体力活动，休息状态下也有心力衰竭表现，Killip分级是对急性心肌梗死患者心功能的分级，该患者已为陈旧性心肌梗死，所以不适用Killip分级。有合并症（冠心病心急梗死）的高血压患者，血压控制目标至少是低于130/80 mmHg。

76.【答案】C　77.【答案】B　78.【答案】D

【解析】该老年男性患者为典型慢性心力衰竭，本次由于肺部感染而急性加重。从病史及体检可确定患者心脏明显扩大、心房颤动，超声心动图LVEF 40%，为收缩功能减低的心力衰竭（HFrEF）。患者无心绞痛史，血压基本正常，左室壁弥漫性运动减弱，未发现心瓣膜有病理性改变，故考虑扩张型心肌病可能性大。目前患者为心力衰竭急性加重期，下肢凹陷性水肿（++），容量负荷明显过重，故即刻应用β受体拮抗剂是不合适的。在患者心力衰竭急性期控制后，对慢性心力衰竭的长期治疗，应坚持服用ACEI或ARB、β受体拮抗剂、醛固酮受体拮抗剂、利尿剂。故应用钙通道阻滞剂是不正确的。

79.【答案】C　80.【答案】A　81.【答案】B

【解析】该老年男性患者诊断应为冠心病，心房颤动，心力衰竭，心功能Ⅳ级（NYHA）。目前存在全心衰竭，治疗应予利尿、减负荷、强心为主，因此洋地黄、噻嗪类利尿剂、硝酸酯类扩张血管减低前负荷都是适合的治疗，而β受体拮抗剂不能选用。该患者为心力衰竭伴快速心房颤动，目前控制心室率是主要治疗目标，因此是洋地黄类药物的最佳适应证，地高辛应为首选药物。该患者检验结果显示：白细胞计数及中性比例增高，提示存在有感染可能；生化指标显示血肌酐增高，提示有肾功能障碍，因此增加ACEI类药物不合适。

82.【答案】C　83.【答案】D　84.【答案】D

【解析】该老年女性患者慢性病程，有活动后胸闷、心悸、气短等心力衰竭表现3年，近3天出现典型急性左心衰竭表现，即端坐呼吸、双肺散在哮鸣音和双肺底湿啰音，所以该患者目前最可能的诊断是急性左心衰竭。假设该患者确诊为急性左心衰竭，最可能的病因是冠心病，这是因为该患者有陈旧性广泛前壁心肌梗死病史，有典型急性左心衰竭表现，而病史和体征均不支持风湿性心脏病、扩张型心肌病、肺源性心脏病和高血压性心脏病。假设该患者确诊为急性左心衰竭，急性左心衰竭适宜给予硝普钠、呋塞米、毛花苷C和导管吸氧，而普萘洛尔是β受体拮抗剂，可减慢心率，降低心肌收缩力，急性左心衰竭时禁用或慎用，所以不适宜给予普萘洛尔。

85.【答案】D　86.【答案】C

【解析】该老年男性患者急性病程，因情绪激动突发极度气急、咳嗽、咳粉红色泡沫样痰，结合双肺可闻及细湿性啰音和哮鸣音和心尖区舒张早期奔马律，所以初步诊断急性左心衰竭。既往有高血压病史25年，查体血压明显增高达220/130 mmHg，所以患者突发气急的最可能原因是高血压合并急性左心衰竭。该患者无右心衰竭表现（无颈静脉怒张、双下肢水肿），尽管该患者有COPD病史20年，但该患者突发气急的最可能原因不是COPD急性加重、COPD合并右心衰竭、高血压合并肺部感染或高血压合并急性全心衰竭。急性左心衰竭的治疗可以静脉滴注氨茶碱、硝普钠和静脉注射呋塞米、吗啡及吸氧治疗，但该患者同时合并COPD和Ⅱ型呼吸衰竭，所以不适宜的抢救措施是静脉注射吗啡。

87.【答案】B　88.【答案】D

【解析】这是两道记忆型试题。HFrEF的LVEF值是＜40%；HFpEF的LVEF值是≥50%。

89.【答案】B　90.【答案】A

【解析】6分钟步行试验是一项简单、易行、安全的心功能测定试验。根据US Carvedilol研究设定的6分钟步行试验评定心功能的标准是：6分钟内步行＜150米为重度心功能不全，步行150~450米为中度心功能不全，步行＞450米为轻度心功能不全。第89题老年女性患者步行距离为420米，应判断为中度心功能不全；第90题中年男性患者步行距离为145米，应判断为重度心功能不全。

91.【答案】A　92.【答案】A

【解析】心源性腹水是严重右心功能不全所致的全身体静脉系统淤血临床表现的一部分，一般因心衰出现腹水都在腔静脉淤血的基础之上发生，因此必定伴有颈静脉怒张。相反，肝源性腹水主要是由于门静脉高压所致，因此不伴有颈静脉怒张。同样，心源性水肿是右心功能不全所致的全身体静脉系统淤血临床表现的一部分，必定伴有颈静脉怒张。相反，肾源性水肿是由于毛细血管通透性增加或胶体渗透压降低所致，不会有颈静脉怒张。

93.【答案】A　94.【答案】E

【解析】β受体拮抗剂可减轻儿茶酚胺对心肌的毒性作用，改善舒张功能；减少心肌细胞的耗氧量，降低心率，防止、减缓或逆转心肌重塑，因此，近年来已广泛应用于治疗慢性心力衰竭。有临床多中心研究显示，β受体拮抗剂在扩张型心肌病并发慢性心力衰竭使用后能显著降低患者的总死亡率、猝死率及心血管事件死亡率。急性病毒性心肌炎、肺源性心脏病及风湿性心脏病二尖瓣狭窄并发的心力衰竭显然不是β受体拮抗剂应用的最佳适应证。而冠心病并发心房颤动的患者伴有心力衰竭应首选洋地黄类制剂。

95.【答案】B　96.【答案】A

【解析】现代研究表明，β受体拮抗剂可逆转左室重塑，对改善慢性心力衰竭的预后有良好作用，长期应用可延缓病变进展、减少复发和降低猝死率，所以治疗慢性心力衰竭时，β受体拮抗剂的最重要作用是逆转左室重塑。利尿剂是治疗心力衰竭中很常用的药物，通过排钠、排水减轻心脏的容量负荷而改善血流动力学，对缓解慢性心力衰竭时的淤血症状、减轻水肿有十分显著的效果，所以治疗慢性心力衰竭时，利尿剂的主要作用是改善血流动力学。

97.【答案】A　98.【答案】C

【解析】心源性水肿是严重右心功能不全所致的

二、心力衰竭

全身体静脉系统淤血临床表现的一部分，因此可伴有颈静脉怒张。相反，肝源水肿主要是由于低蛋白血症所致，因此肯定不伴有颈静脉怒张。左心衰竭是肺循环淤血，两肺可闻及湿啰音，而右心衰竭是体循环淤血，所以不会有两肺湿啰音。

99.【答案】A 100.【答案】B

【解析】硝酸酯类药物虽在心肌梗死急性期治疗中对缓解心绞痛、改善心功能有一定的作用，但临床多中心研究表明，它对心肌梗死后生存率无明显影响，其余药物均可改善预后，降低死亡率。有大量临床多中心研究发现，使用钙通道阻滞剂未发现对慢性心力衰竭患者的生存率有影响，其余均有提高心力衰竭远期治疗效果的作用。

101.【答案】A 102.【答案】B 103.【答案】C

【解析】心脏瓣膜病二尖瓣狭窄时，血液自左心房进入左心室受阻，导致左心房内压力增高，结果左心房扩大而衰竭，依次引起肺静脉和肺毛细血管压被动性升高，导致肺淤血而出现肺部湿啰音。当左心房衰竭逐渐加重，右心室收缩前的负荷增加，进一步发展而出现右心室衰竭，出现体循环淤血，表现肝颈静脉回流征阳性。主动脉瓣关闭不全导致左心室内压力增高，结果左心室扩大而衰竭，依次引起左心房扩大而衰竭，肺静脉和肺毛细血管压被动性升高，导致肺淤血而出现肺部湿啰音。

104.【答案】ABC

【解析】心力衰竭是指心脏不能泵出足够的血液以满足外周组织、器官正常的需要的一组临床综合征。其基本病因：①心肌损害：包括原发性和继发性心肌损害，原发性心肌损害包括冠状动脉疾病导致缺血性心肌损害如心肌梗死、慢性心肌缺血；炎症和免疫性心肌损害如心肌炎、扩张型心肌病；遗传性心肌病如家族性扩张型心肌病、肥厚型心肌病、右室心肌病、心肌致密化不全、线粒体肌病等；而继发性心肌损害包括内分泌代谢性疾病（如糖尿病、甲状腺疾病）、系统性浸润性疾病（如心肌淀粉样变性）、结缔组织病、心脏毒性药物等并发的心肌损害。②心脏负荷过重：包括心脏压力负荷过重（如肺动脉高压等）、容量负荷过重（如心脏瓣膜关闭不全等）；③心室前后负荷不足：如二尖瓣狭窄、心脏压塞、缩窄性心包炎、限制型心肌病等。故本题正确答案为ABC。而心律失常为心力衰竭的诱因。

105.【答案】ABC

【解析】心力衰竭可被某些因素诱发或加重，即为诱因。心力衰竭的诱因包括感染（最常见的为呼吸道感染）、心律失常、血容量增加（如静脉液体输入过多、过快）、过度体力消耗或情绪激动、治疗不当、原有心脏病加重或并发其他疾病（如贫血等）。

故本题正确答案为ABC。而心脏压塞为心力衰竭的基本病因。

106.【答案】ABC

【解析】目前已经明确了一些体液因子参与心力衰竭的发生和发展。心力衰竭时心钠肽生成增多，心钠肽主要由心房分泌，心房压力增高时释放，其生理作用为扩张血管、利尿排钠，对抗肾上腺素、肾素-血管紧张素和精氨酸加压素系统的水、钠潴流效应。而参与RAAS的调节作用是见于C型利钠肽。

107.【答案】ABC

【解析】射血分数保留性心衰主要发生机制是由于心肌主动舒张功能障碍、心肌顺应性降低，导致心脏不能正常地舒张、充盈，表现为心室充盈压增高。冠心病心肌梗死、高血压病、肥厚型心肌病都可以出现心室舒张受限，引起舒张性心力衰竭。而风湿性心脏瓣膜病不是。

108.【答案】AB

【解析】心力衰竭分为A期、B期、C期和D期。A期为前心衰阶段，患者存在心衰高危因素，但尚无心脏结构和功能异常，也无心衰症状和（或）体征；B期为前临床心衰阶段，无心衰症状和（或）体征，但已出现心脏结构改变。而C期为临床心衰阶段，D期为难治性终末期心衰阶段，均已有心衰症状和（或）体征。

109.【答案】ABC

【解析】射血分数保留性心衰以前称为舒张性心衰，通常存在左心室肥厚或左心房增大等充盈压升高表现，有舒张功能受损表现，而无收缩功能受损表现，收缩功能受损表现见于射血分数降低性心衰。

110.【答案】ABC

【解析】心源性休克的主要表现：持续低血压，收缩压降至90 mmHg以下持续30分钟以上，PCWP≥18 mmHg，CI≤2.2 L/(min·m²)，伴组织低灌注状态，如皮肤湿冷、苍白和发绀，尿量显著减少，意识障碍，代谢性酸中毒。

111.【答案】ABD

【解析】正性肌力药是治疗心力衰竭的重要药物。正性肌力药包括洋地黄类（如地高辛）和非洋地黄类，非洋地黄类正性肌力药又包括β受体兴奋剂（如多巴胺和多巴酚丁胺）和磷酸二酯酶抑制剂（如米力农和氨力农）。所以答案是ABD。

112.【答案】AC

【解析】射血分数保留性心衰是由于非扩张性纤维组织代替了正常可扩张的心肌组织，使心肌顺应性下降，左心室充盈压增高，舒张期心室充盈量减少，心搏出量减少。临床见于左心室肥厚、肥厚型心肌病等。因此，治疗的原则应是针对改善心肌的顺应性，减少心肌负荷，降低心室充盈压。具体处理原则为去处病因、逆转心室肥厚、降低心脏前负荷、转复异位心律、控制心动过速等。临床上常用药物有钙通道阻滞剂、ACEI 或 ARB 类制剂、β 受体拮抗剂等。选项 B 指出的降低心脏后负荷对增加射血分数保留性心衰无明显作用；选项 D 提出应用洋地黄类药物只对心肌收缩功能改善起作用。

113．【答案】AB
【解析】慢性心力衰竭的治疗一般不推荐血管扩张药的应用，仅在伴有心绞痛或高血压的患者可考虑联合治疗。对存在流出道或瓣膜狭窄的患者如肥厚型梗阻性心肌病或二尖瓣狭窄患者应禁用。

三、心律失常

【A1 型题】

1．下列临床听诊可有心律不齐的是
   A．一度房室传导阻滞
   B．阵发性室上性心动过速
   C．2∶1 心房扑动
   D．心室率慢的心房颤动
   E．完全性右束支传导阻滞
*2．在心脏听诊方面，对分析诊断心律失常最有价值的心音是
   A．第一心音和第二心音
   B．第一心音和第三心音
   C．第一心音和第四心音
   D．第二心音和第三心音
   E．第三心音和第四心音　　　　(68/1996)
3．心房颤动发生后，可使心排血量下降的百分数至少是
   A．≥35%
   B．≥30%
   C．≥25%
   D．≥20%
   E．≥15%
4．引起心房颤动最常见的原因是
   A．甲状腺功能亢进症
   B．冠心病
   C．高血压性心脏病
   D．二尖瓣狭窄
   E．心肌病
*5．下列关于心房颤动的叙述，错误的是
   A．心房颤动的自然发生率随年龄增长而增加
   B．阵发性心房颤动可见于正常人
   C．急性酒精中毒时可出现心房颤动
   D．孤立性房颤是指短阵发作的、临床症状不明显的心房颤动
   E．甲状腺功能亢进症是最常见的出现心房颤动的非心脏性疾病　　　(55/2005)
6．关于心房颤动的诊断，不正确的是
   A．心音强弱不等
   B．心律绝对不整
   C．容易听到第四心音
   D．心室率大于脉率
   E．心电图 P 波消失，代之 f 波
7．心房颤动患者不会出现的情况是
   A．心室率大于脉率
   B．心尖部抬举样搏动
   C．心律绝对不整
   D．心音强弱不等
   E．心电图 P 波消失
8．下列符合心电图诊断窦性停搏的是
   A．心室率小于 40 次/分
   B．可见单个逸搏或逸搏心律
   C．长 PP 间期的时间大于 1.5 秒
   D．长 PP 间期与基本的窦性 PP 间期无倍数关系
   E．PP 间期进行性缩短，直到出现一次长 PP 间期
9．下列情况不易引起室性心动过速的是
   A．洋地黄中毒
   B．预激综合征
   C．QT 间期延长综合征
   D．急性心肌梗死
   E．心肌病
10．关于预激综合征的叙述，不正确的是
   A．临床上常有心动过速发生
   B．ECG 上 PR 间期短于 0.12 秒
   C．可发生心房颤动与心房扑动
   D．西地兰可终止心动过速的发作
   E．导管射频消融是治疗该类心动过速的有效方法
11．预激综合征患者最常见并发的心律失常是
   A．窦性心动过速
   B．房室传导阻滞
   C．心房扑动
   D．心房颤动
   E．阵发性室上性心动过速
*12．关于预激综合征患者的治疗选择，不正确的是
   A．伴发正向房室折返性心动过速，可首选维拉

帕米静注

B．伴发心房颤动，宜选用 IC 类抗心律失常药物

C．心动过速发作频繁宜采用射频消融治疗

D．虽从无心动过速或心房颤动发生，亦应进行预防治疗

E．为有效预防心动过速的发作，应选用两种抗心律失常药物合用　　　　　　　　（53/2000）

13．急性心肌梗死后窦性心动过速伴有室性期前收缩，优先使用的抗心律失常药物是

　　A．美西律

　　B．普鲁帕酮

　　C．普萘洛尔

　　D．奎尼丁

　　E．维拉帕米

14．关于室性心动过速的叙述，正确的是

　　A．心率 100～150 次/分

　　B．听诊心律轻度不规则，第一心音强度固定不变

　　C．有房室分离，心房率大于心室率

　　D．起源于希氏束分支以下部位的心动过速

　　E．同步直流电复律常作为首选治疗

15．心电图表现不支持室性心动过速而是支持室上性心动过速伴室内差异传导的是

　　A．P 波与 QRS 波群无固定关系

　　B．QRS 波群电轴左偏，时限＞0.14 s

　　C．表现为 RBBB 时，V_1 导联呈三相波（RSR'）

　　D．室性融合波

　　E．心室夺获

16．房性期前收缩伴室内差异传导与室性期前收缩的心电图鉴别要点是

　　A．前者在 QRS 波群之前有 P 波

　　B．前者的 QRS 间期短于后者

　　C．前者有完全代偿期

　　D．后者的 T 波与 QRS 波群的主波方向相反

　　E．前者在 QRS 波群之后有 P 波

17．关于阵发性室上性心动过速的特点，不正确的是

　　A．心率一般在 120～140 次/分

　　B．节律绝对规则

　　C．QRS 波群大多正常

　　D．部分患者可以通过兴奋迷走神经终止发作

　　E．体检时心尖部第一心音强度恒定

18．下列情况最容易引起房室传导阻滞的是

　　A．预激综合征

　　B．肥厚型心肌病

　　C．心包积液

　　D．急性下壁 ST 段抬高型心肌梗死

　　E．二尖瓣狭窄

19．急性下壁心肌梗死最易合并的心律失常是

　　A．室性期前收缩

　　B．房室传导阻滞

　　C．心房颤动

　　D．房性心动过速

　　E．右束支传导阻滞

20．下列不支持低钾血症心血管系统表现的是

　　A．心动过速

　　B．可有房性、室性期前收缩

　　C．T 波宽而低

　　D．QT 间期缩短

　　E．出现 U 波

*21．下列不属于胺碘酮抗心律失常主要电生理效应的是

　　A．显著减慢 V_{max}

　　B．抑制电压依赖性钾通道

　　C．延长动作电位时限

　　D．延长有效不应期　　　　　　　　（51/2007）

*22．不能采用射频消融治疗的病症是

　　A．频发室性期前收缩

　　B．室性心动过速

　　C．心房颤动

　　D．非阵发性交界区心动过速　　　　（56/2007）

*23．下列对诊断预激综合征最有价值的是

　　A．食管调搏检查

　　B．超声心动图检查

　　C．24 小时动态心电图检查

　　D．心内电生理检查

　　E．冠状动脉及左心室造影　　　　　（53/2001）

24．预激综合征患者合并快速心房颤动时的最恰当治疗是

　　A．静脉注射西地兰

　　B．直流同步电除颤

　　C．直流非同步电除颤

　　D．静脉注射利多卡因

　　E．静脉注射普罗帕酮

25．服用洋地黄治疗的患者，下列表现应考虑有洋地黄中毒可能的是

　　A．心电图 ST-T 呈鱼钩形改变

　　B．心电图 QT 间期缩短

　　C．心电图出现高 U 波

　　D．频发房性期前收缩

　　E．频发室性期前收缩

26．下列常提示有器质性心脏病的心律失常是

　　A．室性期前收缩

　　B．二度 I 型房室传导阻滞

　　C．右束支传导阻滞

　　D．阵发性心房颤动

　　E．室性心动过速

27. 下列不属于胺碘酮药物不良反应的是
    A．低血糖
    B．转氨酶升高
    C．心动过缓
    D．角膜色素沉着
    E．光过敏

*28. 阵发性室上性心动过速的心电图诊断，错误的是
    A．心室率150～250次/分
    B．节律一般规则，但亦可有不规则
    C．QRS波群形态可不正常
    D．可见到逆行P波
    E．起始及终止突然　　　　　　（53/1999）

*29. 下列心电图表现属于确定室性心动过速诊断最主要依据的是
    A．QRS波群形态畸形
    B．心室率100～200次/分
    C．心室律可稍不规则
    D．心室夺获与室性融合波
    E．房室分离　　　　　　　　　（48/1998）

*30. 下列符合二度Ⅰ型房室传导阻滞心电图表现的是
    A．PP间期及RR间期均不等
    B．相邻的PP间期进行性缩短
    C．包含受阻P波在内的RR间期小于正常窦性PP间期的2倍
    D．最常见的传导比例为2:1
    E．受阻P波前的一个PR间期延长　（50/2002）

*31. 下列不符合尖端扭转型室性心动过速心电图特点的是
    A．发作时QRS波群的振幅与波峰呈周期性改变
    B．是室性并行心律的一个特殊类型
    C．频率一般为200～250次/分
    D．QT间期通常延长
    E．常并发高U波　　　　　　　（52/2006）

32. 下列属于ⅠA类抗心律失常药物的是
    A．利多卡因
    B．吡二丙胺（丙吡胺）
    C．普罗帕酮（心律平）
    D．美西律（慢心律）
    E．胺碘达隆（胺碘酮）　　　　（72/1994）

33. 胺碘酮引起的肺部疾病是
    A．肺结核恶化
    B．肺炎
    C．急性呼吸衰竭
    D．肺间质纤维化
    E．支气管哮喘

34. 对洋地黄中毒所致快速性心律失常的处理错误的是
    A．直流电复律
    B．给予利多卡因
    C．给予苯妥英钠
    D．给予氯化钾
    E．停用洋地黄

35. 下列心脏病中宜采用洋地黄类药物治疗的是
    A．预激综合征合并心房颤动
    B．二度或高度房室传导阻滞
    C．病态窦房结综合征
    D．单纯舒张性心力衰竭伴流出道梗阻
    E．心室率快速的心房颤动且重度收缩性心力衰竭

*36. 高血钾可使下列洋地黄所致心律失常加重的是
    A．室性期前收缩、二联律
    B．心室率快的心房颤动
    C．非阵发性交界区心动过速
    D．完全性心脏房室传导阻滞
    E．室性心动过速　　　　　　　（52/1995）

37. 洋地黄中毒时心脏毒性最常见的临床表现是
    A．心律失常
    B．胸痛
    C．黄视或绿视
    D．恶心
    E．咳粉红色泡沫痰

38. 持续性房颤是指难以自动转复为窦性心律的心房颤动发作持续
    A．24小时（或48小时）以上
    B．≤7天
    C．＞7天
    D．＞6个月
    E．＞1年

39. 心室颤动电除颤应首选直流电
    A．150 J非同步除颤
    B．200～300 J同步除颤
    C．200～300 J非同步除颤
    D．360 J同步除颤
    E．360 J非同步除颤

*40. 下列关于持续性心房颤动患者应用华法林抗凝治疗的提法，正确的是
    A．80岁以上患者禁用
    B．心房内径正常者可暂时不用
    C．一旦并发心力衰竭应及时减量
    D．需长期持续应用　　　　　　（49/2018）

41. 心房颤动患者服用华法林抗凝治疗时，凝血酶原时间的国际标准化率（INR）应控制在
    A．1.0～1.9
    B．2.0～3.0
    C．3.1～3.5
    D．3.6～4.0

E．>4.0

42．对药物治疗无效的反复发作室性心动过速/心室颤动的心力衰竭患者，最适宜的治疗是
　A．服用阿托品
　B．植入型心脏转复除颤器
　C．服用奎尼丁
　D．安置房室顺序起搏器
　E．静脉给维拉帕米

43．下列情况适宜做心脏电复律的是
　A．低血钾所致快速心律失常
　B．非阵发性交界性心动过速
　C．心房颤动伴室内差异传导
　D．病态窦房结综合征伴快速室上性心动过速
　E．洋地黄中毒所致心律失常

44．关于房室折返性心动过速的治疗，错误的是
　A．静脉注入维拉帕米（异搏定）
　B．同步直流电复律
　C．Valsalva 法
　D．静滴去氧肾上腺素
　E．静脉注入阿托品

*45．慢性心房颤动应用洋地黄的主要目的是
　A．控制心室率
　B．转复房颤律
　C．预防室性心律失常
　D．为实施电转复做准备　　　（60/2009）

46．快速性心房颤动应用洋地黄治疗的主要目的是
　A．转复为窦性心律
　B．控制心室率
　C．控制房颤率
　D．为实施电转复做准备
　E．预防发生室性心律失常

【A2型题】

*47．男性，68岁。持续性心房颤动10年，长期服用洋地黄、硫氮䓬酮治疗，10天前腹泻伴恶心，食欲下降。两天来出现阵发性头晕、眼黑。查体：BP 100/70 mmHg，双肺（−），心率38次/分，律齐，左下腹轻压痛。导致该患者就诊最直接的病因是
　A．洋地黄效应
　B．钙通道阻滞剂中毒
　C．慢性腹泻
　D．缓慢心室率的心房颤动
　E．完全性房室传导阻滞　　　（50/2004）

48．男性，72岁。高血压病史10年，长期服用降压药物，平日血压控制在130～145/70～80 mmHg，日常活动正常，2个月来无诱因出现发作性心悸，持续3～8 h后可自行缓解，1小时前症状再次发作，心电图提示心房颤动。该患者心脏检查可能出现
　A．心律完全不齐
　B．心界向两侧扩大
　C．心尖部第一音亢进
　D．心尖部可闻及第四心音
　E．心音呈强弱一致

49．男性，50岁。高血压病史多年，突然心悸1天。查体：P 90次/分，听诊心率110次/分，第一心音强弱不等，心律绝对不齐。诊断应该是
　A．窦性心动过速
　B．二度房室传导阻滞
　C．阵发性室上性心动过速
　D．非阵发性交界性心动过速
　E．首诊性心房颤动

50．男性，53岁。高血压10年，平时不规律服用降压药物，未监测血压。某日因争执情绪激动后自觉心悸明显，遂来门诊就诊。查体：P 94次/分，BP 130/85 mmHg，肺未见异常，心率134次/分，心律绝对不齐，心音强弱不等，未闻及明显心脏杂音。行心电图检查，最可能的发现是
　A．阵发性室上性心动过速
　B．房扑2：1下传
　C．房性心动过速
　D．频发房性期前收缩
　E．心房颤动

51．男性，30岁。阵发性心悸3年，发作时按摩颈动脉窦心悸可突然终止。发作时心电图示心室率190次/分，逆行P波，QRS波群形态与时限正常。该患者最可能的心律失常是
　A．心房颤动
　B．窦性心动过速
　C．房性期前收缩
　D．阵发性室性心动过速
　E．阵发性室上性心动过速

52．男性，34岁。阵发性心悸5年，每次心悸均为突然发生，持续0.5～3小时，可以通过刺激咽部诱发恶心而缓解。此次发作后来急诊，查体：心率180次/分，心律齐。心电图QRS波群形状正常。该患者最可能的心律失常是
　A．心房颤动
　B．阵发性室性心动过速
　C．心房扑动
　D．阵发性室上性心动过速
　E．心室颤动

53．男性，22岁。剧烈活动时突发心悸1小时。既

往体健。BP 90/60 mmHg。心电图示心室率220次/分，节律较规则，QRS波群时限0.16秒，可见心室夺获与室性融合波。最可能的诊断是
A．室性心动过速
B．心房扑动
C．房性心动过速
D．窦性心动过速
E．阵发性室上性心动过速

54．男性，50岁。因晕厥1天就诊。查体：BP 96/76 mmHg，心率38次/分，律齐，可闻及大炮音。心电图检查结果可能性最大的是
A．窦性心动过缓
B．一度房室传导阻滞
C．二度Ⅰ型房室传导阻滞
D．二度Ⅱ型房室传导阻滞
E．三度房室传导阻滞

*55．男性，48岁。因偶发心悸，24小时动态心电图检查发现：平均心率62次/分，房性期前收缩58次/24小时，ST段无异常。应采取的最佳处理是
A．美托洛尔口服
B．普罗帕酮口服
C．钾镁盐类口服
D．临床观察 (60/2012)

56．男性，54岁。患急性左胸前区痛，心电图示急性前壁心肌梗死，溶栓治疗后1小时突发心悸、晕厥伴抽搐，ECG示QRS波宽大畸形，心率176次/分，可见心室夺获。首选的治疗是
A．利多卡因静脉注射
B．西地兰静脉注射
C．异搏定静脉注射
D．体外同步直流电复律
E．硝酸甘油静脉点滴

*57．男性，47岁。因健康查体发现心房颤动而入院，平日无心悸感。既往体健，无高血压、糖尿病、甲亢病史。超声心动图检查心脏结构正常，化验血脂正常。对该患者的最佳处理方案是
A．临床观察
B．口服β受体拮抗剂
C．射频消融术
D．口服阿司匹林 (60/2015)

58．男性，76岁。反复发作性心悸4个月。此次发作持续1小时未缓解，伴头晕、恶心及出汗。查体：P 142次/分，BP 70/50 mmHg，双肺清，心律快慢不等，心音强弱不均，各瓣膜听诊区未闻及病理性杂音。ECG示心率184次/分，RR间期不等，QRS宽大畸形。首选的治疗是
A．西地兰0.4 mg缓慢静脉注射
B．地高辛0.25 mg口服
C．同步直流电复律
D．静脉滴注多巴胺
E．维拉帕米5 mg缓慢静脉注射

59．女性，44岁。风心病二尖瓣狭窄伴心房颤动，长期服用地高辛每天0.25 mg，1周来腹泻、恶心、呕吐，进食量少。1天来出现心悸，发作性头晕，有短阵意识丧失来院。查体：平卧位，神清，淡漠，双肺（－），心率38次/分，律齐，心尖部可闻及舒张期隆隆样杂音，双下肢不肿。该患者来院就诊的直接病因是
A．二尖瓣狭窄
B．腹泻
C．进食过少
D．血容量不足
E．洋地黄中毒

60．男性，30岁。阵发性心悸1年，发作时按压颈动脉窦心悸可突然恢复正常。发作时曾急诊做心电图示心室率190次/分，逆行P波，QRS波群形态与时限正常，无血流动力学不稳定表现。该患者不选用的处理是
A．病因及诱因的治疗
B．按压颈动脉窦
C．可应用ⅠA类抗心律失常药
D．可应用Ⅲ类抗心律失常药
E．立即行直流电复律

61．女性，30岁。突发心悸1小时来院。既往有多次类似发作，持续数分钟，自行憋气或诱发呕吐后可缓解。否认高脂血症和糖尿病病史。查体：血压116/70 mmHg，双肺呼吸音清，心界无扩大，心率170次/分，律齐。首选的治疗是
A．西地兰0.4 mg缓慢静脉注射
B．地高辛0.25 mg口服
C．直接同步电复律
D．美托洛尔25 mg口服
E．维拉帕米5 mg缓慢静脉注射

62．女性，40岁。风湿性心脏病15年，平时一般体力活动时症状轻微，近1周上呼吸道感染后症状明显加重，轻微活动后即可出现气短，夜间不能平卧。查体：BP 100/60 mmHg，双下肺可闻及少量细小湿啰音。心电图提示为心房颤动，心率约135次/分。可考虑静脉给予的药物是
A．西地兰
B．维拉帕米
C．肾上腺素
D．多巴胺

E．阿托品

63．男性，65岁。反复心悸1年，再次发作48小时。既往高血压、缺血性脑卒中病史10年。查体：BP 152/80 mmHg，双肺呼吸音清。心电图提示房颤律，心室率为110次/分，经食管超声心动提示左房增大，左心耳附壁血栓形成。应采取的治疗措施是

A．胺碘酮静推复律
B．同步直流电复律
C．射频消融
D．控制心室率+华法林抗凝
E．控制心室率+阿司匹林

*64．女性，62岁。患高血压病10年，2个月来发作性心悸，心电图诊断为心房颤动，持续5～24小时自行恢复。4天前再次发作后持续不缓解来院。查体：BP 125/70 mmHg，心率90次/分。对该患者正确的治疗措施是

A．立即采取电转复
B．立即静脉输注胺碘酮转复
C．华法林抗凝3周后转复　　　　（60/2013）
D．经胸UCG检查心房内无血栓即可转复

*65．男性，62岁。1周前患急性广泛前壁心肌梗死，左心功能不全，突发心悸，心电图显示A型预激综合征伴心房颤动。首选的治疗药物是

A．毛花苷C
B．美托洛尔
C．普罗帕酮
D．胺碘酮　　　　　　　　　　（47/2018）

*66．女性，32岁。因偶发心悸3天来诊。既往有预激综合征，无心动过速发作史。查体：P 80次/分，BP 110/70 mmHg，双肺（-），心界不大，偶发期前收缩0～3次/分，心音正常。24小时动态心电图示单发房性期前收缩98次。该患者应首选的治疗方案是

A．观察病情，暂不用药
B．应用IC类抗心律失常药
C．选用钙通道阻滞剂
D．立即行射频消融术　　　　　（62/2016）

【A3/A4型题】

女性，19岁。近2周来发热，体温38℃左右，伴恶心、呕吐、腹泻，遂出现心悸、胸痛、呼吸困难，晕厥发作。查体：面色苍白，精神萎靡。心率40次/分，律齐，心尖部第一心音低钝，且可闻及大炮音。临床诊断病毒性心肌炎。

67．心电图表现最可能是

A．窦性心动过缓
B．一度房室传导阻滞
C．二度房室传导阻滞
D．三度房室传导阻滞
E．室内传导阻滞

68．最适宜的治疗措施是

A．静脉注射阿托品
B．静脉滴注硝酸甘油
C．皮下注射肾上腺素
D．临时植入心脏起搏器
E．心脏复律

女性，60岁。1个月来无诱因感心悸，呈发作性，持续1～2小时可自行缓解，半小时前再次发作来院。近半年来自觉消瘦、乏力、出汗，食欲好，睡眠差，血压升高。查体：T 37.2℃，BP 140/70 mmHg，皮肤出汗，颈部未闻及血管杂音，双肺正常，心界不大，心律不齐，手颤（±）。心电图示：心室率136次/分，P波消失，可见形态不等的f波，QRS波时限0.08 s，间距不等。

*69．该患者最可能的诊断为

A．阵发性室上性心动过速
B．频发房性期前收缩
C．阵发性心房颤动
D．阵发性心房扑动

*70．该患者最可能的原发病因是

A．高血压
B．冠心病
C．糖尿病
D．甲状腺功能亢进症

*71．该患者正确的治疗措施是

A．选用洋地黄类药物减慢心室率
B．行射频消融术转复心律
C．治疗原发病
D．临床观察　　　　　　　　　（76～78/2020）

男性，65岁。高血压病史20年，长期持续心房颤动病史2年，一直口服心律平、地高辛治疗，1天来头晕、胸闷、憋气来诊。查体：心率40次/分，心律齐。

72．该患者目前最可能的情况是

A．恢复窦性心律
B．房颤伴三度房室传导阻滞
C．房颤伴二度Ⅰ型房室传导阻滞
D．转变为房扑（房室传导比率固定）
E．发生室性心动过速

73．该患者目前的最佳治疗为

A．应用美托洛尔

B．同步直流电复律
C．导管射频消融
D．植入临时心脏起搏器
E．临床观察

74．有关该患者的抗凝治疗的叙述，不正确的是
A．该患者属于发生栓塞的高危患者
B．如用华法林抗凝，INR 应维持在 1.0~1.5
C．应接受长期抗凝治疗
D．如不适宜华法林，可改用阿司匹林
E．也可用新型抗凝药如利伐沙班

女性，32 岁。有心脏病 4 年，最近感到心悸。查体：P 90 次/分，心率 100 次/分，律不齐，第一心音强弱不等，心尖部可闻及舒张期隆隆样杂音。

75．听诊的发现最可能是
A．房性期前收缩
B．室性期前收缩
C．窦性心律不齐
D．心房颤动
E．窦性心动过速

76．为进一步确定心律失常性质，应首选的检查
A．心电图
B．超声心动图
C．胸部 X 线片
D．嘱患者左侧卧位听诊
E．嘱患者屏气后听诊

男性，72 岁。高血压病史 10 年，长期服用降压药物，平日血压控制在 130~145/70~80 mmHg，日常活动正常，2 个月来无诱因出现发作性心悸，持续 3~8h 后可自行缓解，1 小时前症状再次发作，心电图提示心房颤动。

*77．该患者心电图不会出现的是
A．P 波消失
B．QRS 波时限正常
C．RR 间期不等
D．f 波规律出现

*78．该患者心脏检查可能出现
A．心律完全不齐
B．心界向两侧扩大
C．心尖部第一音亢进
D．心尖部可闻及第四心音

*79．该患者当前最易发生的并发症是
A．心力衰竭
B．肺栓塞
C．脑栓塞
D．猝死 (68~70/2019)

女性，29 岁。3 年前查体发现有"心脏病"，近半个月来心悸。查体：P 70 次/分，心率 88 次/分，心律绝对不齐，心尖部第一心音强弱不等，心尖部可闻及舒张期隆隆样杂音。

80．该患者最可能的心律失常类型是
A．窦性心律不齐
B．房性期前收缩
C．室性期前收缩
D．心房颤动
E．二度房室传导阻滞

81．为确定心律失常类型宜首选
A．心电图
B．超声心动图
C．胸部 X 线片
D．Holter（动态心电图）
E．放射性核素检查

82．该患者发生心律失常的心脏病是
A．肺源性心脏病
B．风湿性心脏病
C．心肌病
D．冠心病
E．甲亢性心脏病

女性，70 岁。风湿性心脏瓣膜病 20 年，心悸 5 天。查体：自动体位，BP 150/70 mmHg，心率 119 次/分，心律绝对不齐，心音强弱不等。心电图示心房颤动。

83．为控制该患者的心室率不宜首选的药物是
A．地高辛
B．美托洛尔
C．维拉帕米
D．硫氮䓬酮
E．普罗帕酮

84．宜首选的抗凝治疗是
A．华法林
B．阿司匹林
C．肝素
D．尿激酶
E．复方丹参片

女性，43 岁。突发心悸伴烦躁和胸闷 20 分钟，四肢发凉，曾出现黑矇，收入急诊监护病房。查体：BP 70/50 mmHg，心率 180 次/分，心律绝对不齐，心音强弱不等，心脏各瓣膜听诊区未闻及杂音。心电图提示"预激综合征伴心房颤动"。

85．该患者最适宜的治疗是
A．静脉注射胺碘酮

B．静脉注射维拉帕米
C．电转复
D．静脉注射西地兰
E．静脉注射利多卡因

86．[假设信息] 若在诊疗过程中，该患者突然意识丧失，全身发绀，肢体抽搐。血压测不到，心音消失。心电图 QRS-T 波完全消失，代之以大小不等、极不匀齐的低小波。该患者需立即采取的治疗措施是

A．心室超速起搏治疗
B．非同步直流电转复
C．植入永久起搏器
D．植入临时起搏器
E．气管内给药

男性，25 岁。因心肌病 3 天入院，入院当日上厕所时，突然意识丧失，颈动脉搏动触不到，心电图显示房室分离，心室率 185 次/分，心室律可稍不规则，QRS 波群形态畸形，可见心室夺获与室性融合波。

87．该患者最可能出现的心律失常是

A．心室颤动
B．心室扑动
C．心室自身节律
D．室性心动过速
E．心房颤动

88．该患者应进行的最佳处理是

A．胸外心脏按压
B．人工呼吸
C．电复律
D．气管内给药
E．静脉内给药

男性，71 岁。因心肌病 1 天入院，入院当日上厕所时，突然心跳停止，心电图显示形态、振幅各异的不规则波动频率 305 次/分，QRS-T 波群消失。

89．该患者最可能出现的心律失常是

A．心室颤动
B．心室扑动
C．无脉性室性心动过速
D．心室自身节律
E．心房颤动

90．[假设信息] 若经电击治疗无效，决定应用药物治疗，首选的药物是

A．阿托品
B．胺碘酮
C．利多卡因
D．肾上腺素

E．普罗帕酮

【B1 型题】

A．冠状动脉造影
B．胸部 X 线片
C．超声心动图
D．24 小时动态心电图
E．运动负荷心电图

91．青年男性，体检心电图发现频发室早二联律、三联律，下一步应做的检查是

92．患者发作性心悸伴头晕，为明确诊断，应选用的检查是

A．首次确诊（首次发作或首次发现）
B．持续时间≤7 天（常≤48 小时），能自行终止
C．持续时间>7 天，非自限性
D．持续时间≥1 年，患者有转复愿望
E．持续时间>1 年，不能终止或终止后又复发

93．阵发性房颤是
94．持续性房颤是
95．长期持续性房颤是

A．首诊房颤
B．阵发性房颤
C．持续性房颤
D．长期持续性房颤
E．永久性房颤

96．女性，45 岁，患风湿性心脏病二尖瓣狭窄 20 年。近 1 个月来多次突发心悸，心电图证实为心房颤动，持续几分钟至几小时不等，可自行恢复。应诊断为

97．男性，47 岁，心悸 3 年。动态心电图检查示快心室率心房颤动。曾服用胺碘酮转复为窦性心律并维持。1 个月前心房颤动再发，改用电复律成功。应诊断为

A．加速性室性自主节律
B．心房颤动
C．室上性心动过速
D．心房扑动
E．尖端扭转型室性心动过速

98．急性心肌梗死溶栓治疗，血栓溶解后易发生
99．低钾血症时易发生

A．一度房室传导阻滞
B．二度Ⅰ型房室传导阻滞
C．二度Ⅱ型房室传导阻滞

D. 三度房室传导阻滞
E. 束枝传导阻滞

100. 第一心音强度减弱，心电图仅有 PR 间期延长，最可能的传导阻滞是
101. 第一心音可有强弱变化，心电图表现为 PR 间期逐渐延长直至 QRS 波脱落，RR 间期逐渐缩短直至一个 P 波不能下传，最可能的传导阻滞是
102. 听诊可闻及大炮音，心电图表现 PP 间期与 RR 间期有各自的固定节律，P 与 R 之间互不相关，P 波频率大于 QRS 波频率，最可能的传导阻滞是

  A. 阿司匹林
  B. 华法林
  C. 潘生丁
  D. 普通肝素
  E. 复方丹参滴丸

103. 为防止孤立性房颤患者发生栓塞并发症，首选的药物是
104. 急性心肌梗死一经确诊，应立即用的药物是

  A. 利多卡因
  B. 胺碘酮
  C. 普罗帕酮
  D. 维拉帕米
  E. 奎尼丁

105. 急性心力衰竭患者出现严重室性心律失常时首选的药物是
106. 急性心肌梗死出现频发室性早搏时首选的药物是

  A. 利多卡因
  B. 苯妥英钠
  C. 异搏定
  D. 胺碘酮
  E. 溴苄胺

107. 洋地黄中毒所致室性心动过速首选的药物是
108. 预激综合征伴快速心房颤动首选的药物是

  A. 窦房结
  B. 心房肌
  C. 房室交界
  D. 浦肯野纤维
  E. 心室肌

109. 心脏内传导速度最快的部位是
110. 心肌自律性最高的部位是

  A. 地尔硫䓬
  B. 洋地黄
  C. 阿托品
  D. 利多卡因
  E. 胺碘酮

111. 急性前壁心肌梗死并发加速性室性自主节律时宜选择的治疗药物是
112. 预激综合征合并快速心房颤动时宜选择的治疗药物是
113. 急性前壁心肌梗死并发短阵室速时宜选择的治疗药物是

  A. 心房扑动
  B. 心房颤动
  C. 窦性心动过速
  D. 阵发性室上性心动过速
  E. 持续性室性心动过速

114. 突然发作突然终止，按摩颈动脉窦可终止发作，最可能的心律失常是
115. 最易引起血流动力学异常的心律失常是
116. 脉率小于心率而出现脉短绌、心室律绝对不规则、心音强弱不一致的心律失常是

  A. 起搏器植入
  B. 应用异丙基肾上腺素
  C. 直流电转复心律
  D. 药物控制心室率
  E. 临床观察心律变化

117. 风心病 20 年，心房颤动 5 年，心室率 152 次/分，首选的处理是
118. 急性下壁心肌梗死，二度 I 型房室传导阻滞，心室率 56 次/分，血压 110/70 mmg，首选的处理是

  A. 普罗帕酮
  B. 奎尼丁
  C. 丙吡胺
  D. 利多卡因
  E. 胺碘酮

*119. 轻度减慢 V_{max}，稍减慢传导，缩短动作电位时间的药物是
*120. 明显减慢 V_{max}，显著减慢传导，轻微延长动作电位时间的药物是　　　（103，104/1998）

  A. 口服美托洛尔
  B. 静脉用西地兰
  C. 静脉用腺苷
  D. 静脉用普罗帕酮

E．静脉用极化液
121．男性，56岁。发作心房颤动2小时，既往无心肺疾病病史。查体：血压 140/80 mmHg，拟转复为窦性心律，应首选的治疗是
122．女性，23岁。突发心悸3小时。查体：血压 120/80 mmHg，心率180次/分，心电图示：阵发性室上性心动过速，拟转复为窦性心律，应首选的治疗是

A．DDD 型
B．VVI 型
C．AAI 型
D．VOO 型
E．ICD 型

123．反复发作性室性心动过速伴短阵意识丧失者，应首选的起搏器型号是
124．慢性心房颤动伴二度房室传导阻滞者，应首选的起搏器型号是

【X 型题】

*125．引起心律失常的病理性冲动传导异常包括
　　A．房室分离
　　B．干扰脱节
　　C．左束支分支阻滞
　　D．窦房传导阻滞　　　　（151/2002）
126．冲动形成异常引起的心律失常包括
　　A．窦性心动过速
　　B．房性期前收缩
　　C．心房扑动
　　D．预激综合征
127．不易引起室性心动过速的情况包括
　　A．强心苷类中毒
　　B．预激综合征
　　C．QT 间期延长综合征
　　D．二尖瓣狭窄
*128．符合房室旁路典型预激综合征的心电图特点有

A．PR 间期<0.12 秒
B．QRS 波起始部粗钝
C．QT 间期延长
D．T 波与 QRS 波主波方向相反　（155/2021）

129．下列不宜做心脏电复律的情况有
　　A．低血钾所致快速心律失常
　　B．非阵发性交界性心动过速
　　C．心房颤动伴室内差异性传导
　　D．病态窦房结综合征伴快速室上性心动过速
130．正确的心房颤动治疗原则包括
　　A．均需要进行射频消融治疗
　　B．长期持续房颤可采取控制心室率＋抗凝治疗
　　C．置入永久性起搏器
　　D．CHADS$_2$ 评分≤1分，口服阿司匹林预防脑卒中
131．可用于治疗血流动力学稳定的室性心动过速的药物包括
　　A．胺碘酮
　　B．利多卡因
　　C．西地兰
　　D．异搏定（维拉帕米）
*132．房室折返性心动过速的治疗，正确的有
　　A．静脉注入维拉帕米（异搏定）
　　B．同步直流电复律
　　C．Valsalva 法
　　D．静滴去氧肾上腺素　　（155/1997）
*133．预激综合征并发快速心房颤动的治疗有
　　A．电复律
　　B．应用普罗帕酮
　　C．应用胺碘酮
　　D．应用维拉帕米　　　　（151/1999）
*134．下列宜应用洋地黄治疗的情况有
　　A．预激综合征合并房颤
　　B．冠心病合并房颤
　　C．风心病心衰合并房颤
　　D．扩张型心肌病合并心衰　（141/2003）

答案及解析

1．【答案】D
【解析】心房颤动时，心室律绝对不齐，即使是在心率慢的心房颤动时亦是如此。一度房室传导阻滞、完全性右束支传导阻滞不影响心室节律。2∶1 心房扑动时，因心房与心室之间传导比例恒定，故听诊心室律规整。阵发性室上性心动过速的特点为心室律绝对规整。

2．【答案】A
【解析】在诊断心律失常时，心音检查亦有意义，尤其以第一心音及第二心音最有价值，因第一心音及第二心音是正常心律的标志。当发生房室传导阻滞或房室分离时，由于 PR 间期的变化可导致第一心音强

度的改变；当存有完全左束支传导阻滞时可听到第二心音的反常分裂。

3.【答案】C
【解析】由于心房颤动患者正常的心房收缩消失，因此心室舒张晚期由心房收缩所致的心室充盈血量在房颤的患者也消失，一般这部分充盈血量占心排血量25%或更多。

4.【答案】D
【解析】心房颤动是临床上常见的一种心律失常，引起心房颤动的原因很多，如甲状腺功能亢进症、冠心病、高血压性心脏病、二尖瓣狭窄和心肌病均可引起心房颤动，但最常见的原因是二尖瓣狭窄。

5.【答案】D
【解析】孤立性房颤是指反复发作的阵发性心房颤动，而无心房肥大、心功能不全及相关心内外疾患，一般发生在无结构性心脏病的中青年，因此称为孤立性房颤或特发性房颤，而不是以有无临床症状来区分是否属于孤立性房颤。

6.【答案】C
【解析】第四心音产生的机制是舒张晚期的心房肌在克服心室舒张末压时用力收缩产生的震动。当心房颤动时，心房失去正常的收缩功能，因而不可能出现第四心音。A、B、D三个选项均为心房颤动听诊的诊断特点。E选项为心电图特点。

7.【答案】B
【解析】心尖部抬举样搏动无特异性，不属于心房颤动的特点。其余均为心房颤动的特点。

8.【答案】D
【解析】窦性停搏是指窦房结不能发出冲动，心电图为长间期内无P波出现，且长PP间期与基本的窦性PP间期无倍数关系，故选项D正确。

9.【答案】B
【解析】室性心动过速是一种较常见的室性心律失常，病因包括各类器质性心脏病，最常见为急性缺血性心脏病（急性心肌梗死、不稳定型心绞痛），其次为心肌病、急性重症心肌炎、心瓣膜病（主要是主动脉瓣关闭不全）、二尖瓣脱垂、心力衰竭、药物中毒（如洋地黄中毒）、QT间期延长综合征等，偶发于无器质性心脏病患者。而预激综合征患者很少引起室性心动过速。

10.【答案】D
【解析】预激综合征是指心电图呈预激表现，PR间期短于0.12秒，可发生心房颤动与心房扑动，因此临床上常有心动过速发生，导管射频消融是治疗该类心动过速的有效方法。西地兰（毛花苷C）属洋地黄类，洋地黄类能缩短预激综合征患者旁路不应期，使心室率加快，因此不能单独用于心动过速发作的治疗。

11.【答案】E
【解析】预激综合征患者有由胚胎发育时遗留下来的一种具有前传功能的房室间旁路，同时与心房、房室结、希氏束、心室构成折返环路，所以80%预激综合征患者有房室折返引起的阵发性室上性心动过速，15%~30%有心房颤动，5%有心房扑动。不会有窦性心动过速和房室传导阻滞。

12.【答案】D
【解析】预激综合征伴发正向房室折返性心动过速应参照房室结折返性心动过速来处理，可首选维拉帕米静注；预激综合征伴发心房颤动的治疗药物应选择延长旁路通道与房室结不应期的药物合用，故可选用IC类与IA类抗心律失常药物；采用射频消融方法治疗预激综合征是目前最有效的近于根治的手段；为有效预防心动过速的发作，应选用两种抗心律失常药物合用，即同时抑制折返回路的前向与逆向传导。对预激综合征患者从无心动过速或心房颤动发生，无须进行治疗。

13.【答案】C
【解析】急性心肌梗死后窦性心动过速伴有室性期前收缩，优先使用的抗心律失常药物是普萘洛尔，不仅可控制心律失常，而且可防止梗死范围的扩大，改善预后。

14.【答案】D
【解析】室性心动过速在心电图上QRS波群呈宽大畸形，说明是起源于希氏束分支以下部位的心动过速。其余均不正确：听诊心率在100~250次/分，心律轻度不规则，第一心音强度不一；有房室分离，心房率小于心室率；治疗原则是无器质性心脏病患者，发生非持续性室性心动过速，如无症状及晕厥发作，无须进行治疗，但仍需密切追踪观察；有器质性心脏病患者发生非持续性室性心动过速，或持续性室性心动过速，无论有无器质性心脏病，均应积极治疗。一般首选药物静脉注射治疗，只有当患者有低血压、休克、心力衰竭、脑血流灌注不足或药物治疗无效时，同步直流电复律才作为首选治疗，但如洋地黄中毒、病态窦房结综合征患者应禁用。

15.【答案】C
【解析】室性心动过速时P波与QRS波群无固定关系，QRS波群电轴左偏，时限>0.14 s，出现室性融合波或心室夺获；而表现为RBBB时的V_1导联呈三相波（RSR'）是室上性心动过速伴室内差异传导的心电图特点。

16.【答案】A
【解析】房性期前收缩是一种比较常见的心律失常，激动起源于窦房结以外心房的任何部位。房性期前收缩伴室内差异传导时与室性期前收缩的心电图有时不容易鉴别,因为房性期前收缩伴室内差异传导时,心电图上可出现宽大畸形的 QRS 波群,但此时仍具有房性期前收缩心电图的特点,即房性期前收缩的 QRS 波群之前有 P 波,而室性期前收缩的心电图显示 QRS 波群之前肯定无 P 波,因此这是房性期前收缩伴室内差异传导与室性期前收缩的心电图鉴别要点。而其他各项均不是二者心电图的鉴别要点,在这些方面二者是相同的。

17.【答案】A

【解析】阵发性室上性心动过速是临床上常见的一种心律失常,发作时患者可感心悸、头晕、胸闷、心绞痛等,严重者发生晕厥、心力衰竭、休克。体检时听诊心律绝对规则,心率可达 150～250 次/分,心尖部第一心音强度一致。心电图表现:①频率 150～250 次/分,节律规则;② QRS 波形态与时限正常;③ P 波常不易辨认。部分患者可以通过兴奋迷走神经终止发作。

18.【答案】D

【解析】房室传导阻滞又称房室阻滞,是指房室交界区脱离了生理不应期后,心房冲动传导延迟或不能传导至心室,房室阻滞可以发生在房室结、希氏束及束支等不同部位。因此临床上最易影响这些部位的情况则最容易引起房室传导阻滞。急性下壁 ST 段抬高型心肌梗死是最易影响这些部位的情况,所以答案是 D。而其他几种情况均是不易引起房室传导阻滞的。

19.【答案】B

【解析】急性心肌梗死易发生各种心律失常,心肌梗死的部位不同,易合并的心律失常类型也各异,急性下壁心肌梗死最易合并房室传导阻滞。

20.【答案】D

【解析】低钾血症的心血管系统表现是心动过速和可有房性、室性期前收缩,其心电图特点是 T 波宽而低、出现 U 波和 QT 间期延长而不是缩短。

21.【答案】A

【解析】胺碘酮是临床常用的第Ⅲ类抗心律失常药物中的代表。第Ⅲ类抗心律失常药物的作用机制是延长心肌细胞动作电位时程,而主要作用在抑制电压依赖性的钾通道,使细胞内钾外流受阻,明显延长动作电位第 3 时相,即延长心肌细胞的不应期(延长 QT 间期)。V_{max} 的速度主要取决于动作电位 0 相钠离子内流的速度,而Ⅲ类抗心律失常药物对钠离子通道几乎没有影响,因此也不会影响 V_{max}。

22.【答案】D

【解析】射频消融术对心房、心室的自主性快速心律失常(如阵发性室上性心动过速、预激综合征)治疗效果已经获得肯定,并已经成为重要的治疗手段列入心律失常诊疗指南中。近年来对室性心动过速、频发室性期前收缩、心房颤动等开展射频消融术治疗均获得可喜的疗效。非阵发性交界区心动过速发生的原因较复杂,可有病理性的,亦可能存在生理性的原因,同时其心动过速是起源于交界区,因此不适宜采取射频消融方法治疗。

23.【答案】D

【解析】预激综合征发生的解剖学基础是在房室特殊传导组织以外,还存在一些由普通心肌组成的肌束,连接心房与心室之间,称为房室旁路。如在日常情况下,预激患者的心脏激动可沿正常传导途径下传,此时患者心电图可完全正常,称为隐性预激。一旦心脏激动从心房沿房室旁路下传至心室,则临床上可出现特殊的预激综合征心电图图形,即可获得诊断。因此,对诊断预激综合征有价值的方法是必须能够发现心脏存在异常房室旁路,并能检测出心脏激动通过此异常通道下传。本题列出的选项中,B 及 E 两项(超声及造影)是属于形态学及心功能方面的检查方法,对检查心脏电活动无意义。选项 C(动态心电图)是一项很有意义的检查,但只有在检查当天患者出现激动从房室旁路下传时才能诊断,如为隐匿性预激综合征,则难以发现。选项 A 及 D 都属于心电生理方面的检查,对发现及诊断预激综合征有重要意义。但心内电生理检查可直接诱发预激及直接检查心腔内各部位的电活动,即可直接发现房室旁路并诱发及记录其电位,对诊断起更直接作用。故本题正确选项应选择 D。

24.【答案】B

【解析】当预激综合征患者合并快速心房颤动时,最恰当的治疗是直流同步电除颤。直流同步电除颤的除颤器一般设有同步装置,使放电时电流正好与 R 波同步,即电流刺激落在心肌的绝对不应期,从而避免在心室的易损期放电致室速或室颤,主要用于除心室颤动以外的快速型心律失常。

25.【答案】E

【解析】洋地黄毒性反应在心脏方面的表现最主要的为心律失常,尤以频发室性期前收缩、二联律为最常见。心电图出现 ST-T 改变本身不表示药物毒性作用。QT 间期缩短、高 U 波均与洋地黄毒性反应无关。出现频发房性期前收缩一般亦不考虑洋地黄中毒,除非出现室上性心动过速伴有房室传导阻滞时应考虑。

26.【答案】E

【解析】室性期前收缩、二度Ⅰ型房室传导阻滞、右束支传导阻滞均可见于正常人。阵发性心房颤动亦可见于正常人,特别是在情绪紧张时,或在手术、运动、急性酒精中毒等后亦可出现。而室性心动过速常发生于各种器质性心脏病患者,最常见为冠心病,其次是心肌病、心力衰竭和心脏瓣膜病等,所以室性心动过速常提示有器质性心脏病。仅偶有室性心动过速发生于无器质性心脏病患者,称为特发性室性心动过速。

27.【答案】A

【解析】低血糖不属于胺碘酮的药物不良反应,其余均是胺碘酮的不良反应。

28.【答案】B

【解析】阵发性室上性心动过速起病及终止均突然;发作时心室率可达150~250次/分;心室节律绝对规则;心电图表现为QRS波形态可完全正常,亦可因伴有室内传导阻滞而显示QRS波形态异常;P波在部分病例中见到,但常为逆行P波。本题选项B中提到的节律可不规则是错误的。

29.【答案】D

【解析】室性心动过速发作时少数室上性冲动可下传心室,产生心室夺获,表现为P波后提前发生一次正常的QRS波群。当心室被部分夺获时,即可产生室性融合波,表现为QRS波群形态介于窦性与异位心室搏动之间。心室夺获与室性融合波的存在是确立室性心动过速诊断的最主要依据,故D选项为正确答案。其他选项均可在室性心动过速时出现,但并非为室性心动过速特有。

30.【答案】C

【解析】二度Ⅰ型房室传导阻滞的心电图表现是:①PR间期进行性延长,直至一个P波受阻不能下传心室;②相邻RR间期进行性缩短,直至一个P波不能下传心室;③包含受阻P波在内的RR间期小于正常窦性PP间期的2倍;最常见的房室传导比例为3∶2或5∶4。根据此标准,选项C所描述的符合二度Ⅰ型房室传导阻滞的心电图表现。

31.【答案】B

【解析】尖端扭转型室性心动过速是一种可危及生命的严重心律失常,其心电图的特点是:发作时室性QRS波群的振幅与波峰呈周期性改变,QRS波的频率一般为200~250次/分,常在一个心电活动长-短周期序列后发作,多伴有QT间期延长和高大U波。选项A、C、D、E所列的特点均符合尖端扭转型室性心动过速的心电图特点。该室性心动过速发生机制为折返激动,故不属于室性并行心律。

32.【答案】B

【解析】这是一道记忆型试题。吡二丙胺(丙吡胺)属于ⅠA类;利多卡因、美西律属于ⅠB类;普罗帕酮(心律平)属于ⅠC类;胺碘酮属于Ⅲ类。

33.【答案】D

【解析】胺碘酮是一种临床常用而又良好治疗效果的抗心律失常药物,是属于Ⅲ类抗心律失常药阻断钾通道与延长复极。但也有一些不良反应,对肺的不良反应就是肺间质纤维化(300 mg/d以下很少发生)。

34.【答案】A

【解析】洋地黄中毒可引起各种心律失常,如室性期前收缩二、三联律和交界性逸搏心律及非阵发性交界性心动过速,房室传导阻滞等。洋地黄中毒所致的快速性心律失常的处理:立即停用洋地黄、纠正心律失常,可选用苯妥英钠或利多卡因;如有低血钾时予以补充钾盐,即给予氯化钾;单纯补钾效果不明显时,可同时补镁。但直流电复律一般禁用,因为容易引起心室颤动,导致生命危险。

35.【答案】E

【解析】洋地黄类药物是属于正性肌力类药物。洋地黄是治疗心力衰竭的传统性药物,其作用有:①血流动力学效应(增强心肌收缩力,增加射血分数);②神经内分泌作用(降低交感神经活性,降低肾素-血管紧张素系统活性,增加迷走神经张力)。洋地黄类药物治疗的适应证:①任何有症状的心力衰竭患者(NYHA Ⅱ~Ⅳ级);②重度收缩性心力衰竭伴心房颤动(尤其是快心室率的心房颤动)疗效更好。不宜应用洋地黄制剂的情况(禁忌证):①预激综合征合并心房颤动;②二度或以上房室传导阻滞;③病态窦房结综合征;④单纯舒张性心力衰竭如肥厚型心肌病,尤其伴流出道梗阻者;⑤单纯二尖瓣狭窄伴窦性心律;⑥急性心肌梗死发病24小时内,除非合并快速室上性心律失常。

36.【答案】D

【解析】心律失常是洋地黄中毒的主要心脏表现,当发生快速性心律失常而无传导阻滞时,如室性期前收缩、心动过速等可给予氯化钾静滴作为治疗手段。由于血钾浓度过高可对心肌传导产生抑制作用,故高血钾可加重心脏房室传导阻滞,甚至出现心脏停搏。因此,一旦有心脏房室传导阻滞存在时应慎用或禁用钾盐。

37.【答案】A

【解析】洋地黄中毒时心脏毒性最常见的临床表现是心律失常,特别是室性期前收缩,多表现为二联律。其他均不是心脏毒性表现。

38.【答案】C

【解析】持续性房颤是指难以自动转复为窦性心律的房颤发作持续>7天,非自限性。

39.【答案】A

【解析】心室颤动电除颤应首选直流电150 J非同步除颤。

40.【答案】D

【解析】心房颤动并发血栓栓塞是其主要降低生活质量、危及生命的并发症,所以在持续性心房颤动患者无条件进行心室律转复的情况下,抗凝是必须长期维持的措施。年龄、并发其他疾病只是作为评估抗

三、心律失常　161

凝治疗的条件。

41.【答案】B

【解析】心房颤动患者服用华法林抗凝治疗时，应该既能达到抗凝效果，又不要发生出血，所以INR应控制在2.0～3.0最为合适。

42.【答案】B

【解析】近年来随着心脏电复律技术进展，对药物治疗无效的反复发作室性心动过速/心室颤动的心力衰竭患者，最适宜的治疗为植入型心脏转复除颤器，具有高能电除颤、抗心动过速起搏、低能电转复和抗心动过缓、起搏等功能。

43.【答案】C

【解析】电复律的禁忌证包括伴病态窦房结综合征的异位快速心律失常、洋地黄中毒和低血钾时的心律失常，非阵发性交界性心动过速可由洋地黄中毒引起，故必须查明病因，其治疗主要在于消除病因。心房颤动复律可选用此法，但亦应选择好适应证。

44.【答案】E

【解析】房室折返性心动过速的治疗中，静脉注入阿托品是错误的，因为用后可能会使心率更加速。其余均是正确的。

45.【答案】A

【解析】洋地黄的主要作用是增强心肌收缩力，因此临床常用于治疗收缩性心力衰竭。其次洋地黄可抑制交感活性、增强迷走兴奋、抑制房室结传导。临床常用于减慢心房扑动或颤动的心室率。洋地黄没有预防室性心律失常的作用。由于洋地黄具有延缓房室结传导的作用，因此在实施电转复前属禁用药物。

46.【答案】B

【解析】快速性心房颤动是一种常见的心律失常。快速性心房颤动的治疗目的是控制心房颤动过快的心室率，洋地黄的主要作用是增强心肌收缩力，还可抑制交感活性、增强迷走兴奋、抑制房室结传导，因此可减慢心房颤动的心室率。其余均不是治疗的主要目的。

47.【答案】E

【解析】该老年男性患者就诊的主要症状是因两天来出现阵发性头晕、眼黑，查体发现心室率38次/分，律齐。此时应考虑患者最大可能是由于心率过慢导致脑供血不足。结合病史分析，患者为持续性心房颤动，长期服用洋地黄，10天前腹泻、恶心、食欲差，可导致电解质紊乱，特别是可能出现低血钾。加之患者长期服用洋地黄，在低血钾时极容易发生洋地黄中毒。临床上患者已经出现了食欲下降、心率慢而心律规则，由原来的心房颤动转变为规则心律，则应首先考虑是由于药物中毒所致的完全性房室传导阻滞。因此该患者就诊的直接病因是完全性房室传导阻滞所致的脑供血不足，但本质上是洋地黄中毒。

48.【答案】A

【解析】该老年男性心房颤动患者心脏检查，心律可出现绝对不齐，心音呈强弱不等。由于心房收缩消失，因此不可能出现心尖部第一音亢进和第四心音。

49.【答案】E

【解析】该中年男性患者有多年高血压病史，突然因心律失常出现心悸，查体发现脉率低于心率（有脉短绌），第一心音强弱不等，心律绝对不齐。这些都是心房颤动的特点，因为是突然发生，属于首次发作，所以应该是首发性心房颤动。二度房室传导阻滞可以有心律不齐，但不是心律绝对不齐，不会有脉短绌；窦性心动过速、阵发性室上性心动过速和非阵发性交界性心动过速的心律齐，也不会有脉短绌。

50.【答案】E

【解析】该中年男性患者有长期高血压病史。某日因争执情绪激动后自觉心悸明显，门诊查体发现脉率与心率不一致（P 94次/分，心率134次/分），心律绝对不齐，心音强弱不等，最可能是发生了心房颤动。所以行心电图检查，最有可能的发现是心房颤动。

51.【答案】E

【解析】该青年男性患者阵发性心悸，按摩颈动脉窦使迷走神经兴奋的方法可使发作突然终止，结合心电图见心室率和逆行P波及QRS波群正常均支持阵发性室上性心动过速的诊断。

52.【答案】D

【解析】该青年男性患者慢性病程，阵发性心悸5年，每次心悸均为突然发生，持续0.5～3小时，可以通过刺激咽部诱发恶心而缓解，支持阵发性室上性心动过速的诊断，此次发作后来急诊，结合查体发现（心率180次/分，心律齐）和心电图（QRS波群形状正常），均支持诊断为阵发性室上性心动过速的诊断。

53.【答案】A

【解析】该青年男性患者急性病程，剧烈活动时突发心悸1小时，既往体健，结合心电图示心室率220次/分，节律较规则，QRS波群时限延长（0.16秒），可见心室夺获与室性融合波。最可能的诊断是室性心动过速。心电图改变不支持其他诊断。

54.【答案】E

【解析】该中年男性患者急性起病，晕厥为主要表现，查体血压正常，心率很慢，律齐，可闻及大炮音，心电图检查对确定心律失常的类型有重要帮助，该患者心电图检查结果可能性最大的是三度房室传导阻滞。三度房室传导阻滞听诊可闻及大炮音，心电图表现PP间期与RR间期有各自的固定节律，P波与R波之间互不相关，P波频率大于QRS波频率，QRS波的形态与频率取决于室内逸搏点的位置，如在希氏束附近，则心室率稍快（40～60次/分），形态变异较小，心率较稳定；如离室内传导系统远，则心室率慢（<40次/分），形态变异大。

55.【答案】D

【解析】该中年男性患者24小时发现房性期前收缩58次，且无任何心肌缺血等临床表现，此类期前收缩在临床上无病理意义，仅作观察，无须特殊处理。

56.【答案】D

【解析】该中年男性患者急性前壁心肌梗死溶栓治疗后1小时发生室性心动过速，这是再灌注损伤，即再灌注性严重的室性心律失常，由于血流动力学的改变，可发心悸、晕厥伴抽搐，听诊心率在100～250次/分，可见特异性的心室夺获现象（即P波之后有一个略为提前的形态正常的QRS波群）。室性心动过速的治疗原则是无器质性心脏病患者，发生非持续性室性心动过速，如无症状及晕厥发作，无须进行治疗，但仍需密切追踪观察；有器质性心脏病患者发生非持续性室性心动过速发作或持续性室性心动过速，无论有无器质性心脏病，均应积极治疗。当患者有低血压、休克、心力衰竭、脑血流灌注不足或药物治疗无效时，同步直流电复律应作为首选治疗。该患者急性前壁心肌梗死后发生室性心动过速，有脑血流灌注不足表现（晕厥伴抽搐），因此治疗首选体外同步直流电复律。

57.【答案】C

【解析】该中年男性患者因健康查体发现心房颤动，虽然无明显临床症状，但血栓栓塞是该患者的最主要并发症，应尽量将其转复为窦性心律。目前患者无高血压、糖尿病、甲亢病史，超声心动图检查心脏结构正常，化验血脂正常，心功能正常，按照最新心房颤动治疗指南建议，该患者首选的治疗措施是行射频消融术。

58.【答案】C

【解析】该老年男性患者反复发作性心悸4个月，根据此次发作表现，考虑为阵发性心房颤动，因持续1小时未缓解，症状明显（头晕、恶心及出汗），而且出现休克（P 142次/分，BP 70/50 mmHg），所以首选的治疗是同步直流电复律。其余疗效均较差。

59.【答案】E

【解析】该中年女性患者为风湿性心瓣膜病伴心房颤动，长期服用洋地黄制剂。本次来院主要表现为头晕、短阵意识丧失，查心率慢（38次/分），律齐。该心房颤动患者心律突然变得慢而规则，应首先考虑出现三度房室传导阻滞的可能性，该患者长期口服洋地黄制剂，近日来有腹泻、恶心、呕吐，故首先考虑由洋地黄中毒所致的可能性最大。

60.【答案】E

【解析】该青年男性患者阵发性心悸，发作时按压颈动脉窦刺激迷走神经兴奋的方法可使发作突然停止，符合阵发性室上性心动过速的临床表现特点，心电图提示心室率和逆行P波及QRS波群形态与时限正常均支持阵发性室上性心动过速的诊断。发作时无血流动力学不稳定表现，所以该患者不选用的处理是立即行直流电复律，因为立即行直流电复律是适用于有血流动力学不稳定表现者。

61.【答案】E

【解析】该青年女性患者突发心悸来院，既往有多次类似发作，持续数分钟，自行憋气或诱发呕吐后可缓解，结合心率170次/分，律齐。考虑该患者最可能的诊断是阵发性室上性心动过速，首选的治疗是缓慢静脉注射腺苷或维拉帕米。

62.【答案】A

【解析】该中年女性患者患风湿性心脏病伴轻度心功能不全多年，近1周因感染后心力衰竭明显加重，呈现左心衰竭（双下肺可闻及少量细小湿啰音），心电图提示为快速心房颤动，西地兰是最适合的治疗药物，因此可考虑静脉给予的药物是西地兰。

63.【答案】D

【解析】该老年男性高血压、缺血性脑卒中患者慢性病程，反复心悸1年，再次发作48小时，心电图提示房颤律，心室率快（110次/分），经食管超声心动提示左房增大，左心耳附壁血栓形成。应采取的治疗措施是控制心室率+华法林抗凝，以减慢心率，并用华法林抗凝以防血栓扩大。因有左心耳附壁血栓形成，所以不宜胺碘酮静推复律、同步直流电复律和射频消融；阿司匹林只是抗血小板药物，而该患者是需要抗凝治疗。

64.【答案】C

【解析】该老年女性患者有高血压病10年，2个月来发作性心悸，心电图诊断为心房颤动。本次发作心房颤动持续时间已超过24小时，有可能在左心房内出现血栓，同时此类血栓常在经胸UCG检查不易被发现。因此按照心房颤动转复心律的指南要求，必须经过抗凝治疗后方可转复。具体要求为转复前服用华法林3周，转复后继续服用华法林3～4周。

65.【答案】D

【解析】毛花苷C（西地兰）及美托洛尔两类药物均因为有减慢房室结传导的作用，有可能进一步加快旁路的传导，从而使心室率加快，故在伴有预激综合征发作心房颤动的患者不宜选用。该老年男性患者为预激综合征伴心房颤动，普罗帕酮及胺碘酮均为可选药物。但患者同时伴有左心功能不全，由于普罗帕酮有明显负性肌力作用，故不能选用。胺碘酮是首选药物。

66.【答案】A

【解析】该青年女性患者偶发房性期前收缩,虽然心电图示"预激综合征",但从未发生过心动过速,因此此时首选的治疗方案为临床观察病情,暂不用药。如患者出现反复发作性心动过速,则可选择射频消融术。

67.【答案】D　68.【答案】D

【解析】该青年女性患者患病毒性心肌炎,心率慢,只有40次/分,律齐,呈心室自搏节律,心房的激动不能传到心室,心房与心室各自收缩,当心房与心室几乎同时收缩时,则第一心音增强,称为大炮音,因此该患者心电图表现最可能是三度房室传导阻滞,即完全性房室传导阻滞,其他情况均不会有大炮音。三度房室传导阻滞可出现明显血流动力学障碍,甚至出现Adams-Strokes综合征发作,因此治疗最适宜临时植入心脏起搏器。

69.【答案】C　70.【答案】D　71.【答案】C

【解析】该患者为老年女性,出现发作性心悸,可自行缓解。发作时心电图呈典型心房颤动表现,故患者的诊断应为阵发性心房颤动。根据临床表现,患者近半年来消瘦、乏力、出汗、食欲好;查体有低热、脉压增大、手颤(±)、心律不齐,导致患者心房颤动的最可能病因是甲状腺功能亢进症。有明确病因的心房颤动原则上是首先治疗原发病。如原发病(甲亢)控制后仍继续出现心房颤动,则考虑选用射频消融术。

72.【答案】B　73.【答案】D　74.【答案】B

【解析】该老年男性患者长期患高血压和长期持续性心房颤动,一直口服心律平、地高辛治疗,1天来头晕、胸闷、憋气,查体心率慢而规整,最可能是在心房颤动的基础上,发生了三度房室传导阻滞,而二度Ⅰ型房室传导阻滞的心律不齐,窦性心律和室性心动过速的心率都应超过40次/分,一般很少转变为房扑。该患者随时都可能会有Adams-Strokes综合征发作危及生命,所以该患者目前的最佳治疗是植入临时心脏起搏器,以防止发生Adams-Strokes综合征。该患者属于发生栓塞的高危患者,应接受长期抗凝治疗,如用华法林抗凝,INR应维持在2.0~3.0,维持在1.0~1.5,如不适宜华法林,可改用阿司匹林,目前非瓣膜性房颤也可用新型抗凝药如利伐沙班。

75.【答案】D　76.【答案】A

【解析】该青年女性患者有心脏病病史,听诊发现心律不齐,而且第一心音强弱不等,最可能是心房颤动,数脉搏出现脉短绌,即心率大于脉率,结合心尖部有舒张期隆隆样杂音,考虑为二尖瓣狭窄引起的心房颤动。为进一步检查心律失常的性质应首选心电图检查,可发现P波消失,代之以f波,心室率极不规则,QRS波群形态通常正常,其他检查对确定心律失常的性质意义小。

77.【答案】D　78.【答案】A　79.【答案】C

【解析】该老年男性患者慢性病程,有高血压病长期服用降压药物,2个月来无诱因出现发作性心悸,心电图提示心房颤动。心房颤动心电图表现为:P波消失,可见不规则的f波;QRS波时限及形态可正常;RR间期绝对不等。因此该患者心电图不会有f波规律出现。该患者原发病为高血压病,左心室负荷量增加,并发心房颤动较为常见,但患者不可能出现心界向两侧扩大。发生心房颤动后,心律可出现绝对不齐,心音呈强弱不等。由于心房收缩消失,因此也不可能出现第四心音。心房颤动的最主要并发症是动脉系统血栓栓塞症,临床最常见为脑栓塞,其次为心力衰竭。肺栓塞及猝死极为罕见。

80.【答案】D　81.【答案】A　82.【答案】B

【解析】该青年女性患者有心脏病史3年多,最近出现心悸,查体发现心率大于脉率,心律绝对不齐,心尖部第一心音强弱不等,查体所见是典型的心房颤动的特征性表现,所以该患者的心律失常最可能是心房颤动。若要确定诊断,应首选心电图检查,心电图是确定和鉴别各种心律失常的重要检查方法,无创而且简便易行,而Holter(动态心电图)对确定心律失常类型很有意义,多用于确定发作时间较短的心律失常的性质意义小。心房颤动可见于各种心脏病,也可见于正常人,根据该患者查体心尖部闻及舒张期隆隆样杂音,提示二尖瓣狭窄,二尖瓣狭窄最常发生于风湿性心脏病,所以该患者心房颤动是由风湿性心脏病所致,其余四种心脏病均可引起心房颤动,但病史不支持其诊断。

83.【答案】E　84.【答案】A

【解析】该老年女性风湿性心脏瓣膜病患者有快速心室率的心房颤动,为控制心室率不宜首选普罗帕酮,因易致室性心律失常。心房颤动有较高的血栓栓塞发生率,特别是老年人,应给予抗凝治疗,宜首选华法林,安全有效。

85.【答案】C　86.【答案】B

【解析】该中年女性患者突发心悸伴烦躁和胸闷,临床表现和心电图确定为预激综合征伴心房颤动,该患者心室率快伴循环衰竭,应尽快降低心率和恢复窦性心律,所以该患者最适宜的治疗是电转复,其余四项治疗均起效较慢且疗效不太肯定。若在诊疗过程中,该患者突然意识丧失,全身发绀,肢体抽搐,血压测不到,心音消失,心电图QRS-T波完全消失,代之以大小不等、极不匀齐的低小波,均提示该患者发生了心室颤动,心室颤动是导致患者心脏骤停的常见机制之一,治疗原则是立即实施非同步直流电转复。

87.【答案】D　88.【答案】C

【解析】该青年男性心肌病患者突然意识丧失,

心电图显示房室分离，心室率185次/分，心室律可稍不规则，QRS波群形态畸形，可见心室夺获与室性融合波，这些均提示为典型的室性心动过速，而颈动脉搏动触不到，所以该患者是属于无脉性室性心动过速。应进行的最佳处理是电复律，以恢复正常的窦性心律，而其他治疗均不是最佳处理。

89.【答案】A　90.【答案】D

【解析】该老年男性心肌病患者突然心跳停止，心电图显示形态、振幅各异的不规则波动频率305次/分，QRS-T波群消失，这些均提示为典型的心室颤动。假设经电击治疗无效，决定应用药物治疗，首选的药物是肾上腺素，肾上腺素在心脏停搏时的有益作用是兴奋α受体效应，收缩心、脑以外的血管床，通过增加外周血管阻力提高主动脉舒张压和冠脉灌注压，防止动脉萎陷，增加心、脑血液供应，同时兴奋β受体，增加心率、心肌收缩力和传导速度，使心室颤动波更易于电击除颤成功。

91.【答案】D　92.【答案】D

【解析】为明确各种不同心脏病的诊断，常采用不同的辅助检查。第91题为青年男性，体检心电图发现明显心律失常（频发室早二联律、三联律），所以下一步应做的检查是24小时动态心电图，以了解心律失常具体情况。第92题患者出现发作性心悸伴头晕，而未提及心前区疼痛、呼吸困难等，最常见的心血管疾病中可以导致上述表现的是心律失常，应选择的最简便有效的检查方法是24小时动态心电图。

93.【答案】B　94.【答案】C　95.【答案】D

【解析】阵发性房颤是持续时间≤7天（常≤48小时），能自行终止；持续性房颤是持续时间＞7天，非自限性；长期持续性房颤是持续时间≥1年，患者有转复愿望。

96.【答案】B　97.【答案】C

【解析】第96题中年女性患者的心房颤动呈发作性，持续时间长短不等，但均能自行转复，应属阵发性房颤，患者来诊时非初次发作，而已是1个月来多次反复发作，故不能诊断为首诊房颤。第97题的中年男性患者已有心房颤动史3年，属慢性房颤，但每次发作后均能用药物转复，本次心房颤动使用电复律成功，此类应属于持续性心房颤动。

98.【答案】A　99.【答案】E

【解析】急性心肌梗死溶栓治疗，血栓溶解后易发生再灌注性心律失常，说明溶栓治疗有效，临床常以此作为溶栓治疗成功的依据之一。血栓溶解后易发生的再灌注性心律失常是加速性室性自主节律，还可有非持续性室性心动过速。低钾血症是指血清钾＜3.5mmol/L的一种病理生理状态。低钾血症可出现多种心律失常，如多源性期前收缩或室性心动过速，更严重者可因心室扑动、心室颤动、心搏骤停或休克而猝死。因此低钾血症时易发生的心律失常是尖端扭转型室性心动过速。尖端扭转型室性心动过速是多形性室性心动过速的一个特殊类型，因发作时QRS波群的振幅和波峰呈周期性改变，宛如围绕等电位线连续扭转而得名。

100.【答案】A　101.【答案】B　102.【答案】D

【解析】这三道是关于传导阻滞的试题。第一心音强度减弱，心电图仅有PR间期延长，最可能的传导阻滞是一度房室传导阻滞；第一心音可有强弱变化，心电图表现为PR间期逐渐延长直至QRS波脱落，RR间期逐渐缩短直至一个P波不能下传，最可能的传导阻滞是二度Ⅰ型房室传导阻滞；听诊可闻及大炮音，心电图表现PP间期与RR间期有各自的固定节律，P与R之间互不相关，P波频率大于QRS波频率，最可能的传导阻滞是三度房室传导阻滞。

103.【答案】A　104.【答案】A

【解析】心房颤动（房颤）患者易发生栓塞并发症，在孤立性房颤患者，即无栓塞病史、瓣膜病、高血压、糖尿病、冠心病等使发生栓塞的危险性更大的因素存在时，为防止患者发生栓塞并发症，首选的药物是阿司匹林，若有上述危险因素时，应首选华法林。急性心肌梗死一经确诊，应立即用的药物是阿司匹林，可抑制血小板聚集，可防止心肌梗死面积扩大，尤其对非ST段抬高性心肌梗死。

105.【答案】B　106.【答案】A

【解析】急性心力衰竭患者出现严重室性心律失常时首选的药物是胺碘酮，胺碘酮是抗心律失常Ⅲ类药，阻断慢钙通道与延长复极，对控制严重室性心律失常有很好的效果，而且心脏方面的不良反应很少发生；急性心肌梗死出现频发室性早搏时首选的药物是利多卡因，利多卡因是抗心律失常ⅠB类药，不减慢V_{max}，缩短动作电位时程。其他药物亦均为抗心律失常药，但多用于室上性心律失常，而且常有一些心脏方面的不良反应等。

107.【答案】B　108.【答案】D

【解析】洋地黄中毒引起的室性心动过速选用的药物有苯妥英钠、利多卡因，但因苯妥英钠对抑制心肌的快钠通道及减少0相最大速率的影响比利多卡因小，因此作为首选药物。预激综合征伴心房颤动的治疗是要抑制旁道传导，因此胺碘酮为首选药物；溴苄胺不是常用药物；利多卡因、苯妥英钠对旁道作用差，还有可能增加患者的心室率；静注异搏定（维拉帕米）有可能导致心室颤动的发生。

109.【答案】D　110.【答案】A

【解析】心脏内传导速度最快的部位是浦肯野纤维，心肌自律性最高的部位是窦房结。

111.【答案】D　112.【答案】E　113.【答案】D

【解析】这是三道关于心脏病心律失常的药物治疗的试题。急性前壁心肌梗死并发加速性室性自主节律时宜选择利多卡因；预激综合征合并快速心房颤动时宜首选胺碘酮；急性前壁心肌梗死并发短阵室速时宜首选利多卡因。阿托品主要用于缓慢性心律失常，洋地黄用于心力衰竭的心动过速，地尔硫䓬为一种钙拮抗剂，主要用于治疗冠心病心绞痛。

114.【答案】D　115.【答案】E　116.【答案】B

【解析】突然发作突然终止，按摩颈动脉窦可终止发作，最可能是阵发性室上性心动过速；最易引起血流动力学异常的是持续性室性心动过速；脉率小于心率而出现脉短绌、心室律绝对不规则、心音强弱不一致的是心房颤动。

117.【答案】D　118.【答案】E

【解析】第117题的风湿性心脏病患者心房颤动时间已达5年，临床上已无转复心律的适应证。目前心室率过快，达152次/分，应首选药物控制心室率以防止发生心力衰竭。第118题的急性下壁心肌梗死常伴有心动过缓、房室传导阻滞，但绝大多数一度或二度Ⅰ型房室传导阻滞在发病后72小时内可自行恢复。因此当发生此类房室传导阻滞时，只要患者血压平稳、心室率不很慢、无明显脑缺血表现，临床上就心律失常本身不做特殊处理，仅采用观察心律、心率变化为妥。

119.【答案】D　120.【答案】A

【解析】轻度减慢V_{max}，稍减慢传导，缩短动作电位时间为ⅠB类抗心律失常药物的作用，利多卡因属于此类。明显减慢V_{max}，显著减慢传导，轻微延长动作电位时间为ⅠC类抗心律失常药物的作用，普罗帕酮属于此类。

121.【答案】D　122.【答案】C

【解析】第121题是中年男性患者，发作心房颤动2小时，拟转复为窦性心律，一般可选用的方法包括药物转复、电转复和导管射频消融治疗，药物可选用ⅠA（奎尼丁、普鲁卡因胺）、ⅠC（普罗帕酮）或Ⅲ类（胺碘酮），该患者的情况应首选药物，即静脉用普罗帕酮。第122题是青年女性患者，阵发性室上性心动过速，心率快（180次/分），拟转复为窦性心律，应首选静脉用腺苷，起效迅速，由于其半衰期短于6秒钟，副作用即使发生亦很快消失。

123.【答案】E　124.【答案】B

【解析】反复发作室性心动过速伴短阵意识丧失者，随时有可能出现猝死，因此必须要选择能自动识别及排除这种严重危及生命心律失常的起搏器。应首选ICD型（植入型心律转复除颤器）。对于慢性心房颤动患者，心房收缩功能已经失去，因此任何心房起搏功能类型都是无用的，故在选择起搏器时只有考虑具有正常心室起搏功能的类型，应首选VVI型。DDD型及AAI型均具有心房起搏功能，不适用于该患者。VOO型为固定频率心室型起搏器，现已基本不用。

125.【答案】CD

【解析】心律失常可按心脏冲动形成异常及冲动传导异常进行分类。在冲动传导异常的范畴内可分为：生理性（如房室分离、干扰、脱节等）、病理性（如窦房传导阻滞、房内传导阻滞、房室传导阻滞、室内传导阻滞等）、折返性心律如阵发性心动过速（常见房室结折返、房室折返和心室内折返）、房室间传导途径异常（如预激综合征等）。选项C的左束支分支传导阻滞是属于室内传导阻滞的范畴。

126.【答案】ABC

【解析】心脏冲动形成异常引起的心律失常包括：①窦性心律失常：如窦性心动过速、窦性心动过缓、窦性心律不齐、窦性停搏；②异位心律：包括被动性异位心律：逸搏及逸搏心律；主动性异位心律：如期前收缩（房性、房室交界区性、室性）、阵发性心动过速与非阵发性心动过速、心房扑动和颤动、心室扑动和颤动。因此答案是ABC。而预激综合征是属于病理性冲动传导异常引起的心律失常。

127.【答案】BD

【解析】室性心动过速是一种严重的心律失常，发生于各类器质性心脏病，最常见为急性缺血性心脏病（急性心肌梗死、不稳定型心绞痛），其次为心肌病、急性重症心肌炎、心瓣膜病、二尖瓣脱垂、心力衰竭、药物中毒（如强心苷类中毒）、QT间期延长综合征等，QT间期延长综合征常表现为尖端扭转型室性心动过速。而预激综合征和二尖瓣狭窄易发生心房颤动，预激综合征还易发生房室折返性心动过速。

128.【答案】ABD

【解析】房室旁路典型预激综合征（W-P-W）的心电图特点有PR间期缩短、QRS波起始部粗钝（Δ波）、T波与QRS波主波方向相反，但QT间期延长并非特有。

129.【答案】ABD

【解析】电复律的禁忌证包括伴病态窦房结综合征的异位快速心律失常、洋地黄中毒和低血钾时的心律失常；非阵发性交界性心动过速可由洋地黄中毒引起，故必须查明病因，其治疗主要在于消除病因，故ABD为正确选项。心房颤动复律可选用此法，但亦应选择好适应证。

130.【答案】BD

【解析】心房颤动患者易发生栓塞并发症，如脑卒中，临床常采用CHADS$_2$评分以指导治疗，CHADS$_2$评分≤1分，可口服阿司匹林预防脑卒中；另外长期持续房颤可采取控制心室率+抗凝治疗。射频消融治疗某些心房颤动有较好的疗效，但不是均需要进行射频消融治疗；也不是全部患者需置入永久性起搏器，仅对于心室率较慢的心房颤动患者，最长 RR 间期＞5 s 或症状显著者，可考虑置入永久性起搏器。

131．【答案】AB

【解析】血流动力学稳定的室性心动过速患者一般病情稳定，无明显症状，胺碘酮和利多卡因降低心率的作用明显，所以答案是 AB。而西地兰一般用于伴心力衰竭的心动过速，因为异搏定（维拉帕米）的缺点是开始治疗时可反射性交感活性增强，引起心率增快。

132．【答案】ABCD

【解析】房室折返性心动过速的治疗方法有：①刺激迷走神经——Valsalva 法；②升压药——选用去氧肾上腺素；③抗心律失常药物——静注维拉帕米（异搏定）；④直流电复律——采用同步直流电复律。

133．【答案】ABC

【解析】采用直流电复律是治疗预激综合征并发快速心房颤动的有效及安全的方法，特别是当患者发生晕厥或低血压时应尽快采用电复律。预激综合征患者并发心房颤动的药物治疗，应选用可选择性延长旁路通道与房室结不应期的药物合用，如普罗帕酮与胺碘酮等。此外，如使用维拉帕米会加速预激综合征并发心房颤动患者的心室率，甚至诱发心室颤动，故不宜采用。

134．【答案】BCD

【解析】洋地黄是临床用于治疗心力衰竭、心律失常的常用药物。洋地黄制剂对各种原因引起的心力衰竭有明显改善症状、减少住院率、提高运动耐量、增加心排血量等作用。特别是对伴有心房颤动的心力衰竭患者效果更好，因为洋地黄可抑制心脏传导系统，特别对房室交界区的抑制作用更为明显。因此，洋地黄可有效地抑制房室交界区的传导，减慢心房颤动患者的心室率，有利于心功能的恢复。但预激综合征并发心房颤动时使用洋地黄，会因为洋地黄缩短旁路不应期而使心室率加快，故不宜使用。

四、动脉粥样硬化和冠状动脉粥样硬化性心脏病

【A1 型题】

1．下列属于动脉粥样硬化不可改变的危险因素是
   A．吸烟
   B．高血压
   C．性别
   D．肥胖
   E．血脂异常

2．下列不属于冠心病主要危险因素的是
   A．吸烟
   B．高血压
   C．酗酒
   D．年龄
   E．高胆固醇血症

3．下列不属于稳定型心绞痛发病机制的是
   A．冠状动脉硬化
   B．冠状动脉内斑块形成
   C．冠状动脉内血栓形成
   D．冠状循环小动脉病变
   E．冠状动脉痉挛

4．心绞痛发作时可出现的异常是
   A．体温升高
   B．红细胞沉降率增快
   C．血清心肌酶谱增高
   D．动脉血压增高
   E．心电图可见异常 Q 波

5．关于静息型心绞痛，不正确的是
   A．疼痛发作与心肌需氧量增加无明显关系
   B．与冠脉血流储备减少无明显关系
   C．疼痛程度较重，时限较长
   D．含服硝酸甘油不易缓解疼痛
   E．变异型心绞痛属其中一种

6．根据 CCS 心绞痛严重程度分级，轻微活动或休息时即可发生心绞痛属于的分级是
   A．Ⅰ级
   B．Ⅱ级
   C．Ⅲ级
   D．Ⅳ级
   E．无法分级

7．下列不属于稳定型心绞痛患者发作时典型体征表现的是
   A．血压下降
   B．心率加快
   C．出现第三心音奔马律
   D．出现第四心音奔马律
   E．一过性心尖部收缩期杂音

*8．属于心电图负荷试验禁忌证的是
   A．心电图 ST 段水平下降＞0.15 mV

B．稳定型心绞痛行 PTCA 术后 3 天
C．无并发症的急性心肌梗死后 1 周
D．频发室性期前收缩
E．心房颤动患者　　　　　　　　（52/2002）

*9．下列关于非 ST 段抬高型心肌梗死（NSTEMI）的叙述，正确的是
A．对血清肌钙蛋白增高者应尽早采用溶栓治疗
B．病情危险程度比 ST 段抬高型心肌梗死低
C．可同时联合应用阿司匹林和氯吡格雷
D．血清肌钙蛋白可正常或轻度升高
E．早期抗凝治疗不利于降低死亡率　（53/2004）

10．现在已不再用于诊断急性心肌梗死的血清心肌坏死标志物检查是
A．肌酸激酶
B．肌酸激酶同工酶 CK-MB
C．肌钙蛋白 I
D．肌钙蛋白 T
E．肌红蛋白

11．下列关于稳定型心绞痛的叙述，正确的是
A．多由体力劳动或情绪激动所诱发
B．持续时间多超过 30 分钟
C．发作时心电图上相应导联出现 ST 段抬高
D．硝酸甘油治疗无效
E．治疗上首选冠状动脉介入治疗

12．近 1 个月同等程度劳累所诱发的胸痛次数、程度及持续时间均增加，最可能的心绞痛类型是
A．初发型心绞痛
B．稳定型心绞痛
C．恶化型心绞痛
D．静息型心绞痛
E．变异型心绞痛

13．关于急性心肌梗死的诊断，错误的是
A．心电图上无病理性 Q 波者不能除外
B．右心室梗死多伴发于下壁梗死
C．漂浮导管检查有助于急性心肌梗死面积大小的判断
D．早期二维超声心动图检查对诊断有帮助
E．肺部啰音出现与否是判断有无左心功能不全的主要临床指标

14．对于确诊冠心病最有价值的检查是
A．运动负荷试验
B．冠状动脉造影
C．超声心动图
D．核素心肌显像
E．血清肌钙蛋白

*15．当患者发作剧烈胸痛时，检查结果正常即可排除急性冠脉综合征诊断的检查项目是

A．CK-MB
B．肌钙蛋白
C．超声心动图
D．18 导联体表心电图　　　　　　（54/2007）

16．大部分急性心肌梗死的病因是
A．冠状动脉内动脉粥样斑块破裂，血栓形成
B．冠状动脉痉挛，血栓形成
C．动脉粥样斑块逐渐进展直至完全阻塞冠状动脉管腔
D．冠状动脉炎，血栓形成
E．冠状动脉栓塞，继发血栓形成

17．心肌梗死最常发生的部位是
A．右心室后壁
B．左心室后壁
C．右心室前壁
D．左心室前壁
E．左心室侧壁

*18．有关急性右心室梗死的叙述，错误的是
A．中心静脉压增高而肺毛细血管楔压正常
B．常与下壁及后壁心肌梗死同时出现
C．增加右心室舒张末期容量可有利于维持左心室功能
D．应慎用利尿剂治疗
E．应用冠脉内溶栓治疗的危险性比左心室梗死大　　　　　　　　　　　　（68/1997）

19．急性下壁心肌梗死最常合并的情况是
A．急性肺水肿
B．心源性休克
C．室壁瘤
D．房室传导阻滞
E．室上性快速性心律失常

20．确定冠状动脉狭窄部位和严重程度的最佳检查是
A．心电图
B．胸部 X 线片
C．超声心动图
D．24 小时动态心电图
E．冠状动脉造影

21．急性心肌梗死时血清 CK-MB 浓度的典型变化为发病后
A．6~12 小时达高峰
B．13~15 小时达高峰
C．16~24 小时达高峰
D．25~35 小时达高峰
E．36~48 小时达高峰

22．发生急性心肌梗死时，下列血清心肌坏死标志物升高对早期诊断最有意义的是
A．天冬氨酸氨基转移酶

B. 乳酸脱氢酶
C. 乳酸脱氢酶同工酶
D. 肌酸磷酸激酶
E. 肌酸磷酸激酶同工酶

23. 急性心肌梗死时特异性最高的血清心肌坏死标志物是
 A. 肌红蛋白
 B. 天冬氨酸氨基转移酶
 C. 肌钙蛋白I
 D. 乳酸脱氢酶
 E. 磷酸肌酸激酶

24. 急性心肌梗死发生后，下列升高不属于血清心肌酶的是
 A. 肌酸磷酸激酶
 B. 天冬氨酸氨基转移酶
 C. 乳酸脱氢酶
 D. 肌酸磷酸激酶同工酶
 E. 肌钙蛋白I

*25. 钙通道阻滞剂治疗心绞痛的主要机制，不正确的是
 A. 抑制心肌收缩，减少心肌耗氧量
 B. 扩张外周动脉，降低血压，减轻后负荷
 C. 降低血液黏度，抗血小板聚集
 D. 解除冠状动脉痉挛，改善心肌供氧
 E. 减慢心率，减少心肌做功　　　（70/1996）

26. 不稳定型心绞痛的治疗，错误的是
 A. 积极抗血小板治疗
 B. 尽早溶栓治疗
 C. 抗凝治疗
 D. 尽早使用他汀类药物
 E. 抗缺血治疗

27. 导致急性心肌梗死患者早期（24小时内）死亡的主要原因是
 A. 心力衰竭
 B. 心源性休克
 C. 心律失常
 D. 心脏破裂
 E. 肺栓塞

*28. 欲判断患者是否在1周前左右发生急性心肌梗死，最有价值的检查是
 A. 超声心动图
 B. 冠状动脉造影
 C. 肌钙蛋白测定
 D. 心肌核素显像　　　　　　　（60/2014）

29. 关于急性心肌梗死（心梗）并发症的叙述，正确的是
 A. 乳头肌断裂多见于二尖瓣前乳头肌
 B. 心脏破裂多见于室间隔穿孔破裂
 C. 心室壁瘤主要见于右心室
 D. 急性心梗早期（起病后1~2周）即可伴发肺梗死
 E. 心梗后综合征发生率为1%~2%

30. 药物治疗不稳定型心绞痛，错误的用药是
 A. 氯吡格雷
 B. β受体拮抗剂
 C. 阿司匹林
 D. 尿激酶
 E. 低分子肝素

*31. 下列类型急性心肌梗死危险性最大的是
 A. 前壁心肌梗死并发三度房室传导阻滞
 B. 下壁心肌梗死并发三度房室传导阻滞
 C. 下壁合并后壁心肌梗死
 D. 前壁合并高侧壁心肌梗死
 E. 高侧壁合并后侧壁心肌梗死　　（51/2003）

32. 关于急性心肌梗死的溶栓治疗，不正确的是
 A. 心电图出现病理性Q波，不宜再溶栓
 B. 心肺复苏后不宜再溶栓
 C. 采用rtPA溶栓后要随即应用肝素抗凝
 D. 再灌注心律失常出现与否不是溶栓成败的主要标准
 E. 用尿激酶溶栓，30分钟内静脉滴注150万~200万单位

33. 下列可直接判断急性心肌梗死溶栓治疗后成功的临床指标是
 A. 胸痛缓解
 B. 频发的室性早搏
 C. 心电图示ST段回降
 D. 冠状动脉造影血管已通
 E. 血清CK-MB酶峰值提前出现

34. 急性心肌梗死24小时内伴发急性左心功能不全的处理，不适宜的是
 A. 应用吗啡
 B. 快速利尿剂
 C. 多巴酚丁胺静脉点滴
 D. 硝普钠静脉点滴
 E. 快速洋地黄化

35. 下列关于溶栓治疗有效的判断标准，不正确的是
 A. 心电图抬高的ST段于2小时内回降大于50%
 B. 胸痛2小时内基本消失
 C. 2小时内出现血压下降
 D. 2小时内出现再灌注心律失常
 E. 血清CK-MB酶峰提前出现

36. 不能用于判断急性心肌梗死后溶栓成功的临床指标是
 A. 胸痛缓解

B. 心电图示 ST 段下降
C. 频发的室性早搏
D. CK-MB 峰值前移
E. 窦性心动过速

37. 关于急性心肌梗死并发心脏破裂的叙述，不正确的是
A. 多见于起病 1 周以内
B. 可引起心力衰竭
C. 可引起休克
D. 可为亚急性
E. 多为室间隔破裂穿孔

38. 急性心肌梗死 24 小时内并发急性左心衰竭时，最不宜应用的药物是
A. 吗啡
B. 洋地黄
C. 利尿剂
D. 硝酸甘油
E. 多巴酚丁胺

39. 诊断冠心病最常用的非创伤性检查方法是
A. 休息时心电图
B. 24 小时动态心电图
C. 心电图运动负荷试验
D. 超声心动图
E. 心脏 CT 检查

40. 对减少急性心肌梗死病死率无明显作用的药物是
A. 血管紧张素转换酶抑制剂
B. 硝酸酯类
C. β 受体拮抗剂
D. 尿激酶
E. 阿司匹林

41. 急性心肌梗死早期最重要的治疗措施是
A. 抗心绞痛
B. 消除心律失常
C. 补充血量
D. 心肌再灌注
E. 增加心肌营养

*42. 急性心肌梗死左心功能不全伴频发多源室性期前收缩，用利多卡因无效，应首选的药物是
A. 普鲁卡因酰胺
B. 普罗帕酮
C. 胺碘酮
D. 氨酰心胺
E. 维拉帕米 (52/1999)

*43. 急性非 ST 段抬高型心肌梗死治疗时，不宜采用溶栓疗法的主要原因是
A. 冠脉内主要是白色血栓
B. 冠脉阻塞不完全

C. 冠脉痉挛是发病的主要因素
D. 病情危急程度较轻 (61/2013)

*44. 下列属于通过 ADP 受体抑制血小板聚集的药物是
A. 阿司匹林
B. 双嘧达莫
C. 氯吡格雷
D. 水蛭素
E. 阿昔单抗 (54/2006)

*45. 急性心肌梗死应用主动脉内气囊反搏术的最佳适应证是
A. 并发心源性休克
B. 并发急性左心衰竭
C. 并发恶性心律失常
D. 并发右心室梗死
E. 并发慢性肾功能不全 (55/2006)

46. 下列属于急性心肌梗死患者溶栓治疗时溶栓剂的是
A. 肝素
B. 阿司匹林
C. 尿激酶
D. 低分子肝素
E. 华发林

【A2 型题】

*47. 男性，58 岁。2 周来晨练行走 300 米左右出现胸部闷胀压抑感，放散到咽喉部，有紧缩感，持续 5~10 分钟，自行停止活动，休息 3~5 分钟后缓解。近 1 周来自觉上一层楼即出现上述症状，口含硝酸甘油有效。既往有高血压病 25 年，高脂血症 8 年，糖尿病 6 年。对该患者正确的诊断是
A. 稳定型心绞痛
B. 变异型心绞痛
C. 初发型心绞痛
D. 恶化型心绞痛 (78/2007)

48. 女性，75 岁。诊断"冠心病"8 年，近半个月来心前区疼痛频繁发作，每日 3~4 次，休息 20 分钟才能缓解。发作时心电图示：V_3~V_6 导联 ST 段水平型压低 1 mm，T 波倒置，发作停止后 ST 段即恢复，多次查心肌坏死标志物均在正常范围。该患者最可能的诊断是
A. 稳定型心绞痛
B. 恶化型心绞痛
C. 变异型心绞痛
D. 急性非 ST 段抬型高心肌梗死
E. 急性 ST 段抬高型心肌梗死

49. 男性，52 岁。1 周来出现阵发性夜间心前区闷胀，伴出汗，每次持续约 10 分钟，能自行缓解，白

天可正常工作。1小时前在熟睡中再发心前区胀痛，明显压抑感，自服速效救心丸无效，症状持续不缓解而来院。既往体健，无类似发作。入院查心电图呈 $V_3\sim V_6$ 导联 ST 段抬高。该患者最可能的诊断是

A．稳定型心绞痛
B．初发型心绞痛
C．恶化型心绞痛
D．变异型心绞痛
E．梗死后心绞痛

50．男性，68岁。活动时心前区不适3年，每日1~2次，上三层楼或快步行走时出现胸痛，近2周发作次数增加，轻微活动也能诱发，发作时曾经行心电图检查提示一过性胸前导联 ST 段压低，多次查心肌酶正常。该患者最可能的诊断是

A．稳定型心绞痛
B．不稳定型心绞痛
C．非 ST 段抬高型心肌梗死
D．变异型心绞痛
E．肺栓塞

51．男性，65岁。突发胸痛3小时未缓解来院急诊。查体：血压 106/60 mmHg，痛苦面容，双肺未闻及干、湿啰音，心界无明显扩大，心率 80 次/分，律齐，肝脾未触及，下肢无水肿。心电图提示 $V_2\sim V_5$ 导联 ST 压低 0.2~0.3 mV，$V_7\sim V_9$ 导联 ST 段抬高 0.2 mv。最可能的诊断是

A．急性 ST 段抬高型心肌梗死（后壁）
B．急性 ST 段抬高型心肌梗死（前壁）
C．急性 ST 段抬高型心肌梗死（前间壁）
D．急性非 ST 段抬高型心肌梗死（下壁）
E．急性 ST 段抬高型心肌梗死（高侧壁）

*52．男性，64岁。在抗洪抢险一线，突获悉其母病故后当日发生急性下壁心肌梗死。既往有高血压病5年、糖尿病10年、吸烟40余年。该患者急性心肌梗死的直接原因是

A．劳累及情绪激动
B．高血压病
C．糖尿病
D．动脉硬化
E．吸烟过量　　　　　　　　　　　　(52/2004)

*53．男性，72岁。患有高血压、心绞痛2年。20小时前经股动脉途径行冠状动脉造影显示：升主动脉明显扩张，左前降支 95% 阻塞。半小时前患者起床后突感胸闷、胸痛、呼吸困难、口唇发绀。血压 70/50 mmHg，颈静脉明显充盈，动脉血气分析示 PaO_2 45 mmHg、$PaCO_2$ 35 mmHg。最可能的诊断是

A．急性心肌梗死
B．主动脉夹层
C．急性肺栓塞
D．心脏压塞
E．急性左心衰竭　　　　　　　　　　(61/2011)

54．男性，71岁。突发胸闷、气短、呼吸困难2小时。查体：平卧位，双肺可闻及湿啰音。应首先完成的辅助检查是

A．C 型利钠肽
B．动脉血气分析
C．心电图
D．超声心电图
E．胸部 X 线片

55．男性，65岁。运动时胸痛1年，症状每于重体力劳动时发生，停止活动后3分钟左右自行缓解。改善预后的治疗措施是

A．定期输注丹参酮
B．应用硝苯地平
C．应用速效救心丸
D．应用硝酸甘油
E．应用阿司匹林

*56．男性，60岁。4小时来持续性胸痛，阵发性加重，伴出汗，自服速效救心丸稍有缓解。既往有冠心病、高血压病史8年，发现糖尿病2年。查体：BP 130/85 mmHg，痛苦病容，双肺（-），心率 61 次/分，律齐，第一心音低钝，腹部（-）。ECG 显示Ⅰ、aVL、$V_{4\sim 6}$ 导 ST 段下移 > 0.1 mV，cTnT（+）。下列治疗措施不合适的是

A．静脉应用硝酸甘油
B．皮下注射低分子肝素
C．口服小剂量 β 受体拮抗剂
D．口服阿司匹林或噻氯吡啶
E．口服二氢吡啶类钙通道阻滞剂　　(57/2006)

57．男性，68岁。因急性心肌梗死1天收入院。住院第2天心尖部出现 2/6~3/6 级粗糙的收缩期杂音，间断伴喀喇音，经抗缺血治疗后心脏杂音消失。该患者最可能的诊断是

A．心脏乳头肌功能失调
B．心脏乳头肌断裂
C．心脏游离壁破裂
D．心脏二尖瓣穿孔
E．心室壁瘤

58．男性，67岁。因胸骨后持续性疼痛2小时诊断急性心肌梗死急诊入院。当时心脏检查未闻及杂音，入院后第2天心尖部出现 3/6 级粗糙的收缩期杂音，间断伴喀喇音，急性心肌梗死治疗好转后心脏杂音一直无变化。该急性心肌梗死患者最

可能出现的并发症是
A．心脏乳头肌功能失调
B．心脏乳头肌断裂
C．心脏游离壁破裂
D．心脏二尖瓣穿孔
E．房间隔穿孔

59．男性，58岁。6个月前患急性心肌梗死，近3个月偶于快跑时出现胸闷，心电图 $V_1 \sim V_5$ 导联ST段持续抬高3 mm。查体：心尖搏动弥散，心界向左侧扩大。该患者最可能的诊断是
A．并发急性心包炎
B．心室壁瘤
C．心肌梗死后综合征
D．心肌梗死后心绞痛
E．急性心肌再梗死

60．男性，62岁。因左胸部剧烈疼痛1小时来急诊，查体：血压104/70 mmHg，双肺无啰音，心率96次/分，律齐，无病理性杂音。心电图：$V_1 \sim V_4$ 导联ST段抬高0.4～0.6 mV。导致上述情况的最常见发病机制是
A．冠状动脉进行性狭窄
B．冠状动脉痉挛
C．冠状动脉栓塞
D．左室负荷过重，导致冠状动脉明显供血不足
E．冠状动脉内血栓形成

*61．男性，70岁。因急性广泛前壁心肌梗死入院。查体：BP 95/50 mmHg，高枕卧位，双侧中下肺均可闻及湿啰音，心率108次/分，律齐，可闻及 S_3 奔马律，四肢末梢皮温正常。胸部X线片示心脏不大，主动脉迂曲钙化，两肺门阴影增大、模糊。按Killip分级，该患者心功能应属于
A．Ⅰ级
B．Ⅱ级
C．Ⅲ级
D．Ⅳ级 (77/2007)

62．女性，52岁。2年来自觉间断胸闷，与活动无确切关系，持续30分钟至数小时，含速效救心丸可缓解。停经1年，否认高脂血症和糖尿病病史。查体：BP 145/90 mmHg，双肺呼吸音清，心界无扩大，心率70次/分，律齐，心音正常。ECG示窦性心律，Ⅱ、Ⅲ、aVF导联T波低平。空腹血糖5.6 mmol/L。为了诊断，首选的检查是
A．冠状动脉造影
B．胸部X线片检查
C．24小时动态心电图检查
D．超声心动图
E．运动负荷心电图

63．男性，76岁。心前区剧烈疼痛6小时。既往糖尿病20年。ECG示Ⅰ、aVL、$V_1 \sim V_6$ 导联及Ⅱ、Ⅲ、aVF导联ST段明显抬高，最可能的诊断是
A．急性心肌梗死
B．主动脉夹层
C．急性肺栓塞
D．主动脉瓣狭窄
E．急性心包炎

64．男性，55岁。3个月来每逢上楼时感胸骨后闷痛，休息1分钟后缓解。有吸烟史20年。查体：体型略胖，余无异常发现。心电图正常。为明确诊断首选的检查是
A．运动负荷试验
B．动态心电图
C．胸部X线片
D．心脏螺旋CT
E．核素心肌显像

65．男性，52岁。1周前心前区剧烈疼痛，随后心悸、气短，怀疑急性心肌梗死。为确诊最有帮助的血液学检查是
A．LDH
B．AST
C．CPK
D．肌钙蛋白T
E．CPK同工酶

*66．男性，69岁。因2小时前（凌晨5:00）在睡眠中突发心前区疼痛伴大汗，自服速效救心丸无效，急送来院（凌晨7:00）。心电图显示Ⅱ、Ⅲ、aVF导联ST段弓背向上抬高0.2～0.4 mV。该患者如做血液检查，最可能出现异常的项目是
A．肌钙蛋白T
B．CK-MB
C．谷草转氨酶
D．肌红蛋白 (46/2021)

67．男性，70岁。因持续性胸骨后疼痛8小时急诊入院。入院时急做心电图改变为 $V_1 \sim V_5$ 导联出现异常Q波伴ST段弓背向上抬高，初步诊断急性广泛前壁心肌梗死，起病后2周患者左心室附壁血栓脱落。不会出现的栓塞部位是
A．脑
B．肾
C．脾
D．肺
E．四肢

68．男性，68岁。急性心肌梗死后第3天，查体发现呼吸频率较前增加8～10次/分，左腋下新出现细湿啰音，心率加速，心尖部听诊可闻及收

缩中晚期喀喇音和收缩期吹风样杂音，P_2 亢进，但可以安静卧床。此时除诊断急性心肌梗死外，还应该首先考虑的情况是

A．并发呼吸道感染

B．肺动脉高压

C．出现急性乳头肌功能不全

D．左心衰竭，合并右心功能不全

E．梗死面积扩大

69．男性，40岁。急性前壁心肌梗死患者入院第4天，发现心前区收缩期反流性杂音，伴呼吸困难，血压下降至 90/60 mmHg。最适当的检查是

A．漂浮导管

B．冠状动脉造影

C．超声心动图

D．核素心肌显像

E．胸部 CT

*70．男性，56岁。近1个月来反复出现发作性胸部压抑感，向咽喉部放射，持续10分钟左右自行缓解。既往有高血压、糖尿病病史，吸烟35年，每日1包。为明确诊断，不宜进行的检查是

A．24小时动态心电图

B．冠状动脉 CT

C．冠状动脉造影

D．心电图活动平板负荷试验　　　（59/2015）

*71．男性，47岁。10天前患急性前壁心肌梗死出院，因持续性胸痛再诊，吸气时胸痛加重，与上次心肌梗死的胸痛明显不同，仰卧位加重，坐位或前倾位减轻。查体：T 37.5℃，BP 120/80 mmHg，右肺底部叩浊，呼吸音减弱，可闻及心包摩擦音。胸部 X 线片示右侧胸腔少量积液。化验血 WBC 11.5×10^9/L，红细胞沉降率 28 mm/h。最可能的诊断是

A．心肌梗死扩展

B．不稳定型心绞痛

C．变异型心绞痛

D．肺栓塞

E．心肌梗死后综合征　　　（53/2003）

72．男性，50岁。急性心肌梗死第2周出现发热和心包摩擦音，化验：血沉 30 mm/h，血白细胞 6.1×10^9/L，中性粒细胞 55%，最可能出现的情况是

A．急性心梗的反应性心包炎

B．心脏破裂

C．心肌梗死后综合征

D．伴发病毒性心包炎

E．心室壁瘤

*73．男性，50岁。2个月前因急性前壁心肌梗死入院，经行左前降支内药物支架植入后，住院7天出院。此后患者无任何症状，服用药物1个月后自行停用。2小时前在睡眠中再次发生剧烈胸痛，ECG 证实为急性前壁再发心肌梗死。该患者本次再发梗死的最可能原因是

A．冠状动脉内新病变形成

B．支架内再狭窄形成

C．支架内血栓形成

D．冠状动脉痉挛　　　（61/2008）

74．男性，65岁。1年前因急性心肌梗死接受溶栓治疗，口服消心痛、阿司匹林、依那普利及辛伐他汀。最近1个月活动时气短，无胸痛，夜间可以平卧。查体：BP 155/90 mmHg，双肺可闻及湿啰音，心界无明显扩大，心率95次，律齐，S_1 减低，心尖区闻及 2/6 级收缩期吹风样杂音，肝脾肋下未触及，下肢无水肿。超声心动图：符合前壁心肌梗死，左室射血分数 35%。最适合加用的药物是

A．呋塞米

B．硝苯地平

C．美托洛尔

D．螺内酯

E．哌唑嗪

75．男性，62岁。心前区阵发性疼痛1个月，多在夜间发作。与活动无关。每次发作15分钟，发作时心电图 Ⅱ、Ⅲ、aVF 导联 ST 段抬高。首选的治疗药物是

A．硝酸酯类

B．β受体拮抗剂

C．钙通道阻滞剂

D．洋地黄类

E．胺碘酮

76．男性，48岁。急性前壁心肌梗死15小时，合并急性左心衰竭，血压 170/100 mmHg。治疗其心功能不全应首选

A．β受体拮抗剂

B．地高辛

C．硝普钠

D．α受体拮抗剂

E．卡托普利

77．女性，66岁。急性下壁心肌梗死1天入院，入院后1周出现室性期前收缩，二联律，左室 EF 50%。最适宜的抗心律失常药是

A．胺碘酮

B．慢心律

C．普罗帕酮

D．美托洛尔

E．维拉帕米

78. 女性，69岁。急性广泛前壁心肌梗死1天患者，胸闷、憋气明显，心率140次/分，双肺可闻及弥漫性细湿啰音。首选的最佳处理是
    A．给予洋地黄制剂，以增加心肌收缩力
    B．给予β受体拮抗剂，以降低心室率
    C．给予血管扩张剂，以降低心脏前后负荷
    D．给予钙通道阻滞剂，以缓解冠状动脉痉挛
    E．给予补液，以补充循环血容量

*79. 男性，60岁。突发左胸持续压榨性疼痛伴大汗3小时，自含速效救心丸无效，急送来院。查体：P 85次/分，BP 80/50 mmHg，神志清楚，四肢皮肤发凉，双肺未闻及啰音，心律不齐，心尖部S_1低钝。心电图示：窦性心律，偶有房性期前收缩，Ⅰ、aVL、V_2～V_6导联ST段抬高，T波倒置。下列急诊处理正确的是
    A．积极静脉输液扩充
    B．静脉注入利多卡因
    C．静脉滴注硝酸甘油
    D．置入主动脉球囊反搏装置　　　(47/2020)

80. 男性，65岁。因急性下壁及右室心肌梗死6小时入院。心电监护示，BP 75/50 mmHg，心率85次/分，窦性心律。查体：平卧位，双肺呼吸音清。针对低血压首选的治疗为
    A．给予多巴酚丁胺
    B．给予肾上腺素
    C．给予洋地黄类药物
    D．适当补液扩充血容量
    E．考虑急性心衰，适当利尿

81. 男性，50岁。突发胸痛2小时。休息时无明显诱因出现胸骨后烧灼样痛，伴憋气，含硝酸甘油无效。既往患糖尿病5年，高血压3年，未正规治疗，否认高脂血症史，吸烟35年，每日20支。查体：BP 157/102 mmHg，双肺清，心界不大，心率72次/分，律齐，未闻及杂音、心包摩擦音，双下肢无水肿。ECG示：窦性心律，V_6～V_9、Ⅱ、Ⅲ、aVF导联ST段呈弓背向上型抬高；心肌酶：CK 93U/L、CK-MB 0.4 ng/ml、cTnI 0.11 ng/ml。治疗原则中最重要的是
    A．降压止痛，复查心肌酶，等结果
    B．术前准备，尽早血运重建
    C．吸氧、心电监护，降压止痛
    D．一般处理，复查心电图和心肌酶
    E．立即口服阿司匹林、氯吡格雷，硝酸甘油静脉点滴

82. 男性，46岁。突然胸痛40分钟急诊。心电图示完全性左束支传导阻滞，CK正常。既往高血压病史5年，吸烟8年。1周前因胸闷行心电图检查正常，最紧急的处理是
    A．给予阿司匹林
    B．给予低分子肝素
    C．静脉滴注硝酸甘油
    D．给予ACE抑制剂
    E．静脉rt-PA溶栓

83. 男性，56岁。胸痛1小时急诊，心电图示V_4～V_6导联的ST段压低0.3 mV，T波双向。最佳的处理不包括
    A．尿激酶溶栓
    B．低分子肝素皮下注射
    C．静注利多卡因
    D．口服阿司匹林
    E．肌内注射哌替啶

*84. 男性，56岁。1个月来发生3次夜间睡眠中因突发心前区疼痛而惊醒，伴出汗、咽部发紧、呼吸不畅，持续10分钟左右自行缓解，白天活动正常。既往发现血压升高1年，未治疗，吸烟20年。查体：P 60次/分，BP 160/80 mmHg，双肺正常，心律齐，心音正常，双下肢不肿。该患者应首选的治疗药物是
    A．血管紧张素转换酶抑制剂（ACEI）
    B．血管紧张素Ⅱ受体拮抗剂（ARB）
    C．钙通道阻滞剂
    D．β受体拮抗剂　　　(48/2017)

85. 男性，43岁。突发胸痛，放射至左肩，持续6小时不缓解。既往有高脂血症，否认冠心病病史。查体：BP 100/65 mmHg，心率70次/分。心电图提示：窦性心律，Ⅱ、Ⅲ、aVF导联ST段弓背向上抬高>2 mV，V_2～V_5导联ST段压低1 mV。最合理的处理是
    A．运动平板试验
    B．直接冠脉介入治疗
    C．积极抗凝保守治疗
    D．冠脉CT检查
    E．根据次日血脂情况加用他汀类药物

86. 男性，65岁。突发胸痛持续2小时，放射至左肩。有血脂异常病史10年，否认出血病史。查体：BP 120/65 mmHg，心率80次/分。心电图示窦性心律，Ⅱ、Ⅲ、aVF导联ST段弓背向上抬高>2 mV，胸前导联ST段压低1 mV。如无直接冠脉介入条件，最合理的处理措施是
    A．紧急溶栓治疗
    B．根据心肌坏死标志物结果决定策略
    C．积极抗凝＋抗血小板保守治疗
    D．超声心动图检查
    E．行运动平板试验

87. 女性，68岁。突发胸痛6小时。既往糖尿病8年，规律服用降糖药物，否认高血压。查体：BP 130/80 mmHg，心率90次/分，律齐。心电图提示为急性前壁ST段抬高型心肌梗死。错误的抗血小板治疗方法是
   A. 立即口服阿司匹林+氯吡格雷负荷剂量
   B. 立即口服阿司匹林+替格瑞洛负荷剂量
   C. 冠脉介入治疗后，口服阿司匹林+氯吡格雷至少1年
   D. 不做冠脉介入治疗，观察1个月后口服阿司匹林或氯吡格雷
   E. 不做冠脉介入治疗，仍需口服阿司匹林+氯吡格雷至少1年

88. 女性，68岁。因急性非ST段抬高型心肌梗死入院2天，胸痛已缓解。既往否认出血病史。查体：生命体征平稳，心肺（-）。最适宜的抗凝、抗血小板治疗方案是
   A. 阿司匹林+氯吡格雷
   B. 阿司匹林+低分子肝素
   C. 氯吡格雷+低分子肝素
   D. 阿司匹林+氯吡格雷+低分子肝素
   E. 阿司匹林+氯吡格雷+华法林

89. 男性，64岁。急性心肌梗死2天的患者，疑有早期心源性休克末梢循环改变，血压90/70 mmHg，尿比重1.016，中心静脉压13 cmH₂O。治疗时应首选的药物是
   A. 肾上腺素
   B. 低分子右旋糖酐
   C. 毛花苷C（西地兰）
   D. 硝普钠
   E. 硝苯地平

【A3/A4型题】

男性，69岁。2年多来常于劳累或情绪激动时发作性左胸前区疼痛，多次心电图检查未见异常。
90. 对该患者采集病史时应特别注意询问
   A. 胸痛特点
   B. 高血压病史
   C. 吸烟史
   D. 饮酒史
   E. 冠心病家族史

91. 最有价值的无创检查是
   A. Holter（24小时动态心电图）
   B. 胸部X线片
   C. 胸部CT
   D. 超声心动图
   E. 运动放射性核素心肌灌注显像

92. 心电图负荷试验的适应证是
   A. 变异型心绞痛
   B. 稳定型心绞痛
   C. 初发型心绞痛
   D. 恶化型心绞痛
   E. 心肌梗死急性期

女性，49岁。2个月来无明显诱因出现心前区憋闷、气短，持续1小时以上，发作时乏力，四肢麻木，手心出汗，活动不受限。1小时前症状再发，并持续不缓解，步行来院。既往有高脂血症，无其他病史。其父患心脏病猝死。查体：P 80次/分，R 16次/分，BP 130/70 mmHg，肥胖体型，双肺（-），心界不大，心律齐，心尖部可闻及2/6级收缩期杂音，A₂=P₂。腹部（-），左下肢水肿（±）。心电图：Ⅲ、aVF、V₅导联T波低平。

*93. 根据以上所述，该患者最不可能的疾病是
   A. 心脏神经官能症
   B. 急性心肌梗死
   C. 不稳定型心绞痛
   D. 肺栓塞

*94. 对该患者的处理最正确的措施是
   A. 对症处理，临床观察
   B. 提高氧供，积极溶栓
   C. 积极抗凝，抗血小板
   D. 血运重建，急诊介入

*95. 患者症状缓解2周后来院复查，为明确诊断，此时应首选的检查是
   A. 超声心动图
   B. 冠状动脉造影
   C. 运动负荷心电图
   D. 肺通气灌注检查　　　　（76～78/2019）

女性，69岁。3个月来反复发作胸骨后疼痛，发作与劳累无关，常在半夜或凌晨时分发作。
96. 该患者最可能的诊断是
   A. 稳定型心绞痛
   B. 变异型心绞痛
   C. 初发型心绞痛
   D. 恶化型心绞痛
   E. 急性心肌梗死早期

97. 该患者发作时的心电图表现特征是
   A. ST段抬高
   B. ST段下移≤1 mV
   C. ST段下移>1 mV
   D. ST段无变化
   E. 见到Q波

98. 该患者首选的治疗药物是
    A. 硝酸酯类
    B. β受体拮抗剂
    C. 钙通道阻滞剂
    D. 血管紧张素转换酶抑制剂
    E. 抗血小板药物

男性，65岁。1年来快跑时感心前区闷痛，持续3~5分钟，休息后可缓解。近1个月来快步走或上二层楼后即感胸痛，疼痛较前加重，持续10分钟左右，伴出汗。1天前再次发作，含服硝酸甘油后可缓解，胸痛发作时心电图可见ST-T改变，诊断为冠心病。

*99. 该患者冠心病的分型是
    A. 稳定型心绞痛
    B. 不稳定型心绞痛
    C. 非ST段抬高型心肌梗死
    D. 急性ST段抬高型心肌梗死

*100. 根据加拿大心血管学会（CCS）分级，该患者心绞痛严重度分级属于
    A. Ⅰ级
    B. Ⅱ级
    C. Ⅲ级
    D. Ⅳ级

*101. 该患者最佳的治疗选择是
    A. 溶栓治疗
    B. 长效硝酸甘油口服
    C. PCI术
    D. 加用β受体拮抗剂 （76~78/2022）

女性，65岁。因阵发性胸闷8年、持续胸痛8小时入院。入院时血压为150/90 mmHg，诊断急性前壁心肌梗死。

102. 支持诊断的心电图改变为
    A. Ⅱ、Ⅲ、aVF出现异常Q波伴ST段弓背向上抬高
    B. V_1~V_4出现异常Q波伴ST段弓背向上抬高
    C. Ⅰ、aVL出现肺性P波
    D. 频发室性早搏
    E. 三度房室传导阻滞

103. 此时最具特征性的实验室改变是
    A. 血清LDH上升
    B. 血清AST上升
    C. 血清ALT上升
    D. 血清CK-MB上升
    E. 血清肌红蛋白下降

104. [假设信息] 该患者出现频发室性期前收缩伴短阵室性心动过速，此时最恰当的处理是
    A. 静推毛花苷C（西地兰）
    B. 口服美西律
    C. 静脉注射利多卡因
    D. 口服普鲁卡因胺
    E. 口服妥卡尼

105. [假设信息] 起病4周后，患者反复低热。查体：左肺底有湿啰音，心前区闻及心包摩擦音，此时应考虑并发
    A. 肺结核
    B. 尿毒症
    C. 感染性心内膜炎
    D. 心肌梗死后综合征
    E. 肺栓塞

男性，70岁。因持续性胸骨后疼痛10小时急诊入院。入院测血压为150/90 mmHg，急做心电图改变为V_1~V_5导联出现异常Q波伴ST段弓背向上抬高。

106. 该患者最可能的诊断是
    A. 急性广泛前壁心肌梗死
    B. 急性前间壁心肌梗死
    C. 急性局限前壁心肌梗死
    D. 急性下壁心肌梗死
    E. 急性正后壁心肌梗死

107. 此时该患者最具特征性的实验室检查结果是
    A. 血清LDH上升
    B. 血清AST上升
    C. 血清ALT上升
    D. 血清cTnI上升
    E. 血清肌红蛋白上升

108. 入院后第2天患者出现心源性休克，此时不宜采取的治疗措施是
    A. 主动脉内气囊反搏术
    B. 静注呋塞米
    C. 静滴多巴胺
    D. 静滴多巴酚丁胺
    E. 补充血容量

男性，46岁。5天前因压榨性胸痛伴大汗3小时来院，诊断急性前壁心肌梗死。因拒绝介入及溶栓治疗而按常规行保守处理，1天后症状缓解，此后病情平稳。4小时前，患者再次发作胸痛，持续50分钟，心尖部可闻及3/6级收缩中晚期吹风样杂音。

*109. 该患者出现杂音最可能的病因是
    A. 心力衰竭
    B. 腱索断裂
    C. 乳头肌功能不全
    D. 室间隔穿孔

*110. 下列检查指标升高对诊断再梗死意义最大的是
  A. cTnT
  B. CK-MB
  C. LDH
  D. AST (91, 92/2011)

男性，58岁。1年来发作性心前区疼痛，每于劳累或生气时发作，向左下颌放射，持续数分钟，可自行缓解。1个月来发作较前频繁，未认真治疗。3小时前又发作疼痛剧烈，部位同前，向咽部放射，不能缓解来急诊。

111. 该患者首先考虑的诊断是
  A. 不稳定型心绞痛
  B. 急性心肌梗死
  C. 急性肺栓塞
  D. 主动脉夹层
  E. 胸膜炎

112. 最有助于诊断的辅助检查是
  A. 心电图
  B. 超声心动图
  C. 心肌坏死标志物
  D. 胸部X线片
  E. 血D-二聚体

113. 该患者最重要的首选治疗是
  A. 溶栓治疗
  B. 肝素静脉点滴
  C. 吗啡皮下注射
  D. 硝酸甘油静脉点滴
  E. 抗结核治疗

女性，74岁。1周前因股骨颈骨折卧床行保守牵引治疗。8小时前在睡眠中突发心前区疼痛，持续伴阵发加重，出汗，口含硝酸甘油不缓解。既往有高血压、糖尿病病史。查体：P 62次/分，BP 110/70 mmHg，双肺（-），心界不大，律齐，$A_2>P_2$，双侧脉搏对称。心电图示 $V_1 \sim V_5$ 导联呈QS波，ST段弓背样抬高。

*114. 该患者最可能的诊断是
  A. 肺栓塞
  B. 主动脉夹层
  C. 不稳定性心绞痛
  D. 急性心肌梗死

*115. 为明确诊断，最有价值的检查是
  A. 肌酸激酶同工酶（CK-MB）
  B. D-二聚体（D-dimer）
  C. 肌钙蛋白T（TnT）
  D. 脑钠肽（BNP）

*116. 下列关于该患者的急诊处理措施中，错误的是
  A. 溶栓治疗
  B. 抗凝治疗
  C. 抗血小板治疗
  D. 急诊介入治疗 (96~98/2010)

【B1型题】
  A. 脂质点
  B. 脂质条纹
  C. 斑块前期
  D. 粥样斑块
  E. 纤维粥样斑块

117. 美国心脏病学会根据动脉粥样硬化的病变发展过程将其细分为6型，属于Ⅱ型的是

118. 美国心脏病学会根据动脉粥样硬化的病变发展过程将其细分为6型，属于Ⅳ型的是

  A. 西地兰
  B. 卡维地洛
  C. 硝普钠
  D. 间羟胺
  E. 硝酸甘油

119. 男性，65岁。急性心肌梗死后第2天开始出现胸闷、心悸、咳嗽。查体：BP 145/95 mmHg，双侧肺底可闻及湿啰音，心率98次/分，律齐。应首选的治疗是

120. 女性，25岁。风湿性心脏病史3年，近2周开始出现胸闷、心悸。查体：BP 125/75 mmHg，双肺底可闻及湿啰音，心率130次/分，律不齐，心尖部可闻及舒张期杂音。心电图示心房颤动。应首选的治疗是

  A. 氢化可的松
  B. 利多卡因
  C. 人工心脏起搏
  D. 非同步直流电复律
  E. 冠状动脉旁路移植术

121. 急性心肌梗死伴短阵室性心动过速应使用

122. 急性心肌梗死突然出现心室颤动时应使用

  A. Killip Ⅰ级
  B. Killip Ⅱ级
  C. Killip Ⅲ级
  D. Killip Ⅳ级
  E. 无法分级

123. 急性心肌梗死患者，双肺未闻及湿啰音，血压正常，其心功能评级是

124. 急性心肌梗死患者，双肺啰音<50%肺野，血

压正常，其心功能评级是
125. 急性心肌梗死患者，双肺布满湿啰音，血压正常，其心功能评级是

A．超声心动图检查
B．胸部X线心脏三位片检查
C．冠状动脉及心室造影检查
D．漂浮导管检查
E．心电图运动负荷试验检查

126. 对诊断冠心病最有价值的检查是
127. 对诊断稳定型心绞痛最有价值的无创检查是
128. 对诊断不稳定型心绞痛应禁忌的检查是

A．替格瑞洛
B．伊伐布雷定
C．左西孟旦
D．比伐卢定　　　　　　（128，129/2022）

*129. 冠心病患者在冠状动脉内药物支架植入后，存在氯吡咯雷抵抗，可选用的药物是

*130. 冠心病患者合并急性左心衰竭，血压正常，可选用的药物是

【X型题】

131. 颅脑动脉粥样硬化最常侵犯的动脉有
A．颈内动脉
B．颈外动脉
C．基底动脉
D．椎动脉

132. 下列属于冠心病临床表型的有
A．心绞痛
B．心肌梗死
C．缺血性心肌病
D．猝死

133. 下列属于急性冠脉综合征的有
A．缺血性心肌病
B．不稳定型心绞痛
C．非ST段抬高型心肌梗死
D．急性ST段抬高型心肌梗死

*134. 稳定型心绞痛的发病机制有
A．冠状动脉内斑块形成
B．冠状动脉内血栓形成
C．冠状动脉痉挛
D．冠状循环小动脉病变　　　（170/2010）

135. 继发性不稳定型心绞痛的明显诱发因素包括
A．感染
B．高血压
C．贫血

D．低氧血症

*136. 对急性胸痛患者，鉴别急性心肌梗死与主动脉夹层有意义的临床表现有
A．疼痛性质及持续时间
B．合并消化道症状
C．心肌坏死标志物
D．主动脉瓣听诊区杂音　　　（169/2015）

*137. 心电图Ⅱ、Ⅲ、aVF、V_6、V_7导联运动后出现ST段水平下降，最可能涉及的冠状动脉有
A．右冠状动脉
B．左前降支
C．左回旋支
D．左主干　　　　　　　　　（151/2000）

*138. 男性，65岁。6年前曾患心肌梗死，现欲评估患者目前的心脏功能，可选用的检查有
A．24小时动态心电图
B．超声心动图
C．放射性核素心脏检查
D．冠状动脉造影　　　　　　（155/2020）

139. 不稳定型心绞痛的治疗包括
A．积极抗血小板治疗
B．尽早使用他汀类药物
C．抗凝治疗
D．尽早溶栓治疗

*140. 男性，50岁。4小时来急性胸痛，心电图诊断为"急性下壁、右心室心肌梗死"。患者胸痛持续不缓解，查体：BP 85/60 mmHg，颈静脉充盈，下肢水肿（+）。下列治疗措施中，正确的有
A．静滴硝酸甘油缓解心绞痛
B．适当利尿消除水肿
C．积极补液适当应用多巴胺升血压
D．即刻行PCI术血运重建　　　（169/2014）

141. 关于溶栓治疗有效的判断标准中，属于再灌注心律失常的有
A．短暂的加速性室性自主节律
B．房室传导阻滞突然消失
C．三度房室传导阻滞
D．阵发性室上性心动过速

142. 下列属于急性心肌梗死静脉溶栓治疗指征的有
A．心电图相邻两个或更多导联ST段抬高
B．心电图相邻两个或更多导联ST段降低
C．起病时间＜12小时
D．患者年龄＜75岁

143. 急性心肌梗死时，适宜溶栓治疗的情况是指同时伴有
A．血压160/100 mmHg
B．6个月前发生过缺血性脑卒中

C. 疑有主动脉夹层
D. 4周前曾行桡动脉穿刺

144. 下列属于抗血小板聚集和黏附的药物有
A. 双嘧达莫
B. 阿司匹林
C. 噻氯匹定
D. 双香豆素

*145. 急性心肌梗死溶栓治疗，常用的溶栓剂有
A. 肝素
B. 阿司匹林
C. 尿激酶
D. 链激酶
（152/1996）

答案及解析

1.【答案】C
【解析】动脉粥样硬化的病因尚未完全确定。主要的危险因素包括年龄和性别、血脂异常、高血压、吸烟、糖尿病和糖耐量异常、肥胖等。其中年龄和性别是不可改变的危险因素。

2.【答案】C
【解析】冠心病是冠状动脉粥样硬化性心脏病，能促进动脉粥样硬化的因素均为危险因素，吸烟、高血压、年龄和高胆固醇血症均为冠心病的主要危险因素，只有酗酒不是。

3.【答案】C
【解析】当冠状动脉供血与心肌需求之间发生不平衡，供血不能满足需求时，即可发生心绞痛。冠状动脉硬化、冠状动脉内粥样硬化斑块形成，导致管腔狭窄，冠状动脉痉挛、冠状循环的小动脉病变等都能造成冠脉供血减少，均为稳定型心绞痛的发生机制。而冠状动脉内血栓形成是临床不稳定型心绞痛发生的主要机制。

4.【答案】D
【解析】心绞痛发作时，外周动脉压增高，但体温、红细胞沉降率、心肌酶谱均正常，心电图不会出现异常Q波。此亦是心绞痛与心肌梗死的重要鉴别点。

5.【答案】B
【解析】静息型心绞痛是指在休息状态下即可诱发的心绞痛。变异型心绞痛属其中一种，疼痛程度较重，时限较长，含服硝酸甘油不易缓解疼痛，疼痛发作与心肌需氧量增加无明显关系，但与冠脉血流储备量减少有明显关系。

6.【答案】D
【解析】CCS（加拿大心血管病学会）把心绞痛严重程度分为四级：Ⅰ级是一般体力活动不受限，仅在强、快或持续用力时发生心绞痛；Ⅱ级是一般体力活动轻度受限；Ⅲ级是一般体力活动明显受限；Ⅳ级是轻微活动或休息时即可发生心绞痛。所以答案是D。

7.【答案】A
【解析】典型的稳定型心绞痛患者发作时会出现心率加快、血压上升、心尖部可出现第四或第三心音奔马律，并可出现因心肌缺血而导致的二尖瓣乳头肌功能不全，在心尖部可听到一过性的收缩期杂音等。一般心绞痛发作时，血压不会下降。如出现血压下降应首先考虑患者可能已出现心肌梗死。

8.【答案】A
【解析】心电图负荷试验是诊断冠心病最常用的检查手段之一。负荷试验的禁忌证包括：心肌梗死急性期、不稳定型心绞痛、已有明确的心肌缺血性改变或有活动性心肌缺血过程、明显心力衰竭、严重心律失常或急性疾病者。但患者在进行负荷试验前，心电图ST段水平下降＞0.15 mV，已经明确显示心肌缺血性的改变，因此应被列入禁忌证。稳定型心绞痛行PTCA术后3天和无并发症的急性心肌梗死后1周的患者处于病情稳定期，此时选择负荷试验是对患者接受治疗（PTCA）疗效及心功能的评价，属检查的适应证。频发室性期前收缩及心房颤动不属于严重心律失常，并非是心电图负荷试验的绝对禁忌证，有时还是作为诊断心律失常病因的手段之一。

9.【答案】C
【解析】按照急性NSTEMI诊疗指南规定，对此类患者一旦确诊，宜早期采取抗凝及抗血小板聚集治疗，溶栓不仅不能起到早期治疗的目的反而增加死亡率。至今无临床实践观察资料证明NSTEMI危险程度比ST段抬高型的低。根据指南规定，心肌梗死患者的血清心肌坏死物指标均应增高，因此血清肌钙蛋白不应该是正常的。有临床循证医学研究证实联合应用阿司匹林和氯吡格雷是完全正确的。

10.【答案】A
【解析】对诊断急性心肌梗死的血清心肌坏死标志物检查是早期诊断心肌梗死的重要手段，包括肌酸激酶同工酶CK-MB、肌钙蛋白Ⅰ、肌钙蛋白T和肌红蛋白等。而以往沿用多年的心肌酶测定，包括肌酸激酶、AST、LDH等的特异性和敏感性均远不如上述心肌坏死标志物，已不再用于急性心肌梗死的诊断。

11.【答案】A

【解析】心绞痛是指急性、暂时性心肌缺血、缺氧而引起发作性胸痛为主要表现的临床综合征。稳定型心绞痛最常见,其特点为由劳力诱发的心绞痛。因此疼痛发生是多由体力劳动或情绪激动等增加心肌需氧量的情况所诱发;持续时间一般3~5分钟,重度可达10~15分钟,极少数>30分钟,超过者需与心肌梗死鉴别;舌下含硝酸甘油1~3分钟即可完全缓解,一般不超过5分钟;发作时心电图多数患者出现ST段水平或下斜形下移(缺血性ST段改变),发作缓解后恢复,发作时心电图上相应导联不会出现ST段抬高;发作时立即停止活动,症状即消失,或立即硝酸甘油0.3~0.6 mg舌下含化,不需要冠状动脉介入治疗。

12.【答案】C

【解析】原为稳定型心绞痛,近1个月同等程度劳累所诱发的胸痛次数、程度及持续时间均增加,则应诊断为恶化型心绞痛。现在除稳定型心绞痛外,均称为不稳定型心绞痛。

13.【答案】C

【解析】漂浮导管监测只能通过血流动力学检查,反映心功能情况,并为治疗提供重要依据,但不能直接判断急性心肌梗死的面积。其余均是正确的。

14.【答案】B

【解析】对于确诊冠心病最有价值的检查是冠状动脉造影,冠状动脉造影为有创性检查方法,但目前仍是诊断冠心病的"金标准",可确定冠状动脉狭窄部位、程度、形态及范围;管腔直径狭窄达70%~75%以上会严重影响冠状动脉血供,50%~70%者也有一定意义。一般认为,冠状动脉主要分支中有一支血管狭窄程度≥50%,则应诊断为冠心病。冠状动脉造影不仅为临床诊断也为治疗方法的选择、预后判断提供了极其重要的资料。其他检查如运动负荷试验、超声心动图、核素心肌显像和血清肌钙蛋白测定等,对于冠心病的诊断可能有一定价值,但不是最有价值的检查。

15.【答案】D

【解析】急性冠状动脉综合征是由于冠状动脉供血急性短暂或持续中断,导致相应心肌发生缺血、损伤,甚至坏死。心肌发生短暂的缺血,心肌细胞结构未受到破坏,但心肌除极尤其是复极可发生变化,因此临床体表心电图可出现明显的R波电压和(或)ST-T的变化,这种变化在心肌恢复供血后可以逆转。因此,当患者出现胸痛而心电图无任何异常变化,必须考虑其他心脏以外的疾病导致之可能。因临床常用的心肌损伤标志物CK-MB、肌钙蛋白等在单纯心肌缺血而无心肌细胞破坏的情况下,一般不会升高。即使存在心肌细胞损伤坏死,这些标志物也要在发生坏死后2~4小时以后才出现增高。超声心动图是从心脏结构及运动来分析诊断,在心肌缺血早期,心肌运动功能正常并不能排除是否存在心肌急性缺血。

16.【答案】A

【解析】急性心肌梗死是冠状动脉粥样硬化性心脏病中最严重的一种,其病因大部分是冠状动脉内不稳定的粥样斑块破裂,血栓形成,使管腔闭塞所致。

17.【答案】D

【解析】心肌梗死最常发生的部位是左心室前壁,这是因为左冠状动脉前降支闭塞最常见。

18.【答案】E

【解析】右心室梗死后的主要病理生理改变是右心衰竭的血流动力学变化。右心室收缩功能下降,右心搏血量减少,右心房压力增高,使中心静脉压增高,由于右心搏血量减少,肺循环内血流量相对不足,肺毛细血管楔压常可稍低或正常。同时,右心室舒张末期容量及压力的增加可相对地提高右心的排血量,因此不宜采用利尿剂。从解剖学上可知,多数人的右心室和左心室下壁及后壁是由右冠状动脉供血,故右心室梗死常与下壁及后壁梗死同时出现。在急诊冠状动脉溶栓方面,左右心室梗死在处理及并发症上无差异。

19.【答案】D

【解析】急性下壁心肌梗死的特点是易发生房室传导阻滞,不常合并室上性快速性心律失常。由于急性下壁心肌梗死的心肌梗死面积小,所以不常合并急性肺水肿、心源性休克和室壁瘤,这些多见于急性广泛前壁心肌梗死。

20.【答案】E

【解析】确定冠状动脉狭窄部位和严重程度最佳的检查是冠状动脉造影,这是诊断冠心病的"金标准"。

21.【答案】C

【解析】这是一道记忆型试题。急性心肌梗死时,血清的CK-MB浓度会升高,典型的变化是起病后4小时内增高,16~24小时达高峰,3~4天恢复正常。

22.【答案】E

【解析】急性心肌梗死是由于冠状动脉急性闭塞引起相应心肌缺血性坏死。心肌缺血性坏死会使血清心肌坏死标志物增高,由于这些血清心肌坏死标志物在心肌坏死后增高的时间不一、持续时间长短不同,因此对心肌坏死标志物的测定应进行综合评价。常用的心肌坏死标志物有:①肌红蛋白:起病1.5~4小时升高,2~6小时达高峰,24~48小时恢复,对急性心肌梗死早期诊断更具有优越性,但特异性差;②肌酸磷酸激酶同工酶(CK-MB):起病4小时内升高,16~24小时达高峰,3~4日恢复正常,其诊断特异性高,此外,CK-MB高峰出现时间是否提前有助于判断溶栓治疗是否成功;③肌钙蛋白T(cTnT)和肌钙蛋白I(cTnI):在起病2~4小时升高,峰值在 12～24 小时，cTnT 可持续 10～14 天，cTnI 可持续 7～10 天，对急性心肌梗死诊断的敏感性和特异性都很高，被认为是目前最肯定的诊断指标；④肌酸磷酸激酶（CK）：起病 6 小时内升高，24 小时达高峰，3～4 日恢复正常；⑤乳酸脱氢酶（LDH）和 LDH 同工酶：起病 8～10 小时升高，2～3 日达高峰，1～2 周恢复正常；⑥谷草转氨酶（AST）：起病 6～12 小时升高，24～48 小时达高峰，3～6 日恢复。从本题给予的血清心肌坏死标志物看，对早期诊断最有意义的是肌酸磷酸激酶同工酶。

23．【答案】C

【解析】急性心肌梗死是由于冠状动脉急性闭塞引起相应心肌缺血性坏死。心肌缺血性坏死会使血清心肌坏死标志物增高，由于这些血清心肌坏死标志物在心肌坏死后增高的时间不一、持续时间长短不同，而且特异性有差异，因此对心肌坏死标志物的这些特点应进行综合评价。肌钙蛋白 T（cTnT）和肌钙蛋白 I（cTnI）对急性心肌梗死诊断的特异性最高，被认为是目前最肯定的诊断指标，因此急性心肌梗死时特异性最高的血清心肌坏死标志物是肌钙蛋白 I。

24．【答案】E

【解析】急性心肌梗死后，心肌坏死标志物会升高，其中包括心肌酶和肌钙蛋白。肌酸磷酸激酶、天冬氨酸氨基转移酶、乳酸脱氢酶和肌酸磷酸激酶同工酶均属于血清心肌酶，只有肌钙蛋白 I 不属于血清心肌酶。

25．【答案】E

【解析】钙通道阻滞剂是临床常用的并且是十分有效的抗心绞痛药物。它的主要作用机制是抑制钙离子进入细胞内，抑制心肌细胞兴奋 - 收缩偶联中钙离子的利用，因而抑制心肌收缩，减少心肌耗氧；扩张冠状动脉，解除冠状动脉痉挛，改善心肌血供；扩张周围血管，降低动脉压，减轻心脏负担；降低血液黏度，抗血小板聚集，改善心肌微循环。本题选项 A、B、C、D 所叙述的概念均为正确。部分钙通道阻滞剂制剂（如硫氮䓬酮）可减慢心室率，但有的钙通道阻滞剂制剂（如硝苯地平）可反射性引起心室率加快，因此，减慢心室率不是此类药物的主要作用机制。

26．【答案】B

【解析】不稳定型心绞痛是除稳定型心绞痛之外的全部心绞痛的总称。不稳定型心绞痛患者的发病机制是冠脉内不稳定的粥样斑块继发病理改变，使局部心肌血流量明显减少，如斑块内出血、斑块纤维帽出现裂隙、表面上有血小板聚集及（或）刺激冠状动脉痉挛，导致缺血加重，因此不稳定型心绞痛极易发生急性心肌梗死。根据发病机制，为防止向心肌梗死方向发展，治疗应包括积极抗血小板治疗、抗凝治疗、抗缺血治疗和尽早使用他汀类降血脂药物以防止粥样斑块发展。因为不稳定型心绞痛不是急性心肌梗死，冠脉内尚无血栓形成，所以不需要溶栓治疗。

27．【答案】C

【解析】心力衰竭、心源性休克、心律失常、心脏破裂和肺栓塞均可以是急性心肌梗死的死亡原因。但在 24 小时内的主要死亡原因是心律失常，特别是室性心动过速及心室颤动。

28．【答案】C

【解析】超声心动图可根据心室壁节段运动障碍、室壁厚度等来判断是否可能发生心肌梗死，但不能明确发生梗死的时间。冠状动脉造影可发现相关的冠状动脉病变，但不能单纯根据血管病变来诊断心肌梗死和明确发生梗死的时间。心肌核素显像检查同样可以发现心肌存在缺血，提示心肌梗死的诊断，但也不能确定缺血梗死发生的时间。而肌钙蛋白是诊断急性心肌梗死的敏感指标，在心肌梗死后出现增高，并可持续 10～14 天，如测定肌钙蛋白增高，即可提示在近期曾发生急性心肌梗死。

29．【答案】D

【解析】急性心肌梗死起病后 1～2 周内即可发生栓塞，由下肢静脉血栓形成部分脱落即可发生肺梗死。而乳头肌断裂多见于二尖瓣后乳头肌；心脏破裂多见于心室游离壁破裂，仅偶见于室间隔穿孔破裂；心室壁瘤主要见于左心室；心梗后综合征发生率为 1%～5%。所以答案是 D。

30．【答案】D

【解析】不稳定型心绞痛是指稳定型心绞痛以外的发作形式。与稳定型心绞痛的差别主要在于冠状动脉内不稳定的粥样斑块继发病理改变如斑块内出血、斑块纤维帽出现裂隙、表面上有血小板聚集及（或）刺激冠状动脉痉挛，导致缺血加重，但又不像急性心肌梗死时的冠状动脉内血栓形成。因此药物治疗不稳定型心绞痛，应给予氯吡格雷和阿司匹林抗血小板聚集，应给予低分子肝素抗凝，以防止冠状动脉内血栓形成，还可给予 β 受体拮抗剂以降低心肌耗氧量，缓解不稳定型心绞痛的胸痛症状。因为不稳定型心绞痛时冠状动脉内无血栓形成，所以不需要尿激酶溶栓治疗。

31．【答案】A

【解析】急性心肌梗死的预后与多种因素有关，其中梗死心肌面积大小、急性期有无严重并发症是十分重要的两个因素。根据冠状动脉解剖特点，心肌前壁一般由左冠状动脉前降支供血；侧壁常由前降支的分支对角支或左回旋支供血；而右冠状动脉主要供应心脏下壁、后壁的心肌，同时，心脏传导系统中的窦房结、房室结也主要由右冠状动脉供血。临床上急性下壁心肌梗死常可伴有后壁梗死，同时可出现心动过缓或房室传导阻滞,此与右冠状动脉受累有关。多数房室传导阻滞在发病早期出现,并呈可逆性。即使出现完全性房室传导阻滞,只要治疗及时,一般预后良好。急性前壁心肌梗死多涉及左冠状动脉前降支,其梗死面积一般比较大,但并发完全房室传导阻滞者较少。当前壁心肌梗死同时出现三度房室传导阻滞时,则临床上多为房室结以下部位阻滞,即多由于严重缺血坏死病变导致双束支或三束支阻滞,此类型为极其严重的临床表现,死亡率较高。

32.【答案】A

【解析】急性心肌梗死患者心电图出现病理性Q波可有以下原因:①心肌因缺血而坏死;②心肌可因急性缺血而发生心肌顿抑(或称心肌休克)。因此,出现病理性Q波并不一定说明心肌已经发生不可逆的坏死。此外,虽然患者来院时间可能较晚,心肌已经坏死,但只要患者还存在心绞痛,心电图显示心肌梗死面积还在扩大,梗死区心电图ST段仍举高不降,仍然是溶栓治疗的适应证。

33.【答案】D

【解析】溶栓治疗是急性心肌梗死的非常重要的治疗方法,判断急性心肌梗死溶栓治疗后是否成功非常重要。可直接判断急性心肌梗死溶栓治疗后成功的临床指标是冠状动脉造影血管已通。其余均为间接临床指标。

34.【答案】E

【解析】急性心肌梗死早期出现的心力衰竭主要是心肌充血、水肿引起顺应性下降所致,而左心室舒张末期容量并未增大,且洋地黄类药物可能引起室性心律失常,所以急性心肌梗死后24小时内应尽量避免使用洋地黄。其他四个选项所提及的均为合适的处理方法。

35.【答案】C

【解析】在心肌梗死发病4~12小时内,采用溶栓治疗等方法使闭塞血管再通,心肌得到再灌注,挽救濒临死亡的心肌,缩小梗死面积,保护心功能,改善近期与远期预后,是治疗急性心肌梗死的主要治疗手段。心肌梗死临床溶栓治疗有效的判断标准是:①自溶栓开始2小时内胸痛基本消失;②自溶栓开始2小时抬高的ST段迅速回降>50%;③血清CK-MB酶峰提前出现,即前移至发病14小时内;④自溶栓开始2小时内出现再灌注心律失常。以上四项中具备两项或两项以上者判定为血管再通,但仅有①④两项不能判定为再通。而2小时内不但不会出现血压下降,相反原来血压下降者还可能恢复正常。

36.【答案】E

【解析】判断急性心肌梗死后溶栓成功除根据冠状动脉造影直接判断外,胸痛缓解、心电图示ST段下降、频发的室性早搏和CK-MB峰值前移均为判断急性心肌梗死后溶栓成功的临床指标。而窦性心动过速不支持,应该是心动过缓。

37.【答案】E

【解析】急性心肌梗死并发心脏破裂在临床并非少见,一般发生于起病1周内,可引起心力衰竭、休克而在数日内死亡,也可为亚急性,患者能存活数个月。但破裂部位多见于心室游离壁,偶为室间隔破裂穿孔。

38.【答案】B

【解析】急性心肌梗死24小时内易并发心律失常,因此当24小时内并发急性左心衰竭时,若应用洋地黄可能更会引起室性心律失常,所以最不宜应用。

39.【答案】C

【解析】一般冠心病平时可无症状,心电图亦正常,运动负荷试验可增加心脏负荷以激发心肌缺血,心电图则有表现,所以心电图运动负荷试验是最常用的非创伤性检查方法。但在心肌梗死急性期、有不稳定型心绞痛、明显心力衰竭、严重心律失常时应禁做此项检查。

40.【答案】B

【解析】急性心肌梗死住院病死率过去一般为30%左右,采用监护治疗后降至15%左右,采用溶栓疗法后再降至8%左右,采取其他措施使之更低,这包括应用阿司匹林、β受体拮抗剂和血管紧张素转换酶抑制剂等,但循证医学指出硝酸酯类有助于缓解患者症状,而对减少急性心肌梗死病死率无明显作用。

41.【答案】D

【解析】在心肌梗死早期,如起病3~6小时,最迟在12小时内,使闭塞的冠状动脉再通,心肌得到再灌注,使濒临坏死的心肌得以存活或使坏死范围缩小,有利于梗死后心肌重塑,预后改善。因此心肌再灌注是最重要的治疗措施。

42.【答案】C

【解析】普鲁卡因胺、普罗帕酮、胺碘酮、氨酰心安这四种抗心律失常药物对急性心肌梗死所致的室性期前收缩均可有效,但普鲁卡因胺、普罗帕酮和氨酰心安都伴有较明显的负性肌力作用,而胺碘酮的此种作用明显较弱,当患者为急性心肌梗死伴左心功能不全,胺碘酮为最合适的选择。维拉帕米属钙通道阻滞剂,主要对心房性心律失常疗效较好,不适合室性心律失常。

43.【答案】A

【解析】临床病理证实,急性非ST段抬高型心肌梗死的主要发病机制是由于血管内不稳定斑块破裂,诱发血小板激活,在局部聚集,形成白色血栓,故溶栓疗法不适宜。斑块破裂,致使内皮下的多种活性物质释放亦可导致冠状动脉痉挛，但冠状动脉痉挛与冠状动脉阻塞不完全不是溶栓疗法的适应证。病情危急程度也不是采用溶栓治疗与否的指征。

44．【答案】C

【解析】阿司匹林是通过抑制环氧化酶1和阻断TXA2的合成，阻断血小板聚集的旁路。双嘧达莫是通过抑制磷酸二酯酶活性，减少cAMP的降解，从而增加了血小板内cAMP含量。氯吡格雷是血小板ADP受体的抑制剂。阿昔单抗是血小板膜糖蛋白Ⅱb/Ⅲa受体抑制剂。水蛭素是属于直接抗凝血酶的药物，不属于抗血小板制剂。故C为正确答案。

45．【答案】A

【解析】主动脉内气囊反搏术主要作用是提高心脏舒张期主动脉内血压，改善冠状动脉供血；减轻心脏收缩期左心室的后负荷，增加心输出量，改善肾、脑血供，有利于危重与休克患者的恢复。本题并发心源性休克和并发右心室梗死均是主动脉内气囊反搏的适应证，但最佳、临床患者受益最大的适应证是并发心源性休克者（选项A）。而并发急性左心衰竭、并发恶性心律失常和并发慢性肾功能不全均不是适应证。

46．【答案】C

【解析】尿激酶及链激酶是目前临床上治疗急性心肌梗死常用的溶栓剂。而肝素、低分子肝素和华发林是属于抗凝剂；阿司匹林是属于抗血小板药物。

47．【答案】C

【解析】该中年男性患者急性病程，2周来晨练行走300米左右出现胸部闷胀压抑感，放散到咽喉部，有紧缩感，持续5～10分钟，自行停止活动，休息3～5分钟后缓解。近1周来自觉上一层楼即出现上述症状，口含硝酸甘油有效，呈现典型心绞痛表现，但时间仅2周，为近期发生的病变，因此属于不稳定型心绞痛。变异型心绞痛、初发型心绞痛及恶化型心绞痛均属于不稳定型心绞痛。但患者是在活动中发病，故可排除变异型心绞痛；患者既往无心绞痛病史，故也不属于恶化型心绞痛；患者为近2周来发病，故应属于初发型心绞痛。

48．【答案】B

【解析】该老年女性患者有长期冠心病病史，近半个月来心前区疼痛发作频繁，每次发作休息20分钟才能缓解。发作时心电图示：V_3～V_6导联ST段水平型压低1 mm，T波倒置，发作停止后ST段即恢复，多次查心肌坏死标志物在正常范围，不支持急性非ST段抬高型心肌梗死和急性ST段抬高型心肌梗死，应考虑为恶化型心绞痛。恶化型心绞痛的特点是指在原有稳定型心绞痛基础上，症状加重，活动耐量降低，发作次数增加，程度加重，持续时间延长，含硝酸甘油量增多，症状缓解效果差，除外心肌梗死。所以该患者的全部情况均支持恶化型心绞痛，即属于不稳定型心绞痛。不支持稳定型心绞痛；变异型心绞痛常在夜间安静时发作，发作时心电图的ST段是抬高，而不是压低。

49．【答案】D

【解析】该中年男性患者症状发作为较典型的心绞痛，其特点为夜间发作，持续时间较长，药物缓解效果不明显，发作时心电图出现胸前导联ST段抬高。综上，该患者心绞痛的类型是属于变异型心绞痛。

50．【答案】B

【解析】该老年男性患者慢性病程，活动时心前区不适3年，于上三层楼或快步行走时出现胸痛，为稳定型心绞痛，近2周发作次数增加，轻微活动也能诱发，发作时曾经行心电图检查无心肌梗死表现，多次查心肌酶正常，因此符合恶化型心绞痛（原为稳定型心绞痛，近1～3个月内症状加重，活动耐量降低，发作次数增加，程度加重，持续时间延长，含硝酸甘油量增多，症状缓解效果差，但可除外心肌梗死）。所以该患者最可能的诊断是不稳定型心绞痛，肯定不是稳定型心绞痛。而变异型心绞痛的特点有定时发作倾向，如固定于午间或凌晨睡眠中疼醒，持续时间短则数秒，长可达20～30分钟，程度重，发作时心电图有关导联ST段增高，因此该患者不符；非ST段抬高型心肌梗死和肺栓塞亦不支持。

51．【答案】A

【解析】该老年男性患者急性病程，突发胸痛3小时持续不缓解来院急诊，结合心电图提示V_2～V_5导联ST压低0.2～0.3 mV，V_7～V_9导联ST段抬高0.2 mV。诊断为急性ST段抬高型心肌梗死肯定，心电图提示梗死部位为后壁，不是其他部位。因此该患者最可能的诊断是急性ST段抬高型心肌梗死（后壁）。

52．【答案】D

【解析】急性心肌梗死的病因绝大多数是基于在冠状动脉硬化的基础上，血管内血栓形成，导致冠状动脉完全闭塞所致。因此该老年男性患者急性心肌梗死的主要病因是动脉硬化。劳累、情绪激动是发病的诱因。高血压病、糖尿病、吸烟等是属于冠心病的危险因素，而不是引起急性心肌梗死的直接原因。

53．【答案】C

【解析】该老年男性患者诊断心绞痛可以确定，因行冠状动脉造影卧床并下肢制动20小时，在起床后突发呼吸困难、休克、低氧血症，应首先考虑急性肺栓塞。患者左前降支病变，如发生急性心肌梗死伴休克，不能解释颈静脉明显充盈；主动脉夹层常伴剧烈胸痛及高血压，本例不支持；单纯行冠状动脉造影而未行冠脉介入治疗，很少发生心脏压塞、急性左心衰竭等并发症。

54.【答案】C

【解析】该老年男性患者急性病程，突发胸闷、气短、呼吸困难2小时，查体双肺可闻及湿啰音，应首先除外急性心肌梗死，所以首先完成的辅助检查是心电图，必要时再做其他检查。

55.【答案】E

【解析】该老年男性患者慢性病程，运动时胸痛1年，症状每于重体力劳动时发生，停止活动后3分钟左右自行缓解，考虑为稳定型心绞痛，所以最佳治疗和改善预后的治疗措施是应用抗血小板药物阿司匹林。其余治疗措施对改善症状可能有帮助，但对预后的意义较小。

56.【答案】E

【解析】该老年男性患者有冠心病、高血压、糖尿病等病史，本次症状为典型的心绞痛发作，持续4小时，心电图有心肌缺血性表现，心肌损伤标志物cTnT（+），诊断急性冠脉综合征，急性非ST段抬高型心肌梗死可以成立。按照治疗指南，给予硝酸酯类扩张冠状动脉，增加冠脉血流量；积极给予抗凝及抗血小板治疗（应用低分子肝素、阿司匹林等）；适当使用小剂量β受体拮抗剂以降低心肌耗氧，限制梗死面积。多数临床试验没有见到此类患者给予二氢吡啶类钙通道阻滞剂对治疗及预后有好处，相反有害，因此不宜应用。

57.【答案】A

【解析】该老年男性患者患急性心肌梗死，心尖部于第2天出现粗糙的收缩期杂音伴喀喇音，符合心脏乳头肌病变致二尖瓣关闭不全，由于经抗缺血治疗后心脏杂音消失，所以支持心脏乳头肌功能失调，若为乳头肌断裂则杂音不会消失。

58.【答案】B

【解析】该老年男性患者患急性心肌梗死，最初心脏无杂音，心尖部于第2天出现粗糙的收缩期杂音伴喀喇音，符合因急性心肌梗死后心脏乳头肌病变致二尖瓣关闭不全，由于急性心肌梗死治疗好转后心脏杂音无变化，所以支持心脏乳头肌断裂。

59.【答案】B

【解析】该中年男性患者急性心肌梗死后6个月，心电图示V_1～V_5导联ST段持续抬高3 mm，再加上查体见心脏向左侧扩大，心尖搏动弥散，均支持心室壁瘤。其他诊断均可能性小或不可能。

60.【答案】E

【解析】该老年男性患者呈急性病程，左胸部剧烈疼痛1小时，查体未见明显异常，心电图示典型早期急性前壁心肌梗死的心电图改变（V_1～V_4导联ST段抬高0.4～0.6 mV）。因此诊断急性心肌梗死，导致急性心肌梗死最常见的发病机制是冠状动脉内血栓形成。急性心肌梗死绝大多数的发病是在冠状动脉粥样硬化基础上，斑块溃破，血栓形成，导致冠状动脉完全性闭塞；只有少数是在冠状动脉粥样硬化基础上或正常冠状动脉发生较持久的闭塞性痉挛。

61.【答案】C

【解析】急性心肌梗死后心功能评价采用Killip分级。Ⅰ级为无心力衰竭征象，肺内无啰音；Ⅱ级为轻至中度心力衰竭，肺内啰音小于肺野的50%，可有S_3奔马律、窦性心动过速、肺淤血的X线表现；Ⅲ级为重度心力衰竭，肺啰音范围大于肺野的50%，可有肺水肿；Ⅳ级为心源性休克。该老年男性患者不能平卧、双肺中下肺野均可闻及湿啰音、心动过速、舒张早期奔马律、肺部X线片有肺淤血表现，但目前无休克征象，因此心功能应属于Ⅲ级。

62.【答案】E

【解析】该中年女性患者慢性病程，2年来间断胸闷，但与活动无确切关系，含速效救心丸可缓解。停经1年，否认高脂血症和糖尿病病史。查体除血压偏高外，未见明显异常。ECG无特异性改变。所以为了诊断，首选的检查是运动负荷心电图，以观察增加心脏负荷激发心肌缺血后的情况，再决定下一步的检查。冠状动脉造影一般不首选，胸部X线片、24小时动态心电图检查和超声心动图对诊断的意义较小。

63.【答案】A

【解析】该老年男性糖尿病患者，突发心前区剧烈疼痛持续6小时，ECG示Ⅰ、aVL、V_1～V_6导联及Ⅱ、Ⅲ、aVF导联ST段明显抬高，符合急性心肌梗死的诊断。主动脉夹层可以有心前区剧烈疼痛，但心电图改变不支持；急性肺栓塞也可以有剧烈胸痛，心电图有$S_IQ_{III}T_{III}$，但不会有ST段明显抬高；主动脉瓣狭窄和急性心包炎一般胸痛不会很重，急性心包炎时心电图可见ST段抬高，但一般不是很明显，而且抬高的形态也不相同。

64.【答案】D

【解析】该中年男性体型略胖患者，有长期吸烟史，近3个月来劳累时感胸骨后闷痛，休息后缓解，查体无异常发现，心电图正常。临床考虑为稳定型心绞痛，为明确诊断首选的检查是心脏螺旋CT。心脏螺旋CT检查常用64排多层螺旋CT行冠状动脉造影二维或三维重建，此项技术作为无创性冠状动脉造影已在临床诊断心绞痛中推广应用，其结果与传统导管法冠状动脉造影有较高的符合率，阴性则排除冠状动脉病变的意义更大。胸部X线片检查对明确诊断意义不大；运动负荷试验、动态心电图和核素心肌显像对明确诊断均有一定意义，但均不作为首选的检查。

65.【答案】D

【解析】该中年男性患者1周前心前区剧烈疼痛，

现在怀疑急性心肌梗死,为确诊最有帮助的血液学检查是肌钙蛋白T检测,因为肌钙蛋白T在1周后才降至正常。其他检查异常时间均较短。

66.【答案】D

【解析】该老年男性患者可以确诊为"急性下壁心肌梗死"。急性心肌梗死后最早出现升高的心肌损伤标志物是肌红蛋白（2小时）,其次是CK-MB、肌钙蛋白T或I（2~4小时）,最晚出现的是谷草转氨酶。该患者来院时距发病时间仅2小时,故肌红蛋白为首选。

67.【答案】D

【解析】该老年男性患者因持续性胸骨后疼痛和典型的心电图改变而初步诊断急性广泛前壁心肌梗死。起病后2周患者左心室附壁血栓脱落,则栓子会进入体循环,即可到脑、肾、脾或四肢的动脉,但栓塞不会出现在肺部。

68.【答案】C

【解析】该老年男性患者患急性心肌梗死后第3天出现的情况,特别是心尖部听诊可闻及收缩中晚期喀喇音和收缩期吹风样杂音,首先应考虑出现急性乳头肌功能不全,为急性心肌梗死的并发症,其发生率较高,可出现不同程度的肺淤血,可以使呼吸频率较前增加和心率加速。该患者可能是轻度的肺淤血,即左心衰竭,但无右心衰竭的任何表现,其他可能亦均小。

69.【答案】C

【解析】该中年男性患者为急性前壁心肌梗死第4天,发现心前区收缩期反流性杂音,伴呼吸困难,血压下降至90/60 mmHg,说明急性心肌梗死因二尖瓣乳头肌缺血、坏死而功能失调和甚至断裂,造成二尖瓣脱垂并关闭不全,出现心前区收缩期反流性杂音,并引起心力衰竭（呼吸困难）,所以对这样的病变最适当的检查是超声心动图。而其他检查均意义不大。

70.【答案】D

【解析】该中年男性患者有高血压、糖尿病、吸烟等危险因素,出现发作性胸部压抑感,放射至咽喉部,持续10分钟左右,休息可缓解,为典型心绞痛表现。因是近1个月来发生的症状,且反复发作,最可能的诊断为冠心病,不稳定型心绞痛,属于急性冠状动脉综合征（ACS）范畴。此时为心电图运动负荷试验的禁忌证,不宜进行检查。其他检查均可进行。

71.【答案】E

【解析】该中年男性患者急性心肌梗死后10天,患者又出现持续性胸痛,出现发热,有心包炎、胸腔少量积液等,结合红细胞沉降率增快等应首先考虑心肌梗死后综合征,因为心肌梗死后综合征,一般出现在急性心肌梗死后数周至数月,临床可反复出现发热、胸痛,有心包炎、胸膜炎或肺炎,部分患者红细胞沉降率可增快,其发生机制可能与机体对坏死物质的过敏反应有关。本例患者胸痛的特点明显与上次心梗发生时的胸痛症状不一致,本次胸痛与呼吸、体位有关,不符合急性心肌梗死心绞痛的特点,故心肌梗死扩展不是最可能的诊断。同时患者体征表现出有心包炎、胸膜炎、肺部疾患等表现,故不稳定型心绞痛和变异型心绞痛也不支持。肺栓塞可在急性心肌梗死患者病程中出现,但肺栓塞主要表现为胸痛伴呼吸困难,临床有严重的低氧血症并难以用一般吸氧方式来缓解,本例临床特点不符合肺栓塞表现。

72.【答案】C

【解析】该中年男性患者急性心肌梗死第2周出现发热和心包摩擦音及血象变化,符合心肌梗死后综合征,所以最可能的情况是心肌梗死后综合征,这可能是机体对坏死物质的过敏反应。其余均不符合。

73.【答案】C

【解析】该中年男性患者急性心肌梗死行急诊介入治疗（药物支架置入）后2个月发生同部位再梗死,其病因分析首先应该考虑的是支架内血栓形成所致。结合病史,患者在支架置入1个月后,自行停服了全部口服药物,其中肯定包含抗血小板聚集药物。而患者置入的支架为药物支架,其特点是在相当长的一段时期内,支架上的药物可以抑制血管内皮细胞生长,容易产生血栓。因此介入常规中明确指出,药物支架置入后要充分、长时期服用抗血小板药物。

74.【答案】C

【解析】该老年男性患者慢性病程,有陈旧前壁心肌梗死和慢性左心衰竭,心率较快,血压高,因此最适合加用的药物是β受体拮抗剂美托洛尔,能减轻症状、改善预后、降低死亡率。因无水肿,不宜加用呋塞米和螺内酯,而硝苯地平和哌唑嗪对该患者不会有明显疗效。

75.【答案】C

【解析】该老年男性患者的疼痛和心电图变化符合变异型心绞痛,这是由于冠状动脉痉挛所致,以钙通道阻滞剂疗效最好,因此答案是C。

76.【答案】C

【解析】该中年男性患者患急性前壁心肌梗死合并急性左心衰竭,血压增高,治疗应首选硝普钠,一方面能降低心脏前后负荷,减轻左心功能不全,另一方面还能降低过高的血压,因此成为首选的治疗药物。

77.【答案】A

【解析】该老年女性患者患急性下壁梗死入院后1周出现室性期前收缩,二联律,心功能稍差,最适宜的抗心律失常药是胺碘酮。胺碘酮是抗心律失常Ⅲ类药阻断慢钙通道与延长复极,对控制急性心肌梗死后室性心律失常有很好的效果,而且心脏方面的不良反应很少发生。其他药物亦均为抗心律失常药,因对控制急性心肌梗死后室性心律失常疗效不如胺碘酮,或有一些心脏方面的不良反应如普罗帕酮可致房室阻滞(急性下壁心肌梗死易发生房室阻滞)、慢心律可引起低血压和心动过缓等。

78.【答案】C

【解析】该老年女性患者为急性广泛前壁心肌梗死伴左心功能不全,正确的处理是应尽快控制心衰,首选给予血管扩张剂,以减少心脏前后负荷。因是急性心肌梗死,故洋地黄应慎用。β受体拮抗剂在急性心肌梗死起病早期可应用,以防止梗死范围扩大,但当伴有严重心功能不全时应慎用或不用。钙通道阻滞剂对本例可作为辅助治疗药物。补液需慎重以免增加心脏负荷而加重心衰。

79.【答案】D

【解析】依据临床症状及心电图表现,患者急性广泛前壁心肌梗死伴心源性休克诊断肯定,此时最关键的是尽可能增加心脏冠状动脉供血,提高外周血压,维持生命体征。该患者为窦性心律,置入主动脉球囊反搏装置(IABP)为首选急救治疗措施。开放静脉、补充血容量为常规治疗,但此时患者处于休克状态,不应使用利多卡因及硝酸甘油。

80.【答案】D

【解析】该老年男性患者患急性下壁及右室心肌梗死,心电监护示血压降低(BP 75/50 mmHg),心率85次/分,窦性心律,查体无心力衰竭表现。针对低血压的右室心肌梗死患者,首选的治疗为适当补液扩充血容量。因为无心力衰竭,所以不宜给予洋地黄类药物和适当利尿;多巴酚丁胺、肾上腺素虽可升高血压,但不适于伴低血压的右室心肌梗死患者。

81.【答案】B

【解析】该中年男性患者急性起病,休息时无明显诱因突发胸痛已2小时,含硝酸甘油无效。既往有糖尿病和高血压病史,未正规治疗,有35年吸烟史。查体除血压高外,未见异常。ECG示急性下壁和后壁心肌梗死改变,尽管因时间尚短心肌坏死标志物不高,但可诊断急性心肌梗死,目前起病才2小时,在心肌梗死发病12小时内,有条件者直接行PCI(包括PTCA、支架置入),使闭塞血管再通,心肌得到再灌注,挽救濒临死亡的心肌,缩小梗死面积,保护心功能,改善近期与远期预后,是治疗急性心肌梗死的主要治疗手段。直接行PCI可使梗死相关血管开通率达95%以上,并能直接解决残余狭窄,尤其是对于急性心肌梗死合并心源性休克等高危患者更为突出。其他如复查心电图和心肌酶、吸氧、心电监护、降压止痛和立即口服阿司匹林、氯吡格雷、硝酸甘油静脉点滴等处理也是正确的,但只是保守的治疗,不

是最重要的。

82.【答案】C

【解析】该中年男性患者呈急性病程,临床表现为突然胸痛,持续40分钟不缓解,心电图和心肌酶检查不支持急性心肌梗死,但该患者有冠心病高危因素如高血压和吸烟,1周前有过胸闷,心绞痛诊断可以成立,为缓解胸痛,最紧急的处理是静脉滴注硝酸甘油。因为不是急性心肌梗死,所以不需要静脉rt-PA溶栓;虽然本例有高血压需要降压治疗及不能除外不稳定型心绞痛需要阿司匹林、低分子肝素等以防止向心肌梗死方向发展,但这些均不是最紧急的处理。

83.【答案】A

【解析】该中年男性患者为急性非ST段抬高型心肌梗死,也是急性心肌梗死的一种常见类型,因为不是冠状动脉内急性血栓形成,所以该患者不宜进行尿激酶溶栓,而以低分子肝素皮下注射抗凝治疗和口服阿司匹林抗血小板聚集治疗为首选,也可肌内注射哌替啶解除胸痛,静注利多卡因以预防经常易发生的室性心律失常。

84.【答案】C

【解析】该中年男性患者1个月来发生3次夜间睡眠中因突发心前区疼痛而惊醒,伴出汗、咽部紧、呼吸不畅,持续10分钟左右自行缓解,白天活动正常,结合查体血压160/80 mmHg,诊断为高血压伴变异型心绞痛,发病机制的最大可能为夜间冠状动脉痉挛所致。在降压药物中,同时伴有解除冠状动脉痉挛的药物是钙通道阻滞剂,故应作为首选。ACEI及ARB类药物对缓解冠状动脉痉挛作用不确定,而β受体拮抗剂有导致冠状动脉痉挛的可能。

85.【答案】B

【解析】该中年男性患者急性病程,根据病史(突发胸痛,放射至左肩,持续6小时不缓解),结合心电图提示Ⅱ、Ⅲ、aVF导联ST段弓背向上抬高>2 mV,V_2~V_5导联ST段压低1 mV,所以诊断急性心肌梗死肯定。急性心肌梗死在发病12小时内直接冠脉介入治疗(包括PTCA、支架置入),梗死相关血管开通率可达95%以上,并能直接解决残余狭窄,无论即刻和远期效果均明显优于溶栓治疗,明显降低心肌梗死死亡率,所以最合理的处理是直接冠脉介入治疗。绝对不能行运动平板试验,这会加重病情,促进死亡;积极抗凝保守治疗、冠脉CT检查及根据次日血脂情况加用他汀类药物等是可以用,但不是最合理的处理。

86.【答案】A

【解析】该老年男性患者突发胸痛持续2小时,放射至左肩,结合心电图检查结果可诊断为急性下壁ST段抬高型心肌梗死。如无直接冠脉介入条件,最合理

的处理措施是紧急溶栓治疗。禁行运动平板试验。

87.【答案】D

【解析】该老年女性患者为急性 ST 段抬高型心肌梗死。抗血小板治疗是急性 ST 段抬高型心肌梗死患者的重要治疗方法，阿司匹林、氯吡格雷和替格瑞洛均为常用的抗血小板治疗药物，均应在心肌梗死后或冠脉介入治疗后立即应用。观察 1 个月后口服阿司匹林或氯吡格雷的方法是错误的。

88.【答案】D

【解析】该老年女性患者患急性非 ST 段抬高型心肌梗死入院，最适宜的抗凝、抗血小板治疗方案是阿司匹林＋氯吡格雷＋低分子肝素。急性非 ST 段抬高型心肌梗死抗凝治疗不宜用华法林，因为该药作用较缓；急性非 ST 段抬高型心肌梗死的抗血小板治疗需要两药联用。所以答案是 D。

89.【答案】B

【解析】该老年男性急性心肌梗死患者，疑有早期心源性休克，中心静脉压不高，估计有血容量不足，可先用低分子右旋糖酐，再观察中心静脉压和血压变化。

90.【答案】A 91.【答案】E 92.【答案】B

【解析】该老年男性患者有劳累或情绪激动时发作的左胸前区疼痛，尽管多次心电图检查未见异常，但最可能的诊断还是心绞痛。典型的临床表现是确诊心绞痛的重要依据，所以对该患者采集病史时应特别注意询问胸痛的特点，而其余四种情况尽管亦需要询问，但对诊断的意义较小。进一步最有价值的无创检查是运动放射性核素心肌灌注显像，可显示心肌缺血的部位和大小，其余四种检查的价值均较小。因为心电图负荷试验是通过运动增加心脏负荷以诱发心肌缺血，所以此项检查仅适用于稳定型心绞痛，对不稳定型心绞痛（变异型心绞痛、初发型心绞痛和恶化型心绞痛）和心肌梗死急性期均为禁忌，而只有稳定型心绞痛属于心电图负荷试验的适应证。

93.【答案】B 94.【答案】A 95.【答案】C

【解析】该中年女性患者无明显动脉硬化、冠心病的危险因素，临床表现为发作性的胸闷、气短，发作时间可长达 1 小时以上，活动不受影响，心电图为非特异性改变，因此首先可以排除的是急性心肌梗死。由于临床症状不典型，生命体征无任何变化，首先采取的措施是对症处理，临床观察。因患者发作时是以胸部憋闷、气短为主，结合患者有高脂血症，其父患心脏病猝死，最应排除的是有无缺血性心脏病。按照缺血性心脏病诊断流程，应首选简便可行的无创性检查，故运动负荷心电图可作为首选（根据临床表现，此患者可排除存在行运动负荷检查的禁忌证）。

96.【答案】B 97.【答案】A 98.【答案】C

【解析】该老年女性患者胸骨后疼痛的发作呈定时性，常在半夜或凌晨时分发作，而劳累运动或情绪激动等心肌耗氧量增加的情况则较少诱发，符合变异型心绞痛，其他四项诊断均与此不符。该患者发作时的心电图可见符合冠状动脉分布的相关导联的 ST 段抬高，这是由于正常冠状动脉突然痉挛所致，此型心绞痛患者发生心肌梗死的危险性较大。变异型心绞痛的发病机制是冠状动脉痉挛，所以首选的治疗药物是钙通道阻滞剂，抗血小板药物也可选用，但不是首选，而 β 受体拮抗剂、硝酸酯类和血管紧张素转换酶抑制剂疗效不佳。

99.【答案】B 100.【答案】B 101.【答案】C

【解析】该老年男性患者 1 年来有运动负荷后出现典型心绞痛症状，休息即可缓解。近 1 个月来活动耐量下降，症状严重程度加重，需药物方可缓解，并出现心电图 ST-T 动态改变，已属于不稳定型心绞痛（ACS）范畴。按 CCS 心绞痛分级属 II 级。由于患者近期症状明显加重并伴有心电图改变，显示有冠脉缺血存在，应首选 PCI（percutaneous coronary intervention，经皮冠状动脉介入）术治疗。

102.【答案】B 103.【答案】D 104.【答案】C 105.【答案】D

【解析】该老年女性急性前壁心肌梗死患者采用心电图检查可以确定梗死的部位及范围，急性前壁心肌梗死在 $V_1 \sim V_4$ 导联出现异常 Q 波伴 ST 段弓背向上抬高，而 II、III、aVF 出现 Q 波伴 ST 段弓背向上抬高为急性下壁心肌梗死的表现。血心肌坏死标志物测定上升对诊断有意义，其中最具特征性的实验室改变是血清 CK-MB 上升，一般 CK-MB 在起病后 4 小时内上升，16～24 小时达高峰，3～4 天恢复正常，其增长的程度能较准确地反映梗死的范围，特异性价值很高的还有肌钙蛋白 I 或 T，而 LDH、AST、ALT 的特异性和敏感性均较差，肌红蛋白也有意义，但不会下降。当患者出现频发室性期前收缩伴短阵室性心动过速时，最恰当的处理是静脉注射利多卡因，效果较好。起病 4 周后的表现提示并发了心肌梗死后综合征，其发生率为 1%～5%，于心肌梗死后数周至数月内出现，表现为心包炎、肺炎或胸膜炎，有发热、胸痛等症状，可能为机体对坏死物质的过敏反应。

106.【答案】A 107.【答案】D 108.【答案】B

【解析】该老年男性患者急性病程，持续性胸骨后疼痛 10 后急做心电图改变为 $V_1 \sim V_5$ 导联出现异常 Q 波伴 ST 段弓背向上抬高。病史结合心电图改变，该患者最可能的诊断是急性广泛前壁心肌梗死。血心肌坏死标志物测定上升对确定诊断有重要意义，其中最具特征性的实验室检查结果是血清 cTnI 上升，一般 cTnI 在起病 3～4 小时后上升，11～24 小时达高峰，7～10 天恢复正常，而血清 LDH、AST、ALT、肌红蛋白的特异性和敏感性均较差。若出现心源性休克应补充血容量，应用升压药如静滴多巴胺和多巴酚丁胺，也可用主动脉内气囊反搏术进行辅助循环，但不宜应用利尿剂，特别是强的利尿剂如静注呋塞米，这样会加重休克，利尿剂宜用于合并心力衰竭时。

109.【答案】C　110.【答案】B

【解析】该中年男性患者为急性心肌梗死后 5 天再发胸痛，持续 50 分钟，并伴有心尖部收缩中晚期杂音。心力衰竭一般不出现一过性杂音；腱索断裂导致严重二尖瓣关闭不全，杂音特点为全收缩期；室间隔穿孔的杂音多在胸骨左缘 4、5 肋间，常伴有震颤。该患者最可能的病因为一过性乳头肌供血不足导致的功能不全。急性心肌梗死后心肌损伤指标 cTnT 在 10~14 天，LDH 在 1~2 周内恢复正常，故对 5 天内再梗死诊断意义不大，虽然 AST 在 3~6 天内可恢复正常，但其特异性差。CK-MB 在心肌梗死后 3~4 天即可恢复正常，故对该患者再梗死诊断意义最大。

111.【答案】B　112.【答案】C　113.【答案】A

【解析】该中年男性患者有 1 年典型的稳定型心绞痛病史，近 1 个月来发作频繁，称为恶化型心绞痛，属不稳定型心绞痛，极易发生心肌梗死。3 小时来心前区疼痛持续不能缓解，所以首先应考虑急性心肌梗死，其余诊断（不稳定心绞痛、急性肺栓塞和主动脉夹层）均可能性小，不支持胸膜炎。急性心肌梗死的诊断除根据典型的临床表现外，辅助检查对诊断有重要价值，起病数小时内心电图尚可无异常或仅有高 T 波，而某些心肌坏死标志物在起病 4 小时内会增高，其增高的程度能反映心肌梗死的范围，尤其是在心电图上无病理性 Q 波和小的透壁性心肌梗死，心肌坏死标志物的测定就更有意义。心肌梗死起病 12 小时内无禁忌证者一般均应采取溶栓使心肌再灌注治疗，越早进行越好，起病 3~6 小时内最佳，可使濒临坏死的心肌得以存活或使坏死范围缩小，对梗死后心肌重塑有利，改善预后，其余治疗（肝素静脉点滴、吗啡皮下注射和硝酸甘油静脉点滴）也可采用，但不是首选最重要的治疗，抗结核治疗是针对胸膜炎的。

114.【答案】D　115.【答案】C　116.【答案】A

【解析】该老年女性患者有高血压、糖尿病病史，在睡眠中突发心前区疼痛，呈持续性伴出汗，口含硝酸甘油无效，心电图示 V_1~V_5 导联呈 QS 波，ST 段弓背样抬高，此为典型急性心肌梗死的临床表现。患者有胸痛但无呼吸困难，不支持肺栓塞；患者发作胸痛时血压降低，无两侧脉搏不对称，不支持主动脉夹层；患者持续性胸痛不缓解，心电图已有明显心肌坏死的表现，故也不支持不稳定型心绞痛。对确诊急性心肌梗死特异性最高的生化指标检查是肌钙蛋白 T 及肌钙蛋白 I（cTnT、cTnI），其次为肌酸激酶同工酶（CK-MB）。D-二聚体（D-dimer）检查阴性对排除肺栓塞诊断有价值，脑钠肽（BNP）在心力衰竭的诊断方面有价值。关于该患者的急诊处理，题中的四个选项都是急性心肌梗死急性期治疗的重要手段。因患者 1 周前患股骨颈骨折（近期 2~4 周创伤为禁忌），因此是急诊溶栓治疗的绝对禁忌证。其他抗血小板治疗、抗凝治疗、急诊介入治疗均为治疗的适应证。

117.【答案】B　118.【答案】D

【解析】这是两道记忆型试题。美国心脏病学会根据动脉粥样硬化的病变发展过程将其细分为 6 型，属于 II 型的是脂质条纹；属于 IV 型的是粥样斑块。

119.【答案】C　120.【答案】A

【解析】第 119 题为一老年男性患者，患急性心肌梗死后第 2 天，出现急性左心衰竭的表现（胸闷、心悸、咳嗽，双侧肺底可闻及湿啰音），同时伴血压增高，因此治疗应首选血管扩张剂硝普钠，通过扩张容量血管和外周阻力血管而减轻心脏前后负荷，减少心肌耗氧量，改善心功能，并能降低血压。而当二尖瓣狭窄所致急性左心衰时，常用硝酸甘油，扩张容量血管而减轻心脏前负荷。其他均不适于该患者。第 120 题为一青年女性患者，患风湿性心脏病二尖瓣狭窄（心尖部有舒张期杂音）3 年，近 2 周开始出现胸闷、心悸，双肺底可闻及湿啰音，提示有左心功能不全，考虑是由于心房颤动伴快速心室率所致，所以治疗应首选西地兰，心室率下降后左心功能不全会随之缓解。

121.【答案】B　122.【答案】D

【解析】急性心肌梗死患者很容易发生心律失常，以室性心律失常最多见。室性心动过速是一种较常见的室性心律失常，治疗原则是非持续性室性心动过速即短阵室性心动过速，如无显著血流动力学障碍，一般首选药物静脉注射治疗，使用的药物是利多卡因，只有当室性心动过速患者有低血压、休克、心力衰竭、脑血流灌注不足或药物治疗无效时，电复律才作为首选治疗。因此急性心肌梗死伴短阵室性心动过速应使用利多卡因。急性心肌梗死突然出现心室颤动时应使用非同步直流电复律或非同步直流电除颤，以尽快使血流动力学恢复正常。应用氢化可的松、人工心脏起搏和冠状动脉旁路移植术均不适用于这些急性心肌梗死心律失常的治疗。

123.【答案】A　124.【答案】B　125.【答案】C

【解析】急性心肌梗死患者的心力衰竭称为泵衰竭，按 Killip 分级的评级标准如下：① Killip I 级：双肺未闻及湿啰音，血压正常，尚无明显心力衰竭；② Killip II 级：有左心衰竭，肺部啰音<50% 肺野；③ Killip III 级：有急性肺水肿，双肺布满湿啰音，血压正常；④ Killip IV 级：有心源性休克等不同程度或阶段的血流动力学变化。

126.【答案】C　127.【答案】E　128.【答案】E

【解析】对冠心病诊断最有价值的检查为冠状动脉造影，它可以直接了解到冠状动脉的解剖结构、病变位置及程度，并直接提供治疗依据。超声心动图检查、胸部X线心脏三位片及漂浮导管检查可协助对冠心病的诊断。临床上常用的心电图运动负荷试验是诊断冠心病的重要方法，是对诊断稳定型心绞痛最有价值的无创检查。因为心电图运动负荷试验检查需要运动，所以对不稳定型心绞痛应为禁忌。

129.【答案】A　130.【答案】C

【解析】氯吡格雷与替格瑞洛均为P_2Y_{12}受体抑制剂，具有较强的抑制血小板聚集作用。存在氯吡格雷抵抗的患者可改服替格瑞洛。左西孟旦可通过增强心肌收缩力、扩张冠脉、减轻心肌缺血及纠正血流动力学紊乱治疗无显著低血压的急性左心衰竭患者。在慢性心力衰竭患者可使用伊伐布雷定减慢过快的窦性心动过速，改善临床症状。比伐卢定是用于抗凝治疗。

131.【答案】ACD

【解析】动脉粥样硬化包括主动脉粥样硬化、冠状动脉粥样硬化、颅脑动脉粥样硬化、肾动脉粥样硬化、肠系膜动脉粥样硬化和四肢动脉粥样硬化。其中颅脑动脉粥样硬化最常侵犯的动脉有颈内动脉、基底动脉和椎动脉。而颈外动脉不属于颅脑动脉。

132.【答案】ABCD

【解析】由于病理解剖和病理生理变化的不同，冠心病有不同的临床表型，1979年WHO将之分为五型：①隐匿型或无症状性冠心病；②心绞痛；③心肌梗死；④缺血性心肌病；⑤猝死。

133.【答案】BCD

【解析】近年来根据冠心病的发病特点和和治疗原则的不同，将冠心病分为两大类：①慢性冠脉疾病：包括：稳定型心绞痛、缺血性心肌病和隐匿型冠心病；②急性冠脉综合征：包括不稳定型心绞痛、非ST段抬高型心肌梗死和急性ST段抬高型心肌梗死。

134.【答案】ACD

【解析】当冠状动脉供血与心肌需求之间发生不平衡，供血不能满足需求时，即可发生心绞痛。冠状动脉硬化、冠状动脉内粥样硬化斑块形成，导致管腔狭窄；冠状动脉痉挛、冠状循环的小动脉病变等都能造成冠脉供血减少。而冠状动脉内血栓形成是临床不稳定型心绞痛发生的主要机制。所以答案是ACD。

135.【答案】ACD

【解析】继发性不稳定型心绞痛是指有明显诱发因素的不稳定型心绞痛。其明显诱发因素包括：①心肌耗氧量增加：感染、甲状腺功能亢进和心律失常；②冠状动脉血流减少：低血压；③血液携氧能力下降：贫血和低氧血症。所以答案是ACD。

136.【答案】ACD

【解析】急性心肌梗死（AMI）的疼痛性质多为压榨性伴濒死感，并渐进性加重，而主动脉夹层的疼痛为撕裂样，并一开始即达到高峰；AMI的心肌坏死标志物为阳性，而主动脉夹层常为阴性；AMI常可累及左心室乳头肌导致二尖瓣关闭不全出现杂音，而主动脉夹层可累及主动脉根部，导致主动脉瓣关闭不全出现杂音；AMI及主动脉夹层均可出现消化道症状。

137.【答案】AC

【解析】右冠状动脉主要营养心脏左心室的下壁、后壁及右心室，心电图对应导联为Ⅱ、Ⅲ、aVF；左前降支主要营养心脏左心室的前壁、室间隔、心尖部，心电图对应导联为V_1、V_2、V_3、V_4等；左回旋支主要营养心脏左心室的前侧壁、高侧壁，心电图对应导联为V_5、V_6、I、aVL等；左主干为左前降支及回旋支的共同起始部，应包括全部左心室前壁、间隔、前侧壁、高侧壁部位。所以答案是AC。

138.【答案】ABC

【解析】本题所列四个选项中，超声心动图可通过影像直接判断心脏结构、心脏收缩及舒张功能，测定射血分数作为评价心功能的重要指标。24小时动态心电图可通过患者不同心率时结合心电图心律、ST-T波改变等判断患者活动耐量及心肌供血情况。放射性核素也可通过动静态心肌核素显像判断心肌功能。冠状动脉造影仅提供冠脉解剖结构影像，一般不直接提供心肌功能数据。

139.【答案】ABC

【解析】不稳定型心绞痛患者的发病机制是冠脉内不稳定的粥样斑块继发病理改变，使局部心肌血流量明显下降，如斑块内出血、斑块纤维帽出现裂隙、表面上有血小板聚集及（或）刺激冠状动脉痉挛，导致缺血加重，因此不稳定型心绞痛极易发生急性心肌梗死。根据发病机制，为防止向心肌梗死方向发展，治疗应包括积极抗血小板治疗、抗凝治疗和尽早使用他汀类降血脂药物以防止粥样斑块发展。因为不稳定型心绞痛不是急性心肌梗死，冠脉内尚无血栓形成，所以不需要溶栓治疗。

140.【答案】CD

【解析】该中年男性患者为急性下壁、右心室心肌梗死，存在低血压状态。由于右心室梗死后其搏血功能减弱，左心室充盈血量骤然减少，导致血压下降，此时首要措施是补充血容量，适当提高中心静脉压以增加对左心室的充盈，维持循环血量。此时不应使用利尿剂及硝酸酯类药物。对发病才4小时的急性心肌梗死患者，选择即刻行PCI术血运重建是最佳治疗方案。

141.【答案】AB

【解析】在心肌梗死发病4～12小时内,采用溶栓治疗等方法使闭塞血管再通,心肌得到再灌注,挽救濒临死亡的心肌,缩小梗死面积,保护心功能,改善近期与远期预后,是治疗急性心肌梗死的主要治疗手段。提示心肌梗死临床溶栓治疗有效的判断标准中2小时内出现再灌注心律失常的有:短暂的加速性室性自主节律、房室或束支传导阻滞突然消失,或下后壁心肌梗死的患者出现一过性心动过缓、窦房传导阻滞或低血压状态,所以答案是AB。三度房室传导阻滞和阵发性室上性心动过速不属于再灌注的心律失常。

142.【答案】ACD

【解析】静脉溶栓治疗是急性心肌梗死时使心肌再灌注的重要疗法之一,可使濒临坏死的心肌可能得以存活或使坏死范围缩小,减轻梗死后的心肌重塑,改善预后。急性心肌梗死静脉溶栓治疗的指征是:①两个或两个以上相邻导联ST段抬高(胸导联≥0.2 mV,肢导联≥0.1 mV),或病史提示伴左束支传导阻滞,起病时间<12小时,患者年龄<75岁;②ST段显著抬高者年龄>75岁,应慎重权衡利弊仍可考虑;③STEMI,发病时间已达12～24小时,但如仍有进行性缺血性胸痛、广泛ST段抬高者也可考虑。而心电图相邻两个或更多导联ST段降低者一般不是血栓形成所致,所以不是静脉溶栓治疗的指征。

143.【答案】ABD

【解析】急性心肌梗死时不宜溶栓治疗的是:①既往发生过出血性脑卒中,6个月内发生过缺血性脑卒中或脑血管事件;②中枢神经系统受损、颅内肿瘤或畸形;③近期(2～4周)有活动性内脏出血;④未排除主动脉夹层;⑤血压>180/110 mmHg;⑥近期(2～4周)曾有在不能压迫部位的大血管行穿刺术等。因此答案是ABD。

144.【答案】ABC

【解析】双嘧达莫、阿司匹林和噻氯匹定均为抗血小板聚集和黏附的药物。而双香豆素是属于抗凝血药物。

145.【答案】CD

【解析】肝素为抗凝剂,阿司匹林为抗血小板聚集制剂,以上两种药物均不属于血栓溶栓剂。尿激酶及链激酶是目前临床上治疗急性心肌梗死常用的溶栓制剂。

五、高血压

【A1型题】

1. 下列不属于原发性高血压发病因素的是
   A. 食盐量过多
   B. 精神过于紧张,工作太累
   C. 慢性肾功能不全
   D. 超重
   E. 吸烟

2. 关于原发性高血压的叙述,错误的是
   A. 有明显的遗传倾向
   B. 高钠饮食与发病有关
   C. 可累及心脏、脑、肾等器官
   D. 标准为血压大于135/85 mmHg
   E. 部分患者需要联合用药

3. 下列符合原发性高血压高危标准的是
   A. 高血压2级伴1个危险因素者
   B. 高血压2级伴2个危险因素者
   C. 高血压2级伴1个靶器官损害
   D. 高血压1～2级伴≥3个危险因素者
   E. 高血压3级伴1个危险因素者

*4. 下列不符合老年人高血压特点的是
   A. 血压波动小
   B. 容易发生心功能不全
   C. 容易出现体位性低血压
   D. 压力感受器调节血压敏感性减退
   E. 以收缩压增高为主 (57/1995)

*5. 关于高血压脑病的特征,错误的是
   A. 属于高血压急症
   B. 可发生于妊娠中毒症
   C. 临床表现主要为颅内压升高所致
   D. 发生时常先有血压突然升高
   E. 大多伴有急性肺水肿表现 (5/1992)

*6. 有关高血压病的并发症的叙述,不正确的是
   A. 心、脑、肾等器官是主要受累脏器
   B. 眼底病变与高血压的严重程度直接有关
   C. 恶性高血压以脑并发症最为突出 (69/1996)
   D. 脑卒中的发病率比心肌梗死高5倍左右
   E. 高血压脑病症状出现可能与脑水肿有关

7. 高血压急症患者,血压突然和明显升高的标准是一般超过
   A. 150/90 mmHg
   B. 160/100 mmHg
   C. 170/110 mmHg
   D. 180/120 mmHg

E．190/130 mmHg

*8．恶性高血压患者器官功能损害最为严重的是
　A．肾
　B．脑
　C．心脏
　D．眼底病变
　E．肺　　　　　　　　　　　　（44/1993）

*9．下列关于高血压所致靶器官并发症的叙述，错误的是
　A．血压急剧升高可形成脑部小动脉的微动脉瘤
　B．高血压脑病的临床表现在血压降低后可逆转
　C．高血压是促使冠状动脉粥样硬化的病因之一
　D．长期持久高血压可致进行性肾硬化
　E．严重高血压可并发主动脉夹层　（51/2004）

10．原发性高血压的发生与周围细小动脉的变化密切相关，其早期病理变化最可能的是
　A．管壁透明样变
　B．管壁缺氧
　C．血管闭塞
　D．血管痉挛
　E．管壁弹力纤维增生

*11．高血压患者最常见的死亡原因是
　A．心肌梗死
　B．脑血管意外
　C．肾衰竭
　D．心功能不全
　E．心律失常　　　　　　　　　（71/1997）

12．原发性高血压患者降压治疗策略中不包括
　A．每隔一段时间需要更换降压药物类型
　B．限制钠盐摄入
　C．控制体重
　D．定期监测血压
　E．强调血压控制应达标

*13．下列关于高血压降压治疗的原则，错误的是
　A．发生高血压急症应迅速降压
　B．血压控制满意后，可立即停药
　C．单个药物宜从小剂量开始
　D．联合用药
　E．尽可能用长效制剂，减少血压波动　（48/2003）

*14．关于高血压患者的降压治疗，以下正确的是
　A．血压控制越低越好，减少靶器官损害
　B．尽量应用单种药物，降低药物副反应
　C．血压控制达标后，药物需及时调整减量
　D．有并发症患者，药物及治疗方案应个体化
　　　　　　　　　　　　　　　　（61/2012）

15．关于血管紧张素转换酶抑制剂治疗高血压的叙述，不正确的是

　A．使血管紧张素Ⅱ生成减少
　B．抑制激肽酶的作用
　C．降压作用起效较慢
　D．有改善胰岛素抵抗、减少尿蛋白的作用
　E．主要不良反应是心率减慢

*16．下列关于治疗高血压常用的血管紧张素Ⅱ受体拮抗剂作用特点的叙述，错误的是
　A．降压作用持久、平稳
　B．治疗剂量窗的范围较窄
　C．最大降压作用在服用后6～8周出现
　D．与药物直接相关的不良反应少　（64/2010）

17．合并冠状动脉痉挛性心绞痛的高血压患者，宜首选的降压药物是
　A．β受体拮抗剂
　B．利尿剂
　C．血管紧张素转换酶抑制剂
　D．钙通道阻滞剂
　E．血管紧张素Ⅱ受体拮抗剂

*18．关于高血压药物治疗的选择，不正确的是
　A．无并发症高血压病患者——利尿剂
　B．轻、中度高血压病伴周围血管疾病者——β受体拮抗剂
　C．伴糖尿病并有微量蛋白尿者——ACEI
　D．伴有妊娠者——钙通道阻滞剂
　E．伴有痛风者——ARB（血管紧张素Ⅱ受体拮抗剂）　　　　　　　　　　　　（53/2006）

19．利尿剂作为治疗高血压的药物，以下正确的是
　A．过度肥胖患者禁用
　B．不适用于老年患者
　C．不适用于对盐敏感者
　D．伴发心力衰竭者可选用
　E．主要适用于高血压病3级患者

*20．有关高血压急症的治疗原则，不正确的是
　A．使用静脉制剂快速降压
　B．60分钟内降压幅度不超过25%
　C．2～6小时内将血压降至正常水平
　D．无临床症状及靶器官损害证据者，可采取口服降压药治疗　　　　　　　（61/2016）

*21．关于继发性高血压，不正确的是
　A．慢性肾小球肾炎所致的高血压主要与水钠潴留及血容量增加有关
　B．肾血管性高血压在继发性高血压中属不常见的一种
　C．原发性醛固酮增多症仅少数病例可发展为重度或恶性高血压
　D．嗜铬细胞瘤在继发性高血压中是较少的一种
　E．对40岁以下的高血压者应着重考虑继发性

高血压的可能　　　　　　　　　(47/2000)
22．上肢血压增高，且高于下肢血压，最可能的病因是
　　A．肾实质病变
　　B．肾动脉狭窄
　　C．嗜铬细胞瘤
　　D．原发性醛固酮增多症
　　E．主动脉缩窄
23．与肾性高血压有关的致血压升高的生理活性物质是
　　A．血管紧张素Ⅱ
　　B．前列腺素
　　C．甲状腺素
　　D．心钠素
　　E．雄激素

【A2型题】

24．男性，70岁。高血压患者，BP 170/90 mmHg，根据我国高血压病治疗指南，他的血压应降到
　　A．160/90 mmHg
　　B．160/80 mmHg
　　C．150/80 mmHg
　　D．140/80 mmHg
　　E．130/80 mmHg
25．男性，82岁。患高血压15年，血压波动于160～170/60～70 mmHg。查体未见明显异常。实验室检查：血常规、尿常规、肾功能、空腹血糖、血脂等均正常。该患者收缩压的目标值是低于
　　A．160 mmHg
　　B．155 mmHg
　　C．150 mmHg
　　D．140 mmHg
　　E．130 mmHg
*26．男性，40岁。发现血压增高半年，最高达160/90 mmHg，伴乏力、肌痛、口渴。吸烟20年。查体：血压170/90 mmHg，肥胖，心界不大，心率76次/分，心律齐，双下肢不肿。尿常规：尿蛋白（±），比重1.008，血钾3.1 mmol/L。最可能的诊断是
　　A．原发性醛固酮增多症
　　B．原发性高血压
　　C．肾性高血压
　　D．肾血管性高血压　　　　　　(62/2009)
27．男性，32岁。发现血压增高3年，近1年血压持续为170～200/130～140 mmHg，近1周头痛、视物模糊。持续蛋白尿、血尿和管型尿，眼底检查发现视盘水肿。最可能的诊断是
　　A．急性视乳头病变
　　B．脑出血

C．恶性高血压
D．脑梗死
E．高血压脑病

28．女性，76岁。间断头晕30年，加重2个月。高血压病30年，规律服用降压药物后血压控制良好，近2个月出现血压显著升高，收缩压经常维持在170～180 mmHg，伴头晕、轻度恶心及出汗。查体：P 90次/分，BP 190/90 mmHg，左侧颈动脉和右侧肾动脉听诊区可闻及收缩期杂音。肝肾功能正常。导致该患者近期血压控制不佳最可能的原因是
　　A．嗜铬细胞瘤
　　B．原发性醛固酮增多症
　　C．肾衰竭
　　D．库欣综合征
　　E．肾动脉狭窄
29．男性，69岁。高血压病病史12年，糖尿病5年。起病时血压150/100 mmHg，经降压0号治疗，血压可降至正常。间断服用降压药。近2个月来血压升至180/110 mmHg，降压0号无效，改服依那普利，2周后，肌酐升至1.4 mg/dl，双肾超声检查示左肾较右肾小。诊断考虑可能为
　　A．高血压合并肾小动脉硬化
　　B．糖尿病肾病
　　C．原发性高血压合并肾动脉粥样硬化
　　D．肾小球肾炎
　　E．先天性肾动脉狭窄
*30．男性，58岁。活动后心悸、胸闷、气短半年入院。既往患高血压15年，未经系统治疗。吸烟30年，每日1包，父亲40岁时死于心肌梗死。查体：P 82次/分，BP 150/70 mmHg，双肺（-），心界向左下扩大，可闻及3/6级收缩期吹风样杂音。超声心动图示左心房扩大，左心室壁增厚，二尖瓣稍厚，室壁运动正常。该患者首先考虑的疾病是
　　A．扩张型心肌病
　　B．风湿性心脏病
　　C．高血压心脏损害
　　D．冠状动脉性心脏病　　　　　　(47/2019)
31．男性，43岁。发现血压高1周，血压159/98 mmHg，体重70 kg，BMI：25.6 kg/m²。血、尿常规和肝肾功能、血糖、甘油三酯、胆固醇、眼底、超声心动图检查均属正常。患者不嗜烟酒，家族史（-）。目前应采用的处理是
　　A．无须进行任何干预，等患者45岁以后再考虑治疗
　　B．观察3个月，同时限盐，增加活动量，减体重

C．立即开始药物治疗
D．在进行非药物治疗的同时，立即开始药物治疗
E．建议患者先服药半年，控制后停药观察

*32．女性，48岁。高血压病8年，最高达180/140 mmHg，坚持口服吲达帕胺。血压基本正常，1周前患急性胃肠炎，后感发作性心悸、胸闷，明显乏力，查BP 140/85 mmHg，心电图检查示：心率82次/分，频发室性期前收缩，二联律。该患者1周来病情变化最可能的原因是
A．并发急性心肌炎
B．并发低钾血症
C．冠状动脉缺血
D．血压控制不满意　　　　　　　(48/2018)

33．男性，67岁。发现高血压3年，未规律服药。因头痛2小时来急诊，血压190/110 mmHg，处理后血压降至130/80 mmHg。该患者应遵循的医嘱是
A．血压稳定2周后停药观察
B．监测血压，坚持长期规律服用降压药
C．根据血压高低间断用药
D．低钠饮食，注意休息，不用药
E．定期更换降压药，避免耐药

*34．男性，58岁，高血压病合并糖尿病5年，BP 180/100 mmHg，心率65次/分，尿蛋白(+)，血肌酐正常。最合适选用的降压药物是
A．ACEI制剂
B．β受体拮抗剂
C．钙通道阻滞剂
D．利尿剂
E．α受体拮抗剂　　　　　　　　(49/2000)

*35．男性，60岁。高血压病20余年，血压最高190/100 mmHg，无自觉不适，未规律治疗。来院健康体检：P 62次/分，BP 180/90 mmHg，心肺(-)。化验：尿蛋白(+)，血TC 6.4 mmol/L，HDL-C 0.98 mmol/L，LDL-C 4.96 mmol/L，Glu 8.6 mmol/L，Cr 122 μmol/L，UA 365 μmol/L。该患者应首选的降压药物是
A．培哚普利
B．氨氯地平
C．吲达帕胺
D．比索洛尔　　　　　　　　　　(45/2021)

36．女性，68岁。高血压病30年。目前BP 170/80 mmHg，血Cr 155 μmol/L。下列治疗正确的是
A．血压控制目标值应＜140/90 mmHg
B．单用氨氯地平5 mg/d，控制血压
C．不能使用ACEI或ARB类药物
D．可以氨氯地平及福辛普利联合用药物控制血压
E．ACEI加保钾利尿剂

37．男性，61岁。患有高血压，同时伴有2型糖尿病8年余。尿蛋白(+)。选择最佳降压药物是
A．利尿剂
B．钙通道阻滞剂
C．ACEI
D．α受体拮抗剂
E．β受体拮抗剂

38．女性，63岁。间断头晕8年。查体：BP 155/95 mmHg，心率64次/分。血化验空腹血糖9.6 mmol/L，TC 6.4 mmol/L，TG 1.8 mmol/L，HDL-C 1.1 mmol/L，LDL-C 4.7 mmol/L，尿蛋白(+)。最适合治疗的药物组合是
A．依那普利+阿托伐他汀
B．氢氯噻嗪+非诺贝特
C．氢氯噻嗪+阿托伐他汀
D．依那普利+非诺贝特
E．美托洛尔+阿托伐他汀

39．男性，40岁。高血压病史4年，陈旧性心肌梗死病史3年。查体：BP 150/95 mmHg，心率96次/分，律齐。降压治疗宜首选
A．α受体拮抗剂
B．β受体拮抗剂
C．利尿剂
D．二氢吡啶类钙通道阻滞剂
E．神经节阻断剂

40．男性，60岁。高血压病史5年余，因平时无症状未予药物治疗，1周来出现头晕。既往有痛风病史。查体：BP 180/95 mmHg，双肺呼吸音清，心率50次/分，律齐，心脏各瓣膜听诊区未闻及杂音。化验血肌酐320 μmol/L。该患者最适宜的降压药物是
A．噻嗪类利尿剂
B．β受体拮抗剂
C．钙通道阻滞剂
D．血管紧张素转换酶抑制剂
E．血管紧张素Ⅱ受体拮抗剂

*41．男性，32岁。发现血压高1年，最高达到170/100 mmHg，自服硝苯地平片治疗。近半年来出现头晕，发作性全身乏力，手足发麻，口渴，夜尿增多。化验尿糖(-)，尿蛋白(±)，尿比重1.010，血钾3.01 mmol/L。最可能的诊断是
A．原发性高血压
B．原发性醛固酮增多症
C．肾血管性高血压
D．肾实质性高血压
E．嗜铬细胞瘤　　　　　　　　　(60/2011)

42. 男性，40岁。高血压3年（BP 150/100 mmHg）。长期应用卡托普利和双氢克尿噻治疗，血压控制满意。1年来发作性双下肢无力、麻木、口渴、多尿，伴夜尿增多。查尿常规：蛋白 30 mg/dl，血 BUN 7 mmol/L，Cr 120 μmol/L，钾 3.2 mmol/L。该患者最可能的诊断是
   A. 高血压
   B. 高血压肾病
   C. 周期性麻痹
   D. 原发性醛固酮增多症
   E. 慢性肾炎

43. 女性，25岁。血压 220/110 mmHg，可疑肾血管性高血压。下列情况对诊断最有意义的是
   A. 有高血压家族史
   B. 上腹部听到连续性高调血管杂音
   C. 眼底检查发现动静脉交叉受压
   D. 血浆肾素水平升高
   E. 尿蛋白（++），尿沉渣镜检 RBC 0～5/HP

44. 男性，28岁。1年来阵发性血压升高，发作时剧烈头痛、面色苍白、心动过速，平时血压正常，无特殊不适。为明确诊断，首先做的检查是
   A. 肾动脉造影
   B. 测定 24 小时尿儿茶酚胺和 VMA
   C. 24 小时尿 17-羟皮质类固醇和类固醇测定
   D. 血浆肾素活性测定
   E. 静脉肾盂造影

45. 女性，42岁。乏力半年，登楼困难2周。半年前发现高血压，药物治疗无效。查体：BP 140/92 mmHg，心率 90 次/分。化验空腹血糖 6.2 mmol/L，血清钾 2.8 mmol/L，B超示：左肾上腺区域有 1.5 cm 大小圆形低回声区。最可能的诊断是
   A. 嗜铬细胞瘤
   B. 肾上腺髓质增生
   C. 原发性醛固酮增多症
   D. 肾上腺皮质肿瘤
   E. Cushing 病

46. 男性，28岁。发现血压高10个月，最高达到 170/100 mmHg。近半年来出现头晕，发作性全身乏力，手足发麻，口渴，夜尿增多。化验尿糖（-），尿蛋白（±），尿比重 1.010，血清钾 2.85 mmol/L。首选的降压药物是
   A. 美托洛尔
   B. 螺内酯
   C. 依那普利
   D. 氢氯噻嗪
   E. 硝普钠

【A3/A4 型题】

男性，65岁。陈旧性广泛前壁心肌梗死7年，活动后胸闷、心悸、气短2年，近1周出现夜间阵发性呼吸困难。有高血压病史10年。查体：P 120 次/分，BP 160/90 mmHg，端坐呼吸，双肺底可闻及细湿啰音，双肺散在哮鸣音，P_2 亢进，心脏各瓣膜听诊区未闻及杂音，腹平软，肝脾肋下未触及，双下肢无水肿。

47. 该患者血压控制目标至少是
   A. 160/90 mmHg
   B. 150/90 mmHg
   C. 140/90 mmHg
   D. 130/90 mmHg
   E. 130/80 mmHg

48. 住院期间测餐后血糖3次，餐后2 h 血糖为 14.0～16.0 mmol/L，其降压药物宜首选
   A. 血管紧张素转换酶抑制剂
   B. 利尿剂
   C. α受体拮抗剂
   D. 钙通道阻滞剂
   E. 硝酸酯类药物

男性，65岁。10年来患高血压，1小时前因遇烦心事心情不好，血压突然明显升高达 200/120 mmHg，呼吸困难，不能平卧来急诊。

49. 该患者首选的降压药物是
   A. 硝苯地平
   B. 硝普钠
   C. 卡托普利
   D. 阿替洛尔
   E. 氢氯噻嗪

50. 禁用的药物是
   A. 吗啡
   B. 利尿剂
   C. β受体拮抗剂
   D. 多巴酚丁胺
   E. 钙通道阻滞剂

51. 引起该患者急性左心衰竭最可能的原因是
   A. 感染
   B. 心律失常
   C. 血压骤升
   D. 电解质紊乱
   E. 急性心肌梗死

男性，50岁。有高血压病史5年，近期未按时服药，3天来出现头痛、烦躁、心悸、多汗、面色苍白、视物模糊，测血压为 230/130 mmHg。家族中父

亲死于高血压。

52．该患者最可能的诊断是
　　A．嗜铬细胞瘤
　　B．库欣综合征
　　C．高血压急症
　　D．高血压亚急症
　　E．原发性醛固酮增多症
53．该患者以上临床表现产生的主要原因是
　　A．脑血管自身调节障碍
　　B．交感神经兴奋及血中儿茶酚胺增多
　　C．血循环中醛固酮增多
　　D．血循环中皮质醇增多
　　E．血循环中 ACTH 增多
54．此种情况最为有效降压的血管扩张药是
　　A．索他洛尔
　　B．硝苯地平
　　C．卡托普利
　　D．硝普钠
　　E．硝酸甘油

男性，22岁。发现高血压1年，血压波动在180～200/110～130 mmHg，四肢血压均高，治疗效果不满意（具体不详），无高血压家族史。查体：上腹部可闻及血管杂音。

55．该患者最可能的诊断是
　　A．肾动脉狭窄
　　B．库欣综合征
　　C．嗜铬细胞瘤
　　D．腹主动脉狭窄
　　E．原发性醛固酮增多症
56．为明确诊断应选择的检查是
　　A．分泌性肾盂造影
　　B．肾动脉造影
　　C．尿 VMA 测定
　　D．24小时尿 17-羟、17-酮测定
　　E．血浆醛固酮测定
57．若确诊上述疾病，该患者最适合的治疗是
　　A．经皮血管成形术
　　B．应用 ACEI/ARB
　　C．应用米托坦
　　D．应用螺内酯
　　E．应用 α 受体拮抗剂

男性，30岁。发现血压高1年，最高达到170/100 mmHg，未规律治疗。近半年来出现头晕，发作性全身乏力，手足发麻，口渴，夜尿增多。查尿糖（-），尿蛋白（±），尿比重 1.010，血钾 3.01 mmol/L。

58．该患者最可能的诊断是
　　A．原发性高血压
　　B．原发性醛固酮增多症
　　C．肾血管性高血压
　　D．肾实质性高血压
　　E．嗜铬细胞瘤
59．首选的治疗药物是
　　A．螺内酯
　　B．氢氯噻嗪
　　C．美托洛尔
　　D．卡托普利
　　E．氯沙坦

【B1 型题】

　　A．1级高血压者无其他危险因素
　　B．2级高血压者无其他危险因素
　　C．2级高血压者有1～2个其他危险因素
　　D．3级高血压者无其他危险因素
　　E．3级高血压者有1～2个其他危险因素
60．高血压患者心血管危险分层属于低危的是
61．高血压患者心血管危险分层属于高危的是
62．高血压患者心血管危险分层属于很高危的是

　　A．视网膜动脉无异常
　　B．视网膜动脉变细、反光增强
　　C．视网膜动脉狭窄、动静脉交叉压迫
　　D．上述基础上出现眼底出血及棉絮状渗出
　　E．上述基础上出现视盘水肿
根据 Keith-Wagener 眼底分级法：
63．属于高血压Ⅰ级眼底的是
64．属于高血压Ⅲ级眼底的是
65．属于高血压Ⅳ级眼底的是

　　A．硝普钠
　　B．低分子肝素
　　C．硝酸甘油
　　D．尼卡地平
　　E．链激酶
66．高血压急症时的治疗常首选
67．不稳定型心绞痛时为防止形成血栓导致急性心肌梗死，宜尽早使用

　　A．刺激性干咳
　　B．低钾血症
　　C．心动过缓
　　D．血糖异常
　　E．反射性心动过速
68．噻嗪类利尿剂降压可引起的不良反应是

69. ACEI 降压可引起的不良反应是
70. β受体拮抗剂降压可引起的不良反应是

    A．利尿剂
    B．α受体拮抗剂
    C．β受体拮抗剂
    D．二氢吡啶类钙通道阻滞剂
    E．血管紧张素转换酶抑制剂

71. 妊娠患者最不宜选用的降压药是
72. 哮喘患者最不宜选用的降压药是
73. 痛风患者最不宜选用的降压药是

    A．利尿剂
    B．β受体拮抗剂
    C．ACEI
    D．钙通道阻滞剂
    E．ARB（血管紧张素Ⅱ受体拮抗剂）

74. 无并发症高血压病患者宜首选的降压药物是
75. 伴有糖尿病者宜首选的降压药物是
76. 伴有蛋白尿者宜首选的降压药物是

    A．有高血压家族史
    B．上腹部听到连续性高调血管杂音
    C．高血压发作时剧烈头痛，面色苍白，心动过速
    D．血清钾 2.8 mmol/L
    E．尿蛋白（++），尿沉渣镜检 RBC 0～5/HP

77. 支持肾血管性高血压的是
78. 支持嗜铬细胞瘤引起高血压的是
79. 支持原发性醛固酮增多症引起高血压的是

【X 型题】

80. 高血压患者心血管危险分层属于中危的有
    A．1级高血压者无其他危险因素
    B．1级高血压者有 1～2 个其他危险因素
    C．2级高血压者无其他危险因素
    D．2级高血压者有 1～2 个其他危险因素

81. 与肾性高血压有关的致血压升高的生理活性物质有
    A．血管紧张素Ⅱ
    B．前列腺素
    C．醛固酮
    D．心钠素　　　　　　　　（150/1993）

*82. 利尿剂作为治疗高血压病的药物，下列提法不正确的有
    A．过度肥胖患者禁用
    B．不适用于老年患者
    C．伴发心力衰竭者可选用　　（169/2011）
    D．主要适用于高血压 3 级患者

83. 高血压急症常用的静脉降压药物包括
    A．硝普钠
    B．硝酸甘油
    C．尼卡地平
    D．拉贝洛尔

84. 钙通道阻滞剂降压治疗的特点包括
    A．对老年患者有较好的疗效
    B．不影响糖脂代谢
    C．降压作用通过阻滞细胞外钙离子经 L 型钙通道进入细胞内而实现
    D．对心力衰竭或心脏传导阻滞患者尤其适用

85. 在我国临床主要推荐高血压应用的优化联合治疗方案有
    A．ACEI/ARB+ 二氢吡啶类 CCB
    B．二氢吡啶类 CCB+β受体拮抗剂
    C．α受体拮抗剂 +β受体拮抗剂
    D．二氢吡啶类 CCB+ 保钾利尿剂

86. 有关慢性肾衰竭降压治疗的叙述，错误的有
    A．低血容量或血肌酐超过 265 μmol/L 时慎用 ARB 或 ACEI 类药物
    B．目标血压是 ≤130/80 mmHg
    C．降压治疗的主要目的是延缓肾功能的恶化，预防心脑血管事件发生
    D．血液透析患者不需降压治疗

答案及解析

1.【答案】C

【解析】原发性高血压又称为高血压病，是常见的心血管疾病，长期高血压可成为多种心血管疾病的重要危险因素，并可影响靶器官（如心、脑、肾）结构和功能的改变，最终导致心力衰竭、脑卒中和肾衰竭等严重后果。与高血压发病的因素有：①遗传因素；②环境因素：包括饮食如食盐摄入量过多、社会心理及精神因素、吸烟；③其他因素：包括体重（超重）、药物、睡眠呼吸暂停低通气综合征等。而慢性肾功能不全可能与原发性高血压的发病因素无关。

2.【答案】D

【解析】原发性高血压是常见的心血管疾病，有明显的遗传倾向，高钠饮食与发病有关，长期高血压可成为多种心血管疾病的重要危险因素，并可影响靶器

官（如心脏、脑、肾脏）结构和功能的改变，最终导致心力衰竭、脑卒中和肾衰竭等严重后果。目前，我国采用国际上统一的标准，即收缩压≥140 mmHg 和（或）舒张压≥90 mmHg 即可诊断为高血压。治疗方面部分患者需要联合用药。

3.【答案】D

【解析】高血压的危险分层可依据血压水平结合危险因素及并发的器官受损情况进行分层。一般分为低危、中危、高危、很高危。对于高危的标准为高血压1~2级伴≥3个危险因素者。

4.【答案】A

【解析】老年人高血压的特点为血压波动大，压力感受器调节血压敏感性减退，容易有体位性低血压，尤以收缩压增高为主，可加重左心室后负荷，容易发生心功能不全。

5.【答案】E

【解析】高血压脑病是指血压突然或在短期内明显升高，同时出现中枢神经系统功能障碍。其机制可能为过高的血压突破脑血管的自身调节机制，导致脑灌注过多，液体经血脑屏障漏出到血管周围脑组织造成脑水肿，颅压增高，此类情况可见于急进型高血压、妊娠中毒症（子痫病）等。一般出现肺水肿少见。

6.【答案】C

【解析】有关高血压病的脏器受累最主要为心、脑、肾；其中脑血管的并发症（脑卒中）的发病率可为心肌梗死的5倍左右；眼底的改变可反映高血压的严重程度；高血压脑病的发生机制可能为过高的血压突破脑血管自身的调节机制，使脑灌注过多，液体经血脑屏障漏出到血管周围脑组织导致脑水肿。故选项A、B、D、E的叙述是正确的。关于恶性高血压的发病机制尚不清楚，但主要的脏器病理损害以肾最为突出，而不是脑。

7.【答案】D

【解析】高血压急症患者，血压突然和明显升高，其标准是一般超过 180/120 mmHg。

8.【答案】A

【解析】高血压患者病情急急骤发展，舒张压持续≥130 mmHg，并有头痛，视物模糊，眼底出血、渗出和视盘水肿，肾脏损害突出，持续蛋白尿、血尿和管型尿，称为恶性高血压。心、脑、眼底亦可出现病变及功能障碍。

9.【答案】A

【解析】高血压可引起心、脑、肾、血管等靶器官的损害。长期高血压可形成脑部小动脉的微动脉瘤，血压急剧升高可引起动脉瘤的破裂，而不是产生微动脉瘤。高血压脑病是由于血压极度升高所致，但血压下降后即可逆转。长期高血压导致肾硬化、促使冠状动脉硬化、严重高血压可促使形成主动脉夹层等是常见的高血压靶器官并发症。

10.【答案】D

【解析】原发性高血压又称为高血压病，原因不明，是以体循环动脉压升高、周围小动脉阻力增高，同时伴有不同程度的心排血量和血容量增加为主要表现的临床综合征。病理生理机制是通过激活肾素-血管紧张素-醛固酮系统，使循环中及组织中异常增高的血管紧张素Ⅱ导致血压增高；同时血管内皮功能异常，血管内皮合成或释放的舒血管物质（前列环素、一氧化氮等）和缩血管物质（内皮素、血栓素、血管紧张素Ⅱ等）功能发生紊乱，早期通过血管痉挛增加外周阻力，以后通过促细胞增殖作用，促进高血压的发生及发展。所以原发性高血压的发生与周围细小动脉的变化密切相关，其早期病理变化最可能的是血管痉挛。其他或者是晚期的病理变化或者不会发生。

11.【答案】B

【解析】高血压患者的并发症主要发生在心、脑、肾，并可导致心肌梗死、心律失常、心力衰竭、肾衰竭等而死亡，但目前在我国，高血压所致的脑血管意外仍是引起死亡的最常见的原因。

12.【答案】A

【解析】原发性高血压的治疗包括：①非药物治疗：包括改善生活方式，消除不利身心健康的因素，如控制体重、减少膳食内脂肪量、适当限盐、增加及保持适当的体力活动、戒烟限酒、保持乐观心态，提高应激能力等；②药物治疗：对1、2级高血压患者宜从小剂量开始，2~3周后血压未能满意控制可增加原药剂量或换药，必要时选用2种或2种以上的药物联合治疗，用药期间定期监测血压，只要有效，则不要更换降压药物类型。强调血压控制应达标，降低血压治疗的目标是使血压恢复至目标值（<140/90 mmHg）或正常水平（<120/80 mmHg），对中、青年患者（<60岁），高血压合并糖尿病或肾脏病患者应使血压降至 130/80 mmHg以下，老年人至少降至正常高值（140/90 mmHg）。

13.【答案】B

【解析】一旦高血压诊断确立，通常需要终身治疗。在血压得到满意的控制后，可逐步减少药物的剂量，但一般不应终止治疗，否则会出现血压再次升高。在选用降压药物时，应从单个药物小剂量开始，2~3周后如血压控制尚不满意，可增加剂量或采用两种或两种以上药物同时使用。联合用药可降低每一种药物的剂量，减少副作用，增强降压效果。为避免在治疗过程中血压昼夜之间波动过大，应尽可能采用长效制剂，确保稳定降压，降低并发症率。当发生高血压急症时，必须迅速使血压下降到安全范围，预防严重心、脑、肾的并发症。

14.【答案】D

【解析】降压治疗的原则是将血压降至理想水平，而并非是越低越好；低剂量单药治疗效果不好者，应尽量采用两种或两种以上药物联合治疗；血压控制达标后应尽量维持药物剂量长期保持稳定；对已经伴有靶器官损害和其他伴随疾病的患者，降压治疗目标及方案必须坚持个体化。

15.【答案】E

【解析】血管紧张素转换酶抑制剂（ACEI）的降压作用是通过抑制血管紧张素转换酶（ACE）而使血管紧张素Ⅱ生成减少；抑制激肽酶的作用，使体内的缓激肽增加，增强对血管的扩张作用；降压作用起效较慢；有改善胰岛素抵抗、减少尿蛋白的作用。但其主要不良反应不是心率减慢，而是刺激性干咳和血管性水肿。

16.【答案】B

【解析】血管紧张素Ⅱ受体拮抗剂治疗高血压的作用特点为：降压作用起效缓慢，但持久、平稳；一般在6～8周时才达到最大降压作用；作用持续的时间能达24小时以上；治疗剂量窗较宽；最大的特点是直接与药物相关的不良反应很少。

17.【答案】D

【解析】冠状动脉痉挛性心绞痛是变异型心绞痛，钙通道阻滞剂对动脉血管平滑肌有强效松弛作用，因此既能解除冠状动脉痉挛，又能降低外周阻力，使血压下降，所以宜首选钙通道阻滞剂。

18.【答案】B

【解析】大量临床循证医学资料证明，利尿剂可有效降低血压、减少高血压患者并发症的发生率和病死率，是无并发症高血压患者的首选药物。β受体拮抗剂是一个安全有效的降压药物，可广泛应用于轻、中度高血压，尤其是伴有高肾素活性的患者，但由于可诱发平滑肌痉挛，故一般对伴有哮喘、慢性阻塞性肺疾病、周围血管疾病的患者列为禁用。大型临床试验证实，ACEI类药物可增加肾小球滤过率和肾血流量，降低高血压伴糖尿病肾病患者的微量蛋白尿，故对此类患者为首选药物。血管紧张素Ⅱ受体拮抗剂（ARB）的应用对象与ACEI相似，但有试验证实，ARB可有降低血尿酸的作用，故可用于伴痛风的患者。对妊娠期妇女高血压较为安全的降压药物为部分钙通道阻滞剂。

19.【答案】D

【解析】利尿剂作为降压药适用于轻、中度高血压，对盐敏感性高血压、合并肥胖、老年人的高血压有较强降压效果，伴有心力衰竭的更为适合。

20.【答案】C

【解析】为达到迅速、有效、可控地降低血压，临床应采用静脉制剂给药。一般患者在开始1小时内平均动脉压降低幅度不超过25%，2～6小时将动脉压降至160/100 mmHg左右，无临床症状或靶器官损害证据者亦可采用口服降压药。选项C将血压值2～6小时内降至正常是错误的。

21.【答案】B

【解析】慢性肾小球肾炎主要病变为两肾弥漫性肾小球病变，可有肾小球内皮系膜增殖性炎症、肾小球硬化等，其所致的高血压主要与水钠潴留、血容量增加有关。原发性醛固酮增多症是由肾上腺皮质肿瘤或增生，分泌过多醛固酮引起的综合征，高血压是其主要临床表现，大多表现为轻、中度，少数可发展为重度或恶性高血压。嗜铬细胞瘤可由于肿瘤持续或间断地释放大量儿茶酚胺而引起持续或阵发性高血压，此类病变在继发性高血压中是较少的一种。肾血管性高血压是指单侧或双侧肾动脉主干或分支狭窄引起的高血压，在继发性高血压中属常见的一种，在国外以动脉硬化为最常见，而我国以大动脉炎为最常见。大量临床实践证明，对40岁以下的高血压患者应着重考虑继发性高血压的可能性。因此答案是B。

22.【答案】E

【解析】上肢血压一般低于下肢，当主动脉缩窄时，上肢血压会增高，而且高于下肢血压，其他均不是。

23.【答案】A

【解析】与肾性高血压有关的致血压升高的生理活性物质是血管紧张素Ⅱ。血管紧张素Ⅱ可直接使小动脉平滑肌收缩，增加外周阻力，使交感神经兴奋，同时可刺激肾上腺皮质球状带，使醛固酮分泌增加，从而使肾小管钠重吸收加强，导致体内水钠潴留，使血压升高。其余均不是。

24.【答案】D

【解析】我国高血压的血压控制目标值原则上应将血压降到患者能最大耐受的水平，根据我国高血压病治疗指南，该老年男性患者的血压应降到140/80 mmHg。

25.【答案】C

【解析】该80岁以上老年男性高血压患者的血压波动于160～170/60～70 mmHg。目前一般主张血压控制目标值应<140/90 mmHg。但不同情况还是有差异，如老年高血压病患者的血压应降至150/90 mmHg以下，如能耐受可降至140/90 mmHg以下，对于80岁以上老年患者按要求降压的目标值是<150/90 mmHg。所以该患者收缩压的目标值应该是低于150 mmHg。

26.【答案】A

【解析】该中年男性患者高血压伴乏力、肌痛、口渴，明显低比重尿及低钾血症，上述特点符合原发性醛固酮增多症，而不符合临床常见的原发性高血压及肾血管性高血压。肾性高血压患者可出现尿蛋白（±）、尿比重低等，且尿液中可见有形成分，但一般不出现低钾血症。

27. 【答案】C

【解析】该青年男性患者有高血压病史3年，近1年一直较高，为170～200/130～140 mmHg，近1周头痛、视物模糊、视盘水肿，肾脏损害突出，持续蛋白尿、血尿和管型尿，支持恶性高血压的诊断。若为高血压脑病，会有意识障碍，精神错乱，甚至昏迷。其他均不符合。

28. 【答案】E

【解析】该老年女性患者慢性病程，高血压病30年，规律服用降压药物后血压控制良好，近2个月出现血压显著升高，伴头晕、轻度恶心及出汗，查体发现左侧颈动脉和右侧肾动脉听诊区可闻及收缩期杂音，考虑有肾动脉狭窄。所以导致该患者近期血压控制不佳最可能的原因是肾动脉狭窄。根据病史和体征均不支持其余诊断。

29. 【答案】C

【解析】该老年患者无原因的血压升高，原发性高血压（高血压病）诊断肯定，可能是在原来高血压病基础上合并肾动脉粥样硬化。所以该患者诊断考虑可能为原发性高血压合并肾动脉粥样硬化。临床不能诊断为高血压，因为高血压有原发性和继发性两大类，该患者无继发性原因，所以只能诊断考虑为原发性高血压。因为糖尿病病史尚短，所以不可能有糖尿病肾病，不支持高血压合并肾小动脉硬化。病史不支持肾小球肾炎；临床资料特别是降压0号治疗有效也不支持先天性肾动脉狭窄。

30. 【答案】C

【解析】该中年男性患者的病例特点是：长期高血压、心界向左下扩大，超声心动图示左心房扩大、左心室壁肥厚，应首先考虑是高血压导致的心脏负荷增加，显示心脏靶器官已经受损。患者左心室增大，但室壁不薄，室壁运动正常，可排除扩张型心肌病。患者闻及3/6级收缩期吹风样杂音，可用左心室扩大解释；患者无心绞痛等心悸、缺血症状，无室壁节段性运动障碍，故不支持瓣膜病及冠心病诊断。

31. 【答案】B

【解析】根据该患者情况，目前应采用的处理是观察3个月，同时限盐、增加活动量、减体重。而无须进行任何干预，等患者45岁以后再考虑治疗的处理是不正确的。因为降压药物的治疗对象是：①高血压2级或以上；②高血压合并糖尿病，或已经有心、脑、肾靶器官损害或并发症；③凡血压持续升高，改善生活方式后血压仍未获得有效控制者。根据临床资料该患者是不应立即开始药物治疗，不应在进行非药物治疗的同时，立即开始药物治疗，也不应建议患者先服药半年，控制后停药观察。

32. 【答案】B

【解析】该中年女性高血压患者，长期服用吲达帕胺，血压控制基本满意。近期在急性胃肠炎后出现心悸、乏力，心电图为频发室性期前收缩，二联律，患者无急性心肌炎及心肌缺血的临床征象，故必须首先考虑存在低血钾的可能。因为吲达帕胺有增加尿钾排除的作用，加之急性胃肠炎可增加钾的丢失，出现室性心律失常与血钾密切相关。

33. 【答案】B

【解析】该老年男性患者慢性病程，发现高血压急性加重，处理后血压降至应控制的水平（130/80 mmHg），患者应遵循的医嘱是监测血压，坚持长期规律服用降压药。其余均不符合高血压的治疗原则。

34. 【答案】A

【解析】该中年男性高血压合并糖尿病患者，BP 180/100 mmHg，尿蛋白（+），由于ACEI对早期糖尿病性肾病伴有高血压者可有效地减少蛋白尿，具有肾保护作用，此患者选用ACEI类制剂治疗最为合适。

35. 【答案】A

【解析】该老年男性患者高血压20余年，未规范治疗。从目前检验结果分析，其尿蛋白（+），血肌酐尚在正常范围，应考虑已出现高血压所致的靶器官（肾）损伤的可能。同时患者血糖增高，不排除并发糖尿病及糖尿病肾损伤。因此对并发糖尿病的高血压患者，同时考虑对肾有保护作用的药物是ACEI类。培哚普利为首选。

36. 【答案】D

【解析】该老年女性高血压病患者慢性病程，高血压病史已30年，目前BP 170/80 mmHg，收缩压仍比较高，肾功能轻度异常（Cr 155 μmol/L），但尚未升高到慎用或禁用ACEI或ARB类药物的水平（246 μmol/L或3 mg/dl），由于ACEI在高钾血症是禁用，所以ACEI不能加保钾利尿剂；高血压病的治疗原则宜联合用药，特别对老年长期患者，正确的治疗是可以氨氯地平及福辛普利联合用药物控制血压，不宜单用氨氯地平5 mg/d，或单用ACEI或ARB类药物控制血压；血压控制目标值在合并肾脏病变时应＜130/80 mmHg。所以答案是D。

37. 【答案】C

【解析】该老年男性患者患高血压，同时有2型糖尿病，尿蛋白（+）不能除外合并糖尿病肾病，ACEI具有改善胰岛素抵抗和减少尿蛋白作用，特别适用于伴有心力衰竭、心肌梗死后、糖耐量减退或糖尿病肾病的高血压患者，故最佳降压药物为ACEI，而钙通道阻滞剂对血脂、血糖等代谢无明显影响，也可以选用。

38.【答案】A

【解析】该老年女性高血压患者心率偏慢（64次/分），血化验空腹血糖升高（9.6 mmol/L）伴尿蛋白（+），考虑糖尿病肾病可能，同时有血脂异常，主要以TC增高为主（6.4 mmol/L，TG 1.8 mmol/L，HDL-C 1.1 mmol/L，LDL-C 4.7 mmol/L），所以最适合治疗的药物组合是依那普利+阿托伐他汀。因心率偏慢，所以不宜选用美托洛尔降压，氢氯噻嗪单用降压效果较差，非诺贝特是以降低TG为主，该患者的TG基本正常，所以不宜应用。

39.【答案】B

【解析】该中年男性患者患高血压和陈旧性心肌梗死，心率较快，降压治疗宜首选β受体拮抗剂和ACEI，可预防心肌重构，尽可能选用长效制剂，减少血压波动，因此答案是B。

40.【答案】C

【解析】该老年男性高血压患者，既往有痛风病史，所以不宜应用噻嗪类利尿剂；查体心率慢（50次/分），不宜应用β受体拮抗剂；化验血肌酐增高（320 μmol/L），不宜应用血管紧张素转换酶抑制剂和血管紧张素Ⅱ受体拮抗剂。所以该患者最适宜的降压药物是钙通道阻滞剂。

41.【答案】B

【解析】该青年男性高血压患者，全身乏力、口渴、夜尿多、低比重尿、低血钾，综合病情符合原发性醛固酮增多症的临床表现。原发性高血压、肾血管性高血压、嗜铬细胞瘤患者一般不出现低比重尿，血钾正常；肾实质性高血压尿蛋白量应较大。

42.【答案】D

【解析】该中年男性患者慢性病程，开始3年仅有高血压，但长期卡托普利和双氢克尿噻治疗，血压控制满意。近1年来出现低钾表现，发作性双下肢无力、麻木、口渴、多尿，伴夜尿增多，化验血清钾低于正常，所以该患者最可能的诊断是原发性醛固酮增多症。一般高血压患者不会有这样明显的低钾表现，该患者仅有轻微的蛋白尿，所以也不支持高血压肾病和慢性肾炎；该患者虽有周期性麻痹的临床表现，但是这些表现只是原发性醛固酮增多症临床表现的一部分。

43.【答案】B

【解析】该青年女性患者有很高的血压，可疑肾血管性高血压，对诊断最有意义的检查是上腹部听到连续性高调血管杂音，说明是由于肾动脉狭窄引起的血压增高。其余对诊断肾血管性高血压均无意义。

44.【答案】B

【解析】该青年男性患者有阵发性血压升高，平时血压正常，其发作时临床表现（剧烈头痛、面色苍白、心动过速）符合嗜铬细胞瘤。所以为明确诊断，首先做的检查是测定24小时尿儿茶酚胺和VMA。

45.【答案】C

【解析】该中年女性患者有半年高血压病史，药物治疗无效，血清钾明显降低，B超示有左肾上腺区域有圆形占位，最可能的诊断是原发性醛固酮增多症。原发性醛固酮增多症是由肾上腺皮质增生或肿瘤分泌过多的醛固酮所致，是继发性高血压的一种重要类型，临床表现以长期高血压伴顽固性低钾血症为特征。其他诊断可能性均小。

46.【答案】B

【解析】该青年男性高血压患者，全身乏力、口渴、夜尿多、低比重尿、低血钾，综合病情符合原发性醛固酮增多症，所以首选的降压药物是螺内酯，降压的同时还可纠正低血钾。

47.【答案】E 48.【答案】A

【解析】该老年男性患者有陈旧性心肌梗死和高血压病史，有心力衰竭表现2年，近1周出现典型急性左心衰竭表现，该患者心功能NYHA分级为Ⅳ级合并症的高血压，血压控制目标至少是130/80 mmHg。该患者住院期间餐后血糖升高，同时是心肌梗死后和心力衰竭患者，降压药物宜选血管紧张素转换酶抑制剂，其降压作用缓和，具有改善胰岛素抵抗和减少尿蛋白的作用。

49.【答案】B 50.【答案】D 51.【答案】C

【解析】该老年男性高血压患者因有烦心事心情不好，血压突然升高为高血压急症，血压很高伴急性左心衰竭（呼吸困难不能平卧），必须要迅速降压，硝普钠可直接扩张动脉和静脉，使血压迅速下降，同时因降低了心脏的前后负荷而使急性左心衰竭得以缓解，因此首选的降压药物是硝普钠，硝苯地平、卡托普利、阿替洛尔和氢氯噻嗪亦可降压，但均疗效差或起效较慢；多巴酚丁胺可兴奋$β_1$肾上腺素受体，有正性肌力作用，可增加心肌收缩力和心搏出量，对心力衰竭有治疗作用，但因其有升高血压的作用，所以该患者应列为禁忌，吗啡、利尿剂、β受体拮抗剂和钙通道阻滞剂均非禁忌。该患者出现急性左心衰竭的最可能原因是血压急骤升高，左心室不能适应急剧增加的心脏后负荷而引起急性左心衰竭，该患者无其余原因（感染、心律失常、电解质紊乱和急性心肌梗死）的临床证据，所以可能性很小。

52.【答案】C 53.【答案】B 54.【答案】D

【解析】该中年男性患者有高血压史5年，家族中父亲死于高血压，所以肯定不是继发性高血压，近期未按时服药，近日出现头痛、烦躁、心悸、多汗、面色苍白、视力模糊，测血压很高（230/130 mmHg），最可能的诊断是高血压急症。高血压急症是指高血压患者在短期内交感神经活动亢进和血中儿茶酚胺增多而导致周围血管阻力突然上升,引起血压明显增高,临床表现为头痛、烦躁、眩晕、恶心、呕吐、心悸及视物模糊等症状,血压以收缩压显著升高为主,也可伴有舒张压升高,发作时间短暂,控制血压后病情很快好转,但易复发。而高血压亚急症是高血压严重升高但不伴靶器官损害。高血压急症的治疗是尽快应用适合的降压药,通常采用静脉药物治疗,最为有效降压的血管扩张药是硝普钠,以每分钟10 μg 静滴,密切观察血压,每隔5~10分钟可增加5 μg/min,作用迅速,停止滴注后作用在3~5分钟消失,而其他药物均不适宜高血压急症的治疗。

55.【答案】A　56.【答案】B　57.【答案】A

【解析】该青年男性高血压患者,血压波动在180~200/110~130 mmHg,四肢血压均高,治疗效果不满意,无高血压家族史,支持继发性高血压的诊断,结合查体上腹部闻及血管杂音,所以该患者最可能的诊断是肾动脉狭窄。肾血管性高血压可为单侧或双侧肾动脉主干或分支狭窄而引起的高血压,高血压发展迅速或突然加重,多为舒张压中、重度升高,药物治疗无效,体检可在上腹部或背部肋脊角处闻及血管杂音,肾动脉多普勒超声、肾动脉造影、MRI 及螺旋 CT 有助于诊断。而库欣综合征系肾上腺皮质肿瘤或增生,分泌糖皮质激素过多所致,临床表现为高血压、向心性肥胖、满月脸、血糖升高,实验室检查可有24小时尿中17-羟及17-酮类固醇增多,嗜铬细胞瘤为肾上腺髓质或交感神经节肿瘤,间歇或持续分泌过多的肾上腺素和去甲肾上腺素,表现为阵发性或持续性血压升高,同时伴心动过速、头痛、出汗、苍白等症状,或伴血糖升高、代谢亢进的表现,对一般药物也无效,但检查尿3-甲氧基-4-羟基苦杏仁酸(VMA)阳性可肯定诊断,肾上腺CT或MR能证实较大的肿瘤;腹主动脉狭窄多数为先天性血管畸形,少数为多发性大动脉炎所致,临床特点为上肢血压增高而下肢血压不高或降低的反常现象,对通常的治疗反应也不佳,主动脉造影可确定诊断;病史也不支持原发性醛固酮增多症。由于该患者的诊断最可能是肾动脉狭窄,所以为明确诊断应选择的检查是肾动脉造影。若该患者确诊为肾动脉狭窄,最适合的治疗是经皮血管成形术,当去掉血管狭窄后,血压会逐渐恢复正常。

58.【答案】B　59.【答案】A

【解析】该青年男性高血压患者,全身乏力、口渴、夜尿多、低比重尿、低血钾,综合病情符合原发性醛固酮增多症的临床表现。原发性醛固酮增多症除可手术治疗外,首选的治疗药物是醛固酮拮抗剂螺内酯,其余均为用于治疗原发性高血压的药物。

60.【答案】A　61.【答案】D　62.【答案】E

【解析】在高血压患者心血管危险分层中,1级高血压者无其他危险因素是属于低危;3级高血压者无其他危险因素是属于高危;3级高血压者有1~2个其他危险因素是属于很高危。而2级高血压者无其他危险因素和2级高血压者有1~2个其他危险因素属于中危。

63.【答案】B　64.【答案】D　65.【答案】E

【解析】高血压可引起患者的眼底变化。根据Keith-Wagener眼底分级法,属于高血压Ⅰ级眼底的是视网膜动脉变细、反光增强;属于高血压Ⅲ级眼底的是在上述基础上出现眼底出血及棉絮状渗出;属于高血压Ⅳ级眼底的是在上述基础上出现视盘水肿。

66.【答案】A　67.【答案】B

【解析】高血压急症时的血压常很高,而且症状也重,因此需要快速有效的降压治疗,硝普钠能迅速降低心脏的前后负荷,所以能快速有效的降低血压。而硝酸甘油主要是降低心脏的前负荷,其降压效果差,尼卡地平是钙通道阻滞剂,其降压效果慢,低分子肝素和链激酶是属于抗凝剂和溶栓剂,无降压作用。不稳定型心绞痛发病的重要机制是冠脉内斑块破裂,并极易形成血栓导致急性心肌梗死,故抗凝尤其重要。因此需要低分子肝素,以防止向心肌梗死方向发展。

68.【答案】B　69.【答案】A　70.【答案】C

【解析】噻嗪类利尿剂有排钠、排钾作用,所以噻嗪类利尿剂降压可引起的不良反应是低钾血症;血管紧张素转换酶抑制剂对各种程度的高血压均有一定的降压作用,最常见不良反应是刺激性干咳和血管性水肿;β受体拮抗剂降压可引起的不良反应是心动过缓。

71.【答案】E　72.【答案】C　73.【答案】A

【解析】题中的备选答案均为降压药,许多降压药物均属妊娠不宜使用,除去利尿剂外,均不太适合妊娠患者用,最不宜选用的是血管紧张素转换酶抑制剂;哮喘患者最不宜选用β受体拮抗剂;痛风患者最不宜选用的降压药为利尿剂。

74.【答案】A　75.【答案】C　76.【答案】C

【解析】大量临床循证医学资料证明,利尿剂可有效降低血压、减少高血压患者并发症的发生率和病死率,是无并发症高血压患者的首选药物;对伴有糖尿病者和伴有蛋白尿者宜首选的降压药物为ACEI,因为ACEI具有改善胰岛素抵抗和减少尿蛋白作用。

77.【答案】B　78.【答案】C　79.【答案】D

【解析】这是一组关于继发性高血压的试题。支持肾血管性高血压的是上腹部听到连续性高调血管杂音;支持嗜铬细胞瘤引起高血压的是高血压发作时剧烈头痛,面色苍白,心动过速;支持原发性醛固酮增多症引起高血压的是血清钾明显降低(2.8 mmol/L)。

80.【答案】BCD

【解析】在高血压患者心血管危险分层中，除1级高血压者无其他危险因素是属于低危外，其余均属于高血压心血管危险分层中的中危。

81.【答案】AC

【解析】肾素-血管紧张素-醛固酮系统（RAAS）与高血压的关系特别明显。血管紧张素Ⅱ可直接使小动脉平滑肌收缩，增加外周阻力，使交感神经兴奋，同时可刺激肾上腺皮质球状带，使醛固酮分泌增加，从而使肾小管钠重吸收加强，导致体内水钠潴留，使血压升高。前列腺素、心钠素可使血管扩张，后者还有利尿、抑制醛固酮合成等作用。可使血压下降。

82.【答案】ABD

【解析】利尿剂作为降压药适用于1、2级高血压，对盐敏感性高血压、合并肥胖、老年人的高血压有较强降压效果，伴有心力衰竭的可选用。

83.【答案】ABCD

【解析】高血压急症是指高血压患者在短期内交感神经活动亢进和血中儿茶酚胺增多而导致周围血管阻力突然上升，引起血压明显增高，临床表现为头痛、烦躁、眩晕、恶心、呕吐、心悸及视力模糊等症状，血压以收缩压显著升高为主，也可伴有舒张压升高，为达到迅速、有效、可控地降低血压，临床一般采用静脉制剂给药。硝普钠、硝酸甘油、尼卡地平（二氢吡啶类钙通道阻滞剂）和拉贝洛尔（兼有α受体拮抗作用的β受体拮抗剂）均为高血压急症常用的静脉降压药物。

84.【答案】ABC

【解析】钙通道阻滞剂是常用的降压药物，该药对老年患者有较好的疗效，不影响血糖和血脂代谢，降压作用通过阻滞细胞外钙离子经L型钙通道进入细胞内而实现。但非二氢吡啶类可抑制心肌收缩和抑制心脏传导，不宜用于心力衰竭或心脏传导阻滞的患者。

85.【答案】AB

【解析】高血压的联合治疗应采用不同降压机制的药物，在我国临床主要推荐高血压应用的优化联合治疗方案有 ACEI/ARB+二氢吡啶类 CCB；ACEI/ARB+噻嗪类利尿剂；二氢吡啶类 CCB+噻嗪类利尿剂；二氢吡啶类 CCB+β受体拮抗剂。次要推荐使用的联合治疗方案有利尿剂+β受体拮抗剂；α受体拮抗剂+β受体拮抗剂；二氢吡啶类 CCB+保钾利尿剂；噻嗪类利尿剂+保钾利尿剂。所以答案是 AB

86.【答案】BD

【解析】慢性肾衰竭的降压治疗有特点，低血容量或血肌酐超过 265 μmol/L 时应慎用 ARB 或 ACEI 类药物；慢性肾衰竭患者高血压治疗的目标血压是 <130/80 mmHg；慢性肾衰竭患者降压治疗的主要目的是延缓肾功能的恶化，预防心脑血管事件发生；血液透析的慢性肾衰竭患者仍需要降压治疗。

六、心肌疾病

【A1 型题】

1．下列属于遗传性心肌疾病的是
 A．围生期心肌病
 B．感染性心肌病
 C．扩张型心肌病
 D．肥厚型心肌病
 E．限制型心肌病

2．扩张型心肌病左、右心室同时衰竭时，与临床症状和体征最有关的因素是
 A．静脉回流增加
 B．肺淤血
 C．心排量减少
 D．心律失常
 E．心肌缺血

*3．目前认为扩张型心肌病最主要的病因是
 A．病毒性心肌炎
 B．遗传因素
 C．酒精中毒因素
 D．内分泌疾患
 E．代谢异常　　　　　　　　　　（72/1996）

4．引起限制型心肌病最常见的病因是
 A．淀粉样变性
 B．结节病
 C．血色病
 D．糖原贮积症
 E．戈谢病

*5．下列关于扩张型心肌病临床表现的叙述，正确的是
 A．起病可急也可缓
 B．可在成年人任何年龄发病
 C．一般不发生血栓栓塞
 D．可早期发生全心扩大　　　　　（53/2007）

6．扩张型心肌病患者最主要的临床表现是
 A．呼吸道感染症状
 B．心力衰竭表现
 C．晕厥

D．心前区疼痛

E．听诊心音增强

7．扩张型心肌病患者不会出现的临床特点是

　A．栓塞

　B．猝死

　C．心律失常

　D．肺毛细血管楔压下降

　E．心电图病理 Q 波

*8．下列不符合扩张型心肌病并发心力衰竭的超声心动图表现的是

　A．LVEF＜40%

　B．二尖瓣反流

　C．左室壁节段性运动减弱

　D．左室舒张末期内径增大　　　（47/2022）

*9．临床表现与缩窄性心包炎最相似的疾病是

　A．肥厚型梗阻性心肌病

　B．风湿性心脏病

　C．冠心病

　D．限制型心肌病

　E．肺心病　　　　　　　　　　（52/2003）

10．可使肥厚型梗阻性心肌病患者心脏杂音减弱的药物是

　A．硝酸甘油

　B．地高辛

　C．异丙肾上腺素

　D．亚硝酸异戊酯

　E．普萘洛尔

*11．关于心室重构的概念，不正确的是

　A．心肌损害，心脏负荷过重，室壁应力增加，心室反应性肥大

　B．肥厚心肌肌纤维缩短能力和心室排血能力下降

　C．肥厚心肌收缩速度下降，松弛延缓

　D．心肌适度肥厚足以克服室壁应力时，心功能可维持正常

　E．早期心脏肥厚对维护心功能有益　（48/1999）

12．诊断心肌病最常用的辅助检查是

　A．心电图

　B．超声心动图

　C．冠状动脉造影

　D．心内膜心肌活检

　E．胸部 X 线片

13．肥厚型心肌病伴左室流出道梗阻的患者，拟行胆囊切除术，术前血压 150/100 mmHg，选择的降压药是

　A．维拉帕米

　B．依那普利

　C．硝苯地平

　D．氢氯噻嗪

　E．哌唑嗪

*14．用硝酸甘油类药物使肥厚型梗阻性心肌病患者的症状加重的原因是

　A．扩张大动脉，降低了周围血压

　B．扩张了小静脉，左室射血分数增加

　C．扩张了小静脉，使回心血量减少

　D．冠状动脉收缩

　E．心肌氧耗量增加　　　　　　（47/2003）

15．心肌炎的最常见病因是

　A．细菌感染

　B．病毒感染

　C．毒物

　D．结缔组织病

　E．血管炎

*16．一般不会在急性心肌炎患者出现的临床表现是

　A．心脏压塞

　B．猝死

　C．急性肺水肿

　D．酷似急性心肌梗死　　　　　（47/2021）

【A2 型题】

17．男性，64 岁。因胸痛 20 分钟来急诊。查体：BP 150/100 mmHg，心率 82/ 分，胸骨左缘 3～4 肋间可闻及 1/6 级收缩期杂音。心电图示 Ⅱ、Ⅲ、aVF 导联的 QRS 波群呈 QR 型，ST 段压低。硝酸甘油含服后胸痛不缓解，胸骨左缘杂音明显增强，患者取蹲位时，心脏杂音减轻。该患者最可能的诊断是

　A．急性心肌梗死

　B．二尖瓣脱垂症

　C．左心房黏液瘤

　D．肥厚型心肌病（梗阻性）

　E．主动脉瓣狭窄

*18．女性，19 岁。平素体质较差，曾有一次运动后晕厥史。查体：胸骨左缘 3～4 肋间可闻及 3/6 级收缩期杂音，下蹲位时杂音减弱。应首先考虑的疾病是

　A．先天性心脏病室间隔缺损

　B．风湿性心脏病二尖瓣关闭不全

　C．肥厚型梗阻性心肌病

　D．扩张型心肌病伴心功能不全　（61/2014）

19．男性，63 岁。活动后气短 3 年，近日上呼吸道感染后夜间不能平卧。否认高血压、糖尿病病史。查体：血压 110/50 mmHg，心率 120 次 / 分，心律齐，胸骨左缘 3～4 肋间闻及 4/6 级收缩期杂音。心电图示左室高电压伴 ST-T 改变；超声

心动图：左房 40 mm，左室舒张末内径 50 mm，EF 68%，室间隔厚 23 mm，左室后壁厚 11 mm，SAM 征（+）。最可能的诊断是
A．扩张型心肌病
B．肥厚型心肌病
C．室间隔缺损
D．瓣膜性心脏病
E．限制型心肌病

20．男性，42 岁。运动时胸闷 1 周。查体：胸骨左缘 3~4 肋间可闻及粗糙的喷射性收缩期杂音。心电图示 Ⅱ、Ⅲ、aVF 导联出现病理性 Q 波。超声心动图示室间隔流出道部分向左心室内突出，二尖瓣前叶在收缩期向前方运动。该患者最可能的诊断是
A．室间隔缺损
B．风湿性主动脉瓣狭窄
C．肥厚型心肌病
D．急性心肌梗死
E．稳定型心绞痛

21．男性，30 岁。反复发生劳累后心前区闷痛、气短半年。查体：心界向左下扩大，胸骨左缘 3~4 肋间可闻及粗糙的收缩期喷射样杂音；超声心动图提示肥厚型梗阻性心肌病。使患者心脏杂音强度改变正确的是
A．含硝酸甘油后减轻
B．含硝酸甘油后增强
C．用西地兰后减轻
D．用异丙基肾上腺素后减轻
E．用去甲肾上腺素后增强

22．男性，32 岁。劳累后心悸、气短、下肢水肿 6 个月。查体：心界向两侧扩大，心尖部可闻及 2/6 级收缩期杂音，两肺底有小水泡音。超声心动图示左室腔增大，心电图提示完全性左束支传导阻滞。该患者最可能的诊断是
A．心包炎
B．扩张型心肌病
C．急性病毒性心肌炎
D．二尖瓣狭窄
E．肺心病

23．女性，32 岁。活动后心悸、气短 5 年，加重伴双下肢水肿 3 个月。查体：心界向两侧扩大，心尖部可闻及 2/6 级收缩期杂音，双肺底可闻及细湿啰音。心电图示完全性左束支传导阻滞，超声心动图示全心扩大，左室射血分数 29%。应考虑的诊断是
A．冠状动脉粥样硬化性心脏病
B．心包炎
C．心肌炎
D．扩张型心肌病
E．风湿性心脏病

24．男性，20 岁。间断活动后气短 3 年，加重伴双下肢水肿 2 个月。儿童时曾患"心肌炎"。查体：BP 100/50 mmHg，双下肺可闻及细湿啰音，心界向两侧扩大，心率 90 次/分，律齐，心音低钝，肝肋下 4 cm，双下肢可凹性水肿（+）。超声心动图：全心扩大，左室舒张末内径 70 mm，EF 28%，可见中度二尖瓣关闭不全和中度三尖瓣关闭不全。最可能的诊断是
A．扩张型心肌病
B．冠心病
C．先天性心脏病
D．心脏瓣膜病
E．限制型心肌病

25．男性，55 岁。外院诊断心力衰竭 3 年，加重 3 天入院。既往有吸烟史 39 余年。查体：BP 110/70 mmHg，口唇发绀，颈静脉充盈，双肺底均可闻及湿啰音，心界向两侧扩大，心率 96 次/分，心律齐，心尖区可闻及 3/6 收缩期吹风样杂音，双下肢水肿（++），心电图示窦性心律，完全性左束支传导阻滞，超声心动图示左心室、左心房、右心室扩大，心室壁变薄伴弥漫性运动减弱、运动不协调，LVEF 32%，NTproBNP 7019 pg/ml（正常值小于 190 pg/ml）。最可能的诊断是
A．扩张型心肌病
B．冠心病
C．肺心病
D．风湿性心瓣膜病
E．限制型心肌病

26．女性，22 岁。4 周前发热、咳嗽、流涕，持续 1 周自愈，近 1 周心悸、气短。既往无心脏病病史。查体：T 36.2℃，BP 110/65 mmHg，心界不大。化验血清 CK-MB 水平增高。心电图示窦性心律，心率 103 次/分，PR 间期 0.21 s，余未见异常。最可能的诊断是
A．急性心肌梗死
B．急性心包炎
C．扩张型心肌病
D．肥厚型心肌病
E．病毒性心肌炎

27．男性，23 岁。发热 5 天，胸闷、心悸、出汗 1 天，无胸痛。查体：P 130 次/分，BP 80/50 mmHg，端坐位，双肺清，各瓣膜听诊区未闻及杂音。ECG 示窦性心动过速，广泛导联 ST 段轻度抬高。化验血肌钙蛋白轻度升高。最可能的诊断是

A．急性心肌梗死
B．肺栓塞
C．主动脉夹层
D．急性心肌炎
E．急性心包炎

*28．女性，22岁。3周前曾因上感发热5天。1天来胸闷、心悸、气短伴头晕、全身乏力。查体：T 37℃，P 70次/分，BP 96/60 mmHg，咽充血，双肺清，未闻及啰音，心脏不大，心率76次/分，律不齐，第一心音低钝，ECG示频发室性期前收缩，短阵室性心动过速。最可能的诊断是
A．急性心肌炎
B．急性心包炎
C．扩张型心肌病
D．感染性心内膜炎
E．冠心病　　　　　　　　　　(58/2006)

*29．女性，22岁。3天来感心悸伴胸闷，活动后明显，时有阵发性胸痛，呈针刺样，体力下降。3周前有"上感"发热、咽痛史，既往体健。查体：T 37.2℃，P 120次/分，R 18次/分，BP 100/70 mmHg，平卧位，颈静脉无怒张，甲状腺Ⅰ度肿大，双肺底可闻及散在湿啰音，心率120次/分，心律齐，S_1低钝，可闻及奔马律，$P_2 > A_2$，肝肋下未触及，双下肢不肿。该患者最可能的诊断是
A．甲状腺功能亢进症
B．急性心肌炎
C．急性心包炎
D．急性冠脉综合征　　　　　　(62/2012)

30．男性，19岁。约2周前曾咳嗽、流涕，近3天感心悸。查体：心界不大，心率96次/分，心律不齐，可闻及期前收缩超过10次/分，心脏各瓣膜听诊区未闻及杂音和附加音。心电图示室性期前收缩，血清肌钙蛋白升高。该患者最可能的诊断是
A．扩张型心肌病
B．感染性心内膜炎
C．病毒性心肌炎
D．肥厚型心肌病
E．心包积液

31．女性，17岁。高热伴咽痛、流涕5天，胸闷、憋气10小时。既往体健。查体：BP 80/50 mmHg，端坐位，双肺可闻及少量湿啰音，心界扩大，心率120次/分。实验室检查：心肌酶及NT-proBNP明显升高。最可能的诊断是
A．急性心肌梗死
B．扩张型心肌病
C．病毒性心肌炎
D．肥厚型心肌病
E．肺栓塞

32．男性，41岁。半年前被诊断为扩张型心肌病后一直使用β受体拮抗剂和血管紧张素转换酶抑制剂治疗，近3天出现活动后喘憋加重，体重增加。首先考虑的治疗是
A．停止使用β受体拮抗剂
B．停止使用血管紧张素转换酶抑制剂
C．限盐
D．使用利尿剂
E．使用维拉帕米

*33．男性，52岁。患扩张型心肌病16年，呼吸困难、活动受限、下肢水肿4年。查体：BP 90/60 mmHg，双肺底可闻及较多湿啰音，心率96次/分，律齐。超声心动图提示左心室舒张末内径69 mm，LVEF 31%，化验尿蛋白微量，肾小球滤过率25 ml/min。此时对患者进行治疗，最合适的药物是
A．卡托普利＋呋塞米＋美托洛尔
B．卡托普利＋氢氯噻嗪＋硝酸酯
C．氯沙坦＋呋塞米＋螺内酯
D．氯沙坦＋美托洛尔＋硝酸酯
E．氯沙坦＋呋塞米＋美托洛尔　(62/2008)

34．女性，17岁。2周前感冒，1天来胸闷、气短、头晕，行走时出现眼前发黑。查体：BP 85/50 mmHg，心率36次/分，律不齐，心电图为三度房室传导阻滞、多源性室性心律，应选用的最佳治疗方案是
A．阿托品静注
B．异丙基肾上腺素静滴
C．利多卡因静滴
D．多巴胺静滴
E．立即植入心内膜起搏电极行临时心脏起搏

【A3/A4型题】

男性，68岁。5年来活动后心悸、气短，半个月来加重，夜间有时憋醒。查体：BP 120/80 mmHg，颈静脉充盈，两肺底可闻及湿啰音，心浊音界向两侧扩大，心率106次/分，律齐，心尖部可闻及2/6级收缩期吹风样杂音，肝肋下2.5 cm，脾肋下未触及，双下肢有轻度可凹性水肿。

35．该患者的心力衰竭类型是
A．左心衰竭
B．左心房衰竭
C．右心衰竭
D．右心房衰竭
E．全心衰竭

36. 心力衰竭的最可能病因是
   A. 风心病二尖瓣关闭不全
   B. 扩张型心肌病
   C. 退行性心脏病
   D. 冠状动脉粥样硬化性心脏病
   E. 缩窄性心包炎
37. 为确定诊断，首选的检查是
   A. 超声心动图
   B. 心电图
   C. 24小时动态心电图
   D. 冠状动脉造影
   E. 胸部X线片

男性，56岁。3年来进行性加重的劳动后心悸、气短，多次出现夜间睡眠中呼吸困难，需坐起后缓解。半年来感腹胀、食欲下降、尿少、下肢水肿。既往无高血压、糖尿病、高脂血症。查体：P 88次/分，BP 130/70 mmHg，半卧位，颈静脉怒张，双肺底可闻及湿啰音，心前区搏动弥散，心界向两侧扩大，心率110次/分，心律不齐，心音强弱不等，$P_2 > A_2$，心尖部可闻及3/6级收缩期吹风样杂音，肝肋下2 cm，肝颈静脉回流征（+），下肢水肿（++）。

*38. 该患者最可能的诊断是
   A. 扩张型心肌病
   B. 心瓣膜病
   C. 心包积液
   D. 冠状动脉性心脏病
*39. 为明确诊断，最有价值的检查是
   A. 动态心电图
   B. 超声心动图
   C. 胸部X线片
   D. 冠状动脉CT
*40. 该患者心律失常最可能的类型是
   A. 心房颤动
   B. 窦性心律不齐
   C. 阵发性心动过速
   D. 频发期前收缩 （93～95/2012）

男性，56岁。近2个月来出现活动后心悸、气短，2天来喘憋加重，不能平卧。查体：双肺可闻及湿啰音，肝脾肋下未及，双下肢中度可凹性水肿。胸部X线片检查显示心胸比0.65，超声心动图左室舒张末径6.3 mm，左室射血分数36%。
41. 该患者最可能的诊断是
   A. 冠心病
   B. 扩张型心肌病
   C. 肥厚型心肌病
   D. 限制型心肌病
   E. 高血压病
42. 近期采用下列药物治疗，错误的是
   A. 洋地黄
   B. β受体拮抗剂
   C. 利尿剂
   D. ACEI
   E. ARB

男性，21岁。近半年来反复心悸、胸痛、劳力性呼吸困难，时有头晕或短暂神志丧失。查体：心脏轻度增大，心尖部可闻及2/6级收缩期杂音和第四心音，胸骨左缘3～4肋间闻及较粗糙的喷射性收缩期杂音。
43. 最可能的诊断是
   A. 冠心病心绞痛
   B. 二尖瓣关闭不全
   C. 主动脉瓣狭窄
   D. 肥厚型梗阻性心肌病
   E. 病毒性心肌炎
44. 最有价值的诊断方法是
   A. 胸部X线摄片
   B. 心电图
   C. 超声心动图
   D. 心脏核素检查
   E. 冠状动脉造影
45. 应选用的药物是
   A. 地高辛
   B. 硝酸甘油
   C. 普萘洛尔
   D. 卡托普利
   E. 双氢克尿噻

男性，30岁。3年来出现劳累后胸闷、头晕，1小时前因胸闷自用硝酸甘油片后感头晕加重，并出现短暂黑矇而来院。既往无高血压病史，无烟、酒史，其父有类似病史。查体：P 68次/分，BP 120/70 mmHg，双肺（-），心界不大，律齐，胸骨左缘第3～4肋间可闻及3/6级收缩期吹风样杂音，A_2减弱。
*46. 最可能的诊断是
   A. 肥厚型心肌病
   B. 扩张型心肌病
   C. 先天性心脏病
   D. 缺血性心脏病
*47. 应首选的检查是
   A. 心电图
   B. 超声心动图
   C. 心肌核素显像

D. 冠状动脉造影

*48. 适宜该患者治疗的药物是
A. 硝酸酯类
B. 洋地黄类
C. 利尿剂
D. β受体拮抗剂　　　　　（96~98/2009）

女性，21岁。近2周来发热伴恶心、呕吐、腹泻，自测体温37.8~38℃，3天来出现心悸、胸痛、呼吸困难，有数次晕厥发作。查体：T 37.9℃，P40次/分，R20次/分，BP120/80 mmHg，面色苍白，精神萎靡，心率40次/分，律齐，心尖部可闻及大炮音。

49. 该患者最可能的临床诊断是
A. 病毒性心肌炎
B. 扩张型心肌病
C. 先天性心脏病
D. 风湿性心脏瓣膜病
E. 肥厚型心肌病

50. 该患者最可能的心电图表现是
A. 窦性心动过缓
B. 一度房室传导阻滞
C. 二度Ⅰ型房室传导阻滞
D. 二度Ⅱ型房室传导阻滞
E. 三度房室传导阻滞

51. 该患者目前最适宜的治疗措施是
A. 静脉注射阿托品
B. 静脉滴注硝酸甘油
C. 皮下注射肾上腺素
D. 皮下注射异丙基肾上腺素
E. 临时植入心脏起搏器

男性，22岁。间断心悸1周，乏力、呼吸困难3天伴晕厥一次入院。发病前半个月有上感病史。入院时查体：BP 110/80 mmHg，双下肺可闻及湿啰音，心界略饱满，心率60次/分，律不齐，心音弱。心电图示窦性心律，二度Ⅱ型房室传导阻滞，CK-MB明显升高。

52. 该患者首先考虑的诊断是
A. 心肌病
B. 先天性心脏病
C. 风湿性心脏病
D. 急性心肌炎
E. 急性心包炎

53. 该患者应首先考虑的治疗是
A. 给予青霉素
B. 给予糖皮质激素
C. 给予维生素 C

D. 给予辅酶 Q_{10}
E. 对症治疗

【B1型题】

A. 肥厚型心肌病
B. 限制型心肌病
C. 感染性心肌病
D. 长QT间期综合征
E. Brugada综合征

54. 属于混合性心肌病的是
55. 属于获得性心肌病的是

A. 心衰时血压可升高，随心衰好转血压恢复正常
B. 有类似心绞痛发作，猝死率高
C. 临床和血流动力学改变酷似缩窄性心包炎
D. 发作时高血压伴心悸、出汗和血糖升高
E. 右上肢血压 170/110 mmHg，左上肢血压 80/70 mmHg，上腹部可闻及血管杂音

56. 限制型心肌病的特点是
57. 肥厚型心肌病的特点是

A. 扩张型心肌病并发慢性心力衰竭
B. 风湿性心脏病二尖瓣狭窄并发心力衰竭
C. 急性病毒性心肌炎并发心力衰竭
D. 肺源性心脏病并发心力衰竭
E. 冠心病心房颤动并发心力衰竭

58. β受体拮抗剂应首选用于
59. 短期应用糖皮质激素制剂应首选用于
60. 洋地黄制剂应首选用于

【X型题】

61. 下列属于获得性心肌病的有
A. 心脏气球样变
B. 感染性心肌病
C. 心动过速心肌病
D. 围生期心肌病

62. 下列疾病中，不属于心肌病范畴的有
A. 线粒体肌病
B. 冠心病
C. 高血压性心脏病
D. 心脏瓣膜病

63. 扩张型心肌病的临床表现可有
A. 心电图病理性 Q 波
B. 猝死
C. 栓塞
D. 肺毛细血管楔压升高

*64. 下列临床表现可在扩张型心肌病出现的有

A．猝死
B．动脉栓塞
C．第四心音奔马律
D．心脏破裂　　　　　　　　（141/2004）
*65．扩张型心肌病患者辅助检查可出现的异常结果有
A．心电图可见病理性Q波
B．超声心动图可呈现二尖瓣反流
C．核素检查心肌可有灶性放射性凋亡
D．心室造影可出现室壁矛盾运动　（155/2017）
66．可使肥厚型梗阻性心肌病患者心脏杂音增强的情况有
A．含服硝酸甘油
B．应用地高辛
C．站立位
D．应用地尔硫䓬
67．肥厚型梗阻性心肌病的特点有
A．胸骨左缘3～4肋间可闻及较粗糙的喷射性收缩期杂音

B．心尖部可闻及舒张期隆隆样杂音
C．二尖瓣前叶脱垂引起喀喇音
D．室间隔非对称性肥厚
68．限制型心肌病常见的体征有
A．颈静脉怒张
B．两肺底可闻及湿啰音
C．肝大
D．双下肢可凹性水肿
69．病变累及心内膜为主的限制型心肌病的病因有
A．高嗜酸性粒细胞综合征
B．糖尿病心肌病
C．心脏转移性癌
D．类癌样心脏病
*70．以下属于肥厚型心肌病猝死风险评估的因素有
A．不明原因晕厥
B．运动时出现高血压
C．反复非持续性室性心动过速
D．左心室壁厚度≥30 mm　　　（155/2022）

答案及解析

1．【答案】D
【解析】目前心肌疾病的分类是：①遗传性心肌病，如肥厚型心肌病、右心室发育不良心肌病等；②混合性心肌病，如扩张型心肌病和限制型心肌病；③获得性心肌病，如感染性心肌病和围生期心肌病等。所以答案是D

2．【答案】D
【解析】扩张型心肌病起病隐匿，早期可无症状，临床主要表现为活动时呼吸困难和活动耐量下降。扩张型心肌病常合并各种类型的心律失常，在扩张型心肌病发生全心衰竭时，心律失常与临床症状和体征最有关。

3．【答案】A
【解析】感染、肺感染的炎症、中毒（包括酒精）、遗传因素、内分泌疾患、代谢异常等都可引起扩张型心肌病，但目前认为最主要的病因为病毒性心肌炎。

4．【答案】A
【解析】限制型心肌病是以心室壁僵硬度增加、舒张功能降低、充盈受限而产生临床右心衰竭症状为特征的一类心肌病。约一半为特发性，另一半为病因清楚的特殊类型，后者中最多的为淀粉样变性，其余虽然亦为病因，但相对较少见。

5．【答案】B
【解析】扩张型心肌病的主要特点为成年人各年龄组均可发病，以中年者居多，起病多缓慢，早期可无特殊临床症状，一般多见于左心室扩大，出现症状主要为进行性心功能不全，亦可以心律失常为首发症状，少数可以栓塞为首发症状。晚期出现心腔明显扩大，心脏可呈球形。心功能不全、心律失常、心室附壁血栓是其主要的临床表现。

6．【答案】B
【解析】扩张型心肌病起病缓慢，多在临床症状明显时才就诊，主要表现为气急，甚至端坐呼吸、水肿和肝大等充血性心力衰竭的症状和体征。因此最主要的临床表现是心力衰竭的表现。

7．【答案】D
【解析】扩张型心肌病患者最主要的临床特点是心力衰竭，所以肺毛细血管楔压可升高，而不是下降。可出现栓塞、猝死和心律失常，当扩张型心肌病出现严重的左心室纤维化时，心电图也可出现病理Q波。

8．【答案】C
【解析】扩张型心肌病并发心力衰竭的超声心动图特点是：全心扩大，尤以左心扩大为主，导致相对性二尖瓣关闭不全；左心室壁变薄，呈弥漫性活动减弱，射血分数下降。而左室壁节段性运动减弱多见于缺血性心肌病。

9．【答案】D
【解析】缩窄性心包炎患者的临床表现主要是由于

各种原因引起的心包增厚、粘连、壁层与脏层心包相互融合、钙化，导致心脏舒张受限，心室在舒张期扩张受阻，充盈减少，心搏出下降。同时由于静脉回心血流受阻，导致外周静脉淤血，静脉压升高。上述病理改变可使临床上出现：呼吸困难、乏力、食欲下降、上腹胀满、尿少；心率快、血压低（脉压减小）；颈静脉怒张、肝大、腹水、下肢水肿等，但一般心尖搏动不明显、心浊音界不扩大、心音减低、可闻及心包叩击音。本题五个选项中，肥厚型梗阻性心肌病及冠心病在临床表现中与其有明显差别。风湿性心脏病，特别是二尖瓣狭窄及/或关闭不全患者在其终末期时亦可出现外周静脉回流受阻的临床表现，但风湿性心脏病患者具有典型的心脏杂音，易于鉴别。肺心病患者与缩窄性心包炎有十分相像的临床表现，但二者发病机制完全不同。肺心病患者有明确的肺部疾患史，多有明显肺部疾患的体征，临床上较容易鉴别。限制型心肌病是以心室壁僵硬度增加、舒张功能降低、充盈受限而产生临床右心衰症状为特征的一类心肌病，其临床表现酷似缩窄性心包炎，有人称之为"缩窄性心内膜炎"。

10.【答案】E

【解析】肥厚型梗阻性心肌病由于流出道有梗阻，可在胸骨左缘3～4肋间听到较粗糙的喷射性收缩期杂音，凡能影响心肌收缩力和改变左心室容量及射血速度的因素均可使杂音的响度有明显变化，如使用β受体拮抗剂（如普萘洛尔）、取下蹲位、举腿或体力运动，使心肌收缩力下降或使左心室容量增加，均可使杂音减弱。

11.【答案】B

【解析】原发性心肌损害和心脏负荷过重使心室壁应力增加，导致心室反应性肥大和扩大，心肌细胞和细胞外基质即胶原网的组成均有变化；肥厚的心肌收缩速度下降，收缩时间延长，松弛延缓；但肌纤维缩短能力和心室排血能力不下降，早期如心肌能适度肥厚足以克服心室壁应力时，心功能可维持正常；所以早期心脏肥厚对维护心功能有益。

12.【答案】B

【解析】心肌病是指除心脏瓣膜病、冠心病、高血压性心脏病、肺心病、先天性心脏病和甲状腺功能亢进性心脏病等外的以心肌病变为主要表现的一组疾病，诊断时最常用的辅助检查是超声心动图，心电图也较常应用，其他均极少应用。

13.【答案】A

【解析】肥厚型心肌病是以左心室（或）右心室肥厚为特征，常为不对称肥厚并累及室间隔，左心室血液充盈受阻、舒张期顺应性下降为特征的心肌病。若伴左室流出道梗阻的患者，拟行胆囊切除术，术前血压150/100 mmHg，选择的降压药物应同时具有弛缓肥厚心肌的作用，维拉帕米和硝苯地平同为钙通道阻滞剂，是经常应用的降压药物的一种，其中维拉帕米是属于非二氢吡啶类钙通道阻滞剂，还有抑制心肌收缩力的作用，因此可弛缓肥厚心肌，减轻左室流出道梗阻，适合于肥厚型心肌病伴左室流出道梗阻患者的降压治疗。而硝苯地平是属于二氢吡啶类钙通道阻滞剂，无抑制心肌收缩力的作用，依那普利、氢氯噻嗪（双氢克尿噻）和哌唑嗪亦无此作用，所以均不适宜于肥厚型心肌病伴左室流出道梗阻患者的降压治疗。

14.【答案】C

【解析】硝酸甘油类药物的主要药理作用是扩张外周体静脉，增加了外周静脉床的容量，减少了从静脉的回心血量（即减少了心脏的前负荷），使左心室充盈量减少，从而缩小了左心室舒张末期的容积，导致收缩期前左心室流出道梗阻加重。

15.【答案】B

【解析】心肌炎是心肌的炎症性疾病，最常见病因是病毒感染，其他感染如细菌感染等相对少见。而毒物、结缔组织病和血管炎等为非感染性心肌炎的病因，也相对较少见。

16.【答案】A

【解析】急性心肌炎的主要病理变化是以心肌局限性或弥漫性的炎性病变为主，可见心肌炎性细胞浸润，伴有心肌细胞变性坏死。临床表现多样，可出现休克、急性心功能不全（急性肺水肿）、恶性心律失常以至于发生猝死，心电图可出现酷似急性心肌梗死的表现。但一般不出现大量心包积液，故不会发生心脏压塞。

17.【答案】D

【解析】该老年男性患者因突发胸痛来诊，硝酸甘油含服后胸痛不缓解，血压偏高，心率正常，心电图改变不支持急性心肌梗死，而该心电图变化支持肥厚型心肌病（梗阻性），结合胸骨左缘3～4肋间可闻及1/6级收缩期杂音，含服硝酸甘油后胸骨左缘杂音明显增强，而患者取蹲位时，心脏杂音减轻，这些均支持肥厚型心肌病（梗阻性）的诊断。而二尖瓣脱垂症、左心房黏液瘤和主动脉瓣狭窄均不会有如此表现。

18.【答案】C

【解析】该青年女性患者胸骨左缘3～4肋间可闻及3/6级收缩期杂音，在下蹲位时杂音可减弱，此特点符合肥厚型梗阻性心肌病的临床表现。因为下蹲后，静脉回心血量增加，左心室充盈量增加，左心室舒张末内径相对增大，使左室流出道在心室收缩早期的梗阻情况减轻，因此杂音减弱。另外，该患者曾发生运动后晕厥，也符合肥厚型梗阻性心肌病诊断。室间隔缺损、二尖瓣关闭不全、扩张型心肌病的杂音都不具有上述特点。

19. 【答案】B

【解析】该老年男性患者慢性病程，3年来有心功能不全，查体于胸骨左缘 3～4 肋间闻及 4/6 级收缩期杂音，结合心电图示左室高电压伴 ST-T 改变和超声心动见左房 40 mm，左室舒张末内径 50 mm，EF 68%，室间隔厚 23 mm，左室后壁厚 11 mm，SAM 征（+），符合肥厚型心肌病的诊断，因此该患者最可能的诊断是肥厚型心肌病。病史和辅助检查均不支持其他诊断。

20. 【答案】C

【解析】该中年男性患者的表现和辅助检查结果支持肥厚型心肌病。肥厚型心肌病是以左心室和（或）右心室肥厚为特征，常为不对称肥厚并累及室间隔伴流出道梗阻，所以出现特征性杂音以及心电图和超声心动图的特征性改变。

21. 【答案】B

【解析】肥厚型心肌病是以心室（累及室间隔）非对称性肥厚、心室腔变小为特征，左心室血液充盈受阻，舒张期顺应性降低为基本病理的心肌病，本病常为青年人猝死原因之一。在胸骨左缘 3～4 肋间闻及粗糙的收缩期喷射性杂音是本病的重要体征。此杂音可向心尖部传导，可伴有震颤。杂音可在增加心肌收缩力、减轻心脏后负荷等的因素下增强，如体力活动、站立时、口含硝酸甘油、做 Valsalva 动作时等。其机制为上述因素可使流出道的压力阶差加大之故。当心肌收缩力减弱，增加左室容量，如下蹲位、用 β 受体拮抗剂，则可使杂音减轻。因此使患者心脏杂音强度改变正确的是含硝酸甘油后增强，其余是不正确的。

22. 【答案】B

【解析】该青年男性患者呈慢性病程，有心悸、气急、下肢水肿等心力衰竭的症状和体征，查体发现心脏向两侧扩大，两肺底有小水泡音，心尖部有收缩期杂音，结合超声心动图和心电图改变，最可能的诊断为扩张型心肌病。

23. 【答案】D

【解析】该青年女性患者有长期活动后心悸、气短病史，3 个月来加重伴双下肢水肿，查体发现心界向两侧扩大，双肺底可闻及细湿啰音，支持有全心衰竭。结合超声心动图发现全心扩大，左室射血分数减低，应考虑诊断为扩张型心肌病。扩张型心肌病是心肌疾病中最常见的一种类型，起病缓慢，早期仅有心脏扩大，而无临床症状，只有当心脏扩大到一定程度时，心脏收缩功能减退（左室射血分数减低）心功能下降方出现症状，可由左心衰竭发展至全心衰竭。

24. 【答案】A

【解析】该青年男性患者慢性病程，呈全心功能不全（体循环和肺循环淤血），心界向两侧扩大，结合超声心动图检查结果，最可能的诊断是扩张型心肌病。青年男性不支持冠心病诊断，全心扩大不支持限制型心肌病诊断，无明显杂音也不支持先天性心脏病和心脏瓣膜病的诊断。

25. 【答案】A

【解析】该中年男性心力衰竭患者，中年发病，口唇发绀，颈静脉充盈，双肺底均可闻及湿啰音，心界向两侧扩大，双下肢水肿，LVEF 32%，NTproBNP 7019 pg/ml，为典型全心衰竭表现，最可能的诊断是扩张型心肌病。超声心动图提示全心扩大，心室壁变薄伴弥漫性运动减弱、运动不协调，此表现不支持冠心病、肺心病和限制型心肌病。临床所闻及的心脏杂音可用心室扩大所致的相对二尖瓣关闭不全解释，故风心病亦可排除。

26. 【答案】E

【解析】该青年女性患者 4 周前病毒感染（发热、咳嗽、流涕），3 周后发生心悸、气短，查体未见异常，化验心肌酶增高，心电图示心率快，PR 间期延长呈一度房室传导阻滞，最可能的诊断是病毒性心肌炎。病史、查体和辅助检查结果均不支持其余诊断。

27. 【答案】D

【解析】该青年男性患者急性病程，发热 5 天后胸闷、心悸、出汗，查体见端坐位，血压偏低（80/50 mmHg），脉率快（130 次/分），双肺清，各瓣膜听诊区未闻及杂音，ECG 示窦性心动过速，广泛导联 ST 段轻度抬高，结合血肌钙蛋白度升高，最可能的诊断是急性心肌炎。

28. 【答案】A

【解析】该青年女性患者发病前有上呼吸道感染史。本次主要临床表现为心悸、胸闷、心音低钝，有频发室早及短阵室性心动过速。属较典型的急性心肌炎（病毒性可能性大）临床过程。选项 A 为正确答案。患者发病以来无胸痛，体征未提及心包摩擦感（音），不支持急性心包炎。患者心脏无扩大，无心力衰竭表现，不符合扩张型心肌病。患者既往无心脏疾病，无瓣膜病，本次体温不高，感染性心内膜炎的可能性极小。年轻患者不应先考虑冠心病。

29. 【答案】B

【解析】该青年女性患者急性病程，心悸伴胸痛，发病前有上呼吸道感染史，查体心率增快，第一心音低钝，可闻及奔马律，同时双肺底可闻及湿啰音，提示有左心功能不全的表现，结合患者病史应首先考虑急性心肌炎诊断。虽然患者甲状腺有肿大、心率快，但患者心音低钝，不支持甲状腺功能亢进症；患者为青年女性，故不考虑急性冠脉综合征的诊断；患者体征无心包摩擦音，临床表现主要为左心功能不全，也不考虑急性心包炎诊断。

30. 【答案】C

【解析】该青年男性患者急性病程，咳嗽、流涕10天后感心悸，查体发现心界不大，可闻及期前收缩超过10次/分，结合血清肌钙蛋白升高，该患者最可能的诊断是病毒性心肌炎。

31. 【答案】C

【解析】该青年女性患者患上呼吸道感染5天后出现胸闷、憋气，既往体健，查体发现血压偏低（BP 80/50 mmHg），有左心衰竭表现（端坐位，双肺可闻及少量湿啰音），心界扩大，心率快（120次/分），结合实验室检查心肌酶及NT-proBNP明显升高，最可能的诊断是病毒性心肌炎。

32. 【答案】D

【解析】该中年男性患者为扩张型心肌病，一直使用β受体拮抗剂和血管紧张素转换酶抑制剂治疗，近3天出现活动后喘憋加重，体重增加。考虑心力衰竭加重，体重增加提示有水肿，所以首先考虑的治疗是使用利尿剂。而β受体拮抗剂和ACEI对扩张型心肌病有良好的治疗作用，不应停用，可以限盐，但不是首先考虑的治疗；维拉帕米为非二氢吡啶类钙通道阻滞剂，有负性肌力作用，应避免使用。

33. 【答案】C

【解析】该中年男性患者为扩张型心肌病，心力衰竭，同时伴有肾功能不全，诊断明确。在选择治疗药物方面要做全面考虑。五个选项中所列出的七种药物均属于心力衰竭治疗的选用药物。但根据病情分析，患者伴有严重的水钠潴留，下肢水肿，故不宜选用β受体拮抗剂（美托洛尔），但应用螺内酯是较好的选择；患者肾功能不全，在利尿剂选择方面应首选袢利尿剂（呋塞米），同时在选用ACEI类与ARB类相比，更佳的选择为后者。因此本题选项C中的三种药物符合上述选用原则。

34. 【答案】E

【解析】该青年女性患者患心动过缓，并出现胸闷、头晕、眼前发黑等心脑组织缺氧的症状，血压偏低，心电图呈现三度房室传导阻滞、多源性室性心律，结合患者2周前有上呼吸道感染史，其病因诊断最大可能为急性病毒性心肌炎并发重症心律失常。由于患者有完全性房室传导阻滞，心律为多源性的室性心律，其起搏点极为不稳定，随时有可能出现心脏骤停或心室颤动。同时患者已经出现了心脑供血不足的临床征象，血压低，必须在尽量短的时间内提高心室率，保持稳定的心律。本题选项A采用阿托品静注是一项正确的措施，但它不能保证有效地、稳定地提高及保持心室率。选项B对一般完全性房室传导阻滞伴缓慢心室率的患者是可以采用的，但该患者在心率过缓的同时还伴有多源性室性心律，起搏点不稳定，应用异丙基肾上腺素较容易诱发室性心动过速或心室颤动。在患有完全性房室传导阻滞，心室率极慢时，不应首选利多卡因，因此，选项C不是最佳选择。选项D采用多巴胺提高血压是合适的，但单纯提高血压并不能改善患者心脑缺氧的症状，更不能解决心室率过缓的问题。最佳的治疗选择应是立即植入心内膜起搏电极行临时心脏起搏，确保稳定的心室律和心室率。

35. 【答案】E 36. 【答案】B 37. 【答案】A

【解析】该老年男性患者呈慢性病程急性加重。有长期活动后气短、心悸，半个月来加重，有夜间憋醒和两肺底湿啰音，提示有左心衰竭，同时有肝大和下肢可凹性水肿，提示有右心衰竭，因此该患者存在全心衰竭。该患者为老年男性，无风心病史，心尖部的2/6级收缩期吹风样杂音可用心脏扩大引起的相对性二尖瓣关闭不全来解释，因此不像风心病二尖瓣关闭不全；老年男性可发生退行性心脏病和冠状动脉粥样硬化性心脏病（冠心病），但老年退行性心脏病的心脏扩大不明显，而且多有主动脉瓣受累，该患者无心绞痛病史，亦无明显冠心病危险因素，缩窄性心包炎的心脏不扩大，所以结合心脏扩大和全心衰竭最可能的诊断为扩张型心肌病。为确定诊断首选超声心动图检查，心电图、24小时动态心电图和胸部X线片的诊断价值较小，冠状动脉造影为诊断冠心病的"金标准"，但不首选。

38. 【答案】A 39. 【答案】B 40. 【答案】A

【解析】该中年男性患者为慢性病程，3年来出现进行性心功能不全，自开始的左心功能不全发展至全心功能不全，查体见典型的左、右心力衰竭体征，突出的是心界向两侧扩大，心音弱，心律不齐，且心率大于脉率，心尖部可闻及明显收缩期吹风样杂音，提示左心室扩大明显而出现相对二尖瓣关闭不全。鉴于患者无高血压、糖尿病、高脂血症等冠心病危险因素，故首先考虑的诊断是扩张型心肌病。在明确诊断方面，最有价值的检查是超声心动图。患者心律不齐，心率大于脉率，心音强弱不等，所以心律失常最可能的类型为心房颤动。

41. 【答案】B 42. 【答案】B

【解析】该中年男性患者近2个月来出现活动后心悸、气短，2天来喘憋加重，不能平卧，结合查体体征（双肺可闻及湿啰音，双下肢中度可凹性水肿）和胸部X线片（心胸比0.65）及超声心动图结果（左室舒张末径6.3 mm，左室射血分数36%），最可能的诊断是扩张型心肌病，病史、查体和辅助检查结果均不支持其余诊断。因为目前有明显的全心衰竭，所以不能使用有负性肌力作用的β受体拮抗剂。

43. 【答案】D 44. 【答案】C 45. 【答案】C

【解析】该青年男性患者的临床表现最可能是肥厚型梗阻性心脏病，常表现为心悸、胸痛和呼吸困难。由于是梗阻性心肌病，伴有流出道梗阻，致左心室舒张期充盈不足，心排血量减低可引起起立或运动时出现头晕或短暂神志丧失。查体出现两种杂音除因室间隔不对称肥厚造成左心室流出道相对狭窄外，主要是由于收缩期血流经过狭窄时的漏斗效应，将二尖瓣吸引移向室间隔使狭窄更为严重，而同时二尖瓣本身出现关闭不全，因此听诊心尖部有关闭不全的收缩期杂音和流出道狭窄所致的胸骨左缘3~4肋间的喷射性收缩期杂音。最有价值的诊断方法是超声心动图。本病的治疗原则为松弛肥厚的心肌，防止心动过速及维持正常窦性心律，减轻左心室流出道狭窄和抗室性心律失常，所以选用β受体拮抗剂，也可用钙通道阻滞剂。

46.【答案】A　47.【答案】B　48.【答案】D

【解析】该青年男性患者3年来劳累后胸闷、头晕，本次发病前曾含服硝酸甘油，有家族史。查体除胸骨左缘3~4肋间可闻及收缩期杂音外无其他异常，首先可排除扩张型心肌病（无心衰、心脏不大）；胸骨左缘存在杂音，应想到先天性心脏病（室间隔缺损），但病史短，可能性小；患者口含硝酸甘油症状加重，不符合缺血性心脏病特点；而肥厚型心肌病中的伴有流出道梗阻的患者可以出现类似的临床表现（应用硝酸甘油可使左室流出道梗阻加重）。因此最可能的诊断是肥厚型心肌病。对肥厚型梗阻性心肌病最简便又有确诊意义的检查是超声心动图。在治疗药物选择方面，必须要有利于缓解流出道狭窄，硝酸酯类、洋地黄、利尿剂都可以不同程度加重流出道梗阻。β受体拮抗剂可减低心肌收缩力、减慢心室率，相对减轻左室流出道梗阻，可选用。

49.【答案】A　50.【答案】E　51.【答案】E

【解析】该青年女性患者急性病程，发病前2周有病毒感染的前驱症状，如发热及恶心、呕吐、腹泻等消化道症状，然后出现心悸、胸痛，甚至呼吸困难，并出现心律失常，数次晕厥发作可能就是由于心率过慢引起脑缺血所致，查体证实心率慢，只有40次/分，律齐，呈心室自搏节律，心房的激动不能传到心室，心房与心室各自收缩，当心房与心室几乎同时收缩时，则第一心音增强，称为大炮音，因此该患者最可能的临床诊断是病毒性心肌炎，这些特点均不支持其他心脏病。根据上述特点，该患者心电图表现最可能是三度房室传导阻滞，即完全性房室传导阻滞，其他情况均不会有大炮音，而且二度房室传导阻滞中的两型一般为心律不齐。三度房室传导阻滞可出现明显血流动力学障碍，甚至出现Adams-Strokes综合征发作，因此治疗最适宜临时植入心脏起搏器，其他疗效均较差。

52.【答案】D　53.【答案】B

【解析】该青年男性患者呈急性病程，发病前半个月有上感病史，临床表现有心悸、乏力、呼吸困难伴晕厥一次，结合入院时查体心界略饱满，心音弱，心电图有二度Ⅱ型房室传导阻滞和血CK-MB明显升高，均支持急性心肌炎的诊断。该患者病情重，查体双下肺可闻及湿啰音，可能伴心力衰竭同时有高度（二度Ⅱ型）房室传导阻滞，所以者该患者应首先考虑的治疗药物是糖皮质激素，但一般患者不主张应用，尤其是病程早期，而在重症病例伴难治性心力衰竭、伴有高度或完全房室传导阻滞者可少量、短期使用。

54.【答案】B　55.【答案】C

【解析】目前心肌病分为遗传性心肌病、混合性心肌病和获得性心肌病。其中属于混合性心肌病的是限制型心肌病；感染性心肌病是属于获得性心肌病。而肥厚型心肌病、长QT间期综合征和Brugada综合征是属于遗传性心肌病。

56.【答案】C　57.【答案】B

【解析】限制型心肌病是以心室壁僵硬度增加、舒张功能降低、充盈受限而产生临床右心衰症状为特征的一类心肌病，其临床表现酷似缩窄性心包炎，有人称之为"缩窄性心内膜炎"。肥厚型心肌病是一种遗传性心肌病，以心室非对称性肥厚为解剖特点，1/3有劳力性胸痛，是青少年运动猝死的原因之一，有类似心绞痛发作，猝死率高。

58.【答案】A　59.【答案】C　60.【答案】E

【解析】β受体拮抗剂可减轻儿茶酚胺对心肌的毒性作用，改善舒张功能，减少心肌细胞的耗氧量，降低心率，防止、减缓或逆转心肌重塑，在扩张型心肌病并发慢性心力衰竭使用后能显著降低患者的总死亡率、猝死率及心血管事件死亡率。急性病毒性心肌炎出现严重并发症心力衰竭时，除适当应用利尿剂外，应首选短期应用糖皮质激素制剂，随心肌炎好转心力衰竭会减轻。冠心病并发心房颤动的患者伴有心力衰竭应首选洋地黄类制剂。

61.【答案】ABCD

【解析】目前心肌病分为遗传性心肌病、混合性心肌病和获得性心肌病。心脏气球样变、感染性心肌病、心动过速心肌病和围生期心肌病均属于获得性心肌病。

62.【答案】BCD

【解析】由其他心血管疾病引起的心肌继发性病理性改变不属于心肌病范畴。所以不属于心肌病范畴的有冠心病、高血压性心脏病和心脏瓣膜病。而线粒体肌病是属于遗传性心肌病。

63.【答案】ABCD

【解析】扩张型心肌病患者以心腔扩张为主，常伴有心肌广泛纤维化，心电图上可出现病理性Q波。由于心室变薄，有附壁血栓形成，常可因血栓脱落导致栓塞、猝死。心功能不全是本病的主要临床表现，故肺毛细血管楔压可升高。

64．【答案】ABC

【解析】扩张型心肌病的临床表现是以充血性心力衰竭为主，多数患者合并各种类型的心律失常。可发生血栓栓塞和猝死。主要体征为心脏扩大、第四心音奔马律、左心室或右心室衰竭的循环淤血表现。但临床上几乎不发生心脏破裂。

65．【答案】ABC

【解析】扩张型心肌病的主要病理变化为心室（心房也可扩大）弥漫性扩大，房室瓣（二尖瓣或三尖瓣）相对关闭不全，室壁收缩运动弥漫性减弱，LVEF明显降低，可出现心肌局灶性凋亡，心电图可有病理性Q波。故选项A、B、C均可出现。室壁矛盾运动是由于心室部分室壁坏死或失去收缩功能，在心室收缩期时，此部分室壁由于心腔内压力增高而出现向外隆起，多见于心肌梗死后患者。

66．【答案】ABC

【解析】肥厚型梗阻性心肌病由于流出道有梗阻，可在胸骨左缘3~4肋间听到较粗糙的喷射性收缩期杂音，凡能影响心肌收缩力和改变左心室容量及射血速度的因素均可使杂音的响度有明显变化，如含服硝酸甘油、做Valsalva动作、应用地高辛和站立位等增加心肌收缩力、减轻心脏后负荷的药物和动作，均可使杂音增强。而使用β受体拮抗剂（如普萘洛尔）、取下蹲位、举腿或体力运动，使心肌收缩力下降或使左心室容量增加，均可使杂音减弱。地尔硫䓬是非二氢吡啶类钙通道阻滞剂，有负性肌力作用，可使肥厚型梗阻性心肌病杂音减弱。

67．【答案】AD

【解析】肥厚型梗阻性心肌病是一种遗传性心肌病，以心室非对称性肥厚为解剖特点，室间隔非对称性肥厚，另外肥厚型梗阻性心肌病由于流出道有梗阻，可在胸骨左缘3~4肋间听到较粗糙的喷射性收缩期杂音。但心尖部不会闻及舒张期隆隆样杂音，不会有二尖瓣前叶脱垂引起的喀喇音。

68．【答案】ACD

【解析】限制型心肌病是以心室壁僵硬度增加、舒张功能降低、充盈受限而产生临床右心衰症状为特征的一类心肌病。所以有颈静脉怒张、肝大和双下肢可凹性水肿等的右心衰竭的体征。而两肺底可闻及湿啰音是左心衰竭的体征。

69．【答案】ACD

【解析】限制型心肌病是以心室壁僵硬度增加、舒张功能降低、充盈受限而产生临床右心衰症状为特征的一类心肌病。通常分为浸润性、非浸润性和心内膜病变性3类。病变累及心内膜为主的限制型心肌病的病因有：如病理改变与纤维化有关的心内膜弹力纤维增生症、高嗜酸性粒细胞综合征、类癌样心脏病、心脏转移性癌、放射性、蒽环类抗生素等。而糖尿病心肌病是属于非浸润性病变

70．【答案】ACD

【解析】肥厚型心肌病发生猝死的主要病因是心律失常（室性心动过速、心室颤动）及流出道梗阻。因此不明原因的晕厥、室性心律失常（尤其是室性心动过速）、心肌过度肥厚是预测患者发生猝死风险的危险因素。

七、先天性心血管病

【A1型题】

1．房间隔缺损的最常见类型是
  A．原发孔缺损
  B．继发孔缺损
  C．高位缺损
  D．房间隔完全缺如
  E．卵圆孔未闭

2．室间隔缺损的最常见类型是
  A．膜部缺损
  B．肌部缺损
  C．房室共通道缺损
  D．法洛四联症
  E．其他类型

3．动脉导管未闭听诊的杂音位于
  A．胸骨左缘第2肋间
  B．胸骨右缘第2肋间
  C．胸骨左缘第3肋间
  D．胸骨右缘第3肋间
  E．位置不确定

4．动脉导管未闭听诊杂音的性质是
  A．递增型
  B．递减型
  C．递增递减型

D．连续性机器样
E．较轻，不伴震颤
5．最常见的成人先天性心脏病是
　A．二叶主动脉瓣
　B．动脉导管未闭
　C．房间隔缺损
　D．法洛四联症
　E．室间隔缺损
6．关于先天性主动脉缩窄的叙述，错误的是
　A．因症状、体征不明显通常在成人时才发现
　B．病理上分为导管前型与导管后型
　C．心电图常有左心室肥大表现
　D．上肢血压不同程度增高，下肢血压下降
　E．手术治疗效果较好
7．先天性肺动脉瓣狭窄的特点，不符合的是
　A．指肺动脉瓣、瓣上或瓣下有狭窄
　B．发病率低
　C．病理以右心室扩大为主
　D．胸骨左缘第2肋间响亮收缩期杂音为特征性体征
　E．PBPV为单纯肺动脉瓣狭窄的首选疗法
8．法洛四联症的病理异常不包括
　A．肺动脉狭窄
　B．室间隔缺损
　C．主动脉右位
　D．主动脉狭窄
　E．右室肥大
9．艾森门格综合征的特点不包括
　A．是一组先天性心脏病发展的后果
　B．本征原有的右向左分流导致左心室肥大
　C．青紫，劳累后加重
　D．右心室与右心房增大
　E．治疗已无手术矫治可能，可行心肺联合移植
10．明确卵圆孔未闭诊断的主要检查是
　A．心电图
　B．X线检查
　C．超声心动图
　D．磁共振检查
　E．心导管检查
11．下列不属于房间隔缺损封堵术并发症的是
　A．残余分流
　B．血栓或气体栓塞
　C．血管并发症和感染
　D．心律失常
　E．局部出血

【A2型题】

12．男性，19岁。上小学时发现胸骨左缘第2肋间收缩期吹风样杂音，第二心音亢进、分裂。该患者最可能的心脏病变是
　A．房间隔缺损
　B．室间隔缺损
　C．动脉导管未闭
　D．二尖瓣狭窄
　E．二尖瓣关闭不全
13．女童，14岁。发现胸骨左缘3～4肋间粗糙全收缩期杂音伴震颤，第二心音亢进、分裂。该患者最可能的病变是
　A．房间隔缺损
　B．室间隔缺损
　C．动脉导管未闭
　D．二尖瓣狭窄
　E．二尖瓣关闭不全

【A3/A4型题】

女性，18岁。发现胸骨左缘第2肋间左锁骨下方连续性机器样杂音伴震颤。
14．最可能的诊断是
　A．房间隔缺损
　B．室间隔缺损
　C．动脉导管未闭
　D．肺动脉瓣狭窄
　E．二叶主动脉瓣
15．最有价值的辅助检查是
　A．胸部CT
　B．肝肾B超
　C．超声心动图
　D．动态血压
　E．心脏核素检查
16．诊断明确后，最佳的治疗是
　A．药物保守治疗
　B．抗生素
　C．尽早外科手术
　D．5岁后外科手术
　E．不处理

女童，5岁。发现胸骨左缘3～4肋间粗糙全收缩期杂音伴震颤，第二心音亢进、分裂。
17．最可能的诊断
　A．房间隔缺损
　B．室间隔缺损
　C．动脉导管未闭
　D．肺动脉狭窄
　E．肥厚型心肌病
18．进行超声心动图检查的目的不包括

A．明确诊断
B．测定缺损大小及部位
C．判断心室肥厚及心腔大小
D．计算跨隔及跨（肺动脉）瓣压差
E．鉴别杂音是生理性还是病理性

19．最佳手术时机是
A．3岁前
B．学龄前
C．12岁前
D．出现右向左分流时
E．任何时候

20．与预后相关的最主要因素是
A．年龄
B．性别
C．杂音强弱
D．肺动脉高压
E．药物治疗

【B1型题】

A．房间隔缺损
B．室间隔缺损
C．动脉导管未闭
D．主动脉缩窄
E．法洛四联症

21．属于血流动力学无分流的成人常见先天性心血管病的是
22．属于血流动力学右向左分流的成人常见先天性心血管病的是

A．房间隔缺损
B．室间隔缺损
C．动脉导管未闭
D．肺动脉瓣狭窄
E．肥厚型心肌病

23．女童，2岁。发现胸骨左缘第2肋间左锁骨下方连续性机器样杂音伴震颤。最可能的诊断是
24．男童，4岁。发现胸骨左缘第2肋间收缩期吹风样杂音，第二心音亢进、分裂。最可能的诊断是

A．心电图
B．X线检查
C．超声心动图
D．磁共振检查
E．心导管检查

25．确诊先天性二叶主动脉瓣的最主要辅助检查是
26．确诊先天性主动脉缩窄的最主要辅助检查是
27．确诊未破裂前先天性主动脉窦瘤的最主要辅助检查是

A．球囊瓣膜成形术
B．经导管封堵术
C．经皮球囊动脉扩张及支架/瓣膜置入术
D．人工房间隔造口术
E．异常血管弹簧圈堵闭术

28．单纯肺动脉瓣狭窄的首选治疗方法是
29．先天性主动脉缩窄的治疗方法是
30．先天性肺动脉瘘的治疗方法是

【X型题】

31．属于血流动力学左向右分流的成人常见先天性心血管病的是
A．房间隔缺损
B．室间隔缺损
C．动脉导管未闭
D．法洛四联症

32．法洛四联症的先天性心血管畸形包括
A．肺动脉狭窄
B．室间隔缺损
C．主动脉右位（主动脉骑跨于缺损的室间隔上）
D．左心室肥大

33．房间隔缺损的特点包括
A．主动脉右位
B．继发孔未闭
C．女性多于男性
D．有家族遗传倾向

34．三尖瓣下移畸形的体征有
A．可见颈动脉扩张性搏动
B．心前区搏动增强
C．心界明显增大
D．胸骨左缘下端可闻及三尖瓣关闭不全的全收缩期杂音

35．下列符合艾森门格（Eisenmenger）综合征特点的有
A．先天性室间隔缺损持续存在
B．肺动脉高压进行性发展
C．原来的左向右分流变成右向左分流
D．从无青紫发展至有青紫

36．关于动脉导管未闭（PDA）封堵术，正确的是
A．总体疗效确切
B．可有机械性溶血并发症
C．绝大多数PDA可介入封堵
D．适用于合并感染性心内膜炎者

答案及解析

1. 【答案】B
【解析】房间隔缺损是最常见的成人先天性心脏病,以第二孔(继发孔)未闭型最常见。其他型有第一孔(原发孔)未闭、高位缺损、房间隔完全缺如和卵圆孔未闭型。

2. 【答案】A
【解析】室间隔缺损是一种常见的先天性心脏畸形,以膜部缺损最常见,其他有肌部缺损、房室共通道型缺损等。法洛四联症不属于单纯的室间隔缺损。

3. 【答案】A
【解析】动脉导管未闭是常见的先天性心脏病之一,动脉导管连接主动脉弓的降部与肺总动脉或左肺动脉之间,若出生后1年此导管未闭,则称动脉导管未闭。其体征是在胸骨左缘第2肋间左锁骨下方有杂音,多伴有震颤,当肺血流量超过体循环1倍以上时,在心尖区可闻及舒张期杂音,脉压增宽。

4. 【答案】D
【解析】动脉导管未闭听诊在胸骨左缘第2肋间左锁骨下方有连续性机器样杂音,多伴有震颤,当肺血流量超过体循环1倍以上时,在心尖区可闻及舒张期杂音,脉压增宽。

5. 【答案】C
【解析】这是一道记忆型试题,最常见的成人先天性心脏病是房间隔缺损。

6. 【答案】A
【解析】先天性主动脉缩窄是指局限性主动脉管腔狭窄,为先天性心脏大血管畸形。病理上分为导管前型与导管后型;上肢血压不同程度增高,下肢血压下降;心电图常有左心室肥大表现;手术治疗效果较好。先天性主动脉缩窄的症状常不明显,但常因体征明显而被较早发现。所以答案是A。

7. 【答案】B
【解析】先天性肺动脉瓣狭窄的发病率较高,在成人先天性心脏病中可达25%;病理变化可分为三型:瓣膜型、瓣上型和瓣下型;病理以右心室扩大为主;胸骨左缘第2肋间响亮收缩期杂音为特征性体征;PBPV(经皮球囊肺动脉瓣成形术)为单纯肺动脉瓣狭窄的首选疗法。所以答案是B。

8. 【答案】D
【解析】法洛四联症是联合的先天性心血管畸形,包括肺动脉狭窄、室间隔缺损、主动脉右位(主动脉骑跨于缺损的室间隔上)、右室肥大四种异常。不包括主动脉狭窄。

9. 【答案】B
【解析】艾森门格综合征严格意义上并不能称为先天性心脏病,而是一组先天性心脏病发展的后果,如先天性室间隔缺损持续存在,肺动脉高压进行性发展,原有的左向右分流变成右向左分流,从无青紫发展至有青紫时,即称为艾森门格综合征,该综合征有青紫,劳累后加重,右心室与右心房增大,治疗已无手术矫治可能,可行心肺联合移植。

10. 【答案】C
【解析】卵圆孔是心脏房间隔在胚胎时期的一个生理性通道,正常情况下在出生后5~7个月融合,若未能融合则形成卵圆孔未闭。明确卵圆孔未闭诊断的主要检查是超声心动图,可发现左向右分流或右向左分流的卵圆孔未闭。心导管检查虽然可直接证实卵圆孔未闭的存在,但不是明确卵圆孔未闭诊断的主要检查。

11. 【答案】E
【解析】房间隔缺损常进行封堵术治疗,其并发症包括残余分流、血栓或气体栓塞、血管并发症和感染、心律失常等。但很少有局部出血。

12. 【答案】A
【解析】该青年男性患者上小学时发现胸骨左缘第2肋间收缩期吹风样杂音,第二心音亢进、分裂,符合房间隔缺损的诊断。房间隔缺损患者通常于查体时胸骨左缘第2肋间会有收缩期吹风样杂音,第二心音亢进,呈固定性分裂。

13. 【答案】B
【解析】该女童被发现胸骨左缘3~4肋间粗糙全收缩期杂音伴震颤,第二心音亢进、分裂,符合室间隔缺损的诊断。室间隔缺损患者通常于查体时胸骨左缘3~4肋间可闻及粗糙的全收缩期杂音,常伴有震颤,P_2亢进、分裂。

14. 【答案】C   15. 【答案】C   16. 【答案】C
【解析】该青年女性患者被发现胸骨左缘第2肋间左锁骨下方连续性机器样杂音伴震颤。根据心脏杂音的特点,最可能的诊断是动脉导管未闭。为明确诊断,最有价值的辅助检查是超声心动图。若动脉导管未闭诊断明确,因其易并发感染性心内膜炎,所以最佳的治疗是尽早外科手术,一般预后均较好。

17. 【答案】B   18. 【答案】E   19. 【答案】B
20. 【答案】D
【解析】该女童被发现胸骨左缘3~4肋间粗糙

全收缩期杂音伴震颤，第二心音亢进、分裂。根据心脏体征的特点，最可能的诊断是室间隔缺损。进行超声心动图检查可明确诊断，测定缺损大小及部位，判断心室肥厚及心腔大小和计算跨隔及跨（肺动脉）瓣压差，但超声心动图不能鉴别杂音是生理性还是病理性的。手术治疗最佳时机在学龄前。缺损小者预后良好，有肺动脉高压者预后差，所以与预后相关的最主要因素是肺动脉高压。

21．【答案】D　22．【答案】E

【解析】属于血流动力学无分流的成人常见先天性心血管病的是主动脉缩窄；属于血流动力学右向左分流的成人常见先天性心血管病的是法洛四联症。而房间隔缺损、室间隔缺损和动脉导管未闭的血流动力学特点是左向右分流。

23．【答案】C　24．【答案】A

【解析】这两名先天性心脏病的患儿，各有其心脏的体征。第23题女童被发现胸骨左缘第2肋间左锁骨下方连续性机器样杂音伴震颤，最可能的诊断是动脉导管未闭。第24题男童被发现胸骨左缘第2肋间收缩期吹风样杂音，第二心音亢进、分裂，最可能的诊断是房间隔缺损。

25．【答案】C　26．【答案】C　27．【答案】D

【解析】先天性心血管疾病是指心脏及大血管在胎儿期发育异常引起的、在出生时病变即已存在的疾病。心电图、X线检查、超声心动图、磁共振检查和心导管检查等均为确诊先天性心血管疾病的辅助检查。确诊先天性二叶主动脉瓣和先天性主动脉缩窄的最主要辅助检查均是超声心动图。先天性主动脉窦瘤未破裂前超声心动图虽可见到相应的窦体增大，但磁共振检查可更清晰地显示窦瘤部位、大小及与周围心血管腔室的关系。

28．【答案】A　29．【答案】C　30．【答案】E

【解析】成人先天性心血管疾病的介入治疗取得了较好的疗效。单纯肺动脉瓣狭窄的首选治疗方法是球囊瓣膜成形术；先天性主动脉缩窄的治疗方法是经皮球囊动脉扩张及支架/瓣膜置入术；先天性肺动脉瘘的治疗方法是异常血管弹簧圈堵闭术。

31．【答案】ABC

【解析】属于血流动力学左向右分流的成人常见先天性心血管病的是房间隔缺损、室间隔缺损和动脉导管未闭。而法洛四联症是属于血流动力学右向左分流的成人常见先天性心血管病。

32．【答案】ABC

【解析】法洛四联症是联合的先天性心血管畸形，包括肺动脉狭窄、室间隔缺损、主动脉右位（主动脉骑跨于缺损的室间隔上）和右心室肥大，而不是左心室肥大。

33．【答案】BCD

【解析】房间隔缺损以第二孔（继发孔）未闭型最常见，其他型有第一孔（原发孔）未闭、高位缺损、房间隔完全缺如和卵圆孔未闭型，男女发病率之比为1∶（1.5~3），有家族遗传倾向。而主动脉右位是法洛四联症的先天性心血管畸形。

34．【答案】ACD

【解析】三尖瓣下移畸形为三尖瓣叶及其附着部位的异常，右心室被下移的三尖瓣分隔为较小的功能性右室（肌部及流出道）及房化的右室，与原有的右房共同构成一大心腔。三尖瓣下移畸形的体征有心界明显增大，心前区搏动微弱，心脏听诊可闻及四音心律，胸骨左缘下端可闻及三尖瓣关闭不全的全收缩期杂音，可见颈动脉扩张性搏动和肝大伴扩张性搏动。

35．【答案】ABCD

【解析】艾森门格（Eisenmenger）综合征是一组先天性心脏病发展的后果。所以艾森门格综合征的特点有先天性室间隔缺损持续存在，肺动脉高压进行性发展，原来的左向右分流变成右向左分流，从无青紫发展至有青紫时，即称之为艾森门格综合征。

36．【答案】ABC

【解析】动脉导管未闭（PDA）封堵术的总体疗效确切，绝大多数PDA可介入封堵，可有机械性溶血并发症，发生率<0.8%，但合并感染性心内膜炎者禁忌。

八、心脏瓣膜病

【A1型题】

1．在我国引起心脏瓣膜病最常见的病因是
　A．先天性畸形
　B．风湿炎症
　C．黏液样变性
　D．缺血性坏死
　E．创伤性

2．风湿性心脏病最常累及的瓣膜是
　A．单纯二尖瓣
　B．二尖瓣和主动脉瓣
　C．单纯主动脉瓣

D．单纯三尖瓣
E．单纯肺动脉瓣

*3．下列关于二尖瓣狭窄所致大量咯血机制的叙述，正确的是
A．左心房压力突然增高导致支气管静脉破裂
B．肺动脉压力持续增高导致肺小动脉破裂
C．肺静脉压力持续增高导致静脉破裂
D．肺泡毛细血管压力增高导致破裂　　（55/2007）

4．心尖部闻及一收缩期前加强的隆隆样杂音，准确的诊断是
A．二尖瓣关闭不全
B．二尖瓣狭窄
C．二尖瓣脱垂
D．二尖瓣腱索断裂
E．二尖瓣乳头肌功能不全

5．关于二尖瓣狭窄，正确的是
A．中度狭窄（瓣口面积<1.5 cm^2）时有明显症状
B．心电图有左心室肥厚表现
C．心尖部收缩期隆隆样杂音
D．常合并房颤及心室内附壁血栓形成
E．可有 Austin-Flint 杂音

*6．二尖瓣口面积为 2.0 cm^2 时，下列提法正确的是
A．为二尖瓣中度狭窄
B．可无临床症状
C．可无心尖部舒张期隆隆样杂音
D．可无跨瓣压差存在
E．一般不引起左心房扩大　　（53/2002）

*7．二尖瓣狭窄伴心房颤动患者最常见的并发症是
A．心绞痛
B．肺栓塞
C．心脏压塞
D．心力衰竭
E．感染性心内膜炎　　（56/2006）

8．风湿性心脏病二尖瓣狭窄最常见的心律失常是
A．房室传导阻滞
B．室性期前收缩
C．心房颤动
D．心室颤动
E．非阵发性室上性心动过速

9．风湿性心脏病二尖瓣狭窄最具诊断价值的检查是
A．心电图
B．胸部 X 线片
C．血沉
D．抗链"O"
E．心脏听诊

*10．关于二尖瓣狭窄伴主动脉瓣关闭不全的特点，不正确的是

A．是风湿性心脏病的常见组合形式
B．由于二尖瓣狭窄致心排血量减少，使左心室扩大延缓
C．约 2/3 患严重二尖瓣狭窄患者可伴有不同程度的主动脉瓣关闭不全
D．心排血量增加可使外周血管征缺如
E．心尖部第一心音可不亢进　　（50/2000）

*11．下列表现提示左房黏液瘤而非二尖瓣狭窄的是
A．肺动脉瓣第二心音亢进
B．心房颤动
C．迟晚发生的开瓣音
D．左心房扩大
E．二尖瓣听诊区舒张晚期杂音增强　　（53/1995）

12．不属于常见的急性二尖瓣关闭不全病因的是
A．感染性心内膜炎
B．急性心肌梗死
C．外伤
D．扩张型心肌病
E．人工瓣膜异常（瓣周漏）

*13．关于二尖瓣关闭不全患者早期病理生理改变的叙述，正确的是
A．左心房压力负荷增加
B．左心室压力负荷增加
C．左心室容量负荷增加
D．肺静脉压力负荷增加
E．肺静脉容量负荷增加　　（53/2005）

14．二尖瓣关闭不全杂音的特征，不正确的是
A．反流量大，杂音音调高
B．瓣膜增厚，杂音粗糙
C．前瓣损害为主，杂音向左腋下传导，第一心音减弱不明显
D．由于左心室射血期延长，可导致第二心音逆分裂
E．风心病所致的杂音主要为收缩早、中期

15．关于风湿性心脏病二尖瓣关闭不全的叙述，错误的是
A．心房颤动较二尖瓣狭窄发生晚
B．感染性心内膜炎发生较二尖瓣狭窄多
C．出现充血性心力衰竭后，治疗预后较二尖瓣狭窄好
D．并发体循环栓塞较二尖瓣狭窄少
E．左心房内形成血栓的概率明显较二尖瓣狭窄少

*16．下列关于二尖瓣关闭不全听诊特点的叙述，正确的是
A．第二心音出现延后
B．不出现第三心音
C．杂音可掩盖第一心音

D．杂音多呈递增型
E．杂音不向胸骨左缘及心底部传导　（55/2004）

*17．以下不属于主动脉瓣狭窄主要临床表现的是
　　A．栓塞
　　B．心绞痛
　　C．晕厥
　　D．左心功能不全
　　E．猝死　（69/1997）

18．重度主动脉瓣关闭不全时心尖部可存在
　　A．Graham-Steel 杂音
　　B．Austin-Flint 杂音
　　C．Duroziez 征
　　D．Traube 征
　　E．DeMusset 征

19．主动脉瓣中度狭窄时的瓣口面积是
　　A．＜0.75 cm²
　　B．0.75～1.0 cm²
　　C．1.1～1.75 cm²
　　D．1.76～2.0 cm²
　　E．2.1～4.0 cm²

20．易导致主动脉瓣狭窄患者晕厥的情况是
　　A．服用硫氮䓬酮
　　B．静坐休息
　　C．剧烈运动
　　D．睡眠
　　E．窦性心律，心率 70 次／分

21．主动脉瓣狭窄患者最重要的体征是主动脉瓣听诊区可闻及
　　A．收缩期喷射性杂音
　　B．收缩期叹气样杂音
　　C．舒张期喷射性杂音
　　D．舒张期隆隆样杂音
　　E．舒张期叹气样杂音

22．有关主动脉瓣狭窄所致的主动脉瓣听诊区收缩期杂音的叙述，正确的是
　　A．响度多数为 3/6 级以下
　　B．杂音强度与心搏量大小无关
　　C．杂音强度与瓣膜狭窄程度无关
　　D．该杂音可向心尖部传导
　　E．伴左心功能衰竭时，则杂音减弱

*23．在慢性心脏瓣膜病中，最容易引起心房颤动的瓣膜损害是
　　A．二尖瓣关闭不全
　　B．二尖瓣狭窄
　　C．主动脉瓣关闭不全
　　D．主动脉瓣狭窄　（49/2020）

【A2 型题】

24．女性，41 岁。活动后心悸、气喘 1 年余。查体：轻度贫血貌，心率 104 次／分，律齐，胸骨右缘第 2 肋间可闻及响亮而粗糙的收缩期杂音。首先应想到的诊断是
　　A．动脉导管未闭
　　B．主动脉瓣关闭不全
　　C．二尖瓣关闭不全
　　D．室间隔缺损
　　E．主动脉瓣狭窄

25．男性，64 岁。头晕、心悸 5 年。查体：心尖搏动向左下移位，呈抬举性搏动，于胸骨左缘第 3 肋间可闻及叹气样舒张期杂音，为递减型，向心尖传导，在心尖部闻及隆隆样舒张早期杂音，股动脉可闻及射枪音。首先应想到的诊断是
　　A．二尖瓣狭窄
　　B．主动脉瓣关闭不全
　　C．二尖瓣关闭不全
　　D．主动脉瓣狭窄
　　E．室间隔缺损

26．男性，40 岁。发现心脏杂音 5 年。查体：胸骨左缘第 3 肋间闻及舒张期叹气样杂音并向心尖部传导，周围血管征阳性。胸部 X 线检查最可能出现的心脏外形是
　　A．梨形
　　B．普大型
　　C．靴形
　　D．烧瓶形
　　E．球形

*27．女性，46 岁。因活动后出现心前区疼痛 2 个月，每次自含硝酸甘油无效来诊。既往有高血压病、关节炎史。查体：P 80 次／分，BP 150/65 mmHg，BMI 35 kg/m²，甲状腺无肿大，双肺（－），心界向左扩大，心律齐，心尖部 S_1 减弱，可闻及舒张早中期隆隆样杂音，胸骨左缘第 3 肋间可闻及舒张期叹气样杂音，双下肢水肿（±）。导致该患者心前区疼痛的最主要病因是
　　A．冠心病，高血压病
　　B．肥厚型梗阻性心肌病
　　C．二尖瓣狭窄
　　D．主动脉瓣关闭不全　（48/2021）

28．女性，62 岁。发现主动脉瓣狭窄 10 年，快走时心前区憋闷 3 年，偶有晕厥。心电图示左心室肥厚，该患者治疗宜首选
　　A．主动脉瓣瓣膜置换术
　　B．主动脉瓣球囊成形术

C. 心脏移植
D. 冠状动脉搭桥术
E. 主动脉瓣修补术

29. 男性，54岁。风心病二尖瓣狭窄伴快速型心房颤动5年，地高辛治疗2个月后出现以下情况需立即停用洋地黄类药物的是
   A. 胸骨左缘第3肋间出现舒张期吹风样杂音
   B. 肺动脉瓣听诊区舒张期吹风样杂音增强
   C. 夜尿增多
   D. 心电图ST段呈斜形下移
   E. 心率45次/分，律齐

30. 男性，41岁。心悸、气短、反复咯血3个月，今日大咯血。查体：BP 150/90 mmHg，双肺底可闻及湿啰音，心率90次/分，律齐，心尖区可闻及舒张期隆隆样杂音，P_2亢进。胸部X线片示梨形心。处理应首选
   A. 西地兰静注
   B. 阿托品皮下注射
   C. 速尿（呋塞米）静注
   D. 垂体后叶素静注
   E. 止血敏肌注

31. 女性，20岁。发热，双膝关节红肿痛1周。查体：心尖区可闻及舒张期隆隆样杂音。化验血血红蛋白100 g/L。经治疗后半年复查，杂音消失。最可能的诊断是
   A. 风心病二尖瓣狭窄
   B. 风湿热二尖瓣炎
   C. 左房黏液瘤
   D. 贫血所致杂音
   E. Austin-Flint杂音

32. 男性，40岁。有风湿性心脏瓣膜病史4年。查体：颈静脉明显充盈，心尖部可闻及舒张期隆隆样杂音，胸骨左缘4～5肋间可闻及3/6级收缩期吹风样杂音，吸气时增强，肺动脉瓣听诊区第二心音亢进、分裂，肝肋下4 cm，有压痛。胸部X线片示左房、右室大。最可能的诊断是
   A. 二尖瓣狭窄合并关闭不全
   B. 二尖瓣狭窄伴器质性三尖瓣关闭不全
   C. 二尖瓣狭窄伴相对性三尖瓣关闭不全
   D. 二尖瓣狭窄合并主动脉瓣狭窄
   E. 二尖瓣狭窄合并主动脉瓣关闭不全

33. 男性，66岁。轻度头晕、乏力1年余。查体：BP 170/90 mmHg，心底部可闻及舒张期叹气样杂音，以胸骨右缘第2肋间最响，第二心音亢进。胸部X线片示主动脉增宽、扭曲，心影呈靴形。最可能的诊断是
   A. 风湿性主动脉瓣关闭不全
   B. 先天性心脏病，二叶式主动脉瓣
   C. 主动脉粥样硬化，主动脉瓣关闭不全
   D. 肺动脉高压，相对性肺动脉瓣关闭不全
   E. 高血压性心脏病

34. 男性，19岁。有心前区闷痛史2年。查体：BP 90/79 mmHg，胸骨右缘第2肋间可闻及粗糙的4/6级收缩期杂音，向颈部传导，第二心音减弱。胸部X线片见升主动脉扩张，左心室增大，肺总动脉和周围肺血管影正常。最可能的诊断是
   A. 肺动脉瓣狭窄
   B. 室间隔缺损
   C. 房间隔缺损
   D. 风湿性主动脉瓣狭窄
   E. 三尖瓣关闭不全

35. 女性，26岁。3年来多次晕倒，数分钟即恢复。查体：坐位时心尖区有隆隆样舒张期杂音，卧位时该杂音消失。最可能的诊断是
   A. 风湿性二尖瓣狭窄
   B. 心脏神经官能症
   C. 肺源性心脏病
   D. 主动脉瓣狭窄
   E. 左心房黏液瘤

36. 男性，46岁。患风湿性心脏瓣膜病二尖瓣狭窄及二尖瓣关闭不全5年，心功能NYHA分级Ⅲ级，每天服地高辛0.125 mg。10天前气短、水肿等症状加重，心率120次/分，心律完全不规则。首先应采取的治疗措施是
   A. 静注西地兰
   B. 静注速尿
   C. 直流电复律
   D. 给予扩血管药物
   E. 静注异搏定

【A3/A4型题】

男性，40岁。因呼吸困难和下肢水肿1周入院。查体：颈静脉怒张，肝在右肋缘下4 cm，表面光滑，轻度压痛，双下肢中度可凹性水肿。胸部X线片示心脏形态呈梨形。

37. 检查心脏时可能发现
   A. 心尖搏动向左下移位
   B. 胸骨右缘第2肋间可闻及收缩期震颤
   C. 心尖部可闻及舒张期杂音
   D. 主动脉瓣听诊区可闻及粗糙的收缩期杂音
   E. 主动脉瓣第二听诊区可闻及叹气样舒张期杂音

38. 该患者心音可有以下变化，除了
   A. 心尖部第二心音增强
   B. 心尖部第一心音增强

C．肺动脉瓣听诊区第二心音增强
D．肺动脉瓣听诊区第二心音分裂
E．心尖部第一心音可呈拍击性

女性，28岁。来院查体，既往有反复扁桃体炎史。查体：T 36.2℃，P 78次/分，R 16次/分，BP 120/70 mmHg。双侧扁桃体Ⅱ度肿大，双肺（–），心尖搏动位于左侧第5肋间锁骨中线上，心律齐，心尖部可闻及舒张期隆隆样杂音，左侧卧位时杂音更明显。

*39．该患者心脏存在的器质性病变是
　　A．二尖瓣狭窄
　　B．肺动脉瓣狭窄
　　C．三尖瓣狭窄
　　D．主动脉瓣狭窄

*40．该患者听诊还可能出现的体征是
　　A．心尖部第一心音减弱
　　B．心尖部第一心音增强
　　C．心底部第二心音减弱
　　D．心底部第二心音逆分裂

*41．该患者突发心悸。查体：P 85次/分，BP 110/70 mmHg，双肺（–），心率102次/分，心律不齐。此时患者心尖部杂音听诊结果是
　　A．无变化
　　B．舒张早期增强
　　C．舒张晚期消失
　　D．舒张早期消失　　　　　　（70～72/2020）

女性，48岁。5年来渐进性劳累后心悸、气短，1年来加重，曾有夜间憋醒，需坐起后缓解。既往有关节痛史。查体：心界扩大，可闻及杂音。胸部X线片示心脏形态呈梨形，心脏左缘的肺动脉及左心房段突起，食管吞钡检查显示明显左心房食管压迹。

*42．该患者最可能的诊断是
　　A．扩张型心肌病
　　B．风湿性心脏病
　　C．冠状动脉性心脏病
　　D．先天性心脏病

*43．该患者可能闻及的心脏杂音是
　　A．心尖部舒张期隆隆样杂音
　　B．胸骨左缘第3肋间舒张期叹气样杂音
　　C．胸骨右缘第2肋间收缩期喷射样杂音
　　D．胸骨左缘第2肋间机器样连续性杂音

*44．按NYHA分级，该患者目前的心功能应是
　　A．Ⅰ级
　　B．Ⅱ级
　　C．Ⅲ级
　　D．Ⅳ级　　　　　　　　　　（93～95/2013）

男性，50岁。近5年来逐渐出现心悸、乏力、活动后气急。查体：心脏向左下扩大，心尖部有舒张期隆隆样杂音，主动脉瓣听诊区可闻及舒张期叹气样杂音。

45．可能的诊断是
　　A．二尖瓣关闭不全
　　B．二尖瓣狭窄
　　C．主动脉瓣狭窄
　　D．肥厚型梗阻性心肌病
　　E．主动脉瓣关闭不全

46．最有价值的诊断方法是
　　A．胸部X线摄片
　　B．心电图
　　C．超声心动图
　　D．心脏核素检查
　　E．冠状动脉造影

47．应选用的药物是
　　A．地高辛
　　B．硝酸甘油
　　C．普萘洛尔
　　D．卡托普利
　　E．双氢克尿噻

女性，40岁。近4年来逐渐出现活动后心悸、气短。查体：心尖部可闻及舒张期隆隆样杂音。

48．最可能的诊断是
　　A．二尖瓣狭窄
　　B．二尖瓣关闭不全
　　C．主动脉瓣狭窄
　　D．主动脉瓣关闭不全
　　E．肥厚型梗阻性心肌病

49．进一步查体发现心尖部S_1亢进，可闻及开瓣音，提示
　　A．病变瓣膜弹性良好
　　B．病变瓣膜钙化
　　C．肺动脉高压
　　D．肺淤血
　　E．病变瓣膜赘生物形成

50．最有助于确诊的检查是
　　A．心电图
　　B．超声心动图
　　C．胸部X线片
　　D．心脏核素检查
　　E．冠状动脉造影

男性，45岁。有心脏病病史4年，最近感到心悸。听诊心脏发现心率100次/分，心律绝对不齐，

第一心音强弱不等，心尖部有舒张期隆隆样杂音。

51. 该患者最可能的心脏病诊断是
    A．风心病二尖瓣狭窄
    B．风心病主动脉瓣关闭不全
    C．风心病二尖瓣狭窄伴主动脉瓣关闭不全
    D．冠状动脉硬化性心脏病
    E．肥厚型梗阻性心肌病

52. 听诊的发现最可能是
    A．窦性心律不齐
    B．窦性心动过速
    C．心房颤动
    D．室性期前收缩
    E．房性期前收缩

男性，46岁。近5年来逐渐出现心悸、活动后气急。查体：BP 120/80 mmHg，心脏呈梨形，心率74次/分，律齐，心尖部可闻及舒张中晚期低调的隆隆样杂音，呈递增型，左侧卧位明显，胸骨左缘第2肋间可闻及递减型高调叹气样舒张早期杂音。

53. 该患者最可能的诊断是
    A．二尖瓣关闭不全
    B．二尖瓣狭窄
    C．主动脉瓣狭窄
    D．肺动脉瓣关闭不全
    E．三尖瓣关闭不全

54. 下列辅助检查方法中，对诊断最有价值的是
    A．胸部X线片
    B．心电图
    C．超声心动图
    D．心脏核素检查
    E．胸部CT

55. [假设信息] 若该患者突发呼吸困难，并发急性肺水肿，应紧急选用的治疗药物是
    A．西地兰
    B．硝普钠
    C．普萘洛尔
    D．硝酸甘油
    E．氢氯噻嗪

女性，54岁。活动后胸闷2年，3天来夜间阵发性呼吸困难。查体：BP 130/80 mmHg，P_2亢进，心尖部可闻及舒张期隆隆样杂音，余瓣膜区未闻及杂音。

56. 该患者还可能出现的心血管体征是
    A．水冲脉
    B．靴形心
    C．心尖部S_1减弱
    D．开瓣音
    E．肺动脉瓣听诊区P_2减弱

57. 该患者最易出现的心律失常是
    A．三度房室传导阻滞
    B．室上性心动过速
    C．心房扑动
    D．心房颤动
    E．室性心动过速

58. [假设信息] 若该患者突发心悸胸闷、喘憋。查体：BP 70/40 mmHg，心率160次/分，心律绝对不齐。首选的治疗措施是
    A．静脉应用胺碘酮
    B．静脉注射毛花苷C
    C．同步直流电复律
    D．非同步直流电复律
    E．静脉给呋塞米

男性，70岁。3个月前出现活动后胸闷伴头晕，曾晕厥一次，近1周来上一层楼即感心前区绞痛，2小时前因再次感胸痛伴短暂晕厥来院。既往有糖尿病病史12年，吸烟35年。入院查体：P 82次/分，BP 100/85 mmHg，神清，颈静脉无怒张，双肺（-），心尖搏动呈抬举状，心界向左下扩大，心律齐，S_1低钝，胸骨右缘第2肋间可闻及3~4/6级收缩期吹风样杂音，粗糙，呈喷射状，向颈部放散，$A_2<P_2$，下肢不肿。

*59. 导致患者出现上述临床表现最可能的心脏疾病是
    A．肥厚型梗阻性心肌病
    B．主动脉瓣狭窄
    C．不稳定型心绞痛
    D．病态窦房结综合征

*60. 对明确诊断意义最大的无创性检查是
    A．常规体表心电图
    B．24小时动态心电图
    C．冠状动脉CT
    D．超声心动图

*61. 为缓解胸痛、晕厥症状，应选用的最佳治疗方法是
    A．长期口服硝酸酯类药物
    B．应用大剂量β受体拮抗剂
    C．冠状动脉介入治疗
    D．心脏瓣膜置换术　　　　（93~95/2016）

【B1型题】

A．第一心音增强
B．Austin-Flint 杂音
C．Graham-Steel 杂音
D．心尖部3/6级收缩期杂音

E．开瓣音
62．二尖瓣关闭不全时的心脏听诊特点是
63．二尖瓣狭窄而瓣膜弹性和活动度尚好时的心脏听诊特点是
64．主动脉瓣关闭不全时的心脏听诊特点是

　A．二尖瓣狭窄伴肺动脉高压
　B．二尖瓣关闭不全
　C．主动脉瓣狭窄
　D．主动脉瓣关闭不全
　E．三尖瓣关闭不全
65．左心室后负荷增加见于
66．左心室前负荷增加见于
67．右心室前负荷增加见于

　A．心尖部抬举性搏动
　B．心前区收缩期搏动
　C．心底部抬举性搏动
　D．胸骨左缘3～4肋间搏动
　E．右颈部异常搏动
68．风湿性心脏病主动脉瓣狭窄可见到
69．风湿性心脏病主动脉瓣关闭不全可见到
70．风湿性心脏病二尖瓣狭窄可见到

　A．Osler结
　B．Ewart征
　C．肝脏扩张性搏动
　D．Duroziez血管杂音
　E．Oliver征
71．三尖瓣关闭不全可见的体征是
72．主动脉瓣关闭不全可见的体征是

　A．主动脉瓣狭窄
　B．主动脉瓣关闭不全
　C．二尖瓣狭窄
　D．二尖瓣关闭不全
*73．最易引发左心功能不全临床表现的心脏瓣膜病是
*74．最易引发左心室肥厚临床表现的心脏瓣膜病是
　　　　　　　　　　　　　　（128，129/2019）

　A．二尖瓣狭窄
　B．二尖瓣关闭不全
　C．主动脉瓣狭窄

　D．肺动脉瓣狭窄　　　　　　（139，140/2014）
*75．最容易并发感染性心内膜炎的瓣膜损害是
*76．最容易并发心房颤动的瓣膜损害是

　A．二尖瓣狭窄伴主动脉瓣关闭不全
　B．二尖瓣狭窄伴主动脉瓣狭窄
　C．主动脉瓣狭窄伴二尖瓣关闭不全
　D．二尖瓣关闭不全伴主动脉瓣关闭不全
　E．二尖瓣狭窄伴三尖瓣和（或）肺动脉瓣关闭不全
77．风湿性心脏病最常见的多瓣膜病是
78．晚期风湿性心脏病二尖瓣狭窄患者常见的多瓣膜病是

【X型题】

*79．下列情况下在心尖部可闻及舒张期杂音的有
　A．主动脉瓣狭窄
　B．二尖瓣狭窄
　C．重度二尖瓣关闭不全
　D．主动脉瓣关闭不全　　　　　（156/1994）
*80．关于风湿性心脏病二尖瓣关闭不全的叙述，正确的有
　A．心房颤动较二尖瓣狭窄发生晚
　B．感染性心内膜炎发生较二尖瓣狭窄多
　C．出现充血性心力衰竭后，治疗预后较二尖瓣狭窄好　　　　　　　　　　　（151/1998）
　D．并发体循环栓塞较二尖瓣狭窄少
*81．严重主动脉瓣狭窄引起心肌缺血的机制包括
　A．冠状动脉灌注压降低
　B．左心室舒张末容积减小　　　　（169/2013）
　C．左心室壁毛细血管密度相对减少
　D．左心室射血时间延长，心肌耗氧增加
82．临床常见的心脏多瓣膜病有
　A．二尖瓣狭窄伴主动脉瓣关闭不全
　B．二尖瓣狭窄伴主动脉瓣狭窄
　C．主动脉瓣狭窄伴二尖瓣关闭不全
　D．主动脉瓣狭窄伴主动脉瓣关闭不全
83．引起心脏多瓣膜病的病因中，一种疾病同时损害几个瓣膜的疾病有
　A．风湿性心脏病
　B．老年心脏退行性变性
　C．老年心脏黏液样变性
　D．感染性心内膜炎

答案及解析

1．【答案】B
【解析】心脏瓣膜病最常见的病因包括炎症、黏液样变性、先天性畸形、缺血性坏死和创伤性等原因。在我国引起心脏瓣膜病最常见的病因还是风湿炎症导致的瓣膜损害，称为风湿性心脏病。

2．【答案】A
【解析】在我国引起心脏瓣膜病最常见的病因是风湿炎症导致的瓣膜损害，其中单纯累及二尖瓣者约占70%，二尖瓣和主动脉瓣者占29%～30%，单纯主动脉瓣占2%～5%，单纯三尖瓣和单纯肺动脉瓣者少见。

3．【答案】C
【解析】二尖瓣狭窄患者左心房及肺静脉压力增高，可导致肺静脉与支气管静脉之间交通支开放，支气管静脉压力增高，引起血管破裂。单纯左心房压力增高不是导致咯血的直接原因。另外，咯血与肺动脉及肺泡毛细血管压力无关。

4．【答案】B
【解析】二尖瓣狭窄是一种常见的心脏瓣膜病，听诊时心尖部可闻及一收缩期前加强的隆隆样杂音，这是诊断二尖瓣狭窄非常重要而且有特征意义的体征。而二尖瓣关闭不全、二尖瓣脱垂、二尖瓣腱索断裂、二尖瓣乳头肌功能不全时，心尖部听到的不是收缩期前加强的隆隆样杂音，而是收缩期吹风样杂音，在二尖瓣脱垂、二尖瓣腱索断裂、二尖瓣乳头肌功能不全时，心尖部还可能听到收缩中、晚期喀喇音。

5．【答案】A
【解析】二尖瓣狭窄是风湿性心脏瓣膜病的常见类型，只有当二尖瓣中度狭窄（瓣口面积<1.5 cm²）时方有明显症状；心电图不会有左心室肥厚表现，临床上常合并房颤及心房内（不是心室内）附壁血栓形成，听诊心尖部可闻及舒张期（不是收缩期）隆隆样杂音，因二尖瓣狭窄使肺动脉扩张引起相对性肺动脉瓣关闭不全时可在胸骨左缘第2肋间闻及舒张早期吹风样杂音，称 Graham-Steel 杂音，而不是 Austin-Flint 杂音。Austin-Flint 杂音是由于主动脉瓣关闭不全时致二尖瓣相对性狭窄，在心尖部听到的舒张期隆隆样杂音。

6．【答案】B
【解析】正常人的二尖瓣口面积为4～6 cm²，当瓣口面积为2.0 cm²时，属轻度二尖瓣狭窄，此时心脏可以依靠已经增高的跨瓣压差，推动血液自左心房进入左心室，临床上处于心功能代偿期，并可保持正常活动而无特殊症状。但由于瓣口面积已经缩小，左心房压力已经代偿性增高，因此可出现左心房增大，并且可听到明显的二尖瓣听诊区舒张期隆隆样杂音。

7．【答案】D
【解析】二尖瓣狭窄伴心房颤动时，最常见并发心力衰竭、外周动脉栓塞，其血栓栓子主要来自左心房的左心耳内，因此发生肺栓塞的可能性几乎没有。感染性心内膜炎主要见于二尖瓣关闭不全，对二尖瓣狭窄患者则较少见。心绞痛主要见于主动脉瓣狭窄和（或）关闭不全。心脏压塞不是本病的并发症。

8．【答案】C
【解析】心房颤动是风湿性心脏病二尖瓣狭窄患者最常见的心律失常并发症，其机制是由于左心房压力增高，左心房壁纤维化，左心房肌束排列混乱引起心房肌、心房传导束的不应期长短和传导速度显著不一致，从而产生局部自律性增高、折返兴奋。

9．【答案】E
【解析】在5个备选答案中，对诊断风湿性心脏病二尖瓣狭窄最有价值的是心脏听诊，即在心尖部听到粗糙的舒张中晚期递增型隆隆样杂音，其他检查的特异性均较差。

10．【答案】D
【解析】二尖瓣狭窄伴主动脉瓣关闭不全是风湿性心脏病的常见组合形式，由于二尖瓣狭窄致心排血量减少，可使左心室扩大延缓和外周血管征缺如（但一般不会有心排血量增加）。据临床资料证明，约2/3患严重二尖瓣狭窄患者有胸骨左缘舒张早期杂音，其中大部分有不同程度的主动脉瓣关闭不全。由于伴有主动脉瓣关闭不全，可使心尖部第一心音不亢进。

11．【答案】C
【解析】二尖瓣狭窄的开瓣音是由于心室舒张早期血液自左心房迅速流入左心室，此时，已有病变但尚有弹性的二尖瓣开放突然停止而产生的振动，故开瓣音发生在舒张早期。左心黏液瘤在舒张中晚期由于瘤体下移导致二尖瓣口狭窄，梗阻加重，从而使开瓣音发生时间延后。故迟晚出现的开瓣音应考虑有左心房黏液瘤存在的可能。

12．【答案】D
【解析】导致急性二尖瓣关闭不全的病因可分为：瓣叶-瓣环病变，如感染性心内膜炎、心脏瓣膜手术外伤、人工瓣膜异常（瓣周漏）等；腱索-乳头肌病变，如原发性腱索断裂、继发性腱索断裂、感染性心内膜炎或慢性瓣膜病变所致、心肌梗死并发乳头肌功能不全或断裂、创伤所致的腱索或乳头肌断裂等。扩张型心肌病所致的二尖瓣关闭不全不属于急性病变过程。

13.【答案】C

【解析】二尖瓣关闭不全患者早期病理生理改变主要表现是左心室容量负荷明显增加。这是由于心室收缩期有部分血液通过关闭不全的二尖瓣瓣口反流回左心房，致使左心房容量增加。但早期左心房功能处于代偿阶段，在心室充盈期仍可将左心房内血液全部送入左心室，使心房内压力恢复到正常水平。因此早期阶段，左心房压力保持正常，同时肺静脉的压力和容量也保持正常。虽然左心室在舒张期时容量增加，但通过心室的扩张，仍可使心室内压力保持正常。

14.【答案】E

【解析】风心病二尖瓣关闭不全所产生的杂音为全收缩期杂音，不仅限于收缩早、中期，故 E 选项不是二尖瓣关闭不全杂音的特征。其余均是二尖瓣关闭不全杂音的特征。

15.【答案】C

【解析】风湿性心脏病二尖瓣关闭不全一旦发生心力衰竭时，表明患者左心室在长期的容量负荷过度后极度扩张，终致左心室心肌功能衰竭，因此在治疗上的疗效较差。其余叙述都是正确的。

16.【答案】C

【解析】二尖瓣关闭不全时，左心室射血时间缩短，主动脉瓣及肺动脉瓣关闭所致的第二心音出现提前。严重二尖瓣关闭不全时常可出现第三心音。杂音是可在第一心音后即刻出现，第一心音常减弱，可被杂音掩盖。杂音呈现为全收缩期吹风样高调的一贯型杂音。当二尖瓣后叶异常时，杂音可向胸骨左缘和心底部传导。故本题 C 为正确答案。

17.【答案】A

【解析】主动脉瓣狭窄左心室收缩时负荷增加，久之可由于室壁应力增高、心肌缺血和纤维化等导致左心功能不全。又由于主动脉瓣狭窄，左心排血量减少，患者可在运动、直立，少数可在休息时发生冠状动脉及脑缺血，导致晕厥、心绞痛，严重者可猝死。虽然主动脉瓣狭窄患者可由瓣膜的钙质栓塞冠状动脉，但此种临床表现极少见，不属于主动脉瓣狭窄的主要临床表现。

18.【答案】B

【解析】主动脉瓣关闭不全时会有主动脉瓣反流，重度反流可导致左室舒张期容量负荷过高，使二尖瓣基本处于半关闭状态，呈相对狭窄而产生杂音，称为 Austin-Flint 杂音。Graham-Steel 杂音是由二尖瓣狭窄致肺动脉高压和肺动脉扩张引起相对性肺动脉瓣关闭不全时产生的杂音；主动脉瓣重度关闭不全时，周围血管征常见，包括随心脏搏动的点头征（DeMusset 征）、股动脉枪击音（Traube 征）、听诊器轻压股动脉闻及双期杂音（Duroziez 征）。

19.【答案】C

【解析】主动脉瓣中度狭窄时的瓣口面积为 1.1～1.75 cm^2。

20.【答案】C

【解析】主动脉瓣狭窄引起脑缺血可发生晕厥，多发生于直立、剧烈运动时，因为运动时周围血管扩张，而狭窄的主动脉瓣口限制心排血量的相应增加，引起和加重脑缺血，所以剧烈运动易导致主动脉瓣狭窄患者发生晕厥。

21.【答案】A

【解析】主动脉瓣狭窄患者最重要的体征是主动脉瓣听诊区可闻及收缩期喷射性杂音。

22.【答案】E

【解析】主动脉瓣狭窄的收缩期杂音常呈递增-递减型，向颈部传导，而不是向心尖部传导，响度多数为 3/6 级以上，杂音强度与心搏量大小及瓣膜狭窄程度有关，伴左心功能衰竭时，则杂音减弱。所以答案是 E。

23.【答案】B

【解析】在临床常见的心脏瓣膜病患者中，二尖瓣狭窄是最容易导致心房颤动的瓣膜损害。

24.【答案】E

【解析】该中年女性患者有活动后心悸、气喘史，查体发现胸骨右缘第 2 肋间（主动脉瓣听诊区）闻及响亮而粗糙的收缩期杂音，首先应想到的疾病是主动脉瓣狭窄。其他均不可能出现这样的杂音。

25.【答案】B

【解析】该老年男性患者有头晕、心悸病史，查体心脏向左下扩大，胸骨左缘第 3 肋间（主动脉瓣第 2 听诊区）可闻及叹气样舒张期杂音，股动脉可闻及射枪音，符合主动脉瓣关闭不全。心尖部闻及的隆隆样舒张早期杂音是主动脉瓣关闭不全导致的相对性二尖瓣狭窄产生的 Austin-Flint 杂音。

26.【答案】C

【解析】该中年男性患者发现心脏杂音 5 年，查体发现胸骨左缘第 3 肋间闻及舒张期叹气样杂音并向心尖部传导，周围血管征阳性，该体征符合主动脉瓣关闭不全。主动脉瓣关闭不全胸部 X 线检查最可能出现的心脏外形是靴形。梨形心见于二尖瓣狭窄；普大型见于扩张型心肌病；烧瓶形见于心包积液。

27.【答案】D

【解析】该中年女性胸痛患者最主要的临床体征特点是：心界向左扩大、S_1 减弱、胸骨左缘第 3 肋间可闻及舒张期叹气样杂音、心尖区可闻及舒张早中期隆隆样杂音（Austin-Flint 杂音）、脉压增大（85 mmHg），为典型的主动脉瓣关闭不全体征。肥厚型梗阻性心肌病的杂音特点为胸骨左缘第3肋间的收缩期杂音，本例可排除；二尖瓣狭窄可在心尖区闻及舒张期晚期增强的隆隆样杂音，常伴有S_1增强，本例不支持。重度主动脉瓣关闭不全可出现心绞痛，且硝酸甘油一般无效，故应是该患者胸痛最主要的病因。

28．【答案】A

【解析】该老年女性患者患主动脉瓣狭窄10年，近3年有快走时心前区憋闷，偶有晕厥，有手术治疗指征（重度狭窄伴心绞痛、晕厥或心力衰竭症状为手术的主要指征），瓣膜置换术是治疗成人主动脉瓣狭窄的主要方法，因此答案是A。

29．【答案】E

【解析】该中年男性患者患风心病二尖瓣狭窄伴快速型心房颤动5年，地高辛治疗2个月后，若出现心率45次/分，律齐，需立即停用洋地黄类药物，因为出现心率45次/分，律齐，可能提示患者出现三度房室传导阻滞，这是洋地黄类药物中毒的表现。其余情况均不需立即停用洋地黄类药物。

30．【答案】C

【解析】该中年男性患者根据病史（心悸、气短、反复咯血）和查体发现双肺底可闻及湿啰音，心尖区可闻及舒张期隆隆样杂音及胸部X线片为梨形心，可肯定为风心病二尖瓣狭窄引起急性左心房衰竭，导致今日大咯血，所以处理应首选速尿（呋塞米）静注，以快速利尿，缓解左心房衰竭，从而止血。一般急性左心房衰竭禁用西地兰，其余治疗也无效。

31．【答案】B

【解析】该青年女性患者根据病史（发热，双膝关节红肿痛），考虑为风湿热，活动性风湿，心尖区闻及舒张期隆隆样杂音提示为二尖瓣狭窄，但经过治疗后半年复查，杂音消失，所以最可能的诊断是风湿热二尖瓣炎。若贫血所致杂音应为收缩期吹风样杂音，其余也不正确。

32．【答案】C

【解析】该中年男性患者有风湿性心脏瓣膜病史多年，根据心脏杂音特点，最可能的诊断是二尖瓣狭窄伴相对性三尖瓣关闭不全。而器质性三尖瓣关闭不全极少见；其余均不符合该患者的心脏杂音的特点。

33．【答案】C

【解析】该老年男性患者有1年多轻度头晕、乏力病史，查体除有血压增高外，主动脉瓣听诊区可闻及舒张期叹气样杂音，符合主动脉瓣关闭不全，结合胸部X线片示主动脉增宽、扭曲，心影呈靴形，最可能的诊断是主动脉粥样硬化，主动脉瓣关闭不全。

34．【答案】D

【解析】该青年男性患者有2年心前区闷痛史，查体在主动脉瓣听诊区可闻及粗糙的4/6级收缩期杂音，向颈部传导，第二心音减弱，结合胸部X线片见升主动脉扩张，左心室增大，肺总动脉和周围肺血管影正常，最可能的诊断是风湿性主动脉瓣狭窄。

35．【答案】E

【解析】该青年女性患者有多次晕倒病史，结合查体时发现坐位时心尖区有隆隆样舒张期杂音，卧位时该杂音消失，最可能的诊断是带梯的左心房黏液瘤。其余均不符合。

36．【答案】A

【解析】该中年男性患者有5年风湿性心脏瓣膜病二尖瓣狭窄及二尖瓣关闭不全史，因有心功能不全服用地高辛治疗，近10天加重，查体呈快速房颤率，因此首先应采取的治疗措施是静注西地兰，以减慢心室率，缓解心功能不全。其余治疗措施均不是首选。

37．【答案】C 38．【答案】A

【解析】该中年男性有呼吸困难的左心衰竭表现，又有颈静脉怒张、肝大、双下肢水肿的右心衰竭表现，胸部X线片见心脏形态呈梨形，最可能是二尖瓣狭窄所致，所以心脏听诊时可能在心尖部闻及舒张期杂音，而其他心脏表现是由于主动脉瓣狭窄或关闭不全所致。由于该患者是二尖瓣狭窄，所以心音的改变是心尖部第一心音增强，可呈拍击性，肺动脉瓣听诊区因肺动脉高压使第二心音增强和分裂，而心尖部第二心音不会增强。

39．【答案】A 40．【答案】B 41．【答案】C

【解析】该为青年女性患者有反复链球菌感染史，查体在心尖部可闻及舒张期隆隆样杂音，左侧卧时杂音更明显，可诊断为二尖瓣狭窄，风湿病所致可能性大。单纯二尖瓣狭窄患者常可伴有心尖部第一心音亢进。患者突然出现心悸，心律不齐，脉短绌（心率大于脉率），考虑发生心房颤动。此时患者心房正常收缩消失，导致心尖部杂音在舒张晚期减弱或消失。

42．【答案】B 43．【答案】A 44．【答案】C

【解析】该中年女性患者既往有关节炎史，查体发现心界扩大，心脏有杂音，胸部X线片示心外形呈梨形，心脏左缘的肺动脉及左心房段突起，食管吞钡检查显示明显左心房食管压迹，提示左心房扩大可能。全面分析患者的心脏病变为风湿性心脏病，二尖瓣狭窄。故该患者最可能的诊断是风湿性心脏病。二尖瓣狭窄的典型杂音为心尖部舒张期隆隆样杂音。患者目前表现为劳累后气短，心功能应属NYHA分级Ⅲ级。

45．【答案】E 46．【答案】C 47．【答案】D

【解析】该中年男性患者最可能的诊断是主动脉瓣关闭不全，依据是病史中有心悸、活动后气急等左心功能不全表现，查体有心脏向左下扩大，杂音除在主动脉瓣听诊区能听到主动脉瓣关闭不全所特有的舒张期叹气样杂音外，还有因主动脉关闭不全而致二尖瓣功能性狭窄的杂音，即心尖部的隆隆样杂音，又称Austin-Flint杂音。最有价值的诊断方法是超声心动图。应选用的药物是血管紧张素转换酶抑制剂卡托普利，可降低心脏前后负荷，用后可延长患者的无症状和心功能正常的时期。

48.【答案】A　49.【答案】A　50.【答案】B

【解析】该中年女性患者心尖部可闻及舒张期隆隆样杂音，这是典型二尖瓣狭窄的特征性表现。二尖瓣关闭不全心尖部可闻及收缩期吹风样杂音；主动脉瓣狭窄在主动脉瓣听诊区可闻及喷射性收缩期杂音；主动脉瓣关闭不全在主动脉瓣听诊区可闻及叹气样舒张期杂音；肥厚型梗阻性心肌病则心尖部可闻及收缩期吹风样杂音和在胸骨左缘3~4肋间可闻及喷射性收缩期杂音。若该患者进一步查体发现心尖部第一心音（S_1）亢进，可闻及开瓣音，则提示病变瓣膜弹性良好。最有助于确诊的检查是超声心动图，可清楚显示二尖瓣情况和房室变化。

51.【答案】A　52.【答案】C

【解析】该中年男性患者有心脏病史，心尖部有舒张期隆隆样杂音，诊断为风心病二尖瓣狭窄，其他诊断均不符合。听诊结果提示最可能是心房颤动，其特点是心律绝对不齐，第一心音强弱不等，这也最易发生于风心病二尖瓣狭窄患者的心律失常。

53.【答案】B　54.【答案】C　55.【答案】D

【解析】该中年男性患者病史中有多年来心悸、活动后气急等左心功能不全的表现，查体有心脏呈梨形，杂音除在心尖部可闻及二尖瓣狭窄所特有的舒张中晚期低调的隆隆样杂音，呈递增型，左侧卧位明显外，还有因二尖瓣狭窄而致功能性肺动脉瓣关闭不全的杂音，即胸骨左缘第2肋间的递减型高调叹气样舒张早期杂音，又称Graham-Steel杂音。因此最可能的诊断是二尖瓣狭窄。对诊断最有价值的辅助检查是超声心动图，可以清楚地显示心脏各房室大小和瓣膜情况，对诊断提供依据，而胸部X线片、心电图、心脏核素和胸部CT检查对二尖瓣狭窄的诊断虽然均有价值，但价值均小于超声心动图检查。若该患者突发呼吸困难，并发急性肺水肿，应紧急选用的治疗药物是硝酸甘油，可扩张静脉系统，降低心脏前负荷，减轻肺水肿，氢氯噻嗪可以利尿，但作用较慢，而西地兰等强心药物对二尖瓣狭窄引起的急性肺水肿无益，同时应避免使用降低心脏后负荷的药物，硝普钠可降低心脏前后负荷，所以不能用，普萘洛尔为β受体拮抗剂，可减慢心率，降低心肌收缩力，对急性肺水肿不利。

56.【答案】D　57.【答案】D　58.【答案】C

【解析】该中年女性患者病史中有左心衰竭表现（活动后胸闷、夜间阵发性呼吸困难），结合查体P_2亢进，心尖部闻及舒张期隆隆样杂音，考虑最可能是心脏瓣膜病二尖瓣狭窄。因此该患者还可能出现的心血管体征是可闻及开瓣音，而心脏叩诊应为梨形心，心尖部S_1和肺动脉瓣听诊区P_2应增强，不会有水冲脉，水冲脉常见于主动脉瓣关闭不全。二尖瓣狭窄患者最易出现的心律失常是心房颤动，其余四种心律失常均不常见。若该患者突发心悸伴胸闷、喘憋，BP 70/40 mmHg，心率160次/分，心律绝对不齐，说明患者为快速房颤，发生休克，血流动力学不稳定，此时不宜选择药物治疗，因为起效慢，延误病情，而首选的治疗措施应是同步直流电复律，能及时快速复律，改善血流动力学，非同步直流电复律是用于心室颤动的治疗。

59.【答案】B　60.【答案】D　61.【答案】D

【解析】该老年男性患者反复出现胸闷、晕厥，活动后心前区疼痛；查体心尖搏动呈抬举状，心界向左下扩大，胸骨右缘第2肋间（主动脉瓣听诊区）可闻及喷射样收缩期吹风样杂音，向颈部传导，A_2减弱。根据上述症状和体征，诊断主动脉瓣狭窄基本确定。由于主动脉瓣狭窄时心脏每搏量减少，可导致冠状动脉、脑动脉供血不足而产生晕厥及心绞痛。肥厚型梗阻性心肌病也可出现类似临床症状，但心脏杂音部位一般在胸骨左缘第3肋间。最简便的明确诊断的检查是超声心动图。由于患者易出现明显心、脑供血不全表现，发生猝死的概率极高，应积极采用手术治疗行心脏瓣膜置换术。

62.【答案】D　63.【答案】E　64.【答案】B

【解析】二尖瓣关闭不全时心尖部可闻及3/6级收缩期杂音；二尖瓣狭窄而瓣膜弹性和活动度尚好时心尖部可闻及开瓣音；主动脉瓣关闭不全时心尖部可闻及Austin-Flint杂音。

65.【答案】C　66.【答案】B　67.【答案】E

【解析】左心室的后负荷指左心室所需克服的排血阻抗，因此主动脉瓣狭窄可大大增加左心室收缩期射血的阻力，从而增加后负荷。左心室的前负荷指左心室所承受的容量负荷，当二尖瓣关闭不全时，左心室舒张期充盈时的容量负荷明显增加，从而加重了前负荷。右心室的前负荷指右心室所承受的容量负荷，当三尖瓣关闭不全时，右心室舒张期充盈时的容量负荷明显增加，从而加重了前负荷。

68.【答案】A　69.【答案】A　70.【答案】D

【解析】心尖搏动呈抬举性是左心室肥大的可靠体征之一，主动脉瓣狭窄和主动脉瓣关闭不全均可导致左心室肥厚。胸骨左缘3~4肋间搏动是右心室肥大的体征之一，风湿性心脏病二尖瓣狭窄时可导致右心室肥厚。

71.【答案】C 72.【答案】D

【解析】肝脏扩张性搏动是由于右心室的收缩搏动通过右心房、下腔静脉传导至肝脏,使其出现扩张性搏动,临床常见于三尖瓣关闭不全;Durozier 血管杂音是以听诊器胸件稍加压力于股动脉时闻及的收缩期和舒张期双重吹风样杂音,临床上主要见于主动脉瓣关闭不全。而 Osler 结为指和趾垫出现的豌豆大的红或紫色痛性结节,见于亚急性感染性心内膜炎;Ewart 征为大量心包积液时,由于左肺受压出现左肩胛下区语音增强,叩诊浊音并闻及支气管呼吸音的体征;Oliver 征为当主动脉弓主动脉瘤时,由于心脏收缩时瘤体膨大将气管压向后下,因而每随心脏搏动可以触到气管的向下拉动的体征。

73.【答案】C 74.【答案】A

【解析】出现左心功能不全临床表现的病理机制是肺淤血。临床上最容易导致肺淤血的心瓣膜病变是二尖瓣狭窄,因为左心房对压力及容量负荷的代偿能力远远低于左心室。导致左心室肥厚的主要因素是心室腔内压力负荷长期增加,主动脉瓣狭窄主要涉及的是压力负荷,而主动脉瓣关闭不全主要是容量负荷。

75.【答案】B 76.【答案】A

【解析】感染性心内膜炎最好发于心脏二尖瓣及主动脉瓣病变,由于血流动力学的因素,瓣膜狭窄时较关闭不全少见。心房颤动最常见于二尖瓣狭窄患者,因为狭窄的二尖瓣可导致左心房持续高压,极易诱发心房颤动。

77.【答案】A 78.【答案】E

【解析】多瓣膜病又称联合瓣膜病,是指两个或两个以上瓣膜病变同时存在。风湿性心脏病最常见的多瓣膜病是二尖瓣狭窄伴主动脉瓣关闭不全;晚期风湿性心脏病二尖瓣狭窄患者常见的多瓣膜病是二尖瓣狭窄伴三尖瓣和(或肺动脉瓣)关闭不全

79.【答案】BCD

【解析】二尖瓣病变所致的狭窄时,左心室充盈时可出现典型隆隆样舒张期杂音;重度二尖瓣关闭不全时,因反流量大可致二尖瓣相对性狭窄,出现心尖部低调、短促的舒张中期杂音;主动脉瓣关闭不全时心尖部出现低调柔和的舒张中期杂音,称为 Austin-Flint 杂音。而主动脉瓣狭窄在心尖部不可能闻及舒张期杂音。

80.【答案】ABD

【解析】当二尖瓣关闭不全时,左心房顺应性增加,左心房扩大,同时扩大的左心房和左心室能在较长时期内适应容量负荷的增加,使左心房和左心室的压力上升不明显,因此心房颤动的发生和心力衰竭的产生都较晚。但一旦发生心力衰竭时,表明患者左心室在长期的容量负荷过度后极度扩张,终致左心室心肌功能衰竭,因此在治疗上的疗效较差,故选项 A 的叙述是正确的;而选项 C 的叙述不正确。由于左心房在很长的时期内功能可以明显代偿,左心房内淤血发生亦晚,因此左心房内形成血栓的几率明显较二尖瓣狭窄少,所以并发体循环栓塞亦较二尖瓣狭窄少。此外,感染性心内膜炎产生的赘生物常见部位为二尖瓣关闭不全的瓣叶心房面、主动脉瓣关闭不全的瓣叶心室面等,这是因为该处侧压下降和内膜灌注减少有利于微生物沉积、生长,故二尖瓣关闭不全患者发生感染性心内膜炎的概率比二尖瓣狭窄者多,选项 B 和 D 的叙述都是正确的。

81.【答案】ACD

【解析】严重主动脉瓣狭窄,瓣口面积缩小,心脏每搏量减少,导致舒张期冠状动脉灌注压降低;瓣膜狭窄导致左心室收缩期后负荷增加,致使左心室壁增厚,室壁毛细血管密度相对减少;左心射血时间延长,心肌耗氧增加。以上均可引起心肌缺血。而左心室舒张末容积减小不是严重主动脉瓣狭窄的特点。

82.【答案】ABC

【解析】多瓣膜病又称联合瓣膜病,是指两个或两个以上瓣膜病变同时存在。临床常见的心脏多瓣膜病有二尖瓣狭窄伴主动脉瓣关闭不全、二尖瓣狭窄伴主动脉瓣狭窄、主动脉瓣狭窄伴二尖瓣关闭不全、二尖瓣关闭不全伴主动脉瓣关闭不全、二尖瓣狭窄伴三尖瓣和(或)肺动脉瓣关闭不全。而很少有主动脉瓣狭窄伴主动脉瓣关闭不全。

83.【答案】ABCD

【解析】引起心脏多瓣膜病的病因中,一种疾病可同时损害几个瓣膜。这样的疾病有风湿性心脏病、老年心脏退行性变性、老年心脏黏液样变性和感染性心内膜炎等。

九、心包疾病

【A1 型题】

1. 在心包炎的病因分类中,下列属于感染性心包炎的是

A. 急性心肌梗死
B. 尿毒症
C. 病毒性心包炎

D. 风湿性心包炎
E. 放射性心包炎

2. 下列不属于急性心包炎临床特点的是
   A. 在深呼吸和体位变动时疼痛加剧
   B. 心包摩擦音
   C. 第二心音逆分裂
   D. 发热、倦怠无力
   E. 心电图 ST 段普遍上移

3. 下列最支持急性心包炎诊断的是
   A. 心脏向两侧扩大
   B. 心包摩擦音
   C. 心音减弱
   D. X 线透视心脏搏动减弱
   E. 静脉压升高

4. 急性心包炎胸痛的特点是
   A. 咳嗽时减轻
   B. 变换体位时加重
   C. 深呼吸时减轻
   D. 疼痛不放射到其他部位
   E. 随渗液量增多而加重

*5. 关于结核性心包炎的特征，下列不符合的是
   A. 可有大量心包积液
   B. 可呈血性心包积液
   C. 心包摩擦感（音）较多见
   D. 在肺内可无结核病灶
   E. 治疗不当可引起心包缩窄　　(73/1996)

6. 提示心包积液的体征是
   A. Musset 征
   B. 脉短绌
   C. Ewart 征
   D. Roth 斑
   E. Duroziez 征

7. 下列病因所致的心包炎，一般不出现心脏压塞症的是
   A. 结核性
   B. 病毒性
   C. 肿瘤性
   D. 风湿性
   E. 尿毒症性

*8. 急性心包炎所致心脏压塞的临床表现，不正确的是
   A. 奇脉
   B. 心率加快
   C. 心排血量降低
   D. 静脉压显著增高
   E. 外周动脉舒张压上升　　(48/2002)

9. 下列可出现奇脉的疾病是
   A. 右心功能不全
   B. 左心功能不全
   C. 大量心包积液
   D. 二尖瓣狭窄
   E. 主动脉瓣关闭不全

10. 发现心包积液最简便准确的方法是
    A. 心电图
    B. 超声心动图
    C. 冠状动脉造影
    D. 核素心肌显像
    E. 心包穿刺

11. 心包积液细胞学检查发现中性粒细胞较多的疾病是
    A. 特发性心包炎
    B. 化脓性心包炎
    C. 结核性心包炎
    D. 肿瘤性心包炎
    E. 心脏损伤后综合征

12. 第一次心包穿刺抽液总量不宜超过
    A. 50 ml
    B. 75 ml
    C. 100 ml
    D. 150 ml
    E. 200 ml

13. 关于心脏压塞的叙述，不正确的是
    A. 多数患者出现心动过速
    B. 有奇脉
    C. 脉压增大
    D. 可有颈静脉怒张
    E. 心尖部和剑突下是常用的穿刺部位

14. 心脏压塞时不出现的临床表现是
    A. 心音低钝
    B. 声音嘶哑
    C. 奇脉
    D. 肝颈静脉回流征阳性
    E. 双肺满布干、湿啰音

15. 心脏压塞的 Beck 三联征是指
    A. 血压突然下降，颈静脉显著怒张，心音低钝遥远
    B. 血压突然下降，颈静脉显著怒张，心音增强
    C. 血压突然下降，颈静脉显著塌陷，心音低钝遥远
    D. 血压突然下降，颈静脉显著塌陷，心音增强
    E. 血压突然升高，颈静脉显著怒张，心音低钝遥远

16. 下列疾病目前不能采用介入治疗的是
    A. 冠心病心绞痛
    B. 二尖瓣狭窄
    C. 阵发性室性心动过速

D．肥厚型梗阻性心肌病
E．缩窄性心包炎

17．下列疾病的临床表现与缩窄性心包炎最相似的是
    A．肥厚型梗阻性心肌病
    B．风湿性心脏病
    C．冠心病
    D．限制型心肌病
    E．肺心病

18．缩窄性心包炎的体征不包括
    A．肝肋下 3 cm
    B．毛细血管搏动征阳性
    C．腹部移动性浊音阳性
    D．下肢可凹性水肿
    E．颈静脉怒张

19．下列可在心尖部听到舒张期杂音的是
    A．缩窄性心包炎
    B．肺动脉瓣狭窄
    C．三尖瓣关闭不全
    D．主动脉瓣狭窄
    E．动脉导管未闭

20．下列不符合缩窄性心包炎诊断的是
    A．脉压小
    B．奇脉
    C．心尖搏动明显
    D．心浊音界不大
    E．心包叩击音

【A2 型题】

21．男性，63 岁。3 个月来自觉乏力，1 个月来出现渐进性呼吸困难、气短、腹胀、尿少、下肢水肿，体重无明显变化，无胸痛、发热等。既往有慢性支气管炎病史 30 年，饮酒史 20 年。查体：T 36.5℃，P 102 次/分，BP 90/80 mmHg，轻度贫血貌，颈静脉怒张，双肺（−），心界明显向两侧扩大，心音低，肝肋下 3 cm，双下肢水肿（++），深吸气时脉搏消失。导致目前临床表现的最可能原因是
    A．全心衰竭
    B．左心衰竭
    C．心脏压塞
    D．肝衰竭
    E．呼吸衰竭

22．男性，46 岁。2 个月来渐进性乏力、活动后呼吸困难。2 周来上感后不能平卧、下肢水肿。既往有肺结核病史，吸烟 25 年。查体：T 37.6℃，P 104 次/分，R 18 次/分，BP 95/85 mmHg，半卧位，口唇轻度发绀，颈静脉怒张，双肺未闻及干、湿啰音，心界向两侧扩大，心律齐，脉搏随呼吸强弱不等，肝肋下 2 cm，双下肢凹陷性水肿（++）。为明确诊断，最有价值的检查是
    A．胸部 X 线片
    B．心电图
    C．超声心动图
    D．心肌损伤标志物测定
    E．动态心电图

*23．男性，20 岁。渐进性心悸、乏力、消瘦 6 个月，腹胀、下肢水肿 2 个月。查体：T 37.2℃，P 106 次/分，BP 90/75 mmHg，半卧位，颈静脉怒张，双肺（−），心界向两侧扩大，心律齐，心音遥远，心尖部可闻及 2/6 级收缩期吹风样杂音，脉搏减弱，肝颈静脉回流征（+），双下肢凹陷性水肿。该患者最可能的诊断是
    A．心包积液
    B．风湿性心脏病
    C．扩张型心肌病
    D．病毒性心肌炎　　　　　(48/2022)

24．男性，24 岁。因气短 1 周就诊。查体：BP 90/75 mmHg，颈静脉怒张，心界向两侧扩大，心率 120 次/分，律齐，心音遥远，肝肋下 3 cm，移动性浊音（−），最可能的诊断是
    A．冠心病
    B．肝硬化
    C．急性纤维蛋白性心包炎
    D．急性渗出性心包炎
    E．肺栓塞

25．男性，30 岁。发热、盗汗、乏力 2 周，无胸痛与关节痛。查体：T 37.8℃，R 24 次/分，颈静脉充盈，心界向两侧明显扩大，心率 103 次/分，心律齐，心音遥远，肝肋下 3cm。化验血白细胞 8.5×10⁹/L，血沉 25 mm/h。心包穿刺抽出 800 ml 浅草黄色液体，镜检白细胞 400×10⁶/L，中性粒细胞 40%，淋巴细胞 60%，未查到结核杆菌或其他细菌。该患者心包炎病因可能性最大的是
    A．急性非特异性
    B．风湿性
    C．化脓性
    D．结核性
    E．阿米巴性

26．女性，29 岁。活动后气短 3 个月。查体：T 37.7℃，颈静脉怒张，心界向两侧扩大，肝肋下 3 cm。化验血沉 87 mm/h，心包穿刺抽出淡黄色液体 300 ml 后症状明显好转。心包积液常规：细胞数 400×10⁶/L，分类淋巴细胞占 65%。外周血 ANA、抗 ENA 阴性。首选的治疗是

A．应用头孢类抗生素
B．应用氨基糖甙类抗生素
C．应用抗结核药物
D．应用糖皮质激素
E．心包开窗引流

27．男性，40岁。发热伴胸痛1周。查体：T 37.8℃，R 24次/分，BP 80/66 mmHg，颈静脉充盈，心界向两侧明显扩大，心率103次/分，心音遥远，触诊桡动脉搏动在吸气时显著减弱、呼气时复原。血沉55 mm/h。最可能升高该患者血压的措施是
A．应用多巴胺
B．应用多巴酚丁胺
C．应用洋地黄
D．静脉补液
E．抽取心包积液

28．女性，32岁。发热、进行性呼吸困难2天。急诊查体：T 38.1℃，BP 80/50 mmHg，奇脉，颈静脉怒张，心界扩大，心率140次/分，律齐。超声心动图示：中等量心包积液。此时最主要的处理是
A．吸氧治疗
B．静脉用西地兰
C．心包穿刺引流
D．静脉用利尿剂
E．应用升压药物

29．女性，25岁。因发热、胸闷、气短2天来诊。查体：T 38℃，P 124次/分，BP 90/50 mmHg，颈静脉怒张，心界向两侧扩大，肝脏肋下3 cm。超声心动图示心包积液，此时最主要的处理是
A．应用利尿剂
B．应用抗结核药物
C．心包穿刺
D．应用洋地黄制剂
E．心导管检查

30．男性，41岁。半小时前用电锯锯木板时被木头击伤前胸部，当即感胸痛、气短、心悸。查体：R 35次/分，P 120次/分，BP 80/60 mmHg，颈静脉怒张，双肺呼吸音清，心音弱。应立即采取的紧急处理是
A．加快输液、纠正休克
B．胸部X线片
C．胸腔穿刺
D．心包穿刺
E．开胸手术

【A3/A4型题】

女性，22岁。低热1个月，伴心悸、气短、下肢水肿1周。查体：T 37.7℃，BP 90/70 mmHg，颈静脉怒张，心界向两侧扩大，心音弱，肝肋下2 cm，双下肢水肿。超声心动图：心包腔内液性暗区1.0 cm，胸部X线片示心影向两侧扩大

31．最可能的诊断是
A．充血性心力衰竭
B．肝硬化
C．扩张型心肌病
D．心包积液
E．病毒性心肌炎

32．为确定诊断，应做的检查是
A．肝功能
B．心电图
C．血培养
D．心包穿刺抽液检查
E．血生化检查

33．[假设信息] 该患者心包腔穿刺液检查结果：比重1.018，蛋白30 g/L，白细胞$250×10^6$/L，多核细胞20%、单个核细胞80%。结合临床特点，该病因诊断最可能的是
A．化脓性
B．风湿性
C．结核性
D．肿瘤性
E．病毒性

男性，61岁。3个月来自觉乏力，1个月来出现渐进性呼吸困难、气短、腹胀、尿少、下肢水肿，体重无明显变化，无胸痛、发热等。既往有慢性支气管炎病史30年，饮酒史20年。查体：T 36.5℃，P 102次/分，BP 90/80 mmHg，轻度贫血貌，颈静脉怒张，双肺（－），心界明显向两侧扩大，心音低，肝肋下3.0 cm，双下肢水肿（++），深吸气时脉搏消失。

*34．根据患者病史及体征，导致目前临床表现的最可能原因是
A．全心衰竭
B．呼吸衰竭
C．心脏压塞
D．肝衰竭

*35．应首先考虑的诊断是
A．COPD
B．渗出性心包炎
C．扩张型心肌病
D．酒精性心肌病

*36．为明确诊断，应选用最简便而又有价值的检查是
A．超声心动图
B．动态心电图
C．胸部X线片

D. 胸部CT检查 (93~95/2014)

女性，42岁。1个多月来胸闷。既往体健。查体：心浊音界向两侧扩大，心音减弱。

37. 最有效的诊断方法是
    A. 心电图
    B. 超声心动图
    C. Holter（24小时动态心电图）
    D. 胸部X线片
    E. 胸部CT

38. 进一步确诊应做的检查是
    A. 心包穿刺
    B. 血常规+血沉
    C. PPD试验
    D. 病毒抗体筛查
    E. 心肌坏死标志物

39. [假设信息] 患者2天来加重，不能平卧。查体：心浊音界明显扩大，心音遥远，下肢有水肿，有奇脉。最可能的原因是
    A. 肺栓塞
    B. 气胸
    C. 心脏压塞
    D. 急性左心衰竭
    E. 急性心肌梗死

男性，25岁。心前区疼痛2小时，向左肩放射，吸气时疼痛加重，坐位时减轻，伴有畏寒、发热就诊。有血吸虫病史。查体：T 38.1℃，BP 105/75 mmHg，两肺未见异常，心率110次/分，律齐，各瓣膜听诊区未闻及杂音。心电图示除aVR导联外各导联ST段抬高。

40. 该患者最可能的诊断是
    A. 急性心包炎
    B. 急性心肌梗死
    C. 急性肺栓塞
    D. 急性心肌炎
    E. 肺炎链球菌肺炎

41. [假设信息] 若入院后第3天气短，不能平卧，查体：90/75 mmHg，颈静脉怒张，心音遥远，各瓣膜区未闻及杂音。病情变化应考虑为
    A. 再次肺栓塞
    B. 心肌梗死范围扩大
    C. 心脏腱索断裂
    D. 心脏压塞
    E. 感染性休克

42. 此时做胸部X线片检查可能显示的异常是
    A. 左肺野楔状实质性阴影，伴左胸腔积液
    B. 两侧肺门影不大
    C. 肺部无明显充血而心影显著增大
    D. 左肺野多发炎症阴影
    E. 心影正常

43. 此时该患者的正确治疗是
    A. 手术取出栓子
    B. 冠脉造影伴紧急PTCA
    C. 心包穿刺
    D. 应用升压药以及强心利尿剂
    E. 静脉应用抗生素

男性，46岁。2个月来渐进性乏力、活动后呼吸困难。2周来上感后不能平卧、下肢水肿。既往有肺结核病史，吸烟25年。查体：T 37.6℃，P 104次/分，R 18次/分，BP 95/85 mmHg，半卧位，口唇轻度发绀，颈静脉怒张，双肺未闻及干、湿啰音，心界向两侧扩大，心律齐，脉搏随呼吸强弱不等，肝肋下2 cm，双下肢可凹性水肿（++）。

*44. 该患者应首先考虑的诊断是
    A. 心力衰竭
    B. 扩张型心肌病
    C. 心包积液
    D. 急性心肌炎

*45. 为明确诊断，最有价值的检查是
    A. X线胸片
    B. 心电图
    C. 超声心动图
    D. 心肌损伤标志物测定

*46. 对该患者应采取的最关键治疗措施是
    A. 应用正性肌力药物
    B. 应用静脉血管舒张剂
    C. 应用静脉心肌营养药物
    D. 心包穿刺术 (76~78/2017)

【B1型题】

A. 急性特发性心包炎
B. 结核性心包炎
C. 肿瘤性心包炎
D. 化脓性心包炎
E. 风湿性心包炎

47. 常胸痛剧烈，持续发热，多数患者可闻及心包摩擦音，见于

48. 多数起病缓，常见发热及胸痛，可闻及心包摩擦音，见于

49. 常为全身败血症的表现之一，病情较凶险、高热、胸痛，见于

A. 较少

B．一般中量
C．较多
D．常大量
E．大量

50．特发性心包炎的心包积液量是
51．肿瘤性心包炎的心包积液量是

A．急性心包炎
B．急性心肌炎
C．急性感染性心内膜炎
D．心脏压塞

*52．男性，52岁。10天前发热、咽痛，1天来突感心前区锐痛，呈持续性，向左肩放射，活动时加重。既往有高血压6年。查体：T 37.5℃，P 88次/分，BP 160/90 mmHg，双肺（−），胸骨左缘3～4肋间可闻及粗糙抓刮样音，收缩期明显。双侧脉搏对称。该患者最可能的诊断是

*53．女性，46岁。10天前有发热、恶心、腹泻，2天来心悸伴心前区闷痛，活动后明显加重，夜间睡眠中有憋气感。既往体健。查体：T 37.6℃，P 110次/分，BP 110/65 mmHg，双肺底偶闻及湿啰音，心律齐，心尖部可闻及S_3奔马律，肝未及。该患者最可能的诊断是

（128，129/2020）

A．奇脉
B．腹水
C．肝脏肿大
D．心界扩大
E．贫血貌

54．心包积液与扩张型心肌病的主要鉴别点是
55．渗出性心包炎与缩窄性心包炎的主要鉴别点是
56．尿毒症性心包积液与特发性心包积液的主要鉴别点是

A．特发性
B．肿瘤性
C．化脓性
D．结核性
E．阿米巴性

57．下肢感染后出现高热，伴胸痛、心包摩擦音，超声心动图显示心包积液，考虑心包炎，其病因最可能是

58．反复发生大量心包积液，抽液检查为草绿色，以淋巴细胞为主，最可能的病因是

【X型题】

59．心包炎按病程分类，属于急性心包炎的有
A．纤维素性心包炎
B．渗出性（浆液性或血性）心包炎
C．渗出性 - 缩窄性心包炎
D．粘连性（非缩窄性）心包炎

60．渗出性心包炎的表现有
A．超声心动图可见无回声区
B．Ewart征
C．心电图有低电压现象
D．交替脉

61．渗出性心包炎具有以下特点而不同于心肌炎和扩张型心肌病的有
A．Ewart征
B．常有第一心音明显减弱
C．心界向两侧扩大，心尖搏动明显移向左心界内
D．颈静脉怒张、肝颈静脉回流征阳性

62．下列符合缩窄性心包炎诊断的有
A．脉压小
B．心尖搏动明显
C．心浊音界不大
D．心包叩击音

63．心包积液细胞学检查发现淋巴细胞较多的心包炎有
A．特发性心包炎
B．化脓性心包炎
C．结核性心包炎
D．肿瘤性心包炎

*64．心脏压塞的体征有
A．奇脉
B．心界扩大
C．血压降低，脉压增大
D．心音减弱

（155/2018）

答案及解析

1．【答案】C
【解析】心包炎按病因分类，分为感染性和非感染性心包炎。感染性心包炎的病因包括病毒性、细菌性、结核性、真菌性等；非感染性心包炎的病因包括急性心肌梗死、尿毒症、风湿性、放射性、肿瘤和外伤等。

2.【答案】C

【解析】急性心包炎当渗出不多时,可有心前区疼痛(在深呼吸和体位变动时疼痛加剧)和心包摩擦音,还可有发热、倦怠无力和心电图ST段普遍上移。但不会有第二心音逆分裂,第二心音逆分裂是指主动脉瓣关闭迟于肺动脉瓣,吸气时分裂变窄,呼气时变宽,见于完全性右束支传导阻滞,也可见于主动脉瓣狭窄或重度高血压时。

3.【答案】B

【解析】急性心包炎为心脏脏层和壁层的急性炎症性疾病。最重要且具诊断意义的体征是心包摩擦音,当渗出不多时,在胸骨左缘3~4肋间听诊最清楚,可持续数小时、数日或数周。其余都是急性心包炎出现积液时的体征,均不是急性心包炎诊断的最支持点。

4.【答案】B

【解析】急性心包炎为心脏脏层和壁层的急性炎症性疾病。以胸痛为主要症状,胸痛在深呼吸、咳嗽、变换体位时加重,呈锐痛性质,亦可钝痛,可放射至颈部、肩背部、上腹部,但随渗液量增多而减轻。

5.【答案】C

【解析】结核性心包炎的临床表现可有大量心包积液,其积液性质亦可呈血性,当患者没有能得到及时、有效、彻底的治疗,则很容易引起心包缩窄。结核性心包炎可为全身结核病的一部分,故在肺内可无明显结核病灶。但心包摩擦音及摩擦感在临床上不多见。

6.【答案】C

【解析】当心包积液量大时,可在左肩胛骨下出现浊音及左肺受压迫所引起的支气管呼吸音,这称为心包积液征(Ewart征)。Musset征为与颈动脉搏动一致的点头运动,见于严重主动脉关闭不全;脉短绌见于心房颤动;Roth斑为视网膜的卵圆形出血斑,其中心呈白色,多见于亚急性感染性心内膜炎;Duroziez征见于脉压增大的情况如主动脉瓣关闭不全等。

7.【答案】D

【解析】风湿性心包炎常与心肌炎同时存在,是一种纤维素性或浆液纤维素性炎症,积液量一般不多,不出现心脏压塞症。而结核性、肿瘤性、尿毒症性等都可出现大量心包积液而出现心脏压塞症。病毒性心包炎的心包积液量一般为少到中等量,亦可能出现大量积液而导致心脏压塞症。

8.【答案】E

【解析】心脏压塞是由于心包腔内积液过大,使其压力增高,引起心脏受压,导致心室在舒张期充盈受阻。急性心包炎常由于心包腔内积液增长速度较快,可出现急性循环衰竭、休克等。如积液增长速度较慢,则可出现体循环静脉淤血,临床表现为奇脉、颈静脉怒张、肝大、腹水、下肢水肿等。同时,由于心室舒张受限,心搏出量下降,导致外周动脉压下降。

9.【答案】C

【解析】奇脉是指吸气时搏明显减弱或消失,所以又称"吸停脉",是由于左心室搏血量减少所致。大量心包积液可致心脏压塞,吸气时左心室搏血量会明显减少,形成吸气时脉搏减弱,甚至不能触及。其他备选答案均不会引起奇脉。

10.【答案】B

【解析】发现心包积液最简便准确的方法是超声心动图,不仅可证实有无积液,还可测出积液量的多少。

11.【答案】B

【解析】临床可以通过心包积液的化验检查以确定积液的性质,并为临床诊断提供依据。心包积液细胞学检查发现中性粒细胞较多的疾病是化脓性心包炎。其余几项的心包积液均是淋巴细胞较多。

12.【答案】E

【解析】这是一道记忆型试题,第一次心包穿刺抽液总量不宜超过200 ml。

13.【答案】C

【解析】心脏压塞见于心包积液速度发生快和量大时,因此心脏压塞多数患者出现心动过速,均表现为体循环静脉淤血(颈静脉怒张、静脉压增高)、奇脉等,脉压减小,而不是增大;治疗上是紧急心包穿刺,常用的穿刺部位是心尖部和剑突下。

14.【答案】E

【解析】心脏压塞是由大量心包积液引起的,因此心音低钝,因压迫而出现声音嘶哑,出现奇脉,由于发生右心衰竭,所以肝颈静脉回流征阳性,由于不是左心衰竭,无肺淤血,所以不会出现双肺满布干、湿啰音。

15.【答案】A

【解析】Beck三联征见于突然出现的心脏压塞,系由于快速心包积液大量出现压迫心脏所致,心排血量下降使血压突然下降,体循环淤血使颈静脉显著怒张,大量心包积液致心音低钝遥远。

16.【答案】E

【解析】目前介入性治疗(包括PTCA、冠状动脉内支架术等)已成为冠心病主要治疗手段之一;经皮球囊二尖瓣成形术为缓解二尖瓣梗阻的首选治疗方案之一,具有较好的临床疗效;近年来对室性心动过速的射频消融技术已有迅速发展并已取得肯定的临床疗效;采用心室间隔支栓堵、起搏器植入术等对肥厚型梗阻性心肌病的治疗也取得重大进展,特别是对缓解心室流出道梗阻的疗效最为明显。目前对缩窄性心包炎尚无介入治疗的报告。

17.【答案】D

【解析】缩窄性心包炎患者的临床表现主要是由

于各种原因引起的心包增厚、粘连、壁层与脏层心包相互融合、钙化，导致心脏舒张受限，心室在舒张期扩张受阻，充盈减少，心搏量下降。限制型心肌病是以心脏间质纤维化增生而导致的心室舒张充盈受限为主要特点的疾病，其临床表现酷似缩窄性心包炎，有人称之为缩窄性心内膜炎。其余均不像缩窄性心包炎。

18.【答案】B

【解析】缩窄性心包炎是指心脏被致密增厚的纤维化或钙化心包所包围，使之在心室舒张期充盈受限而产生一系列循环障碍的疾病。由于心脏舒张期不能充分扩展，舒张期心室充盈受限，所以心搏出量下降，为代偿之，则心率增快。心脏回流受阻，出现静脉压升高、颈静脉怒张、肝大（肝肋下3cm）、腹部移动性浊音阳性、下肢可凹性水肿等。而不会有毛细血管搏动征阳性，毛细血管搏动征阳性常见于脉压增大的主动脉瓣关闭不全。

19.【答案】A

【解析】缩窄性心包炎患者当发生缩窄部位在左侧房室沟时，可导致二尖瓣环受压而使二尖瓣开放受阻，临床上出现心尖部舒张期杂音。其余在心尖部均听不到舒张期杂音。

20.【答案】C

【解析】缩窄性心包炎是指心脏被致密增厚的纤维化或钙化心包所包围，使心室舒张期充盈受限而产生的一系列循环障碍的病征。所以会出现脉压小、奇脉、心尖搏动不明显、心浊音界不大和心脏听诊可闻及心包叩击音。因此除心尖搏动明显不符合缩窄性心包炎的诊断外，其余均符合诊断。

21.【答案】C

【解析】该老年男性患者起病缓慢，临床症状表现为渐进性呼吸困难、气短、腹胀、尿少、下肢水肿，体征为颈静脉怒张，肝肋下3 cm，双下肢水肿，提示存在明显静脉回流受阻，右心功能不全。结合患者有心界明显向两侧扩大，心音低，心率快，脉压缩小，深吸气时脉搏消失提示存在奇脉，应首先考虑是由大量心包积液所致的心脏压塞表现。其他均不是导致目前临床表现的最可能原因。

22.【答案】C

【解析】该中年男性患者有呼吸困难、颈静脉怒张、心率快，血压的脉压小（仅为10 mmHg），心界向两侧扩大，可触及奇脉（脉搏随呼吸强弱不等），肝大，下肢水肿，为典型心包积液的临床表现。对其明确诊断最有价值的检查是超声心动图。其余均非最有价值的检查。

23.【答案】A

【解析】该青年男性患者的临床表现特点为：腹胀、下肢水肿、颈静脉怒张、肝颈静脉回流征（+），表明患者出现静脉血流回心受阻。结合心脏向两侧扩大、心率增快、心音遥远、脉搏减弱、脉压减小，符合心包积液的临床表现。病史中有低热、乏力、消瘦，考虑结核性可能性大。患者双肺（－），可基本排除有左心功能不全的表现，故风湿性心脏病、扩张型心肌病、病毒性心肌炎可除外。

24.【答案】D

【解析】该青年男性患者急性起病，心脏向两侧扩大，心音遥远，符合大量心包积液，颈静脉怒张，肝大，符合大量心包积液引起的右心衰竭，最可能的诊断是急性渗出性心包炎。其他可能性均小。

25.【答案】D

【解析】该青年男性患者有发热、盗汗、乏力等结核中毒症状，查体支持心包积液（颈静脉充盈，心界向两侧明显扩大，心音遥远，肝大），心包积液的特点（浅草黄色液体，镜检白细胞$400×10^6$/L，中性粒细胞40%，淋巴细胞60%），所以心包炎病因可能性最大的是结核性。病史和心包积液的特点均不支持其他病因。

26.【答案】C

【解析】该青年女性患者病史（活动后气短3个月）和体征（颈静脉怒张，心界向两侧扩大，肝肋下3 cm）考虑为心包积液。结合低热、血沉增快（87 mm/h）和心包积液常规（细胞数$400×10^6$/L，分类淋巴细胞为主），首先考虑为结核性心包积液。外周血ANA、抗ENA阴性，不支持系统性红斑狼疮等风湿性疾病引起的心包积液。该患者行心包穿刺抽出淡黄色液体300 ml后症状已明显好转，所以首选的治疗是应用抗结核药物。

27.【答案】E

【解析】该中年男性患者急性病程，血压偏低且脉压小（BP 80/66 mmHg），结合颈静脉充盈，心向两侧明显扩大，心率103次/分，心音遥远，奇脉（触诊桡动脉搏动在吸气时显著减弱，呼气时复原）。考虑为大量心包积液引起血压减低，所以最可能升高该患者血压的措施是抽取心包积液，解除心脏压塞后，血压就随之升高至正常水平。其余虽然均可升高血压，但对该患者无效。

28.【答案】C

【解析】该青年女性患者的病史和查体及辅助检查诊断为心包积液，而且出现心脏压塞表现（进行性呼吸困难，奇脉，颈静脉怒张，心率140次/分），所以此时最主要的处理是心包穿刺引流。其他均不是最主要的处理。

29.【答案】C

【解析】该青年女性患者发热、心界向两侧扩大，超声心动图证实为心包积液。2天来胸闷、气短，测血压偏低，脉率增快，颈静脉怒张，肝大，表明有右心衰竭，提示心包积液导致心脏压塞，不需要心导管检查，此时最主要的处理是心包穿刺放液，解除心脏压塞，临床症状会立即缓解。心包积液的原因可能是结核，可以给抗结核药物，但不会立即解除心脏压塞症状；利尿剂和洋地黄制剂对治疗右心衰竭可能有效，但对由于机械性心脏压塞引起的右心衰竭，不解除心脏压塞不可能有效。

30.【答案】D

【解析】该中年男性患者急性病程，半小时前用电锯锯木板时被木头击伤前胸部，当即感胸痛、气短、心悸，查体发现呼吸和脉率均增快（R 35次/分，P 120次/分），血压下降伴脉压减低（BP 80/60 mmHg），结合颈静脉怒张，心音弱。首先考虑外伤致快速心包积血引起心脏压塞，所以应立即采取的治疗是心包穿刺，放出积血，以迅速减低心脏压力，恢复正常心脏功能。

31.【答案】D 32.【答案】D 33.【答案】C

【解析】该青年女性患者病史1个月，心界向两侧扩大，心音弱，有右心功能不全的表现（颈静脉怒张、肝大、双下肢水肿），结合超声心动图和胸部X线片所见，最可能的诊断是心包积液；为确定诊断，应做的检查是心包穿刺抽液检查；该患者有低热，结合心包腔穿刺液检查结果，该病因诊断最可能是结核性。

34.【答案】C 35.【答案】B 36.【答案】A

【解析】该老年男性患者起病缓慢，临床症状表现为渐进性呼吸困难、气短、腹胀、尿少、下肢水肿，体征为颈静脉怒张、肝大、双下肢水肿（++），提示存在明显静脉血回流受阻，右心功能不全。结合患者有心界明显向两侧扩大，心音低，心率快、脉压缩小，深吸气时脉搏消失提示存在奇脉，应首先考虑是由大量心包积液所致的心脏压塞表现。对心包积液诊断最有价值的检查是超声心动图。

37.【答案】B 38.【答案】A 39.【答案】C

【解析】该中年女性患者急性病程，有胸闷症状，心浊音界向两侧扩大，心音减弱，因此考虑为心包积液，超声心动图是最有效的诊断方法，其余方法均不是最有效的诊断方法。若要确诊可做心包穿刺，不仅可以证明是心包积液，而且可以通过化验检查以确定积液的性质，其余检查均不能确定积液的性质。患者2天来的病情变化提示心包积液量迅速增加，出现心脏压塞的症状和体征，因此病情加重的原因最可能是心脏压塞。

40.【答案】A 41.【答案】D 42.【答案】C；
43.【答案】C

【解析】该青年男性患者急性发病，有心前区疼痛、吸气时疼痛加重，坐位时减轻，伴有畏寒、发热，心电图示除aVR导联外各导联ST段抬高，提示该患者其最可能的诊断是急性心包炎。若入院后第3天气短，不能平卧，查体见血压降低，颈静脉怒张，心音遥远，各瓣膜听诊区未闻及杂音，应考虑有大量心包积液，所以病情变化应考虑为心脏压塞所致。大量心包积液的胸部X线片检查可能心影显著增大，由于心脏充盈受阻，射血减少，所以胸部X线片检查可显示肺部无明显充血。心脏压塞的正确治疗是心包穿刺，迅速放出过多的心包积液，以缓解临床症状。

44.【答案】C 45.【答案】C 46.【答案】D

【解析】该中年男性患者临床表现有呼吸困难、颈静脉怒张、心率快，血压的脉压小（仅为10 mmHg），心界向两侧扩大，可触及奇脉（脉搏随呼吸强弱不等），肝大，下肢水肿，为典型心包积液的临床表现。对其明确诊断最有价值的检查是超声心动图。目前患者明显呼吸困难，不能平卧，口唇发绀，心率快，存在心脏压塞的临床表现，应尽快采取心包穿刺抽液，缓解对心脏的压迫，改善症状。

47.【答案】A 48.【答案】B 49.【答案】D

【解析】急性特发性心包炎在临床上常以剧烈胸痛、发热为特点，多数患者可闻及心包摩擦音；而起病缓慢，伴发热、胸痛、心包摩擦音等为主的临床表现多见于结核性心包炎；化脓性心包炎常为全身败血症的表现之一，病情较凶险、高热、胸痛等；而肿瘤性心包炎常无胸痛表现，心包摩擦音少见；风湿性心包炎常与心肌炎同时存在，是一种纤维素性或浆液纤维素性炎症，积液量一般不多。

50.【答案】A 51.【答案】E

【解析】心包炎的心包积液量对临床诊断有帮助。特发性心包炎的心包积液量是较少；肿瘤性心包炎的心包积液量是大量。而结核性心包炎的心包积液量是常大量，化脓性心包炎的心包积液量是较多。

52【答案】A 53.【答案】B

【解析】第52题中年男性患者发热、咽痛伴心前区锐痛，活动时加重；心脏听诊在胸骨左缘3~4肋间可闻及粗糙抓刮样音，收缩期明显，为典型心包摩擦音，故应诊断为急性心包炎。第53题中年女性患者发热、腹泻伴心前区闷痛，夜间睡眠有憋气感；查体双肺底偶闻及湿啰音，心律齐，心尖部可闻及S_3奔马律，显示患者出现心功能不全的临床表现。分析患者既往无心脏病史，本次在感染后出现心功能不全的表现，应首先考虑急性心肌炎的可能。

54.【答案】A 55.【答案】D 56.【答案】E

【解析】心包积液因心脏舒张受限、静脉回心血流受阻，可出现奇脉，但扩张型心肌病主要为心力衰竭，不出现奇脉；渗出性心包炎与缩窄性心包炎均可因心脏舒张受限，静脉血回心受阻而出现奇脉、腹水、肝大，但渗出性心包炎患者心界扩大，可作鉴别；尿毒症出现心包积液均为肾衰竭晚期患者，多数都并发贫血等，但特发性心包炎的临床表现较轻，患者一般情况较好，不并发贫血等。

57.【答案】C　58.【答案】D

【解析】第57题患者下肢感染后出现高热、伴胸痛、心包摩擦音，超声心动图显示心包积液，考虑心包炎，其病因最可能是化脓性。第58题患者反复发生大量心包积液，抽液检查为草绿色，以淋巴细胞为主，最可能的病因是结核性。其余均可能性小。

59.【答案】AB

【解析】心包炎按病程分类，可分为急性、亚急性和慢性心包炎。属于急性心包炎的有纤维素性心包炎和渗出性（浆液性或血性）心包炎。而渗出性-缩窄性心包炎是属于亚急性心包炎；粘连性（非缩窄性）心包炎是属于慢性心包炎。

60.【答案】ABC

【解析】渗出性心包炎的表现取决于心包积液量。超声心动图是诊断心包积液可靠与敏感的检查方法，当积液在50 ml以上即可检出，可见无回声区（液性暗区）。心包积液量较多时，可有心脏向两侧扩大，改变体位时浊音界随之改变，心尖搏动减弱或消失，如心尖搏动可见，则在心浊音界左缘的内侧；心音遥远；在左肩胛下叩诊呈浊音，可闻支气管呼吸音（Ewart征）。大量积液可出现心脏压塞征象，表现为颈静脉怒张、心动过速、收缩压下降、奇脉（不是交替脉）、肝大、腹水、下肢水肿等。急性渗出性心包炎时心电图可有低电压现象。所以答案是ABC。

61.【答案】AC

【解析】渗出性心包炎心包积液量较多时，可有心界向两侧扩大，改变体位时浊音界随之改变，如心尖搏动可见，则心尖搏动明显移向左心界内；在左肩胛下叩诊呈浊音，可闻支气管呼吸音（Ewart征）。而第一心音明显减弱和颈静脉怒张、肝颈静脉回流征阳性常是渗出性心包炎与心肌炎和扩张型心肌病共有的表现。

62.【答案】ACD

【解析】缩窄性心包炎是指心脏被致密增厚的纤维化或钙化心包所包围，使之在心室舒张期充盈受限而产生一系列循环障碍的疾病。可有脉压小、心尖搏动减弱而不是明显、心浊音界不大和有心包叩击音。

63.【答案】ACD

【解析】临床可以通过心包积液的化验检查以确定积液的性质，并为临床诊断提供依据。心包积液细胞学检查发现淋巴细胞较多的心包炎有特发性心包炎、结核性心包炎和肿瘤性心包炎。而化脓性心包炎的心包积液是中性粒细胞较多。

64.【答案】ABD

【解析】心脏压塞是急性心包疾病的最危急状态，临床体征主要为心率加快，心界扩大，心音减弱，出现奇脉，外周血压降低，但脉压变小。

十、感染性心内膜炎

【A1型题】

1. 急性感染性心内膜炎最常见的病原微生物是
   A．草绿色链球菌
   B．金黄色葡萄球菌
   C．淋球菌
   D．肺炎链球菌
   E．肠球菌

2. 根据感染性心内膜炎的发病机制，下列最易患亚急性感染性心内膜炎高危病变的是
   A．二尖瓣病变
   B．主动脉缩窄
   C．动脉导管未闭
   D．室间隔缺损
   E．法洛四联症

3. 最容易并发感染性心内膜炎的心瓣膜病是
   A．二尖瓣狭窄
   B．主动脉瓣狭窄
   C．三尖瓣狭窄
   D．主动脉瓣关闭不全
   E．三尖瓣关闭不全

*4. 风湿性心脏瓣膜病患者出现的下列征象中，应首先考虑有感染性心内膜炎可能的是
   A．心律失常
   B．心力衰竭
   C．阵发性心前区疼痛
   D．发热持续1周以上
   E．尿频、尿急、尿痛　　　　　（54/2005）

*5. 感染性心内膜炎最容易并发心力衰竭时侵犯的心脏瓣膜是
   A．二尖瓣
   B．三尖瓣
   C．肺动脉瓣
   D．主动脉瓣　　　　　　　　　（65/2010）

*6. 下列关于感染性心内膜炎诊断检查的叙述，错误的是

A．50%以上患者的血培养阳性结果获自第1天的血标本
B．25%的患者有高丙种球蛋白血症
C．可见镜下血尿　　　　　　　　(62/2011)
D．经食管超声心动图可发现直径<5 mm的赘生物

7．亚急性感染性心内膜炎最常发生于
A．室间隔缺损
B．房间隔缺损
C．主动脉瓣狭窄
D．主动脉瓣关闭不全
E．肥厚型梗阻性心肌病

8．感染性心内膜炎一般临床不会有的表现是
A．甲下出血
B．Osler结节
C．肝大
D．脑卒中
E．Roth斑

9．关于感染性心内膜炎，正确的是
A．多见于老年患者
B．心内赘生物多附着于右心耳内
C．血培养阴性可排除该病
D．心脏杂音的性质和强度可发生突变
E．不侵犯脑膜

10．不属于感染性心内膜炎体征的是
A．瘀点
B．Osler结节
C．Roth斑
D．Janeway损害
E．Durozier双重杂音

11．急性感染性心内膜炎患者常见的周围体征是
A．瘀点
B．指和趾甲下线状出血
C．Roth斑
D．Osler结节
E．Janeway损害

12．感染性心内膜炎患者最常见的神经系统并发症是
A．脑栓塞
B．脑出血
C．脑脓肿
D．化脓性脑膜炎
E．中毒性脑病

13．诊断感染性心内膜炎最重要的辅助检查是
A．免疫学检查
B．心电图
C．胸部X线片
D．血培养
E．血生化检查

14．确诊感染性心内膜炎除血培养多次阳性外，还应有的瓣膜损害表现是
A．指甲下裂片状出血
B．新出现的心脏病理性杂音
C．Janeway损害
D．Roth斑
E．转移性脓肿

15．不符合判断感染性心内膜炎治愈标准的是
A．脾脏缩小
B．血沉恢复正常
C．血红蛋白上升
D．应用抗生素后2周内血培养阴性
E．应用抗生素后体温正常4~6周以上

【A2型题】

16．男性，31岁。风湿性心脏瓣膜病患者发热2周，疑有感染性心内膜炎，下列体征对诊断最有帮助的是
A．进行性贫血
B．脾大
C．杵状指
D．主动脉瓣听诊区突然出现舒张期杂音
E．皮肤黏膜出血点

*17．女性，41岁。4周来发热、乏力、食欲下降、腰背酸痛。既往有二尖瓣脱垂史。查体：T 38.1℃，轻度贫血貌，眼睑结膜下有出血点，心率105次/分，心律齐，心尖部可闻及3/6级收缩期吹风样杂音。化验血：Hb 88 g/L，WBC 13.5×10^9/L，尿蛋白(±)，沉渣镜检RBC 5~8/HP。该患者最可能的诊断是
A．急性肾小球肾炎
B．风湿热
C．亚急性感染性心内膜炎
D．系统性红斑狼疮　　　　　　(48/2019)

18．女性，24岁。6年前发现心脏杂音。1个月来乏力、头晕、食欲下降，四肢关节疼痛。1周来发热体活动后气短，夜间反复憋醒而来院就诊。查体：T 37.8℃，P 96次/分，BP 120/60 mmHg，消瘦，睑结膜苍白，可见小出血点，双肺(-)，心界不大，心律齐，心尖部S_1减弱，胸骨左缘第3肋间可闻舒张期叹气样杂音，肝肋下0.5 cm，脾肋下1 cm，下肢不肿。化验血血红蛋白84 g/L，白细胞12.1×10^9/L，血沉38 mm/h，尿沉渣镜检红细胞5~10/HP。对确诊意义最大的检查是
A．血网织红细胞
B．血C反应蛋白
C．血培养

D. 血清铁蛋白
E. 胸部X线片

19. 男性，41岁。半个月来发热、乏力、咳嗽，加重1天。既往1年前发现有心脏杂音。查体：体温37.9℃，脉率96次/分，血压128/75 mmHg，皮肤见瘀点，双肺（-），心界向左下扩大，胸骨左缘第3肋间可闻及舒张期叹气样杂音，肝肋下未及，脾肋下1cm。化验血 Hb 86 g/L，WBC 11.3×10⁹/L，尿蛋白（±），沉渣镜检 RBC 4～6/HP。该患者最可能的诊断是
    A. 肺结核
    B. 缺铁性贫血
    C. 急性肾小球肾炎
    D. 亚急性感染性心内膜炎
    E. 急性支气管炎

20. 女性，26岁。患风湿性心脏瓣膜病3年，一直平稳，近10天来发热，心脏瓣膜听诊区杂音出现变化。该患者最适当的处理是
    A. 血培养，根据培养结果用药
    B. 先用抗生素3天，观察体温，如体温不降可抽血培养
    C. 做血培养后即开始肌注青霉素
    D. 做血培养后静脉滴注大剂量青霉素
    E. 连续3～5次做血培养，然后静脉应用青霉素

21. 女性，24岁。风湿性心脏瓣膜病7年，近半个月发热、气短，左上腹部剧痛2小时。查体：T 38℃，P 100次/分，左上腹有压痛与摩擦音。尿沉渣镜检红细胞15～20/HP，血沉36 mm/h。最可能出现的情况是
    A. 风湿活动
    B. 急性心包炎
    C. 急性肾小球肾炎
    D. 肠系膜动脉栓塞
    E. 亚急性感染性心内膜炎脾栓塞

【A3/A4型题】

女性，22岁。5年前发现心脏杂音。2个月来乏力、头晕、食欲下降，四肢关节疼痛。1周来活动后气短，夜间反复憋醒而来院就诊。查体：T 37.8℃，P 96次/分，BP 120/60 mmHg，消瘦，睑结膜苍白，可见小出血点，右肺底少许细湿啰音，心界不大，心律齐，心尖部 S_1 减弱，胸骨左缘第3肋间可闻及舒张期叹气样杂音，肝肋下1.5 cm，脾肋下1cm，下肢不肿。化验血血红蛋白84 g/L，白细胞12.1×10⁹/L，血沉38 mm/h，尿沉渣镜检红细胞2～4/HP。

*22. 该患者最主要的疾病是
    A. 风湿热
    B. 肺炎
    C. 缺铁性贫血
    D. 亚急性感染性心内膜炎

*23. 对确诊意义最大的检查是
    A. C反应蛋白
    B. 胸部X线片
    C. 血培养
    D. 血清铁蛋白

*24. 该患者心脏杂音最可能的瓣膜异常是
    A. 主动脉瓣关闭不全
    B. 主动脉瓣狭窄
    C. 二尖瓣关闭不全
    D. 三尖瓣关闭不全 (96～98/2011)

女性，23岁。因1个月来发热、乏力、咳嗽，1天来左眼突然失明来院。既往有心脏杂音。查体：T 37.9℃，P 96次/分，BP 128/75 mmHg，左眼视力消失，双肺（-），心界不大，心尖部可闻及3/6级收缩期吹风样杂音，肝肋下未触及，脾肋下1 cm。化验血 Hb 96 g/L，WBC 12.8×10⁹/L，尿蛋白（±），沉渣镜检 RBC 3～5/HP。

*25. 该患者最可能的诊断是
    A. 肺结核
    B. 缺铁性贫血
    C. 急性肾小球肾炎
    D. 亚急性感染性心内膜炎

*26. 该患者不可能出现的体征是
    A. Roth斑
    B. 杵状指
    C. 水冲脉
    D. Osler结节

*27. 为确诊，最重要的临床检查是
    A. 胸部X线片
    B. 血培养加药敏
    C. 超声心动图
    D. 肾活检 (93～95/2008)

女性，29岁。不明原因发热2个月，使用多种抗生素治疗无效。查体：听诊心脏有杂音。疑为感染性心内膜炎收住院。

28. 最常发生感染性心内膜炎的情况是
    A. 扩张型心肌病
    B. 风湿性心脏瓣膜病
    C. 冠心病
    D. 肺源性心脏病
    E. 先天性心脏病室间隔缺损

29. 抽取血培养的最佳时间是

A．第1日间隔1小时采血1次，共3次，体温升高时采血
B．第1日间隔1小时采血1次，共3次，无须体温升高时采血
C．入院后3小时内，每隔1小时采血1次，共3次
D．停用抗生素3天后，体温升高时采血
E．停用抗生素2~7天后，无须体温升高时采血

30．血培养结果阳性，最常见的致病菌是
A．金黄色葡萄球菌
B．肺炎链球菌
C．溶血性链球菌
D．草绿色链球菌
E．表皮葡萄球菌

男性，24岁。4年来患风湿性心脏病主动脉瓣关闭不全，近2周来发热、乏力。查体：T 38.5℃，胸、腹部皮肤有少量出血点，巩膜无黄染，双肺未闻及啰音，心率90次/分，律齐，主动脉瓣听诊区可闻及舒张期和收缩期杂音，腹平软，肝肋下1cm，无触痛，脾侧位肋下刚触及，双下肢无水肿。血常规：Hb 90 g/L，WBC 11.5×10^9/L，Plt 236×10^9/L。

31．该风湿性心脏病患者近2周又发生了
A．风湿活动
B．亚急性感染性心内膜炎
C．心力衰竭
D．肺部感染
E．急性病毒性肝炎

32．有助于诊断的实验室检查是
A．白细胞分类
B．红细胞沉降率
C．血培养
D．抗链球菌溶血素"O"
E．肝功能

33．有助于诊断的其他检查是
A．胸部X线片
B．超声心动图
C．心电图
D．腹部B超
E．肝炎病毒标志物

男性，51岁。3个月来发热、食欲不振、乏力，2天来加重。既往有心脏杂音。查体：T 38.8℃，P 95次/分，R 20次/分，BP 120/80 mmHg，轻度贫血貌，巩膜无黄染，双肺未见异常，心界不大，心尖部可闻及4/6级收缩期吹风样杂音，肝肋下未触及，脾肋下1 cm，手指可见Osler结节，关节未见异常，下肢无水肿。血常规：Hb 95g/L，WBC 12.5×10^9/L，Plt 261×10^9/L，网织红细胞0.015，尿蛋白（±），沉渣镜检RBC 8~10/HP。

34．该患者最可能的诊断是
A．风湿热
B．自身免疫性溶血性贫血
C．慢性肾小球肾炎
D．亚急性感染性心内膜炎
E．肺炎支原体肺炎

35．对该患者确诊最有价值的实验室检查是
A．抗链球菌溶血素"O"
B．Coombs试验
C．血培养加药敏
D．肾活检
E．胸部X线片

36．该患者最主要的治疗是
A．应用糖皮质激素
B．应用大剂量青霉素
C．抗风湿治疗
D．应用喹诺酮类药物治疗
E．对症治疗

男性，41岁。1个半月来发热、乏力、食欲不振，加重1周。既往有心脏杂音。查体：T 38.1℃，P 95次/分，BP 120/80 mmHg，轻度贫血貌，巩膜无黄染，双肺（-），心界不大，心尖部可闻及3/6级收缩期吹风样杂音，肝肋下未触及，脾肋下2 cm，手指可见Osler结节，双下肢无水肿。血常规：Hb 89 g/L，WBC 12.4×10^9/L，plt 125×10^9/L，网织红细胞0.02，尿蛋白（±），尿沉渣镜检RBC 5~8/HP。

37．该患者最可能的诊断是
A．急性病毒性肝炎
B．自身免疫性溶血性贫血
C．慢性肾小球肾炎
D．亚急性感染性心内膜炎
E．系统性红斑狼疮

38．为确诊，最重要的临床检查是
A．肝炎病毒标志物
B．Coombs试验
C．血培养加药敏
D．肾活检
E．ANA谱

39．该患者最主要的治疗是
A．应用糖皮质激素
B．应用环磷酰胺
C．大剂量青霉素
D．保肝治疗

E．对症治疗

女性，50岁。2周来不规则发热伴明显乏力。既往除有轻度高血压外，余无特殊，亦未发现明显心脏杂音。查体：T 38℃，BP 150/80 mmHg，贫血貌，双侧睑结膜下有出血点，心率100次/分，律齐，胸骨左缘第3肋间可闻及舒张期叹气样杂音，化验血 WBC 12.2×10^9/L，N 87%，胸部X线片检查示心脏稍向左扩大，心电图仅示T波低平。

40．该患者最可能的诊断是
  A．病毒性心肌炎
  B．亚急性感染性心内膜炎，二尖瓣受累
  C．风湿性心内膜炎
  D．亚急性感染性心内膜炎，主动脉瓣受累
  E．高血压性心脏病

41．[假设信息] 若该患者因诊断未明，未能得到及时合理治疗，于病程第3周末突然出现右侧偏瘫伴失语，该患者最可能偏瘫的原因是
  A．心腔内附壁血栓脱落形成脑栓塞
  B．细菌性赘生物脱落形成脑栓塞
  C．脑血栓形成
  D．脑脓肿
  E．脑肿瘤

42．症状出现前，该患者最可能出现的检查结果是
  A．脾大
  B．血尿
  C．血沉＞100 mm/h
  D．赘生物≥10 mm
  E．血小板减少

【B1型题】

  A．草绿色链球菌
  B．金黄色葡萄球菌
  C．淋球菌
  D．肺炎链球菌
  E．肠球菌
43．急性感染性心内膜炎最常见的病原微生物是
44．亚急性感染性心内膜炎最常见的病原微生物是

  A．草绿色链球菌
  B．真菌
  C．淋球菌
  D．衣原体
  E．肠球菌
45．引起早期（发生于瓣膜置换术后1年内）人工瓣膜心内膜炎的病原微生物是
46．引起晚期（发生于瓣膜置换术后1年后）人工瓣膜心内膜炎的病原微生物是

  A．Osler结节
  B．Ewart征
  C．Roth斑
  D．Janeway损害
  E．Oliver征
47．亚急性感染性心内膜炎患者的指和趾垫出现的豌豆大的红或紫色痛性结节，称为
48．亚急性感染性心内膜炎患者的视网膜的卵圆形出血斑，其中心呈白色，称为
49．急性感染性心内膜炎患者的手掌和足底处直径1～4 cm无痛性出血性红斑，称为

  A．发热
  B．突然一侧肢体瘫痪
  C．脾大、贫血
  D．Durozier双重杂音
  E．Osler结节
50．感染性心内膜炎患者感染的非特异性表现是
51．感染性心内膜炎的动脉栓塞表现是

  A．贫血
  B．心瓣膜听诊区杂音
  C．脾大
  D．环形红斑
  E．发热   (139，140/2015)
*52．亚急性感染性心内膜炎一般不出现的临床表现是
*53．急性风湿热一般不出现的临床表现是

【X型题】

54．引起早期（发生于瓣膜置换术后1年内）人工瓣膜心内膜炎的病原微生物有
  A．葡萄球菌
  B．革兰氏阴性杆菌
  C．肠球菌
  D．真菌

55．引起晚期（发生于瓣膜置换术后1年后）人工瓣膜心内膜炎的病原微生物有
  A．葡萄球菌
  B．链球菌
  C．肠球菌
  D．真菌

56．下列符合急性感染性心内膜炎特点的有
  A．中毒症状明显
  B．数天至数周引起瓣膜破坏
  C．感染迁移少见

D．病原体主要为金黄色葡萄球菌
57．关于急性感染性心内膜炎的发病机制，正确的有
 A．主要累及正常心脏瓣膜
 B．病原菌来自皮肤、肌肉、骨骼和肺等活动的感染灶
 C．循环中细菌量大、细菌毒力强
 D．二尖瓣最常受累
58．下列符合亚急性感染性心内膜炎特点的有
 A．中毒症状轻
 B．病程数周至数个月
 C．感染迁移少见
 D．病原体以肠球菌多见
59．感染性左心内膜炎赘生物引起动脉栓塞的部位有
 A．脑
 B．肺
 C．肾
 D．肠系膜
60．属于感染性心内膜炎 Duke 诊断标准（2015 年修订版）中主要标准的有
 A．血培养阳性
 B．影像学阳性证据
 C．血管征象
 D．免疫学征象
61．属于感染性心内膜炎 Duke 诊断标准（2015 年修订版）中血管征象的有
 A．细菌性动脉瘤
 B．颅内出血
 C．Janeway 损害
 D．Osler 结节
62．属于感染性心内膜炎 Duke 诊断标准（2015 年修订版）中免疫学征象的有

A．肾小球肾炎
B．Roth 斑
C．类风湿因子阳性
D．感染性肺梗死

63．属于感染性心内膜炎 Duke 诊断标准（2015 年修订版）中超声心动图异常的有
 A．赘生物
 B．脓肿、假性动脉瘤、心脏内瘘
 C．瓣膜穿孔或动脉瘤
 D．新发生的人工瓣膜部分破裂
64．属于亚急性感染性心内膜炎心脏并发症的有
 A．心力衰竭
 B．心肌脓肿
 C．急性心肌梗死
 D．心律失常
65．感染性心内膜炎可以出现的表现包括
 A．甲下出血
 B．肾盂肾炎
 C．肝大
 D．脑卒中
*66．属于判断感染性心内膜炎治愈标准的有
 A．脾缩小
 B．应用抗生素后体温正常 4～6 周以上
 C．血红蛋白上升
 D．应用抗生素后 2 周内血培养阴性（169/2009）
*67．感染性心内膜炎可以接受人工瓣膜置换术的适应证有
 A．并发急性心肌梗死
 B．严重瓣膜反流致心力衰竭
 C．真菌性心内膜炎
 D．赘生物直径≥10 mm　　　（169/2016）

答案及解析

1．【答案】B
【解析】感染性心内膜炎包括急性和亚急性两种，其病原微生物是不同的，急性者主要是由金黄色葡萄球菌引起，而亚急性者以草绿色链球菌最常见。
2．【答案】A
【解析】亚急性感染性心内膜炎多发生于器质性心脏病。首先为心脏瓣膜病，尤其是二尖瓣和主动脉瓣，其次为先天性心血管病，如室间隔缺损、动脉导管未闭、法洛四联症和主动脉缩窄等。
3．【答案】D
【解析】感染性心内膜炎是指微生物感染产生心内膜、心瓣膜和大动脉内膜的炎症。心脏瓣膜病中尤其是二尖瓣和主动脉瓣，三尖瓣与肺动脉瓣少见，以瓣膜关闭不全病变多见。因此最容易并发感染性心内膜炎的心瓣膜病是主动脉瓣关闭不全。
4．【答案】D
【解析】感染性心内膜炎的主要临床表现为发热、乏力、贫血、心脏杂音变化、心功能下降、心律失常、全身动脉栓塞性变化等。典型病例诊断并不困难。由于目前抗生素广泛应用，不典型的病例增多。虽然感染性心内膜炎可以出现心律失常、心力衰竭的临床表现，但器质性心脏病患者，特别是风湿性心瓣

膜病患者，出现原因不明的发热1周以上应首先考虑有感染性心内膜炎的可能性。

5.【答案】D

【解析】感染性心内膜炎常见侵犯主动脉瓣及二尖瓣，并以瓣膜关闭不全为主；三尖瓣及肺动脉瓣侵犯较少。瓣膜关闭不全均可诱发心力衰竭，但根据临床资料统计，最易并发心力衰竭的是主动脉瓣受损者，其次为二尖瓣受损。

6.【答案】A

【解析】镜下血尿是感染性心内膜炎患者的常见表现，25%的患者可有高丙种球蛋白血症；经食管超声心动图可发现直径<5 mm的赘生物。血培养是确诊的最重要指标，约90%以上患者血培养阳性结果获自第1天的血标本。

7.【答案】D

【解析】根据病情和病程，感染性心内膜炎可分为急性感染性心内膜炎和亚急性感染性心内膜炎。亚急性感染性心内膜炎主要发生于器质性心脏病，首先为心脏瓣膜病，其次为先天性心血管病（如室间隔缺损、房间隔缺损、动脉导管未闭、法洛四联症和主动脉缩窄），很少发生于心肌病（如肥厚型梗阻性心肌病等）。心脏瓣膜病中尤其是二尖瓣和主动脉瓣，三尖瓣与肺动脉瓣少见，以瓣膜关闭不全病变多见。

8.【答案】C

【解析】感染性心内膜炎的表现包括：①发热等全身性感染表现，还包括乏力、多汗、肌肉关节疼痛、纳差和体重减轻；②心脏杂音，如最具特征的是新出现的病理性杂音或原有杂音的明显改变，随病情进展心功能逐渐减退，多伴心律失常；③周围体征，如瘀点、Osler结节、甲下出血，视网膜Roth斑，Janeway损害；④动脉栓塞，如发生于脾、肾、脑、肺等器官的栓塞（包括脑卒中）；⑤感染的非特异性症状，如贫血和少数有脾大（占10%~40%），但无肝大。

9.【答案】D

【解析】感染性心内膜炎患者心脏杂音的性质和强度可发生突变，其原因为赘生物破裂或腱索、瓣膜破裂所致。而感染性心内膜炎多见于青年，心脏各瓣膜均可累及，以二尖瓣及主动脉瓣关闭不全最常见。该病症可引起颅底细菌性动脉瘤及弥漫性脑膜脑炎，血培养阳性率虽然可高达95%以上，但血培养阴性仍不能排除本病。所以答案是D。

10.【答案】E

【解析】Durozier双重杂音是见于各种原因所致的主动脉瓣关闭不全、脉压增大，血流往返于听诊器下所造成的人工动脉狭窄处所引起的收缩期及舒张期双重血管杂音，一般不属于感染性心内膜炎患者的体征。而其余均为感染性心内膜炎的特征性体征。

11.【答案】E

【解析】根据病程，感染性心内膜炎分为急性感染性心内膜炎和亚急性感染性心内膜炎。Janeway损害是急性感染性心内膜炎常见的周围体征，为手掌和足底处直径1~4 mm的无痛性出血性红斑。其余一般见于亚急性感染性心内膜炎和病程长者。

12.【答案】A

【解析】感染性心内膜炎有多种并发症。15%~30%的患者有神经系统受累的表现，最常见的是脑栓塞，约占其中的一半，大脑中动脉及其分支最常受累。脑出血、脑脓肿、化脓性脑膜炎和中毒性脑病均为感染性心内膜炎的神经系统并发症，但均较少。脑脓肿、化脓性脑膜炎和中毒性脑病主要见于急性患者，尤其是金黄色葡萄球菌性心内膜炎。

13.【答案】D

【解析】感染性心内膜炎为心脏内膜表面的病原微生物感染，因此血培养阳性对本病诊断有重要价值，所以诊断感染性心内膜炎最重要的辅助检查是血培养，而其他辅助检查对诊断意义均小。

14.【答案】B

【解析】感染性心内膜炎为心脏内膜表面的病原微生物感染所致，所以血培养多次阳性可提供确诊依据，还应有的瓣膜损害表现是出现新的心脏病理性杂音，这说明心内膜炎导致瓣膜损害。其余均不是瓣膜损害的表现。

15.【答案】D

【解析】感染性心内膜炎应用抗生素治疗的时间一般不少于4~6周，在规范应用抗生素后，体温、血沉、尿常规等恢复正常，自觉症状改善和消失，脾脏缩小，红细胞和血红蛋白上升，且在停用抗生素后第1、2和6周做血培养均为阴性，可认为已治愈。

16.【答案】D

【解析】该青年男性患者患风湿性心脏瓣膜病发热2周，疑有感染性心内膜炎，心脏瓣膜区出现杂音的变化对诊断感染性心内膜炎最有帮助，因此对诊断最有帮助的是主动脉瓣听诊区突然出现舒张期杂音。其余意义均较小。

17.【答案】C

【解析】该中年女性患者有心脏二尖瓣脱垂史，较长期发热、乏力、贫血、眼睑结膜可见出血点、心率持续增快、外周血象白细胞增高、尿镜检可见红细胞，此为典型的亚急性感染性心内膜炎临床表现。应首先考虑该诊断。该患者为女性伴长期发热，应想到系统性红斑狼疮、风湿热的可能，但患者无皮疹，无关节疼痛、肿胀等表现；患者尿中有红细胞、尿蛋白（±），也应考虑有无急性肾小球肾炎，但贫血、眼睑结膜出血点、心脏杂音难以用肾炎来解释，故不应作为主要诊断考虑。

18.【答案】C

【解析】该青年女性患者有心脏杂音，慢性起病，乏力、活动耐量下降，查体见发热、心率快、睑结膜小出血点、脾大，化验检查示贫血、白细胞增高、血沉增快、镜下血尿，最可能的诊断应为亚急性感染性心内膜炎，所以对确诊意义最大的检查是血培养。

19.【答案】D

【解析】该中年男性患者既往有心脏杂音，出现发热、乏力，查体心脏有杂音，贫血、脾大，化验血白细胞增高、镜下血尿，应首先考虑的诊断为亚急性感染性心内膜炎。病历资料均不支持其余诊断。

20.【答案】E

【解析】该青年女性患者有风湿性心脏瓣膜病病史，近10天来发热，心脏瓣膜听诊区杂音出现变化，因此临床考虑感染性心内膜炎可能性最大，该患者最适当的处理是连续3～5次做血培养，然后静脉应用青霉素。其余处理均不是最适当的。

21.【答案】E

【解析】该青年女性患者有风湿性心脏瓣膜病病史，近半个月发热、气短，突然出现左上腹部剧痛2小时，结合查体发现左上腹有压痛与摩擦音及尿镜检见较多红细胞，该患者最可能出现的情况是亚急性感染性心内膜炎脾栓塞。其余均不符合。

22.【答案】D 23.【答案】C 24.【答案】A

【解析】该青年女性患者有心脏杂音，慢性起病，乏力、活动耐量下降，查体见发热、心率快、睑结膜小出血点、脾大，化验检查示贫血、白细胞增高、血沉增快、镜下血尿，综上分析，最可能的诊断应为亚急性感染性心内膜炎。对本病确诊的主要指标是血培养。患者杂音表现为胸骨左缘第3肋间舒张期叹气样杂音，并伴有心尖部第一心音减弱、脉压增大，符合主动脉瓣关闭不全的特点。

25.【答案】D 26.【答案】C 27.【答案】B

【解析】该青年女性患者既往有心脏杂音，出现慢性发热、乏力、突发失明，查体心脏有杂音、脾大，伴有外周栓塞表现（左眼突然失明、尿内有红细胞），化验有贫血、白细胞增高，应首先考虑为亚急性感染性心内膜炎所致。选项中所列的Roth斑、Osler结节、杵状指等临床表现是典型感染性心内膜炎可出现的体征，但该患者不可能出现水冲脉。根据亚急性感染性心内膜炎诊疗常规，要确诊该病，最主要的是依据血培养结果。

28.【答案】B 29.【答案】E 30.【答案】D

【解析】该青年女性患者不明原因发热，听诊心脏有杂音，疑为感染性心内膜炎收住院。最常发生感染性心内膜炎的情况是风湿性心脏瓣膜病，其次见于先天性心脏病室间隔缺损，其余心脏病均较少见。该患者使用多种抗生素治疗，为了提高血培养的阳性结果，抽取血培养的最佳时间是停用抗生素2～7天后，无须体温升高时采血。根据病史考虑该患者为亚急性感染性心内膜炎，因此最常见的致病菌是草绿色链球菌。

31.【答案】B 32.【答案】C 33.【答案】B

【解析】该青年男性患者有多年风湿性心脏病主动脉瓣关闭不全病史，近2周出现发热，心脏杂音有变化，除有主动脉瓣关闭不全的杂音（主动脉瓣听诊区舒张期杂音）外，在主动脉瓣听诊区亦听到收缩期杂音，此外还有皮肤出血点、贫血和脾大等支持亚急性感染性心内膜炎的表现，因此近2周患者又患了亚急性感染性心内膜炎，不支风湿活动、肺部感染和急性病毒性肝炎，患者亦无心力衰竭的表现。血培养阳性是诊断亚急性感染性心内膜炎的重要依据，亚急性感染性心内膜炎的常见致病菌是草绿色链球菌，其次为肠球菌。超声心动图可发现赘生物或新的瓣膜病变，亦为诊断亚急性感染性心内膜炎的重要依据，其余检查对诊断意义均较小，而肝炎病毒标志物是针对急性病毒性肝炎的检查。

34.【答案】D 35.【答案】C 36.【答案】B

【解析】该中年男性患者既往有心脏杂音，出现慢性发热、食欲不振、乏力，查体有中度发热，轻度贫血貌，心脏有杂音和脾大，手指可见Osler结节，化验血白细胞增高、镜下血尿，首先考虑诊断为亚急性感染性心内膜炎，其他诊断的可能性均小。亚急性感染性心内膜炎的确诊是靠血培养，药敏是为了选择更有效的抗生素。因为亚急性感染性心内膜炎的常见致病菌是草绿色链球菌，所以最主要的治疗是大剂量青霉素。

37.【答案】D 38.【答案】C 39.【答案】C

【解析】该中年男性患者既往有心脏杂音，出现慢性发热、乏力、食欲不振，查体有中度发热，轻度贫血貌，心脏有杂音和脾大，手指可见Osler结节，化验血白细胞增高、镜下血尿，首先考虑为亚急性感染性心内膜炎所致，其他的可能性均小。亚急性感染性心内膜炎的确诊是靠血培养，加药敏是为了选择更有效的抗生素。亚急性感染性心内膜炎最主要的治疗是大剂量青霉素。

40.【答案】D 41.【答案】B 42.【答案】D

【解析】该中年女性患者不明原因发热伴明显乏力。查体见贫血貌，双侧睑结膜下有出血点，胸骨左缘第3肋间可闻及舒张期叹气样杂音，结合化验血WBC总数和中性粒细胞百分比增高，胸部X线片检查心脏稍向左扩大，该患者最可能的诊断是亚急性感染性心内膜炎，主动脉瓣受累，不支持其他诊断。若该患者因诊断未明，未能得到及时合理治疗，于病程第3周末突然出现右侧偏瘫伴失语，提示该患者亚急性感染性心内膜炎的赘生物脱落引起脑动脉栓塞，所以最可能偏瘫的原因是细菌性赘生物脱落形成脑栓塞。基于此，该患者症状出现前，最可能出现的检查结果是出现大的赘生物，因此赘生物≥10 mm 是正确的答案。

43.【答案】B　44.【答案】A

【解析】感染性心内膜炎包括急性和亚急性两种，其病原微生物是不同的，急性者主要是由金黄色葡萄球菌引起，而亚急性者以草绿色链球菌最常见。

45.【答案】B　46.【答案】E

【解析】人工瓣膜心内膜炎分为早期（发生于瓣膜置换术后1年内）和晚期（发生于瓣膜置换术后1年后），其病原微生物不同。引起早期人工瓣膜心内膜炎的病原微生物有葡萄球菌、革兰氏阴性杆菌和真菌；引起晚期人工瓣膜心内膜炎的病原微生物除葡萄球菌相同外，还有链球菌和肠球菌。

47.【答案】A　48.【答案】C　49.【答案】D

【解析】亚急性感染性心内膜炎患者的指和趾垫出现的豌豆大的红或紫色痛性结节，称为 Osler 结节；亚急性感染性心内膜炎患者的视网膜的卵圆形出血斑，其中心呈白色，称为 Roth 斑；急性感染性心内膜炎患者的手掌和足底处直径1~4 cm 无痛性出血性红斑，称为 Janeway 损害。而 Ewart 征是指在大量心包积液，左肺受压时，在左肩胛下区语颤增强、叩诊浊音、可闻及支气管肺泡呼吸音，临床见于渗出性心包炎。Oliver 征见于主动脉弓动脉瘤时。

50.【答案】C　51.【答案】B

【解析】感染性心内膜炎患者感染的非特异性表现是脾大、贫血；感染性心内膜炎的动脉栓塞表现是突然一侧肢体瘫痪（脑栓塞）。

52.【答案】D　53.【答案】C

【解析】环形红斑是急性风湿热病的特征性临床体征，在亚急性感染性心内膜炎患者一般不会出现；急性风湿热患者一般不会出现的临床表现是脾大。

54.【答案】ABD

【解析】参见第45题解析。

55.【答案】ABC

【解析】参见第45题解析。

56.【答案】ABD

【解析】根据病程，感染性心内膜炎可分为急性和亚急性，各有其不同的临床特点。急性感染性心内膜炎的特点是：①中毒症状明显；②病程进展迅速，数天至数周引起瓣膜破坏；③感染迁移多见；④病原体主要为金黄色葡萄球菌。

57.【答案】ABC

【解析】急性感染性心内膜炎的发病机制尚不清楚，主要累及正常心脏瓣膜，病原菌来自皮肤、肌肉、骨骼和肺等活动的感染灶，循环中细菌量大、细菌毒力强，具有高度侵袭性和黏附于内膜的能力，主动脉瓣最常受累。

58.【答案】ABC

【解析】根据病程，感染性心内膜炎可分为急性和亚急性，各有其不同的临床特点。亚急性感染性心内膜炎的特点是：①中毒症状轻；②病程数周至数个月；③感染迁移少见；④病原体以草绿色链球菌多见。

59.【答案】ACD

【解析】感染性左心内膜炎赘生物引起动脉栓塞的部位有脑、脾、肾、肠系膜和四肢。而在有左向右分流的先天性心血管病或右心内膜炎时，肺循环栓塞常见。

60.【答案】AB

【解析】感染性心内膜炎 Duke 诊断标准（2015年修订版）中，有主要标准和次要标准。其中主要标准有血培养阳性和影像学阳性证据。而血管征象（主要动脉栓塞、感染性肺梗死、细菌性动脉瘤、颅内出血、结膜出血和 Janeway 损害）和免疫学征象（肾小球肾炎、Osler 结节、Roth 斑及类风湿因子阳性）均为次要标准。

61.【答案】ABC

【解析】参见第60题解析。Osler 结节是属于免疫学征象。

62.【答案】ABC

【解析】参见第60题解析。感染性肺梗死是属于血管征象。

63.【答案】ABCD

【解析】感染性心内膜炎 Duke 诊断标准（2015年修订版）中的超声心动图异常是属于主要标准，它包括：①赘生物；②脓肿、假性动脉瘤、心脏内瘘；③瓣膜穿孔或动脉瘤；④新发生的人工瓣膜部分破裂。

64.【答案】ABC

【解析】亚急性感染性心内膜炎的心脏并发症有心力衰竭、心肌脓肿、急性心肌梗死、化脓性心包炎和心肌炎等。而心律失常不属于亚急性感染性心内膜炎的并发症。

65.【答案】AD

【解析】感染性心内膜炎是指病原微生物感染产生心内膜、心瓣膜和大动脉内膜的炎症。根据病变发生、侵犯的部位、特点，可分为自体瓣膜心内膜炎、人工瓣膜心内膜炎和静脉药瘾者心内膜炎。另可根据病情和病程，可分为急性感染性心内膜炎和亚急性感染性心内膜炎。感染性心内膜炎可以出现的表现包括甲下出血、脑卒中。可以有脾大，但一般无肝大，不表现肾盂肾炎。所以答案是 AD。

66.【答案】ABC

【解析】感染性心内膜炎应用抗生素治疗的时间一

般不少于4~6周，在规范应用抗生素后，体温、红细胞沉降率、尿常规等恢复正常，自觉症状改善和消失，脾缩小，红细胞和血红蛋白上升，且在停用抗生素后第1、第2和第6周做血培养均为阴性，可认为已治愈。

67．【答案】BCD

【解析】感染性心内膜炎的手术适应证为：严重瓣膜损害反流导致心力衰竭；真菌性心内膜炎；虽经充分使用抗生素药物治疗，但血培养反复阳性、反复发生大动脉栓塞、赘生物直径≥10 mm；心肌或瓣膜脓肿形成。而并发急性心肌梗死不属于适应证范畴。

十一、心脏骤停与心脏性猝死

【A1型题】

1．心脏性猝死最主要的病因是
    A．二尖瓣狭窄
    B．主动脉瓣狭窄
    C．心肌病
    D．冠心病及其并发症
    E．急性心包炎
2．小于35岁患者心脏性猝死最主要的病因是
    A．二尖瓣狭窄
    B．心肌病
    C．主动脉瓣狭窄
    D．冠心病及其并发症
    E．先天性心脏病
3．心脏骤停时最常见的心律失常是
    A．心房扑动
    B．心房颤动
    C．心室扑动
    D．心室颤动
    E．室性心动过速
4．抢救由心室颤动引起的心脏骤停时，最有效的治疗方法是
    A．静脉注射利多卡因
    B．皮下注射肾上腺素
    C．植入心脏起搏器
    D．非同步电击复律
    E．口对口人工呼吸
5．现代初级心肺复苏的主要复苏措施包括
    A．胸外按压、开通气道、人工呼吸
    B．胸外按压、人工呼吸、心内注射
    C．胸外按压、人工呼吸、开放静脉
    D．胸外按压、心内注射、开通气道
    E．胸外按压、开放静脉、心内注射
6．脑复苏的主要措施不包括
    A．降低体温
    B．应用非渗透性利尿剂快速脱水
    C．应用冬眠药物防治抽搐
    D．高压氧治疗
    E．应用钙通道阻滞剂解除脑血管痉挛
7．有关仰头抬颏法开放气道的叙述中，不正确的是
    A．术者将一手置于患者前额用力加压，使头后仰
    B．另一手的示、中两指抬起下颏，使下颌尖、耳垂的连线与地面呈垂直状态
    C．应间断使患者头侧倾，以防止误吸
    D．如患者义齿松动应取下
    E．应清除患者口中的异物和呕吐物
8．有关人工通气的叙述中，不正确的是
    A．首先要确保气道通畅
    B．术者用置于患者前额的手的拇指与食指捏住患者鼻孔
    C．吸一口气，用口唇把患者的口全罩住，然后缓慢吹气
    D．每次吹气应持续1秒以上，确保呼吸时有胸廓起伏
    E．人工通气与胸外按压的比例为15∶2
9．有关人工胸外按压的叙述中，不正确的是
    A．患者应置于水平位，头部不应高于心脏水平，下肢可抬高，若在床上进行应在患者背部垫以硬板
    B．胸外按压的正确部位是胸骨下半部，双乳头连线中点
    C．手指无论是伸展还是交叉在一起，都不要接触胸壁
    D．按压时肘关节伸直，依靠肩部和背部的力量垂直向下按压，使胸骨压低约5~6 cm，随后突然松弛，按压和放松的时间大致相等
    E．放松时双手不要离开胸壁，按压频率为80次/分
*10．心肺复苏正确的顺序是
    A．B-A-C
    B．C-B-A
    C．B-C-A
    D．C-A-B
    (49/2019)

【A2型题】

11．男性，62岁。突然意识丧失，呼吸不规则，心

跳停止，立即进行胸外心脏按压。判断胸外心脏按压是否有效的主要方法是
A．触摸桡动脉搏动
B．触摸股动脉搏动
C．观察呼吸是否已规则
D．观察意识是否好转
E．观察末梢循环状况

12．男性，59岁。在医院庭院内由家属陪同散步时，突然心跳、呼吸停止，需立即进行初级心肺复苏。下列不属于初级心肺复苏内容的是
A．胸外按压
B．开放气道
C．人工呼吸
D．拳击复律
E．气管内给药

13．男性，68岁。在病房内突然意识丧失，心跳、呼吸停止，立即进行电除颤治疗，但心跳未恢复。下一步治疗一般不宜选用的是
A．心内注射给药
B．静脉内注射给药
C．骨内注射给药
D．气管内给药
E．继续胸外按压

14．男性，67岁。在病房内突然意识丧失，心跳、呼吸停止，立即进行电除颤治疗，心跳未恢复，给予肾上腺素亦无效。下一步治疗最常首选的治疗药物是
A．胺碘酮
B．利多卡因
C．美托洛尔
D．异丙肾上腺素
E．硫酸镁

【A3/A4型题】

男性，25岁。因心肌病入院，入院当日上厕所时，突然意识丧失，颈动脉搏动触不到，心电图显示房室分离，心室率185次/分，心室律稍不规则，QRS波群形态畸形，可见心室夺获与室性融合波。

15．该患者出现上述情况的最可能原因是
A．心室颤动
B．心室扑动
C．心室自身节律
D．无脉性室性心动过速
E．无脉电活动

16．该患者应进行的最佳处理是
A．胸外心脏按压
B．人工呼吸
C．电除颤（电复律）
D．气管内给药
E．开放静脉

男性，65岁。因心肌病入院，入院当日上厕所时，突然心跳停止，心电图显示形态、振幅各异的不规则波动频率305次/分，QRS-T波群消失。

17．该患者出现上述情况最可能的原因是
A．心室颤动
B．心室扑动
C．无脉电活动
D．心室自身节律
E．无脉性室性心动过速

18．经电击治疗无效，决定应用药物治疗，首选的药物是
A．阿托品
B．胺碘酮
C．利多卡因
D．异丙肾上腺素
E．肾上腺素

男性，62岁。在门诊楼排队取药时突然晕倒在地。

19．为判断患者是否发生心脏骤停，最正确的方法是
A．听诊心音有无
B．测量有无血压
C．紧急拉到放射科透视，看有无心脏搏动
D．紧急拉到超声室检查，看有无心脏搏动
E．触摸颈动脉搏动

20．如确认患者发生心脏骤停，下列紧急处理中不正确的是
A．开放气道
B．人工呼吸
C．拳击复律
D．胸外按压
E．心内注射三联针

21．[假设信息]若心电监测显示为心室颤动，应立即采取的措施是
A．先尝试拳击复律，再直流电复律
B．立即用200 J能量进行非同步直流电除颤
C．先静脉推注利多卡因100 mg
D．继续胸外按压和人工通气，并同时给予1 mg肾上腺素静脉注射，再除颤
E．先努力改善通气和矫正血液生化指标的异常，再除颤

女性，56岁。急性肾衰竭住院2天，在病房突然出现意识障碍，心电监护示心室颤动

22. 该患者应首先考虑的治疗是
    A．气管插管
    B．给予胺碘酮
    C．电复律
    D．给予肾上腺素
    E．给予阿托品
23. [假设信息] 若该患者复律后心电图示 QRS 波宽大畸形，心率 50 次/分，未见 P 波，该患者应考虑的情况是
    A．低钾血症
    B．高钾血症
    C．低镁血症
    D．高钙血症
    E．高钠血症
24. 下列治疗药物中，该患者应首先考虑给予的是
    A．肾上腺素
    B．阿托品
    C．胺碘酮
    D．10% 葡萄糖酸钙
    E．利多卡因

【B1 型题】

A．触摸大动脉搏动
B．测量血压
C．胸外按压、开通气道、人工呼吸
D．非同步直流电电除颤
E．静脉或气管内滴入肾上腺素

25. 判断心脏骤停迅速简便的方法是
26. 确定心脏骤停后，给予的最基本的生命支持方法是
27. 对于室颤患者首选
28. 对于心脏停搏患者首选

A．心脏性猝死前驱期
B．心脏性猝死终末事件期
C．心脏性猝死心脏骤停期
D．心脏性猝死生物学死亡期
E．非心脏性猝死

29. 女性，29 岁。曾晕厥 3 次。此次突发心悸、呼吸困难 20 分钟，心电图示室性心动过速，心室率 190 次/分，血压 60/20 mmHg，该患者处于
30. 男性，56 岁。既往患心力衰竭，突发呼吸困难、意识丧失、颈动脉搏动消失、心音消失。该患者处于
31. 女性，21 岁。曾晕厥 3 次，均发生在长时间站立后。此次突发晕厥、意识丧失，血压 80/40 mmHg，脉搏 60 次/分。该患者处于

【X 型题】

*32. 在冠心病好发年龄前（<35 岁），导致心脏猝死的病因有
    A．Brugada 综合征
    B．肥厚型梗阻性心肌病
    C．长 QT 间期综合征
    D．X 综合征　　　　　　　　（155/2019）
33. 心脏性猝死的临床经过包括
    A．前驱期
    B．终末事件期
    C．心脏骤停
    D．生物学死亡
34. 属于心脏性猝死心脏骤停期临床表现的有
    A．急性呼吸困难
    B．局部或全身抽搐
    C．意识突然丧失
    D．大小便失禁
35. 初级心肺复苏包括
    A．人工呼吸
    B．直流电复律
    C．开通气道
    D．胸外按压
36. 心肺复苏后处理包括
    A．防治脑缺氧和脑水肿
    B．防治急性肾衰竭
    C．维持有效循环
    D．及时发现和纠正水电解质紊乱和酸碱平衡

答案及解析

1．【答案】D
【解析】绝大多数心脏性猝死发生在有器质性心脏病的患者，其中最主要的是冠心病及其并发症。

2．【答案】B
【解析】绝大多数心脏性猝死发生在有器质性心脏病的患者，小于 35 岁患者即在冠心病易患年龄前，心脏性猝死的最主要原因是各种心肌病。

3．【答案】D
【解析】在心脏骤停时，多数是心律失常，而不是心脏停搏，心脏骤停时最常见的心律失常是心室颤动。

4.【答案】D

【解析】5个备选答案中的方法均可应用，但最有效的方法是非同步电击复律，也就是电除颤。

5.【答案】A

【解析】这是一道记忆型试题。现代初级心肺复苏的主要复苏措施包括胸外按压、开放气道、人工呼吸。

6.【答案】B

【解析】脑复苏是心脏骤停心肺复苏后抢救中的重要组成部分，应用渗透性利尿剂如20%甘露醇等快速脱水，以减轻脑组织水肿和降低颅内压，有助于大脑功能恢复，但不是应用非渗透性利尿剂快速脱水，非渗透性利尿剂不能减轻脑水肿。其余措施都是需要的。

7.【答案】C

【解析】在心脏骤停的心肺复苏中，开放气道是很重要的，以保持呼吸道通畅，应一直使患者头上仰，而不是间断的头侧倾。其余叙述都是正确的。

8.【答案】E

【解析】在心脏骤停的心肺复苏中，人工通气是很重要的，人工通气与胸外按压的比例应为30：2。其余有关人工通气的叙述都是正确的。

9.【答案】E

【解析】在心脏骤停的心肺复苏中，人工胸外按压是很重要的，放松时双手不要离开胸壁，按压频率应为100~120次/分，而不是80次/分。其余有关人工胸外按压的叙述都是正确的。

10.【答案】D

【解析】目前国际上通用的心肺复苏急救程序是：C，胸外按压（Circulation）；A，开放气道（Airway）；B，人工呼吸（Breathing）。

11.【答案】B

【解析】该老年男性患者突然心脏骤停，立即进行胸外心脏按压，判断胸外心脏按压是否有效的主要方法是触摸股动脉搏动。其余均不准确。

12.【答案】E

【解析】该中年男性患者突然心脏骤停，需立即进行初级心肺复苏，包括胸外按压、开放气道、人工呼吸和拳击复律，但不包括气管内给药。

13.【答案】A

【解析】该老年男性患者突然心脏骤停，立即进行电除颤治疗，但心跳未恢复，下一步治疗一般不宜选用的是心内注射给药，现在主张静脉内注射给药、骨内注射给药、气管内给药或继续胸外按压后再行电除颤治疗。

14.【答案】A

【解析】该老年男性患者突然心脏骤停，立即进行电除颤治疗，心跳未恢复，给予肾上腺素亦无效，下一步治疗最常首选的治疗药物是胺碘酮，胺碘酮影响钠、钾、钙通道，并有阻断α和β肾上腺素能受体特性，在除颤、心肺复苏和血管加压药无反应的患者，可以考虑使用胺碘酮。若无胺碘酮，可考虑应用利多卡因。硫酸镁仅适用于尖端扭转型室速。

15.【答案】D　16.【答案】C

【解析】该青年男性患者因心肌病入院，突然意识丧失，心电图显示典型的室性心动过速，而颈动脉搏动触不到，所以该患者最可能的原因是无脉性室性心动过速。应进行的最佳处理是电除颤（电复律）。

17.【答案】A　18.【答案】E

【解析】该老年男性患者因心肌病入院，突然心跳停止，心电图显示典型的心室颤动，所以该患者出现突然心跳停止最可能的原因是心室颤动。经电击治疗无效，决定应用药物治疗，首选的药物是肾上腺素，肾上腺素在心脏停搏时有益作用是兴奋α受体效应，收缩脑和心脏外的血管床，通过增加外周血管阻力提高主动脉舒张压和冠脉灌注压，防止动脉萎陷，增加心脑血液供应，同时兴奋β受体增加心率、心肌收缩力和传导速度，使心室颤动波更易于电击除颤成功。

19.【答案】E　20.【答案】E　21.【答案】B

【解析】该老年男性患者突然晕倒在地，判断患者是否发生心脏骤停，最正确的方法是触摸颈动脉搏动。如确认患者发生心脏骤停，应立即进行初级心肺复苏，紧急处理中不包括心内注射三联针。若心电监测显示为心室颤动，应立即采取的措施是立即用200 J能量进行非同步直流电除颤。

22.【答案】C　23.【答案】B　24.【答案】D

【解析】该中年女性患者因急性肾衰竭住院2天后突然出现意识障碍，心电监护示心室颤动，在医院有条件的情况下，该患者应首先考虑的治疗是电复律，迅速将心室颤动转为窦性心律，而给药的治疗方法疗效不确定，不宜首选，气管插管宜在复苏成功后再做。若该患者复律后心电图示QRS波宽大畸形，心率50次/分，未见P波，这是高钾血症的心电图表现，结合该患者患急性肾衰竭，所以应考虑的情况是高钾血症。关于高钾血症的治疗包括立即停止钾的摄入，低钾饮食；应用拮抗钾对心脏的作用，常用10%氯化钙或葡萄糖酸钙10~30 ml缓慢静脉注射，必要时可再重复1~2次或5%碳酸氢钠或11.2%乳酸钠40~50 ml静脉快速滴入，可重复1~2次，每次间隔30分钟。降低血钾：①20%~25%葡萄糖溶液200 ml，每3~4 g糖加1 U胰岛素，静脉滴入；②使用排钾利尿剂；③使用离子交换树脂促进钾经肠道排出；④必要时行透析治疗。所以该患者的药物治疗是首先考虑给予10%葡萄糖酸钙。

25.【答案】A　26.【答案】C　27.【答案】D

28.【答案】E

【解析】判断心脏骤停迅速简便的方法是触摸大动脉搏动，如果大动脉搏动消失，则证明已心脏骤停。确定心脏骤停后，给予的最基本的生命支持方法是胸外按压、开通气道、人工呼吸。对于室颤患者首选非同步直流电电除颤，希望尽快恢复心律。对于心脏停搏患者首选静脉或气管内滴入肾上腺素，通过兴奋α受体和β受体效应，恢复血液循环或使心脏停搏转为心室颤动更易于电击成功。

29.【答案】B　30.【答案】C　31.【答案】E

【解析】心脏性猝死的临床经过可分为4个时期，即前驱期、终末事件期、心脏骤停和生物学死亡。第29题青年女性患者曾晕厥3次，此次突发心悸、呼吸困难20分钟，心电图示室性心动过速，心室率190次/分，血压60/20 mmHg，该患者处于心脏性猝死终末事件期。第30题中年男性患者既往患心力衰竭，突发呼吸困难、意识丧失、颈动脉搏动消失、心音消失，该患者处于心脏性猝死心脏骤停期。第31题青年女性患者曾晕厥3次，均发生在长时间站立后，此次突发晕厥、意识丧失，血压80/40 mmHg，脉搏60次/分，该患者处于非心脏性猝死，属于晕厥。

32.【答案】ABC

【解析】Brugada综合征、长QT间期综合征是属于心肌离子通道异常的疾病，常可诱发危险性、甚至是致命性的心律失常（室性心动过速、心室颤动）。肥厚型梗阻性心肌病也可出现恶性心律失常而发生猝死，尤其在流出道严重狭窄的患者更容易出现。X综合征一般不发生临床恶性心脏事件。

33.【答案】ABCD

【解析】心脏性猝死的临床经过可分为4个时期，即前驱期、终末事件期、心脏骤停和生物学死亡。不同患者各期表现有明显差异。①前驱期：患者在猝死前数天至数月，出现胸痛、气短、疲乏及心悸等非特异性症状，但亦可无前驱表现。②终末事件期：是指心脏骤停前的急性心血管改变时期，通常不超过1小时。临床表现为长时间的心绞痛、急性呼吸困难、突然心悸、持续心动过速或头晕、异位搏动与室性心动过速、心室颤动。另有部分患者以循环衰竭发病，在心脏骤停前已处于不活动状态，甚至已昏迷。③心脏骤停：意识完全丧失为该期的特征，临床表现有意识突然丧失或伴有短阵抽搐；颈、股动脉搏动消失；呼吸断续，呈叹气样，以至停止；皮肤苍白或明显发绀；心音消失。④生物学死亡：从心脏骤停至生物学死亡的时间长短取决于原来病变的性质以及心脏骤停至复苏开始的时间。如心脏骤停后4～6分钟之内未进行有效的心肺复苏，则随后过渡到生物学死亡。

34.【答案】BCD

【解析】心脏性猝死的临床经过可分为4个时期，即前驱期、终末事件期、心脏骤停和生物学死亡。心脏骤停的临床表现有意识突然丧失、局部或全身抽搐、呼吸断续至呼吸停止、大小便失禁、皮肤苍白或发绀、瞳孔散大等。而急性呼吸困难是属于终末事件期的临床表现。

35.【答案】ACD

【解析】这是一道记忆型试题。初级心肺复苏包括胸外按压、开通气道、人工呼吸。

36.【答案】ABCD

【解析】心肺复苏后处理很重要，包括维持有效循环、维持呼吸、防治脑缺氧和脑水肿、防治急性肾衰竭、及时发现和纠正水电解质紊乱和酸碱平衡及防治继发感染等。

十二、主动脉疾病和周围血管病

【A1型题】

1．主动脉夹层最重要的危险因素是
　A．高血压
　B．Marfan综合征
　C．Ehlers-Danlos综合征
　D．主动脉瓣二瓣畸形
　E．先天性主动脉缩窄

2．主动脉夹层最主要和常见的临床表现是
　A．突发剧烈胸痛
　B．血压增高
　C．四肢缺血症状
　D．出现主动脉瓣关闭不全
　E．心脏压塞表现

3．腿部深静脉血栓形成与浅静脉急性血栓性静脉炎的治疗，不同点在于前者需要
　A．卧床休息
　B．用抗生素
　C．局部热敷
　D．抬高患侧肢体
　E．抗凝治疗

4．有关浅静脉血栓形成的叙述，正确的是
　A．局部体征不明显
　B．必须采用抗凝或溶栓治疗

C．非甾体类抗炎药治疗疼痛有效
D．血栓容易脱落导致严重后果
E．静脉曲张者不会发生

5．下列属于促发深静脉血栓形成的原发性因素是
　A．溶酶原缺乏
　B．口服避孕药
　C．肾病综合征
　D．肥胖
　E．骨折

6．促发深静脉血栓形成的机制不包括
　A．静脉淤滞
　B．血管损伤
　C．高凝状态
　D．长期卧床
　E．反复静脉输液

7．诊断深静脉血栓形成的最可靠方法是
　A．临床症状
　B．静脉造影
　C．静脉压测定
　D．放射性核素检查
　E．血浆 D- 二聚体测定

8．深静脉血栓形成的主要危险是
　A．肺栓塞
　B．局部组织坏死
　C．诱发肿瘤
　D．静脉炎
　E．局部出血

9．闭塞性周围动脉粥样硬化的主要和典型症状是
　A．间歇性跛行
　B．肢体静息时麻木
　C．肢体静息时乏力
　D．运动时麻木、乏力缓解
　E．早期出现静息痛

10．闭塞性周围动脉粥样硬化的临床表现不包括
　A．间歇性跛行
　B．缺血性神经炎
　C．缺血性溃疡
　D．静息痛
　E．雷诺现象

11．闭塞性周围动脉粥样硬化的易患因素不包括
　A．长期卧床
　B．高血压
　C．高脂血症
　D．吸烟
　E．糖尿病

12．闭塞性周围动脉粥样硬化的处理不包括
　A．规律的步行锻炼
　B．对缺血性肢痛患者均使用血管扩张剂
　C．导管介入治疗
　D．手术治疗
　E．戒烟

【A2 型题】

13．男性，62 岁。1 天前无明显诱因出现头痛。测血压 190/100 mmHg，未服药治疗，3 小时前无明显诱因突然出现剧烈腹痛，向双下肢放射。查体：脐左侧闻及血管杂音，右下肢血压为 80/40 mmHg，左下肢血压为 150/100 mmHg。该患者最可能的诊断是
　A．急性胆囊炎
　B．急性胰腺炎
　C．急性心肌梗死
　D．主动脉夹层
　E．胃溃疡穿孔

14．男性，56 岁。1 周来诉足趾疼痛。查体见足趾淡紫色、苍白、肿胀，有些坏死。化验血血红蛋白 125 g/L，白细胞 $9.6×10^9$/L，血清葡萄糖 6.2 mmol/L，已服用华法林治疗 3 天，化验血凝血酶原时间 22 秒（对照 12～14 秒）。引起此病变的原因最可能是
　A．皮下出血
　B．糖尿病渐进性坏死
　C．华法林中毒
　D．闭塞性周围动脉粥样硬化
　E．创伤

15．男性，65 岁。高血压病史 11 年，吸烟 35 年，20 支 / 天，2 年来出现间歇性跛行，逐渐加重，查体：右足背动脉搏动减弱，右侧腹股沟可闻及血管杂音。考虑诊断为
　A．多发性大动脉炎髂动脉型
　B．血栓闭塞性脉管炎
　C．闭塞性周围动脉粥样硬化
　D．雷诺综合征
　E．下肢静脉曲张

【A3/A4 型题】

男性，45 岁。左下肢静脉炎多年。数小时前突发呼吸困难，伴咯血、右侧胸痛。查体：BP100/70 mmHg，肺部未见异常，左下肢水肿。

16．该患者出现上述情况最可能的病因是
　A．左下肢深静脉血栓
　B．左下肢大隐静脉血栓
　C．左下肢小隐静脉血栓
　D．左下肢动脉狭窄
　E．左下肢闭塞性动脉粥样硬化

17. 为确定病因，首选的辅助检查是
    A. 患肢静脉压测定
    B. 超声检查
    C. 放射性核素检查
    D. CT 静脉造影
    E. 血浆 D-二聚体测定

女性，67 岁。高血压、冠心病病史 20 年，髋关节置换术后 10 天，出现左下肢水肿，局部有压痛。

18. 考虑诊断最可能是
    A. 左下肢深静脉血栓形成
    B. 闭塞性周围动脉粥样硬化
    C. 雷诺综合征
    D. 多发性大动脉炎
    E. 下肢静脉曲张
19. 辅助诊断最为可靠的是
    A. 放射性核素检查
    B. 血管造影
    C. 节段性血压测量
    D. 运动负荷试验
    E. 凝血因子检测
20. 目前最应采取的治疗措施是
    A. 加强患肢功能锻炼
    B. 介入治疗
    C. 华法林抗凝治疗防止血栓脱落
    D. 溶栓治疗
    E. 阿司匹林治疗

【B1 型题】

A. 起源于升主动脉
B. 起源并局限于升主动脉
C. 起源于降主动脉，仅累及胸降主动脉
D. 起源于降主动脉，累及胸主动脉
E. 起源于降主动脉，累及腹主动脉
根据主动脉夹层起源和主动脉受累部位：

21. 属于按 De Bakey 系统分型 Ⅰ 型的是
22. 属于按 De Bakey 系统分型 Ⅱ 型的是
23. 属于按 De Bakey 系统分型 Ⅲa 型的是

A. 缺血性溃疡
B. 雷诺现象
C. 上下肢血压不等
D. 间歇性跛行
E. 血管超声可见血栓形成

24. 支持主动脉夹层的表现是
25. 闭塞性周围动脉粥样硬化的典型症状是

A. 患肢怕冷、皮温稍低、易疲乏或轻度麻木
B. 轻度间歇性跛行，较多发生小腿肌痛
C. 中、重度间歇性跛行
D. 静息痛
E. 溃疡坏死，皮温低，色泽暗红
按目前公认的 Fontaine 分期，可提示早期识别闭塞性周围动脉粥样硬化：

26. 属于 Ⅰ 期的是
27. 属于 Ⅲ 期的是
28. 属于 Ⅳ 期的是

A. 踝肱指数
B. 节段性血压测量
C. 运动平板负荷试验
D. 磁共振血管造影和 CT 血管造影
E. 多普勒血流曲线分析和多普勒超声显像

29. 临床上对闭塞性周围动脉粥样硬化诊断时，最简单和常用的检查方法是
30. 为确定闭塞性周围动脉粥样硬化患者动脉狭窄程度，首选的检查是
31. 对闭塞性周围动脉粥样硬化有确诊价值的检查是

A. 患肢静脉压测定
B. 超声检查
C. 放射性核素检查
D. CT 静脉造影
E. 深静脉造影

32. 诊断深静脉血栓症首选的辅助检查是
33. 可同时检查腹部、盆腔和下肢深静脉血栓情况的辅助检查是
34. 在上述辅助检查中，属于诊断深静脉血栓症"金标准"的是

【X 型题】

35. 先天性主动脉疾病包括
    A. 主动脉弓中断
    B. 主动脉缩窄
    C. 主动脉瓣上狭窄
    D. 主动脉夹层
36. 获得性主动脉疾病包括
    A. 主动脉夹层
    B. 主动脉瘤
    C. 血管悬带
    D. 多发性大动脉炎
37. 周围血管病包括
    A. 闭塞性周围动脉粥样硬化
    B. 静脉血栓症

C．血管悬带
D．血管痉挛
38．主动脉夹层的先天性危险因素有
   A．动脉粥样硬化
   B．Marfan 综合征
   C．Ehlers-Danlos 综合征
   D．先天性主动脉缩窄
39．不属于主动脉夹层形成先天性因素的有
   A．Marfan 综合征
   B．高血压
   C．主动脉瓣二瓣畸形
   D．动脉粥样硬化
40．确诊主动脉夹层的主要辅助检查手段有
   A．胸部 X 线片
   B．计算机断层扫描血管造影
   C．磁共振血管造影
   D．数字减影血管造影
41．促发深静脉血栓形成的继发性因素有
   A．恶性肿瘤化疗
   B．S 蛋白缺乏
   C．糖尿病
   D．骨折
42．促发深静脉血栓形成的原发性因素有
   A．先天性异常纤维蛋白原血症
   B．高同型半胱氨酸血症
   C．抗凝血酶缺乏
   D．妊娠
43．深静脉血栓症的主要症状有
   A．患肢肿胀
   B．患肢疼痛
   C．活动后症状加重
   D．抬高患肢可加重

答案及解析

1．【答案】A
【解析】主动脉夹层又称为主动脉夹层动脉瘤，是指主动脉内膜撕裂后，腔内的血液通过内膜破口进入主动脉中层形成夹层血肿，并沿血管长轴方向扩展，形成动脉真、假腔病理改变的严重主动脉疾病。高血压是主动脉夹层最重要的危险因素，65%～75% 的主动脉夹层患者合并高血压，而且多数患者的血压控制欠佳。此外，动脉粥样硬化也是重要因素；还有先天性因素（如 Marfan 综合征、Ehlers-Danlos 综合征、家族性胸主动脉瘤、主动脉瓣二瓣畸形和先天性主动脉缩窄）和医源性损伤（如主动脉内球囊反搏泵植入、主动脉内造影剂注射误伤内膜等）。

2．【答案】A
【解析】突发剧烈胸痛、血压增高、四肢缺血症状、出现主动脉瓣关闭不全和心脏压塞表现均可为主动脉夹层的临床表现，但最主要和常见临床表现是突发剧烈胸痛。

3．【答案】E
【解析】腿部深静脉血栓形成是血液在深静脉内不正常凝结引起的病症，血栓脱落可引起肺栓塞，所以重要的治疗是抗凝治疗。而浅静脉急性血栓性静脉炎不致造成肺栓塞，所以一般不需要抗凝治疗，而其余治疗都是共同的。

4．【答案】C
【解析】浅静脉血栓形成的疼痛用非甾体类抗炎药治疗有效。其余都是不准确的。

5．【答案】A
【解析】促发深静脉血栓形成的因素包括原发性因素和继发性因素。原发性因素包括溶酶原缺乏、抗凝血酶缺乏、先天性异常纤维蛋白原血症、S 蛋白缺乏等。而口服避孕药、肾病综合征、肥胖、骨折等均属于继发性因素。

6．【答案】E
【解析】深静脉血栓形成是血液在深静脉内不正常凝结引起的病症，多发生于下肢，血栓脱落可引起肺栓塞。本病主要与静脉淤滞、血管损伤、高凝状态和长期卧床等机制有关。而反复静脉输液不会促发深静脉血栓形成。

7．【答案】B
【解析】深静脉血栓形成是血液在深静脉内不正常凝结引起的病症。诊断深静脉血栓形成的最可靠方法是静脉造影，这也是诊断深静脉血栓形成的"金标准"，其缺点是有创、需使用造影剂，所以临床上已逐步用超声检查来部分代替静脉造影。而临床症状、静脉压测定、放射性核素检查和血浆 D- 二聚体测定也均为诊断深静脉血栓形成的方法，但不是最可靠的。

8．【答案】A
【解析】深静脉血栓形成是血液在深静脉内不正常凝结引起的病症，多发生于下肢，血栓脱落可引起肺栓塞，所以深静脉血栓形成的主要危险是肺栓塞。

9．【答案】A
【解析】闭塞性周围动脉粥样硬化下肢受累远多于

上肢，主要和典型的症状是间歇性跛行和晚期血管闭塞时出现的静息痛，而不是早期出现静息痛，还可有肢体运动后引发的局部疼痛、麻木或无力，停止运动后麻木、乏力缓解。所以答案是A。

10.【答案】E

【解析】闭塞性周围动脉粥样硬化下肢受累远多于上肢，主要和典型的临床表现是间歇性跛行和静息痛，还可有缺血性神经炎和缺血性溃疡表现。而雷诺现象不是由闭塞性周围动脉粥样硬化引起的。

11.【答案】A

【解析】闭塞性周围动脉粥样硬化是冠心病的等位征，引起冠心病的易患因素通常也是闭塞性周围动脉粥样硬化的易患因素，所以高血压、高脂血症、吸烟和糖尿病都是闭塞性动脉粥样硬化的易患因素。而只有长期卧床不是，长期卧床是深静脉血栓形成的主要易患因素。

12.【答案】B

【解析】闭塞性周围动脉粥样硬化的处理包括戒烟、规律的步行锻炼、抗血小板治疗和导管介入治疗、手术治疗，对缺血性肢痛患者不宜均使用血管扩张剂，因为对一般患者无明确疗效，甚至可导致窃血现象加剧症状，只有对严重肢体缺血者静脉滴注前列腺素，对减轻肢痛和促进溃疡愈合可能有效。

13.【答案】D

【解析】该老年男性患者1天前无明显诱因出现头痛伴血压急剧升高（190/100 mmHg），未服药治疗，3小时前无明显诱因突然出现剧烈腹痛，向双下肢放射，查体发现脐左侧有血管杂音，而且下肢血压低于上肢，右下肢与左下肢血压不等，支持该患者最可能的诊断是主动脉夹层。其余诊断虽然均有腹痛，但病史和体征均不支持其余诊断。

14.【答案】D

【解析】该中年男性患者1周来诉足趾疼痛，查体见足趾淡紫色、苍白、肿胀，有些坏死，考虑为闭塞性周围动脉粥样硬化所致，所以已服用华法林治疗，化验血凝血酶原时间已延长。

15.【答案】C

【解析】该老年男性患者高血压病史11年，吸烟35年,20支/天,2年来出现间歇性跛行，逐渐加重，查体发现右足背动脉搏动减弱，右侧腹股沟可闻及血管杂音。考虑诊断为闭塞性周围动脉粥样硬化。

16.【答案】A 17.【答案】B

【解析】该中年男性患者左下肢静脉炎多年，突发呼吸困难，伴咯血、右侧胸痛，查体左下肢水肿，最可能是急性肺栓塞。该患者最可能是左下肢深静脉血栓症，静脉栓子脱落，引起肺栓塞所致。而左下肢大隐静脉血栓、小隐静脉血栓是属于浅静脉血栓，少见；动脉狭窄和闭塞性动脉粥样硬化是属于动脉，

与该题不符。为确定左下肢深静脉血栓症，首选的辅助检查是超声检查，患肢静脉压测定对诊断无意义，而其他均不首选。

18.【答案】A 19.【答案】B 20.【答案】C

【解析】该老年女性患者有多年高血压、冠心病病史，髋关节置换术后10天，出现左下肢水肿，局部有压痛，考虑诊断最可能是左下肢深静脉血栓形成，病史和体征均不支持其余诊断。辅助诊断最为可靠的是血管造影，这也是诊断深静脉血栓形成的"金标准"，其缺点是有创、需使用造影剂，所以临床上已逐步用超声检查来部分代替静脉造影。目前最应采取的治疗措施是华法林抗凝治疗防止血栓脱落。

21.【答案】A 22.【答案】B 23.【答案】C

【解析】根据主动脉夹层起源和主动脉受累部位，可将主动脉夹层按De Bakey系统进行分型。属于按De Bakey系统分型的Ⅰ型是起源于升主动脉；属于按De Bakey系统分型Ⅱ型的是起源并局限于升主动脉；属于按De Bakey系统分型Ⅲa型的是起源于降主动脉，仅累及胸降主动脉。而起源于降主动脉，累及胸、腹主动脉的是Ⅲb型。

24.【答案】C 25.【答案】D

【解析】支持主动脉夹层的表现是上下肢血压不等；闭塞性周围动脉粥样硬化的典型症状是间歇性跛行。

26.【答案】A 27.【答案】D 28.【答案】E

【解析】按目前公认的Fontaine分期，可提示早期识别闭塞性周围动脉粥样硬化。属于Ⅰ期的是无症状期，即患肢怕冷、皮温稍低、易疲乏或轻度麻木，ABI（踝肱指数）为正常；属于Ⅲ期的是静息痛，ABI 0.4～0.7；属于Ⅳ期的是溃疡坏死，皮温低，色泽暗红，ABI<0.4。

29.【答案】A 30.【答案】E 31.【答案】D

【解析】临床上对闭塞性周围动脉粥样硬化诊断时，最简单和常用的检查方法是踝肱指数；为确定闭塞性周围动脉粥样硬化患者动脉狭窄程度，首选的检查是多普勒血流曲线分析和多普勒超声显像；对闭塞性周围动脉粥样硬化有确诊价值的检查是磁共振血管造影和CT血管造影。而节段性血压测量如发现节段间有压力阶差，则提示其间有动脉狭窄存在；运动平板负荷试验有利于定量评价病情和治疗干预的效果。

32.【答案】B 33.【答案】D 34.【答案】E

【解析】深静脉血栓形成是血液在深静脉内不正常凝结引起的病症。为明确诊断，临床有多种辅助检查方法，诊断深静脉血栓症首选的辅助检查是超声检查；可同时检查腹部、盆腔和下肢深静脉血栓情况的辅助检查是CT静脉造影；属于诊断深静脉血栓症"金标准"的是深静脉造影

35.【答案】ABC

36.【答案】ABD

【解析】主动脉疾病包括先天性和获得性。先天性主动脉疾病主要有主动脉弓中断、主动脉缩窄、先天性血管环、血管悬带、主动脉瓣上狭窄等。而主动脉夹层是属于获得性主动脉疾病。

36.【答案】ABD

【解析】主动脉疾病包括先天性和获得性。获得性主动脉疾病主要有主动脉夹层、主动脉瘤、多发性大动脉炎等。而血管悬带是属于先天性主动脉疾病。

37.【答案】ABD

【解析】周围血管病包括闭塞性动脉粥样硬化、血管炎、血管痉挛、静脉血栓症、静脉功能不和淋巴系统疾病。而血管悬带是属于先天性主动脉疾病。

38.【答案】BCD

【解析】主动脉夹层的先天性因素包括 Marfan 综合征、Ehlers-Danlos 综合征、家族性胸主动脉瘤、主动脉瓣二瓣畸形和先天性主动脉缩窄等。此外，动脉粥样硬化也是重要危险因素，但不属于先天性的。

39.【答案】BD

【解析】参见第 38 题解析。

40.【答案】BCD

【解析】确诊主动脉夹层的主要辅助检查手段有计算机断层扫描血管造影（CTA）、磁共振血管造影（MRA）和数字减影血管造影（DSA）。而胸部 X 线片无特异性诊断价值。

41.【答案】ACD

【解析】促发深静脉血栓形成的因素包括原发性因素和继发性因素。继发性因素包括口服避孕药、肾病综合征、糖尿病、肥胖、骨折、恶性肿瘤化疗等。而 S 蛋白缺乏属于原发性因素。

42.【答案】ABC

【解析】促发深静脉血栓形成的原发性因素包括高同型半胱氨酸血症、溶酶原缺乏、抗凝血酶缺乏、先天性异常纤维蛋白原血症、S 蛋白缺乏等。而妊娠属于继发性因素。

43.【答案】ABC

【解析】深静脉血栓症是血液在深静脉内不正常凝结引起的病症。深静脉血栓症的主要症状有患肢肿胀、疼痛，活动后症状加重，抬高患肢可好转。

十三、心血管神经症

【A1 型题】

1. 关于心血管神经症的叙述，错误的是
   A．属于功能性神经症的一种类型
   B．大多发生在中、青年，20～50 岁较多见
   C．男性多于女性
   D．更年期的妇女多见
   E．临床上无器质性心脏病的证据，预后良好
2. 关于心血管神经症病因的叙述，错误的是
   A．病因尚不清楚
   B．可能与神经类型、环境因素与性格有关
   C．患者神经类型为抑郁、焦虑、忧愁型
   D．对疑似症状过度忧郁而诱发本症
   E．器质性心脏病患者不伴有心血管神经症
3. 关于心血管神经症临床表现的叙述，错误的是
   A．主诉症状较多
   B．主诉症状不变
   C．一般是主观感觉，缺乏客观证据
   D．症状之间缺乏内在联系
   E．可同时伴有其他神经症的症状
4. 关于心血管神经症伴发呼吸困难的叙述，错误的是
   A．胸闷，呼吸不畅
   B．常感空气不够要打开窗户
   C．甚至要求吸氧
   D．不少患者经常做深呼吸或叹息样呼吸动作来缓解症状
   E．虽有时导致过度换气，但不会引起呼吸性碱中毒
5. 关于心血管神经症伴发心前区痛的叙述，错误的是
   A．疼痛部位固定
   B．疼痛发作与劳力程度无关
   C．多数发生在静息状态
   D．疼痛性质常描述为针刺样或牵扯样
   E．含服硝酸甘油不能或数十分钟后方能缓解疼痛
6. 关于心血管神经症体征的叙述，错误的是
   A．常缺乏有重要病理意义的阳性体征
   B．可发现心率增快，心音增强
   C．可有短期收缩期杂音或期前收缩
   D．血压轻度升高
   E．腱反射减低
7. 关于心血管神经症辅助检查的叙述，错误的是
   A．心脏 X 线检查无异常
   B．ECG 可显示窦性心动过速
   C．ECG 可显示窦性心律不齐
   D．ECG 可显示房性或室性期前收缩
   E．不伴 ST 段或 T 波改变

8. 关于心血管神经症的诊断与鉴别诊断，错误的是
   A. 根据临床表现做出心血管神经症的诊断并不困难
   B. 如果将本症诊断为器质性心脏病，会减轻患者的焦虑与心理负担，使症状减轻
   C. 必须注意排除器质性心脏病，避免误诊
   D. 需注意器质性心脏病同时伴有心血管神经症
   E. 心血管神经症可以混淆对器质性心脏病严重程度的评估
9. 心血管神经症一般不需要鉴别的常见疾病是
   A. 心绞痛
   B. 甲状腺功能亢进症
   C. 心肌炎
   D. 二尖瓣脱垂综合征
   E. 梅毒性心脏病
10. 不属于心血管神经症治疗的是
    A. 本症以药物治疗为主，心理治疗为辅
    B. 鼓励患者自我调整心态，安排好作息时间
    C. 适量进行文娱、旅游和体育活动
    D. 焦虑症状较明显患者可选用各种安定类制剂
    E. 绝经期妇女可以短阶段使用雌激素替代治疗

【A2 型题】

11. 女性，21 岁。发作胸痛 2 个月，心尖部呈刺痛性，活动无影响，睡眠差，出汗，不发热。查体：心率 102 次/分，余阴性。心电图示窦性心动过速。该患者最可能的诊断是
    A. 稳定型心绞痛
    B. 不稳定型心绞痛
    C. 心血管神经症
    D. 胃炎
    E. 心肌炎
12. 女性，28 岁。发作性心悸 2 个月，心尖部刺痛，不影响活动，不发热，无多食、腹泻、便秘等。查体：甲状腺 1 度肿大，心率 110 次/分，律不齐，闻及期前收缩 2 次/分，余阴性。心电图示窦性心动过速、室性期前收缩。该患者最需要鉴别的疾病是
    A. 稳定型心绞痛
    B. 不稳定型心绞痛
    C. 肥厚型心肌病
    D. 胃炎
    E. 心肌炎

【A3/A4 型题】

女性，47 岁。发作性胸痛 2 个月，持续闷痛，有时左乳刺痛，上楼或者劳累后稍加重，睡眠差，胃区不适。心电图有 Ⅱ、Ⅲ、aVF 导联 T 波低平。

13. 该患者最可能的诊断是
    A. 稳定型心绞痛
    B. 不稳定型心绞痛
    C. 心血管神经症
    D. 胃炎
    E. 心肌炎
14. 下一步的诊断和治疗是
    A. 入院进一步诊断和治疗
    B. 首先行冠状动脉造影检查
    C. 行运动平板检查，如阴性给予精神安慰和安定类药物
    D. 静脉注射硝酸甘油治疗
    E. 有 ST 段改变，应按照冠心病处理

【B1 型题】

A. 心血管神经症
B. 心绞痛
C. 心肌梗死
D. 肺梗死
E. 气胸

15. 心尖部刺痛的诊断是
16. 活动后心前区疼痛、休息缓解的诊断是

A. 氯硝西泮
B. 阿米替林
C. 马普替林
D. 多赛平
E. 氟西丁

17. 心血管神经症合并焦虑症状明显的患者最宜选用的药物是
18. 心血管神经症合并抑郁症状明显的患者最宜选用的药物是

【X 型题】

19. 可能与心血管神经症发病相关的因素有
    A. 患者的神经类型
    B. 环境因素
    C. 遗传因素
    D. 患者的性格
20. 关于心血管神经症的叙述，正确的有
    A. 属于功能性神经症的一种类型
    B. 大多发生在中、青年，20~50 岁较多见
    C. 男性多于女性
    D. 更年期的妇女少见
21. 关于心血管神经症的叙述，正确的有
    A. 临床症状多变
    B. 临床表现不典型

C．男性多于女性

D．临床上无器质性心脏病的证据，预后良好

22．心血管神经症的临床表现特点有

A．主诉症状较多

B．主诉症状不变

C．症状多很严重

D．症状之间缺乏内在联系

23．常需与心血管神经症鉴别的疾病有

A．心绞痛

B．甲状腺功能亢进症

C．心肌炎

D．先天性心脏病

答案及解析

1．【答案】C

【解析】心血管神经症是指以心血管疾病的有关症状为主要表现的临床综合征。属于功能性神经症的一种类型，大多发生在中、青年，20~50岁较多见，女性多于男性，而不是男性多于女性，更年期的妇女多见，临床上无器质性心脏病的证据，预后良好。

2．【答案】E

【解析】心血管神经症病因尚不清楚，可能与神经类型、环境因素、遗传因素和性格有关，患者神经类型为抑郁、焦虑、忧愁型，对疑似症状过度忧郁而诱发本症。但器质性心脏病患者亦可伴有心血管神经症。

3．【答案】B

【解析】心血管神经症的临床表现主诉症状较多，主诉症状多变，而不是主诉症状不变，一般是主观感觉，缺乏客观证据，症状之间缺乏内在联系，可同时伴有其他神经症的症状。

4．【答案】E

【解析】心血管神经症伴发的呼吸困难常表现为胸闷、呼吸不畅，常感空气不够要打开窗户，甚至要求吸氧，少数患者经常做深呼吸或叹息样呼吸动作来缓解症状，容易导致过度换气，引起呼吸性碱中毒，使症状加重。

5．【答案】A

【解析】心血管神经症伴发的心前区痛部位不固定，疼痛发作与劳力程度无关，多数发生在静息状态，疼痛性质常描述为针刺样或牵扯样，含服硝酸甘油不能或数10分钟后方能缓解疼痛。

6．【答案】E

【解析】心血管神经症的体征特点常缺乏有重要病理意义的阳性体征，可发现心率增快，心音增强，可有短期收缩期杂音或早搏，可有血压轻度升高，而腱反射不会减低。

7．【答案】E

【解析】心血管神经症辅助检查可发现心脏X线检查无异常，ECG可显示窦性心动过速、窦性心律不齐、房性或室性期前收缩及非特异性ST段或T波改变。

8．【答案】B

【解析】关于心血管神经症诊断与鉴别诊断，根据临床表现做出心血管神经症的诊断并不困难，必须注意排除器质性心脏病，避免误诊，并需注意器质性心脏病可同时伴有心血管神经症，心血管神经症可以混淆对器质性心脏病严重程度的评估。但如果将本症诊断为器质性心脏病，不一定会减轻患者的焦虑与心理负担而使症状减轻。

9．【答案】E

【解析】心血管神经症是指以心血管疾病的有关症状为主要表现的临床综合征。所以心绞痛、甲状腺功能亢进症、心肌炎、二尖瓣脱垂综合征等常见疾病一般都需要鉴别。而梅毒性心脏病已很少见，所以是心血管神经症一般不需要鉴别的。

10．【答案】A

【解析】心血管神经症的治疗是以心理治疗为主，药物治疗为辅，鼓励患者自我调整心态，安排好作息时间，适量进行文娱、旅游和体育活动，焦虑症状较明显患者可选用各种安定类制剂，绝经期妇女可以短阶段使用雌激素替代治疗。

11．【答案】C

【解析】该青年女性患者发作胸痛2个月，心尖部呈刺痛性，活动无影响，睡眠差，出汗，不发热，查体除心率增快外（102次/分），余阴性，心电图仅有窦性心动过速。所有特点均支持患者最可能的诊断是心血管神经症。

12．【答案】E

【解析】该患者临床符合心血管神经症，不符合稳定型心绞痛、不稳定型心绞痛、肥厚型心肌病和胃炎，但发作性心悸，心率增快（110次/分），闻及期前收缩2次/分，心电图示窦性心动过速、室性期前收缩等表现应与心肌炎鉴别。

13．【答案】C　14．【答案】C

【解析】该中年女性患者发作性胸痛2个月，持续闷痛，有时左乳刺痛，上楼或者劳累后稍加重，睡眠差，胃区不适，心电图有Ⅱ、Ⅲ、aVF导联T波低

平，最可能的诊断是心血管神经症，临床症状和心电图变化均不支持其余诊断。下一步的诊断和治疗是行运动平板检查，如阴性给予精神安慰和安定类药物。

15.【答案】A 16.【答案】B

【解析】心尖部刺痛是心血管神经症的特点，所以心尖部刺痛的诊断是心血管神经症；活动后心前区疼痛、休息缓解是心绞痛的特点，所以活动后心前区疼痛、休息缓解的诊断是心绞痛。

17.【答案】A 18.【答案】E

【解析】心血管神经症合并焦虑症状明显的患者可选用苯二氮䓬类的抗焦虑药物如氯硝西泮和劳拉西泮；心血管神经症合并抑郁症状明显的患者可选用抗抑郁药物，多选用选择性5-羟色胺再摄取抑制剂如氟西汀和舍曲林，该类药对心血管系统副作用较小，安全性较三环类抗抑郁药较高。而阿米替林、马普替林和多塞平是属于三环类抗抑郁药。

19.【答案】ABCD

【解析】心血管神经症的病因尚不清楚，可能与心血管神经症发病相关的因素有患者的神经类型、环境因素、遗传因素和患者的性格。

20.【答案】AB

【解析】心血管神经症是属于功能性神经症的一种类型，大多发生在中、青年，20~50岁较多见。但女性多于男性，更年期的妇女多见。

21.【答案】ABD

【解析】心血管神经症是指以心血管疾病的有关症状为主要表现的临床综合征。属于功能性神经症的一种类型，女性多于男性，而不是男性多于女性，临床上临床症状多变，临床表现不典型，无器质性心脏病的证据，预后良好。

22.【答案】AD

【解析】心血管神经症的临床表现主诉症状较多，主诉症状多变，而不是主诉症状不变，而且症状多不是很严重，症状之间缺乏内在联系，可同时伴有其他神经症的症状。

23.【答案】ABC

【解析】心血管神经症是指以心血管疾病的有关症状为主要表现的临床综合征。所以心血管神经症常需与心绞痛、甲状腺功能亢进症和心肌炎鉴别。而不需要与先天性心脏病鉴别。

十四、肿瘤心脏病学

【A1型题】

1. 肿瘤治疗相关心功能不全的诊断标准是
   A．LVEF下降幅度超过10%，且低于40%
   B．LVEF下降幅度超过10%，且低于45%
   C．LVEF下降幅度超过10%，且低于50%
   D．LVEF下降幅度超过15%，且低于45%
   E．LVEF下降幅度超过15%，且低于50%

2. 肿瘤治疗最常见和最严重的心脏并发症是
   A．心功能不全
   B．心律失常
   C．冠状动脉疾病
   D．心脏瓣膜病
   E．心包疾病

3. 肿瘤治疗患者易出现的危害最大的心律失常是
   A．窦性心动过缓
   B．房性期前收缩
   C．QT间期延长
   D．心房颤动
   E．室性期前收缩

4. 肿瘤治疗相关的心律失常中，最常见的室上性心律失常是

   A．窦性心动过缓
   B．窦性静止
   C．窦房阻滞
   D．心房扑动
   E．心房颤动

【A2型题】

5. 女性，65岁。恶性肿瘤接受阿霉素治疗，现累积剂量已达到200 mg/m^2，1周来出现呼吸困难、心悸、食欲减退、双下肢水肿。患者首先需要做的检查是
   A．胸部X线片
   B．腹部B超
   C．肺功能
   D．心脏彩超
   E．下肢深静脉彩超

6. 女性，61岁。恶性肿瘤接受阿霉素化疗。查体：P 96次/分，BP 110/80 mmHg，双肺底可闻及湿啰音，心率120次/分，节律绝对不齐，心音强弱不等。该患者心律不齐的类型是
   A．窦性心律不齐
   B．阵发性室上性心动过速

C．室性心动过速

D．心房颤动

E．二度Ⅰ型房室传导阻滞

【B1 型题】

A．蒽环类药物

B．血管内皮生长因子（VEGF）抑制剂

C．氟尿嘧啶类药物

D．三氧化二砷

E．酪氨酸激酶抑制剂

7．最易引起高血压的化疗药物是

8．最易致 QT 间期延长的化疗药物是

【X 型题】

9．肿瘤心脏病学的内容包括

A．肿瘤治疗相关的心功能不全

B．肿瘤治疗相关的冠状动脉疾病

C．肿瘤治疗相关的心律失常

D．肿瘤治疗相关的周围血管疾病和血栓

10．易导致心功能不全的化疗药物包括

A．蒽环类及其衍生物

B．抗代谢药

C．烷化剂

D．靶向药物

11．临床考虑肿瘤治疗相关冠状动脉疾病的表现有

A．突然出现胸闷

B．突然出现胸痛

C．严重心律失常

D．血压升高

12．引起肿瘤治疗相关心房颤动的化疗药物有

A．蒽环类药物

B．顺铂

C．环磷酰胺

D．靶向药物

答案及解析

1．【答案】C

【解析】肿瘤治疗相关心功能不全的诊断标准是 LVEF 下降幅度超过 10%，且低于 50%

2．【答案】A

【解析】心功能不全、心律失常、冠状动脉疾病、心脏瓣膜病和心包疾病均为肿瘤治疗的心脏并发症。但肿瘤治疗最常见和最严重的心脏并发症是心功能不全。

3．【答案】C

【解析】肿瘤治疗患者易出现各种心律失常，其中危害最大的心律失常是 QT 间期延长，因其可诱发尖端扭转型室速。其余危害性相对较小。

4．【答案】E

【解析】肿瘤治疗患者易出现各种心律失常，其中最常见的室上性心律失常是心房颤动。其余心律失常均相对少见。

5．【答案】D

【解析】该老年女性患者因恶性肿瘤接受阿霉素治疗，累积剂量已达到心脏难以承受的剂量（200 mg/m²），1 周来出现呼吸困难、心悸、食欲减退、双下肢水肿，首先需要除外药物对心脏的毒性，所以患者首先需要做的检查是心脏彩超，其余检查意义均小。

6．【答案】D

【解析】该老年女性患者因恶性肿瘤接受阿霉素化疗，查体发现有脉短绌（P 96 次/分，心率 120 次/分），节律绝对不齐，心音强弱不等。所以该患者心律不齐的类型是心房颤动。查体发现不支持其余心律失常。

7．【答案】B　8．【答案】D

【解析】肿瘤治疗会出现各种相关心血管疾病，肿瘤治疗患者易出现高血压、各种心律失常。最易引起高血压的化疗药物是血管内皮生长因子（VEGF）抑制剂；最易致 QT 间期延长的化疗药物是三氧化二砷。

9．【答案】ABCD

【解析】肿瘤心脏病学是一门预防、诊断和治疗与肿瘤治疗相关的心血管并发症的新兴交叉学科。其内容包括肿瘤治疗相关的心功能不全、冠状动脉疾病、心律失常、周围血管疾病和血栓、心脏瓣膜病、高血压及心包疾病等。

10．【答案】ABCD

【解析】心功能不全是肿瘤治疗最常见和最严重的并发症。易导致心功能不全的化疗药物包括蒽环类及其衍生物、抗代谢药、紫杉醇类、烷化剂、铂类及生物碱等传统细胞毒药物，以及靶向药物等。

11．【答案】ABC

【解析】有些化疗药物可导致肿瘤治疗相关冠状动脉疾病。临床考虑肿瘤治疗相关冠状动脉疾病的表现有突然出现胸闷、胸痛、严重心律失常、休克及心力衰竭等。而血压升高是肿瘤治疗相关高血压。

12．【答案】ABC

【解析】心房颤动是肿瘤治疗相关心律失常的最常见类型。引起肿瘤治疗相关心房颤动的化疗药物有顺铂、蒽环类药物和环磷酰胺等。靶向药物不属于此类药物。

第三篇 消化系统疾病

一、总 论

【A1 型题】

1．小肠病变的阳性检出率最高的内镜检查是
　A．胃镜
　B．肠镜
　C．小肠镜
　D．胶囊内镜
　E．超声内镜
2．腹腔内实质性脏器首选的初筛检查是
　A．腹部 B 超
　B．腹部 CT
　C．腹部 X 线片
　D．腹部 MRI
　E．血管造影

【B1 型题】

　A．促胃液素
　B．生长抑素
　C．胃蛋白酶
　D．内因子
　E．盐酸
3．幽门腺的 G 细胞分泌的物质是
4．胃窦 D 细胞分泌的物质是

【X 型题】

5．肠道微生物的功能有
　A．代谢功能
　B．营养功能
　C．宿主免疫功能
　D．肠道防御功能
6．肝功能 Child-Pugh 评分观测指标有
　A．肝性脑病
　B．腹腔积液
　C．血清胆红素和清蛋白
　D．PT（＞对照秒）

答案及解析

1．【答案】D
【解析】腹部的内镜检查对消化系统疾病的诊断有非常重要的意义。对小肠病变的阳性检出率最高的内镜检查是胶囊内镜，能动态、清晰地显示小肠腔内病变，突破了原有的小肠镜检查盲区，且具有无痛苦、安全等优点。
2．【答案】A
【解析】腹腔内实质性脏器首选的初筛检查是腹部 B 超，其无创、无射线、经济、方便、快速、可检测血流动力学参数等优点使其在临床上广泛使用。
3．【答案】A　4．【答案】B

【解析】幽门腺的 G 细胞分泌的物质是促胃液素；胃窦 D 细胞分泌的物质是生长抑素。内因子和盐酸是由胃壁细胞分泌的。
5．【答案】ABCD
【解析】肠道微生物具有重要的功能，包括代谢功能、营养功能、宿主免疫功能和肠道防御功能。
6．【答案】ABCD
【解析】肝功能 Child-Pugh 评分观测指标便于临床诊治决策。其评分观测指标有肝性脑病、腹腔积液、胆红素、清蛋白、PT（＞对照秒）。

二、胃食管反流病

【A1 型题】

*1. 下列引起胃食管反流病的病因中,不属于抗反流屏障结构和功能异常的是
   A. 贲门失弛缓症手术后
   B. 腹水
   C. 胃扩张
   D. 干燥综合征　　　　　　　　（50/2019）

2. 可使食管下括约肌（LES）结构受损的病因是
   A. 血管活性肠肽激素
   B. 胰高血糖素
   C. 高脂肪饮食
   D. 腹内压增高
   E. 应用钙通道阻滞剂

3. 胃食管反流病的主要发病机制不包括
   A. 夜间胃酸分泌过多
   B. 食管下括约肌（LES）压力降低
   C. 异常的 LES 一过性松弛
   D. 胃排空异常
   E. 食管酸清除能力下降

*4. 下列有关胃食管反流病烧心的叙述,错误的是
   A. 烧心是指胸骨后或剑突下烧灼感
   B. 常在餐后半小时出现
   C. 腹压增高时可加重
   D. 弯腰时可加重
   E. 卧位可加重　　　　　　　　（65/2002）

*5. 下列关于胃食管反流病胸痛的叙述,错误的是
   A. 反流物刺激食管痉挛所致
   B. 疼痛可发生在胸骨后
   C. 疼痛不向他处放射
   D. 疼痛可为剧烈刺痛　　　　　（66/2011）

*6. 下列胃食管反流病的临床表现中,不属于食管外症状的是
   A. 咳嗽
   B. 哮喘
   C. 胸痛
   D. 声嘶　　　　　　　　　　　（67/2007）

*7. 胃食管反流病的食管外症状是
   A. 胸痛
   B. 咳嗽
   C. 吞咽困难
   D. 烧心　　　　　　　　　　　（50/2020）

*8. 下列属于胃食管反流病并发症的是
   A. 食管鳞状细胞癌
   B. Barrett 食管
   C. 食管憩室炎
   D. Malloy-Weiss 综合征　　　　（50/2022）

*9. 下列不属于胃食管反流病并发症的是
   A. 食管狭窄
   B. 食管憩室
   C. 上消化道出血
   D. Barrett 食管　　　　　　　　（49/2021）

10. 下列不属于胃食管反流病并发症的是
    A. 胃癌
    B. 食管狭窄
    C. 食管腺癌
    D. 消化道出血
    E. Barrett 食管

11. 对于胃食管反流病患者,需定期接受内镜检查的是
    A. 非糜烂性胃食管反流病
    B. 合并食管裂孔疝
    C. Barrett 食管
    D. 反酸、烧心反复出现者
    E. 合并食管憩室

*12. 诊断胃食管反流病最准确的方法是
    A. 食管钡剂造影
    B. 食管测压
    C. 24 小时食管 pH 监测
    D. 胃镜检查　　　　　　　　　（66/2016）

13. 胃食管反流病的治疗措施不包括
    A. 应用促胃肠动力药
    B. 抗酸治疗
    C. 高脂肪饮食
    D. 减肥
    E. 避免饮用咖啡和浓茶

14. 治疗反流性食管炎效果最好的药物是
    A. 苯海拉明
    B. 糖皮质激素
    C. 奥美拉唑
    D. 雷尼替丁
    E. 异丙嗪

*15. 治疗重症胃食管反流病的首选药物是
    A. 雷尼替丁
    B. 西沙必利

C．奥美拉唑
D．氢氧化铝
E．丙谷胺　　　　　　　　　（61/2003）

*16．下列用于胃食管反流病维持治疗的药物中，效果最好的是
   A．西沙必利
   B．吗丁啉（多潘立酮）
   C．氢氧化铝
   D．西咪替丁
   E．奥美拉唑　　　　　　　（67/2005）

【A2型题】

17．男性，45岁。2个月来有反酸和烧心，多于餐后明显，平卧或身体前倾时易出现，近1周来加重，有时伴胸骨后疼痛，ECG未见明显异常，内镜检查见食管黏膜破损有融合。该患者最可能的诊断是
   A．胃食管反流病
   B．心绞痛
   C．Mallory-Weiss综合征
   D．食管憩室炎
   E．食管癌

18．男性，31岁。胸骨后疼痛伴反酸和烧心3年，平卧或身体前倾时易出现，多次做24小时动态心电图未见明显异常。该患者最可能的诊断是
   A．心绞痛
   B．胃食管反流病
   C．食管贲门失迟缓症
   D．食管癌
   E．胃溃疡

19．男性，40岁。胸痛、反酸、烧心、嗳气2个月，胃镜检查食管黏膜未见明显异常，最有助于提供食管是否存在过度酸反流客观证据的检查是
   A．上消化道气钡双重造影
   B．¹³C尿素呼气试验
   C．24小时胃食管pH监测
   D．腹部B超
   E．24小时心电监测

【A3/A4型题】

男性，54岁。近2个月来反酸、烧心，多于餐后明显，平卧位时易出现，5天来加重，有时伴有胸骨后疼痛，ECG未见明显异常，胃镜检查见食管黏膜破损有融合。

*20．该患者最可能的诊断是
   A．胃食管反流病
   B．心绞痛

   C．食管憩室炎
   D．食管癌

*21．选用的治疗是
   A．口服氢氧化铝
   B．口含硝酸甘油
   C．口服奥美拉唑
   D．手术治疗

*22．若维持治疗，选用的最佳药物是
   A．雷尼替丁
   B．奥美拉唑
   C．硝酸异山梨酯
   D．顺铂和5-氟尿嘧啶　　（79～81/2017）

男性，48岁。胸骨后烧灼感不适3个月，常有反酸、食物反流，反流物呈酸性，夜间入睡时易发生，未诊治。既往体健。

23．该患者最可能的诊断是
   A．胃食管反流病
   B．食管癌
   C．冠心病心绞痛
   D．食管贲门失迟缓症
   E．胃溃疡

24．为确定诊断，最佳的辅助检查是
   A．心电图
   B．胃镜
   C．食管钡剂造影
   D．24小时食管pH监测
   E．腹部B超

25．建议该患者睡眠时应采取的体位是
   A．平卧位
   B．仰卧位
   C．床头抬高位
   D．右侧卧位
   E．左侧卧位

26．[假设信息] 该患者经检查确诊为胃食管反流病，最佳治疗药物是
   A．多潘立酮
   B．铝碳酸镁
   C．奥美拉唑
   D．雷尼替丁
   E．碳酸氢钠

【B1型题】

A．胃食管反流病
B．急性心肌梗死
C．心脏神经症
D．主动脉夹层

E．胃溃疡穿孔
27．胸骨后或剑突下烧灼感伴反酸多见于
28．持续性胸骨后压榨性疼痛伴窒息感多见于

【X型题】

*29．胃食管反流病患者中，由反流物引起的临床表现有
  A．癔球症
  B．咽喉炎、慢性咳嗽
  C．非季节性哮喘
  D．反复发生肺炎　　　　　　　（171/2009）

*30．通过影响LES（食管下括约肌）压，能促进胃食管反流病发生的是
  A．缩胆囊素
  B．胰高血糖素
  C．血管活性肠肽
  D．地西泮　　　　　　　　　　（153/2002）

31．引起难治性胃食管反流病的原因中，属于与反流相关的原因有
  A．抑酸不足
  B．食管高敏感性
  C．食管运动障碍
  D．肥胖

32．胃食管反流病的并发症有
  A．上消化道出血
  B．Barrett食管
  C．食管狭窄
  D．食管穿孔

33．需要长期治疗的胃食管反流病的情况有
  A．停药后症状很快复发且持续
  B．重度食管炎
  C．食管狭窄
  D．非糜烂性反流病

*34．胃食管反流病的治疗目的是
  A．控制症状
  B．减少复发
  C．防治食管狭窄
  D．避免食管穿孔　　　　　　　（143/2006）

答案及解析

1．【答案】D
【解析】胃食管反流病的病因很多，可以有抗反流屏障结构和功能的异常、食管清除作用降低、食管黏膜屏障功能降低等。贲门失弛缓症手术后、腹水和胃扩张引起的胃食管反流病，都属于抗反流屏障结构和功能的异常，而干燥综合征引起的胃食管反流病，属于食管清除作用降低。

2．【答案】D
【解析】可使LES结构受损的病因是腹内压增高、贲门失迟缓症术后、食管裂孔疝及长期胃内压增高等。而其他如血管活性肠肽激素、胰高血糖素、高脂肪饮食和应用钙通道阻滞剂等均为引起LES功能障碍或一过性松弛延长的病因。

3．【答案】A
【解析】胃食管反流病的主要发病机制是抗反流机制减弱和反流物对食管黏膜攻击作用的结果，因此夜间胃酸分泌过多不包括在胃食管反流病的主要发病机制中。

4．【答案】B
【解析】烧心（胃灼热）是胃食管反流病的最常见症状，常在餐后1小时出现，而不是半小时出现，其余均是正确的。

5．【答案】C
【解析】胃食管反流病是指胃十二指肠内容物反流入食管引起的一系列症状。其中胸痛是该病的非典型症状，是由反流物刺激食管痉挛所致，疼痛可发生在胸骨后，疼痛可为剧烈刺痛，疼痛可放射至心前区、后背、肩部、颈部、耳后等部位，有时酷似心绞痛。

6．【答案】C
【解析】胃食管反流病的临床表现多样，包括反流物刺激食管引起的表现和食管以外的刺激表现，选项中只有胸痛是属于反流物刺激食管引起的表现，而其余三个选项均为食管以外刺激症状，属于食管以外刺激症状的还有咽喉炎和吸入性肺炎的表现等。

7．【答案】B
【解析】胃食管反流病是指胃、十二指肠内容物反流入食管引起不适症状和（或）并发症的疾病。临床表现多样，包括食管症状、食管外症状和并发症。由反流物刺激或损伤食管以外的组织或器官引起的症状为食管外症状，包括咽喉炎、慢性咳嗽、哮喘和牙蚀症等。因此答案是B，而其余症状如胸痛、吞咽困难和烧心均为食管症状。

8．【答案】B
【解析】胃食管反流病是由胃十二指肠内容物反流入食管引起的食管疾病。临床的并发症包括上消化道出血、食管狭窄和Barrett食管。当食管远端黏膜的鳞状上皮被化生的柱状上皮替代时，称为Barrett

食管。而食管鳞状细胞癌、食管憩室炎和Mallory-Weiss综合征均不是胃食管反流病的并发症。

9.【答案】B

【解析】胃食管反流病并发症包括食管狭窄、上消化道出血和Barrett食管。而食管憩室与胃食管反流病无关，不属于胃食管反流病的并发症。

10.【答案】A

【解析】胃食管反流病有一些并发症，如上消化道出血、Barrett食管（有恶变成腺癌的倾向）和食管狭窄。而胃癌与胃食管反流病无关，其他均可能为胃食管反流病的并发症。

11.【答案】C

【解析】Barrett食管是食管远端黏膜的鳞状上皮被化生的腺上皮所替代。这种化生的腺上皮可呈异型增生进而可形成腺癌。癌变率可达10%。一般认为Barrett食管发生腺癌的危险性与其病灶的大小有关，2 cm以上的Barrett黏膜癌变的发生率较对照人群高30～40倍，需定期复查。

12.【答案】D

【解析】胃镜检查是诊断胃食管反流病最准确的方法，不但可以确定诊断，并能判断胃食管反流病的严重程度和有无并发症，结合活检还可以与其他原因引起的胃食管反流病和其他食管病变进行鉴别。因此诊断胃食管反流病最准确的方法是胃镜检查。其他几项检查对诊断有帮助，但不能确诊。

13.【答案】C

【解析】胃食管反流病是由多种因素造成的消化道动力障碍性疾病，治疗目的是控制症状，减少复发和防止并发症，达到治愈的目标。高脂肪饮食、饮用咖啡和浓茶等可降低LES（食管下括约肌）压力，而加重病情。所以答案是C。

14.【答案】C

【解析】治疗反流性食管炎效果最好的药物是奥美拉唑，该药属质子泵抑制剂，抑酸作用强，因此疗效优于其他药物，特别适用于症状重、有严重食管炎的患者。

15.【答案】C

【解析】重症胃食管反流病需要强的抑酸药治疗，题中所列五种药物中奥美拉唑的抑酸作用最强，因此宜首选，其余多适用于轻、中症病人。

16.【答案】E

【解析】胃食管反流病具有慢性复发倾向，为减少症状复发，防止食管炎反复复发引起的并发症，需给予维持治疗，题中的五种药物均可用于维持治疗，西沙必利和吗丁啉（多潘立酮）是促胃动力药，氢氧化铝是碱性抗酸药，西咪替丁是H_2受体拮抗剂，奥美拉唑是质子泵抑制剂，其中奥美拉唑抑酸作用强，维持治疗效果最好，所以答案是E。

17.【答案】A

【解析】该中年男性患者的病史有反酸和烧心，多于餐后明显，平卧或身体前倾时易出现，内镜检查结果发现食管黏膜破损有融合，这些均支持胃食管反流病的诊断。有时伴胸骨后疼痛，虽可支持心绞痛的诊断，但心绞痛的疼痛一般与体位无关。该病例的特点均不支持Mallory-Weiss综合征、食管憩室炎和食管癌的诊断。

18.【答案】B

【解析】参见第17题解析。

19.【答案】C

【解析】该中年男性患者疑诊为胃食管反流病，胃镜检查食管黏膜未见明显异常，最有助于提供食管是否存在过度酸反流客观证据的检查是24小时胃食管pH监测，有助于鉴别胸痛与反流的关系。

20.【答案】A 21.【答案】C 22.【答案】B

【解析】该中年男性患者主诉为反酸、烧心（胃灼热），多于餐后明显，平卧位时易出现，胃镜检查可见食管黏膜破损有融合，这些均支持胃食管反流病的诊断。胃食管反流病是指胃、十二指肠内容物反流入食管所引起烧心和反酸等症状，可有胸骨后痛，放射至后背肩部及耳部等，酷似心绞痛，疼痛与酸反流有关，故又称为非心源性胸痛。胃食管反流病选用的治疗是口服奥美拉唑，不需要手术，氢氧化铝的抗酸疗效差，硝酸甘油是适用于心绞痛。维持治疗选用的最佳药物也是奥美拉唑。

23.【答案】A 24.【答案】B 25.【答案】C

26.【答案】C

【解析】该中年男性患者有胸骨后烧灼感和反酸，夜间入睡时易发生，这是胃食管反流病的典型临床表现，因此该患者最可能的诊断是胃食管反流病，而冠心病心绞痛有时也可能有类似表现，但一般不伴有反酸，除变异性心绞痛外，一般心绞痛多于剧烈活动或心情激动时诱发，食管癌和食管贲门失弛缓症的主要表现是吞咽困难，胃溃疡是规律的上腹部疼痛，因此临床均不支持这些诊断。诊断胃食管反流病最佳的辅助检查是胃镜检查，并能判断疾病的严重程度和有无并发症，食管X线钡餐和24小时食管pH监测对诊断有帮助，但均不如胃镜检查，心电图主要是对冠心病心绞痛的诊断有帮助，腹部B超对诊断无帮助。由于胃食管反流病常于平卧位时加重，所以建议该患者睡眠时应采取的体位是床头抬高位，以减少胃食管反流。假设该患者确诊为胃食管反流病，最佳治疗药物是PPI，常用奥美拉唑。多潘立酮对轻型患者有效，但通常作为抑酸药物的辅助治疗，铝碳酸镁、雷尼替丁和碳酸氢钠的疗效较差。

27.【答案】A 28.【答案】B
【解析】胸骨后或剑突下烧灼感伴反酸多见于胃食管反流病；而持续性胸骨后压榨性疼痛伴窒息感则多见于急性心肌梗死。

29.【答案】ABCD
【解析】胃食管反流病患者中，由反流物直接引起食管症状很常见，但反流物刺激或损伤食管外的组织或器官也常引起一些临床表现，易被忽视，本题中的四种临床表现均为反流物刺激或损伤食管外的组织或器官引起的临床表现。

30.【答案】ABCD
【解析】LES（食管下括约肌）是指食管末端3~4cm长的环形肌束，正常人休息时为一高压带，防止胃内容物反流入食管。一些因素可影响LES压，使之下降，促进胃食管反流病的发生。题中所列出的四种因素均可影响LES压，促进胃食管反流病的发生。

31.【答案】ABD
【解析】难治性胃食管反流病是指采用标准剂量的PPI治疗8周后，反流和（或）烧心等症状无明显改善，多种原因可引起难治性胃食管反流病，其中与反流相关的原因有抑酸不足、弱酸或碱反流、食管高敏感性、肥胖及食管裂孔疝等。而食管运动障碍是属于非反流相关的原因。

32.【答案】ABC
【解析】胃食管反流病有一些并发症，如上消化道出血、Barrett食管和食管狭窄。而胃食管反流病一般不会并发食管穿孔。

33.【答案】ABC
【解析】有如下情况的胃食管反流病需要长期治疗：停药后症状很快复发且持续、重度食管炎、食管狭窄和Barrett食管患者。而非糜烂性反流病按需治疗即可。

34.【答案】ABC
【解析】胃食管反流病治疗的目的是控制症状、治愈食管炎、减少复发和防治并发症（包括上消化道出血、食管狭窄、Barrett食管）。

三、食管癌

【A1型题】

1. 中晚期食管癌根据形态特点的病理分型，下列错误的是
   A．髓质型
   B．蕈伞型
   C．梗阻型
   D．溃疡型
   E．缩窄型

2. 较早出现食管阻塞的食管癌，病理类型常是
   A．溃疡型
   B．缩窄型
   C．蕈伞型
   D．髓质型
   E．不能定型

3. 食管癌的好发部位是
   A．颈段食管
   B．上段食管
   C．中段食管
   D．下段食管
   E．腹部食管

4. 早期食管癌的病变范围是
   A．限于黏膜层和黏膜下浅层
   B．侵入或浸透肌层
   C．能转移至远处淋巴结
   D．侵入邻近器官
   E．病变长度超过5cm

5. 食管癌中晚期的典型症状是
   A．胸骨后烧灼感
   B．食管内异物感
   C．咽下食物哽噎感
   D．咽下食物停滞感
   E．进行性吞咽困难

6. 食管癌的食管钡剂造影表现不包括
   A．管壁僵硬
   B．黏膜皱襞破坏
   C．黏膜呈串珠样改变
   D．管腔局限性狭窄，近段扩张
   E．不规则充盈缺损或龛影

7. 食管癌患者进食呛咳，提示
   A．癌侵犯吞咽神经
   B．上段食管癌
   C．食管气管瘘
   D．癌肺转移
   E．伴有气管炎

8. 食管癌患者有持续性胸背痛，多表示
   A．癌肿部有炎症
   B．癌已侵犯食管外组织

C．有远处血行转移
D．癌肿较长
E．食管气管瘘

9．关于食管癌的治疗，下列错误的是
A．早期手术切除常可达到根治效果
B．内镜治疗是早期食管癌有效的治疗方式
C．中晚期手术切除远期疗效仍较理想
D．放疗适用于上段食管癌及有手术禁忌者
E．化疗者多采用联合化疗方案

【A2 型题】

10．男性，62 岁。进食时胸骨后疼痛伴吞咽困难 3 个月，近 1 个月进行性加重。食管钡剂造影示食管黏膜断裂，管腔局限性狭窄，病变处食管管壁僵硬，不规则充盈缺损。该患者最可能的诊断是
A．食管灼伤狭窄
B．食管癌
C．胃食管反流病
D．贲门失弛缓症
E．食管憩室

11．男性，63 岁。近 2 个月来有吞咽困难，且进行性加重，体重下降 10 kg，内镜检查发现食管下段腺癌，腹部 CT 检查肿瘤组织已有肝脏转移。该患者的治疗应首选
A．手术切除
B．放疗
C．内镜下支架放置术
D．化疗
E．化放疗联合

12．女性，50 岁。进行性吞咽困难 4 个月。全身情况好。食管造影上段食管 3 cm 长狭窄，黏膜破坏。宜采用的治疗是
A．食管癌切除术
B．胃造瘘术
C．食管内置管术
D．化学疗法
E．放射疗法

13．男性，55 岁。进行性吞咽困难 7 个月，近 20 天只能进少量牛奶。查体：明显消瘦、脱水，左锁骨上可触及肿大淋巴结。食管钡剂造影见中下段食管有约 8 cm 狭窄，黏膜不规整，上段食管轻度扩张。其治疗方法是
A．病变食管切除，食管重建
B．食管内置管术
C．放射疗法
D．放疗后手术切除
E．胃造瘘术

【A3/A4 型题】

男性，65 岁。进行性吞咽困难 3 个月，体重下降 5 kg，查体无阳性所见。

14．该患者最可能的诊断是
A．食管灼伤狭窄
B．食管癌
C．食管平滑肌瘤
D．贲门失弛缓症
E．食管憩室

15．首选的检查是
A．胸部 CT
B．食管超声波检查
C．食管拉网
D．胃镜检查活检
E．胸部 MRI

16．下列食管钡剂造影表现，错误的是
A．食管呈鸟嘴样改变
B．食管充盈缺损
C．食管管壁僵硬
D．龛影
E．食管黏膜断裂

【B1 型题】

A．进行性吞咽困难
B．进餐时食物通过缓慢或轻度哽噎感
C．反流伴胸骨后烧灼样痛
D．咽下疼痛，以进热食或酸性食物后明显
E．咽部异物感，进食时消失

17．早期食管癌的症状是
18．中晚期食管癌的典型症状是

A．内镜黏膜切除术
B．多环套扎黏膜切除术
C．内镜黏膜下剥离术
D．内镜下非切除治疗
E．内镜下癌肿消融术

19．属于早期食管癌光动力疗法的是
20．用于中晚期食管癌姑息治疗的是

A．改良水质
B．防霉去毒
C．改变不良生活习惯
D．食管癌高发地区进行普查
E．积极治疗食管癌患者

21．属于食管癌二级预防的是
22．属于食管癌三级预防的是

【X型题】

23. 食管癌的流行病学特点有
    A．亚洲国家发病率低于欧美国家
    B．我国以太行山、闽粤交界及川北等地区发病率高
    C．男性发病率高于女性
    D．中老年易患病
24. 引起食管癌发病率高的疾病有
    A．胃食管反流病
    B．腐蚀性食管灼伤
    C．贲门失迟缓症
    D．食管憩室
25. 与食管癌发生的相关因素包括
    A．饮水中的亚硝胺含量高
    B．食用含黄曲霉素的变质食物
    C．维生素（A、B_2、C、E、叶酸等）缺乏
    D．遗传因素
26. 食管癌的扩散和转移方式有
    A．直接蔓延
    B．淋巴转移
    C．血性转移
    D．种植转移
27. 早期食管癌内镜治疗的治疗方式有
    A．内镜黏膜切除术
    B．多环套扎黏膜切除术
    C．内镜黏膜下剥离术
    D．内镜下非切除治疗
28. 早期食管癌内镜治疗的内镜下非切除治疗方式有
    A．射频消融术
    B．光动力疗法
    C．氩离子凝固术
    D．激光疗法

答案及解析

1. 【答案】C
   【解析】中晚期食管癌根据形态特点的病理分型，分为髓质型、蕈伞型、溃疡型和缩窄型四型，没有梗阻型。

2. 【答案】B
   【解析】较早出现食管阻塞的食管癌是缩窄型，因为该型瘤体形成明显的环行狭窄，累及食管全周径，较早出现阻塞。

3. 【答案】C
   【解析】以中段食管癌较多见，下段次之，上段最少。

4. 【答案】A
   【解析】早期食管癌病变多数限于黏膜层和黏膜下浅层，然后向黏膜下层扩散，再向上下及全层浸润，很容易穿过疏松的外膜侵入邻近器官，癌转移主要经淋巴途径转至相应的区域淋巴结，也可发生远处淋巴结转移，血行转移发生较晚。

5. 【答案】E
   【解析】食管癌中晚期的典型症状是进行性吞咽困难，先是难咽干的食物，继而半流质，最后水和唾液也不能咽下。而胸骨后烧灼感、食管内异物感、咽下食物哽噎感和咽下食物停滞感均为食管癌的早期症状。

6. 【答案】C
   【解析】食管癌的食管钡剂造影表现所见不包括黏膜呈串珠样改变，黏膜串珠样改变是食管静脉曲张的典型表现。其余均是食管癌的食管钡剂造影表现。

7. 【答案】C
   【解析】食管癌患者进食呛咳提示癌肿已侵入气管或支气管，形成了食管气管或支气管瘘，并常发生呼吸系统感染。

8. 【答案】B
   【解析】食管癌患者出现持续背痛，表示癌症已侵犯食管外组织，为晚期食管癌的表现。

9. 【答案】C
   【解析】关于食管癌的治疗，早期手术切除常可达到根治效果，但中晚期手术切除的远期疗效仍不理想，内镜治疗是早期食管癌有效的治疗方式，放疗适用于上段食管癌及有手术禁忌者，化疗者多采用联合化疗方案。

10. 【答案】B
    【解析】该老年男性患者进食时胸骨后疼痛伴吞咽困难3个月，近1个月进行性加重。食管钡剂造影呈典型的食管癌征象（黏膜断裂，管腔局限性狭窄，病变处食管管壁僵硬，不规则充盈缺损）。该患者最可能的诊断是食管癌。

11. 【答案】C
    【解析】该老年男性患者进行性吞咽困难2个月，体重下降明显，内镜检查发现食管下段腺癌，腹部CT检查肿瘤组织已有肝脏转移。该患者的治疗应首选内镜下支架放置术，可较长时间缓解梗阻，以提高患者的生活质量。因为已有肝脏转移，肯定不能手术切除，放疗、化疗或化放疗联合只用于不能手术者。

12.【答案】A

【解析】该中年女性患者进行性吞咽困难4个月，全身情况好，食管造影胸上段有3 cm狭窄及黏膜破坏，应诊断为食管癌。上段食管癌长度<4 cm，手术切除机会大，该患者为3 cm，患者全身情况好，未发现有远处转移，宜行手术切除。

13.【答案】E

【解析】该中年男性患者进行性吞咽困难7个月，现只能进少量流食，全身情况差，左锁骨上可触及肿大淋巴结，食管钡剂造影见中下段病变长8 cm，应诊断为食管癌晚期。中下段癌长度已超过5 cm，切除机会不大，且已有转移，全身情况较差，其治疗只能是姑息治疗，宜行胃造瘘术，解决进食问题。

14.【答案】B 15.【答案】D 16.【答案】A

【解析】该老年男性患者有进行性吞咽困难和消瘦。进行性吞咽困难是中晚期食管癌的典型症状，并逐渐消瘦、脱水、乏力。此患者最可能的诊断是食管癌。首选的检查从五个备选项看，是胃镜检查，可直接看到病灶，在直视下钳取多块活组织做病理检查，还可同时做染色检查。食管拉网检查用于普查筛选。胸部CT或MRI可判断食管癌浸润的深度、向外扩展的情况、有无纵隔淋巴结和其他脏器的转移。一般B超检查对食管癌帮助不大，但近年来采用超声内镜检查来判断食管癌浸润层次、向外扩展深度以及有无纵隔、淋巴结或腹内脏器转移等，对估计外科手术可能性有帮助。对可疑食管癌患者均可做食管钡剂造影，可看到食管黏膜紊乱粗糙中断、食管壁僵硬、蠕动中断、充盈缺损和龛影等，而食管下端和贲门部呈鸟嘴样改变不是食管癌X线钡餐造影所见，见于贲门失弛缓症。

17.【答案】B 18.【答案】A

【解析】早期食管癌的症状多不典型，主要表现为胸骨后不适，烧灼感及针刺或牵拉样痛，可有进餐时食物通过缓慢、滞留或轻度哽噎感，但不会有反流。中晚期食管癌的典型症状是进行性吞咽困难。

19.【答案】D 20.【答案】E

【解析】内镜治疗是食管癌的重要治疗方法。属于早期食管癌光动力疗法的是内镜下非切除治疗，内镜下非切除治疗还包括射频消融术、氩离子凝固术及激光疗法等。用于中晚期食管癌姑息治疗的是内镜下癌肿消融术，而内镜黏膜切除术、多环套扎黏膜切除术、内镜黏膜下剥离术和内镜下非切除治疗全部是用于早期食管癌的治疗。

21.【答案】D 22.【答案】E

【解析】食管癌的预防很重要。属于食管癌二级预防的是在食管癌高发地区进行普查；属于食管癌三级预防的是积极治疗食管癌患者，以延长生存期，提高生活质量。而改良水质、防霉去毒和改变不良生活习惯是属于食管癌一级预防。

23.【答案】BCD

【解析】食管癌是世界范围内常见的恶性肿瘤，在我国恶性肿瘤中发病率居第三位，死亡率居第四位。亚洲国家发病率高于欧美国家，我国以太行山、闽粤交界及川北等地区发病率高，男性发病率高于女性，中老年易患病，发病年龄多在50岁以上。

24.【答案】ABCD

【解析】某些疾病可导致食管癌发病率增高，胃食管反流病、腐蚀性食管灼伤和狭窄、贲门失迟缓症和食管憩室等慢性食管疾病引起的炎症，均可导致食管癌发生率增高。

25.【答案】ABCD

【解析】食管癌发生的相关因素：①亚硝胺类化合物和真菌毒素：饮水中的亚硝胺含量高、食用含黄曲霉素的变质食物；②慢性理化刺激和炎症；③营养因素：维生素（A、B_2、C、E、叶酸等）、锌、硒、钼等微量营养素缺乏；④遗传因素等。

26.【答案】ABC

【解析】食管癌可通过直接蔓延、淋巴转移和血性转移的方式进行扩散和转移。不会通过种植转移的方式进行扩散和转移。

27.【答案】ABCD

【解析】早期食管癌内镜治疗的治疗方式有内镜黏膜切除术、多环套扎黏膜切除术、内镜黏膜下剥离术和内镜下非切除治疗。

28.【答案】ABCD

【解析】早期食管癌内镜治疗的内镜下非切除治疗方式有射频消融术、光动力疗法、氩离子凝固术和激光疗法。

四、胃　炎

【A1型题】

1．不属于急性糜烂出血性胃炎常见病因的是
　　A．多器官功能衰竭
　　B．酗酒
　　C．幽门螺杆菌感染
　　D．口服铁剂
　　E．口服非甾体抗炎药

2. 下列引起急性糜烂出血性胃炎的病因中，不属于急性应激的是
   A. 大手术
   B. 败血症
   C. 严重创伤
   D. 精神紧张
   E. 乙醇

3. 急性胃炎的主要病损为
   A. 肠上皮化生
   B. 萎缩
   C. 糜烂和出血
   D. 溃疡
   E. 异型增生

*4. 关于A型胃炎（慢性胃体胃炎）的叙述，正确的是
   A. 较常见
   B. 大多数由幽门螺杆菌感染引起
   C. 病变主要累及胃体和胃底
   D. 维生素 B_{12} 吸收无障碍
   E. 最终不易导致恶性贫血　　　　　（73/1998）

*5. B型胃炎（慢性胃窦胃炎）主要的原因是
   A. 幽门螺杆菌感染
   B. 胆汁反流
   C. 消炎药物
   D. 吸烟
   E. 酒癖　　　　　　　　　　　　　（65/2001）

*6. 慢性胃窦胃炎最常见的病因是
   A. 幽门螺旋杆菌感染
   B. 十二指肠-胃反流
   C. 自身免疫
   D. 胃黏膜营养因子缺乏　　　　　　（51/2022）

7. 与慢性胃炎病因、发病机制无关的是
   A. 十二指肠-胃反流
   B. 口服非甾体抗炎药
   C. 幽门螺杆菌感染
   D. 自身免疫性抗体
   E. 遗传

*8. 在慢性胃炎的发病机制中，与幽门螺杆菌感染无关的因素是
   A. 产生胃壁细胞抗体
   B. 分泌空泡毒素A
   C. 释放尿素酶分解尿素产生 NH_3
   D. 产生细胞毒素相关基因蛋白
   E. 菌体胞壁作为抗原诱导免疫反应　（68/2005）

*9. 正在用PPI治疗的溃疡病患者，用下列方法检查幽门螺杆菌（Hp）感染时，最不易出现假阴性的是
   A. ^{13}C 尿素呼气试验
   B. 快速尿素酶试验
   C. 血清学Hp抗体检查
   D. Hp培养　　　　　　　　　　　（66/2012）

*10. 与幽门螺杆菌感染无关的疾病是
   A. 胃炎
   B. 胃溃疡
   C. 十二指肠溃疡
   D. 胃食管反流病　　　　　　　　　（66/2013）

*11. 临床上服用下列药物时，不影响对幽门螺杆菌病原检测的是
   A. 奥美拉唑
   B. 枸橼酸铋钾
   C. 米索前列醇
   D. 呋喃唑酮　　　　　　　　　　　（67/2016）

*12. 患有幽门螺杆菌相关性胃炎的患者，最适宜给予的抗生素是
   A. 四环素
   B. 红霉素
   C. 庆大霉素
   D. 先锋霉素Ⅳ
   E. 阿莫西林　　　　　　　　　　　（59/1995）

13. 治疗胃炎的药物中，属于胃黏膜保护剂的是
   A. 硫糖铝
   B. 阿托品
   C. 雷尼替丁
   D. 多潘立酮
   E. 奥美拉唑

14. 急性糜烂出血性胃炎的治疗中，错误的是
   A. 服用制酸药
   B. 使用 H_2 受体拮抗剂
   C. 服用硫糖铝
   D. 服用凝血酶
   E. 服用水杨酸类抗炎药

【A2型题】

15. 男性，67岁。生气后突然晕倒半天急诊入院。既往有高血压病史10余年，否认肝炎史。入院后查体：血压180/60 mmHg，神志不清，心率90次/分，左侧肢体肌力0级，Babinski征阳性，入院当日呕血约250 ml。该患者呕血最可能的病因是
   A. 慢性糜烂出血性胃炎
   B. 急性胆囊炎
   C. 反流性食管炎
   D. 应激性溃疡
   E. 肝硬化食管静脉曲张

16. 女性，25岁。昨晚吃剩饭一碗，当夜发生上腹痛，持续恶心、呕吐，吐后腹痛可减轻。查体：

体温 36.5℃，上腹部有压痛，肠鸣音活跃。化验血白细胞总数、分类及粪常规均正常。最可能的诊断是

A．急性胃炎
B．急性胰腺炎
C．胃溃疡
D．胆囊炎
E．胃神经官能症

17．男性，30 岁。因服用吲哚美辛数片 1 天后感到上腹痛，2 小时前呕咖啡样胃内容物 400 ml 来诊。既往无胃病史。为明确诊断，首选的检查是

A．腹部 MRI 检查
B．腹部 B 型超声检查
C．胃钡剂造影检查
D．急诊胃镜检查
E．胃液分析

18．女性，51 岁。间断上腹疼痛 2 年，疼痛发作与情绪、饮食有关。查体：上腹部轻压痛。胃镜检查见胃窦皱襞平坦，黏膜粗糙无光泽，黏膜下血管透见。该患者最可能的诊断是

A．消化性溃疡
B．急性胃炎
C．慢性浅表性胃炎
D．胃癌
E．慢性萎缩性胃炎

19．男性，30 岁。诊断肾病综合征，用泼尼松 60 mg/d 已 6 周，尿蛋白由（++++）减为（+）。近 1 周发生上腹痛、烧心。应如何处理

A．停用泼尼松
B．加用雷尼替丁
C．改用环磷酰胺
D．加用潘生丁
E．改用消炎痛

20．男性，46 岁。因胃部不适 2 个月行胃镜检查，结果示幽门螺杆菌（Hp）相关性慢性胃炎伴重度肠上皮化生和活动性炎症。有胃癌家族史。对该患者首选的最佳处理是

A．定期胃镜复查
B．定期胃钡剂造影复查
C．根除 Hp 治疗
D．手术切除胃，预防胃癌
E．黏膜保护剂治疗

【A3/A4 型题】

女性，52 岁。上腹不适、食欲减退 3 年。上腹部轻压痛。化验血 Hb 88 g/L，MCV 115 fl。胃镜检查示胃体皱襞稀疏，黏膜血管透见。

21．应首先考虑的诊断是

A．慢性浅表性胃炎
B．慢性萎缩性胃炎
C．胃癌
D．慢性淋巴性胃炎
E．消化性溃疡

22．对诊断最有意义的辅助检查是

A．血癌胚抗原
B．血胃蛋白酶原
C．血胃泌素
D．血壁细胞抗体
E．胃钡剂造影

23．该患者发生贫血最可能的机制是

A．铁利用障碍
B．慢性消化道失血
C．蛋白质吸收障碍
D．内因子缺乏
E．红细胞破坏过多

男性，62 岁。反复不规律上腹部胀痛 2 年，无明显消瘦。胃镜诊断为萎缩性胃炎。

24．判断该患者炎症活动的客观依据是

A．胃黏膜肠上皮化生
B．胃黏膜出血
C．胃黏膜内出现中性粒细胞
D．胃黏膜中淋巴细胞增多
E．胃黏膜中出现巨噬细胞

25．该患者如考虑为自身免疫性胃炎，正确的是

A．壁细胞抗体阴性
B．胃酸升高
C．不出现恶性贫血
D．主要位于胃体部
E．主要位于胃窦部

男性，57 岁。因脑血管病口服肠溶阿司匹林 2 个月后，出现上腹痛 1 周、黑便 4 天，每次约 100 g，每天 1 次，无头晕、心悸。查体：P 78 次/分，神清，无贫血貌，心、肺无异常，腹部软，上腹部轻压痛，余无异常。化验血 Hb 118 g/L，粪隐血试验阳性。

26．该患者最可能的诊断是

A．药物性胃炎
B．胃癌
C．反流性食管炎
D．胆道出血
E．溃疡病出血

27．为明确诊断应做的最佳检查是

A．腹部 X 线平片

B. 腹部 CT
C. 急诊胃镜
D. 24 小时食管 pH 监测
E. 胃钡剂造影

28. [假设信息] 如该患者出血停止后, 仍继续服用阿司匹林, 应同时加用的药物是
A. 多潘立酮
B. 阿莫西林
C. 硫糖铝
D. 考来烯胺
E. 雷尼替丁

【B1 型题】

A. 服用非甾体抗炎药
B. 幽门螺杆菌感染
C. 自身免疫因素
D. 环境因素
E. 遗传因素

29. 引起慢性胃窦胃炎最主要的病因是
30. 引起慢性胃体胃炎最主要的病因是

A. 血清学检查
B. ^{13}C 尿素呼气试验
C. 胃组织学检查
D. 快速尿素酶试验 (143, 144/2014)

*31. 侵入性检查幽门螺杆菌的首选方法是
*32. 当幽门螺杆菌根除治疗后复查疗效时, 首选的检查方法是

A. 缺乏
B. 正常或减少
C. 少量增加
D. 明显增加 (121, 122/2007)

*33. 自身免疫性胃炎的胃酸分泌
*34. 多灶萎缩性胃炎的胃酸分泌

A. 胃液酸度升高
B. 胃液酸度正常或减少
C. 胃液酸度常减少
D. 胃液酸度明显升高
E. 胃液酸度明显减少

35. 重度胃体萎缩型胃炎
36. 胃泌素瘤

A. 促进胃排空, 增强胃窦和十二指肠运动
B. 减少胃酸和胃蛋白酶分泌
C. 促进胃黏膜血流, 刺激胃黏液分泌
D. 防止氢离子反渗, 促进胃黏液分泌
E. 减少胃酸分泌, 延缓胃排空 (107, 108/1997)

*37. 吗丁啉（多潘立酮）的作用是
*38. 生胃酮（甘珀酸）的作用是

【X 型题】

*39. 下列可由于吞服而引起急性腐蚀性胃炎的有
A. 硝酸
B. 盐酸
C. 水杨酸
D. 亚硝酸盐 (154/1997)

40. 容易引起急性胃炎的药物有
A. 阿司匹林
B. 吲哚美辛
C. 乙醇
D. 铁剂

*41. 下列属于慢性胃炎发病原因的有
A. 幽门螺杆菌（Hp）感染
B. 自身免疫
C. 精神刺激
D. 十二指肠-胃反流 (171/2012)

*42. 自身免疫性慢性萎缩性胃炎发生巨幼细胞贫血的机制包括
A. 胃壁细胞内因子分泌减少
B. 内因子抗体使其功能减退
C. 胃吸收维生素 B_{12} 减少
D. 回肠吸收维生素 B_{12} 减少 (156/2020)

43. 胃内幽门螺杆菌阳性常见于
A. 急性糜烂出血性胃炎
B. 活动性慢性胃炎
C. 十二指肠球溃疡
D. 胃癌

44. 关于萎缩性胃窦胃炎, 下列正确的有
A. 可同时伴有胃体黏膜灶性萎缩
B. 可伴有浅表性胃炎
C. 可能与幽门螺杆菌相关
D. 可能与胆汁反流有关 (136/1992)

*45. 用于诊断自身免疫性胃炎的实验室检查有
A. 血清维生素 B_{12} 水平
B. 幽门螺杆菌检测
C. 血清抗壁细胞抗体
D. 血清内因子抗体 (156/2019)

46. 大多数非幽门螺杆菌（Hp）感染的感染性胃炎患者机体存在免疫缺陷, 此情况包括
A. 获得性免疫缺陷病毒感染
B. 大剂量应用糖皮质激素和免疫抑制剂
C. 化疗期间或之后

D．垂危状态
47．在慢性胃炎向胃癌发展的进程中，胃癌前情况包括
　　A．胃黏膜萎缩
　　B．肠上皮化生
　　C．异型增生
　　D．胃黏膜炎症
*48．根除胃幽门螺杆菌治疗时常用的药物包括
　　A．雷尼替丁
　　B．奥美拉唑
　　C．硫糖铝
　　D．克拉霉素　　　　　　　　　　（171/2015）
49．对慢性胃炎癌前情况处理的药物有
　　A．含硒药物
　　B．复合维生素
　　C．硫糖铝
　　D．雷尼替丁

答案及解析

1．【答案】C
　　【解析】急性糜烂出血性胃炎的常见病因包括应激（如多器官功能衰竭）、药物（如非甾体抗炎药、口服铁剂）、酒精、创伤和物理因素。幽门螺杆菌感染不属于急性糜烂出血性胃炎的常见病因。

2．【答案】E
　　【解析】急性糜烂出血性胃炎的病因包括应激（严重创伤、大手术、多器官功能衰竭、败血症、精神紧张等）、药物、酒精、创伤和物理因素。引起急性糜烂出血性胃炎的病因中，不属于急性应激的是乙醇。

3．【答案】C
　　【解析】急性胃炎是指各种病因引起的胃黏膜急性炎症，最主要为急性糜烂出血性胃炎，因此急性胃炎的病损为糜烂和出血。其余均不是主要病损。

4．【答案】C
　　【解析】A型胃炎病变主要累及胃体和胃底，该病不常见，主要由自身免疫反应引起，可有维生素B_{12}吸收障碍，最终可导致恶性贫血。

5．【答案】A
　　【解析】B型胃炎已明确绝大多数（90%）是由幽门螺杆菌感染引起，仅少数由其余原因包括胆汁反流、消炎药物（非甾体抗炎药）、吸烟和酗癖等所致。

6．【答案】A
　　【解析】慢性胃炎是指由多种病因引起的慢性胃黏膜炎症病变，临床上包括慢性胃窦胃炎和慢性胃体胃炎。慢性胃窦胃炎最常见的病因是幽门螺杆菌感染；慢性胃体胃炎最常见的病因是自身免疫。

7．【答案】E
　　【解析】慢性胃炎的病因和发病机制包括幽门螺杆菌感染、十二指肠-胃反流、药物和毒物（如口服非甾体抗炎药）、自身免疫性抗体及年龄因素等。而与遗传无关。

8．【答案】A
　　【解析】胃壁细胞抗体是人体内的自身抗体，引起自身免疫性胃炎，即A型胃炎，而幽门螺杆菌感染是引起B型胃炎，除选项A外的其余四项均与幽门螺杆菌感染有关，幽门螺杆菌是通过这四项引起慢性胃炎的。

9．【答案】C
　　【解析】^{13}C尿素呼气试验、快速尿素酶试验、血清学Hp抗体检查和Hp培养等均为检查有无Hp感染的常用方法。正在用PPI治疗的溃疡病患者，因可能有暂时抑制Hp的作用，从而使直接检查Hp的方法可能会出现假阴性结果，而只有检查Hp抗体的方法不受影响。^{13}C尿素呼气试验、快速尿素酶试验和Hp培养均为直接检查Hp的方法，所以只有血清学Hp抗体检查的方法最不易出现假阴性。

10．【答案】D
　　【解析】幽门螺杆菌感染与某些疾病的发病常有明显的关系，如胃炎、胃溃疡、十二指肠溃疡和胃癌等。而胃食管反流病是由于机体抗反流防御机制减弱和反流物对食管黏膜攻击作用的结果，因此与幽门螺杆菌感染无关。

11．【答案】C
　　【解析】质子泵抑制剂（如奥美拉唑）、胶体铋剂（如枸橼酸铋钾）和抗生素（如阿莫西林、克拉霉素、甲硝唑、替硝唑、四环素及呋喃唑酮等）可杀灭幽门螺杆菌，而米索前列醇对幽门螺杆菌无作用。所以临床上服用米索前列醇时，不影响对幽门螺杆菌病原的检测。

12．【答案】E
　　【解析】实验室药敏试验和临床经验均表明，阿莫西林是治疗幽门螺杆菌相关胃炎的最佳抗生素。而其余几种抗生素均不能与之相比拟。

13．【答案】A
　　【解析】硫糖铝、阿托品、雷尼替丁、多潘立酮和奥美拉唑都是治疗胃炎和消化性溃疡的药物，其中属于胃黏膜保护剂的是硫糖铝。

14.【答案】E

【解析】水杨酸类抗炎药是引起急性胃黏膜病变的主要原因，急性糜烂出血性胃炎的治疗中肯定不能应用。其他各项均为急性糜烂出血性胃炎的治疗措施。

15.【答案】D

【解析】该老年男性患者急性病程，因脑血管病住院，入院当日发生呕血。该患者呕血最可能是急性糜烂出血性胃炎所致，其病因最可能是应激引起应激性溃疡。其他原因均与该病史不符。

16.【答案】A

【解析】该青年女性患者发病急，有明确吃剩饭史，表现为上腹痛，持续恶心、呕吐，吐后腹痛可减轻，不发热，应首先考虑急性胃炎，而急性胰腺炎和胆囊炎可发病急，但常伴发热，化验血白细胞数常增高，该患者不支持，胃溃疡和胃神经官能症常有相应病史，该患者未提及，故也不首先考虑。

17.【答案】D

【解析】该青年男性患者急性发病，因服用吲哚美辛数片1天后感到上腹痛，2小时前呕咖啡样胃内容物400 ml来诊，既往无胃病史，最可能是药物相关性急性胃炎伴出血。为明确诊断，首选急诊胃镜检查，该检查既可明确诊断，又可明确出血的具体部位，对治疗有帮助。

18.【答案】E

【解析】该中年女性患者有2年胃部不适症状，胃镜支持萎缩性胃炎，因此答案是E。慢性胃炎的诊断必须依靠胃镜检查及胃黏膜活组织病理学检查才能确定，幽门螺杆菌检测有助于病因诊断。

19.【答案】B

【解析】该青年男性患者诊断肾病综合征，长期应用糖皮质激素类药物，导致胃黏膜损害，此时应加用H_2受体拮抗剂雷尼替丁抗酸、保护胃黏膜。肾病综合征患者起始用足量泼尼松至少应持续8周，所以不能停用泼尼松，而环磷酰胺、潘生丁和消炎痛均不宜应用。

20.【答案】C

【解析】该中年男性患者因胃部不适2个月行胃镜检查，结果示幽门螺杆菌（Hp）相关性慢性胃炎伴重度肠上皮化生和活动性炎症，对Hp感染引起的慢性B型胃炎，特别是有活动性者及重度肠上皮化生者，尤其是该患者又存在胃癌家族史，首选的最佳处理是根除Hp治疗。以后可定期胃镜复查或定期胃钡剂造影复查及黏膜保护剂治疗，尚不宜为预防癌变而手术切除胃。

21.【答案】B 22.【答案】D 23.【答案】D

【解析】该中年女性患者有3年上腹不适、食欲减退，上腹部轻压痛，胃镜检查示胃体皱襞稀疏，黏膜血管透见，应首先考虑的诊断是慢性萎缩性胃炎，属于慢性胃体萎缩性胃炎，而胃癌应表现为上腹部不规律性疼痛，胃镜检查也不支持，慢性浅表性胃炎和慢性淋巴性胃炎不会出现黏膜萎缩，病史和胃镜检查均不支持消化性溃疡。慢性胃体萎缩性胃炎为一种自身免疫性胃炎，发病部位在胃体部，因患者体内产生了针对胃壁细胞的抗体，抗体攻击胃体壁细胞，导致壁细胞减少，从而引发一系列的临床表现，血癌胚抗原（CEA）是消化道肿瘤的标志物，CEA升高见于胃癌和结肠癌等，血胃蛋白酶原是由胃体主细胞分泌的，慢性胃体萎缩性胃炎时可以减少，但不是其最有意义的检查，血胃泌素由胃窦部PP细胞分泌，见于慢性胃窦萎缩性胃炎，胃钡剂造影意义小。该患者Hb 88 g/L，MCV 115 fl，呈现大细胞性贫血，发生贫血最可能的机制是慢性胃体萎缩性胃炎患者体内的针对胃壁细胞的抗体，引起壁细胞减少，导致盐酸和内因子缺乏，继之引起维生素B_{12}吸收障碍，所以该患者发生贫血最可能的机制是内因子缺乏。

24.【答案】C 25.【答案】D

【解析】该老年男性患者反复不规律上腹部胀痛2年，无明显消瘦。胃镜诊断为萎缩性胃炎，慢性萎缩性胃炎主要病理特征是炎症、萎缩和肠上皮化生，炎症表现为胃黏膜中以淋巴细胞和浆细胞为主的慢性炎细胞浸润，活动性炎症时胃黏膜内出现中性粒细胞。自身免疫性胃炎就是慢性胃体萎缩性胃炎，所以病变主要位于胃体部，患者壁细胞抗体应该阳性而不是阴性，胃酸应该是减低而不是升高，可出现因维生素B_{12}吸收障碍引起的贫血。

26.【答案】A 27.【答案】C 28.【答案】C

【解析】该中年男性患者因脑血管病口服肠溶阿司匹林2个月后，出现上腹痛、黑便，查体除上腹部轻压痛外，余无异常，化验粪隐血试验阳性，无其他病史，综合考虑该患者最可能的诊断是药物性胃炎。为明确诊断应做的最佳检查是急诊胃镜，既可明确诊断，又可排除其他诊断，还可估价病变的严重程度。如该患者出血停止后，仍继续服用阿司匹林，应同时加用的药物是胃黏膜保护剂硫糖铝，其余几种药物疗效均差。

29.【答案】B 30.【答案】C

【解析】慢性胃炎分为慢性胃体胃炎和慢性胃窦胃炎，各自的病因不同。引起慢性胃窦胃炎最主要的病因是幽门螺杆菌感染。引起慢性胃体胃炎的最主要病因是自身免疫因素。

31.【答案】D 32.【答案】B

【解析】幽门螺杆菌的检查方法有侵入性和非侵入性两类，其中侵入性方法包括快速尿素酶试验、胃组织学检查及细菌培养等，快速尿素酶试验是侵入性检查幽门螺杆菌的首选方法。当幽门螺杆菌根除治疗后复查疗效时，首选的检查方法是^{13}C尿素呼气试验，这是最常用的非侵入性检查幽门螺杆菌的方法，虽然血清学检查也是非侵入性检查幽门螺杆菌的方法，但由于该方法检查的是抗幽门螺杆菌的抗体，当幽门螺杆菌根除治疗后，幽门螺杆菌可能已被根除，但其抗体却不会随幽门螺杆菌根除而消失；另外当幽门螺杆菌根除治疗后复查疗效时，也不会选用侵入性检查幽门螺杆菌的方法。

33.【答案】A 34.【答案】B

【解析】慢性萎缩性胃炎包括自身免疫性胃炎和多灶萎缩性胃炎两大类，自身免疫性胃炎又称胃体胃炎（A型胃炎），萎缩改变主要位于胃体部，当胃体黏膜出现明显萎缩时，胃液分析显示胃酸分泌缺乏；多灶萎缩性胃炎又称胃窦胃炎（B型胃炎），胃液分析显示胃酸分泌正常或减少；胃酸分泌增加见于十二指肠溃疡和胃泌素瘤。

35.【答案】E 36.【答案】D

【解析】胃酸是由胃体壁细胞分泌的，当重度胃体萎缩型胃炎时产生胃酸的壁细胞明显抑制，故胃液酸度应明显减少；而壁细胞上有胃泌素受体，故当胃泌素瘤时，会因分泌大量胃泌素刺激胃壁细胞产生大量胃酸，结果使胃液酸度明显升高。其他几项中，胃液酸度升高见于十二指肠溃疡；胃液酸度正常或减少见于胃溃疡；重度胃窦萎缩型胃炎的胃液酸度常减少。

37.【答案】A 38.【答案】D

【解析】吗丁啉（多潘立酮）是一种胃动力药，因而可促进胃排空及增强胃窦和十二指肠运动；生胃酮（甘珀酸）是自甘草中提取的甘草酸经水解衍化而来，能防止氢离子反渗和促进胃黏液分泌。

39.【答案】AB

【解析】引起急性腐蚀性胃炎的毒物是强酸或强碱类，因为硝酸和盐酸为强酸类，所以吞服后可引起急性腐蚀性胃炎，而水杨酸和亚硝酸盐属弱酸类，所以吞服后不会引起急性腐蚀性胃炎。

40.【答案】ABD

【解析】急性胃炎一般是指各种病因引起的胃黏膜急性炎症，其病因包括应激、药物（常见于非甾体抗炎药如阿司匹林、吲哚美辛和铁剂等）、乙醇、创伤和物理因素等。因为乙醇不属于药物，所以答案是ABD。

41.【答案】ABD

【解析】慢性胃炎是由各种病因引起的胃黏膜慢性炎症，发病原因包括Hp感染、十二指肠-胃反流、药物和毒物、自身免疫、年龄因素和其他。而精神刺激一般不是慢性胃炎的发病原因。

42.【答案】ABD

【解析】自身免疫性慢性萎缩性胃炎是慢性胃炎的一种类型，主要由自身免疫反应引起，产生抗自身壁细胞的抗体和内因子抗体，壁细胞抗体导致胃体腺壁细胞数减少，因壁细胞除分泌盐酸外，还分泌一种黏蛋白，即内因子，所以除胃酸分泌减少乃至缺失外，内因子分泌亦减少；内因子抗体与内因子结合，使其功能减退，并阻碍回肠维生素B_{12}吸收，导致恶性贫血。所以自身免疫性慢性萎缩性胃炎发生巨幼细胞贫血的机制包括胃壁细胞内因子分泌减少、内因子抗体使其功能减退、回肠吸收维生素B_{12}减少。因为维生素B_{12}的吸收部位在回肠末端，所以不包括C答案（胃吸收维生素B_{12}减少）。

43.【答案】BCD

【解析】活动性慢性胃炎、十二指肠球溃疡和胃癌均可在黏膜中检得幽门螺杆菌。而急性糜烂出血性胃炎与幽门螺杆菌无关。

44.【答案】ABCD

【解析】萎缩性胃窦胃炎以胃窦部为主，可同时伴有胃体黏膜灶性萎缩，也可伴有浅表性胃炎。关于萎缩性胃窦胃炎的发病机制尚未完全明了，发现胃窦黏膜层接近上皮细胞表面有大量幽门螺杆菌，因此考虑可能与感染幽门螺杆菌相关，另外发现患者常有幽门括约肌功能失调，引起胆汁反流，因此考虑也可能与胆汁反流有关。

45.【答案】ACD

【解析】自身免疫性胃炎时，自身免疫损伤的壁细胞作为自身抗原刺激机体免疫系统，产生壁细胞抗体和内因子抗体，导致壁细胞数量减少，胃酸分泌减少，导致血清内因子减少，血清维生素B_{12}水平减低而出现贫血。所以用于诊断自身免疫性胃炎的实验室检查有血清维生素B_{12}水平、血清抗壁细胞抗体和血清内因子抗体，而幽门螺杆菌检测见于幽门螺杆菌感染性胃炎。

46.【答案】ABCD

【解析】大多数非Hp感染的感染性胃炎患者机体存在免疫缺陷，此情况包括获得性免疫缺陷病毒感染、大剂量应用糖皮质激素和免疫抑制剂、化疗期间或之后及垂危状态。

47.【答案】ABC

【解析】在慢性胃炎向胃癌发展的进程中，胃癌前情况包括胃黏膜萎缩、肠上皮化生和异型增生。而胃黏膜炎症仅是慢性胃炎的表现。

48.【答案】BD

【解析】具有杀灭或抑制Hp作用的药物包括：①抗生素：克拉霉素、阿莫西林、甲硝唑、替硝唑、喹诺酮类抗生素、呋喃唑酮、四环素等；②质子泵抑制剂（PPI）：埃索美拉唑、奥美拉唑、兰索拉唑、泮托拉唑、雷贝拉唑、艾普拉唑等；③铋剂：枸橼酸铋钾、果胶铋等。雷尼替丁和硫糖铝不属于根除胃幽门螺杆菌治疗时常用的药物。

49．【答案】AB

【解析】慢性胃炎患者可有癌前情况。在根除幽门螺杆菌的前提下，对慢性胃炎癌前情况处理的药物有复合维生素、含硒药物和某些中药等。但对较重的病变应定期做胃镜检查随访。而硫糖铝和雷尼替丁则不是此类药物。

五、消化性溃疡

【A1 型题】

*1．消化性溃疡的命名主要是由于
   A．溃疡发生于消化道
   B．溃疡影响消化功能
   C．溃疡形成与消化道功能障碍有关
   D．溃疡形成与胃酸和胃蛋白酶消化作用有关
   E．溃疡形成与消化道激素排泌紊乱有关　（56/1994）

*2．下列属于胃十二指肠黏膜防卫因子的是
   A．胃酸／胃蛋白酶
   B．前列腺素
   C．胆盐
   D．胰酶
   E．药物（NSAID）　　　　　　　　（64/1999）

*3．下列导致十二指肠溃疡胃酸分泌异常的因素，不正确的是
   A．壁细胞对胃泌素特别敏感
   B．胃酸反馈性抑制机制失灵
   C．对进餐刺激后的胃酸分泌在溃疡活动期增强
   D．晚间胃酸分泌明显增多
   E．胃排空减慢　　　　　　　　　　（66/2000）

*4．阿司匹林引起 NSAIDs 溃疡的最主要致溃疡机制是
   A．抑制 COX-1
   B．抑制 COX-2
   C．同时抑制 COX-1 和 COX-2
   D．局部作用　　　　　　　　　　　（50/2017）

*5．关于消化性溃疡的叙述，不正确的是
   A．在临床上，十二指肠溃疡较胃溃疡多见
   B．绝大多数病例病变位于胃和十二指肠
   C．男性发病多于女性
   D．全世界均多见
   E．童年及老年均罕见　　　　　　　（48/1997）

*6．十二指肠溃疡的发病主要是因为
   A．胃酸、胃蛋白酶等侵袭因素增强
   B．黏膜屏障减弱
   C．黏膜血流量减低
   D．细胞更新能力减弱
   E．表皮生长因子减少　　　　　　　（62/2003）

7．典型胃溃疡的好发部位是
   A．胃前壁
   B．胃后壁
   C．胃大弯及胃底
   D．胃窦小弯侧
   E．胃小弯近贲门处

8．不符合消化性溃疡上腹部疼痛临床特点的是
   A．长期性
   B．周期性
   C．节律性
   D．多为钝痛
   E．发作常无诱因

*9．幽门管溃疡的临床特点是
   A．空腹腹痛
   B．易并发幽门梗阻
   C．不易有出血并发症
   D．不易有穿孔并发症　　　　　　　（51/2019）

*10．球后溃疡的临床特点是
   A．上腹痛常无典型的节律性
   B．午夜痛和背部放射痛多见
   C．对药物治疗反应较好
   D．不易并发出血　　　　　　　　　（51/2018）

*11．下列不符合由胃泌素瘤（卓-艾综合征）引起消化性溃疡的是
   A．多发生在球后十二指肠降段和横段，或空肠近端
   B．常规胃手术后不易复发
   C．易并发出血、穿孔和梗阻
   D．基础胃酸分泌过度
   E．常伴腹泻　　　　　　　　　　　（72/1995）

12．确诊胃溃疡的首选检查方法是
   A．胃镜及胃黏膜活组织检查
   B．24 小时食管 pH 值监测
   C．胃钡剂检查
   D．幽门螺杆菌检测
   E．胃液分析

13．下列不属于十二指肠溃疡并发症的是
   A．急性穿孔

B．幽门梗阻
C．癌变
D．出血
E．慢性穿孔

14．可使消化性溃疡癌变率明显降低的是
A．改善饮食
B．适当运动
C．根除幽门螺杆菌（Hp）
D．应用质子泵抑制剂
E．加用胃黏膜保护剂

*15．关于消化性溃疡的癌变的叙述，正确的是
A．各种消化性溃疡均有癌变可能
B．癌变发生于溃疡边缘
C．癌变率可达 1% 以上
D．症状经严格的 4 周内科治疗无改善
E．癌变率与年龄无关 (74/1998)

16．治疗消化性溃疡时，抑制胃酸和胃蛋白酶分泌最有效的药物是
A．质子泵抑制剂
B．H_2 受体拮抗剂
C．M 胆碱受体阻滞剂
D．胃泌素受体阻滞剂
E．胃酸中和剂

17．下列治疗消化性溃疡的药物中，抑酸最强、疗效最佳的是
A．硫糖铝
B．阿托品
C．雷尼替丁
D．氢氧化铝凝胶
E．奥美拉唑

*18．对幽门螺杆菌感染阳性的消化性溃疡治疗策略中，下列不正确的是
A．给制酸剂同时加抗菌治疗
B．给黏膜防护剂同时加抗菌治疗
C．制酸剂可用质子泵抑制剂
D．制酸剂应用疗程在 DU 应适当较 GU 时延长
E．抗生素首选 1 种，以 2 周为 1 疗程 (62/1999)

*19．下列常作为根除溃疡病患者幽门螺杆菌基础药物的是
A．甲氰咪胍
B．雷尼替丁
C．奥美拉唑
D．碳酸钙
E．胶体铝镁合剂 (63/2001)

*20．临床上服用下列药物时，不影响对幽门螺杆菌病原检测的是
A．奥美拉唑

B．枸橼酸铋钾
C．米索前列醇
D．呋喃唑酮 (67/2016)

21．下列治疗消化性溃疡的药物中，能够增强黏膜防御能力的是
A．硫糖铝
B．雷尼替丁
C．奥美拉唑
D．阿莫西林
E．多潘立酮

22．幽门螺杆菌阳性的十二指肠溃疡患者，最佳治疗方案是
A．奥美拉唑 + 西咪替丁 + 替硝唑
B．奥美拉唑 + 阿莫西林 + 替硝唑
C．奥美拉唑 + 呋喃唑酮 + 雷尼替丁
D．雷尼替丁 + 碳酸氢钠 + 阿莫西林
E．德诺 + 阿莫西林 + 替硝唑

23．对消化性溃疡患者迅速缓解上腹部疼痛效果最好的药物是
A．黏膜保护剂
B．质子泵抑制剂
C．H_2 受体拮抗剂
D．抗酸药
E．促动力剂

*24．非甾体抗炎药（NSAIDs）引起的消化性溃疡，当不能停用 NSAIDs 时，首选的治疗药物是
A．雷尼替丁
B．硫糖铝
C．西沙必利
D．奥美拉唑 (66/2007)

25．关于消化性溃疡治疗的叙述，正确的是
A．需长期应用黏膜保护剂以降低溃疡复发率
B．为降低复发率，需长期服用质子泵抑制剂
C．只要内镜证实溃疡已经愈合，溃疡就不会复发
D．根除幽门螺杆菌可以降低溃疡复发率
E．有消化道出血的溃疡患者必须长期维持治疗

*26．预防非甾体抗炎药所致消化性溃疡的首选药物是
A．硫糖铝
B．胶体铋
C．米索前列醇
D．阿莫西林 (60/2010)

【A2 型题】

27．男性，31 岁。反复发作上腹痛、反酸 3 年，多于进食后腹痛加重，空腹减轻，用抑酸药可缓解。最可能的诊断是
A．胃溃疡

B．十二指肠溃疡

C．慢性胃炎

D．胃癌

E．慢性胰腺炎

28．女性，32岁。周期性上腹痛2年，空腹发作，夜间常痛醒，进食或用抑酸剂后可缓解，该患者最可能的诊断是

A．胃溃疡

B．幽门管溃疡

C．十二指肠球部溃疡

D．球后溃疡

E．复合溃疡

29．男性，30岁。5个月来间断上腹痛伴反酸，夜间加重，近2天黑便。化验粪隐血试验阳性。为明确诊断，首选的检查是

A．^{13}C尿素呼气试验

B．胃钡剂检查

C．胃镜

D．腹部B超

E．腹部CT

30．男性，45岁。上腹疼痛6年。餐前痛，伴反酸，近日疼痛加重，且呈持续性向腰背部放射，有时低热。胃肠钡餐示十二指肠球部变形。化验血白细胞$11×10^9/L$，中性粒细胞0.78。诊断首先考虑为

A．慢性胃炎

B．胃溃疡

C．胃癌

D．十二指肠穿孔性溃疡

E．胃黏膜脱垂

31．男性，71岁。"胃溃疡"25年，周期性发作，节律性疼痛，近2个月上腹疼规律性消失，经8周内科正规治疗无效。粪隐血试验持续阳性，体重下降明显。该患者目前最可能的诊断是

A．胃溃疡癌变

B．胃溃疡活动

C．合并幽门管溃疡

D．合并十二指肠溃疡

E．合并慢性胃炎

32．男性，45岁。间断上腹痛3年，加重2个月。胃镜检查发现胃角切迹溃疡，幽门螺杆菌阳性。其治疗方案首选

A．H_2受体拮抗剂治疗，6周复查胃镜

B．黏膜保护剂治疗，6周复查胃镜

C．质子泵抑制剂+黏膜保护剂治疗，4周复查胃镜

D．抗幽门螺杆菌治疗+质子泵抑制剂治疗，6周复查胃镜

E．抗幽门螺杆菌治疗，2周复查胃镜

33．男性，32岁。间断上腹痛5年，空腹时出现，餐后缓解。^{13}C尿素呼吸试验阳性。最适合患者治疗的药物中包括

A．法莫替丁

B．奥美拉唑

C．颠茄片

D．铝碳酸镁

E．多潘立酮

*34．男性，30岁。患消化性溃疡2年余，经常反复发作，曾用过多种药物治疗。下列用过的治疗药物中，属于保护胃黏膜的药物是

A．法莫替丁

B．奥美拉唑

C．氢氧化铝

D．西沙必利

E．米索前列醇 （72/2006）

35．男性，30岁。患类风湿关节炎半年，因症状明显而经常服用非甾体抗炎药（NSAIDs），导致NSAIDs相关溃疡，但患者尚不能中止NSAIDs治疗，针对溃疡最好加用

A．硫糖铝

B．枸橼酸铋钾

C．米索前列醇

D．奥美拉唑

E．雷尼替丁

36．男性，32岁。十二指肠溃疡病史1年，口服药物治疗，因12小时前呕吐鲜血来诊，血压为80/50 mmHg，输血1000 ml后，血压仍有波动。查体：血压90/50 mmHg，贫血貌，剑突下有压痛，腹软。该患者最适宜的治疗方法是

A．快速补液、输血

B．静脉注射止血药

C．胃镜电凝止血

D．急诊开腹手术

E．应用血管活性药物

【A3/A4型题】

男性，25岁。3个月来间断上腹痛，有时夜间痛醒，反酸。1天前黑便1次，无呕血，但腹痛减轻，化验粪隐血强阳性。

*37．最可能的诊断是

A．慢性胃炎

B．胃溃疡

C．十二指肠溃疡

D．胃癌

*38. 为了确定诊断，首选的检查是
A. 胃镜
B. 钡餐透视
C. 腹部CT
D. 腹部B超

*39. 若患者出现黑便，每日出血量最少应超过
A. 30 ml
B. 50 ml
C. 150 ml
D. 300 ml　　　　　　　（99~101/2011）

男性，26岁。排柏油便2天，加重伴头晕、心悸半天急诊入院。既往无肝病史，近期无服药史。查体：BP 70/40 mmHg，心率120次/分，腹平软，无压痛，肝脾肋下未触及，四肢末梢发凉。

*40. 该患者柏油便最可能的病因是
A. 急性胃炎
B. 胃癌
C. 十二指肠溃疡
D. 肝硬化食管静脉曲张破裂

*41. 首选的处理是
A. 胃镜止血
B. 三腔二囊管压迫止血
C. 补充血容量
D. 急诊手术治疗

*42. 为明确诊断，最重要的检查方法是
A. 稳定后胃镜检查
B. 稳定后X线钡餐检查
C. 腹部B型超声检查
D. 血清CEA测定　　　（99~101/2014）

男性，40岁。中上腹饥饿性隐痛反复发作10年，伴反酸、嗳气，进食和服用抑酸剂可缓解。

43. 该患者最可能的疾病是
A. 胃癌
B. 胰腺癌
C. 消化性溃疡
D. 慢性胆囊炎
E. 慢性胰腺炎

44. [假设信息] 患者4小时前突然出现中上腹剧痛且腹痛持续存在，该患者可能发生的并发症是
A. 急性胰腺炎并发出血坏死
B. 胰腺癌并发肠梗阻
C. 胃癌并发幽门梗阻
D. 消化性溃疡并发急性穿孔
E. 急性胆囊炎并发胆汁性腹膜炎

45. 如进行腹部检查，最具诊断价值的体征是
A. 腹肌紧张
B. 腹壁柔韧感
C. 肠鸣音亢进
D. 肝浊音界消失或缩小
E. 莫菲征阳性

46. 为确定原发疾病应选择的检查手段是
A. 血清淀粉酶测定
B. 癌胚抗原测定
C. 胃镜检查
D. 腹部X线平片
E. 中腹部B超

男性，28岁。半小时前在山区修建公路时突发上腹部剧痛，持续加重。近1年来常有空腹上腹痛。

*47. 此时工地医生做体格检查时，对该患者病因诊断最有价值的体征是
A. 心率加快106次/分
B. 上腹部明显压痛
C. 肠鸣音减弱
D. 肝浊音界消失

*48. 根据上述体征，可初步判断患者的疾病是
A. 急性心肌梗死
B. 消化道穿孔
C. 急性肠梗阻
D. 急性胰腺炎　　　　　（68,69/2021）

男性，50岁。胃溃疡病史10年，近2个月腹痛加重，失去规律，经多种药物治疗无效，体重下降。查体：浅表淋巴结无肿大，腹平软，上腹部有压痛。

*49. 就目前资料考虑，最可能的诊断是
A. 胃溃疡复发
B. 胃溃疡癌变
C. 合并胃泌素瘤
D. 复合性溃疡

*50. 为明确诊断，最有意义的检查是
A. 粪隐血试验
B. 血清胃泌素测定
C. 胃钡剂造影
D. 胃镜检查

*51. 根据诊断，最佳的处理方法是
A. 胃黏膜保护剂治疗
B. 质子泵抑制剂治疗
C. 根除幽门螺杆菌
D. 手术治疗　　　　　（99~101/2013）

【B1型题】

A. 穿孔

B. 出血
C. 幽门梗阻
D. 癌变　　　　　　　　(143, 144/2015)

*52. 消化性溃疡患者最常见的并发症是
*53. 十二指肠溃疡患者不易发生的并发症是

A. 巨大溃疡
B. 幽门管溃疡
C. 复合性溃疡
D. 球后溃疡
E. 难治性溃疡

54. 胃和十二指肠均有活动性溃疡的是
55. 经正规抗溃疡治疗而溃疡仍未愈合的是

A. 右上腹绞痛，伴压痛、黄疸，Murphy征阳性
B. 脐周围阵痛，伴有压痛、肠鸣音亢进，有肠型
C. 上腹有压痛，板样强直，肝浊音界消失
D. 上腹部胀痛，伴有胃型及振水音
E. 胸骨下持续性钝痛，腹部体征正常

*56. 胃溃疡急性穿孔的特点是
*57. 溃疡病并发幽门梗阻的特点是

A. 丙谷胺
B. 前列腺素 E_2 的衍生物
C. 奥美拉唑
D. 派吡氮平
E. 多潘立酮　　　　　　(105, 106/1994)

*58. 属于质子泵抑制剂的是
*59. 属于胃黏膜细胞保护剂的是

【X 型题】

60. 消化性溃疡的常见诱因有
    A. 大量饮酒
    B. 长期吸烟
    C. 幽门螺杆菌
    D. 应激

61. 消化性溃疡典型上腹痛的特点有
    A. 慢性过程
    B. 反复或周期性发作
    C. 可有与进餐相关的节律性
    D. 腹痛不能被抑酸或抗酸剂缓解

62. 消化性溃疡疼痛节律性消失可能的原因有
    A. 穿透性溃疡
    B. 溃疡出血
    C. 癌变
    D. 溃疡反复发作

63. 背部疼痛可发生于
    A. 胰腺癌
    B. 球后溃疡
    C. 幽门梗阻
    D. 穿透性溃疡

64. 无症状性消化性溃疡的特点有
    A. 以消化道出血、穿孔为首发表现
    B. 以器质性幽门狭窄为首发表现
    C. 以长期服用 NSAIDs 患者多见
    D. 以老年患者多见

*65. 关于胃的良性与恶性溃疡鉴别要点的叙述，正确的有
    A. 早期溃疡型胃癌单凭内镜所见不难与良性溃疡鉴别
    B. 活组织检查可以确定良性或恶性溃疡
    C. 即使内镜下诊断为良性溃疡且活检阴性，仍有漏诊恶性溃疡的可能
    D. 胃镜复查溃疡愈合不是鉴别良性与恶性溃疡的可靠依据　　　　　　(143/2005)

66. 十二指肠溃疡的并发症有
    A. 出血
    B. 穿孔
    C. 梗阻
    D. 癌变

67. 胃溃疡可发生的并发症有
    A. 出血
    B. 穿孔
    C. 梗阻
    D. 癌变

68. 下列 H_2 受体拮抗剂（H_2RA）药物中，常用的有
    A. 西咪替丁
    B. 雷尼替丁
    C. 法莫替丁
    D. 尼扎替丁

69. 下列属于治疗消化性溃疡的抗酸药有
    A. 硫糖铝
    B. 雷尼替丁
    C. 铝碳酸镁
    D. 氢氧化铝凝胶

70. 消化性溃疡手术治疗的指征有
    A. 反复大量出血
    B. 器质性幽门狭窄
    C. 胃溃疡疑有癌变
    D. 老年患者

答案及解析

1. 【答案】D
   【解析】消化性溃疡的命名主要是由于溃疡的形成与胃酸和胃蛋白酶消化作用有关，其他提法均不确切。

2. 【答案】B
   【解析】前列腺素属于胃十二指肠黏膜防卫因子。

3. 【答案】E
   【解析】十二指肠溃疡患者有胃排空加速现象，这可提高十二指肠的酸负荷，因而"胃排空减慢"不正确，其余各项均正确。

4. 【答案】A
   【解析】NSAIDs 的系统作用主要是抑制环氧化酶（COX）。COX 有两种异构体，即 COX-1 和 COX-2。COX-1 催化生理性前列腺素合成，参与机体正常生理功能调节及保护，如维持胃肠黏膜完整。COX-2 主要在病理情况下由炎症刺激诱导产生，促进炎症部位前列腺素的合成。传统的 NSAIDs 如阿司匹林抑制了 COX-1，使胃肠黏膜生理性前列腺素 E 合成不足，导致胃肠道出现黏膜病变（溃疡）。

5. 【答案】E
   【解析】消化性溃疡是人类的常见病，童年和老年亦非罕见，因而 E 是不正确的，其余各项均正确。

6. 【答案】A
   【解析】消化性溃疡的发生是由于胃酸、胃蛋白酶等侵袭因素增强和/或防御、修复因素减弱所致，十二指肠溃疡的发生主要以前者为主，而胃溃疡的发生主要以后者为主。

7. 【答案】D
   【解析】胃溃疡有一定的好发部位，典型胃溃疡的好发部位是多在胃窦小弯侧，还常见于胃角附近。

8. 【答案】E
   【解析】消化性溃疡指食管下端、胃和（或）十二指肠、胃空肠吻合术后的吻合口溃疡，以胃和十二指肠溃疡最多见，由于溃疡的形成与胃酸及胃蛋白酶的消化作用有关，故称之为消化性溃疡。临床上腹痛特点多为钝痛，呈慢性过程，反复发作，发作常有诱因，如进食不当、情绪因素等；发作呈周期性、季节性（秋冬或冬春交季时）；节律性上腹痛，胃溃疡为进食后疼痛，十二指肠溃疡为饭前空腹时疼痛，进食后可缓解，多数伴有夜间疼痛。因此发作常无诱因不符合消化性溃疡上腹部疼痛的临床特点。

9. 【答案】B
   【解析】幽门管溃疡是一种特殊溃疡，其临床特点是餐后很快发生腹痛，易并发幽门梗阻、出血和穿孔等并发症。所以答案是 B。

10. 【答案】B
    【解析】球后溃疡是消化性溃疡中的一种特殊溃疡，是指发生在十二指肠降段、水平段的溃疡，临床上腹痛常有典型的节律性，午夜痛和背部放射痛多见，易并发出血，对药物治疗反应常不好。

11. 【答案】B
    【解析】由胃泌素瘤引起的消化性溃疡非常难治，常规胃手术后都见复发，因此胃手术后不易复发的提法不符合由胃泌素瘤引起的消化性溃疡，而其他几项均符合。

12. 【答案】A
    【解析】胃镜和胃黏膜活组织检查是确诊胃溃疡的首选检查方法，胃镜不仅可对胃黏膜直接观察、摄像，还可以直视下取活组织作病理学检查及幽门螺杆菌检测，因此胃镜检查对诊断并判断良、恶性，及鉴别诊断的准确性均高于胃钡剂检查。所以答案是 A。

13. 【答案】C
    【解析】十二指肠溃疡与胃溃疡不一样，不会出现癌变的并发症，其他并发症均是。

14. 【答案】C
    【解析】少数胃溃疡可发生癌变，幽门螺杆菌（Hp）与胃癌的发病有一定关系，根除 Hp 不但可提高溃疡愈合质量和减少溃疡复发，而且可使消化性溃疡癌变率明显降低。其余各项则与消化性溃疡的癌变率无明显相关性。

15. 【答案】B
    【解析】少数胃溃疡可发生癌变，而十二指肠溃疡不会癌变，癌变发生于溃疡边缘，癌变率在 1% 以下，易发生于 45 岁以上病人，症状顽固而经严格的 8 周内科治疗无改善就应考虑癌变可能。

16. 【答案】A
    【解析】质子泵抑制剂如奥美拉唑（Omeprazole）是抑制胃酸和胃蛋白酶分泌最有效的药物，几乎完全抑制胃酸分泌。其他四种药物虽然有效，但均较质子泵抑制剂弱。

17. 【答案】E
    【解析】硫糖铝、阿托品、雷尼替丁、氢氧化铝凝胶和奥美拉唑都是治疗消化性溃疡的抑酸药物，其中抑酸最强、疗效最佳的是奥美拉唑。

18. 【答案】D
    【解析】对幽门螺杆菌感染阳性的消化性溃疡治疗策略中，制酸剂在 DU 疗程应适当较 GU 时稍短，因为 GU 溃疡愈合较慢。其余四项均正确。

19.【答案】C

【解析】溃疡病的幽门螺杆菌治疗常以质子泵抑制剂（PPI）或胶体铋剂为基础药物，加两种抗菌药物治疗。奥美拉唑是 PPI 中常用的一种。

20.【答案】C

【解析】质子泵抑制剂（如奥美拉唑）、胶体铋剂（如枸橼酸铋钾）和抗生素（如阿莫西林、克拉霉素、甲硝唑、替硝唑、四环素及呋喃唑酮等）可杀灭幽门螺杆菌，而米索前列醇对幽门螺杆菌无作用。所以临床上服用米索前列醇时，不影响对幽门螺杆菌病原的检测。

21.【答案】A

【解析】治疗消化性溃疡的药物中，包括抑酸药（雷尼替丁、奥美拉唑）、能够增强黏膜防御能力的黏膜保护剂（硫糖铝、枸橼酸铋钾）、Hp 感染的根除治疗抗菌药物（阿莫西林）及促动力药（多潘立酮）等药物。所以答案是 A。

22.【答案】B

【解析】幽门螺杆菌阳性的十二指肠溃疡患者，治疗幽门螺杆菌的方案应该是抑制胃酸分泌的质子泵抑制剂的一种（如奥美拉唑）及两种抗生素和一种铋剂，抑制胃酸分泌不用 H_2 受体拮抗剂（如西咪替丁、雷尼替丁），不用碱性抗酸药（如碳酸氢钠）。所以幽门螺杆菌阳性的十二指肠溃疡患者最佳治疗方案的答案是 B，尽管答案 E 中有德诺（枸橼酸铋钾）有利于幽门螺杆菌治疗，但关键是缺少治疗十二指肠溃疡的最佳药物如奥美拉唑。

23.【答案】D

【解析】消化性溃疡的上腹痛与胃酸作用直接相关，所以口服抗酸药可迅速缓解上腹部疼痛，加强止痛的效果，但促进溃疡愈合效果差，所以能迅速缓解上腹疼痛效果最好的药物是抗酸药，答案是 D。其他药物除促动力剂外均对促进溃疡愈合有良好效果。

24.【答案】D

【解析】对服用 NSAIDs 后出现的溃疡的治疗，如情况允许应立即停用 NSAIDs，对不能停用 NSAIDs 者，应首选质子泵抑制剂（PPI）即奥美拉唑治疗，因此答案应选 D。而其他药物的疗效均较差，特别是西沙必利仅为胃肠动力药，疗效会更差。

25.【答案】D

【解析】在消化性溃疡的重要病因和复发原因中，幽门螺杆菌感染起重要作用，因此根除幽门螺杆菌可以降低溃疡病的复发率，这在消化性溃疡的治疗中是正确的，其他备选答案的叙述均不准确或错误。

26.【答案】C

【解析】非甾体抗炎药是致消化性溃疡的重要原因之一，通过抑制环氧化酶（COX）导致胃肠黏膜生理性前列腺素 E 合成不足，促进胃酸分泌引起消化性溃疡。米索前列醇是临床合成的前列腺素 E 的衍生物，故有抑制胃酸分泌、增加胃十二指肠黏膜的黏液及碳酸氢盐分泌和增加黏膜血流等作用，主要用于预防非甾体抗炎药所致消化性溃疡。因此答案是 C。而硫糖铝和胶体铋虽然也是保护胃黏膜药物，但目前已较少使用，阿莫西林是抗生素，不用于预防非甾体抗炎药所致消化性溃疡。

27.【答案】A

【解析】该青年男性患者反复发作上腹痛、反酸 3 年，多于进食后腹痛加重，空腹减轻，用抑酸药可缓解，这是典型的胃溃疡的临床特点。所以最可能的诊断是胃溃疡。

28.【答案】C

【解析】该青年女性患者 2 年来周期性上腹痛，空腹发作，夜间常痛醒，进食或用抑酸剂后可缓解，是典型的十二指肠球部溃疡的临床表现，所以该患者最可能的诊断是十二指肠球部溃疡。

29.【答案】C

【解析】该青年男性患者慢性病程，有间断上腹痛伴反酸、夜间加重病史，考虑以十二指肠溃疡可能性最大，近 2 天来有出血，为明确诊断，首选的检查应该是胃镜，不但可直接看到病变，而且还可以取病理检查，更可以直接进行止血治疗。胃钡剂检查虽然亦有诊断价值，但不首选；^{13}C 呼气试验只能检查有无幽门螺杆菌感染；腹部 B 超和腹部 CT 均不能明确消化性溃疡的诊断。

30.【答案】D

【解析】该中年男性患者有典型的十二指肠溃疡病史，胃肠钡餐亦证实（十二指肠球变形），但近日疼痛加重，且呈持续性向腰背部放射，有时低热，化验血白细胞增高，所以考虑有慢性穿孔。十二指肠溃疡和胃后壁穿孔可与邻近的组织或器官发生粘连，使穿孔时的内容物不易流入腹腔，不会发生腹膜弥漫性炎症。因此答案是 D。

31.【答案】A

【解析】该老年男性患者慢性病程，患典型胃溃疡（周期性发作，节律性疼痛）25 年，近 2 个月上腹疼规律性消失，经 8 周内科正规治疗无效，结合粪隐血试验持续阳性，体重下降明显，该患者目前最可能的诊断是胃溃疡癌变。该患者的病情变化均不支持其他诊断。

32.【答案】D

【解析】该中年男性患胃溃疡已 3 年，加重 2 个月，胃镜证实为胃角切迹溃疡，并有幽门螺杆菌感染，因此应抗幽门螺杆菌治疗，疗程结束后，继续给予原方案中的一种抗溃疡药物（如质子泵抑制剂），疗程4~6周，复查胃镜。因此答案是D。

33．【答案】B

【解析】该青年男性患者慢性病程，间断上腹痛5年，空腹时出现，餐后缓解，符合十二指肠溃疡，^{13}C尿素呼吸试验阳性提示有幽门螺杆菌感染，所以最适合患者治疗的药物中包括奥美拉唑，既治疗十二指肠溃疡，又是根除幽门螺杆菌感染的主要药物之一。其他药物可以用于十二指肠溃疡的治疗，但对根除幽门螺杆菌感染无效。

34．【答案】E

【解析】该青年男性消化性溃疡患者经常反复发作，曾用过多种药物治疗。治疗消化性溃疡的药物可分为抑制胃酸的药物和保护胃黏膜的药物两大类，保护胃黏膜的药物包括硫糖铝、米索前列醇和枸橼酸铋钾等。其余除西沙必利是属于胃肠动力药外，法莫替丁、奥美拉唑和氢氧化铝均为抑制胃酸的药物。

35．【答案】D

【解析】该青年男性患类风湿关节炎患者经常服用扶他林等NSAIDs类药物，导致NSAIDs相关溃疡，若情况允许，应立即停用NSAIDs类药物，并予常规应用H_2受体拮抗剂或PPI治疗。但患者尚不能中止NSAIDs治疗，针对溃疡最好加用PPI（奥美拉唑）治疗。而其他如H_2受体拮抗剂（雷尼替丁）和黏膜保护剂（硫糖铝、枸橼酸铋钾、米索前列醇）均疗效差。

36．【答案】D

【解析】该青年男性患者因十二指肠溃疡大出血发生低血压，经大量输血后血压仍有波动，说明出血量大，而且内科难止住，因此需急诊开腹手术。溃疡病手术适应证是：①并发消化道大量出血经药物、胃镜及血管介入治疗无效；②急性穿孔、慢性穿透溃疡；③瘢痕性幽门梗阻，内镜治疗无效；④胃溃疡疑有癌变。所以答案是D。

37．【答案】C 38．【答案】A 39．【答案】B

【解析】该青年男性患者的病史中，呈间断上腹痛，夜间痛醒伴反酸，而且出血后腹痛减轻，均提示为典型的十二指肠溃疡；为了确定诊断，首选的检查是胃镜检查，可给予直接确诊依据。而其他检查方法均不能给予直接的确诊依据。若患者出现黑便，每日出血量最少应超过50 ml。

40．【答案】C 41．【答案】C 42．【答案】A

【解析】该青年男性患者急性病程，排柏油便引起头晕、心悸等症状，而且已达到休克状态（血压低，心率快，四肢末梢发凉），该患者为上消化道出血，因为消化性溃疡是上消化道出血最常见的原因，所以考虑该患者最可能的诊断是十二指肠溃疡；因既往无肝病史，近期无服药史，而且无呕血，所以不支持肝硬化食管静脉曲张破裂出血和急性胃炎，年轻患者急性发病伴严重出血，也不支持胃癌出血。由于该患者已达到休克状态，所以首选的处理是补充血容量。待病情稳定后，为明确诊断，最重要的检查方法是胃镜检查，其余检查方法均不如胃镜检查好。

43．【答案】C 44．【答案】D 45．【答案】D
46．【答案】C

【解析】该中年男性有典型的十二指肠溃疡病史（中上腹饥饿性隐痛反复发作，伴反酸、嗳气，进食和服用抑酸剂可缓解），因此最可能的诊断是消化性溃疡。突然出现中上腹剧痛，且持续存在，该患者可能发生的并发症是消化性溃疡并发急性穿孔；腹部检查最具诊断价值的体征是肝浊音界消失或缩小；消化性溃疡确诊应选择的检查手段是胃镜检查，不仅可确诊，还有助于鉴别诊断。

47．【答案】D 48．【答案】B

【解析】该青年男性患者出现腹部叩诊肝浊音界消失最可能的病因是腹腔内积气，对急腹症患者应首先考虑的是腹腔内含气脏器破裂，为最有诊断价值的体征。该患者近1年来经常空腹发作上腹痛，有溃疡病的可能，故消化道穿孔（溃疡病穿孔）是首先考虑的诊断。

49．【答案】B 50．【答案】D 51．【答案】D

【解析】该中年男性患者有长期慢性胃溃疡病史，近来腹痛加重，失去规律，经多种药物治疗无效，体重下降，最可能的诊断是胃溃疡癌变。为明确诊断，最有意义的检查是胃镜检查，既可以观察胃部病变情况，又可以取病理活检。因为诊断是胃溃疡癌变，所以最佳的处理方法是手术治疗，而胃黏膜保护剂、质子泵抑制剂和根除幽门螺杆菌治疗只是针对胃溃疡复发或复合性溃疡的治疗。

52．【答案】B 53．【答案】D

【解析】消化性溃疡是指胃肠道黏膜被自身消化而形成的溃疡，常见并发症包括出血、穿孔、幽门梗阻和癌变，其中出血是消化性溃疡最常见的并发症。消化性溃疡又分为胃溃疡和十二指肠溃疡，十二指肠溃疡患者不易发生癌变并发症。

54．【答案】C 55．【答案】E

【解析】胃和十二指肠均有活动性溃疡的是复合性溃疡；经正规抗溃疡治疗而溃疡仍未愈合的是难治性溃疡。巨大溃疡是指直径>2 cm的溃疡；球后溃疡多发生在十二指肠乳头的近端，其临床特点是夜间痛多见且易并发出血；幽门管溃疡发生在胃远端，较易发生幽门梗阻、出血和穿孔等并发症。

56．【答案】C 57．【答案】D

【解析】胃溃疡急性穿孔时可致急性腹膜炎，并有气体进入腹腔，故表现为上腹有压痛，板样强直，肝浊音界消失；上腹部胀痛伴有胃型及振水音是溃疡病并发幽门幽门梗阻的特点。其他几项中，急性肠梗阻时则因肠道与外界不通，肠内压增高，引起脐周围阵痛，伴有压痛，肠鸣音亢进，有肠型；右上腹绞痛，伴压痛、黄疸、Murphy 征阳性显然是胆石症及急性胆囊炎；胸骨下持续性钝痛，腹部体征正常见于急性心肌梗死。

58. 【答案】C 59. 【答案】B

【解析】奥美拉唑能抑制 H^+/K^+ATP 酶的活力，因而是质子泵抑制剂；前列腺素 E_2 的衍生物可加强胃黏膜对损伤的抵抗力，因而是黏膜细胞保护剂。而丙谷胺是抗胃泌素药；派吡氮平是抗胆碱能药；多潘立酮是胃动力药。

60. 【答案】ABD

【解析】消化性溃疡是指胃肠道黏膜被自身消化而形成的溃疡，消化性溃疡的常见诱因有大量饮酒、长期吸烟和应激等。而幽门螺杆菌是消化性溃疡的发病原因。

61. 【答案】ABC

【解析】消化性溃疡是指胃肠道黏膜被自身消化而形成的溃疡，典型上腹痛的特点有：①慢性过程，可达数年或 10 余年；②反复或周期性发作，发作可有季节性；③可有与进餐相关的节律性，餐后痛多见于胃溃疡，饥饿痛或夜间痛、进餐缓解多见于十二指肠溃疡；④腹痛可被抑酸或抗酸剂缓解。

62. 【答案】ABC

【解析】消化性溃疡是指胃肠道黏膜被自身消化而形成的溃疡，典型上腹痛可有与进餐相关的节律性，餐后痛多见于胃溃疡，饥饿痛或夜间痛、进餐缓解多见于十二指肠溃疡。但当穿透性溃疡、溃疡出血或癌变时疼痛节律性会消失。但溃疡反复发作而无变化时，疼痛的节律性不会发生变化。

63. 【答案】ABD

【解析】凡病变侵犯到腹腔神经丛者均可引起背部疼痛，胰腺癌在后腹腔，可浸润或压迫腹腔神经丛，因而可引起背痛；球后溃疡一般发生在十二指肠降部的十二指肠乳头近端，常发生于后壁，可影响腹腔神经丛引起背痛；穿透性溃疡发生于后壁时亦同样引起背痛。而幽门梗阻则不会引起背痛。

64. 【答案】ACD

【解析】临床上有一类无症状性溃疡，这些患者无腹痛或消化不良症状，而是以消化道出血、穿孔为首发表现，可见于任何年龄，以长期服用 NSAIDs 患者及老年患者多见。但不会以器质性幽门狭窄为首发表现。

65. 【答案】BCD

【解析】内镜或胃钡剂检查见到胃的溃疡必须鉴别其为良性或恶性，早期溃疡型胃癌单凭内镜所见很难与良性溃疡鉴别，二者非常相似，必须依靠直视下取活组织检查鉴别。

66. 【答案】ABC

【解析】十二指肠溃疡若不积极治疗，容易出现并发症。十二指肠溃疡的并发症是出血、穿孔和梗阻。而癌变一般常见于胃溃疡。

67. 【答案】ABCD

【解析】胃溃疡可发生的并发症是出血、穿孔、梗阻和癌变。

68. 【答案】BCD

【解析】题中所列四种 H_2 受体拮抗剂（H_2RA）药物，其中除西咪替丁外，雷尼替丁、法莫替丁、尼扎替丁均为常用的 H_2RA 药物。

69. 【答案】ACD

【解析】抗酸药物可直接中和胃酸，缓解消化性溃疡疼痛的作用较快。这些药物有硫糖铝、铝碳酸镁、磷酸铝和氢氧化铝凝胶。而雷尼替丁是属于 H_2 受体拮抗剂（H_2RA）药物。

70. 【答案】ABC

【解析】溃疡病手术的适应证是：①并发消化道大量出血经药物、胃镜及血管介入治疗无效；②急性穿孔、慢性穿透溃疡；③瘢痕性幽门梗阻，内镜治疗无效；④胃溃疡疑有癌变。所以答案是 ABC。

六、胃　癌

【A1 型题】

1. 下列不属于胃癌癌前疾病的是
   A. 慢性萎缩性胃炎
   B. 胃息肉
   C. 胃溃疡
   D. 残胃炎
   E. 十二指肠溃疡

2. 胃癌的好发部位是
   A. 贲门部
   B. 胃底
   C. 胃大弯

D．胃小弯
E．胃窦
3．进展期胃癌最常见的症状是
　A．食欲不振
　B．恶心、呕吐
　C．上腹痛、消瘦
　D．消化不良症状
　E．贫血、乏力
4．胃癌血行播散最常转移到的部位是
　A．肺
　B．腹膜
　C．肝
　D．肾上腺
　E．骨髓
5．Krukenberg瘤是指胃癌种植转移的部位是
　A．乳房
　B．子宫
　C．宫颈
　D．肝
　E．卵巢

【A2型题】

6．男性，61岁。上腹隐痛不适2个月，进食后明显，伴食欲下降，近1周感乏力，体重下降（具体未测）。查体：P 95次/分，BP 120/70 mmHg，贫血貌，腹平软，剑突下有深压痛，无肌紧张和反跳痛。胃镜检查见胃窦小弯侧半球状隆起，基底宽，质脆，触之易出血，已送病理检查。最可能的诊断是
　A．胃癌
　B．胃溃疡
　C．胃息肉
　D．慢性胃炎
　E．胃黏膜脱垂症
7．男性，48岁。上腹疼痛2年，常在餐后发生。2周前曾做钡餐检查示胃黏膜增粗，胃窦部见3 cm×3 cm龛影，邻近胃黏膜僵硬，蠕动消失。最可能的诊断是
　A．胃溃疡恶变
　B．复合性溃疡
　C．胃溃疡合并幽门梗阻
　D．胃溃疡合并慢性胃炎
　E．胃溃疡合并胃黏膜脱垂症
8．女性，53岁。患胃溃疡10年。近5个月上腹痛变为无规律，恶心、腹胀、食欲减退。胃钡餐造影检查胃窦部可见3.5 cm×3.8 cm龛影，边缘不齐。粪隐血多次阳性。该患者最可能的诊断是

A．胃溃疡出血
B．胃溃疡合并胃息肉
C．胃溃疡合并慢性胃炎
D．胃溃疡恶变
E．胃溃疡合并幽门梗阻

【A3/A4型题】

男性，68岁。18年来患胃溃疡，周期性和节律性疼痛明显，近2个多月来再犯，经8周内科正规治疗无效，粪隐血持续阳性。

9．根据病史，该患者目前腹痛的最可能特点是
　A．节律性改变
　B．餐后减轻
　C．用抑酸药可缓解
　D．夜间腹痛重
　E．饥饿痛
10．该患者目前最可能的诊断是
　A．胃溃疡活动
　B．胃溃疡癌变
　C．合并急性胃炎
　D．合并慢性胃炎
　E．合并十二指肠溃疡
11．对该患者最有诊断意义的检查是
　A．上消化道钡剂造影
　B．腹部CT
　C．胃镜+黏膜活检
　D．胃液分析
　E．腹部B型超声

【B1型题】

　A．原位癌
　B．早期胃癌
　C．进展期胃癌
　D．中期胃癌
　E．晚期胃癌
12．病灶局限且深度不超过黏膜下层的胃癌分期是
13．深度超过黏膜下层的胃癌分期是
14．病灶已侵入肌层的胃癌分期是
15．侵入浆膜或浆膜外的胃癌分期是

　A．幽门螺杆菌感染
　B．胃溃疡
　C．十二指肠溃疡
　D．异型增生
　E．Krukenberg瘤
16．属于胃癌癌前疾病的是
17．属于胃癌癌前病变的是

A．外科手术切除加区域淋巴结清扫
B．外科部分切除术
C．根治性切除术
D．内镜下黏膜切除术
E．内镜黏膜下剥离术

18．进展期胃癌无远处转移的治疗是
19．进展期胃癌伴淋巴结转移的治疗是

【X型题】

20．胃癌的高风险因素包括
A．幽门螺杆菌感染
B．肠上皮化生
C．异型增生
D．残胃

21．下列属于胃癌癌前疾病的有
A．慢性萎缩性胃炎
B．胃息肉
C．胃溃疡
D．异型增生

22．下列属于胃癌癌前病变的有
A．残胃炎
B．胃息肉
C．肠上皮化生
D．异型增生

23．胃癌的转移途径有
A．直接蔓延
B．血行播散
C．淋巴结转移
D．种植转移

答案及解析

1．【答案】E
【解析】某些疾病易出现癌变，胃癌的癌前疾病有慢性萎缩性胃炎、胃息肉、胃溃疡和残胃炎等。而十二指肠溃疡一般不会发生癌变。

2．【答案】E
【解析】记忆型试题。胃癌的好发部位是胃窦。

3．【答案】C
【解析】多数早期胃癌无症状，部分患者可有消化不良症状。进展期胃癌最常见的症状是上腹痛、消瘦，另有食欲不振、恶心、呕吐、贫血、乏力等。

4．【答案】C
【解析】晚期胃癌患者血行播散可占60%以上，最常转移到肝，其次是肺、腹膜、肾上腺，也可转移到肾、脑、骨髓等。

5．【答案】E
【解析】胃癌细胞侵及浆膜层脱落入腹腔，如种植于卵巢，称为Krukenberg瘤。

6．【答案】A
【解析】该老年男性患者上腹隐痛不适2个月，进食后明显，伴食欲下降，近来感乏力、体重下降，结合查体见贫血貌，剑突下有深压痛，及胃镜检查符合胃癌的表现（胃窦小弯侧半球状隆起，基底宽，质脆，触之易出血），所以最可能的诊断是胃癌。

7．【答案】A
【解析】该中年男性患者慢性病程，上腹疼痛2年，常在餐后发生，支持胃溃疡诊断，2周前曾做钡餐检查示胃黏膜增粗，胃窦部见3 cm×3 cm龛影，邻近胃黏膜僵硬，蠕动消失。最可能的诊断是胃溃疡恶变。

8．【答案】D
【解析】该中年女性患者患胃溃疡10年，近5个月上腹痛变为无规律，恶心、腹胀、食欲减退，钡餐造影检查胃窦部可见3.5 cm×3.8 cm龛影，边缘不齐。粪隐血多次阳性。最可能的诊断是胃溃疡恶变。

9．【答案】A　10．【答案】B　11．【答案】C
【解析】该老年男性患者患胃溃疡18年，有典型的临床表现，腹痛呈明显的周期性和节律性，但近来又犯，经充分的内科保守治疗无效，粪隐血持续阳性提示有大溃疡且未愈合，最可能溃疡发生癌变，所以腹痛的节律性会发生变化，不再呈餐后1小时上腹痛的典型胃溃疡节律性腹痛的特点，抑酸药和进餐不会缓解，也不会出现夜间腹痛重和饥饿痛，因为夜间腹痛重和饥饿痛是十二指肠溃疡的特点，该患者不会发生十二指肠溃疡。最有助于诊断的检查是胃镜+黏膜活检，这既可直视下观察胃溃疡情况，又可取活检进行病理学诊断，其余几项检查均意义较小。

12．【答案】B　13．【答案】C　14．【答案】D
15．【答案】E
【解析】胃癌的病理分期是：早期胃癌是病灶局限且深度不超过黏膜下层；进展期胃癌是深度超过黏膜下层；病灶已侵入肌层的胃癌分期是中期胃癌；侵入浆膜或浆膜外的胃癌分期是晚期胃癌。

16．【答案】B　17．【答案】D
【解析】某些疾病和病变易发生胃癌。属于胃癌癌前疾病的是胃溃疡；属于胃癌癌前病变的是异型增生。

18.【答案】C   19.【答案】A

【解析】进展期胃癌无远处转移的治疗是尽可能根治性切除；进展期胃癌伴淋巴结转移的治疗是胃癌外科手术切除加区域淋巴结清扫。外科部分切除术、内镜下黏膜切除术和内镜黏膜下剥离术适宜于早期胃癌。

20.【答案】ABCD

【解析】某些因素易致胃癌发生，胃癌的高风险因素包括幽门螺杆菌感染、慢性萎缩性胃炎、肠上皮化生、异型增生、腺瘤、残胃、吸烟和遗传等。

21.【答案】ABC

【解析】某些疾病易出现癌变，胃癌的癌前疾病有慢性萎缩性胃炎、胃息肉、胃溃疡和残胃炎等。而异型增生是属于胃癌的癌前病变。

22.【答案】CD

【解析】某些病变易转变为癌，这些病变称为癌前病变，胃癌的癌前病变有肠上皮化生和异型增生。而残胃炎和胃息肉是属于癌前疾病。

23.【答案】ABCD

【解析】胃癌的转移途径有直接蔓延、淋巴结转移、血行播散和种植转移。

七、肠结核和结核性腹膜炎

【A1 型题】

1．肠结核最常见的发生部位是
   A．直肠
   B．乙状结肠
   C．降结肠
   D．升结肠
   E．回肠及盲肠

2．下列的临床表现中，多见于溃疡型肠结核的是
   A．常便秘
   B．糊样便
   C．鲜血便
   D．黏液脓血便
   E．多伴里急后重

3．关于肠结核的临床表现，下列不正确的是
   A．腹泻是溃疡型肠结核的主要临床表现之一
   B．腹部肿块主要见于增生型肠结核
   C．一般见于中青年
   D．多数起病缓慢
   E．多不伴有肺结核

*4．下列关于肠结核腹泻特点的叙述，错误的是
   A．腹泻是溃疡型肠结核的主要临床表现之一
   B．一般不含黏液和脓液
   C．腹泻可与便秘交替
   D．常伴里急后重
   E．便血极少见   (63/2004)

*5．结核性腹膜炎腹痛的特点是
   A．早期腹痛明显
   B．呈持续性绞痛
   C．疼痛多位于脐周、右下腹
   D．呈转移性疼痛   (64/2007)

6．下列关于肠结核全身症状的叙述，错误的是

   A．主要症状是发热和盗汗
   B．为长期不规则低热
   C．如同时有活动性肠外结核也可呈弛张热
   D．如同时有活动性肠外结核也可呈稽留热
   E．毒血症状明显者见于增生型

*7．关于结核性腹膜炎患者的发热特点，错误的是
   A．多呈弛张热
   B．以低热和中等热为最多
   C．高热伴明显毒血症者见于渗出型
   D．高热伴明显毒血症者见于干酪型   (63/2002)
   E．高热伴明显毒血症者见于伴有粟粒型结核者

8．粘连型结核性腹膜炎最常见的并发症是
   A．腹内脓肿形成
   B．肠梗阻
   C．肠出血
   D．肠穿孔
   E．肠瘘

9．对肠结核诊断具有确诊意义的检查是
   A．ESR 增快
   B．PPD 阳性
   C．结肠镜回盲部见溃疡形成
   D．结肠镜回盲部活检找到结核分枝杆菌
   E．X 线钡剂检查见有肠管变形和肠腔狭窄

10．最有助于诊断肠结核的病理改变是
    A．黏膜弥漫性炎症
    B．节段性炎症
    C．匐行沟槽样溃疡
    D．干酪性肉芽肿
    E．非干酪性肉芽肿

*11．对高度怀疑肠结核的病例中，下列最有利于临床诊断的是
    A．抗结核治疗 2~6 周有效

B．PPD 试验阳性
C．有肠外结核
D．有腹痛、腹泻、右下腹压痛　　　(65/2007)

12．对结核性腹膜炎最有诊断价值的检查是
   A．PPD 试验
   B．结肠镜检查
   C．血沉
   D．腹水常规
   E．腹腔镜检查＋腹膜活检

*13．在肠结核的治疗中，下列不正确的是
   A．为使患者早日康复，防止耐药性的产生，目前多采用长程抗结核治疗
   B．一般用异烟肼与利福平二种杀菌药联合
   C．开始治疗 1~2 周即有症状改善
   D．腹痛可用抗胆碱能药物
   E．伴完全肠梗阻者应手术治疗　　　(60/1995)

*14．关于结核性腹膜炎的抗结核治疗，不正确的是
   A．其疗效一般比溃疡型肠结核略好
   B．粘连型合并渗出者，病变不易控制
   C．一般用 3~4 种药物联合强化治疗
   D．继发于体内其他结核病的患者，临床多选用以往未用或少用药物　　　(65/1999)
   E．有血行播散或严重结核毒性症状者，可短期加用糖皮质激素

【A2 型题】

*15．男性，32 岁。3 个多月来低热、乏力、粪便稀、右下腹痛、体重减轻。查体：T 37.6℃，P 84 次／分，BP 110/70 mmHg，心肺检查未见异常。腹软，右下腹轻压痛，肝脾肋下未触及，肠鸣音活跃。血常规：Hb 125 g/L，WBC 5.4×10^9/L，Plt 252×10^9/L，粪常规偶见 WBC。结肠镜检查示回盲部肠黏膜充血、水肿，溃疡形成，大小及形态各异的炎症息肉，肠腔狭窄。最可能的诊断是
   A．克罗恩病
   B．阿米巴肉芽肿
   C．结肠癌
   D．肠结核　　　(68/2014)

16．女性，28 岁。右下腹痛、腹泻伴关节酸痛、低热半年。查体：心肺正常，腹软，右下腹触及可疑肿块。X 线钡餐检查显示回盲部有钡影跳跃征象（Stierlins sign）。最可能的诊断是
   A．克罗恩病
   B．肠结核
   C．阿米巴病疾
   D．右半结肠癌
   E．溃疡性结肠炎　　　(55/1994)

17．男性，42 岁。腹泻、腹痛伴低热、乏力、盗汗半年。查体：右下腹压痛（＋）。结肠镜发现回盲部黏膜充血、水肿，溃疡形成，肠腔变窄。最可能的诊断是
   A．溃疡性结肠炎
   B．结肠癌
   C．克罗恩病
   D．肠结核
   E．结肠阿米巴病

*18．男性，25 岁。右下腹痛 3 月余，还常伴有上腹或脐周腹痛，排便次数稍多，呈糊状，不含黏液和脓血，每日 2~4 次，曾作过 X 线钡剂灌肠检查发现回盲部有跳跃征。最可能的诊断是
   A．克罗恩病
   B．溃疡型肠结核
   C．右侧结肠癌
   D．阿米巴病
   E．肠淋巴瘤　　　(72/2005)

19．女性，20 岁。因低热、腹痛 1 个月诊断为结核性腹膜炎。近日来呕吐，腹胀，未解大便。查体发现肠鸣音亢进。最可能的并发症是
   A．肠梗阻
   B．肠穿孔
   C．中毒性肠麻痹
   D．肠出血
   E．腹腔脓肿

*20．女性，41 岁。腹胀、低热 3 个月。既往有右侧子宫附件结核病史 2 年。查体：T 37.8℃，心肺未见异常，腹壁柔韧感，轻压痛，肝脾触诊不满意，移动性浊音阳性。对确诊最有价值的检查是
   A．腹部 B 超
   B．腹部 CT
   C．腹腔穿刺抽液检查
   D．妇科检查　　　(51/2021)

21．女性，31 岁。低热、乏力伴腹胀 3 个月。查体：腹部膨隆，腹壁柔韧感，有压痛和轻反跳痛，移动性浊音阳性。腹水为渗出液。为明确诊断，最有价值的检查是
   A．腹部 B 型超声
   B．胃肠道钡剂检查
   C．血沉
   D．腹水细菌培养
   E．腹腔镜检查

22．女性，41 岁。腹胀、低热 3 个月。既往有右侧附件结核病史 2 年。查体：T 37.8℃，心肺未见

异常，腹部柔韧感、轻压痛，肝脾肋下未触及，移动性浊音阳性。最可能的诊断是
- A．卵巢囊肿
- B．自发性腹膜炎
- C．慢性阑尾炎
- D．结核性腹膜炎
- E．炎性肠病

23．女性，30 岁。发热、腹胀、消瘦 2 个月。查体：T 37.8℃，浅表淋巴结无肿大，巩膜无黄染，心肺检查未见异常，腹部膨隆，肝肋下 1 cm，脾肋下未触及，移动性浊音阳性，下肢无水肿。化验血沉 65 mm/h，腹水：比重 1.020，蛋白 34 g/L，白细胞 760×10⁶/L，分类示单个核细胞 70%，多核细胞 30%。最可能的诊断是
- A．肝硬化合并原发性腹膜炎
- B．结核性腹膜炎
- C．Budd-Chiari 综合征
- D．系统性红斑狼疮伴腹水
- E．腹膜转移癌

24．女性，43 岁。腹胀、腹痛伴发热、盗汗 2 个月，体温最高不超过 38.0℃。既往体健。查体：T 37.8℃，腹部膨隆，腹部揉面感，移动性浊音阳性。腹水常规示比重 1.020，蛋白定量 35 g/L，白细胞数 650×10⁶/L，淋巴细胞 80%，血 HBsAg（+），肝功正常。最可能的诊断是
- A．结核性腹膜炎
- B．肝硬化并自发性腹膜炎
- C．肝炎后肝硬化
- D．肝癌腹膜转移
- E．卵巢癌腹膜转移

25．女性，26 岁。腹胀、腹痛伴低热、盗汗 3 个月。查体：腹部移动性浊音阳性。腹水常规示比重 1.019，蛋白定量 38 g/L，白细胞数 610×10⁶/L，淋巴细胞 80%，血 HBsAg（+），肝功正常。最可能的诊断是
- A．肝硬化并自发性腹膜炎
- B．结核性腹膜炎
- C．肝炎后肝硬化
- D．肝癌腹膜转移
- E．卵巢癌腹膜转移

【A3/A4 型题】

男性，27 岁。3 个多月来右下腹痛、低热、腹泻伴糊样便，半个月来加重。既往有肺结核病史。查体：T 37.8℃，腹部发现右下腹有一 4 cm×3 cm 大小肿块，质中等，比较固定，轻压痛。

26．该患者最可能的诊断是
- A．右侧结肠癌
- B．肠结核
- C．克罗恩病
- D．肠淋巴瘤
- E．血吸虫病性肉芽肿

27．下列最具确诊意义的检查是
- A．血常规
- B．红细胞沉降率
- C．结肠镜
- D．钡剂灌肠
- E．粪便血吸虫病原体检查

28．该病最常见的病变部位是
- A．降结肠
- B．横结肠
- C．回盲部
- D．小肠
- E．升结肠

女性，28 岁。发热、腹胀 2 周入院。查体：T 37.9℃，腹稍膨隆，全腹轻压痛，可疑反跳痛，肝脾触诊不满意，移动性浊音阳性。腹水化验：比重 1.020，蛋白定量 4.5 g/dl。

29．该患者最可能的诊断是
- A．肝硬化失代偿期
- B．慢性胃炎
- C．缩窄性心包炎
- D．结核性腹膜炎
- E．Budd-Chiari 综合征

30．估计患者腹水量至少有
- A．100 ml
- B．500 ml
- C．1000 ml
- D．2000 ml
- E．2500 ml

女性，21 岁。低热、腹痛 1 个月，尿少、腹围增加 3 天。查体：T 37.8℃，腹部弥漫压痛（+），揉面感，肝脾触诊不满意，移动性浊音阳性。

31．对该患者诊断最有意义的检查是
- A．血常规及血沉
- B．肾功能
- C．腹腔穿刺
- D．尿常规
- E．肝功能

32．对该患者确诊最有意义的是
- A．腹部 X 线平片
- B．腹水结核杆菌培养

C．腹部 B 型超声检查
D．胸部 CT
E．腹部 CT

33．应采用的主要治疗措施是
A．抗结核治疗
B．口服利尿剂
C．静脉输注白蛋白
D．静脉点滴抗生素
E．口服止痛药物

女性，26 岁。腹胀、腹痛伴低热、盗汗 3 个月。查体发现腹部移动性浊音阳性。化验血 HBsAg（+）。腹水常规：比重 1.023，蛋白定量 38 g/L，白细胞数 610×10^6/L，其中单个核细胞为 80%。

*34．该患者最可能的诊断是
A．肝硬化合并自发性腹膜炎
B．结核性腹膜炎
C．肝炎后肝硬化失代偿期
D．肝癌腹膜转移

*35．下列检查结果支持上述诊断的是
A．腹水腺苷脱氨酶（ADA）79.5 U/L
B．血清 - 腹水白蛋白梯度（SAAG）12 g/L
C．腹水病理检查见到癌细胞
D．腹水培养见到来自肠道的革兰氏阴性菌

*36．该患者最宜选用的治疗是
A．对症支持治疗
B．应用广谱抗生素
C．抗结核治疗
D．全身联合肿瘤化疗 （99～101/2016）

【B1 型题】

A．经口
B．经淋巴管道
C．腹腔病变直接蔓延
D．经血液循环
E．腰椎病变直接蔓延

37．结核性腹膜炎的主要感染途径是
38．肠结核的主要感染途径是

A．位于右下腹或脐周
B．位于脐周、下腹或全腹
C．位于上腹
D．位于右上腹
E．转移性腹痛

39．肠结核腹痛的特点是
40．结核性腹膜炎腹痛的特点是

A．渗出型
B．粘连型
C．增殖型
D．干酪型
E．未定型

41．结核性腹膜炎容易出现肠梗阻的病理类型是
42．结核性腹膜炎如压痛明显且有反跳痛时，最可能的病理类型是
43．结核性腹膜炎病灶可向肠管、腹腔或阴道穿破而形成窦道或瘘管的病理类型是

【X 型题】

44．增生型肠结核的临床表现有
A．腹泻
B．便秘
C．腹部肿块
D．明显低热、盗汗

45．溃疡型肠结核的临床表现有
A．腹泻
B．便秘
C．腹部肿块
D．明显低热、盗汗

46．肠结核的并发症常见的有
A．肠出血
B．结核性腹膜炎
C．腹腔脓肿
D．肠梗阻

*47．对发热、腹痛、血性腹水的患者应考虑的可能有
A．结核性腹膜炎
B．门静脉血栓形成
C．胰源性腹水
D．门脉性肝硬化 （154/1994）

48．结核性腹膜炎腹水性质可为
A．草黄色渗出液
B．可为淡血色
C．合并肝硬化的患者可接近漏出液
D．可为乳糜性 （155/1996）

49．结核性腹膜炎多见的病理类型有
A．渗出型
B．粘连型
C．干酪型
D．混合型

*50．下列属于肠结核必须手术治疗指征的有
A．不完全性肠梗阻内科治疗无效
B．急性肠穿孔 （156/1998）
C．慢性肠穿孔引起粪瘘经内科治疗不见好转
D．肠道大量出血经积极抢救不能有效止血

答案及解析

1. 【答案】E

【解析】肠结核是结核杆菌侵犯肠道引起的慢性特异性感染，因经常吞下含结核杆菌的痰液而引起本病。结核杆菌侵犯肠道后，多在回盲部引起结核病变，可能与下列因素有关：①含结核杆菌的肠内容物在回盲部停留较久，结核杆菌有机会和肠黏膜密切接触，增加了肠黏膜的感染机会；②回盲部有丰富的淋巴组织，而结核杆菌容易侵犯淋巴组织。其他肠段有时也可受累。但肠结核最常见的发生部位是回肠及盲肠。

2. 【答案】B

【解析】溃疡型肠结核是肠结核的常见类型，常伴腹泻，呈糊样便，多无鲜血便、黏液脓血便，不伴里急后重。所以答案是B。

3. 【答案】E

【解析】肠结核患者多有开放性肺结核，因经常吞下含结核杆菌的痰液而致病，因而肠结核多不伴有肺结核的提法不正确。其他四个表现均符合肠结核。

4. 【答案】D

【解析】腹泻是肠结核（溃疡型）的主要临床表现之一，粪便呈糊状，一般不含黏液和脓液，不伴里急后重，便血极少见。腹泻与便秘交替是本病的临床特征，当然也可见于其他胃肠功能紊乱疾病。从上述看，肠结核常伴里急后重是错误的。

5. 【答案】C

【解析】结核性腹膜炎早期腹痛不明显，以后可呈持续性隐痛或钝痛，疼痛多位于脐周、右下腹，不会像阑尾炎那样呈转移性疼痛。

6. 【答案】E

【解析】肠结核的全身结核毒血症状常见，主要是发热与盗汗，热型为长期不规则低热，如同时有活动性肠外结核也可呈弛张热或稽留热，毒血症状明显主要见于溃疡型，不见于增生型患者。

7. 【答案】A

【解析】结核性腹膜炎病人以低热和中等热为最多，不是呈弛张热，因而答案是A。其余均是正确的。

8. 【答案】B

【解析】粘连型结核性腹膜炎的腹膜、肠系膜明显增厚，肠袢互相粘连或与其他脏器紧密粘连而发生肠梗阻，大网膜也增厚变硬蜷缩成团块，严重者腹腔完全闭塞。所以粘连型结核性腹膜炎最常见的并发症是肠梗阻。

9. 【答案】D

【解析】ESR增快、PPD阳性、结肠镜回盲部见溃疡形成和X线钡剂检查见有肠管变形和肠腔狭窄均对肠结核诊断有意义，但具有确诊意义的检查是结肠镜回盲部活检找到结核分枝杆菌。

10. 【答案】D

【解析】结核最典型和最有诊断意义的病理改变是干酪性坏死或肉芽肿，因此肠结核最有助于诊断的病理改变是干酪性肉芽肿。

11. 【答案】A

【解析】肠结核的诊断是依据临床表现特点、X线钡剂检查和结肠镜检查结果，对高度怀疑肠结核的病例中，如抗结核治疗2~6周有效，可做出肠结核的临床诊断。其余三个选项可有利于诊断，但均无确诊意义。

12. 【答案】E

【解析】结核性腹膜炎是由结核分枝杆菌引起的慢性弥漫性腹膜感染，最有诊断价值的检查是腹腔镜检查+腹膜活检。这样既可确诊，又可与其他腹膜炎鉴别诊断。这常适用于腹腔积液较多，诊断有困难者。

13. 【答案】A

【解析】在肠结核的治疗中，过去一般进行长程标准治疗，疗程在1~1.5年，目前认为，为使患者早日康复，防止耐药性的产生，多采用短程化疗，疗程为6~9个月，因此长程化疗是过去的观点，是不正确的。其余几项治疗均是正确的。

14. 【答案】A

【解析】结核性腹膜炎的抗结核治疗，其疗效一般比溃疡型肠结核略差，而不是略好，因而不正确。而其他四项均是正确的。

15. 【答案】D

【解析】该青年男性患者慢性病程，有低热、乏力、粪便稀、右下腹痛、体重减轻，查体见右下腹轻压痛，肠鸣音活跃，应高度怀疑肠结核。结肠镜检查见有典型的肠结核特点，即回盲部肠黏膜充血、水肿，溃疡形成，大小及形态各异的炎性息肉，肠腔狭窄。因此最可能的诊断是肠结核。其余均不符合。

16. 【答案】B

【解析】该青年女性患者的特点是右下腹触及可疑肿块，X线钡餐检查显示回盲部有钡影跳跃征象（Stierlins sign），结合病史最可能的诊断是肠结核，而克罗恩病和右半结肠癌虽可在右下腹触及可疑肿块，但X线不支持，阿米巴痢疾和溃疡性结肠炎时的体征和X线不支持。

17. 【答案】D

【解析】该中年男性患者腹泻、腹痛伴低热、乏力、盗汗半年，查体发现右下腹压痛（+），结合结肠镜发现回盲部黏膜充血、水肿，溃疡形成，肠腔变窄。最可能的诊断是肠结核。该临床特点和结肠镜检查结果均不支持其他诊断。

18.【答案】B

【解析】该青年男性患者有慢性右下腹痛病史，排便次数稍多，题中列出的五种疾病均有可能，但X线钡剂检查发现回盲部有跳跃征，这是溃疡型肠结核的典型X线钡剂灌肠检查表现，所以该患者最可能的诊断是溃疡型肠结核。

19.【答案】A

【解析】该青年女性患者患结核性腹膜炎，近日症状和体征（呕吐、腹胀、未解大便、肠鸣音亢进）支持并发肠梗阻。临床上结核性腹膜炎的并发症以肠梗阻最为常见，多发生在粘连型，肠瘘一般多见于干酪型，往往同时有腹腔囊肿形成。

20.【答案】C

【解析】该中年女性患者慢性病程，主要症状是腹胀、低热，查体发现腹壁柔韧感，轻压痛，移动性浊音阳性，结合既往有右侧子宫附件结核病史，最可能的诊断是结核性腹膜炎。所以对确诊最有价值的检查是腹腔穿刺抽液检查，包括腹水的常规检查、生化，特别是ADA（腺苷脱胺酶）测定对确定诊断有重要价值。而腹部B超、腹部CT和妇科检查对诊断虽然亦有帮助，但不是最有价值的检查。

21.【答案】E

【解析】该青年女性患者的病史和体征及腹水结果均考虑结核性腹膜炎可能性大，为明确诊断最有价值的检查是腹腔镜检查。腹水普通细菌培养结果应为阴性，结核分枝杆菌培养的阳性率很低，对确诊意义不大，其他检查均不能确诊，因此答案是E。临床上诊断困难的结核性腹膜炎还是通过腹腔镜来确诊。

22.【答案】D

【解析】该中年女性患者有腹胀、低热3个月，结合既往有右侧附件结核病史及查体腹部柔韧感、轻压痛，移动性浊音阳性，最可能的诊断是结核性腹膜炎。

23.【答案】B

【解析】该青年女性患者病程2个月，低热（37.8℃）、腹胀、消瘦，腹水征阳性，结合腹水常规检查结果，最可能的诊断是结核性腹膜炎。其他疾病虽然均可有腹水，但病历特点和腹水检查结果均不支持。

24.【答案】A

【解析】该中年女性患者有结核中毒症状（低热、盗汗）及腹胀、腹痛，查体发现腹部膨隆，腹部揉面感，移动性浊音阳性，结合腹水常规为渗出液，淋巴细胞为主，最可能的诊断是结核性腹膜炎。

25.【答案】B

【解析】该青年女性患者腹胀、腹痛伴结核中毒症状（低热、盗汗），查体发现腹部移动性浊音阳性，结合腹水常规为渗出性（比重1.019，蛋白定量38 g/L，白细胞数$610×10^6$/L），以淋巴细胞为主（占80%），尽管血HBsAg（+），最可能的诊断是结核性腹膜炎。病史和腹水化验结果均不支持其他诊断。

26.【答案】B 27.【答案】C 28.【答案】C

【解析】该青年男性患者有肠外结核（有肺结核病史），临床表现有右下腹痛、腹泻、右下腹肿块有压痛，伴有低热（T 37.8℃）等结核毒血症状，最可能的诊断是肠结核。右侧结肠癌虽也可在右下腹触及肿块，但患者年龄一般较大，常在40岁以上，一般无发热和结核病史；肠淋巴瘤也可在右下腹触及肿块，但患者常有浅表淋巴结肿大，无结核病史，结肠镜检查也可帮助鉴别。最具有诊断意义的检查是结肠镜检查，可以对全结肠和回肠末段进行直接观察，如能发现病变如肠黏膜充血、水肿、溃疡形成，形态各异的炎症息肉和肉芽肿，肠腔变窄等，对诊断有重要价值，若活检能找到干酪样坏死性肉芽肿或结核杆菌具有确诊意义；钡剂灌肠也有诊断意义但较结肠镜检查意义小，血常规和红细胞沉降率检查无特异性。肠结核最常见的病变部位是回盲部。

29.【答案】D 30.【答案】C

【解析】该青年女性患者2周来低热（T 37.9℃）、腹胀，查体有可疑腹膜刺激征（腹稍膨隆，全腹轻压痛，可疑反跳痛），移动性浊音阳性，化验腹水符合渗出液，所以该患者最可能的诊断是结核性腹膜炎，而肝硬化失代偿期、缩窄性心包炎和Budd-Chiari综合征的腹水是漏出液，慢性胃炎无腹水。当腹水量达到1000 ml以上时，才能出现腹部移动性浊音阳性，该患者已有移动性浊音阳性，所以估计腹水量至少应该有1000 ml。

31.【答案】C 32.【答案】B 33.【答案】A

【解析】该青年女性患者表现低热（37.8℃）、腹痛，近3天尿少、腹围增加，查体有腹部弥漫压痛（+），揉面感，移动性浊音阳性，其中揉面感是典型的结核性腹膜炎的体征，因此对该患者诊断最有意义的检查是腹腔穿刺，通过对腹水的化验检查提供诊断依据，血常规及血沉、肝肾功能和尿常规检查对结核性腹膜炎的诊断均意义不大。对结核性腹膜炎确定诊断最有意义的检查是腹水结核杆菌培养，腹部X线平片、腹部B型超声和胸、腹部CT检查对结核性腹膜炎均无确定诊断的价值。对结核性腹膜炎应采用的主要治疗措施是抗结核治疗，腹痛明显时可口服止痛药物，口服利尿剂和静脉输注白蛋白对治疗尿少有益，但不是最根本的治疗，静脉点滴抗生素对结核性腹膜炎的治疗无效。

34.【答案】B　35.【答案】A　36.【答案】C

【解析】该青年女性患者呈慢性病程，腹胀、腹痛伴低热、盗汗，查体发现有腹水。腹水常规为渗出液（比重>1.018，蛋白定量>30 g/L，白细胞数>500×10^6/L），腹水白细胞中以单个核细胞为主（80%）。因此该患者最可能的诊断是结核性腹膜炎。腹水腺苷脱氨酶升高（>40 U/L）的检查结果最支持结核性腹膜炎的诊断，该患者的 ADA 为 79.5 U/L，因此该检查结果支持上述诊断。血清-腹水白蛋白梯度（SAAG）12 g/L 支持肝硬化合并自发性腹膜炎的诊断（SAAG >11 g/L）；腹水病理检查见到癌细胞和腹水培养见到来自肠道的革兰氏阴性菌均不支持结核性腹膜炎的诊断。该患者诊断为结核性腹膜炎，所以最宜选用的治疗是抗结核治疗。

37.【答案】C　38.【答案】A

【解析】结核性腹膜炎由结核分枝杆菌感染腹膜引起，结核分枝杆菌感染腹膜的途径以腹腔内的结核病灶直接蔓延为主，少数病例由血行扩散引起。肠结核是结核分枝杆菌引起的肠道慢性特异性感染，结核分枝杆菌侵犯肠道主要经口感染，患者多有开放性肺结核或喉结核，因经常吞下含结核分枝杆菌的痰液而引起本病。

39.【答案】A　40.【答案】B

【解析】不同疾病的腹痛特点是不同的，有时腹痛特点可提供诊断依据。肠结核腹痛的特点是部位位于右下腹或脐周；结核性腹膜炎腹痛的特点是部位位于脐周、下腹或全腹。

41.【答案】B　42.【答案】D　43.【答案】D

【解析】结核性腹膜炎的病理类型不同，其临床表现亦异。结核性腹膜炎容易出现肠梗阻的病理类型是粘连型；结核性腹膜炎如压痛明显且有反跳痛时，最可能的病理类型是干酪型；结核性腹膜炎病灶可向肠管、腹腔或阴道穿破而形成窦道或瘘管的病理类型也是干酪型。

44.【答案】BC

【解析】根据肠结核的病理特点，肠结核分为溃疡型肠结核、增生型肠结核和混合型肠结核，各型的临床表现不同。增生型肠结核的临床表现是便秘和腹部肿块。溃疡型肠结核主要表现为腹泻和明显低热、盗汗。

45.【答案】AD

【解析】参见第 44 题解析。

46.【答案】BD

【解析】肠结核常有某些并发症。肠结核的并发症常见的有肠梗阻及结核性腹膜炎，而肠出血、腹腔脓肿少见。

47.【答案】ABC

【解析】结核性腹膜炎为结核菌杆感染腹腔所致，故可有发热、腹痛、血性腹水；门静脉血栓形成可突然出现腹痛、血性腹水，有时也可伴低热；胰源性腹水为胰腺炎特别是重症急性胰腺炎及胰腺癌腹膜浸润所致，因此也有发热、腹痛和血性腹水。而单纯性门脉性肝硬化为漏出液，不发热，腹水亦非血性。

48.【答案】ABCD

【解析】结核性腹膜炎的腹水为草黄色渗出液，少数为淡血色，偶见乳糜性，当合并肝硬化时可接近漏出液，因此四个答案均正确。

49.【答案】AB

【解析】结核性腹膜炎根据病理特点可分为渗出型、粘连型和干酪型，以前两型为多见，可少见混合存在呈混合型。

50.【答案】ABCD

【解析】肠结核手术治疗的适应证：①完全性肠梗阻或不完全性肠梗阻内科治疗无效者；②急性肠穿孔或慢性肠穿孔瘘管形成经内科治疗而未能闭合者；③肠道大量出血经积极抢救不能有效止血者；④诊断困难需开腹探查者。所以答案是 ABCD。

八、炎症性肠病

【A1 型题】

1. 与炎症性肠病发病无关的因素是
   A．幽门螺杆菌感染
   B．环境因素
   C．免疫失衡
   D．遗传因素
   E．肠道微生态

*2. 溃疡性结肠炎病变多位于
   A．回肠末端及升结肠
   B．升结肠
   C．降结肠
   D．全结肠
   E．直肠及乙状结肠　　　　　　　　（47/1997）

3. 典型的溃疡性结肠炎活动期患者的粪便特点是
   A．黏液便

B．糊状便
C．稀水样便
D．黏液脓性便
E．黏液脓血便

*4．下列不符合重度溃疡性结肠炎的是
A．每日腹泻≥6次
B．体温达38℃以上
C．脉搏在90次/分以上
D．红细胞沉降率大于30 mm/h
E．血红蛋白＜75%正常值　　　　（70/1998）

*5．下列关于溃疡性结肠炎的肠外表现中，随肠炎控制或结肠切除后可以缓解或恢复的是
A．淀粉样变性
B．强直性脊柱炎
C．外周关节炎
D．骶髂关节炎　　　　　　　　　（67/2009）

*6．溃疡性结肠炎患者腹痛、腹泻明显时，应用M胆碱受体阻断药剂量过大，可能引起的并发症是
A．机械性肠梗阻
B．肠穿孔
C．中毒性结肠扩张
D．结肠大出血
E．腹腔脓肿　　　　　　　　　　（53/1994）

*7．溃疡性结肠炎最少见的并发症是
A．中毒性结肠扩张
B．直肠结肠癌变
C．直肠结肠大量出血
D．肠梗阻
E．瘘管形成　　　　　　　　　　（62/2001）

*8．溃疡性结肠炎最多见的临床类型是
A．初发型
B．慢性复发型
C．慢性持续型
D．急性暴发型
E．临床终末型　　　　　　　　　（70/2005）

9．为确定诊断溃疡性结肠炎，最重要的检查是
A．血常规
B．结肠镜
C．腹部CT
D．血沉
E．粪常规

10．克罗恩病最常见的消化系统表现是
A．腹痛
B．腹泻
C．腹部包块
D．瘘管形成
E．肛门周围病变

11．下列不属于克罗恩病并发症的是
A．腹腔内脓肿
B．吸收不良综合征
C．肠梗阻
D．大量便血
E．发生癌变

*12．克罗恩病最常见的并发症是
A．腹腔内脓肿
B．吸收不良综合征
C．肠梗阻
D．大量便血
E．发生癌变　　　　　　　　　　（72/1998）

*13．在用糖皮质激素治疗克罗恩病时，宜选用主要作用于肠道局部而全身不良反应较小的类型。下列具有此种作用的糖皮质激素是
A．泼尼松
B．泼尼松龙
C．布地奈德
D．地塞米松
E．琥珀酸钠氢化可的松　　　　　（67/2006）

14．克罗恩病的手术适应证是
A．严重腹泻
B．体温高于39.5℃
C．病程超过10年
D．腹部包块
E．完全性机械性肠梗阻

【A2型题】

15．女性，45岁。反复发作脓血便10余年，此期间有时伴膝关节疼痛，多次粪便细菌培养阴性，X线钡剂检查见乙状结肠袋消失，肠壁变硬，肠管变细。该患者腹痛的特点是
A．腹痛—进食—缓解
B．腹痛—进食—加重
C．腹痛—便意—便后缓解
D．腹痛—便意—便后无变化
E．腹痛—便意—便后加重

*16．男性，30岁。腹泻伴左下腹轻至中度疼痛2年，每天大便4~5次，间断便血，有疼痛-便意-便后缓解的规律，常有里急后重，最近结肠镜检查发现结肠黏膜粗糙呈细颗粒状，血管纹理模糊。目前最可能的诊断是
A．肠道功能紊乱
B．克罗恩病
C．溃疡性结肠炎
D．肠阿米巴病
E．肠结核　　　　　　　　　　　（73/2006）

*17. 男性，30岁。反复腹泻、黏液脓血便1年余，加重3天。既往体健。查体：T 36.7℃，轻度贫血貌，心肺检查未见异常，腹软，左下腹明显压痛，无肌紧张、反跳痛，肝脾肋下未触及，肠鸣音6~8次/分。粪便细菌培养未见病原菌，广谱抗菌药物治疗1周无效。最可能的诊断是
   A．肠易激综合征
   B．溃疡性结肠炎
   C．慢性细菌性痢疾
   D．克罗恩病　　　　　　　　　（52/2020）

18. 男性，42岁。反复出现黏液脓血便3年，伴有腹痛，有便意，便后症状减轻，持续低热、乏力和双膝关节痛。查体：轻度贫血貌，双下肢可见结节性红斑。腹平软，左下腹有压痛，未触及包块，肝脾肋下未触及，肠鸣音活跃。化验粪常规有大量WBC和RBC。为确定诊断，最有价值的辅助检查是
   A．血常规加血沉
   B．粪便细菌培养加药敏
   C．纤维结肠镜
   D．X线钡剂灌肠
   E．腹部B超

19. 男性，27岁。慢性腹泻3年，大便每天2~3次，常带少量黏液，反复粪便致病菌培养阴性，结肠镜检查见直肠、降结肠和横结肠充血、水肿，有少数散在浅溃疡。首选的治疗方案是
   A．泼尼松口服
   B．大剂量抗生素静脉注射
   C．甲硝唑保留灌肠
   D．5-氨基水杨酸口服
   E．应用地芬诺酯

20. 男性，30岁。患溃疡性结肠炎2年。下列关于溃疡性结肠炎的肠外表现中，随肠炎控制或结肠切除后可以缓解或恢复的是
   A．淀粉样变性
   B．强直性脊柱炎
   C．外周关节炎
   D．骶髂关节炎
   E．原发性硬化性胆管炎

21. 女性，30岁。反复腹泻、黏液脓血便2年，加重伴里急后重10天。否认结核病史。查体：T 36.7℃，轻度贫血貌，浅表淋巴结未触及，心肺未见异常，腹平软，左下腹明显压痛，无肌紧张、反跳痛，肝脾肋下未触及，肠鸣音正常。粪便培养未见病原菌，广谱抗菌药物治疗1周无效。该患者最可能的诊断是
   A．慢性细菌性痢疾
   B．溃疡性结肠炎
   C．结肠癌
   D．肠结核
   E．肠易激综合征

*22. 男性，40岁。患溃疡性结肠炎1年余，腹痛、腹泻明显时，应用M胆碱受体阻断药止痛，由于想急于缓解疼痛，服用量过大，可能引起
   A．机械性肠梗阻
   B．肠穿孔
   C．中毒性结肠扩张
   D．结肠大出血
   E．腹腔脓肿　　　　　　　　　（53/1994）

23. 男性，50岁。半年来反复出现腹泻，粪便糊样，时有腹泻和便秘交替。检查轻度贫血貌，右下腹部可触及肿块，胃肠X线检查示回盲部钡剂充盈缺损。最不可能的诊断是
   A．结肠癌
   B．克罗恩病
   C．血吸虫病性肉芽肿
   D．肠结核
   E．慢性溃疡性结肠炎

*24. 男性，30岁。腹痛、腹泻、间断低热3年，结肠镜见回肠末段病变呈跳跃性，见纵行溃疡，溃疡周围黏膜呈鹅卵石样。最可能的诊断是
   A．溃疡性结肠炎
   B．溃疡型肠结核
   C．肠伤寒
   D．克罗恩病　　　　　　　　　（82/2007）

25. 男性，24岁。间断下腹痛、腹胀、腹泻1年余，腹痛常于进食后加重，排便后缓解，粪便呈糊状，一般无黏液和脓血，未进行系统检查和治疗，3天来再次发作。查体：T 36.5℃，浅表淋巴结不大，心肺（-），腹平软，右下腹压痛（+），无肌紧张和反跳痛，肝脾肋下未触及，钡剂灌肠检查见回盲部纵行性溃疡和鹅卵石征。该患者最可能的诊断是
   A．肠结核
   B．克罗恩病
   C．结肠癌
   D．肠淋巴瘤
   E．阿米巴肠炎

26. 男性，40岁。间歇性右下腹痛伴低热半年，发作时粪便多呈糊状。结肠镜见回盲部肠黏膜呈卵石样外观，有纵行溃疡，肠腔狭窄，病理活检示非干酪性肉芽肿。最可能的诊断是
   A．肠淋巴瘤
   B．溃疡性结肠炎

C．克罗恩病

D．肠结核

E．细菌性痢疾

*27．男性，33岁。患溃疡性结肠炎3年，在用糖皮质激素治疗该疾病时，宜选用主要作用于肠道局部而全身不良反应较小的类型。下列具有此种作用的糖皮质激素是

A．泼尼松

B．泼尼松龙

C．布地奈德

D．地塞米松

E．琥珀酸钠氢化可的松　　　　（67/2006）

【A3/A4型题】

女性，45岁。反复发作脓血便10余年，此期间有时伴膝关节疼痛，多次粪便细菌培养阴性，X线钡剂检查见乙状结肠袋消失，肠壁变硬，肠管变细。

*28．最可能的诊断是

A．溃疡性结肠炎

B．克罗恩病

C．肠结核

D．慢性细菌性痢疾

*29．该病腹痛的特点是

A．腹痛—进食—缓解

B．腹痛—进食—加重

C．腹痛—便意—便后缓解

D．腹痛—便意—便后无变化

*30．该患者最不可能出现的并发症是

A．中毒性巨结肠

B．癌变

C．肠出血

D．肠梗阻　　　　　　　　（99~101/2009）

女性，29岁。反复腹泻、黏液脓血便1年余，加重伴里急后重10天。既往体健，否认结核病病史。查体：T 36.9℃，轻度贫血貌，心、肺检查未见异常，腹软，左下腹有压痛，无反跳痛、肌紧张，肝脾肋下未触及，肠鸣音正常。粪便培养未见病原菌，广谱抗生素治疗1周无效。钡灌肠检查提示左侧结肠及直肠弥漫性黏膜颗粒样改变，可见多发小龛影。

31．该患者最可能的诊断是

A．细菌性痢疾

B．克罗恩病

C．肠结核

D．溃疡性结肠炎

E．直肠癌

32．该病最严重的并发症是

A．消化道大出血

B．中毒性巨结肠

C．急性肠穿孔

D．肠梗阻

E．感染性休克

33．确定该并发症最有意义的检查是

A．粪常规＋隐血

B．血常规＋血沉

C．腹部X线平片

D．腹部B超

E．结肠镜

男性，24岁。间断下腹痛、腹胀、腹泻1年余，腹痛常于进食后加重，排便后缓解，粪便呈糊状，一般无黏液和脓血，未进行系统检查和治疗，3天来再次发作。查体：T 36.5℃，浅表淋巴结不大，心肺（-），腹平软，右下腹压痛（+），无肌紧张和反跳痛，肝脾肋下未触及，钡剂灌肠检查见回盲部纵行性溃疡和鹅卵石征。

*34．该患者最可能的诊断是

A．肠结核

B．克罗恩病

C．结肠癌

D．肠淋巴瘤

*35．下列检查最有意义的是

A．PPD检查

B．腹部B超

C．腹部CT

D．结肠镜及活检

*36．该疾病最常见的并发症是

A．肠穿孔

B．肠出血

C．肠梗阻

D．腹腔内脓肿　　　　　　（79~81/2019）

男性，25岁。反复右下腹痛伴便秘、口腔溃疡，无发热及乏力2年。否认结核病病史及结核密切接触史。查体：右下腹可触及边界不清的包块，可移动，压痛阳性。

37．首先考虑的诊断是

A．肠结核

B．克罗恩病

C．结肠癌

D．阑尾炎

E．肠淋巴瘤

38．为明确诊断，最重要的检查是

A．粪查找抗酸杆菌

B．腹部B超
   C．腹部CT
   D．结肠镜检查及活检
   E．钡剂灌肠
39．[假设信息] 该患者若确诊为克罗恩病，其病变的典型表现不包括
   A．受累肠段弥漫性充血性水肿伴溃烂
   B．病变呈节段性分布
   C．纵行溃疡
   D．铺路石样改变
   E．非干酪样肉芽肿
40．[假设信息] 该患者若确诊为克罗恩病，该患者病变最好发的部位是
   A．直肠、乙状结肠
   B．回肠末段
   C．空肠
   D．横结肠
   E．降结肠

【B1型题】

   A．十二指肠
   B．回肠末段
   C．回盲部
   D．横结肠
   E．直肠、乙状结肠
41．溃疡性结肠炎患者的病变大多位于
42．克罗恩病患者的病变大多位于

   A．肠穿孔
   B．肠出血
   C．肠梗阻
   D．中毒性巨结肠
*43．克罗恩病患者最常见的并发症是 (143,144/2013)
*44．暴发型或重型溃疡性结肠炎患者最易发生的并发症是

   A．肠穿孔
   B．肠出血
   C．肠梗阻
   D．癌变
   E．中毒性巨结肠
45．克罗恩病炎症迁延不愈者，风险增加的是
46．溃疡性结肠炎患者较少见的并发症是

   A．横结肠充盈缺损，肠腔狭窄
   B．结肠袋加深，张力增强，可见收缩环，但未发现器质性改变
   C．回肠末段纵行溃疡、鹅卵石症
   D．回盲部跳跃征
   E．乙状结肠呈铅管样
47．溃疡性结肠炎的钡灌肠检查特点是
48．克罗恩病的钡灌肠检查特点是

   A．每日腹泻3次
   B．体温达38℃
   C．脉搏95次/分
   D．红细胞沉降率25 mm/h
   E．血红蛋白＜75%正常值
49．符合轻度溃疡性结肠炎的是
50．符合中度溃疡性结肠炎的是

   A．柳氮磺吡啶
   B．美沙拉嗪
   C．布地奈德
   D．硫唑嘌呤
*51．治疗轻、中型溃疡性结肠炎的首选药物是
*52．治疗轻、中型克罗恩病（病变累及回肠和结肠）的首选药物是 (143,144/2008)

【X型题】

*53．下列属于炎症性肠病肠外表现的有
   A．外周关节炎
   B．前葡萄膜炎
   C．口腔黏膜溃疡
   D．结节性红斑 (153/2000)
54．下列属于炎症性肠病肠外表现的有
   A．坏疽性脓皮病
   B．营养不良
   C．发热
   D．巩膜外层炎
55．提示溃疡性结肠炎处于活动期的血液化验结果有
   A．贫血
   B．白细胞数增加
   C．血沉加快
   D．C反应蛋白降低
*56．溃疡性结肠炎的并发症可有
   A．中毒性巨结肠
   B．癌变
   C．肠出血
   D．肠穿孔 (156/2017)
57．下列有关克罗恩病的叙述，正确的有
   A．临床表现多种多样，早期表现不典型，因此早期诊断不容易
   B．起病后多发展缓慢
   C．虽然可累及全消化道，但是口腔和肛门不受累

D．需维持治疗

58．下列有助于克罗恩病诊断的有
A．环形溃疡
B．反复发作的肛周脓肿
C．全层性炎症，瘘管形成
D．病理发现干酪性肉芽肿

*59．在治疗溃疡性结肠炎的常用药物中，可避免在小肠近段被吸收的氨基水杨酸制剂有
A．柳氮磺吡啶
B．巴柳氮
C．美沙拉嗪

D．奥沙拉嗪 (171/2011)

60．溃疡性结肠炎紧急手术的指征有
A．并发结肠癌变
B．并发大出血
C．肠穿孔
D．中毒性巨结肠经积极内科治疗无效

61．克罗恩病的手术适应证有
A．肠梗阻
B．腹腔脓肿
C．急性穿孔
D．内科治疗效果差

答案及解析

1．【答案】A
【解析】炎症性肠病的病因未明，其发病主要是与环境因素、免疫失衡、肠道微生态和遗传因素有关，而幽门螺杆菌感染最不可能引起炎症性肠病。

2．【答案】E
【解析】溃疡性结肠炎病变多位于直肠及乙状结肠。

3．【答案】E
【解析】溃疡性结肠炎是一种原因不明的直肠和结肠非特异性炎性疾病，临床上多呈反复发作慢性过程。典型的溃疡性结肠炎活动期患者的粪便特点是粪便性状为黏液脓血便。其余几项均不是典型的溃疡性结肠炎活动期患者的粪便特点。

4．【答案】B
【解析】重度溃疡性结肠炎体温应该是达37.8℃以上，其余各项均符合。

5．【答案】C
【解析】溃疡性结肠炎的肠外表现分为两类，一类是随肠炎控制或结肠切除后可以缓解或恢复的，如外周关节炎、结节性红斑、坏死性脓皮病、前葡萄膜炎、巩膜外层炎、口腔复发性溃疡等；另一类是与溃疡性结肠炎共存，但与溃疡性结肠炎本身的病情变化无关，如淀粉样变性、强直性脊柱炎、骶髂关节炎、原发性硬化性胆管炎等。所以随肠炎控制或结肠切除后可以缓解或恢复的是外周关节炎。

6．【答案】C
【解析】M胆碱受体阻断药能抑制迷走神经，松弛肠道平滑肌，因此剂量过大时会引起中毒性结肠扩张，可能会引起麻痹性肠梗阻，而不会引起机械性肠梗阻，也不会引起肠穿孔、结肠大出血和腹腔脓肿。

7．【答案】E
【解析】题中所列五项均为溃疡性结肠炎的并发症，以中毒性结肠扩张最常见，而瘘管形成最少见。

8．【答案】B
【解析】溃疡性结肠炎按其病程、程度、范围及病期进行综合分型，其中以慢性复发型最多见。

9．【答案】B
【解析】为确定诊断溃疡性结肠炎，最重要的检查是结肠镜。可发现病变早期黏膜呈弥漫性充血、水肿，质地变脆，呈颗粒状，伴灶性出血。继而有黏膜溃疡形成。溃疡表面覆盖有黏液脓性分泌物，病变晚期可见假息肉形成，肠腔变窄，结肠袋消失。必要时取活检。

10．【答案】A
【解析】克罗恩病是原因未明的胃肠道慢性炎性肉芽肿性疾病，多见于末端回肠或邻近结肠，但从口腔至肛门各段消化道均可受累，呈节段性或跳跃式分布。有多种消化系统表现，包括腹痛、腹泻、腹部包块、瘘管形成和肛门周围病变等，其中最常见的是腹痛。

11．【答案】B
【解析】腹腔内脓肿、肠梗阻、大量便血和发生癌变都属于克罗恩病的并发症，只有吸收不良综合征不属于克罗恩病的并发症。

12．【答案】C
【解析】题中所列五种并发症除吸收不良综合征外均可在克罗恩病时发生，但最常见的是肠梗阻。

13．【答案】C
【解析】糖皮质激素对急性发作期的克罗恩病有较好疗效，但多数糖皮质激素如泼尼松、泼尼松龙、地塞米松、琥珀酸钠氢化可的松等都是全身起作用，所以全身的不良反应较大，而布地奈德为新型糖皮质激素，主要在肠道局部起作用，所以全身不良反应大大减少。

14．【答案】E
【解析】因为克罗恩病的手术后复发率高，所以

手术适应证主要是针对并发症，包括肠梗阻、腹腔脓肿、急性穿孔、不能控制的大量出血及癌变。所以完全性机械性肠梗阻是克罗恩病的手术适应证。

15．【答案】C

【解析】该中年女性患者有多年慢性脓血便史，多次粪便细菌培养阴性，X线钡剂检查示病变在乙状结肠，所以最可能的诊断是溃疡性结肠炎，因为该病的病变部位在乙状结肠，所以腹痛的特点应该是腹痛—便意—便后缓解，腹痛与进食一般无关。

16．【答案】C

【解析】该青年男性患者是左下腹痛、腹泻，临床表现中的疼痛—便意—便后缓解的规律和结肠镜检查的发现均支持溃疡性结肠炎的诊断。而克罗恩病、肠阿米巴病和肠结核的病变均在右下腹，不会有左下腹痛和相应表现。肠道功能紊乱的表现多与此不同，而且结肠镜检查不会有异常。

17．【答案】B

【解析】该青年男性患者慢性病程，反复腹泻、黏液脓血便，3天来加重，有轻度贫血貌，左下腹明显压痛，无肌紧张、反跳痛，肠鸣音活跃（6~8次/分），结合粪便细菌培养未见病原菌，广谱抗菌药物治疗1周无效，所以该患者最可能的诊断是溃疡性结肠炎。而肠易激综合征患者的粪便均无脓血；慢性细菌性痢疾一般粪便细菌培养常见病原菌，广谱抗菌药物治疗1周可有效；克罗恩病的腹痛一般是右下腹明显。

18．【答案】C

【解析】该中年男性患者慢性病程，根据病史、体征和化验粪常规有大量WBC和RBC，最可能的诊断是溃疡性结肠炎。所以为确定诊断，最有价值的辅助检查是纤维结肠镜。其余辅助检查均意义小。

19．【答案】D

【解析】该青年男性患者慢性腹泻，大便每天2~3次，常带少量黏液，反复粪便致病菌培养阴性，结肠镜检见直肠、降结肠和横结肠充血、水肿，有少数散在浅溃疡，最可能的诊断是溃疡性结肠炎。患者为轻度溃疡性结肠炎，水杨酸类制剂是用于轻、中度病例。

20．【答案】C

【解析】参见第5题解析。

21．【答案】B

【解析】该青年女性患者慢性病程，2年反复腹泻、黏液脓血便，近10天加重伴里急后重。左下腹明显压痛，粪便培养未见病原菌，广谱抗菌药物治疗1周无效。不支持慢性细菌性痢疾、结肠癌、肠结核和肠易激综合征。所以该患者病史特点最支持溃疡性结肠炎的诊断。

22．【答案】C

【解析】该中年男性溃疡性结肠炎患者因为腹痛应用M胆碱受体阻断药止痛，M胆碱受体阻断药能抑制迷走神经，松弛肠道平滑肌，因此剂量过大时会引起中毒性结肠扩张，可能会引起麻痹性肠梗阻，而不会引起机械性肠梗阻，也不会引起肠穿孔、结肠大出血和腹腔脓肿。

23．【答案】E

【解析】该中年男性患者突出特点是右下腹触及肿块，X线检查示回盲部钡剂充盈缺损，因此病变常累及右半肠管的结肠癌、克罗恩病、血吸虫病性肉芽肿和肠结核均可能性大，而慢性溃疡性结肠炎主要累及直肠、乙状结肠和降结肠，较少累及右半肠管，而且很少有肉芽肿形成，仅偶有假息肉形成，因此最不可能。

24．【答案】D

【解析】该青年男性患者病史较长（3年），因此肯定不是肠伤寒，而结肠镜发现病变在回肠末段，这也不符合溃疡性结肠炎，因为溃疡性结肠炎的病变多在直肠和乙状结肠。病变部位符合溃疡型肠结核和克罗恩病，但结肠镜所见支持克罗恩病的诊断。

25．【答案】B

【解析】该青年男性患者呈慢性病程，间断下腹痛、腹胀、腹泻1年余，腹痛常于进食后加重，排便后缓解，粪便呈糊状，一般无黏液和脓血，查体右下腹压痛（+），结合钡剂灌肠检查见回盲部纵行性溃疡和鹅卵石征，最可能的诊断是克罗恩病，而肠结核、肠淋巴瘤、结肠癌和阿米巴肠炎虽然病变均可在右下腹，但临床表现和钡剂灌肠检查结果均不支持。

26．【答案】C

【解析】该中年男性患者慢性病程，间歇性右下腹痛伴低热半年，发作时粪便多呈糊状，结合结肠镜和病理检查的特征性表现（结肠镜见回盲部肠黏膜呈卵石样外观，有纵行溃疡，肠腔狭窄，病理活检示非干酪性肉芽肿），最可能的诊断是克罗恩病。虽然肠淋巴瘤和肠结核的病变也在右下腹，但结肠镜和病理检查的结果均不支持；而溃疡性结肠炎和细菌性痢疾的病变主要是在左下腹，所以也不支持。

27．【答案】C

【解析】参见第13题解析。

28．【答案】A　29．【答案】C　30．【答案】A

【解析】该中年女性患者有多年慢性脓血便史，但多次粪便细菌培养阴性，不支持慢性细菌性痢疾。X线钡剂检查示病变在乙状结肠，而克罗恩病和肠结核的病变主要位于回盲部，而非乙状结肠，所以最可能的诊断是溃疡性结肠炎。因为溃疡性结肠炎的病变部位在乙状结肠，所以腹痛的特点应该是腹痛—便意—便后缓解，腹痛与进食一般无关；溃疡性结肠炎有多种并发症，其中最严重的是中毒性巨结肠，多发生在暴发型或重症溃疡性结肠炎，该患者病史已10余年，

X线钡剂检查见乙状结肠肠壁已变硬,肠管变细,所以该患者最不可能出现的并发症是中毒性巨结肠。

31.【答案】D 32.【答案】B 33.【答案】C
【解析】该青年女性患者呈慢性病程,反复腹泻、黏液脓血便1年余,近10天急性加重伴里急后重,粪便培养未见病原菌,广谱抗生素治疗1周无效,不支持细菌性痢疾;结合左下腹压痛的体征和钡灌肠检查提示左侧结肠及直肠弥漫性黏膜颗粒样改变,可见多发小龛影,最可能的诊断是溃疡性结肠炎;患者无结核病史,钡灌肠检查不符合肠结核改变;反复腹泻、黏液脓血便、病变部位及钡灌肠检查改变均不支持克罗恩病、直肠癌。重症溃疡性结肠炎患者常因低钾、钡剂灌肠、使用抗胆碱能药物或阿片类制剂而诱发中毒性巨结肠,这是该病最严重的并发症。中毒性巨结肠行腹部X线平片可见结肠扩张,结肠袋消失,因此是最具有诊断意义的检查,其他检查均意义较小。

34.【答案】B 35.【答案】D 36.【答案】C
【解析】该青年男性患者呈慢性病程,间断下腹痛、腹胀、腹泻1年余,腹痛常于进食后加重,排便后缓解,粪便呈糊状,一般无黏液和脓血,查体右下腹压痛(+),结合钡剂灌肠检查见回盲部纵行性溃疡和鹅卵石征,最可能的诊断是克罗恩病,而肠结核、肠淋巴瘤和结肠癌虽然病变均可在右下腹,但临床表现和钡剂灌肠检查结果均不支持。最有意义的检查是结肠镜及活检,结肠镜检查可见跳跃式分布的纵行或匍行性溃疡,周围黏膜正常或增生呈鹅卵石样,病变活检有非干酪性肉芽肿或大量淋巴细胞聚集,而PPD检查、腹部B超和CT均无特异性。该疾病可有多种并发症,最常见的是肠梗阻,其次是腹腔内脓肿,偶可并发肠穿孔、肠出血。

37.【答案】B 38.【答案】D 39.【答案】A
40.【答案】B
【解析】该青年男性患者表现为反复右下腹痛,查体右下腹可触及边界不清的包块,可移动,压痛阳性,好发于右下腹的疾病包括克罗恩病、肠结核、阑尾炎、结肠癌和肠淋巴瘤均有可能,而克罗恩病的特点是从口腔至肛门各段消化道均可受累,该患者有口腔溃疡等,所以首先考虑的诊断是克罗恩病,否认结核病病史及结核密切接触史,不考虑肠结核,阑尾炎、结肠癌和肠淋巴瘤均可能性小。为明确诊断,最重要的检查是结肠镜检查及活检,粪查找抗酸杆菌是针对肠结核的检查,腹部B超在临床上一般用于肝、胆、胰、脾、肾疾病的检查,腹部CT多用于进一步检查。若该患者确诊为克罗恩病,其病变的典型表现不包括受累肠段弥漫性充血性水肿伴溃烂,而病变一般都表现为呈节段性分布、纵行溃疡、铺路石样改变和非干酪样肉芽肿等。若该患者确诊为克罗恩病,该

患者病变最好发的部位是回肠末段,溃疡性结肠炎的最好发的部位是直肠、乙状结肠。

41.【答案】E 42.【答案】B
【解析】溃疡性结肠炎患者的病变大多位于直肠、乙状结肠;克罗恩病患者的病变大多位于回肠末段。

43.【答案】C 44.【答案】D
【解析】炎症性肠病患者有多种并发症,其中肠梗阻是克罗恩病患者最常见的并发症;中毒性巨结肠是暴发型或重型溃疡性结肠炎患者最易发生的并发症。

45.【答案】D 46.【答案】C
【解析】克罗恩病患者的并发症有肠穿孔、肠出血、肠梗阻、癌变及腹腔内脓肿等,炎症迁延不愈者,癌变的风险增加;溃疡性结肠炎患者的并发症是中毒性巨结肠和肠穿孔、肠出血、肠梗阻、癌变等,但较少见的并发症是肠梗阻。

47.【答案】E 48.【答案】C
【解析】钡灌肠检查对肠道疾病的诊断和鉴别诊断均有帮助。溃疡性结肠炎的钡灌肠检查特点是乙状结肠呈铅管样;克罗恩病的钡灌肠检查特点是回肠末段纵行溃疡、鹅卵石症。钡灌肠检查示横结肠充盈缺损,肠腔狭窄见于结肠癌;钡灌肠检查示结肠袋加深,张力增强,可见收缩环,但未发现器质性改变见于肠道易激综合征;钡灌肠检查示回盲部跳跃征见于肠结核。

49.【答案】A 50.【答案】D
【解析】活动性溃疡性结肠炎按严重程度分为轻、中、重度。符合轻度溃疡性结肠炎的是每日腹泻3次(轻度指腹泻<4次/日);符合中度溃疡性结肠炎的是红细胞沉降率25 mm/h(轻度<20 mm/h,重度>30 mm/h,中度介于二者之间)。而体温达38℃、脉搏95次/分和血红蛋白<75%正常值均符合重度溃疡性结肠炎。

51.【答案】A 52.【答案】B
【解析】治疗轻、中型溃疡性结肠炎的首选药物是柳氮磺吡啶,柳氮磺吡啶口服后,经肠菌分解为5-氨基水杨酸(5-ASA)发挥作用,也可用于重型经糖皮质激素治疗已有缓解者。克罗恩病是一种病因尚不十分清楚的肠道慢性炎性肉芽肿性疾病,病变多见于远端回肠和结肠,美沙拉嗪是5-ASA的新型制剂,口服能达到远端回肠和结肠,在此定位释放而发挥作用,因此是治疗轻、中型克罗恩病(病变累及回肠和结肠)的首选药物,由于美沙拉嗪价格昂贵,不作为治疗轻、中型溃疡性结肠炎的首选药物。布地奈德属于新型的糖皮质激素,硫唑嘌呤属于免疫抑制剂,均不是治疗轻、中型溃疡性结肠炎和轻、中型克罗恩病(病变累及回肠和结肠)的首选药物。

53.【答案】ABCD

【解析】炎症性肠病包括克罗恩病和溃疡性结肠炎，均可有一些肠外表现，外周关节炎、前葡萄膜炎、口腔黏膜溃疡和结节性红斑均可见到。

54.【答案】AD

【解析】炎症性肠病包括溃疡性结肠炎和克罗恩病，其肠外表现基本相似，包括外周关节炎、结节性红斑、坏疽性脓皮病、巩膜外层炎、口腔黏膜溃疡、前葡萄膜炎等。而发热和营养不良属于其全身表现，不属于炎症性肠病肠外表现。

55.【答案】ABC

【解析】溃疡性结肠炎是一种原因不明的直肠和结肠非特异性炎性疾病，临床上多呈反复发作慢性过程。提示溃疡性结肠炎处于活动期的血液化验结果有贫血、白细胞数增加、血沉加快和C反应蛋白增高，而不是降低。

56.【答案】ABCD

【解析】溃疡性结肠炎的并发症包括中毒性巨结肠、肠穿孔、大量出血、结直肠癌、肠梗阻、瘘管形成和肛门、直肠周围病变等。

57.【答案】ABD

【解析】克罗恩病临床表现多种多样，早期表现不典型，因此早期诊断不容易；起病后多发展缓慢；可累及全消化道，口腔和肛门亦可受累；克罗恩病需维持治疗。

58.【答案】BC

【解析】克罗恩病是一种病因尚不十分清楚的肠道慢性炎性肉芽肿性疾病，可累及全消化道，口腔和肛门亦可受累，所以反复发作的肛周脓肿和全层性炎症，瘘管形成支持克罗恩病诊断。而克罗恩病是有纵行溃疡，病理发现非干酪性肉芽肿。

59.【答案】BCD

【解析】可避免在小肠近段被吸收的氨基水杨酸制剂有巴柳氮、美沙拉嗪、奥沙拉嗪，这是治疗溃疡性结肠炎的新型制剂，优点是不良反应明显减少，但价格昂贵。

60.【答案】BCD

【解析】溃疡性结肠炎紧急手术的指征有并发大出血、肠穿孔和中毒性巨结肠经积极内科治疗无效。而并发结肠癌变是属于择期手术指征。

61.【答案】ABC

【解析】因为克罗恩病的手术后复发率高，所以手术适应证主要是针对并发症，包括肠梗阻、腹腔脓肿、急性穿孔、不能控制的大量出血及癌变。所以内科治疗效果差不是手术适应证。

九、结直肠癌

【A1 型题】

1. 结直肠癌最主要的癌前疾病是
   A．结直肠腺瘤
   B．溃疡性结肠炎
   C．克罗恩病
   D．细菌性痢疾
   E．肠易激综合征

2. 结直肠癌最多见的组织学类型是
   A．腺癌
   B．腺鳞癌
   C．梭形细胞癌
   D．鳞状细胞癌
   E．未分化癌

3. 结直肠癌最早出现的症状是
   A．腹痛
   B．直肠及腹部肿块
   C．排便习惯与粪便性状改变
   D．贫血、低热
   E．消瘦、恶病质

4. 右侧结肠癌最多见的大体形态是
   A．浸润型
   B．溃疡型
   C．肿块型
   D．浸润溃疡型
   E．弥漫型

5. 结直肠癌唯一根治的方法是
   A．化疗
   B．放射治疗
   C．化疗联合放射治疗
   D．早期手术切除
   E．免疫靶向治疗

【A2 型题】

6. 男性，71岁。便秘、粪便性状变细伴进行性消瘦2个月。直肠指检发现直肠肿块，质地坚硬，表面呈结节状，局部肠腔狭窄，指检后的指套上可见血性黏液。该患者最可能的诊断是
   A．溃疡性结肠炎
   B．直肠癌

C. 直肠静脉曲张
D. 结直肠息肉
E. 内痔

7. 男性，56岁。右下腹钝痛伴乏力3个月，加重1周，无腹泻、便血。查体：T 37.5℃，BP 120/80 mmHg，轻度贫血貌，浅表淋巴结不大，心肺未见异常，腹软，右下腹轻压痛，似可及肿块，边界不清，肝脾肋下未触及，移动性浊音阴性。血常规：Hb 90 g/L，WBC 6.2×10^9/L，Plt 155×10^9/L，粪隐血（+），X线钡剂灌肠发现右侧结肠有充盈缺损、肠腔狭窄、黏膜皱襞破损。该患者最可能的诊断是
    A. 克罗恩病
    B. 肠结核
    C. 肠阿米巴病
    D. 右侧结肠癌
    E. 慢性阑尾炎

8. 女性，64岁。全腹胀痛3个月，伴渐进性排粪便困难，从每天1次到2~3天1次，粪便有黏液或带血。查体：贫血貌，腹膨隆，未见肠型，未触及肿块，肠鸣音亢进。最可能诊断是
    A. 肠结核
    B. 粘连性肠梗阻
    C. 溃疡性结肠炎
    D. 降结肠癌
    E. 家族性息肉病

【A3/A4型题】

男性，63岁。右下腹钝痛2个月，加重伴乏力1周，二便正常。父亲死于结直肠癌。查体：T 37.6℃，BP 130/80 mmHg，轻度贫血貌，浅表淋巴结不大，心肺未见异常，腹软，右下腹轻压痛，无肌紧张和反跳痛，右下腹似可及一肿块，边界不清，肝脾肋下未触及，移动性浊音阴性。血常规：Hb 93 g/L，WBC 6.8×10^9/L，Plt 235×10^9/L，粪隐血（+）。

9. 该患者最可能的诊断是
    A. 克罗恩病
    B. 溃疡性结肠炎
    C. 肠阿米巴病
    D. 右侧结肠癌
    E. 肠结核

10. 为明确诊断，首选的检查是
    A. 腹部B超
    B. X线钡剂灌肠
    C. 结肠镜
    D. 粪便找阿米巴滋养体
    E. PPD试验

男性，50岁。进行性贫血、消瘦、乏力半年，有时右腹隐痛，无腹泻。查体：右中腹部触及肿块，肠鸣音活跃。

11. 该患者最可能的诊断是
    A. 克罗恩病
    B. 溃疡性结肠炎
    C. 肠阿米巴病
    D. 升结肠癌
    E. 肠结核

12. 下列各项检查可明确诊断的是
    A. 纤维结肠镜
    B. 血CEA
    C. 腹部CT
    D. 腹部B超
    E. X线钡餐造影

13. 如果需要手术治疗，术前准备最重要的是
    A. 纠正营养
    B. 肠道准备
    C. 心肺功能检查
    D. 肝肾功能检查
    E. 心理准备

【B1型题】

A. 腹腔积液
B. 恶病质
C. 便血
D. 腹痛
E. 消瘦

14. 提示左侧大肠癌（结直肠癌）的主要临床表现是
15. 提示右侧大肠癌（结直肠癌）的主要临床表现是

A. 外科治疗
B. 结肠镜治疗
C. 化疗
D. 放射治疗
E. 免疫靶向治疗

16. 用于结直肠腺瘤癌变和黏膜内早期癌的治疗方法是
17. 主要用于直肠癌治疗的方法是

【X型题】

18. 下列属于结直肠癌高危因素或高危人群的有
    A. 结直肠腺瘤
    B. 溃疡性结肠炎
    C. 粪隐血阳性
    D. 有结直肠癌家族史

19. 左侧大肠癌（结直肠癌）的主要临床表现有
    A. 便血

B．腹泻或便秘
C．肠梗阻表现
D．贫血表现
20．右侧大肠癌（结直肠癌）的主要临床表现有

A．全身症状
B．腹痛
C．腹泻或便秘
D．贫血表现

答案及解析

1．【答案】A
【解析】结直肠癌即大肠癌，有一些高危因素。最主要的癌前疾病是结直肠腺瘤。

2．【答案】A
【解析】结直肠癌常见的组织学类型有腺癌、腺鳞癌、梭形细胞癌、鳞状细胞癌和未分化癌，其中最多见的类型是腺癌。

3．【答案】C
【解析】结直肠癌起病隐匿，早期常仅见粪便隐血阳性，随后则出现临床症状如排便习惯与粪便性状改变、腹痛、直肠及腹部肿块及贫血、低热、消瘦、恶病质等全身症状。而排便习惯与粪便性状改变是结直肠癌最早出现的症状。

4．【答案】C
【解析】右侧结肠癌最多见的大体形态是肿块型。

5．【答案】D
【解析】结直肠癌即大肠癌，治疗的关键是早发现和早诊断，以利于根治。唯一根治的方法是早期手术切除。

6．【答案】B
【解析】该老年男性患者病史及临床表现均支持直肠癌。

7．【答案】D
【解析】该中年男性患者右下腹钝痛伴乏力3个月，加重1周，无腹泻、便血。查体有低热（37.5℃），轻度贫血貌（血常规Hb 90g/L），右下腹轻压痛，似可及肿块，边界不清，粪隐血（+），结合钡剂灌肠发现（右侧结肠有充盈缺损、肠腔狭窄、黏膜皱襞破损）符合右侧结肠癌。病史和辅助检查所见均不支持其余诊断。

8．【答案】D
【解析】该老年女性患者全腹胀痛，排便习惯改变，贫血，粪便有黏液或带血，最可能诊断是降结肠癌。

9．【答案】D　10．【答案】C
【解析】该老年男性患者右下腹钝痛2个月，加重伴乏力1周，二便正常，查体有低热（37.6℃），轻度贫血貌（血常规Hb 93 g/L），右下腹轻压痛，似可及肿块，边界不清，粪隐血（+），结合父亲死于结直肠癌的家族史，符合右侧结肠癌。为明确右侧结肠癌诊断，首选的检查是结肠镜，通过结肠镜可直接观察肠壁、肠腔改变，并可确定肿瘤的部位、大小，初步判断浸润范围，取活检可获确诊。

11．【答案】D　12．【答案】A　13．【答案】B
【解析】该中年男性患者进行性贫血，伴消瘦、乏力，右腹隐痛，右中腹触及肿块，首先考虑升结肠癌。对该患者行纤维结肠镜检查可明确诊断。结肠癌术前准备最重要的是肠道准备。常用口服肠道抗菌药物、泻剂及多次灌肠方法，使结肠排空，并尽量减少肠腔内细菌数，以减少术后感染。

14．【答案】C　15．【答案】D
【解析】提示左侧大肠癌（结直肠癌）的主要临床表现是便血；提示右侧大肠癌（结直肠癌）的主要临床表现是腹痛。而消瘦、恶病质和腹腔积液等是结直肠癌共同的晚期表现。

16．【答案】B　17．【答案】D
【解析】结直肠癌的治疗关键是早期发现和诊断。用于结直肠腺瘤癌变和黏膜内早期癌的治疗方法是结肠镜治疗，即可经结肠镜用高频电凝切除、黏膜切除术或内镜黏膜下剥离术。放射治疗主要用于直肠癌，术前放疗可提高手术切除率和降低术后复发率，术后放疗仅用于手术未能根治或术后局部复发者。外科治疗是结直肠癌唯一根治的方法，即早期手术切除；而结直肠癌对化疗一般不敏感，中晚期癌术后常用化疗作为辅助治疗；免疫靶向治疗（抑制人类血管内皮生长因子的单克隆抗体如贝伐单抗和抑制表皮生长因子受体的单克隆抗体如西妥昔单抗）已被批准用于晚期结直肠癌的治疗。

18．【答案】ABCD
【解析】结直肠癌即大肠癌，有一些高危因素或高危人群：①结直肠腺瘤；②炎症性肠病（溃疡性结肠炎）；③其他高危因素或高危人群包括粪隐血阳性、有结直肠癌家族史、本人有癌症史、长期吸烟和过度饮酒等、慢性腹泻或便秘等及有盆腔放疗史者。

19．【答案】ABC
【解析】大肠癌（结直肠癌）因部位关系，左侧大肠癌（结直肠癌）的主要临床表现是便血、腹泻或便秘及肠梗阻表现。而贫血为右侧大肠癌（结直肠

癌）的主要临床表现。
20.【答案】ABD
【解析】大肠癌（结直肠癌）因部位关系，右侧大肠癌（结直肠癌）的主要临床表现是全身症状、贫血表现和腹痛。而腹泻或便秘为左侧大肠癌（结直肠癌）的主要临床表现。

十、功能性胃肠病

【A1 型题】

1. 一般不属于功能性消化不良症状的是
   A．中上腹胀痛
   B．餐后饱胀
   C．早饱感
   D．反酸
   E．恶心

*2. 引起肠易激综合征发病的最重要因素是
   A．肠道感染
   B．精神心理障碍
   C．内脏高敏感性
   D．对某些食物不耐受　　　　　（66/2009）

3. 肠易激综合征的症状特点是
   A．腹痛、腹胀等症状与排便无关
   B．病史较长者会出现营养不良
   C．精神紧张可使症状加重
   D．常有大便失禁
   E．夜间入睡后仍会出现腹泻

*4. 对于肠易激综合征患者有关腹痛的叙述，错误的是
   A．部位不定
   B．以下腹和右下腹多见
   C．极少睡眠中痛醒
   D．多于排便或排气后缓解
   E．无明显体征　　　　　　　　（64/2002）

*5. 下列不符合肠易激综合征腹泻特点的是
   A．一般每日大便 3～5 次
   B．粪便多呈糊状
   C．粪便可带有黏液
   D．排便常干扰睡眠
   E．粪便绝对无脓血　　　　　　（63/2003）

*6. 不支持肠易激综合征诊断的临床表现是
   A．每天排便多于 3 次
   B．每周排便少于 3 次
   C．块状/硬粪便
   D．稀水样便
   E．粪便排出顺利，无不尽感　　（71/2005）

【A2 型题】

*7. 男性，45 岁。间断发生腹痛、腹泻 5 年，发作时大便 2～4 次/天，有时便中有黏液，无脓血，排便后腹痛可缓解，因再发 1 周来诊。查体：左下腹轻压痛。化验粪常规：WBC 0～1/HP，隐血试验（-），细菌培养（-）。该患者最可能的诊断是
   A．慢性细菌性痢疾
   B．肠易激综合征
   C．克罗恩病
   D．溃疡性结肠炎　　　　　　　（68/2016）

*8. 女性，32 岁。反复发作腹泻 3 年，伴便前腹痛，便后缓解，体重无变化。近 3 个月来由于变换工作不顺利等原因，上述症状加重，每日大便 5～6 次，有黏液，无脓血，使用抗生素治疗效果欠佳。最可能的诊断是
   A．肠易激综合征
   B．感染性腹泻
   C．炎症性肠病
   D．抗生素相关性腹泻　　　　　（62/2010）

9. 男性，67 岁。反复腹泻 10 年，多于饭后或晨起发作，每日 5～6 次，近日粪便带血，该患者最不应考虑的诊断是
   A．痔疮
   B．结肠癌
   C．溃疡性结肠炎
   D．肠易激综合征
   E．直肠癌

10. 女性，45 岁。反复发作腹泻 10 年，多于工作紧张时发生，表现为晨起腹泻 3～4 次，伴便前腹痛，便后缓解，体重无变化，近由于工作压力加大上述症状加重，大便 5～6 次/日，有黏液，述自服黄连素有效，停药反复。该患者最可能的诊断是
    A．感染性腹泻
    B．肠易激综合征
    C．更年期综合征
    D．抗生素相关性腹泻
    E．炎症性肠病

11. 女性，40 岁。便秘 10 余年，加重半年，排便需要刺激性泻药，且伴左下腹腹胀，排出粪便后可缓解，进食量较前减少，体重有所增加。纤维结

肠镜检查未发现异常。该患者最可能的诊断是
- A．结肠癌
- B．甲状腺功能减退症
- C．结肠冗长
- D．先天性巨结肠
- E．肠易激综合征

*12．男性，31岁。患肠易激综合征5年，近1个月来排便困难，粪便干结，伴失眠、焦虑。下列不宜选用的治疗药物是
- A．甲基纤维素
- B．聚乙二醇
- C．洛哌丁胺
- D．阿米替林 (81/2007)

【A3/A4型题】

女性，21岁。间断发作腹泻、便秘伴下腹不适、腹胀5年余。查体未发现异常。多次粪便常规、潜血及细菌培养均未发现异常。

13．该患者诊断时可以首先排除的疾病是
- A．肠结核
- B．克罗恩病
- C．肠易激综合征
- D．结肠癌
- E．溃疡性结肠炎

14．对诊断最有意义的检查是
- A．胸部X线片
- B．腹部B超
- C．结肠镜
- D．血沉
- E．血常规

15．如果检查均未见异常，最可能的诊断是
- A．溃疡性结肠炎
- B．肠结核
- C．肠易激综合征
- D．克罗恩病
- E．慢性细菌性痢疾

男性，32岁。间断发作下腹痛、腹胀伴腹泻或便秘3年余，下腹痛不重，多于排便后缓解，粪便有黏液，无脓血，3周来再次发作腹痛伴腹泻，大便2~4次/天，粪便性状同前，查体除下腹部有轻度压痛外，其余未见异常。粪便常规、隐血及细菌培养均未见异常。

*16．该患者最可能的诊断是
- A．肠结核
- B．克罗恩病
- C．肠易激综合征
- D．溃疡性结肠炎

*17．为确定诊断，最有意义的检查是
- A．PPD试验
- B．腹部B超
- C．X线钡剂灌肠
- D．结肠镜

*18．该患者可选择的治疗是
- A．口服抗结核药
- B．口服柳氮磺吡啶
- C．口服匹维溴铵
- D．口服布地奈德 (79~81/2018)

男性，31岁，间断腹痛、腹泻3年余，每日排便4~5次，粪便不成形，无脓血和黏液，服黄连素可稍缓解，近半个月症状加重，每日排便7~8次。查体未发现异常。多次粪便常规检查未发现异常。

19．该患者最可能的诊断是
- A．细菌性痢疾
- B．溃疡性结肠炎
- C．肠易激综合征
- D．肠结核
- E．克罗恩病

20．其他最需要排除的疾病是
- A．甲状腺功能亢进症
- B．糖尿病
- C．慢性胰腺炎
- D．胆囊炎
- E．慢性肝炎

21．可选择治疗的药物是
- A．异烟肼等
- B．柳氮磺胺吡啶
- C．洛哌丁胺
- D．利复星
- E．双环醇

【B1型题】

- A．奥美拉唑
- B．多潘立酮
- C．消化酶制剂
- D．阿米替林
- E．阿莫西林

22．适用于以上腹痛、灼热感为主要症状的功能性消化不良患者的药物是

23．适用于以餐后饱胀、早饱为主要症状的功能性消化不良患者的药物是

24．适用改善与进餐相关的上腹胀、食欲差等为主要症状的功能性消化不良患者的药物是

25. 适用于一般治疗疗效欠佳而伴随精神症状明显的功能性消化不良患者的药物是

   A．无明显规律性
   B．疼痛-排便加重
   C．进食-疼痛-缓解
   D．疼痛-进食-缓解
   E．疼痛-排便-缓解
26. 肠易激综合征腹痛的规律是
27. 胃溃疡腹痛的规律是

【X型题】

28. 与功能性消化不良发病相关的因素有
   A．胃肠动力障碍
   B．内脏感觉过敏
   C．胃对食物的容受性舒张功能下降
   D．精神和社会因素
*29. 治疗肠易激综合征（IBS）可选用的药物有
   A．胃肠解痉药
   B．止泻药
   C．泻药
   D．抗抑郁药

（143/2004）

答案及解析

1. 【答案】D
【解析】功能性消化不良是指由胃和十二指肠功能紊乱引起的症状，而无器质性疾病的一组临床综合征。主要症状包括餐后饱胀、早饱感、中上腹胀痛、中上腹灼热感、嗳气、食欲缺乏、恶心等，一般无反酸。

2. 【答案】B
【解析】肠易激综合征（IBS）是一种功能性肠病。IBS的病因和发病机制尚不清楚，可能与多种因素有关，题中的四个选项均为IBS的发病因素，但只有精神心理障碍是最重要的因素，因为IBS患者存在个性异常，焦虑、抑郁积分显著高于正常人，应激事件发生频率亦高于正常人，所以答案是B。

3. 【答案】C
【解析】肠易激综合征是一种以腹痛或腹部不适伴排便习惯改变为特征的功能性肠病，所以精神紧张可使症状加重，因此答案是C。其他备选答案均不是肠易激综合征的症状特点。

4. 【答案】B
【解析】几乎所有肠易激综合征患者都有不同程度的腹痛，以下腹和左下腹多见，而不是右下腹。

5. 【答案】D
【解析】肠易激综合征是一种功能性肠道疾病，一般每日大便3~5次，大便多呈糊状，可带有黏液，绝对无脓血，排便不影响睡眠，故答案是D。

6. 【答案】E
【解析】以下临床表现越多越支持肠易激综合征的诊断：①排便频率异常（每天排便>3次或每周<3次）；②粪便性状异常（块状/硬便或稀水样便）；③粪便排出过程异常（费力、急迫感、排便不尽感）；④黏液便；⑤胃肠胀气或腹部膨胀感。因此答案是E。

7. 【答案】B
【解析】该中年男性患者呈慢性病程，间断发生腹痛、腹泻，发作时大便次数增多（2~4次/天），有时便中有黏液，但无脓血，排便后腹痛可缓解，结合左下腹轻压痛及化验粪常规见极少WBC（0~1/HP）、隐血试验（-）、细菌培养（-），最可能的诊断是肠易激综合征。而其他疾病粪便均有脓血，慢性细菌性痢疾的粪细菌培养常阳性。

8. 【答案】A
【解析】该青年女性患者有慢性腹泻，由于情绪因素（变换工作不顺利等）而加重，粪便有黏液，无脓血，使用抗生素治疗效果欠佳等，均支持肠易激综合征的诊断。而感染性腹泻和炎症性肠病的粪便均有脓血，故不支持。该患者在使用抗生素治疗前即有症状，所以也不支持抗生素相关性腹泻。

9. 【答案】D
【解析】该老年男性患者反复腹泻10年，多于饭后或晨起发作，每日5~6次，近日粪便带血，该患者最不应考虑的诊断是肠易激综合征，因为该病肯定不会有便血。而痔疮、结肠癌、溃疡性结肠炎和直肠癌都可以有便血。

10. 【答案】B
【解析】该中年女性患者慢性病程，反复发作腹泻10年，多于工作紧张时发生，表现为晨起腹泻3~4次，伴便前腹痛，便后缓解，体重无变化，近来由于工作压力加大上述症状加重，大便5~6次/日，有黏液，述自服黄连素（小檗碱）有效，停药反复，符合肠易激综合征的诊断。

11. 【答案】E
【解析】该中年女性患者慢性病程，便秘10余年,加重半年,排便需要刺激性泻药,且伴左下腹腹胀,排出粪便后可缓解,进食量较前减少,体重有所增加。纤维结肠镜检查未发现异常,符合便秘型肠易激综合征。

12.【答案】C
【解析】该青年男性患者是患便秘型肠易激综合征,因而应酌情使用泻药,但不宜选用止泻药,选项中的洛哌丁胺属于止泻药,所以不宜选用。而甲基纤维素、聚乙二醇和阿米替林均为泻药,所以均可选用。

13.【答案】D 14.【答案】C 15.【答案】C
【解析】该青年女性患者有5年多间断发作腹泻、便秘伴下腹不适、腹胀,查体和多次粪便常规、潜血及细菌培养均未发现异常,所以该患者诊断时可以首先排除的疾病是结肠癌,因为年轻人结肠癌的发病率低,而且结肠癌也不能存活如此长时间。对诊断最有意义的检查是结肠镜,结肠镜检查的主要目的是排除其他诊断(肠结核、克罗恩病和溃疡性结肠炎),而胸部X线片、腹部B超和血沉检查均意义较小。如果检查均未见异常,最可能的诊断是肠易激综合征,而溃疡性结肠炎、肠结核、克罗恩病和慢性细菌性痢疾的纤维结肠镜检查均有异常。

16.【答案】C 17.【答案】D 18.【答案】C
【解析】该青年男性患者慢性病程,间断发作下腹痛、腹胀伴腹泻或便秘,多于排便后腹痛缓解,粪便常有黏液,无脓血,粪便常规、隐血及细菌培养均未发现明显异常。最可能的诊断是肠易激综合征,而肠结核、克罗恩病和溃疡性结肠炎患者的粪便常有脓血,粪便常规化验常有异常。为确定诊断,最有意义的检查是纤维结肠镜,因为纤维结肠镜检查结合黏膜活检可除外肠道感染性、炎症性、肿瘤性和一些少见疾病。该患者可选择的治疗是口服匹维溴胺,该药是选择性作用于胃肠道平滑肌的钙通道阻滞剂,对腹痛亦有一定的疗效,而且不良反应小。而口服抗结核药物适用于肠结核,口服柳氮磺吡啶治疗溃疡性结肠炎,口服布地奈德治疗克罗恩病效果较好。

19.【答案】C 20.【答案】A 21.【答案】C
【解析】该青年男性患者慢性病程,有间断腹痛、腹泻(每日排便4~5次),粪便不成形,无脓血和黏液,结合查体和多次粪便常规检查未发现异常,所以最可能的诊断是肠易激综合征,而溃疡性结肠炎、肠结核、细菌性痢疾和克罗恩病的粪便检查一般均有异常。因为该患者长期反复腹泻,多次粪便常规检查

未发现异常,所以其他最需要排除的疾病是甲状腺功能亢进症,该病的消化系统表现常有大便频数,但一般都有多食、易饥和高代谢综合征怕热、多汗、体重减轻、低热等可以鉴别,而其他疾病(糖尿病、慢性胰腺炎、胆囊炎和慢性肝炎)则很难与肠易激综合征混淆。肠易激综合征可选治疗的药物是洛哌丁胺,该药是属于止泻药,效果较好,但不宜长期使用。柳氮磺胺吡啶是针对溃疡性结肠炎和克罗恩病治疗的,异烟肼等是针对肠结核的,利复星是针对细菌感染的,双环醇是针对慢性肝炎的。

22.【答案】A 23.【答案】B 24.【答案】C
25.【答案】D
【解析】目前对功能性消化不良尚无特效的药物,主要是经验性治疗。适用于以上腹痛、灼热感为主要症状的功能性消化不良患者的药物是质子泵抑制剂如奥美拉唑;适用于以餐后饱胀、早饱为主要症状的功能性消化不良患者的药物是促胃动力药如多潘立酮;适用改善与进餐相关的上腹胀、食欲差等为主要症状的功能性消化不良患者的药物是消化酶制剂;适用于一般治疗疗效欠佳而伴随精神症状明显的功能性消化不良患者的药物是三环类抗抑郁药如阿米替林。而阿莫西林是抗感染药。

26.【答案】E 27.【答案】C
【解析】肠易激综合征是一种以腹痛或腹部不适伴排便习惯改变为特征的功能性肠病,其腹痛规律是疼痛-排便-缓解;胃溃疡腹痛具有一定的节律性,其规律是进食-疼痛-缓解。

28.【答案】ABCD
【解析】功能性消化不良是指由胃和十二指肠功能紊乱引起的症状,而无器质性疾病的一组临床综合征。与功能性消化不良发病相关的因素有胃肠动力障碍,内脏感觉过敏,胃对食物的容受性舒张功能下降,胃酸分泌增加和胃、十二指肠对扩张、酸、其他腔内刺激的高敏感性,幽门螺杆菌感染,以及精神和社会因素等。所以答案是ABCD。

29.【答案】ABCD
【解析】IBS患者有腹痛,这是由于胃肠道平滑肌痉挛所致,所以可以用胃肠解痉药治疗腹痛;IBS患者还有腹泻或便秘,因此可以用止泻药或泻药治疗;IBS的发病还与精神因素有关,心理应激对胃肠道运动有明显影响,因此用抗抑郁药可能对改善症状有辅助作用。

十一、病毒性肝炎

【A1 型题】

1. 甲型病毒性肝炎的潜伏期是
   A．1~3 周
   B．2~6 周
   C．3~7 周
   D．4~8 周
   E．5~10 周

2. 提示乙型肝炎处于活动期并有较强传染性的肝炎病毒标志物是
   A．抗 -HBe
   B．HBsAg
   C．抗 -HBc
   D．抗 -HBs
   E．HBeAg

3. 下列 5 种肝炎病毒中属于 DNA 病毒的是
   A．HAV
   B．HBV
   C．HCV
   D．HDV
   E．HEV

4. 主要经血液及体液传播，而不经过接触和母婴传播的肝炎病毒类型是
   A．HAV
   B．HBV
   C．HCV
   D．HDV
   E．HEV

*5. 以下符合肝细胞性黄疸检验特点的是
   A．尿胆原降低
   B．尿胆红素阳性
   C．血非结合胆红素显著减少
   D．血结合胆红素显著减少 （41/2021）

【A2 型题】

6. 女性，42 岁。6 天前无明显诱因出现发热、食欲缺乏、恶心，伴尿黄、明显乏力。化验血 ALT 2000 U/L，TBil 84 μmol/L，PTA 80%。该患者最可能的诊断是
   A．淤胆型肝炎
   B．急性黄疸型肝炎
   C．急性重型肝炎
   D．亚急性重型肝炎
   E．急性无黄疸型肝炎

7. 男性，48 岁。患乙型肝炎 10 余年，肝功能反复异常，未进行抗 HBV 治疗。2 个月来因劳累出现乏力、食欲减退、恶心、腹胀，且逐渐加重，1 周来出现尿黄及眼黄。查体：慢性病容，皮肤巩膜明显黄染，肝掌及蜘蛛痣（+），腹水征（+）。化验血 ALT 200 U/L，TBil 300 μmol/L，PTA 23%，HBsAg（+）。该患者最可能的诊断是
   A．淤胆型肝炎
   B．急性重型肝炎
   C．亚急性重型肝炎
   D．慢性肝炎
   E．慢性重型肝炎

【A3/A4 型题】

男性，40 岁。乏力、纳差伴眼黄、尿黄 6 天。病前 2 个月外出旅游 20 余天，多在餐馆就餐及进食生冷食物。查体：巩膜黄染，腹平软，肝肋下 2 cm，有触痛，脾侧位肋下刚触及。实验室检查：血 ALT 860 U/L，TBil 260 μmol/L，DBil 200 μmol/L，PTA 85%，HAV-IgM、抗 HEV 均阴性，HBsAg、HBeAg、抗 HBc（+），HBV-DNA 5.1×10^6 copies/ml。

8. 该患者最可能的诊断是
   A．HBsAg 携带者
   B．HBV 携带者
   C．急性乙型肝炎
   D．急性重型肝炎
   E．慢性乙型肝炎

9. 最重要的治疗是
   A．保肝治疗
   B．抗 HBV 治疗
   C．抗肝纤维化治疗
   D．对症治疗
   E．中医药治疗

【B1 型题】

A．甲型病毒性肝炎
B．乙型病毒性肝炎
C．丙型病毒性肝炎
D．丁型病毒性肝炎
E．戊型病毒性肝炎

10. 潜伏期为 2~6 周的病毒性肝炎是
11. 潜伏期为 2~8 周的病毒性肝炎是

    A．HAV
    B．HBV
    C．HCV
    D．HDV
    E．HEV

12. 母婴传播主要见于
13. 儿童发病多见于

    A．HAV
    B．HBV
    C．HCV
    D．HDV
    E．HEV

14. 属于 DNA 病毒的是
15. 引起病毒性肝炎潜伏期最短的是

    A．HAV
    B．HBV
    C．HCV
    D．HDV
    E．HEV

16. 最易引起肝硬化的肝炎病毒是
17. 在我国引起重型肝炎最多的肝炎病毒是

【X 型题】

18. 乙型病毒性肝炎最主要的传播途径有
    A．经血
    B．母婴
    C．性传播
    D．粪 - 口途径
19. 下列常引起慢性肝炎的病毒有
    A．HBV
    B．HCV
    C．HDV
    D．HEV
20. 潜伏期为 1~6 个月的病毒性肝炎类型有
    A．甲型病毒性肝炎
    B．乙型病毒性肝炎
    C．丙型病毒性肝炎
    D．丁型病毒性肝炎
21. 不引起慢性肝炎的病毒包括
    A．HAV
    B．HBV
    C．HCV
    D．HEV
22. 凝血酶原时间延长、凝血酶原活动度下降的病毒性肝炎类型有
    A．重症病毒性肝炎
    B．病毒性肝炎肝衰竭
    C．急性病毒性肝炎
    D．慢性病毒性肝炎
23. 主要经消化道传播的肝炎病毒有
    A．HAV
    B．HBV
    C．HCV
    D．HEV
24. 下列肝炎病毒属于 RNA 病毒的有
    A．HAV
    B．HBV
    C．HCV
    D．HDV
25. 可见于任何年龄组的病毒性肝炎包括
    A．甲型病毒性肝炎
    B．乙型病毒性肝炎
    C．丙型病毒性肝炎
    D．丁型病毒性肝炎
26. 可引起肝癌的肝炎病毒包括
    A．HAV
    B．HBV
    C．HDV
    D．HEV

答案及解析

1．【答案】B
【解析】不同类型病毒性肝炎的潜伏期不同，掌握其潜伏期对疾病的诊断和预防均有帮助。甲型病毒性肝炎的潜伏期为 2~6 周。
2．【答案】E
【解析】提示乙型肝炎处于活动期并有较强传染性的肝炎病毒标志物是 HBeAg。而抗 -HBe 是紧接着 HBeAg 的消失出现于血液中，其出现通常表示 HBV 复制减少和传染性减低；HBsAg 阳性仅表示 HBV 感染；抗 -HBs 为保护性抗体，其阳性表示对 HBV 有

免疫力；只要感染过 HBV，无论病毒是否被清除，抗-HBc 多为阳性。

3.【答案】B

【解析】属于 DNA 病毒的肝炎病毒是 HBV。其余均属于 RNA 病毒。

4.【答案】C

【解析】病毒性肝炎的传播途径有经粪-口传播、经血液及体液传播、接触传播和母婴传播等。而主要经血液及体液传播，而不经过接触和母婴传播的肝炎病毒类型是 HCV。

5.【答案】B

【解析】由于肝细胞病变，肝细胞对主要由红细胞分解而来的胆红素（非结合胆红素）摄取、结合、排泄功能障碍，导致血液中非结合和结合胆红素均增高，出现尿胆红素阳性。一般肝细胞性黄疸尿胆原常增加，除非肝内出现严重胆汁淤积时，尿胆原可降低。

6.【答案】B

【解析】该中年女性患者急性病程，6 天前无明显诱因出现发热、食欲缺乏、恶心，伴尿黄、明显乏力，化验血肝功能异常（ALT 2000 U/L，TBil 84 μmol/L），符合急性黄疸型肝炎。因为 PTA 正常，所以不支持急性重型肝炎和亚急性重型肝炎，病史和化验结果也不支持其余诊断。

7.【答案】E

【解析】该中年男性患者有慢性乙型肝炎病史，肝功能反复异常，未进行抗 HBV 治疗。2 个月来因劳累出现症状加重，1 周来出现明显黄胆，肝掌及蜘蛛痣（+），腹水征（+）。化验血肝功能和凝血功能异常（PTA23%，即 PTA <40%）。符合慢性重型肝炎诊断。病史和实验室检查结果均不支持其余诊断。

8.【答案】C 9.【答案】B

【解析】该中年男性患者急性病程，6 天来乏力、纳差伴眼黄、尿黄，病前 2 个月外出旅游 20 余天，多在餐馆就餐及进食生冷食物，查体见巩膜黄染，肝脾大（肝肋下 2 cm，有触痛，脾侧位肋下刚触及），实验室检查血肝功能异常（ALT 860 U/L，TBil 260 μmol/L，DBil 200 μmol/L），而 PTA 正常，结合 HAV-IgM、抗 HEV 均阴性，HBsAg、HBeAg、抗 HBc（+），HBV-DNA $5.1×10^6$ copies/ml，所以该患者最可能的诊断是急性乙型肝炎。由于 HBsAg、HBeAg、抗 HBc（+），HBV-DNA $5.1×10^6$ copies/ml，说明有大量乙肝病毒复制，所以最重要的治疗是抗 HBV 治疗。

10.【答案】A 11.【答案】E

【解析】不同类型病毒性肝炎的潜伏期不同，掌握其潜伏期对疾病的诊断和预防均有帮助。潜伏期为 2~6 周的病毒性肝炎是甲型病毒性肝炎；潜伏期为 2~8 周的病毒性肝炎是戊型病毒性肝炎。其余的潜伏期均为 1~6 个月。

12.【答案】B 13.【答案】A

【解析】不同类型病毒性肝炎的易感人群和传播途径不同，母婴传播主要见于 HBV，儿童发病多见于 HAV。

14.【答案】B 15.【答案】A

【解析】属于 DNA 病毒的是 HBV；引起病毒性肝炎潜伏期最短的是 HAV。

16.【答案】B 17.【答案】B

【解析】最易引起肝硬化的肝炎病毒和在我国引起重型肝炎最多的肝炎病毒均是 HBV。

18.【答案】ABC

【解析】不同类型的病毒性肝炎的传播途径是不同的。乙型病毒性肝炎最主要的传播途径是经血、母婴和性传播。而粪-口途径传播主要是甲型和戊型病毒性肝炎。

19.【答案】ABC

【解析】常引起慢性肝炎的病毒是 HBV、HCV、HDV，而 HEV 和 HAV 只引起急性肝炎。

20.【答案】BCD

【解析】潜伏期为 1~6 个月的病毒性肝炎是乙型病毒性肝炎、丙型病毒性肝炎和丁型病毒性肝炎。而甲型病毒性肝炎的潜伏期为 2~6 周。

21.【答案】AD

【解析】不同的肝炎病毒引起的病毒性肝炎的预后不同。HBV 和 HCV 为可引起慢性肝炎的病毒。而 HAV 和 HEV 一般仅引起急性肝炎，不会转变成慢性。

22.【答案】AB

【解析】肝功能损害严重者可有凝血功能异常，表现为凝血酶原时间延长、凝血酶原活动度下降，这见于重症病毒性肝炎、病毒性肝炎肝衰竭。而一般急性病毒性肝炎和慢性病毒性肝炎不会有凝血功能障碍。

23.【答案】AD

【解析】主要经消化道传播的肝炎病毒是 HAV 和 HEV。而 HBV 则主要经血、母婴及性接触等途径传播；HCV 主要经血液传播，性接触和母婴途径有较高的传染风险。

24.【答案】ACD

【解析】全部肝炎病毒中，只有 HBV 属于 DNA 病毒，HAV、HCV 和 HDV 病毒均属于 RNA 病毒。

25.【答案】BCD

【解析】甲型病毒性肝炎以儿童多见；戊型病毒性肝炎多见于青壮年。而其余可见于任何年龄组。

26.【答案】BC

【解析】可引起肝癌的肝炎病毒包括 HBV、HDV。HBV 感染是我国肝癌患者的主要病因，HDV 是与 HBV 重叠或协同感染的，所以也是引起肝癌的病毒。

十二、脂肪性肝病

【A1 型题】

1. 在下列非酒精性脂肪性肝病的易感因素中，属于生活方式方面的是
   A. 肥胖
   B. 高能量饮食
   C. 2 型糖尿病
   D. 高脂血症
   E. 代谢综合征

2. 关于酒精性肝病发发病危险因素的叙述，错误的是
   A. 与饮酒量及时间相关
   B. 与遗传易感因素密切相关
   C. 同样饮酒量男性较女性易患病
   D. 肥胖是独立危险因素
   E. HBV 或 HCV 感染可增加发病危险

3. 酒精性肝炎患者的病理特征性改变是
   A. 肝细胞炎症、坏死
   B. 小叶中央静脉周围纤维化形成
   C. 肝细胞脂肪变性
   D. 肝细胞坏死、中性粒细胞浸润、小叶中央区肝细胞内出现 Mallory 小体
   E. 假小叶形成

4. 关于酒精性肝病的叙述，不正确的是
   A. 平均摄入乙醇 40 g/d 达 5 年可以发展为慢性酒精性肝病
   B. 戒酒是治疗酒精性肝病的根本
   C. 饮酒后乙醇主要在小肠吸收
   D. 戒酒可使酒精性肝硬化病变逆转
   E. 短期反复大量饮酒可发生酒精性肝炎

【A2 型题】

5. 男性，50 岁。偶有右上腹不适 1 年。既往体健，无肝炎、胆囊炎、胆石症、糖尿病、高脂血症病史，偶尔少量饮酒，不吸烟。查体：一般状况好，肥胖体型，巩膜无黄染，心肺未见异常，全腹膨隆，无压痛，未触及包块，肝脾肋下未触及，双下肢无水肿。腹部 B 超检查示"脂肪肝"，化验血 ALT 30 U/L，AST 25 U/L，γ-GT 80 U/L，HBsAg、HBsAb、HBeAg、抗 HBe、抗 HBc 均阴性。该患者最可能的诊断是
   A. 酒精性肝病
   B. 非酒精性脂肪性肝病
   C. 急性病毒性肝炎
   D. 急性重型肝炎
   E. 慢性病毒性肝炎

6. 男性，45 岁。右上腹不适 4 个月。既往体健，饮酒半年，每日饮高度白酒半斤至 1 斤。查体：一般状况可，巩膜无黄染，心肺腹未见异常。腹部 B 超检查示"脂肪肝"，化验肝功能正常。该患者最可能的诊断是
   A. 酒精性肝病
   B. 非酒精性脂肪性肝病
   C. 急性病毒性肝炎
   D. 急性重型肝炎
   E. 慢性病毒性肝炎

【A3/A4 型题】

男性，40 岁。右上腹不适 6 个月。既往体健，饮酒 3 年，每日饮高度白酒半斤。查体：一般状况好，体型偏瘦，巩膜无黄染，心肺腹未见异常。腹部 B 超检查示"脂肪肝"，化验肝功能正常。

7. 该患者最可能的诊断是
   A. 酒精性肝病
   B. 急性病毒性肝炎
   C. 急性重型肝炎
   D. 亚急性重型肝炎
   E. 慢性病毒性肝炎

8. 建议的饮食中，错误的是
   A. 戒酒
   B. 高热量
   C. 高蛋白
   D. 低脂肪
   E. 低叶酸

男性，32 岁。纳差、乏力、右上腹胀痛 1 周，近 2 个月常大量饮酒。体查：巩膜黄染，无肝掌及蜘蛛痣，肝右肋下 3 cm，有触痛，脾肋下未触及，移动性浊音（-）。

9. 采集病史时，下列与本病诊治关系最小的是
   A. 肺结核、吸烟史
   B. 输血及血制品史
   C. 饮酒的种类、量、时间与方式
   D. 近期服用有肝损害的药物史
   E. 病毒性肝炎史

10. 若诊为酒精性肝炎，下列叙述不正确的是
   A．ALT 升高比 AST 升高明显（ALT/AST >2）
   B．在戒酒基础上应进高蛋白、高热量、低脂饮食
   C．ALT 和 AST 很少大于 500 U/L
   D．戒酒是治疗的根本
   E．轻、中症患者无使用糖皮质激素的指征

【B1 型题】
   A．一般无需药物治疗
   B．维生素 E、甘草制剂
   C．二甲双胍、吡格列酮
   D．降脂药物
   E．肠道益生菌

11．单纯性脂肪性肝病患者的治疗药物是
12．合并进展性肝纤维化的非酒精性脂肪性肝病患者治疗药物是
13．合并 2 型糖尿病的非酒精性脂肪性肝病患者治疗药物是

   A．全身不适、食欲缺乏、肝区疼痛
   B．常无症状或症状轻微
   C．可伴有慢性酒精中毒表现如精神神经症状
   D．四肢发抖、出汗、兴奋、躁动乱语等
   E．嗜睡、行为异常、有扑翼样震颤

14．酒精性肝炎的临床表现是
15．酒精性脂肪肝的临床表现是
16．酒精性肝硬化的临床表现是

【X 型题】
17．下列非酒精性脂肪性肝病的易感因素中，属于生活方式方面的有
   A．含糖饮料
   B．高能量饮食
   C．久坐少动
   D．高脂血症
18．酒精性肝病包括
   A．酒精性肝炎
   B．酒精性脂肪肝
   C．酒精性肝纤维化
   D．酒精性肝硬化
19．增加酒精性肝病发生的危险因素包括
   A．饮酒量及时间
   B．遗传易感因素
   C．性别
   D．肥胖

答案及解析

1．【答案】B
【解析】非酒精性脂肪性肝病是指除外酒精和其他明确的肝损害因素所致的，以肝脏脂肪变性为主要特征的临床病理综合征。非酒精性脂肪性肝病的易感因素较多，高能量饮食、含糖饮料、久坐少动等生活方式，肥胖、2 型糖尿病、高脂血症和代谢综合征等单独或共同成为非酒精性脂肪性肝病的易感因素。

2．【答案】C
【解析】酒精性肝病是由于大量饮酒所致的肝脏疾病。可以增加酒精性肝病发生的危险因素有多种，与饮酒量及时间相关；与遗传易感因素密切相关，与性别相关，同样饮酒量女性较男性易患病，这与女性体内乙醇脱氢酶（ADH）含量较低有关；肥胖是独立危险因素；HBV 或 HCV 感染可增加发病危险。

3．【答案】D
【解析】酒精性肝炎患者的病理特征性改变是肝细胞坏死、中性粒细胞浸润、小叶中央区肝细胞内出现酒精性透明小体（Mallory 小体）。

4．【答案】D
【解析】戒酒不能使酒精性肝硬化病变逆转，但对减慢其发展应有一定作用。其余叙述都是正确的。

5．【答案】B
【解析】该中年男性患者根据病史、临床表现及实验室检查，最可能的诊断是非酒精性脂肪性肝病。而病史和辅助检查结果均不支持其余诊断。

6．【答案】A
【解析】该中年男性患者既往体健，右上腹不适 4 个月。有大量饮酒史（饮酒半年，每日饮高度白酒半斤至 1 斤），结合腹部 B 超检查示"脂肪肝"，符合酒精性肝病的诊断，而病史和辅助检查结果均不支持其余诊断。

7．【答案】A 8．【答案】E
【解析】该中年男性患者既往体健，右上腹不适 6 个月，腹部 B 超检查示"脂肪肝"，结合长期、大量饮酒（饮酒 3 年，每日饮高度白酒半斤），最可能的诊断是酒精性肝病，病史和辅助检查均不支持其余诊断。该患者长期、大量饮酒，体型偏瘦，有营养不良和维生素缺乏，所以应戒酒，给予高热量、高蛋白、低脂肪饮食，并补充多种维生素（如维生素 B、维生

素C、维生素K及叶酸），而不是低叶酸饮食。

9.【答案】A 10.【答案】A

【解析】该青年男性患者有纳差、乏力等症状，有大量饮酒史，查体肝大，考虑酒精性肝病可能性大，故肺结核、吸烟史与本病诊治的关系最小，其余几项均有可能。酒精性肝炎的酶学改变是AST升高比ALT升高明显。

11.【答案】A 12.【答案】B 13.【答案】C

【解析】非酒精性脂肪性肝病的治疗因易感因素的不同而异。单纯性脂肪性肝病患者一般无需药物治疗，通过改变生活方式即可；合并进展性肝纤维化的非酒精性脂肪性肝病患者治疗药物是使用维生素E、甘草制剂、多烯磷脂酰胆碱等；合并2型糖尿病的非酒精性脂肪性肝病患者治疗药物是使用胰岛素受体增敏剂如二甲双胍、吡格列酮。

14.【答案】A 15.【答案】B 16.【答案】C

【解析】酒精性肝病随其疾病谱的不同而有不同的临床表现。酒精性肝炎常发生在近期（数小时至数周）大量饮酒后出现的临床表现如全身不适、食欲缺乏、恶心呕吐、乏力、肝区疼痛；酒精性脂肪肝的临床表现是常无症状或症状轻微；酒精性肝硬化的临床表现是与其他原因肝硬化相似症状，特点是可伴有慢性酒精中毒表现如精神神经症状。而四肢发抖、出汗、兴奋、躁动乱语等是嗜酒者的戒断症状；嗜睡、行为异常、有扑翼样震颤是肝性脑病的临床表现。

17.【答案】ABC

【解析】非酒精性脂肪性肝病的易感因素较多，高能量饮食、含糖饮料、久坐少动等属于生活方式的易感因素。而高脂血症不属于生活方式方面的易感因素。

18.【答案】ABCD

【解析】酒精性肝病是由于大量饮酒所致的肝脏疾病。其疾病谱包括酒精性肝炎、酒精性脂肪肝、酒精性肝纤维化和酒精性肝硬化，可发展至肝癌。

19.【答案】ABCD

【解析】酒精性肝病是由于大量饮酒所致的肝脏疾病。可以增加酒精性肝病发生的危险因素包括：①饮酒量及时间；②遗传易感因素；③性别；④其他肝病如HBV或HCV感染；⑤肥胖；⑥营养不良。

十三、自身免疫性肝病

【A1型题】

1. 活动期自身免疫性肝炎一般不会出现的临床表现是
   A．乏力、腹胀、食欲缺乏
   B．瘙痒、黄疸、蜘蛛痣
   C．肝脾大
   D．常有急性游走性大关节炎表现
   E．反酸、烧心、嗳气

2. 原发性胆汁性胆管炎肝功能异常症状期的最常见首发临床表现是
   A．腹胀、食欲缺乏
   B．乏力、皮肤瘙痒
   C．持续发热
   D．黄疸、蜘蛛痣
   E．肝脾大

3. 原发性胆汁性胆管炎诊断的特异性免疫学检查指标是
   A．抗线粒体抗体（AMA）
   B．抗肝脂蛋白抗体（SP100）
   C．抗核骨架蛋白抗体（GP210）
   D．抗核抗体（ANA）
   E．抗平滑肌抗体（SMA）

*4. 胆汁郁积性黄疸时，下列正确的是
   A．血清总胆固醇降低
   B．血清结合胆红素降低
   C．血清碱性磷酸酶降低
   D．血清γ-谷氨酰转肽酶降低
   E．尿胆原降低　　　　　　　　（69/1998）

5. 原发性硬化性胆管炎的典型症状是
   A．腹胀、食欲缺乏
   B．腹痛、腹泻
   C．黄疸、皮肤瘙痒
   D．持续发热
   E．贫血、蜘蛛痣

6. 自身免疫性肝病患者血化验ALT、AST反复升高为主，伴有ALP（血清碱性磷酸酶）也增高的肝功能损害性疾病是
   A．自身免疫性肝炎
   B．原发性胆汁性胆管炎
   C．原发性硬化性胆管炎
   D．IgG4相关硬化性胆管炎
   E．IgG4相关自身免疫性肝炎

【A2型题】

7. 女性，45岁。右上腹不适、乏力、皮肤瘙痒2个月。近4年每天饮啤酒200ml。查体：体型偏胖，

巩膜黄染，心肺未见异常，肝肋下 2 cm。化验血 ALP（血清碱性磷酸酶）300U/L，γ-GT（γ-谷氨酰转肽酶）200 U/L，ALT 50 U/L，AST 50 U/L，AMA 阳性。该患者最可能的诊断是

A．自身免疫性肝炎
B．原发性胆汁性胆管炎
C．原发性硬化性胆管炎
D．酒精性肝病
E．非酒精性脂肪性肝病

【A3/A4 型题】

女性，50 岁。右上腹不适、乏力、皮肤瘙痒 3 个月。查体：巩膜黄染，心肺未见异常，肝肋下 2 cm。化验血 ALP（血清碱性磷酸酶）300 U/L，γ-GT（γ-谷氨酰转肽酶）200 U/L，ALT 45 U/L，AST 50 U/L，AMA 阳性。

8．该患者最可能的诊断是

A．自身免疫性肝炎
B．原发性胆汁性胆管炎
C．原发性硬化性胆管炎
D．急性胆囊炎
E．胆石病

9．该患者首选的治疗药物是

A．泼尼松联合硫唑嘌呤
B．熊去氧胆酸
C．布地奈德
D．抗生素
E．维生素 D

【B1 型题】

A．ALP 和 γ-GT 明显升高
B．间接胆红素明显升高
C．直接胆红素明显升高
D．总胆汁酸浓度明显升高
E．ALT 和 AST 反复升高

10．早期 IgG4 相关硬化性胆管炎的血清生化检查结果是
11．IgG4 相关自身免疫性肝炎的血清生化检查结果是

A．泼尼松
B．泼尼松联合硫唑嘌呤
C．熊去氧胆酸
D．布地奈德
E．环磷酰胺

12．自身免疫性肝炎治疗优先推荐的药物是
13．原发性胆汁性胆管炎治疗目前推荐的药物是

A．夜盲症
B．骨质疏松
C．出血倾向
D．食欲缺乏
E．皮肤瘙痒

原发性胆汁性胆管炎脂溶性维生素吸收障碍：

14．出现维生素 A 缺乏的临床表现是
15．出现维生素 D 缺乏的临床表现是
16．出现维生素 K 缺乏的临床表现是

【X 型题】

17．自身免疫性肝病包括

A．自身免疫性肝炎
B．原发性胆汁性胆管炎
C．原发性硬化性胆管炎
D．IgG4 相关肝胆疾病

18．活动期自身免疫性肝炎常有的肝外临床表现有

A．乏力、腹胀、食欲缺乏
B．持续发热
C．多形性红斑
D．急性游走性大关节炎表现

19．自身免疫性肝炎患者血循环中存在的自身抗体有

A．抗核抗体
B．抗平滑肌抗体
C．抗中性粒细胞胞浆抗体
D．抗肝肾微粒体抗体

20．自身免疫性肝病患者血化验 ALP（血清碱性磷酸酶）和 γ-GT（γ-谷氨酰转肽酶）增高的疾病有

A．自身免疫性肝炎
B．原发性胆汁性胆管炎
C．原发性硬化性胆管炎
D．IgG4 相关硬化性胆管炎

21．属于原发性胆汁性胆管炎诊断标准的有

A．存在胆汁淤积的生化证据，以 ALP 和 γ-GT 明显增高为主
B．AMA、AMA-M_2、SP100、GP210 之一出现阳性
C．伴 ALT、AST 明显增高
D．肝组织学检查符合

22．属于原发性硬化性胆管炎病因的有

A．自身免疫因素
B．感染
C．毒素
D．大量饮酒

答案及解析

1.【答案】E
【解析】自身免疫性肝炎起病缓慢，轻者甚至无症状，病变活动时可有乏力、腹胀、食欲缺乏、瘙痒、黄疸，皮肤可见蜘蛛痣，查体可发现肝脾大，活动期常有肝外表现，如持续发热、急性游走性大关节炎表现及多形性红斑等。而反酸、烧心、嗳气一般多见于胃病，不属于自身免疫性肝炎活动期的临床表现。

2.【答案】B
【解析】原发性胆汁性胆管炎的前两期（临床前期、肝功能异常无症状期）无临床症状，而到肝功能异常症状期和肝硬化期，早期临床表现较轻，乏力、皮肤瘙痒为最常见的首发表现。

3.【答案】A
【解析】原发性胆汁性胆管炎患者抗线粒体抗体（AMA）阳性，滴度>1:40有诊断意义，是原发性胆汁性胆管炎诊断的特异性免疫学检查指标。而抗肝脂蛋白抗体（SP100）和抗核骨架蛋白抗体（GP210）是较特异性免疫学检查指标；抗核抗体（ANA）和抗平滑肌抗体（SMA）在AMA阴性时可作为重要指标。

4.【答案】E
【解析】胆汁郁积性黄疸时，由于胆红素的"肠肝循环"受阻，应该使尿胆原降低，因而答案是E，其余四项均应升高，因此降低是不正确的。

5.【答案】C
【解析】原发性硬化性胆管炎是以特发性肝内外胆管炎症和纤维化为特征，导致多灶性胆管狭窄，临床以慢性胆汁淤积病变为主要表现。所以典型症状是黄疸、皮肤瘙痒。

6.【答案】E
【解析】自身免疫性肝病包括自身免疫性肝炎、原发性胆汁性胆管炎、原发性硬化性胆管炎及这三类疾病中任何两者兼有的重叠综合征，近年来IgG4相关肝胆疾病（包括IgG4相关硬化性胆管炎和IgG4相关自身免疫性肝炎）也被归为此类。自身免疫性肝病患者血化验ALT、AST反复升高为主，伴有ALP（血清碱性磷酸酶）也增高的肝功能损害性疾病是IgG4相关自身免疫性肝炎。自身免疫性肝炎一般是血化验ALT、AST明显升高，而ALP不增高；原发性胆汁性胆管炎、原发性硬化性胆管炎和IgG4相关硬化性胆管炎都是ALP和γ-GT（γ-谷氨酰转肽酶）升高，而ALT、AST升高多不明显。

7.【答案】B
【解析】该中年女性患者右上腹不适、乏力、皮肤瘙痒2个月，查体巩膜黄染，肝稍大（肋下2 cm）。化验血ALP（血清碱性磷酸酶）和γ-GT（γ-谷氨酰转肽酶）明显升高（分别是300 U/L和200 U/L），肝功能轻度异常（ALT 50 U/L，AST 50 U/L），AMA阳性，符合原发性胆汁性胆管炎。虽然近4年每天饮啤酒200 ml，但症状、体征和化验结果不支持酒精性肝病；也不支持其余诊断。

8.【答案】B 9.【答案】B
【解析】该中年女性患者右上腹不适、乏力、皮肤瘙痒3个月，查体巩膜黄染，肝稍大（肋下2 cm）。化验血ALP（血清碱性磷酸酶）和γ-GT（γ-谷氨酰转肽酶）明显升高（分别是300 U/L和200 U/L），肝功能轻度异常（ALT 45 U/L，AST 50 U/L），AMA阳性，符合原发性胆汁性胆管炎。原发性胆汁性胆管炎的首选的治疗药物是熊去氧胆酸，该药可增加胆汁酸的分泌，拮抗疏水性胆汁酸的细胞毒作用，保护胆管细胞和肝细胞。

10.【答案】A 11.【答案】E
【解析】IgG4相关肝胆疾病包括IgG4相关硬化性胆管炎和IgG4相关自身免疫性肝炎。早期IgG4相关硬化性胆管炎的血清生化检查结果是ALP和γ-GT明显升高；IgG4相关自身免疫性肝炎的血清生化检查结果是ALT和AST反复升高。而直接胆红素和总胆汁酸浓度明显升高见于病情进展的IgG4相关硬化性胆管炎，一般IgG4相关肝胆疾病不会出现间接胆红素明显升高。

12.【答案】B 13.【答案】C
【解析】自身免疫性肝炎是由机体对肝细胞产生自身抗体及T细胞介导的自身免疫性应答所致，所以自身免疫性肝炎治疗优先推荐的药物是泼尼松联合硫唑嘌呤。而原发性胆汁性胆管炎治疗目前推荐的药物是熊去氧胆酸，该药可增加胆汁酸的分泌，拮抗疏水性胆汁酸的细胞毒作用，保护胆管细胞和肝细胞。

14.【答案】A 15.【答案】B 16.【答案】C
【解析】原发性胆汁性胆管炎脂溶性维生素吸收障碍，出现维生素A缺乏的临床表现是夜盲症和皮肤粗糙、色素沉着；出现维生素D缺乏的临床表现是骨质疏松和骨软化；出现维生素K缺乏的临床表现是出血倾向。

17.【答案】ABCD
【解析】自身免疫性肝病的共同特点是在肝脏出现病理性炎症损伤的同时，血清中可发现与肝脏有关的自身抗体。自身免疫性肝病包括自身免疫性肝炎、原发性胆汁性胆管炎、原发性硬化性胆管炎及者三类疾病中任何两者兼有的重叠综合征，近年来 IgG4 相关肝胆疾病也被归为此类。所以答案是 ABCD。

18.【答案】BCD

【解析】自身免疫性肝炎起病缓慢，轻者甚至无症状，病变活动时可有乏力、腹胀、食欲缺乏、瘙痒、黄疸，皮肤可见蜘蛛痣，查体可发现肝脾大。活动期常有肝外表现，如持续发热、急性游走性大关节炎表现及多形性红斑等。

19.【答案】ABCD

【解析】自身免疫性肝炎是由机体对肝细胞产生自身抗体及 T 细胞介导的自身免疫性应答所致。自身免疫性肝炎患者血循环中存在的自身抗体有抗核抗体、抗平滑肌抗体、抗中性粒细胞胞浆抗体、抗可溶性肝抗原抗体/抗肝胰抗体、抗-肌动蛋白抗体、抗肝肾微粒体抗体、抗 1 型肝细胞溶质抗原抗体等，但是缺乏特异性。

20.【答案】BCD

【解析】自身免疫性肝病患者血化验 ALP（血清碱性磷酸酶）和 γ-GT（γ-谷氨酰转肽酶）增高的疾病有原发性胆汁性胆管炎、原发性硬化性胆管炎和 IgG4 相关硬化性胆管炎。而自身免疫性肝炎只有血 ALT 和 AST 增高。

21.【答案】ABD

【解析】具备以下三项诊断标准中两项即可诊断原发性胆汁性胆管炎：①存在胆汁淤积的生化证据，以 ALP 和 γ-GT 明显增高为主；② AMA、AMA-M_2、SP100、GP210 之一出现阳性；③肝组织学检查符合原发性胆汁性胆管炎。而伴 ALT、AST 明显增高不属于原发性胆汁性胆管炎诊断标准。

22.【答案】ABC

【解析】原发性硬化性胆管炎是以特发性肝内外胆管炎症和纤维化为特征，导致多灶性胆管狭窄，临床以慢性胆汁淤积病变为主要表现。自身免疫因素、感染、毒素或其他不明的病因入侵并攻击胆管上皮细胞，引起胆管损伤。而大量饮酒是酒精性肝病的病因。

十四、药物性肝病

【A1 型题】

1. 在药物性肝病的发病机制中属于药物直接毒性作用的是
   A．药物的代谢产物
   B．药物代谢异常
   C．线粒体损伤
   D．免疫损伤
   E．炎症应答

2. 我国对急性药物性肝病的时间界限是肝功能异常持续时间不超过
   A．1 周
   B．1 个月
   C．3 个月
   D．6 个月
   E．12 个月

【A2 型题】

3. 女性，30 岁。右上腹不适、乏力、恶心 2 周，加重 3 天。近 1 个月自服减肥产品，无肝炎、结核病病史，无饮酒史。化验血 ALT 580 U/L，AST 221 U/L，ALP（血清碱性磷酸酶）135U/L。该患者最可能的受损靶细胞的类型是
   A．肝细胞损伤型
   B．胆汁淤积型
   C．混合型
   D．肝血管损伤型
   E．无法分型

【A3/A4 型题】

男性，42 岁。纳差、乏力、恶心 1 周。近 1 个多月因病一直服用达那唑，无肝炎、结核等病史，无饮酒史。化验血 ALT 180 U/L，AST 121 U/L。

4. 该患者最可能的受损靶细胞的类型是
   A．肝细胞损伤型
   B．胆汁淤积型
   C．混合型
   D．肝血管损伤型
   E．无法分型

5. 该患者不恰当的治疗措施是
   A．立即停用达那唑
   B．停用一切肝损害药物
   C．应用糖皮质激素
   D．保肝治疗
   E．对症治疗

【B1 型题】

A．临床表现类似病毒性肝炎

B．组织学特征为毛细胆管胆汁淤积
C．兼有肝细胞损伤和淤胆的表现
D．紫癜性肝病的表现
E．布加综合征表现
6．肝细胞损伤型药物性肝病的特点是
7．胆汁淤积型药物性肝病的特点是
8．混合型药物性肝病的特点是

【X 型题】
9．在药物性肝病的发病机制中，属于特异质性肝毒性作用机制的有
A．氧化应激
B．遗传因素
C．线粒体损伤
D．免疫损伤
10．下列符合慢性药物性肝病定义的有
A．病程 1 年以上
B．血清 ALT、AST、ALP、TBil 持续异常
C．存在门脉高压
D．有慢性肝损伤的影像学和组织学证据

答案及解析

1．【答案】A
【解析】药物性肝病的发病机制通常分为两大类，即药物的直接毒性和特异质性肝毒性作用。其中属于药物直接毒性作用的是摄入人体内的药物和（或）药物的代谢产物对肝脏产生的损伤。而药物代谢异常、线粒体损伤、氧化应激、免疫损伤、炎症应答和遗传因素等是属于特异质性肝毒性作用。

2．【答案】D
【解析】我国对急性药物性肝病的时间界限是肝功能异常持续时间不超过 6 个月。

3．【答案】A
【解析】该青年女性患者近 1 个月自服减肥产品，出现右上腹不适、乏力、恶心，结合化验血 ALT 和 AST 明显升高（ALT 580 U/L，AST 221 U/L），ALP（血清碱性磷酸酶）轻度升高（135 U/L），类似病毒性肝炎的表现。所以该患者最可能的受损靶细胞的类型是肝细胞损伤型。

4．【答案】A 5．【答案】C
【解析】该中年男性患者近 1 个多月因病一直服用肝损害药物达那唑，1 周纳差、乏力、恶心，结合化验血肝细胞功能异常（ALT 180 U/L，AST 121 U/L），类似病毒性肝炎的表现。所以该患者最可能的受损靶细胞的类型是肝细胞损伤型。该患者应立即停用达那唑，停用一切肝损害药物，进行保肝治疗和对症治疗，而没有应用糖皮质激素指征，因而是不恰当的治疗措施。

6．【答案】A 7．【答案】B 8．【答案】C
【解析】药物性肝病基于受损细胞类型分为：肝细胞损伤型、胆汁淤积型、混合型和肝血管损伤型。肝细胞损伤型药物性肝病的特点是临床表现类似病毒性肝炎；胆汁淤积型药物性肝病的特点是组织学特征为毛细胆管胆汁淤积；混合型药物性肝病的特点是兼有肝细胞损伤和淤胆的表现。而紫癜性肝病的表现和布加综合征表现是属于肝血管损伤型的表现。

9．【答案】ABCD
【解析】药物性肝病的发病机制通常分为两大类，即药物的直接毒性和特异质性肝毒性作用。其中属于特异质性肝毒性作用机制的有药物代谢异常、线粒体损伤、氧化应激、免疫损伤、炎症应答和遗传因素等。

10．【答案】BCD
【解析】慢性药物性肝病的定义是药物性肝病发生 6 个月后，血清 ALT、AST、ALP、TBil 仍持续异常，或存在门脉高压或有慢性肝损伤的影像学和组织学证据。所以答案是 BCD。

十五、肝硬化

【A1 型题】
1．在我国目前导致肝硬化最常见的病因是
A．乙型肝炎病毒
B．丙型肝炎病毒
C．酒精
D．心功能不全
E．胆汁淤积

*2．在肝硬化的发病机制中，形成肝纤维化的主要细胞是

A. 肝星形细胞
B. 肝细胞
C. Kupffer 细胞
D. 上皮细胞
E. 内皮细胞　　　　　　　　（69/2006）
3. 肝硬化特征性病理表现是
A. 肝细胞坏死
B. 假小叶形成
C. 炎细胞浸润
D. 肝细胞混浊肿胀变性
E. 肝细胞脂肪变性
*4. 下列不属于肝硬化代偿期表现的是
A. 乏力、食欲减退
B. 食管和胃底静脉曲张
C. 肝质地结实或偏硬
D. 脾中度肿大
E. 肝功能轻度异常　　　　　（61/2001）
*5. 下列对诊断肝硬化门脉高压症最有价值的体征是
A. 蜘蛛痣
B. 脾大
C. 肝质地坚硬
D. 腹壁静脉曲张　　　　　　（67/2013）
6. 肝硬化门脉高压诊断具有特征性意义的表现是
A. 腹水
B. 脾大
C. 内分泌紊乱
D. 出血倾向和贫血
E. 侧支循环开放
7. 最能说明肝硬化患者已存在门脉高压的表现是
A. 腹水
B. 门静脉增宽
C. 脾大
D. 痔核形成
E. 食管静脉曲张
*8. 肝硬化失代偿期患者的下列检查中，不正确的是
A. 凝血因子减少
B. 血红蛋白减低
C. 雄激素减少
D. 雌激素减少
E. 肾上腺糖皮质激素可减少　（61/1999）
9. 对判断肝硬化患者预后意义不大的指标是
A. 腹水
B. 血白蛋白
C. 血清电解质
D. 凝血酶原时间
E. 肝性脑病
10. 男性肝硬化患者性欲减退、睾丸萎缩、肝掌的原因是

A. 雄激素过多
B. 肾上腺皮质激素过多
C. 雌激素过多
D. 甲状腺激素过多
E. 醛固酮过多
11. 肝硬化患者出现全血细胞减少的最主要原因是
A. 消化道慢性出血
B. 脾功能亢进
C. 肝肾综合征
D. 造血功能障碍
E. 造血原料不足
12. 下列各项临床表现中，诊断肝硬化意义最小的是
A. 厌食、乏力
B. 腹水形成
C. 肝掌及蜘蛛痣
D. 男乳女化
E. 腹壁静脉曲张
13. 对肝炎后肝硬化的诊断最有价值的是
A. 脾大
B. 蜘蛛痣
C. 肝功能不正常
D. 超声波显示肝回声不均质
E. 食管钡餐检查下段有蚯蚓样充盈缺损
14. 肝硬化门脉高压的临床表现不包括
A. 呕血和黑便
B. 肝掌和蜘蛛痣
C. 腹水
D. 脾大
E. 腹壁静脉曲张
*15. 肝硬化最常见的并发症是
A. 肝性脑病
B. 自发性腹膜炎
C. 上消化道出血
D. 肝肾综合征
E. 原发性肝癌　　　　　　　（64/2004）
16. 下列不属于肝硬化并发症的是
A. 脾功能亢进
B. 肝肾综合征
C. 肝肺综合征
D. 原发性肝癌
E. 肝性脑病
*17. 关于肝性脑病的氨中毒学说，正确的是
A. NH_4^+ 有毒性，能透过血脑屏障
B. 肠内 pH >6 时，NH_3 不易被吸收
C. 低钾碱中毒时增加氨毒性
D. 腹泻时增加氨毒性
E. 高血糖时增加氨毒性　　　（62/2002）

18. 肝性脑病患者前驱期（1期）最早的临床表现是
    A．行为异常
    B．肌张力增高
    C．性格改变
    D．脑电图异常
    E．定向力障碍

*19. 潜伏期肝性脑病患者的临床特点是
    A．轻度性格改变
    B．轻度精神异常
    C．应答尚准确，但吐字稍缓慢
    D．可有扑翼样震颤
    E．无任何临床表现　　　　　　（64/2003）

*20. 引起肝性脑病最多见的肝硬化类型是
    A．酒精性肝硬化
    B．原发性胆汁性肝硬化
    C．淤血性肝硬化
    D．肝炎后肝硬化
    E．血吸虫病性肝硬化　　　　　（71/1998）

*21. 肝性脑病的脑性毒物中，不正确的是
    A．氨
    B．芳香族氨基酸
    C．γ-氨基丁酸
    D．蛋氨酸的代谢产物—硫醇
    E．中链脂肪酸　　　　　　　　（64/2000）

*22. 对早期肝性脑病诊断价值最大的检查结果是
    A．定向力障碍
    B．心理智能检查异常
    C．扑翼样震颤
    D．病理征阳性　　　　　　　　（66/2014）

23. 诊断肝性脑病最有意义的体征是
    A．扑翼样震颤
    B．肌张力增高
    C．腱反射亢进
    D．踝阵挛阳性
    E．Babinski征阳性

*24. 肝硬化患者引起肝肾综合征的因素中，不正确的是
    A．去甲肾上腺素分泌增加
    B．肾素-血管紧张素Ⅱ系统活性增强
    C．肾前列腺素合成增加
    D．血栓素A_2增加
    E．白三烯产生增加　　　　　　（66/1999）

*25. 下列关于肝肾综合征临床特点的叙述，错误的是
    A．自发性少尿或无尿
    B．血肌酐升高
    C．血钠升高
    D．尿钠降低　　　　　　　　　（61/2010）

*26. 关于肝肾综合征的叙述，不正确的是
    A．多发生于有大量腹水的失代偿期肝硬化
    B．表现为少尿或无尿
    C．肾衰竭为不可逆性
    D．低钠血症
    E．低尿钠症　　　　　　　　　（50/1996）

*27. 肝硬化病人肝肾综合征的特点是
    A．血BUN↑血钠↑尿钠↑
    B．血BUN↑血钠↑尿钠↓
    C．血BUN↑血钠↓尿钠↑
    D．血BUN↓血钠↓尿钠↓
    E．血BUN↑血钠↓尿钠↑　　（61/2000）

*28. 肝硬化患者发生肝肾综合征时的特点是
    A．血钠升高、尿钠降低
    B．血钠降低、尿钠升高
    C．血钠降低、尿钠降低
    D．血钠升高、尿钠升高　　　　（67/2014）

29. 肝硬化患者在很短时间里出现腹痛和大量血性腹水，不伴有发热，应首先考虑可能的并发是
    A．原发性腹膜炎
    B．继发性肝癌
    C．结核性腹膜炎
    D．肝肾综合征
    E．门静脉血栓形成

*30. 近年来开展的经颈静脉肝内门体分流术治疗肝硬化门脉高压症，其最大副作用是易诱发
    A．肝肾综合征
    B．肝肺综合征
    C．肝性脑病
    D．感染
    E．电解质和酸碱平衡紊乱　　　（70/2006）

*31. 肝硬化腹水患者，应首选的利尿剂为
    A．甘露醇
    B．利尿酸钠（依他尼酸）
    C．双氢氯噻嗪（氢氯噻嗪）
    D．安体舒通（螺内酯）
    E．速尿（呋塞米）　　　　　　（51/1997）

32. 乳果糖治疗肝性脑病时的作用是
    A．纠正离子紊乱
    B．纠正低血糖
    C．纠正酸碱平衡失调
    D．减少氨的形成与吸收
    E．抑制肠道蠕动

*33. 肝性脑病时中枢神经系统的多巴胺合成减少，故应给予
    A．多巴胺
    B．复方氨基酸溶液
    C．乙酰谷氨酰胺

D. 左旋多巴
E. 乳果糖　　　　　　　　　　(49/1996)

34. 肝性脑病的正确治疗是
A. 患者狂躁不安时使用水合氯醛灌肠
B. 肥皂水灌肠清除肠腔积血
C. 静脉使用甲硝唑抑制肠道细菌生长
D. 低蛋白饮食
E. 口服乳果糖

35. 肝性脑病患者给予肠道抗生素治疗的目的是
A. 消除细菌毒素
B. 抑制大肠埃希菌
C. 抑制肠道产尿素酶的细菌
D. 减少真菌感染
E. 减少病毒感染

【A2型题】

*36. 男性，50岁。常规体检时，查体发现肝在右肋下2 cm，质硬、无压痛，脾肋下可触及。化验血ALT正常范围，肝穿刺病理有假小叶形成。应诊断为
A. 慢性活动性肝炎
B. 慢性持续性肝炎
C. 代偿期肝硬化
D. 肝淤血
E. 多囊肝　　　　　　　　　　(52/1997)

37. 男性，53岁。肝硬化病史6年，近日出现腹痛、腹胀和低热，表情淡漠，嗜睡，诊断考虑为肝性脑病，对诊断帮助最大的体征是
A. 腹壁反射消失
B. 腱反射亢进
C. 肌阵挛
D. 扑翼样震颤
E. Babinski征阳性

*38. 男性，42岁。患肝硬化5年，腹痛、腹胀、发热3天，表情淡漠、嗜睡1天。对该患者意识障碍病因诊断最有意义的体征是
A. 腹壁反射消失
B. 膝反射亢进
C. 扑翼样震颤
D. Babinski征阳性　　　　　　(52/2022)

39. 男性，20岁。活动后心悸、气急2个月。查体：肝肋下3 cm，质地中等、表面平滑、有压痛，腹部移动性浊音阳性，下肢有可凹性水肿。最可能的诊断是
A. 肝硬化腹水
B. 肝癌伴腹水
C. 肝结核伴结核性腹膜炎
D. 肾病综合征伴腹水
E. 右心衰竭、肝淤血伴腹水

40. 男性，41岁，腹胀、纳差、乏力5个月，1天来呕血2次和黑便1次。既往有乙型肝炎病史3年。查体：P 95次/分，BP 100/60 mmHg，巩膜轻度黄染，肝肋下未触及，脾侧位肋下刚触及，移动性浊音（+），下肢有可凹性水肿。引起消化道出血的最可能病因是
A. 胃癌
B. 肝硬化
C. 消化性溃疡
D. 胆囊结石
E. 慢性胃炎

*41. 男性，53岁。肝硬化病史8年，5天来无明显原因出现腹胀，腹水迅速增加，脾进一步增大，体温正常。最可能发生的并发症是
A. 原发性肝细胞癌
B. 原发性腹膜炎
C. 门静脉血栓形成
D. 肝肾综合征　　　　　　　　(52/2017)

*42. 男性，65岁。呕血、黑便3天，半天来出现躁动不安和意识模糊入院。既往乙型肝炎病史15年，具体治疗不详；患糖尿病10年，一直服用降糖药物；有高血压病史6年，一直服用降压药物。查体：T 36.8℃，P 95次/分，R 22次/分，BP 130/80 mmHg，神志不清，前胸部可见蜘蛛痣，心肺（-），腹软，肝脾触诊不满意。该患者意识障碍应首先考虑的病因是
A. 肝性脑病
B. 糖尿病酮症酸中毒
C. 急性肾损伤
D. 急性脑血管病　　　　　　　(52/2019)

*43. 男性，45岁。肝硬化病史5年，出现呕血、黑便2天，1天来出现意识模糊和躁动入院。为明确诊断，最需要的特异性检查是
A. 血常规
B. 血氨
C. 血肌酐
D. 动脉血气分析
E. 血压测量　　　　　　　　　(2018)

44. 男性，51岁。肝硬化病史6年，腹水增加伴腹胀1周，给予速尿后腹胀减轻，但出现嗜睡，行为异常，定向力障碍，脑电图异常。最可能的诊断是
A. 肝性脑病0期
B. 肝性脑病1期
C. 肝性脑病2期

D. 肝性脑病3期
E. 肝性脑病4期

45. 男性，42岁。肝硬化病史5年，1周来腹胀。查体和B超发现有腹水，给予速尿利尿治疗2天后出现嗜睡和精神错乱，大部分时间病人呈嗜睡状态，但可以唤醒，醒时尚可应答问话，但常有神志不清和幻觉，扑翼样震颤仍可引出，肌张力增加，四肢被动运动常有抗力，锥体束征呈阳性，脑电图有异常波形。诊断肝性脑病。最可能的分期是
A. 0期
B. 1期
C. 2期
D. 3期
E. 4期

46. 女性，50岁。2年来消瘦、乏力，近3天来发热、嗜睡，1天来神志不清急诊入院。既往患乙型肝炎多年。查体：T 38.1℃，P 86次/分，R 20次/分，BP 120/80 mmHg，神志不清，前胸部可见蜘蛛痣，巩膜轻度黄染，颈软，心肺检查未见异常，腹平软，肝肋下未触及，脾肋下4 cm，移动性浊音阳性。尿常规无异常，血常规：Hb 110 g/L，WBC 3.4×10^9/L，Plt 92×10^9/L。为明确神志不清的病因，首选的检查是
A. 血氨
B. 血肌酐
C. 血培养
D. 动脉血气分析
E. 头颅CT

*47. 男性，54岁。患肝炎后肝硬化10年，近1周来病情加重，腹水量增加，腹胀明显，并出现呼吸困难、睡眠障碍和意识错乱。为减少腹水，下列最佳的治疗药物是
A. 阿米洛利
B. 氢氯噻嗪
C. 螺内酯
D. 呋塞米 (68/2009)

48. 男性，55岁。患肝硬化5年，加重1周。查体：少量腹水，双下肢有可凹性水肿。该患者欲消除水肿，宜首选的利尿剂是
A. 呋塞米
B. 螺内酯
C. 布美他尼
D. 氢氯噻嗪
E. 乙酰唑胺

*49. 男性，40岁。患肝硬化10年。1周前化验血常规未见异常，血甲胎蛋白>500 μg/L，血ALT 35 U/L。初步诊断最可能是
A. 肝硬化代偿期
B. 肝硬化并发肝癌
C. 慢性迁延性肝炎
D. 慢性活动性肝炎
E. 肝硬化合并脾功能亢进 (73/2005)

50. 男性，50岁。患肝硬化3年，出现腹水2个月，间断服用螺内酯。2天来无诱因全腹痛，腹围增大，发热38.5℃，继而出现嗜睡。血常规示WBC 4.2×10^9/L，分类杆状核粒细胞占9%，分叶核粒细胞占80%。该患者病情变化最可能的原因是
A. 并发原发性肝癌
B. 并发自发性细菌性腹膜炎
C. 并发肝肾综合征
D. 水、电解质紊乱
E. 消化道出血

51. 男性，59岁。肝硬化3年，腹痛、发热3天。查体：T 39.1℃，腹部弥漫性压痛、反跳痛和肌紧张，肝脾触诊不满意，移动性浊音阳性。化验腹水比重1.020，蛋白32 g/L，白细胞2100×10^6/L，中性粒细胞80%。该肝硬化患者最可能的并发症是
A. 结核性腹膜炎
B. 自发性细菌性腹膜炎
C. 门静脉血栓形成
D. 肝肾综合征
E. 原发性肝癌

52. 女性，40岁。肝硬化2年，近1周来发热、腹痛，腹水明显增加。腹水检查：淡黄色，比重1.017，蛋白35 g/L，白细胞900×10^6/L，以中性粒细胞为主。最可能并发
A. 结核性腹膜炎
B. 自发性细菌性腹膜炎
C. 门静脉血栓形成
D. 结缔组织病腹腔积液
E. 肝肾综合征

53. 男性，45岁。肝硬化（失代偿期）1年，1天前出现明显呼吸困难。查体：体温正常，双肺呼吸音清。动脉血气分析示低氧血症。抗感染治疗无效。最可能发生的并发症是
A. 肺炎
B. 肝肾综合征
C. 肝肺综合征
D. 支气管哮喘
E. 急性左心衰

*54. 男性，51岁。肝硬化病史4年，发生呕血、黑

便 2 天。半天来出现意识模糊和躁动入院。为清除该患者的肠道内积血，最宜选用的灌肠液是

A．弱酸性液
B．弱碱性液
C．肥皂水
D．温开水　　　　　　　　　　　(52/2018)

【A3/A4 型题】

男性，56 岁。2 年来间断上腹隐痛、腹胀、乏力，粪便不成形，双下肢有明显水肿。有饮酒史 20 年，每天饮半斤白酒。B 超示肝回声不均匀增强，脾大，少量腹水。

55．该患者最可能的诊断是

A．慢性胰腺炎
B．胰腺癌
C．酒精性肝硬化
D．慢性胆囊炎
E．慢性胃炎

56．为明确诊断，最有价值的检查方法是

A．腹部 CT
B．静脉胆囊造影
C．肝穿刺
D．腹部 MRI
E．胃镜

57．[假设信息] 患者呕血 600 ml 后出现意识障碍，最可能的并发症是

A．低钠血症
B．脑出血
C．脑血栓形成
D．肝性脑病
E．糖尿病酮症酸中毒

男性，47 岁。腹胀、纳差半年，6 小时前突然呕血约 1000 ml 来急诊。既往 HBsAg（+）。查体：P 125 次/分，BP 70/50 mmHg，巩膜轻度黄染，肝脾肋下未触及，移动性浊音（+），下肢有可凹性水肿。

*58．引起呕血的最可能病因是

A．胃癌
B．肝硬化
C．消化性溃疡
D．胆囊结石

*59．应首选的处理措施是

A．急诊胃镜止血
B．剖腹探查
C．紧急输血和输液
D．三腔二囊管压迫　　(168, 169/2007)

男性，55 岁。发热、呕吐、腹泻 1 天，烦躁不安、意识障碍 1 小时急诊入院。查体：T 37.8℃，P 90 次/分，BP 110/70 mmHg，神志模糊，颈部及前胸皮肤可见蜘蛛痣，巩膜轻度黄染，心肺未见异常。腹软，肝肋下未触及，脾肋下 2 cm。血常规：Hb112g/L，WBC $3.4×10^9$/L，Plt $98×10^9$/L；尿常规：蛋白（±），糖（+），沉渣镜检（-）。

*60．该患者最可能的诊断是

A．肝性脑病
B．糖尿病酮症酸中毒
C．脑血管病
D．尿毒症

*61．对确诊最有意义的检查是

A．血氨
B．血糖
C．血肌酐
D．头颅 CT

*62．为缓解患者的躁动，应首选的药物是

A．苯巴比妥
B．地西泮
C．水合氯醛
D．异丙嗪　　　　　(79~81/2021)

男性，48 岁。1 天来呕血和黑便，共呕血 2 次，呕吐物为暗红色，量约 500 ml，排黑便 1 次，量约 100 g，自感头晕、心悸急诊入院，既往曾诊断为"乙肝肝硬化"，未系统治疗，有冠心病病史 2 年，间断口服药物治疗（具体不详）。查体：T 37.2℃，P 108 次/分，BP 80/50 mmHg，神志清，贫血貌，巩膜轻度黄染，肺（-）心率 108 次/分，律齐。全腹无压痛及反跳痛，肝肋下未触及，脾肋下 2 cm，腹水征（+），肠鸣音活跃。

63．对该患者应首先采取的治疗措施是

A．应用升压药物
B．静脉注射垂体后叶素
C．急诊胃镜检查
D．补液、扩容、输血
E．口服云南白药

64．[假设信息] 按常规积极治疗 6 小时后，该患者血红蛋白继续下降，血压波动在 80/50~70/40 mmHg 之间，下一步应采取的措施是

A．维持原治疗方案
B．加大升压药剂量
C．三腔二囊管压迫止血
D．开腹探查
E．加大云南白药用量

65．[假设信息] 经上述治疗 2 天后，患者消化道出

血得到控制，但出现幻觉、烦躁不安，下列处理措施中不正确的是
A．急查血氨
B．检测血电解质
C．应用支链氨基酸
D．注射安定（地西泮）10 mg
E．动脉血气分析

男性，25岁。反复ALT升高10年，近3年来出现乏力、纳差，1天来呕血及黑便收住院。查体：BP 90/70 mmHg，轻度贫血貌，肝肋下未及，脾侧位肋下刚触及。血常规：Hb 70 g/L，WBC 3.4×10⁹/L，Plt 92×10⁹/L。

66．该患者最可能的诊断是
A．出血性胃炎
B．胃溃疡合并出血
C．十二指肠溃疡出血
D．肝硬化食管静脉曲张破裂出血
E．胃癌并出血

67．下列治疗中，最有效的是
A．正肾＋冰盐水洗胃
B．肌注安络血
C．持续静滴垂体后叶素
D．补充维生素K
E．静脉输注血小板

68．该患者的血常规化验结果，最不可能的原因是
A．急性失血性
B．脾功能亢进
C．摄入不够
D．吸收不良
E．再生障碍性贫血

男性，68岁。半天内突发呕血500 ml，黑便2次，共500 g来急诊。10年前有"肝功能异常"史，患高血压10年，最高达190/100 mmHg，4年前患心肌梗死。查体：P 94次/分，BP 120/70 mmHg，巩膜轻度黄染，腹部膨隆，肝脾叩诊不满意，腹部移动性浊音阳性。

69．该患者最可能的诊断是
A．急性胃黏膜病变
B．消化性溃疡出血
C．食管胃底静脉曲张破裂出血
D．食管癌出血
E．胃癌出血

70．下列止血治疗中，最适宜的是
A．静脉用凝血酶
B．静脉用质子泵抑制剂
C．静脉用垂体后叶素
D．静脉用生长抑素
E．静脉注射维生素K

71．[假设信息] 若治疗36小时后，患者仍解暗红色血便，共3次，并呕吐鲜血100 ml，觉胸闷、憋气。查心电图示ST段下移，偶发室性早搏。此时最佳的治疗是
A．继续原治疗
B．经颈静脉肝内门体静脉分流术（TIPS）
C．急诊内镜检查并止血治疗
D．急诊手术止血
E．三腔二囊管压迫

男性，46岁。2年来消瘦、乏力，近5天来发热、嗜睡，1天来不省人事急诊入院，既往患乙型肝炎多年。查体：T 37.5℃，P 86次/分，R 20次/分，BP 120/80 mmHg，神志不清，前胸部可见蜘蛛痣，巩膜轻度黄染，颈软，甲状腺不大，心肺检查未见异常，腹平软，肝肋下未触及，脾肋下4 cm，移动性浊音阳性。尿常规无异常，化验血 Hb 110 g/L，WBC 3.4×10⁹/L，Plt 92×10⁹/L。

*72．该患者最可能的诊断是
A．肺性脑病
B．肝性脑病
C．尿毒症昏迷
D．脑血管意外

*73．为明确诊断，首选的检查是
A．肝肾功能
B．动脉血气分析
C．头颅CT
D．血氨

*74．针对该患者的发病机制，应选择的治疗措施是
A．降血氨药物如谷氨酸钾
B．纠正水、电解质紊乱
C．机械通气
D．降颅压治疗　　　　　（99～101/2015）

男性，47岁。患肝硬化5年，2天来无原因全腹疼痛伴畏寒、发热。查体：T 38.8℃，腹部明显膨隆，全腹有压痛。

75．住院后经检查有下列体征，其中对腹痛诊断最有帮助的是
A．腹壁静脉曲张
B．脾大
C．全腹有压痛及反跳痛
D．腹部移动性浊音阳性
E．肠鸣音活跃

76. 该患者最可能的诊断是
   A. 肝肾综合征
   B. 并发结核性腹膜炎
   C. 自发性腹膜炎
   D. 并发败血症
   E. 并发肝癌

77. 对该患者的治疗是
   A. 立即经验性应用广谱、足量抗生素
   B. 积极抗结核治疗
   C. 静脉补充白蛋白
   D. 肝动脉栓塞
   E. 对症治疗

男性，43岁。腹胀、乏力、双下肢水肿半年，2周来腹胀加重，并出现发热、少尿、腹部胀痛。既往患慢性乙型肝炎8年，间断进行过保肝治疗。查体：T 38.7℃，巩膜轻度黄染，可见肝掌，肝肋下未及，脾肋下5cm，移动性浊音（+），双下肢中度可凹性水肿。

78. 为明确腹水增多的原因，最有意义的辅助检查是
   A. 腹部B超
   B. 腹水常规＋涂片找细菌＋细菌培养
   C. 腹水生化检查
   D. 腹水浓缩找瘤细胞
   E. 腹水CEA、AFP检测

79. [假设信息] 如果腹水化验结果是：比重1.016，中性粒细胞$500×10^6$/L，李凡他反应（+），pH 7.3，下一步最恰当的治疗措施是
   A. 利尿剂＋静脉给予白蛋白
   B. 口服利尿剂治疗
   C. 立即应用广谱抗生素
   D. 足量抗结核治疗
   E. 保肝治疗

80. [假设信息] 患者腹水持续增多并出现昏睡。实验室检查血 K^+ 4.0mmol/L，Na^+ 140mmol/L，Cl^- 100 mmol/L，pH 7.4。此时不应采取的治疗措施是
   A. 胃管饲乳果糖
   B. 经胃管给予甲硝唑
   C. 肥皂水灌肠
   D. 支链氨基酸静滴
   E. 乳果糖灌肠

【B1型题】

   A. 黄疸
   B. 肝大
   C. 腹壁静脉曲张
   D. 皮肤紫癜

*81. 肝硬化代偿期的体征是　　（143,144/2012）
*82. 肝硬化失代偿期门脉高压的体征是

   A. 扑翼样震颤无法引出
   B. 轻度性格改变和精神异常
   C. 昏睡和精神错乱
   D. 行为异常和定向力障碍　（141,142/2011）

*83. 肝性脑病2期的表现是
*84. 肝性脑病4期的表现是

   A. 精氨酸
   B. 谷氨酸钾
   C. 支链氨基酸
   D. 乳果糖

*85. 治疗肝性脑病时，可减少假神经递质形成的药物是　　（139,140/2010）
*86. 治疗肝性脑病时，可减少氨生成与吸收的药物是

   A. 减少肠道内氨的形成和吸收
   B. 纠正氨基酸不平衡
   C. 降低门静脉压力
   D. 纠正电解质紊乱
   E. 纠正酸碱平衡紊乱

87. 肝性脑病时口服乳果糖的主要作用是
88. 肝性脑病时注射支链氨基酸的主要作用是

   A. 病毒性肝炎后肝硬化
   B. 酒精性肝硬化
   C. 原发性胆汁性肝硬化
   D. 淤血性肝硬化
   E. 血吸虫病性肝纤维化

*89. 最易并发原发性肝癌的是　　（103,104/2004）
*90. 血清抗线粒体抗体阳性率高且滴度高的是

   A. 高胆红素血症
   B. 肝性脑病
   C. 门静脉血栓形成
   D. 上消化道出血
   E. 自发性细菌性腹膜炎

91. 肝硬化最严重的并发症是
92. 肝硬化最常见的并发症是
93. 不属于肝硬化并发症的是

   A. 黄疸
   B. 皮肤紫癜
   C. 肝大、质偏硬
   D. 腹壁静脉曲张
   E. 男性乳房发育

94. 肝硬化代偿期的体征是
95. 肝硬化失代偿期门静脉高压的体征是

   A. 黄疸
   B. 男性乳房发育
   C. 食管胃底静脉曲张
   D. 皮肤紫癜
   E. 肝轻度肿大

96. 肝硬化失代偿期，内分泌紊乱的表现是
97. 肝硬化失代偿期，门静脉高压的表现是

【X 型题】

98. 下列肝硬化的临床类型中，发现肝大的有
   A. 肝炎后肝硬化
   B. 淤血性肝硬化
   C. 酒精性肝硬化
   D. 原发性胆汁性肝硬化　　　（171/2008）

99. 下列属于肝硬化代偿期表现的有
   A. 乏力、食欲减退
   B. 食管和胃底静脉曲张
   C. 肝功能可轻度异常
   D. 脾脏轻度肿大

100. 肝硬化失代偿期患者可以出现的异常包括
   A. 凝血因子减少
   B. 血红蛋白减低
   C. 雄激素减少
   D. 雌激素减少

101. 肝硬化肝功能障碍可引起异常的有
   A. 血浆白蛋白减少
   B. 凝血因子合成减少
   C. 雄激素水平升高
   D. 雌激素水平升高

102. 肝硬化腹水形成的机制有
   A. 门静脉压力增高
   B. 低白蛋白血症
   C. 醛固酮灭活减少
   D. 抗利尿激素灭活减少

103. 肝硬化患者肝性脑病的诱因包括
   A. 上消化道出血
   B. 高钾性酸中毒
   C. 便秘
   D. 放腹水

104. 门脉性肝硬化并伴有上消化道出血时，可预防肝性脑病的有
   A. 静脉点滴支链氨基酸
   B. 肥皂水灌肠清除积血
   C. 硫酸镁导泻
   D. 静脉输入氨甲苯酸

105. 关于肝硬化自发性腹膜炎的叙述，正确的是
   A. 一般起病急，伴高热、寒战，剧烈腹痛，出现板状腹、反跳痛
   B. 致病菌多为革兰氏阴性杆菌
   C. 易出现顽固性腹水
   D. 治疗以抗感染为主，在腹水培养结果出来前就可以应用抗生素。

106. 关于肝硬化的治疗有
   A. 代偿期用高热量、高蛋白及丰富维生素饮食
   B. 同时选用多种保肝药物治疗
   C. 肝硬化合并症治疗
   D. 伴有慢性活动性肝炎者，可试用肾上腺皮质激素治疗　　　（151/1995）

107. 下列有助于肝硬化肝性脑病治疗的有
   A. 口服肠道抗生素
   B. 静滴高渗葡萄糖
   C. 生理盐水清洁灌肠
   D. 高蛋白、高维生素饮食

*108. 门脉高压食管胃底静脉曲张破裂出血的一级预防措施包括
   A. 病因治疗
   B. 应用生长抑素和垂体加压素
   C. 应用非选择性 β 受体拮抗剂　　　（156/2022）
   D. 内镜结扎治疗可用于中度食管静脉曲张

答案及解析

1. 【答案】A
   【解析】导致肝硬化的病因有 10 余种，在我国目前导致肝硬化最常见的病因仍以乙型肝炎病毒为主。在欧美国家以酒精和丙型肝炎病毒为多见病因。

2. 【答案】A
   【解析】近年来对肝硬化时的肝纤维化形成有较为深入的研究，如果肝的纤维组织形成增多而降解减少则可导致肝纤维化，肝星形细胞是形成纤维化的主要细胞，使胶原合成增多，此外肝细胞和 Kupffer 细胞亦有合成胶原的功能，而上皮细胞和内皮细胞则不会，因此答案是 A。

3. 【答案】B

【解析】肝硬化的病理组织学特征表现为正常肝小叶结构消失或破坏，被假小叶所取代，所以肝硬化特征性病理表现是假小叶形成。

4.【答案】B

【解析】肝硬化的临床表现包括代偿期和失代偿期表现，代偿期的表现缺乏特异性，而失代偿期表现包括肝功能减退的临床表现和门静脉高压症，食管和胃底静脉曲张是门静脉高压症的三大表现之一，故答案是 B。尽管脾大也是门静脉高压症的表现，但缺乏特异性，代偿期可有中度脾大。

5.【答案】D

【解析】门脉高压症是肝硬化失代偿期最重要的临床表现，肝硬化门脉高压症的体征包括腹壁静脉曲张（门-体侧支循环开放）、脾大、腹水征等，但脾大、腹水征也可以见于肝硬化门脉高压症以外的其他原因，所以对诊断肝硬化门脉高压症最有价值的体征是腹壁静脉曲张。而蜘蛛痣和肝质地坚硬均不属于肝硬化门脉高压症的体征。

6.【答案】E

【解析】肝硬化门脉高压诊断具有特征性意义的是侧支循环形成，此表现有特异性，而其他表现均无特异性，也可见于其他疾病。

7.【答案】E

【解析】肝硬化患者常表现为门脉高压，题中的 5 个备选答案均是门脉高压的表现，但特异性的表现是食管静脉曲张，因为其他表现也可见于其他疾病，无特异性。

8.【答案】D

【解析】肝硬化失代偿期患者雌激素应该是增高而不是减少，而凝血因子、雄激素和肾上腺皮质激素均可减少，血红蛋白减低，因而答案是 D。

9.【答案】C

【解析】题中 5 个备选答案中除血清电解质外，均能反映肝硬化病情的轻重，与预后有关，只有血清电解质例外，因为血清电解质受肝脏病以外因素影响更大，所以用血清电解质的变化来判断肝硬化患者的预后基本上无意义。

10.【答案】C

【解析】肝硬化患者失代偿期常症状明显，可有内分泌紊乱，主要是雌激素过多，雄激素减少，此患者出现性欲减退、睾丸萎缩和肝掌均与肝硬化患者雌激素过多有关。

11.【答案】B

【解析】肝硬化是一种或多种病因长期或反复作用，导致的肝组织弥漫性纤维化、再生结节和假小叶形成为特征的慢性肝病。肝硬化患者可出现全血细胞减少，其最主要的原因是脾功能亢进。消化道慢性出血、肝肾综合征一般不会引起全血细胞减少；造血功能障碍、造血原料不足可以引起全血细胞减少，但肝硬化患者一般不会有造血功能障碍，尽管可有造血原料不足，但也不是出现全血细胞减少的最主要原因。

12.【答案】A

【解析】肝硬化的临床表现主要是由于肝功能减退和门静脉高压所致。厌食和乏力可以见于肝硬化，但更可见于其他疾病，不是肝硬化所特有，而其他表现均对诊断肝硬化有意义。

13.【答案】E

【解析】食管钡餐检查下段有蚯蚓样充盈缺损，提示为肝硬化特有的食管下段静脉曲张的征象，因而对诊断肝硬化最有价值，而其他几项仅提示肝可能有病，无特异性诊断价值。

14.【答案】B

【解析】肝硬化临床以肝功能减退和门脉高压为主要表现，门脉高压时有侧支循环形成，所以有腹壁静脉曲张及由于食管胃底静脉曲张破裂引起的呕血和黑便，同时门脉高压时还有腹水和脾大。肝掌和蜘蛛痣虽然属于肝硬化的临床表现，但不是门脉高压的临床表现。

15.【答案】C

【解析】题中所列 5 项均为肝硬化的并发症，其中最严重的并发症是肝性脑病，但最常见的并发症是上消化道出血，多突然发生大量呕血或黑便，其余各项均相对少见。

16.【答案】A

【解析】肝硬化的并发症很多，包括上消化道出血、肝肾综合征、肝肺综合征、原发性肝癌、电解质和酸碱平衡紊乱等，但脾功能亢进不属于肝硬化的并发症。

17.【答案】C

【解析】低钾碱中毒时，可促使 NH_3 透过血脑屏障，进入脑细胞产生毒害，故低钾碱中毒时增加氨毒性。而其余各项均不正确。

18.【答案】C

【解析】肝性脑病患者的临床表现分为 5 期：①潜伏期（0 期）：无行为、性格的异常，无神经系统病理征，脑电图正常，只在心理测试或智力测试时有轻微异常。②前驱期（1 期）：轻度性格改变和精神异常，应答尚准确。可有扑翼样震颤，脑电图多数正常。③昏迷前期（2 期）：以意识错乱、睡眠障碍、行为异常为主。定向力障碍和理解力均减退，计算力下降，多有睡眠时间倒错，甚至有幻觉、恐惧、狂躁，患者有明显病理征，扑翼样震颤存在，脑电图有特征性异常。④昏睡期（3 期）：以昏睡和精神错乱为主，各种神经体征持续或加重，大部分时间病人呈昏睡状态，但可以唤醒，醒时尚可应答问话，但常有神志不清和幻觉，扑翼样震颤仍可引出，肌张力增加，四肢被动运动常有抗力，锥体束征常阳性，脑电图有异常波形。⑤昏迷期（4期）：神志完全丧失，不能唤醒，浅昏迷时，对疼痛刺激和不适体位尚有反应，腱反射和肌张力仍亢进。由于患者不能合作，扑翼样震颤无法引出，深昏迷时，各种反射消失，肌张力降低，瞳孔常散大，可出现阵发性惊厥、踝阵挛和换气过度，脑电图明显异常。所以肝性脑病患者前驱期（1期）最早的临床表现是性格改变。

19.【答案】E

【解析】潜伏期肝性脑病亦称0期肝性脑病，无任何临床表现，而其他四种表现均是1期（前驱期）肝性脑病的临床表现。

20.【答案】D

【解析】肝炎后肝硬化是由乙型、丙型或乙型加丁型肝炎重叠感染，通常经过慢性肝炎，尤其是慢性活动性肝炎阶段演变而来，在我国肝硬化中占首位，引起肝性脑病亦最常见，因而答案是D。

21.【答案】E

【解析】氨、芳香族氨基酸、γ-氨基丁酸、蛋氨酸的代谢产物——硫醇均为肝性脑病的脑性毒物。而中链脂肪酸则不是，应该是短链脂肪酸。

22.【答案】B

【解析】肝性脑病主要表现为高级神经中枢功能紊乱及运动和反射异常，其临床过程可分为5期，早期即0期（潜伏期）仅在心理智能检查时有轻微异常。扑翼样震颤出现在1期、2期和3期；定向力障碍和病理征阳性均出现在2期以后。

23.【答案】A

【解析】扑翼样震颤、肌张力增高、腱反射亢进、踝阵挛阳性和Babinski征阳性都是肝性脑病的体征，诊断肝性脑病最有意义的体征是扑翼样震颤，其他体征均无特异性。

24.【答案】C

【解析】肝硬化患者引起肝肾综合征的因素很多，这些因素使肾血管收缩，引起肾皮质血流量和肾小球滤过率持续降低，题中列举的因素除C外均是正确的，而肾前列腺素是增加，使体循环血管床扩张，可导致肾血流减少，但患者的肾前列腺素不是合成增加，而是不能被肝脏灭活。

25.【答案】C

【解析】肝肾综合征是在严重肝病基础上发生的肾衰竭。发病机制主要是全身血流动力学的改变，使肾小球滤过率下降，所以其临床表现是自发性少尿或无尿、血肌酐升高、稀释性低血钠和尿钠降低。

26.【答案】C

【解析】肝肾综合征时，肾无重要病理改变，而是由于肾血管收缩引起的功能性肾衰竭，因而应该是可逆性的，而不是不可逆性的。其余各项均正确。

27.【答案】C

【解析】肝肾综合征是由于肝硬化病人少尿或无尿而引起的氮质血症、稀释性低钠血症和低尿钠，因此血BUN↑、血钠↓、尿钠↓是正确的，而其余各项均不正确。

28.【答案】C

【解析】肝肾综合征是肝硬化患者的并发症之一，是由于肾皮质血流量和肾小球滤过持续降低引起功能性肾衰竭，其特征为自发性少尿、氮质血症、稀释性低钠血症、低尿钠、尿比重升高，但肾却无重要病理改变。

29.【答案】E

【解析】肝硬化患者在很短时间里出现腹痛和大量血性腹水，不伴有发热，应首先考虑可能并发门静脉血栓形成，其他四种情况虽可使腹水加重，但原发性腹膜炎和结核性腹膜炎常伴发热，血性腹水较少，继发性肝癌进展应慢性，不会在很短时间里加重，肝肾综合征较少出现腹痛和血性腹水。

30.【答案】C

【解析】近年来开展的颈静脉肝内门体分流术是一种以介入放射学的方法在肝内的门静脉与肝静脉的主要分支间建立通道，能有效降低门静脉压力，创伤小，安全性高，适用于食管静脉曲张大出血和难治性腹水，但易诱发肝性脑病，这是此疗法最大的副作用。

31.【答案】D

【解析】肝硬化腹水的形成原因之一是继发性醛固酮增多，而安体舒通（螺内酯）有抗醛固酮作用，临床实践证明安体舒通对肝硬化腹水病人有明显利尿效果，因此首选。

32.【答案】D

【解析】肝性脑病是各种严重的急慢性肝病、门体分流引起的以代谢紊乱为基础的中枢神经系统的功能失调。氨中毒学说是重要的发病机制，乳果糖到达肠道后的作用是降低肠道的pH，使肠道酸化，因为肠道酸化后对产尿素酶的细菌生长不利，但有利于不产尿素酶的乳酸杆菌生长，使肠道细菌产氨减少，此外酸性的肠道环境可减少氨的吸收，并促进血液中的氨渗入肠道排出体外。所以乳果糖治疗肝性脑病时的作用是减少氨的形成与吸收。其余均不是乳果糖治疗肝性脑病时的作用。

33.【答案】D

【解析】左旋多巴是多巴胺的前体，可透过血脑屏障进入脑组织，起到多巴胺的作用，而多巴胺不能透过血脑屏障，其他三种均与多巴胺无关。

34.【答案】E

【解析】由于氨中毒是肝性脑病的主要原因，因此减少氨的吸收和加强氨的排出是药物治疗的主要手段，口服乳果糖可以减少肠道氨的生成和吸收，所以是正确的，其他治疗均不正确。

35.【答案】C

【解析】氨代谢紊乱引起氨中毒是肝性脑病特别是门体分流手术性肝性脑病的重要发病机制。肠道氨来源于：①谷氨酰胺在肠上皮细胞代谢后产生；②肠道细菌对含氮物质（摄入的蛋白质及分泌的尿素）的分解。肠道抗生素可通过抑制肠产尿素酶的细菌减少氨在肠道的产生，从而达到治疗肝性脑病的目的。

36.【答案】C

【解析】该中年男性患者肝脾大，但ALT在正常范围，因而不是慢性活动性或持续性肝炎，病理有假小叶形成，因而不符合肝淤血和多囊肝，应诊断为代偿期肝硬化。

37.【答案】D

【解析】该中年男性患者患肝硬化6年，近日出现腹痛、腹胀和低热，表情淡漠，嗜睡，诊断考虑为肝性脑病，对诊断意义最大的体征是扑翼样震颤，而其他体征无诊断特异性。所以答案是D。

38.【答案】C

【解析】该中年男性患者为慢性病程急性加重。患肝硬化5年，3天来腹痛、腹胀、发热，意识障碍（表情淡漠、嗜睡）1天，符合肝硬化并发肝性脑病引起的意识障碍。所以该患者意识障碍诊断最有意义的体征是有扑翼样震颤，而腹壁反射消失、膝反射亢进和Babinski征阳性均无特异性。

39.【答案】E

【解析】该青年男性活动后心悸、气急，有心功能不全表现，肝大，表面光滑有压痛，结合有腹水和下肢水肿，符合右心衰竭、体循环淤血致肝淤血肿大、腹水和下肢肿，因此答案是E。

40.【答案】B

【解析】该中年男性患者有腹胀、纳差、乏力，1天来呕血和黑便。既往有乙型肝炎病史。结合查体巩膜轻度黄染，脾大，移动性浊音（+），下肢有可凹性水肿，消化道出血最可能的病因是肝硬化，由于食管胃底静脉曲张破裂出血。

41.【答案】C

【解析】该中年男性患者有肝硬化病史，最近短期内无明显原因出现腹胀，腹水迅速增加，脾进一步增大，体温正常，最可能发生的并发症是门静脉血栓形成。其余选项亦均为肝硬化的并发症，但原发性肝细胞癌不会腹水如此迅速增加和脾进一步增大，而主要是肝增大；原发性腹膜炎主要是腹痛和发热，该患者不像；肝肾综合征是因肾血管收缩导致肾皮质血流量和肾小球滤过率持续降低引起功能性肾衰竭，其特征为自发性少尿、氮质血症、稀释性低钠血症、低尿钠、尿比重升高等，该患者也不可能。

42.【答案】A

【解析】该老年男性患者呈急性病程，但结合既往有乙型肝炎病史15年，目前查体前胸部可见蜘蛛痣，所以很可能有肝炎后肝硬化，近3天呕血、黑便后出现躁动不安和意识模糊半天，所以该患者意识障碍应首先考虑的病因是肝硬化并发症即肝性脑病。该患者虽有糖尿病病史10年，但一直服用降糖药物，虽有高血压病史6年，但一直服用降压药物，结合临床表现均不支持糖尿病酮症酸中毒和急性脑血管病；病史和查体结果也不支持急性肾损伤。

43.【答案】B

【解析】该中年男性患者有肝硬化病史5年，出现消化道出血（呕血、黑便2天）并发症，1天来出现意识模糊和躁动入院，最可能的诊断是肝性脑病。为明确诊断，最需要的特异性检查是血氨。

44.【答案】C

【解析】该中年男性患者慢性病程，肝硬化病史6年，腹水增加伴腹胀1周，给予速尿（呋塞米）后腹胀减轻，但出现嗜睡，符合肝性脑病诊断。因有行为异常，定向力障碍，脑电图异常，所以最可能的诊断是肝性脑病2期。肝性脑病的分期标准2期（昏迷前期）：以意识错乱、睡眠障碍、行为失常为主，定向力和理解力均减退，计算力下降，多有睡眠时间倒错，甚至有幻觉、恐惧、狂躁，病人有明显病理征，扑翼样震颤存在，脑电图有特征性异常。

45.【答案】D

【解析】该中年男性患者有肝硬化病史，1周来腹胀，有腹水，给予速尿利尿治疗2天后诱发出现昏睡和精神错乱，大部分时间病人呈昏睡状态，脑电图有特征性异常，诊断肝性脑病。根据目前特点最可能的分期是3期。肝性脑病的分期标准中3期（昏睡期）的特点是：以昏睡和精神错乱为主，各种神经体征持续或加重，大部分时间病人呈昏睡状态，但可以唤醒，醒时尚可应答问话，但常有神志不清和幻觉，扑翼样震颤仍可引出，肌张力增加，四肢被动运动常有抗力，锥体束征常呈阳性，脑电图有异常波形。

46.【答案】A

【解析】该中年女性慢性肝病患者，短期内因发热而出现嗜睡和逐渐神志不清，结合查体发现胸部有蜘蛛痣、巩膜黄染、脾大、移动性浊音阳性，以及化验可能有脾功能亢进等，该患者最可能是肝硬化肝性脑病引起神志不清，为明确神志不清的病因，首选的检查是血氨。其他检查均不是首选的检查。

47.【答案】C

【解析】该中年男性患者患肝炎后肝硬化伴大量腹水，目前已有肝性脑病和因大量腹水引起的呼吸困难的表现。肝硬化腹水的形成与激活肾素-血管紧张素-醛固酮系统有关，螺内酯可通过拮抗醛固酮而发挥利尿作用，而且作用缓和，短期应用不易产生水、电解质紊乱，而其他三种利尿药物作用机制不同，利尿作用强，易引起水、电解质紊乱，并有导致肝性脑病和肝肾综合征的危险。

48.【答案】B

【解析】该中年男性肝硬化患者出现腹水和下肢可凹性水肿。其水肿的产生机制是低白蛋白血症（<30 g/L），继发性醛固酮增多致钠重吸收增加和抗利尿激素分泌增多致水重吸收增加等，螺内酯是醛固酮拮抗剂，所以该患者宜首选螺内酯利尿。

49.【答案】B

【解析】该中年男性患者患肝硬化10年，1周前化验血常规未见异常，血甲胎蛋白>500 μg/L，血ALT 35 U/L，初步诊断最可能是肝硬化并发肝癌。而病史和化验结果均不支持其他诊断。

50.【答案】B

【解析】该中年男性患者慢性病程，肝硬化3年，最近出现腹水，无诱因全腹痛，腹围增大，发热38.5℃，继而出现嗜睡。血常规WBC虽不高（4.2×10⁹/L），但中性比例明显增高（分类杆状核粒细胞占9%，分叶核粒细胞占80%）。综上该患者病情变化最可能的原因是并发自发性细菌性腹膜炎。

51.【答案】B

【解析】该中年男性肝硬化患者腹痛、发热3天，体温为39.1℃，查体有腹膜刺激征（腹部弥漫性压痛、反跳痛和肌紧张），移动性浊音阳性，化验腹水为渗出液，比重1.020，蛋白32 g/L，白细胞和中性粒细胞比例明显增高（白细胞2100×10⁶/L，中性细胞80%），最可能的并发症是自发性细菌性腹膜炎。而结核性腹膜炎一般为低热，腹水中的白细胞应以淋巴细胞为主；门静脉血栓形成和肝肾综合征的腹水一般均为漏出液；原发性肝癌的腹水虽然呈渗出液，但常见为血性，白细胞和中性粒细胞比例也不会明显增高。

52.【答案】B

【解析】该中年女性肝硬化患者近1周发热、腹痛，腹水明显增加，腹水常规符合渗出液，而且中性粒细胞高，支持自发性腹膜炎，所以最可能并发了自发性细菌性腹膜炎。病史和腹水性质均不支持其余诊断。

53.【答案】C

【解析】该中年男性患者处于肝硬化失代偿期，出现呼吸困难，动脉血气分析示低氧血症，抗生素治疗无效，最可能是并发了肝肺综合征。进展期肝病肝硬化，由于门体分流及血管活性物质的增加，肺内毛细血管扩张，肺动静脉分流，肺通气/血流比例失调，导致低氧血症，肺泡-肺动脉氧分压差增大，称肝肺综合征，典型表现为严重肝病、肺血管扩张和低氧血症三联征。病史和动脉血气分析结果均不支持其余诊断。

54.【答案】A

【解析】该中年男性肝硬化患者，因上消化道出血而诱发肝性脑病，清除其肠道内积血，减少肠内氮源性毒物的生成与吸收，有利于肝性脑病的治疗。备选答案中的四种灌肠液均可清除其肠道内积血，但最宜选用的灌肠液为弱酸性液，因为肠道酸化后对产尿素酶的细菌生长不利，而有利于不产尿素酶的乳酸杆菌生长，使肠道细菌产氨减少；此外，酸性的肠道环境可减少氨的吸收，并促进血液中的氨渗入肠道排出体外。其他灌肠液如弱碱性液、肥皂水和温开水等因均不是酸性液，所以均不宜选用。

55.【答案】C　56.【答案】C　57.【答案】D

【解析】该中年男性患者有长期饮白酒史（已20年），而且量大（每天半斤），出现上腹隐痛和腹胀、乏力，粪便不成形，双下肢有明显水肿，结合B超发现（肝回声不均匀增强，脾大，少量腹水），最可能的诊断是酒精性肝硬化。而慢性胰腺炎可表现为上腹痛，但B超应提示胰腺钙化；胰腺癌最常见胰头癌，典型表现是进行性黄疸；慢性胆囊炎的表现为右上腹痛，常向右肩部放射；慢性胃炎右上腹痛，但B超结果不支持。肝硬化诊断最准确的方法是肝穿刺病理活检，腹部CT和MRI有助于腹部脏器疾病的诊断，静脉胆囊造影有助于慢性胆囊炎、胆囊结石、肿瘤及胆囊功能异常的检查，胃镜有利于慢性胃炎的诊断。假若患者呕血600 ml后出现意识障碍，最可能的并发症是肝性脑病，其余几项均无明显证据。

58.【答案】B　59.【答案】C

【解析】该中年男性患者有腹胀、纳差病史及HBsAg(+)，最可能是有乙型病毒性肝炎病史，突然大量呕血，查体发现黄疸和腹水，可能原有脾大而因大出血后缩小，所以呕血最可能的病因是肝硬化，由于食管胃底静脉曲张破裂出血，而胃癌、消化性溃疡和胆囊结石的临床表现与上述不同。因为该患者大量呕血已处于早期休克状态，所以首选的处理措施是紧急输血和输液，而其余三个选项均不是首选处理措施。

60.【答案】A　61.【答案】A　62.【答案】D

【解析】该中年男性患者急性病程，发热、呕吐、腹泻1天，烦躁不安、意识障碍1小时，查体发现颈部及前胸皮肤可见蜘蛛痣，巩膜轻度黄染，脾大（肋下2 cm）。结合血常规见全血细胞减少（Hb 112 g/L，

WBC 3.4×10^9/L, Plt 98×10^9/L）。尽管无既往史，但最可能是肝硬化引起的意识障碍，即肝性脑病。虽然尿糖（+），但病史均不支持糖尿病酮症酸中毒、脑血管病和尿毒症引起的意识障碍。对确诊最有意义的检查是血氨，而血糖、血肌酐和头颅CT是分别针对糖尿病酮症酸中毒、尿毒症和脑血管病的检查。为缓解患者的躁动，应首选的药物是异丙嗪，因为肝性脑病患者应慎用镇静药如苯巴比妥、水合氯醛和地西泮，否则会诱发或加重昏迷，可使用异丙嗪等抗组胺药。

63.【答案】D　64.【答案】C　65.【答案】D

【解析】该中年男性患者因呕血和黑便等急性上消化道出血症状来诊，结合既往曾诊断为"乙肝肝硬化"，考虑该患者为肝硬化食管胃底静脉曲张破裂出血，并出现失血性休克。上消化道出血是肝硬化最常见的并发症，当消化道出血引发休克时，首先应建立静脉通路、输血、补液、扩容。冠心病患者禁用垂体后叶素；胃镜检查需在生命征稳定的情况下进行，否则危险性较大，应用升压药物和口服云南白药均不宜选用。

假若该患者按常规积极治疗6小时后，血红蛋白继续下降，血压仍不稳定，说明患者仍在继续出血，下一步应积极调整治疗方案；对于循环血容量不足者，加大升压药剂量弊大于利，另外一些升压药可诱发或加重心脏等重要器官的缺血、缺氧，对于消化道出血休克未纠正患者进行开腹探查的危险性较高。三腔二囊管压迫止血作为暂时性止血手段，对药物不能控制的出血者较适宜，目的是为准备进行其他更有效的治疗措施而赢得时间。

假若该患者治疗2天后，消化道出血得到控制，但出现幻觉、烦躁不安等肝性脑病的表现。急查血氨有利于诊断，检测电解质，进行动脉血气分析对于明确诱因、指导治疗十分重要。但苯二氮䓬类镇静剂有抑制大脑和呼吸中枢，诱发或加重肝性脑病的副作用，安定（地西泮）是苯二氮䓬类镇静剂，对于肝性脑病患者是禁用。

66.【答案】D　67.【答案】C　68.【答案】E

【解析】该青年男性患者因呕血及黑便收住院，结合过去有反复ALT升高和乏力、纳差等表现及查体见脾大，最可能的诊断是肝硬化食管静脉曲张破裂出血，而出血性胃炎、溃疡病（胃溃疡和十二指肠溃疡）合并出血和胃癌并出血一般均有腹痛表现，而且一般均无脾大，所以可能性均不大。针对肝硬化食管静脉曲张破裂出血的治疗方法有多种，如药物治疗，包括生长抑素、垂体后叶素，还有胃镜下止血治疗、三腔二囊管气囊压迫止血和经颈静脉肝内门体分流术（TIPS）等，在给出的治疗方法中，最有效的是持续静滴垂体后叶素，可减少门静脉血流量，降低门脉

压，从而止血；而正肾+冰盐水洗胃、肌注安络血（卡巴克洛）和补充维生素K一般用于非静脉曲张破裂出血的治疗；静脉输注血小板仅用于血小板明显减少者。该患者的血常规化验结果有贫血（Hb 70 g/L）和白细胞、血小板减少，急性失血性可引起贫血，脾功能亢进可引起全血细胞减少，该患者3年来纳差和肝硬化，可以有摄入不够和吸收不良引起造血原料不足的原因，而最不可能的原因是再生障碍性贫血，特别是该患者有脾大，更不支持再生障碍性贫血。

69.【答案】C　70.【答案】D　71.【答案】B

【解析】该老年男性患者突然呕血和黑便，结合过去有"肝功能异常"史和目前查体有黄疸、腹部移动性浊音阳性，最可能的出血原因是食管胃底静脉曲张破裂出血，该患者的病史和体征均不支持其余四种疾病的诊断。针对肝硬化食管胃底静脉曲张破裂出血的治疗方法有多种，在给出的治疗方法中，最适宜的是静脉用生长抑素，而静脉用垂体后叶素也同样有较好的疗效，但该患者有高血压和心肌梗死病史，尽管现在出血后血压正常，但静脉用垂体后叶素还是有一定危险，静脉用促凝血药物（凝血酶、维生素K）和静脉用质子泵抑制剂的疗效不肯定。若治疗36小时后，患者仍解暗红色血便，并呕吐鲜血100 ml，觉胸闷、憋气，查心电图示ST段下移，偶发室性早搏。此时不能继续原治疗，最佳的治疗是TIPS，因为该血管介入微创治疗具有创伤小、恢复快、并发症少和疗效确切等特点，该患者有高血压和心肌梗死病史，而且查心电图有ST段下移，肯定不能耐受三腔二囊管压迫、急诊胃镜检查并止血治疗和急诊手术止血治疗。

72.【答案】B　73.【答案】D　74.【答案】A

【解析】该中年男性患者慢性病程，患乙型肝炎多年，根据病史（消瘦、乏力、近5天来发热、嗜睡，1天来不省人事）和体征（蜘蛛痣、巩膜黄染、脾大、移动性浊音阳性）符合乙型肝炎肝硬化，并引起肝性脑病，其他引起昏迷的疾病均不符合。为明确肝性脑病的诊断，首选的检查是血氨。因为肝性脑病的发病机制可能是氨中毒，所以应选择的治疗措施是降血氨药物如谷氨酸钾，其余均不是针对该患者的发病机制的治疗措施。

75.【答案】C　76.【答案】C　77.【答案】A

【解析】该中年男性患者有肝硬化病史，2天来无原因全腹疼痛伴畏寒、发热，体温达38.8℃，查体见腹部明显膨隆，全腹有压痛，以腹腔内感染可能性大，所以全腹压痛及反跳痛的体征对腹痛诊断最有帮助，而腹壁静脉曲张、脾大、腹部移动性浊音阳性和肠鸣音活跃可能就是原发病肝硬化的体征。该患者最可能的诊断是在肝硬化的基础上发生自发性腹膜炎，临床表现均不支持其余诊断。自发性腹膜炎治疗是立

即经验性应用广谱、足量和肝肾毒性小的抗生素，首选三代头孢菌素，一旦培养出致病菌，则应根据药敏试验结果选用敏感的窄谱抗生素。

78.【答案】B 79.【答案】C 80.【答案】C

【解析】该中年男性患者根据病史及临床表现，最可能是慢性乙型肝炎肝硬化并发腹腔感染，为明确腹水增多的原因，最有意义的辅助检查是腹水常规+涂片找细菌+细菌培养，而腹部B超仅可确定是否有腹水，腹水生化检查可以确定腹水性质，但不能明确诊断，腹水浓缩找瘤细胞和CEA、AFP检测是针对肿瘤，不适合该患者。假设该患者腹水化验结果是比重1.016，中性粒细胞$500×10^6$/L，李凡他反应(+)，pH 7.3，该腹水化验结果符合自发性腹膜炎的诊断，自发性腹膜炎的治疗是立即经验性应用广谱、足量和肝肾毒性小的抗生素，首选三代头孢菌素，而一旦培养出致病菌，则应根据药敏试验结果选用敏感的窄谱抗生素，所以该患者下一步最恰当的治疗措施是立即应用广谱抗生素，因为不是结核性腹膜炎，所以不应该用足量抗结核治疗，而利尿剂+静脉给予白蛋白和口服利尿剂治疗可能仅对消肿有益，不是针对原发病的最根本治疗，保肝治疗也不是针对原发病的最根本治疗。假设患者腹水持续增多并出现昏睡，说明该患者已出现肝性脑病，但实验室检查血电解质还是正常的，此时针对肝性脑病的治疗可以胃管饲乳果糖、经胃管给予甲硝唑、支链氨基酸静滴和乳果糖灌肠，但不应采取的治疗措施是肥皂水灌肠，因为为了减少肠内氨类毒物的生成和吸收，饮食开始数日内禁食蛋白质，同时给予导泻或弱酸性溶液灌肠等，肠道酸化后对产尿素酶的细菌生长不利，但有利于不产尿素酶的乳酸杆菌生长，使肠道细菌产氨减少，同时肠道酸化后氨的吸收也减少，而肥皂水是碱性的，所以与上面正好相反，不利于肝性脑病的治疗。

81.【答案】B 82.【答案】C

【解析】肝硬化分为代偿期和失代偿期。肝硬化代偿期是肝硬化的早期阶段，可触及肿大的肝，即肝大。其余备选答案均为肝硬化失代偿期的表现，其中只有腹壁静脉曲张为肝硬化失代偿期门脉高压的体征。黄疸提示肝功能储备已明显减退；皮肤紫癜为出血倾向，主要与肝合成凝血因子减少及脾功能亢进所致血小板减少有关。

83.【答案】D 84.【答案】A

【解析】根据肝性脑病的临床表现，肝性脑病可分为5期：0期（潜伏期）仅在心理智能检查时有轻微异常；1期（前驱期）表现为轻度性格改变和精神异常，可引出扑翼样震颤；2期（昏迷前期）表现为行为异常和定向力障碍，可引出扑翼样震颤；3期（昏睡期）表现为昏睡和精神错乱，仍可引出扑翼样震颤；4期（昏迷期）扑翼样震颤无法引出。

85.【答案】C 86.【答案】D

【解析】支链氨基酸制剂是一种以亮氨酸、异亮氨酸、缬氨酸为主的复合氨基酸，可竞争性抑制芳香族氨基酸进入大脑，减少假神经递质的形成。乳果糖在结肠可被乳酸杆菌、粪肠球菌等分解成乳酸、乙酸而降低肠道的pH值，肠道酸化后对产尿素酶的细菌生长不利，但有利于不产尿素酶的乳酸杆菌生长，使肠道细菌产氨减少；酸性的肠道环境可减少氨的吸收，并促进血液中的氨渗入肠道排出。

87.【答案】A 88.【答案】B

【解析】乳果糖是一种合成的双糖，口服后在小肠不会被分解，到达结肠后可被乳酸杆菌、粪肠球菌等细菌分解为乳酸、乙酸而降低肠道的pH值，肠道酸化有利于不产尿素酶的乳酸杆菌的生长，使肠道细菌产氨减少，此外酸性的肠道环境可减少氨的吸收，并促进血液中的氨渗入肠道排出，因此口服乳果糖的主要作用是减少肠道内氨的形成和吸收，从而治疗肝性脑病。肝性脑病病人血清氨基酸谱中支链氨基酸减少，注射支链氨基酸的主要作用是纠正氨基酸的不平衡。

89.【答案】A 90.【答案】C

【解析】原发性肝癌合并肝硬化者占50%~90%，病理检查发现多为病毒性（乙型或丙型病毒性肝炎）肝硬化，而欧美国家肝癌常发生在酒精性肝硬化的基础上，一般认为其余三种肝硬化与原发性肝癌的发生无关；原发性胆汁性肝硬化的80%以上患者血清抗线粒体抗体阳性，而且滴度很高，其他类型肝硬化不会如此，借此化验还可与其他胆汁淤积性黄疸鉴别。

91.【答案】B 92.【答案】D 93.【答案】A

【解析】肝性脑病、门静脉血栓形成、上消化道出血和自发性细菌性腹膜炎均属于肝硬化的并发症，而高胆红素血症仅是肝硬化的一种临床表现，不属于肝硬化的并发症；肝硬化最严重的并发症是肝性脑病，最常见的并发症是上消化道出血。

94.【答案】C 95.【答案】D

【解析】肝硬化代偿期症状缺乏特异性，可有乏力、腹胀、纳差等。肝轻度肿大，质地结实或偏硬，无或有轻度压痛，脾呈轻、中度肿大，肝功能正常或轻度异常。因此肝硬化代偿期的体征是肝大、质偏硬。而其他均为肝硬化失代偿期的体征。肝硬化失代偿期的表现包括：(1)肝功能减退的临床表现：①全身症状：一般情况与营养状况较差，乏力、体重下降，面色晦暗（肝病面容），舌质红、光剥（肝舌），可有黄疸、下肢水肿等。②消化系症状：食欲缺乏、腹胀、腹泻等。③出血和贫血：可有牙龈出血、皮肤紫癜等。④内分泌系统紊乱：主要有雌激素增加和雄激素减少，有时肾上腺皮质激素也减少，在男性病人表现为性欲减退、睾丸萎缩、男乳女化，女性有月经失调等，病人有肝掌、上腔静脉引流区域出现蜘蛛痣和（或）毛细血管扩张以及在面部、上肢和黏膜处出现色素沉着。（2）门静脉高压的体征：①脾大；②侧支循环的建立和开放：包括食管和胃底静脉曲张、腹壁静脉曲张、痔静脉扩张和腹膜后静脉丛侧支建立；③腹水：是肝硬化最突出的临床表现。因此肝硬化失代偿期门静脉高压的体征是腹壁静脉曲张。

96.【答案】B 97.【答案】C
【解析】参见第94、95题解析。

98.【答案】BCD
【解析】这是一道记忆型题，一般肝硬化的肝是缩小的，如肝炎后肝硬化等，而淤血性肝硬化、酒精性肝硬化和原发性胆汁性肝硬化患者的肝是大的。

99.【答案】ACD
【解析】肝硬化代偿期的表现缺乏特异性，可以有乏力、食欲减退，脾脏轻度肿大，肝功能可有轻度异常。而失代偿期表现包括肝功能减退的临床表现和门静脉高压症，其中食管和胃底静脉曲张就是门静脉高压症的表现之一，所以只有食管和胃底静脉曲张必属于肝硬化代偿期的表现。

100.【答案】ABC
【解析】肝硬化失代偿期患者雌激素应该是增高而不是减少，而凝血因子、雄激素均可减少，血红蛋白减低。

101.【答案】ABD
【解析】肝硬化肝功能障碍可引起血浆白蛋白减少、凝血因子合成减少、雌激素水平升高、相应雄激素水平降低。所以答案是ABD。

102.【答案】ABCD
【解析】腹水是肝硬化的重要临床表现，其形成机制：①门静脉压力增高；②低白蛋白血症；③有效循环血容量不足，肾血流量减少，激活肾素-血管紧张素系统；④肝脏对醛固酮和抗利尿激素灭活减少；⑤肝淋巴量超过了淋巴循环回流的能力。

103.【答案】ACD
【解析】肝性脑病常有明显的诱因，如上消化道出血、感染、大量排钾利尿剂（低血钾）、便秘、放腹水、麻醉药、外科手术、尿毒症等，高钾性酸中毒不包括在内，因此答案是ACD。

104.【答案】ACD
【解析】肝性脑病常有明显的诱因，如消化道出血，胃肠道大量积血时，血中富含的蛋白质被肠道细菌分解产生氨（NH_3）。当pH>6时，NH_3弥散入血。肥皂水是碱性的，灌肠可提高肠道pH，导致NH_3入血增加。而其他方法（静脉点滴支链氨基酸、硫酸镁导泻和静脉输入氨甲苯酸）均为预防肝性脑病的方法。

105.【答案】BCD
【解析】自发性腹膜炎的致病菌多为革兰氏阴性杆菌，主要临床表现为腹痛、腹胀、腹水迅速增长或持续不退，易出现顽固性腹水，可有程度不等的腹膜炎体征，但不会出现板状腹，治疗以抗感染为主，在腹水培养结果出来前就可以应用抗生素。

106.【答案】ACD
【解析】关于肝硬化的治疗，在代偿期以高热量、高蛋白质及丰富维生素饮食为宜，同时应对合并症如上消化道出血、感染、肝性脑病等进行治疗，当病理组织和免疫学证实有慢性活动性肝炎时，试用肾上腺皮质激素治疗可能有效。所谓保肝药物治疗并无肯定疗效，多用反而可增加肝的负担，因此同时选用多种保肝药物治疗是不正确的。

107.【答案】ABC
【解析】肝性脑病是由严重的肝病或门体分流引起的以代谢紊乱为基础的中枢神经系统功能失调的综合征，临床表现轻者可仅有轻微的智力减退，严重者出现意识障碍、行为失常和昏迷。口服肠道抗生素、静滴高渗葡萄糖和生理盐水清洁灌肠均有助于肝性脑病的治疗。而高蛋白饮食会加重肝性脑病患者病情。

108.【答案】ACD
【解析】门脉高压食管胃底静脉曲张破裂出血的一级预防是主要针对已有食管胃底静脉曲张，但尚未出血者。包括：①病因治疗。②应用非选择性β受体拮抗剂，通过收缩内脏血管，以减少内脏高动力循环。③内镜结扎治疗可用于中度食管静脉曲张。而应用生长抑素和垂体加压素是作为食管胃底静脉曲张破裂出血的治疗，不属于一级预防措施。

十六、原发性肝癌

【A1型题】

1. 与原发性肝癌的发生最有关的因素是
   A. 肠道戊型肝炎病毒感染
   B. 肠道寄生虫感染
   C. 肠道细菌感染
   D. 黄曲霉毒素污染
   E. 酒精中毒

*2. 有关肝癌的临床表现，不正确的是
   A．可完全不痛或仅有轻微钝痛
   B．不会出现急腹症表现
   C．有时表现为膈抬高
   D．位于肋弓下的癌结节最易被触到
   E．有时可在腹壁上听到吹风样血管杂音 （63/2000）
3．诊断原发性肝细胞性肝癌最理想的肿瘤标志物是
   A．AFP
   B．PSA
   C．GA19-9
   D．CA125
   E．CEA
4．下列符合原发性肝癌的是
   A．高热，B超发现肝右叶肿物内含不均匀液性回声
   B．血清AFP升高，B超发现肝右叶实性肿物
   C．B超发现肝右叶囊性肿物，卡松尼（Casoni）试验阳性
   D．B超发现肝及肾多发囊性肿物
   E．右肝内肿物10年，CT增强扫描见肿物均匀性增强
5．小肝癌是指单个癌结节小于
   A．1 cm
   B．2 cm
   C．3 cm
   D．4 cm
   E．5 cm
6．小肝癌定位的最佳方法是
   A．腹部B超
   B．腹部CT
   C．腹部MRI
   D．数字减影血管造影
   E．PET-CT
*7．关于原发性肝癌的转移，不正确的是
   A．肝内血行转移发生最早，也最常见
   B．容易侵犯门静脉分支形成癌栓
   C．肝外血行转移中，转移至肺的几达半数
   D．经淋巴转移至肝门淋巴结的最多
   E．种植转移常见 （61/1995）
8．原发性肝癌极易转移的脏器是
   A．肝内
   B．肺
   C．骨骼
   D．脑
   E．胰腺周围、腹膜后
*9．原发性肝癌最早的转移方式主要是
   A．肝外血转移
   B．淋巴转移
   C．种植转移
   D．肝内转移 （51/2017）
10．原发性肝癌肝外最易血行转移的脏器是
    A．肺
    B．脑
    C．骨骼
    D．肾
    E．肾上腺
11．肝癌终末期最严重的并发症是
    A．上消化道出血
    B．肝性脑病
    C．肝癌结节破裂出血
    D．自发性腹膜炎
    E．肠道感染
12．治疗原发性肝癌首选的方法是
    A．化疗治疗
    B．放疗治疗
    C．中医治疗
    D．免疫治疗
    E．手术治疗

【A2型题】

*13．男性，40岁。健康体检时化验血甲胎蛋白＞500 ng/ml，血ALT 35 U/L，查体未见异常。初步诊断最可能是
    A．肝硬化代偿期
    B．肝硬化失代偿期
    C．慢性迁延性肝炎
    D．慢性活动性肝炎
    E．亚临床肝癌 （73/2005）
14．男性，64岁。乙肝表面抗原阳性10年，近半个月出现肝区痛、纳差、消瘦。查体：肝肋下4 cm，质硬，肝边缘不整，最可能的诊断是
    A．急性肝炎
    B．慢性活动性肝炎
    C．大结节性肝硬化
    D．原发性肝癌
    E．肝脓肿
15．男性，47岁。慢性乙型病毒性肝炎病史10余年，1个月前出现右上腹隐痛不适。查体：右腹部膨隆，可触及质地坚硬、表现凹凸不平的肿块，移动性浊音阳性。腹腔穿刺腹水为血性。最可能的诊断是
    A．肝包虫病
    B．原发性肝癌
    C．肝囊肿
    D．肝脓肿

E. 肝血管瘤

16. 女性，65岁。肝区钝痛、低热、乏力4个月，有血吸虫疫水接触史，偶饮酒。查体：肝肋下3 cm，质硬。HBsAg(+)，ALT 40 U，A/G 3.1/3.0，AFP先后检测2次，结果分别为AFP > 200 ng/ml和400 ng/ml。首先应考虑的诊断是
   A. 酒精性肝硬化
   B. 肝炎后肝硬化
   C. 血吸虫性肝纤维化
   D. 肝炎后肝硬化合并原发性肝癌
   E. 慢性肝炎

17. 女性，55岁。近1个月来发现肝大（肋下4 cm），质硬，有大小不等的结节，伴低热、纳差、轻度黄疸。化验血HBsAg (+)，ALT 40 IU/L，AFP 800 ng/ml。最可能的诊断是
   A. 急性黄疸性肝炎
   B. 慢性活动性肝炎
   C. 大结节性肝硬化
   D. 原发性肝癌
   E. 胆汁性肝硬化

18. 男性，48岁。右季肋区疼痛半年。腹部CT检查示：肝右叶12 cm×10 cm肿块，包绕、压迫下腔静脉，肝左叶内多个小的低密度结节。进一步检查确诊为原发性肝癌。最不适宜的治疗方法是
   A. 肝动脉结扎术
   B. 肝动脉化疗栓塞术
   C. 肝动脉灌注化疗
   D. 肝移植手术
   E. 肝叶切除术

19. 男性，60岁。上腹部隐痛不适3月余，伴纳差、乏力。查体：腹平坦，无压痛，未触及肿块，移动性浊音（−）。腹部B超检查见肝左叶一直径1.5 cm光团，胃镜示胃窦部溃疡病变，组织学检查高分化腺癌，最适宜的治疗方案
   A. 化疗
   B. 肝动脉插管化疗
   C. 胃大部切除加肝左叶切除
   D. 免疫治疗
   E. 放疗

【A3/A4型题】

男性，64岁。肝区胀痛、低热伴消瘦2个半月，发现巩膜黄染、尿黄1周。既往20年来HBsAg(+)，确诊为肝硬化5年。

20. 该患者首选的影像学检查是
    A. 腹部B超
    B. 腹部CT
    C. 腹部MRI
    D. 数字减影血管造影
    E. PET-CT

21. [假设信息] 如果查体时发现肝大，质硬，表面不光滑。最可能的诊断是
    A. Budd-Chiari综合征
    B. 原发性肝癌
    C. 肝脓肿
    D. 肝血管瘤
    E. 慢性肝炎

22. 对诊断最有意义的实验室检查是
    A. 血白细胞计数和分类
    B. 红细胞沉降率
    C. 血清免疫球蛋白
    D. 血AFP（甲胎蛋白）
    E. 血ALT、AST

男性，45岁。乙型病毒性肝炎病史20余年，近2个月来出现右侧季肋部持续胀痛，伴厌食、乏力和腹胀。查体：右侧肋缘下可触及肿大的肝脏，质地坚硬，边缘不规则。化验血AFP > 1000 ng/ml。

23. 首先考虑的疾病是
    A. 肝硬化
    B. 慢性肝炎活动期
    C. 原发性肝癌
    D. 细菌性肝脓肿
    E. 肝脏血管瘤

24. 最具有确诊意义的检查是
    A. 肝功能检查
    B. CT
    C. MRI
    D. 肝穿刺针吸细胞学检查
    E. 选择性肝动脉造影

男性，45岁。右季肋部胀痛伴厌食、乏力和腹胀1月余。既往患乙型病毒性肝炎10余年。查体：肝右肋下3 cm，质硬，边缘及表面不规则。

*25. 该患者目前最可能的诊断是
    A. 慢性重型肝炎
    B. 原发性肝癌
    C. 细菌性肝脓肿
    D. 肝血管瘤

*26. 该患者最可能出现的实验室检查结果是
    A. 血ALT、AST均升高
    B. 血AFP持续升高 > 400 ng/ml
    C. 血ALT、AFP及白细胞计数基本正常
    D. 血白细胞计数和中性粒细胞比例升高

*27. 最有助于确定诊断的检查是
    A．腹部 B 超
    B．腹部 CT/MRI
    C．肝穿刺病理学检查
    D．腹部动脉造影　　　　　(79~81/2020)

男性，68 岁。乏力、食欲缺乏、恶心、消瘦 1 个半月。既往有乙型肝炎病史 10 余年。查体：皮肤、巩膜无黄染，腹软，剑突下压痛，肝肋下 3 cm，可触及质硬的结节，Murphy 征阴性，移动性浊音阳性。

28．为明确肝结节性质，最有诊断价值的肿瘤标志物检查是
    A．CEA
    B．AFP
    C．PSA
    D．CA19-9
    E．CA125

29．为进一步明确肝结节的大小与位置，首选的检查是
    A．腹部 B 超检查
    B．腹部 MRI 检查
    C．腹部 CT
    D．腹部 X 线平片
    E．数字减影血管造影

30．该患者若手术治疗，其禁忌证是
    A．合并肝硬化
    B．肿瘤位于肝右叶
    C．肿瘤位于肝左叶
    D．肿瘤直径约 10 cm
    E．有消化道出血史

男性，48 岁。低热、右季肋部胀痛并消瘦 3 个月，近 2 周发现巩膜黄染。8 年前曾患急性乙型肝炎，3 年前被确诊为肝硬化。腹部 B 超检查未确诊。

31．对于该患者为明确诊断，尤其不能遗漏的化验检查是
    A．血常规和血沉
    B．血清免疫球蛋白
    C．HBV DNA
    D．血清 AFP
    E．T 细胞亚群

32．[假设信息] 如果该患者被确诊为弥漫性肝细胞肝癌，目前首选的治疗是
    A．手术治疗
    B．射频消融术治疗
    C．放射治疗
    D．肝动脉栓塞化疗
    E．大剂量化疗

男性，65 岁。右上腹隐痛伴低热 2 个月，1 小时前突感右上腹剧痛，继而全腹痛。既往有慢性乙型肝炎病史 5 年，曾间断进行保肝治疗。查体：T 37.8℃，P120 次/分，BP 80/60 mmHg，神志清楚，巩膜轻度黄染，全腹有肌紧张、压痛及反跳痛，肝肋下 4 cm，表面有结节感，质硬，脾肋下 2 cm，移动性浊音阳性，诊断性腹腔穿刺抽出血性液体。

33．该患者首先应考虑的诊断是
    A．肝硬化并门静脉血栓形成
    B．肝硬化并原发性腹膜炎
    C．慢性胆囊炎并胆囊穿孔
    D．原发性肝癌破裂
    E．消化性溃疡穿孔

34．下列检查对确诊意义不大的是
    A．腹部 B 超
    B．血清 AFP
    C．血氨
    D．腹部 CT
    E．腹腔穿刺抽液分析

35．对该患者紧急处理是
    A．输液、输血
    B．立即手术
    C．静脉给予广谱抗生素
    D．静脉溶栓治疗
    E．对症治疗

【B1 型题】

    A．HBV 感染
    B．HCV 感染
    C．血吸虫感染
    D．亚硝胺类化学物质

36．在我国最易引起原发性肝癌的病因是
37．在西方国家最易引起原发性肝癌的病因是

【X 型题】

*38．对原发性肝癌高危人群进行普查的主要方法有
    A．血清 AFP（甲胎蛋白）测定
    B．腹部 B 超检查
    C．腹部 CT 检查
    D．肝 MRI 检查　　　　　(171/2014)

*39．原发性肝癌发生伴癌综合征的主要表现有
    A．自发性低血糖症
    B．高钙血症
    C．高脂血症
    D．红细胞增多症　　　　　(171/2013)

40．原发性肝癌的并发症有
    A．上消化道出血

B．肝性脑病
C．肝癌结节破裂出血
D．继发感染

41．肝癌手术切除的首选适应证有

A．肝癌 BCLC 分期的Ⅰa 期
B．肝癌 BCLC 分期的Ⅰb 期
C．肝癌 BCLC 分期的Ⅱa 期
D．肝癌 BCLC 分期的Ⅱb 期

答案及解析

1．【答案】D
【解析】经动物实验和流行病学调查发现，黄曲霉素的代谢产物黄曲霉毒素 B_1 有强烈的致肝癌作用，但尚未发现原发性肝癌与肠道戊型肝炎病毒感染、肠道寄生虫感染、肠道细菌感染、酒精中毒有相关性，而与乙型肝炎病毒感染可能有一定关系。

2．【答案】B
【解析】当肝表面的癌结节破裂，使坏死的癌组织及血液进入腹腔时，可产生急腹症表现。

3．【答案】A
【解析】原发性肝癌最理想的肿瘤标志物是甲胎蛋白（AFP），现已广泛用于肝细胞性肝癌的普查、诊断、判断治疗效果及预测复发，肝细胞性肝癌时 AFP 的阳性率为 70%。

4．【答案】B
【解析】肝癌患者的辅助检查可发现肝内肿物，血清肿瘤标志物甲胎蛋白（AFP）升高，其测定值大于 400 ng/ml 时有明确的诊断意义。

5．【答案】C
【解析】记忆型试题。小肝癌是指单个癌结节＜3 cm 或相邻两个癌结节直径之和＜3 cm。

6．【答案】D
【解析】小肝癌定位的最佳方法是数字减影血管造影，对直径 1～3 cm 的小肝癌，肝动脉造影可以更精确的诊断和定位。

7．【答案】E
【解析】关于原发性肝癌的转移，种植转移少见。其余关于原发性肝癌转移的提法均是正确的。

8．【答案】A
【解析】原发性肝癌极易侵犯门静脉分支，癌栓经门静脉系统形成肝内播散，肝外的血行转移多见于肺、骨骼、脑、肾上腺。所以答案为 A。

9．【答案】D
【解析】原发性肝癌是我国常见的恶性肿瘤之一。原发性肝癌最早的转移方式是肝内转移。肝外血行转移、淋巴转移、种植转移均为肝外转移。

10．【答案】A
【解析】原发性肝癌血行转移最早、最常见为肝内血行转移，其次为门静脉瘤栓形成。肝外最常见转移至肺，其次为肾上腺、骨骼、肾、脑等。

11．【答案】B
【解析】原发性肝癌有一些并发症。上消化道出血、肝性脑病、肝癌结节破裂出血、自发性腹膜炎、肠道感染均为肝癌的并发症，而肝癌终末期最严重的并发症是肝性脑病。

12．【答案】E
【解析】治疗原发性肝癌首选的方法是手术治疗，肝癌的治疗性切除术是目前治疗肝癌最有效的方法之一。

13．【答案】E
【解析】该中年男性患者在健康体检时化验血发现甲胎蛋白明显增高（＞500 ng/ml），而肝功能正常，查体未见异常，因此不支持肝硬化和肝炎的诊断，而原发性肝癌起病隐匿，早期缺乏典型临床表现，经甲胎蛋白普查检出的早期病例可无任何症状和体征，因此答案是 E。

14．【答案】D
【解析】该老年男性患者为乙肝病毒携带者，近半个月出现肝区痛、纳差、消瘦、肝大，而且质硬，边缘不整，最可能的诊断是原发性肝癌。

15．【答案】B
【解析】该中年男性患者患慢性乙型病毒性肝炎 10 余年，最近 1 个月肝脏肿大，质硬，表面不平，并有腹水，腹水呈血性，因此是典型的原发性肝癌。乙型病毒性肝炎患者肝癌的发病率高。

16．【答案】D
【解析】该老年女性患者有肝区钝痛、低热、乏力病史，查体见肝大（肋下 3 cm），质硬。HBsAg（+），提示有乙型肝炎。若 ALT 持续增高至正常的数倍，AFP 和 ALT 动态曲线平行或同步增高则活动性肝病可能性大，两者曲线分离，AFP 升高而 ALT 正常或由高降低，则应多考虑原发性肝癌；该患者 ALT 正常，但 AFP 进行增高，所以诊断首先应考虑肝炎后肝硬化并原发性肝癌。虽然可能有慢性肝炎、肝炎后肝硬化，但目前主要是肝癌，而其他（酒精性肝硬化、血吸虫性肝纤维化）均可能性小。

17．【答案】D

【解析】该中年女性患者有乙肝标志物之一的 HBsAg 阳性,加之为混合结节性肝硬化,病因为乙肝的可能性最大,而原发性肝癌又多发生在乙肝肝硬化基础上。此患者近期肝脏增大,症状加重,且 AFP 明显升高,首先应考虑乙肝肝硬化基础上的原发性肝癌。急性黄疸性肝炎不应有肝硬化征象,AFP 也不应有明显升高;慢性活动性肝炎酶学又不高;大结节性肝硬化与体征不符合,胆汁性肝硬化虽多数肝脏不小,但往往有长期高胆红素血症和黄疸病史,AFP 也不升高。

18.【答案】E

【解析】该中年男性患者右季肋区疼痛半年。腹部 CT 检查示肝右叶 12 cm×10 cm 肿块,包绕、压迫下腔静脉,肝左叶内多个小的低密度结节,进一步检查确诊为原发性肝癌。该原发性肝癌的肝右叶巨大肿块,左叶多个小病灶,不是肝叶切除的适应证。可酌情采用肝动脉结扎术、肝动脉化疗栓塞术、肝动脉灌注化疗,有一定疗效,肝移植也可考虑,但远期疗效欠理想。

19.【答案】C

【解析】该老年男性患者根据临床表现和腹部 B 超检查可诊断为原发性肝癌,手术切除是目前首选的、最有效的治疗方法。胃镜显示胃窦部受侵犯,在切除原发病变的同时,应连同受侵脏器一并切除。

20.【答案】A 21.【答案】B 22.【答案】D

【解析】该老年男性患者确诊有乙型肝炎后肝硬化,近 2 个半月来出现肝区胀痛、低热伴消瘦,1 周来出现黄疸,为了解腹部(特别是肝脏)病变情况,应首选的影像学检查是腹部 B 超,该项检查简便易行,无创性,而且价格便宜,其余几种检查均不宜首选。肝炎后肝硬化患者有上述症状,又有肝大、质硬和表面不光滑,最可能的诊断是原发性肝癌,其余几种诊断均不支持。化验 AFP 对原发性肝癌的诊断最有意义,阳性率达 70%,若 AFP >400 ng/ml 为肝癌的诊断条件之一,对 AFP 逐渐升高不降或 AFP >200 ng/ml 持续 8 周,应结合影像学及肝功能变化作综合分析或动态观察,其余几种检查对诊断的意义均小。

23.【答案】C 24.【答案】D

【解析】该中年男性患肝炎 20 余年,近 2 个月发生变化,出现右侧肝区持续性胀痛,肝大、质硬、边缘不规则,且肝细胞性肝癌的标志物 AFP 明显增高,所以首先考虑的疾病应是原发性肝癌。若要确定诊断,应有组织学证据,因此最有确诊意义的检查是肝穿刺针吸细胞学检查。

25.【答案】B 26.【答案】B 27.【答案】C

【解析】该中年男性患者右季肋部胀痛伴厌食、乏力和腹胀 1 月余,既往患乙型病毒性肝炎 10 余年,结合查体发现肝大、质硬、边缘及表面不规则,目前最可能的诊断是原发性肝癌,而慢性重型肝炎、细菌性肝脓肿和肝血管瘤均不支持。原发性肝癌最可能出现的实验室检查结果是血 AFP 持续升高 >400 ng/ml,而血 ALT、AST 均升高和血 ALT、AFP 及白细胞计数基本正常以及血白细胞计数和中性粒细胞比例升高均不是原发性肝癌的特异性检查。最有助于确定诊断的检查是肝穿刺病理学检查,因为肝穿刺病理学检查结果是原发性肝癌诊断的金标准,而腹部 B 超、腹部 CT/MRI 和腹部动脉造影均无确诊价值。

28.【答案】B 29.【答案】A 30.【答案】D

【解析】该老年男性患者有乏力、食欲缺乏、恶心、消瘦,既往有乙型肝炎病史(10 余年),结合查体有肝大(肋下 3 cm),可触及质硬的结节,腹部移动性浊音阳性,最大可能的诊断是原发性肝癌,因此为明确肝结节性质,最有诊断价值的肿瘤标志物检查是 AFP(甲胎蛋白),而 CEA(癌胚抗原)主要见于结肠癌和胃癌;PSA(前列腺特异抗原)主要见于前列腺癌;CA125 常见于卵巢癌;CA19-9 主要见于胰腺癌。为进一步明确肝结节的大小与位置,首选的检查是腹部 B 超检查,临床上一般肝、胆、胰、脾、肾疾病都可以首选腹部 B 超检查,既经济又无创。肝癌手术治疗适用于肿瘤较小的患者,即直径在 5 cm 以内的微小肝癌或小肝癌,直径在 10 cm 以上者禁忌切除,所以其禁忌证是肿瘤直径约 10 cm 者,其余几项均不是禁忌证。

31.【答案】D 32.【答案】D

【解析】该中年男性患者有急性乙型肝炎和肝硬化病史,近 3 个月低热、右季肋部胀痛并消瘦,2 周来出现黄疸,该患者应高度怀疑原发性肝癌,但腹部超声波检查未确诊。对于该患者尤其不能遗漏的化验检查是血 AFP(甲胎蛋白),这是诊断肝癌中特异性最强的标志物,阳性率为 70%,人群普查中阳性发现可早于症状出现前 8~11 个月,AFP 浓度通常与肝癌大小呈正相关。假设该患者被确诊为弥漫性肝癌,临床上弥漫性最少见,米粒至黄豆大小的癌结节散布全肝,肝大不明显,目前首选的治疗是肝动脉栓塞化疗,而肝癌对放射治疗和化疗均不敏感,弥漫性肝癌更无法手术和射频消融术治疗。

33.【答案】D 34.【答案】C 35.【答案】A

【解析】该老年男性患者既往有慢性乙型肝炎病史,曾间断进行保肝治疗,结合查体发现脾大,考虑有慢性乙型肝炎肝硬化,近 2 个月右上腹隐痛伴低热,1 小时前突感右上腹剧痛,继而全腹痛,并有内出血休克表现(P120 次/分,BP 80/60 mmHg,腹部移动性浊音阳性,诊断性腹腔穿刺抽出血性液体),结合肝大、表面有结节感、质硬,该患者首先应考虑的诊断是在慢性乙型肝炎肝硬化的基础上,并发原发性肝癌破裂出血,尽管该患者查体全腹有肌紧张、压痛及反跳痛支持肝硬化并原发性腹膜炎,但肝硬化并原发性腹膜炎不会迅速出现休克,病史和体征也不支持肝硬化并门静脉血栓形成、慢性胆囊炎并胆囊穿孔和消化性溃疡穿孔。腹部B超、CT检查、血清AFP检测和腹腔穿刺抽液分析对确诊均有意义,只有血氨水平测定意义不大,血氨水平测定对肝性脑病的诊断有意义。该患者现已处于休克状态,所以对该患者紧急处理是输液、输血,在输液、输血的同时,应积极准备手术治疗,因患者处于休克状态,尚不能立即手术。

36.【答案】A 37.【答案】B

【解析】HBV感染是我国原发性肝癌最常见的病因,原发性肝癌常有慢性乙型病毒性肝炎病史。而在西方国家最易引起原发性肝癌的病因是HCV感染,原发性肝癌常有慢性丙型病毒性肝炎病史。

38.【答案】AB

【解析】原发性肝癌是我国常见的恶性肿瘤之一,每年新发病例占全球新发病例的42%~50%,因此对高危人群进行普查是必要的。血清AFP(甲胎蛋白)是诊断原发性肝癌特异性的标志物,阳性率约为70%,因此血清AFP测定现已广泛用于肝癌的普查;腹部B超检查具有方便易行、价格低廉及无创等优点,也是目前肝癌的筛查首选的方法;而腹部CT检查和肝MRI检查的价格均比较高,所以均不适于对原发性肝癌高危人群的普查,只有当血清AFP测定和腹部B超检查高度可疑肝癌时才适用。

39.【答案】AD

【解析】伴癌综合征系指原发性肝癌患者由于癌肿本身代谢异常或肝癌患者机体内分泌/代谢异常而出现的一组综合征,主要表现为自发性低血糖症、红细胞增多症,其他罕见的有高钙血症、高脂血症和类癌综合征等。

40.【答案】ABCD

【解析】原发性肝癌有一些并发症,包括上消化道出血、肝性脑病、肝癌结节破裂出血和继发感染如自发性腹膜炎、肠道感染等。

41.【答案】ABC

【解析】这是一道记忆型试题。肝癌手术切除的首选适应证有肝癌BCLC分期的Ⅰa期、Ⅰb期和Ⅱa期。

十七、急性肝衰竭

【A1型题】

1. 急性肝衰竭的发病时间不超过
   A. 2周
   B. 4周
   C. 6周
   D. 8周
   E. 10周

2. 在我国,引起肝衰竭的首要因素是
   A. 药物性肝损伤
   B. 乙型肝炎病毒
   C. 丙型肝炎病毒
   D. 自身免疫性肝病
   E. 缺血性肝损伤

【A2型题】

3. 男性,40岁。肝硬化病史4年,1周来因腹水增加而腹胀加重。给速尿利尿治疗2天后出现昏睡和精神错乱,大部分时间呈昏睡状态,但可以唤醒,醒时尚可应答问话,常有幻觉。查体:神志不清,但扑翼样震颤仍可引出,皮肤可见瘀斑,肌张力增加,四肢被动运动常有抗力,锥体束征呈阳性。化验血PT 20秒(对照11~13秒),脑电图有异常波形。该患者最可能的诊断是
   A. 肝性脑病前驱期
   B. 急性肝衰竭
   C. 亚急性肝衰竭
   D. 慢加急性肝衰竭
   E. 慢性肝衰竭

【B1型题】

A. 肝性脑病前驱期
B. 急性肝衰竭
C. 亚急性肝衰竭
D. 慢加急性肝衰竭
E. 慢性肝衰竭

4. 急性起病,时间不超过2周的肝衰竭是
5. 急性起病,时间15天至6周内的肝衰竭是
6. 在肝硬化基础上逐渐发生的肝衰竭是

【X型题】

7. 急性肝衰竭的表现有
   A. 极度乏力、厌食
   B. 短期内黄疸进行性加重
   C. 出血倾向明显
   D. 肝脏进行性缩小

8. 下列属于急性肝衰竭支持治疗的有
   A. 绝对卧床休息，减轻肝脏负荷
   B. 给予高糖、低脂、低蛋白营养
   C. 补充新鲜血浆、白蛋白以改善微循环
   D. 根据病原学结果，尽早采取抗感染治疗

答案及解析

1. 【答案】A
   【解析】急性肝衰竭是急性起病，时间不超过2周。
2. 【答案】B
   【解析】在我国，引起肝衰竭的首要因素是乙型肝炎病毒，其引起的慢加急性（亚急性）肝衰竭最为常见。其他常见病因有药物性肝损伤、其他肝炎病毒、自身免疫性肝病和休克或低血压引起的缺血性肝损伤。有约15%的患者病因不明。
3. 【答案】D
   【解析】该中年男性患者有肝硬化病史，1周来腹胀，有腹水，给速尿（呋塞米）利尿治疗2天后诱发出现昏睡和精神错乱，大部分时间病人呈昏睡状态，脑电图有特征性异常，结合凝血功能障碍（皮肤见瘀斑，PT延长）诊断为肝衰竭。病史在2周内者为急性肝衰竭；15天至6周内为亚急性肝衰竭；在慢性肝病基础上出现的急性肝衰竭为慢加急性肝衰竭；在肝硬化基础上逐渐发生的肝衰竭为慢性肝衰竭。
4. 【答案】B 5. 【答案】C 6. 【答案】E

   【解析】急性起病，时间在2周内者为急性肝衰竭；急性起病，时间在15天至6周内为亚急性肝衰竭；在肝硬化基础上逐渐发生的肝衰竭为慢性肝衰竭。而在慢性肝病基础上出现的急性肝衰竭为慢加急性肝衰竭。
7. 【答案】ABCD
   【解析】急性肝衰竭多是由药物、肝毒性物质、病毒、酒精等因素诱发的一组临床综合征。患者肝功能急剧恶化，表现有极度乏力、厌食，短期内黄疸进行性加重，出血倾向明显，肝脏进行性缩小。
8. 【答案】ABC
   【解析】支持治疗对于改善急性肝衰竭的预后具有重要意义。急性肝衰竭的支持治疗有：①绝对卧床休息，减少体力消耗，减轻肝脏负荷；②给予高糖、低脂、低蛋白营养，补充足量维生素和微量元素，给予支链氨基酸支持；③补充新鲜血浆、白蛋白以改善微循环，防止或减轻脑水肿及腹腔积液；④纠正电解质、酸碱平衡；⑤预防院内感染。而根据病原学结果，尽早采取抗感染治疗是属于抗感染治疗，不属于支持治疗。

十八、肝外胆系结石及炎症

【A1型题】

1. 下列不属于胆囊结石危险因素的是
   A. 妊娠
   B. 肥胖
   C. 糖尿病
   D. 肝硬化
   E. 他汀类药物
2. 对胆囊结石首选的检查方法是
   A. 腹部B超
   B. 超声内镜
   C. 腹部CT
   D. 腹部MRI
   E. 磁共振胆囊管成像（MRCP）
3. 胆囊结石的主要治疗是
   A. 取石、保留胆囊的微创手术
   B. 手术切除胆囊
   C. 抗生素治疗
   D. 中医药治疗
   E. 对症治疗
4. 胆总管结石及感染的首选治疗是
   A. 经内镜EST取石、引流
   B. 手术切除胆囊
   C. 抗生素治疗
   D. 中医药治疗
   E. 对症治疗

【A2型题】

5. 男性，40岁。常规体检时行腹部B超检查，发现胆囊内一结石，直径约2 cm，肝内外胆管无扩张。对该患者胆囊结石的处理是
   A. 手术切除胆囊
   B. 微创手术治疗
   C. 中医药治疗

D. 临床观察
E. 抗生素治疗

【A3/A4 型题】

男性，45 岁。右上腹痛、发热 2 天，于进食后特别是进食油腻性食物后腹痛加重，并向右肩部放射，吐过一次，吐后腹痛未缓解，大小便正常。既往有胆囊结石病 5 年，但无类似发作。查体：T 38℃，巩膜无黄染，腹平软，右上腹有局部压痛，墨菲征阳性。腹部 B 超检查发现胆囊内一直径约 2 cm 结石，胆囊壁增厚，胆总管轻度扩张。

6. 该患者除胆囊结石外，最可能的诊断是
   A. 急性胆囊炎
   B. 慢性胆囊炎
   C. 胆总管结石
   D. 胆管炎
   E. 急性胰腺炎
7. 目前不适当的处理是
   A. 禁食
   B. 胃肠减压
   C. 补液治疗
   D. 应用经验抗生素
   E. 手术切除胆囊

【B1 型题】

A. 胆绞痛
B. 上腹隐痛
C. 上腹饱胀、嗳气
D. 腹痛、寒战、发热和黄疸
E. 恶心、呕吐

8. 胆囊结石的典型表现是
9. 急性梗阻性化脓性胆管炎的典型表现是

【X 型题】

10. 与胆囊结石出现症状与否有关的因素有
    A. 结石的大小
    B. 结石的部位
    C. 是否合并感染
    D. 胆囊的功能
11. 胆囊结石的并发症有
    A. 急性胆囊炎
    B. 慢性胆囊炎
    C. 胆囊积液
    D. 胆囊癌
12. 无并发症的胆囊结石，即使无症状也需治疗的有
    A. 胆囊壁增厚、钙化或瓷性胆囊
    B. 胆囊萎缩、胆囊息肉进行性增大
    C. 胆囊结石 5 年
    D. 结石直径 2 cm
13. 急性胆管炎初始抗生素治疗中，可经验首选的有
    A. 二代头孢菌素加甲硝唑
    B. 三代头孢菌素加甲硝唑
    C. 喹诺酮类抗生素加甲硝唑
    D. 单用碳青霉烯类抗生素

答案及解析

1. 【答案】E
【解析】胆囊结石是指发生在胆囊的结石，危险因素包括妊娠、肥胖、糖尿病、肝硬化、胆囊动力下降、口服避孕药等。而他汀类药物不是胆囊结石的危险因素，而是对预防胆囊结石有益的。

2. 【答案】A
【解析】胆囊结石首选的检查方法是腹部 B 超，胆石呈强回声，后方可见声影，并随体位移动。超声内镜、腹部 CT、腹部 MRI 和磁共振胆囊管成像（MRCP）也可显示胆囊结石，但不首选。

3. 【答案】B
【解析】胆囊结石的主要治疗是手术切除胆囊。而取石、保留胆囊的微创手术尚在探索中。其余（抗生素治疗、中医药治疗、对症治疗）均非胆囊结石的主要治疗。

4. 【答案】A

【解析】胆总管结石及感染的首选治疗是行内镜下 Oddi 括约肌切开（EST）取石、引流。其余均不是胆总管结石及感染的首选治疗。

5. 【答案】D
【解析】该中年男性患者在常规体检时行腹部 B 超检查，发现胆囊内一结石，直径<3 cm，肝内外胆管无扩张。对该无并发症的胆囊结石的治疗，一般是多采取临床观察的策略。

6. 【答案】A   7. 【答案】E
【解析】该中年男性患者右上腹痛、发热 2 天，进食后特别是进食油腻性食物后腹痛加重，并向右肩部放射，吐过一次，吐后腹痛未缓解，既往有胆囊结石病 5 年，但无类似发作，查体有发热（T 38℃），右上腹有局部压痛，墨菲征阳性，结合腹部 B 超检查发现胆囊内一直径约 2 cm 结石，胆囊壁增厚，胆总管轻度扩张，符

合胆囊结石并发急性胆囊炎,所以除胆囊结石外,最可能的诊断是急性胆囊炎。急性胆囊炎治疗包括禁食、胃肠减压、补液和应用经验抗生素等治疗,因为初次发作急性胆囊炎,所以目前不考虑手术切除胆囊的治疗。

8.【答案】A 9.【答案】D
【解析】胆囊结石的典型表现是胆绞痛;急性梗阻性化脓性胆管炎的典型表现是腹痛、寒战、发热和黄疸。

10.【答案】ABCD
【解析】胆囊结石患者可以有症状,也可以无症状,出现症状与否有关的因素包括结石的大小、结石的部位、是否合并感染、梗阻及胆囊的功能有关。

11.【答案】ABCD
【解析】胆囊结石可以有多种并发症,如急性胆囊炎、胆囊积液、继发性胆总管结石及胆源性胰腺炎、mirizzi综合征、慢性胆囊炎、胆囊癌和胆囊十二指肠结肠瘘、胆石性肠梗阻。

12.【答案】AB
【解析】无并发症的胆囊结石的治疗,一般是多采取临床观察的策略。但有下列情况,即使无症状也需治疗:①胆囊壁增厚、钙化或瓷性胆囊;②胆囊萎缩、胆囊息肉进行性增大;③结石直径>3 cm;④胆囊结石>10年;⑤有糖尿病、心肺疾病老年人;⑥上腹部其他择期手术时;⑦儿童胆囊结石;⑧医疗条件较差地区的居民。

13.【答案】BCD
【解析】急性胆管炎初始抗生素治疗中,在没有血培养和药敏试验结果时,可经验首选的有三代头孢菌素加甲硝唑、喹诺酮类抗生素加甲硝唑或单用碳青霉烯类抗生素。

十九、胆道系统肿瘤

【A1 型题】

1. 下列不符合胆道系统良性肿瘤临床特点的是
   A. 多无症状,常在超声检查时发现
   B. 多见于青年人,男性多于女性
   C. 部分表现为上腹不适,食欲减退
   D. 查体可有右上腹压痛
   E. 可发生胆道出血

2. 诊断胆道系统良性肿瘤的主要辅助检查是
   A. 腹部 B 超
   B. 声学血管造影检查
   C. 超声内镜
   D. 腹部 CT 增强扫描
   E. 超声引导下经皮细针穿刺检查

3. 下列不属于胆囊癌病因的是
   A. 慢性胆囊炎
   B. 胆石症
   C. 胆囊息肉
   D. 胰胆管汇合异常
   E. 胆囊腺瘤

4. 提示胆囊癌已进入晚期的最主要临床表现是
   A. 腹胀
   B. 进行性黄疸
   C. 食欲减退
   D. 体重减轻
   E. 肝大

5. 胆管癌的首选治疗方法是
   A. 手术切除
   B. 新辅助化疗
   C. 放射治疗
   D. 中医药治疗
   E. 对症治疗

【A2 型题】

6. 女性,47 岁。右上腹痛 2 个月,发现右上腹包块、黄疸 1 周,病后体重明显减轻。既往有慢性胆囊炎、胆石症 5 年。腹部 B 超检查发现胆囊底部、体部、颈部壁明显增厚及肝受累,周围可见肿大淋巴结,化验血 CA19-9 明显增高,诊断胆囊癌。根据 TNM 分期,该患者最可能的分期是
   A. Ⅰ 期
   B. Ⅱ 期
   C. Ⅲ 期
   D. Ⅳ 期
   E. Ⅴ 期

【A3/A4 型题】

男性,53 岁。右上腹痛 1 个月,发现右上腹包块 3 天,病后体重明显减轻。既往有慢性胆囊炎、胆石症 5 年。腹部 B 超检查除有胆囊结石外,发现胆囊底部、体部、颈部壁明显增厚,周围未见肿大淋巴结,肝未见异常,化验血 CA19-9 明显增高,血总胆红素 80 μmol/L,直接胆红素 64 μmol/L。

7. 该患者最可能的诊断是
   A. 急性胆囊炎
   B. 慢性胆囊炎

C. 胆总管结石
D. 胆囊癌
E. 急性胰腺炎

8. 首选的治疗是
   A. 禁食、胃肠减压
   B. 补液治疗
   C. 应用经验抗生素
   D. 手术治疗
   E. 中医药治疗

【B1 型题】

A. 胆囊内原位癌
B. 侵犯黏膜和肌层
C. 侵犯胆囊壁全层
D. 侵犯胆囊壁全层及周围淋巴管
E. 侵犯或转移至肝及其他脏器

9. 胆囊癌 TNM 分期属于 Ⅱ 期的是
10. 胆囊癌 TNM 分期属于 Ⅲ 期的是
11. 胆囊癌 TNM 分期属于 Ⅳ 期的是
12. 胆囊癌 TNM 分期属于 Ⅴ 期的是

【X 型题】

13. 比较多见的胆囊良性肿瘤有
    A. 胆囊肌腺瘤
    B. 胆囊腺瘤
    C. 胆囊乳头状瘤
    D. 胆囊炎性息肉
14. 对于胆囊息肉样病变，应手术切除胆囊的指征有
    A. 病变 > 10 mm
    B. 病变 < 10 mm，年龄 > 50 岁
    C. 病变 < 10 mm 的有蒂息肉
    D. 病变 < 10 mm 的印第安裔
15. 与胆管癌发生可能相关的因素有
    A. 胆道结石
    B. 原发性硬化性胆管炎
    C. 先天性胆管囊性扩张症
    D. 慢性肝吸虫感染

答案及解析

1. 【答案】B
   【解析】胆道系统的良性肿瘤主要包括胆囊和胆管的良性病变，临床特点多无症状，常在超声检查时发现，多见于中老年人，男女发病率相似，部分表现为上腹不适，食欲减退，查体可有右上腹压痛，亦可发生胆道出血。

2. 【答案】A
   【解析】胆道系统的良性肿瘤主要包括胆囊和胆管的良性病变，诊断主要依靠腹部 B 超。其他辅助诊断方法有：①常规超声加彩色多普勒超声或声学血管造影检查；②超声内镜（EUS）；③腹部 CT 增强扫描；④超声引导下经皮细针穿刺检查。经内镜逆行胆胰管造影术（ERCP）对胆道梗阻部位有定位诊断价值，也可以明辨病变性质。

3. 【答案】E
   【解析】胆囊癌是胆道常见的恶性肿瘤，胆囊癌的病因包括慢性胆囊炎、胆石症、胆囊息肉和胰胆管汇合异常。而胆囊腺瘤是胆囊的良性肿瘤，不属于胆囊癌的病因。

4. 【答案】B
   【解析】胆囊癌是胆道常见的恶性肿瘤，提示胆囊癌已进入晚期的最主要临床表现是进行性黄疸和腹部包块。可以出现腹胀、食欲减退、体重减轻、肝大，但不属于提示胆囊癌已进入晚期的最主要临床表现。

5. 【答案】A
   【解析】胆管癌是起源于肝内外胆管的恶性肿瘤。手术切除是胆管癌的首选治疗方法。对不能切除者，新辅助化疗有可能使肿瘤降期，增加根治性手术切除的机会。放射治疗、中医药治疗和对症治疗均不是胆管癌的首选治疗方法。

6. 【答案】E
   【解析】该中年女性胆囊癌患者腹部 B 超检查发现胆囊底部、体部、颈部壁明显增厚及肝受累，周围可见肿大淋巴结，胆囊癌 TNM 分期属于 Ⅴ 期。胆囊癌 TNM 分期是：Ⅰ 期：黏膜内原位癌；Ⅱ 期：侵犯黏膜和肌层；Ⅲ 期：侵犯胆囊壁全层；Ⅳ 期：侵犯胆囊壁全层及周围淋巴管；Ⅴ 期：侵犯或转移至肝及其他脏器。

7. 【答案】D   8. 【答案】D
   【解析】该中年男性患者右上腹痛，发现右上腹包块，病后体重明显减轻，腹部 B 超检查除有胆囊结石外，发现胆囊底部、体部、颈部壁明显增厚，周围未见肿大淋巴结，肝未见异常，化验血 CA19-9 明显增高，血总胆红素和直接胆红素增高，结合既往有慢性胆囊炎、胆石症病史，符合胆囊癌诊断。胆囊癌的首选治疗是手术切除治疗，其他均不是首选的治疗。

9. 【答案】B   10. 【答案】C   11. 【答案】D
12. 【答案】E
    【解析】参见第 6 题解析。

13.【答案】BC
【解析】比较多见的胆囊良性肿瘤有胆囊腺瘤和胆囊乳头状瘤。其他包括胆囊肌腺瘤、胆固醇性息肉、胆囊炎性息肉和增生性息肉。
14.【答案】ABD
【解析】胆囊息肉样病变属于胆囊的良性肿瘤，应手术切除胆囊的指征有病变＞10 mm，若病变＜10 mm，而年龄＞50岁，无蒂息肉，印第安裔，恶变风险大，均考虑手术切除胆囊。
15.【答案】ABCD
【解析】胆管癌是起源于肝内外胆管的恶性肿瘤。胆管癌发生可能有关的因素有：①胆道结石；②原发性硬化性胆管炎；③先天性胆管囊性扩张症、胆管-空肠吻合术后；④慢性肝吸虫感染、慢性伤寒带菌者及溃疡性结肠炎等。

二十、胰腺炎

【A1 型题】

1．急性胰腺炎的主要病因是
　　A．大量饮酒
　　B．胆道疾病
　　C．代谢障碍
　　D．胰管阻塞
　　E．手术与创伤
2．正常情况下胰液进入十二指肠首先被激活的是
　　A．胰蛋白酶原
　　B．糜蛋白酶原
　　C．激肽释放酶原
　　D．前磷脂酶
　　E．肠激酶原
*3．在急性胰腺炎发病过程中起关键作用的酶是
　　A．淀粉酶
　　B．弹力纤维酶
　　C．胰蛋白酶
　　D．激肽酶　　　　　　　　　　（67/2015）
*4．重症急性胰腺炎时的 Cullen 征是指
　　A．两侧腹部皮肤呈灰紫色斑
　　B．脐周皮肤呈灰紫色斑
　　C．两侧腹部皮肤青紫
　　D．脐周皮肤青紫
　　E．脐周皮肤红斑　　　　　　　（66/2001）
5．急性胰腺炎时关于淀粉酶测定的叙述，正确的是
　　A．只有血、尿淀粉酶增高才能诊断急性胰腺炎
　　B．血清淀粉酶在 8 小时达峰值
　　C．血清淀粉酶超过正常 2 倍可确诊急性胰腺炎
　　D．血清淀粉酶的高低并不一定反映病情的严重程度
　　E．尿淀粉酶增高早于血清淀粉酶
6．重症急性胰腺炎的临床表现一般不包括
　　A．腹痛
　　B．呼吸衰竭
　　C．休克
　　D．腹泻
　　E．恶心、呕吐
*7．重症急性胰腺炎时出现的检查结果是
　　A．血清淀粉酶均升高
　　B．血清脂肪酶早期升高
　　C．血糖升高
　　D．血钙升高
　　E．血白蛋白升高　　　　　　　（65/2000）
8．对于区别轻症与重症急性胰腺炎意义不大的是
　　A．血清淀粉酶升高
　　B．血钙下降
　　C．PaO_2 下降
　　D．血清出现正铁白蛋白
　　E．出现 Cullen 征
*9．急性胰腺炎治疗时，下列属于抑制胰酶活性的药物是
　　A．抑肽酶
　　B．胰升糖素
　　C．降钙素
　　D．生长抑素
　　E．奥曲肽　　　　　　　　　　（65/2003）
10．我国慢性胰腺炎最常见的病因是
　　A．急性胰腺炎后遗
　　B．长期饮酒
　　C．胰管畸形
　　D．胆道疾病
　　E．Oddi 括约肌功能障碍
11．急性胰腺炎的典型症状是
　　A．上腹部烧灼样疼痛，进食后可缓解
　　B．上腹部持续性剧烈疼痛，向腰部放射
　　C．阵发上腹部钻顶样疼痛，辗转体位
　　D．脐周阵发性疼痛，停止排便和排气

E. 有腹痛-便意-便后缓解的规律
12. 下列最能支持慢性胰腺炎诊断的是
 A. 反复发作上腹痛
 B. 上腹部压痛
 C. 血糖增高
 D. 腹部 CT 检查胰腺增大、有钙化影
 E. 腹部 B 超检查胰腺增大
*13. 慢性胰腺炎后期，由于胰腺内分泌功能不全可引起的异常是
 A. 脂肪泻
 B. 夜盲症
 C. Vit K 缺乏症
 D. Vit D 缺乏症
 E. 糖尿病 (65/2004)
14. 慢性胰腺炎最突出的症状是
 A. 呕吐
 B. 发热
 C. 腹部包块
 D. 便秘
 E. 腹痛

【A2 型题】

*15. 男性，40 岁。8 小时前开始上腹剧烈疼痛。查体：上腹部有压痛。此时对诊断价值不大的检查是
 A. 血清淀粉酶
 B. 尿淀粉酶
 C. 心电图
 D. X 线腹部平片 (68/2011)
16. 男性，31 岁。上腹痛 2 天，加重伴腹胀半天，呕吐 1 次，吐后腹痛不减轻。查体：P 120 次/分，BP 80/50 mmHg，脐周围皮肤青紫。化验血清淀粉酶 750 U/L（Somogyi）。最可能的诊断是
 A. 急性肾衰竭
 B. 急性胰腺炎
 C. 急性心肌梗死
 D. 急性胃炎
 E. 急性肝炎
*17. 男性，40 岁。6 小时前大量饮酒后出现持续性上腹疼痛，阵发性加重，向腰背部放射，弯腰抱膝位可减轻。查体：上腹有压痛，轻度肌紧张。最不可能出现的实验室检查结果是
 A. 血清淀粉酶明显升高
 B. 腹水淀粉酶明显升高
 C. 血糖升高
 D. 血钙降低 (68/2008)
18. 男性，46 岁。上腹部钝痛 1 天，进行性加重，并向腰背部放射，曾呕吐胃内容物 1 次，症状未缓解。既往有胆囊结石病史 5 年，无高血压、糖尿病及酗酒史。查体：T 37.2℃，P 84 次/分，R 19 次/分，BP 115/75 mmHg，巩膜无黄染，心肺未见异常，腹平软，上腹轻压痛，肝脾肋下未触及。对该患者确诊最有意义的辅助检查是
 A. 血常规
 B. 血、尿淀粉酶
 C. 尿常规
 D. 胸部 X 线片
 E. 胃镜
19. 男性，41 岁。饮酒后出现中上腹部持续性疼痛 15 小时，呕吐 2 次，呕吐物为胃内容物，呕吐后腹痛不缓解。查体：T 37.6℃，P 100 次/分，BP 95/60 mmHg，心肺检查未见异常，上腹中偏左有压痛、局部反跳痛和肌紧张，肝脾触诊不满意，移动性浊音阳性，肠鸣音 2~4 次/分。最可能的诊断是
 A. 急性胆囊炎、胆石症
 B. 轻症急性胰腺炎
 C. 重症急性胰腺炎
 D. 胃溃疡穿孔
 E. 急性糜烂性胃炎
20. 男性，30 岁。1 天前饮酒后出现上腹剧烈疼痛，伴恶心、呕吐及腹胀，大小便正常。查体：上腹偏左腹肌紧张，明显压痛。腹部平片膈下未见游离气体。最可能的诊断是
 A. 消化性溃疡穿孔
 B. 肠梗阻
 C. 急性阑尾炎
 D. 胆石症
 E. 急性胰腺炎
21. 男性，55 岁。1 天前酒后出现上腹痛，进行性加重，并向腰背部放散，曾呕吐 1 次，为胃内容物，呕吐后腹痛未减轻，稀便 2 次。既往有"胆石症"病史 10 年，无高血压、糖尿病病史。查体：体温 37.5℃，脉搏 83 次/分，呼吸 21 次/分，血压 124/84 mmHg，巩膜无黄染，心肺未见异常，腹平软，上腹部轻压痛，肝脾肋下未触及。该患者最可能的诊断是
 A. 急性胃肠炎
 B. 急性胆囊炎
 C. 胃溃疡
 D. 急性胰腺炎
 E. 胃癌
22. 女性，45 岁。晚餐后 4 小时开始上腹疼痛，向左肩、腰、背部放射及恶心、呕吐、腹胀。现已 30 个小时。曾有胆结石史。查体：T 38.9℃，R

24次/分，BP 90/75 mmHg，巩膜可疑黄染，全腹压痛，上腹部显著伴肌紧张和反跳痛，移动性浊音阳性。化验血 WBC 16×10⁹/L，中性粒细胞89%。为确定诊断，最有价值的检查是
A．测定血清淀粉酶
B．测定尿淀粉酶
C．腹腔穿刺液检查并测定淀粉酶
D．腹部 X 线片检查
E．肝肾功能检查

23．男性，40岁。反复上腹疼痛5年余，平卧时加重，弯腰可减轻。查体：上腹部轻压痛，腹部 X 线平片见左上腹部钙化，最可能的诊断是
A．慢性胃炎
B．慢性胆囊炎
C．慢性胰腺炎
D．慢性十二指肠球炎
E．慢性肝炎

24．男性，62岁。重症急性胰腺炎患者，于保守治疗中，尿量逐渐减少，无尿2天，出现气短、全身水肿。查体：血压 180/92 mmHg，听诊两下肺布满细湿啰音，心率 120次/分。化验血钾 6.9 mmol/L，BUN 25.2 mmol/L，血肌酐 577 μmol/L，目前应采取的最有效治疗手段是
A．袢利尿剂静脉注射
B．静滴甘露醇利尿
C．口服甘露醇或硫酸镁导泻
D．控制入液量，停止补钾
E．及时紧急透析

【A3/A4 型题】

男性，51岁。半天来进油腻饮食后腹胀、腹痛，呈持续性上腹痛，伴有恶心、呕吐、发热、腰部不适。查体：T 38.4℃，P 124次/分，BP 90/60 mmHg，急性痛苦面容，巩膜无黄染，腹部饱满，全腹有肌紧张、压痛和反跳痛，上腹为主，肝脾触诊不满意，移动性浊音可疑阳性，肠鸣音消失。化验血 WBC 13.2×10⁹/L，N 0.9，右下腹穿刺抽出淡红色血性液体。

25．出现这种病变的主要发病机制是
A．细菌侵入胰周围和胰腺内
B．胰腺供血动脉栓塞引起供血障碍
C．胰腺中的消化酶被激活后导致胰腺损害
D．胆囊炎、胆囊结石堵塞胆囊管引起梗阻
E．胰腺静脉阻塞导致胰腺淤血

26．引起这种疾病的常见因素不包括
A．胃食管反流病
B．暴饮暴食
C．酗酒
D．胆道疾病
E．手术与创伤

男性，71岁。突发上腹痛伴恶心、呕吐6小时，吐后腹痛不缓解。血常规：Hb 124 g/L，WBC 13.4×10⁹/L，plt 192×10⁹/L，血 AST 256 U/L，血清淀粉酶 1080 U/L。卧位腹平片示肠管明显积气扩张。

27．采集病史时应特别注意
A．冠心病史
B．胃病史
C．吸烟史
D．呕吐史
E．肝炎史

28．确诊最有价值的辅助检查是
A．腹部 B 超
B．腹部 CT
C．腹部 X 线平片
D．心电图
E．超声心动图

29．下列各项中与该患者病情严重程度判定无关的是
A．腹部肌紧张、压痛和反跳痛
B．腹部 Cullen 征
C．血清淀粉酶
D．血钙
E．血糖

男性，55岁。2天前酒后出现上腹痛，进行性加重，并向腰背部放散，曾呕吐1次，为胃内容物，呕吐后腹痛未减轻，稀便2次。既往有"胆石症"病史10年，无高血压、糖尿病病史。查体：体温 37.3℃，脉搏 80次/分，呼吸 20次/分，血压 120/80 mmHg，巩膜无黄染，心肺未见异常，腹平软，上腹部轻压痛，肝脾肋下未触及。

*30．该患者最可能的诊断是
A．急性胃肠炎
B．急性胆囊炎
C．十二指肠球后溃疡
D．急性胰腺炎

*31．为明确诊断，应首先进行的检查是
A．血、尿淀粉酶
B．粪常规和隐血
C．腹部 CT
D．胃镜

*32．对该患者最基本的治疗是
A．解痉、止痛
B．禁食、补液
C．抑制胃酸

D．静脉注射抗生素　　　　　　（93～95/2010）

男性，55岁。1天来出现上腹痛，向腰背部放射，进行性加重，曾呕吐1次，为胃内容物，呕吐后腹痛未减轻，大便2次，稍稀，无脓血和里急后重。既往有胆囊结石病史5年。查体：T 37.4℃，BP 120/80 mmHg，巩膜无黄染，心肺未见异常，腹平软，上腹轻压痛，肝脾肋下未触及，移动性浊音阴性，肠鸣音4次/分。

*33．该患者最可能的诊断是
　　A．急性胃炎
　　B．胃溃疡
　　C．急性胰腺炎
　　D．急性心肌梗死

*34．对确诊最有意义的检查是
　　A．血、尿淀粉酶
　　B．胃镜
　　C．腹部B超
　　D．心电图

*35．对该患者最基本的治疗是
　　A．镇痛
　　B．禁食、补液
　　C．心电监护和扩冠脉治疗
　　D．抑酸药物治疗　　　　　　（79～81/2022）

男性，46岁。饮酒后出现中上腹部持续性疼痛24小时，呕吐2次，呕吐物为胃内容物，呕吐后腹痛不缓解，急诊入院。查体：T 37.8℃，P 106次/分，BP 90/60 mmHg，心肺检查未见异常，上腹中偏左有压痛、局部反跳痛和肌紧张，肝脾触诊不满意，移动性浊音阳性，肠鸣音1～2次/分，下肢无水肿。

*36．最可能的诊断是
　　A．急性胆囊炎
　　B．轻症急性胰腺炎
　　C．重症急性胰腺炎
　　D．消化性溃疡穿孔

*37．为明确诊断，最有价值的检查是
　　A．血淀粉酶测定
　　B．腹水淀粉酶测定
　　C．腹部B型超声检查
　　D．立位腹平片

*38．该患者入院时最不宜选用的治疗是
　　A．禁食、补液
　　B．静脉给予抑制胃酸分泌药
　　C．静脉给予抗生素
　　D．皮下注射吗啡类止痛药　　（99～101/2012）

男性，22岁。2天前大量饮酒后出现上腹部剧烈疼痛，伴呕吐，吐后腹痛不缓解，一直保守治疗，病情持续恶化，并出现休克。查体：T 38.9℃，脐周及背部可见大片青紫瘀斑，上腹肌紧张，压痛、反跳痛明显，肠鸣音减弱。

39．首先考虑的诊断是
　　A．急性梗阻性化脓性胆囊炎
　　B．胃溃疡并穿孔
　　C．十二指肠溃疡穿孔
　　D．重症急性胰腺炎
　　E．急性肝脓肿

40．为明确诊断，首选的辅助检查是
　　A．腹部X线平片
　　B．腹部B超
　　C．血常规
　　D．血CA19-9
　　E．肝功能

41．最重要的治疗措施是
　　A．抗休克治疗
　　B．立即急诊手术
　　C．择期手术
　　D．纠正休克后急诊手术
　　E．抗生素治疗

男性，43岁。反复发作性中上腹痛5年余，常因饮酒、饱食而诱发，再发上腹胀痛、恶心2周，无发热。既往有胆石症病史。B超示胰腺缩小，密度不均，于胰腺上方见一直径10 cm的无回声区，边界清楚。

42．该患者最可能的诊断是
　　A．消化性溃疡
　　B．急性复发性胰腺炎
　　C．慢性胆囊炎急性发作
　　D．慢性胰腺炎合并假性囊肿
　　E．慢性胃炎

43．下列进一步检查结果中，对诊断最有帮助的是
　　A．CT示胰腺缩小，胰腺假性囊肿
　　B．血、尿淀粉酶升高
　　C．胆囊肿大伴结石影
　　D．粪隐血阳性
　　E．幽门螺杆菌阳性

44．对该患者应采取的最佳治疗是
　　A．禁食、输液
　　B．抗生素静脉滴注
　　C．给予奥美拉唑
　　D．手术治疗
　　E．对症治疗

【B1 型题】

A. 胰蛋白酶
B. 糜蛋白酶
C. 弹力蛋白酶
D. 磷脂酶 A
E. 激肽酶

*45. 引起胰腺细胞坏死的是　　　　（105,106/1999）
*46. 引起胰腺血管坏死的是

A. 血清脂肪酶
B. 血尿素氮
C. 血肌酐
D. 血清正铁白蛋白
E. 血清淀粉酶

47. 对发病较晚的急性胰腺炎诊断有帮助的是
48. 在轻症急性胰腺炎时为阴性，在重症急性胰腺炎时为阳性的是

A. 炎症或感染
B. 大量炎性渗出、肝损伤
C. 休克、肾功能不全
D. Ca^{2+} 内流入腺泡细胞，胰腺坏死
E. 既可能是急性胰腺炎的病因，也可能系急性应激反应所致

急性胰腺炎患者：
49. 血白细胞升高反映的病理生理变化是
50. 血清清蛋白降低反映的病理生理变化是
51. 血甘油三酯升高反映的病理生理变化是
52. 血钙 < 2 mmol/L 反映的病理生理变化是
53. 血肌酐、尿素氮升高反映的病理生理变化是

A. 十二指肠球部穿透性溃疡
B. 胆道结石并感染
C. 急性肠梗阻
D. 轻症急性胰腺炎
E. 重症急性胰腺炎

54. 男性，28 岁。酗酒后上腹剧痛 10 小时，伴发热、呕吐。查体：体温 39℃，呼吸 32 次／分，血压 75/45 mmHg，神清，腹平，左上腹压痛、反跳痛，肝脾肋下未触及。化验血清淀粉酶 620 U/L（正常值 Somogyi 法 800～1 800 U/L），动脉血气分析 PaO_2 58 mmHg。最可能的诊断是
55. 男性，40 岁。饱餐后 11 小时出现上腹部痛伴呕吐，疼痛向腰背部放射。既往有胆囊结石病史。查体：上腹部压痛，无肌紧张及反跳痛。血淀粉酶 1 200 U/L（Somogyi 法）。最可能的诊断是

【X 型题】

*56. 下列药物被认为可能诱发急性胰腺炎的有
A. 硫唑嘌呤
B. 噻嗪类利尿剂
C. 磺胺类
D. 糖皮质激素　　　　（153/2001）

57. 急性胰腺炎时，参与胰腺组织损伤的炎性介质有
A. 血小板活化因子
B. 肿瘤坏死因子 -α
C. 前列腺素
D. 白介素 -1

58. 关于急性胰腺炎的叙述，正确的有
A. 轻症急性胰腺炎血淀粉酶常升高持续 1 周
B. 轻症急性胰腺炎血钙浓度明显降低
C. 血清脂肪酶在发病 48～72 小时后上升
D. 重症急性胰腺炎血清正铁白蛋白阳性

59. 轻症急性胰腺炎的临床表现包括
A. 上腹部持续疼痛
B. 轻度发热
C. 上腹部有压痛、反跳痛与肌紧张
D. 轻度黄疸

60. 急性胰腺炎治疗时，下列属于抑制胰液分泌的药物有
A. 胰升糖素
B. 降钙素
C. 生长抑素
D. 奥曲肽

61. 慢性胰腺炎的治疗目标有
A. 消除病因
B. 控制症状
C. 改善胰腺功能
D. 提高生活质量

答案及解析

1. 【答案】B
【解析】急性胰腺炎的病因甚多，常见的病因有胆道疾病、大量饮酒、暴饮暴食、代谢障碍、胰管阻塞、手术与创伤等，其中主要病因是胆道疾病。

2. 【答案】A
【解析】正常胰腺分泌的胰液中有两种形式的消化

酶，一种是有生物活性的酶如淀粉酶、脂肪酶、核糖核酸酶等，另一种是以前体或酶原形式存在的无活性的酶，如胰蛋白酶原、糜蛋白酶原、前磷脂酶、激肽释放酶原等。正常情况下胰液进入十二指肠后，在肠激酶作用下，首先激活胰蛋白酶原，形成胰蛋白酶。

3.【答案】C

【解析】急性胰腺炎是由多种病因导致胰腺组织自身消化所致的胰腺水肿、出血及坏死等炎性损伤。正常胰腺分泌的消化酶有两种形式，一种是有活性的酶如脂肪酶、淀粉酶和核糖核酸酶等；另一种是无活性的如胰蛋白酶原等。正常人胰腺腺泡的胰管内含有胰蛋白酶抑制物质，有避免胰蛋白酶原激活后的自身消化作用。急性胰腺炎时，各种原因导致胰腺腺泡内无活性的胰蛋白酶原激活，产生胰腺自身消化而发病，所以在急性胰腺炎发病过程中起关键作用的酶是胰蛋白酶。

4.【答案】D

【解析】重症急性胰腺炎时因胰酶、坏死组织及出血沿腹膜间隙与肌层渗入腹壁下，致脐周围皮肤青紫，称Cullen征。两侧腹部皮肤青紫称Grey-Turner征。

5.【答案】D

【解析】重症急性胰腺炎者血清淀粉酶一般不升高，反而正常或下降，所以血清淀粉酶的高低并不一定反映病情的严重程度。血清淀粉酶6~12小时开始升高，48小时开始下降，持续3~5天，血清淀粉酶超过正常值3倍以上可确诊。尿淀粉酶升高较晚，在发病后12~14小时开始升高，持续1~2周。

6.【答案】D

【解析】重症急性胰腺炎的临床表现有腹痛、恶心、呕吐，呕吐后腹痛并不减轻。可出现低血压或休克、急性呼吸衰竭或急性呼吸窘迫综合征。不会有腹泻。

7.【答案】C

【解析】重症急性胰腺炎时，血糖是升高，而血清淀粉酶可升高，但也可低于正常，血清脂肪酶早期不升高，血钙是降低，血白蛋白不会升高，而是正铁血白蛋白升高。

8.【答案】A

【解析】临床上急性胰腺炎根据器官衰竭、胰腺坏死及胰腺感染情况分为轻症与重症急性胰腺炎，淀粉酶的高低不一定反映病情轻重，重症急性胰腺炎淀粉酶值可正常或低于正常，所以血清淀粉酶升高对于区别轻症与重症急性胰腺炎的意义不大。而其他均有鉴别意义。

9.【答案】A

【解析】急性胰腺炎的治疗，特别是重症急性胰腺炎早期的治疗需要抑制胰酶活性的药物，抑肽酶属于此类药物，而其余均为抑制胰液分泌的药物。

10.【答案】D

【解析】慢性胰腺炎是指胰实质的反复性或持续性炎症，其病因复杂，欧美国家的慢性胰腺炎中3/4与长期（10年以上）酗酒有关。而在我国以胆道疾病（结石、炎症、蛔虫）的长期存在为主要原因，炎症感染或结石引起胆总管开口或胰胆管交界处狭窄或梗阻，使胰管胰液流出受阻，胰管内压力增高，导致胰腺腺泡、胰腺小导管破裂，损伤胰腺组织及胰管系统。急性胰腺炎、胰腺外伤和胰腺分裂症也与慢性胰腺炎有关；代谢障碍如高钙血症、高脂血症、遗传因素、免疫疾病也可发生慢性胰腺炎；热带地区重度营养不良，也与慢性胰腺炎有直接关系；还有少数原因不明的特发性慢性胰腺炎。所以答案是D。

11.【答案】B

【解析】腹痛为急性胰腺炎的主要表现和首发症状，疼痛部位多位于中上腹，程度轻重不一，可为刀割样痛、钝痛、钻痛或绞痛，呈持续性，可有阵发性加剧，不能为胃肠解痉药缓解，进食可加重，可向腰背部放射，取弯腰抱膝位可缓解疼痛。

12.【答案】D

【解析】慢性胰腺炎最能支持其诊断的是CT表现为胰腺增大、有钙化影。其余几项意义小。

13.【答案】E

【解析】慢性胰腺炎后期，可以出现胰腺功能不全表现，由于胰腺外分泌功能障碍可引起脂肪泻、夜盲症、Vit K缺乏症和Vit D缺乏症，约半数的慢性胰腺炎患者可因胰腺内分泌功能不全发生糖尿病。

14.【答案】E

【解析】慢性胰腺炎是指由于各种原因所致的胰腺局部、节段性或弥漫性的慢性进展性炎症，临床表现为反复发作性或持续性腹痛、腹泻或脂肪泻、消瘦、黄疸、腹部包块和糖尿病等，最突出的症状是腹痛。

15.【答案】B

【解析】该中年男性患者上腹剧烈疼痛，查体上腹部有压痛，首先考虑为急性胰腺炎，血清淀粉酶在起病后6~12小时开始上升，48小时开始下降，所以检查血清淀粉酶有确诊价值。为除外急性心肌梗死和急腹症，心电图和X线腹部平片检查也很有意义。而在急性胰腺炎时，尿淀粉酶在起病后12~14小时才开始上升，而该患者刚起病8小时，所以检查尿淀粉酶的确诊价值不大。

16.【答案】B

【解析】该青年男性患者上腹痛2天，加重伴腹胀半天，呕吐1次，吐后腹痛不减轻，血压下降，脉搏增快，脐周围皮肤青紫，即出现Cullen征，血淀粉酶750 U/L，不但不高还低于正常（正常值Somogyi法800~1800 U/L），符合重症急性胰腺炎的表现。

17.【答案】A

【解析】该中年男性患者急性起病，持续上腹部疼痛，阵发性加重，向腰背部放射，弯腰抱膝位可减轻，是典型的急性胰腺炎的临床表现，查体发现上腹有压痛和轻度肌紧张，提示为重症急性胰腺炎。一般重症急性胰腺炎时血清淀粉酶常升高不明显，有时甚至降低，而腹水淀粉酶明显升高、血糖升高和血钙降低常是急性重症胰腺炎的实验室检查结果。

18.【答案】B

【解析】该中年男性患者急性病程，1天来上腹部钝痛，进行性加重，并向腰背部放射，曾呕吐胃内容物1次，症状未缓解，结合既往有胆囊结石病史及查体发现低热（T 37.2℃），上腹轻压痛，临床考虑最可能的诊断是急性胰腺炎。所以对该患者确诊最有意义的辅助检查是血、尿淀粉酶。

19.【答案】C

【解析】该中年男性患者饮酒后出现中上腹部持续性疼痛伴呕吐，呕吐后腹痛不缓解，查体上腹中偏左有压痛，最可能的诊断是急性胰腺炎。因查体上腹中偏左有反跳痛和肌紧张，移动性浊音阳性，最可能的诊断是重症急性胰腺炎。

20.【答案】E

【解析】该青年男性饮酒后出现上腹痛，查体发现右上腹肌紧张，明显压痛，腹部平片未见膈下游离气体，不支持消化性溃疡穿孔，而支持急性胰腺炎。因此最大可能诊断是重症急性胰腺炎，其他疾病均可能性很小。

21.【答案】D

【解析】该中年男性患者酒后急性上腹痛，进行性加重，向腰背部放散，呕吐后腹痛未减轻，既往有"胆石症"病史，上腹有压痛等，为典型的急性胰腺炎的临床表现。急性胃肠炎、急性胆囊炎、胃溃疡和胃癌虽然均有上腹痛，但都不符合。

22.【答案】C

【解析】该中年女性患者呈急性病程，上腹疼痛，向左肩、腰、背部放射及恶心、呕吐、腹胀已达30个小时，结合有胆结石史及查体见巩膜可疑黄染，全腹压痛，上腹部显著伴肌紧张和反跳痛，移动性浊音阳性，血WBC和中性粒细胞增高，最可能的诊断是重症急性胰腺炎。所以为确定诊断，最有价值的检查是腹腔穿刺液检查并测定淀粉酶。虽然时间已达30小时，血、尿淀粉酶均可已升高，但重症急性胰腺炎时常正常或降低，所以没有意义；而腹部X线片和肝肾功能检查亦无意义。

23.【答案】C

【解析】该中年男性反复上腹痛5年余，弯腰时可减轻，这是胰腺炎腹痛的特点，上腹有压痛，说明病变在上腹，腹部X线平片见左上腹部钙化，提示胰腺钙化，这都支持胰腺炎，由于症状已达半年以上，最可能是慢性胰腺炎，其他疾病均可能性小。

24.【答案】E

【解析】该老年男性重症急性胰腺炎患者已出现急性肾衰竭，2天无尿，血肌酐高，高钾血症，目前应采取的最有效治疗手段是及时紧急透析。其他治疗手段疗效甚微或无效。

25.【答案】C 26.【答案】A

【解析】该中年男性患者进油腻饮食后腹胀、腹痛，呈持续性上腹痛，伴有恶心、呕吐、发热（38.4℃）、腰部不适，考虑为急性胰腺炎，结合查体见腹部饱满，全腹有肌紧张、压痛和反跳痛，上腹为主，移动性浊音可疑阳性，右下腹穿刺抽出淡红色血性液体，进一步确认为急性胰腺炎。急性胰腺炎的发病机制是胆总管下段梗阻，消化酶（胰液）不能排出，在胰腺组织内胰腺中的消化酶被激活后导致胰腺损害所致。在我国急性胰腺炎常见的病因是胆道疾病，国外急性胰腺炎常见的病因是酗酒，其他原因包括暴饮暴食、手术与创伤等，但胃食管反流病不会引起急性胰腺炎。

27.【答案】A 28.【答案】B 29.【答案】C

【解析】该老年男性患者急性病程，突发上腹痛伴恶心、呕吐，吐后腹痛不缓解。化验血WBC增高（13.4×10^9/L），血AST和血清淀粉酶均增高，考虑为急性胰腺炎，但老年男性患者有这样的病史，一定要除外急性心肌梗死，所以采集病史时应特别注意冠心病史，而胃病史、吸烟史、呕吐史和肝炎史与该病的关系不大。急性胰腺炎确诊最有价值的辅助检查是腹部CT，对胰腺肿大、脓肿及假性囊肿有诊断意义，对急性胰腺炎的严重程度及鉴别轻症与重症有诊断价值，亦可了解胆囊、胆道情况，腹部B超可作为初筛检查，但常因受胃肠道胀气的干扰，对胰腺观察常不满意，腹部X线平片对诊断意义不大，而超声心动图和心电图只是针对心脏的检查。与急性胰腺炎病情严重程度判定无关的是血清淀粉酶，血清淀粉酶在起病后6～12小时开始升高，48小时开始下降，持续3～5天，淀粉酶的高低不一定反映病情轻重，重症急性胰腺炎淀粉酶值常可正常或低于正常，而临床体征（如腹部肌紧张、压痛和反跳痛，腹部Cullen征和Grey-Turner征等）、血糖升高和血钙降低常提示为重症急性胰腺炎。

30.【答案】D 31.【答案】A 32.【答案】B

【解析】该中年男性患者酒后急性上腹痛，进行性加重，向腰背部放散，呕吐后腹痛未减轻，既往有"胆石症"病史，上腹有压痛等，为典型的急性胰腺炎的临床表现。急性胃肠炎、急性胆囊炎和十二指肠球后溃疡虽然均有上腹痛，但都不符合；发病2天的急性胰腺炎,为明确诊断,应首先进行的检查是血、尿淀粉酶测定,因为血清淀粉酶在起病6~12小时开始升高,48小时开始下降,持续3~5天,尿淀粉酶在起病12~14小时开始升高,持续1~2周;急性胰腺炎最基本的治疗是禁食、补液,以减少胰腺的分泌,该患者最可能是轻症急性胰腺炎,禁食、补液更是最基本的治疗。

33.【答案】C 34.【答案】A 35.【答案】B

【解析】该中年男性患者急性病程,上腹痛,向腰背部放射,吐后腹痛未减轻,结合既往有胆囊结石病史和查体发现上腹轻压痛,该患者最可能的诊断是急性胰腺炎,病史和体征均不支持其余诊断。对急性胰腺炎确诊最有意义的检查是血、尿淀粉酶,而腹部B超虽然对胰腺炎的诊断有帮助,但常因受胃肠道积气的干扰,对胰腺形态的观察多不满意;胃镜对急性胃炎和胃溃疡确诊有用;心电图用于急性心肌梗死的诊断。根据临床资料,该患者为轻症急性胰腺炎,所以对该患者的最基本治疗是禁食、补液,以降低胰液的分泌,减少胰酶对胰腺的自身消化;而心电监护和扩冠治疗是针对急性心肌梗死的;抑酸药物治疗主要是针对急性胃炎和胃溃疡。

36.【答案】C 37.【答案】B 38.【答案】D

【解析】该中年男性患者饮酒后出现中上腹部持续性疼痛伴呕吐,呕吐后腹痛不缓解,查体上腹中偏左有压痛,最可能的诊断是急性胰腺炎。因查体上腹中偏左有反跳痛和肌紧张,移动性浊音阳性,所以最可能的诊断是重症急性胰腺炎。为明确诊断,最有价值的检查是抽取腹水进行淀粉酶测定,重症急性胰腺炎的特点是腹水淀粉酶明显升高,而血淀粉酶常减低;腹部B型超声检查对诊断有帮助,但不是最有价值的检查;立位腹平片只是对除外消化性溃疡穿孔有帮助。因为该患者入院时诊断尚未完全肯定,所以入院时不宜选用的治疗是皮下注射吗啡类止痛药,否则可能会贻误诊断,影响下一步的处理。

39.【答案】D 40.【答案】B 41.【答案】D

【解析】该青年男性患者大量饮酒后出现上腹部剧烈疼痛伴呕吐,吐后腹痛不缓解,病情持续恶化,并出现休克,查体见脐周及背部可见大片青紫瘀斑(Cullen征和Grey-Turner征),上腹肌紧张、压痛、反跳痛明显,肠鸣音减弱,符合典型的重症急性胰腺炎的诊断,其他几种诊断均不符合。为明确诊断,首选的辅助检查是腹部B超,是有价值的无创检查,当然最有价值、最有意义的影像学检查是腹部增强CT扫描,腹部X线片对急性胰腺炎的诊断意义不大,血常规常仅提示贫血和白细胞增高,血CA19-9是胰腺癌的诊断指标,肝功能情况不反映急性胰腺炎的情况。该患者保守治疗2天,病情不但不好转,反

而持续恶化,并出现休克,所以最重要的治疗措施是纠正休克后急诊手术。

42.【答案】D 43.【答案】A 44.【答案】D

【解析】该中年男性患者有慢性长期反复发作性中上腹痛病史,常因饮酒、饱食而诱发,再发上腹胀痛、恶心2周,既往有胆石症病史,结合B超示胰腺缩小,密度不均,于胰腺上方见一直径10 cm的无回声区,边界清楚,最可能的诊断是慢性胰腺炎合并假性囊肿,不支持急性复发性胰腺炎,尽管既往有胆石症病史,容易发生慢性胆囊炎急性发作,但该患者的腹痛特点不符合,而且也无发热,该患者的腹痛特点也不符合消化性溃疡和慢性胃炎。对诊断最有帮助的进一步检查结果是CT示胰腺缩小,胰腺假性囊肿,而血、尿淀粉酶升高支持急性复发性胰腺炎的诊断,胆囊肿大伴结石影支持慢性胆囊炎急性发作的诊断,粪隐血阳性支持消化性溃疡的诊断,幽门螺杆菌阳性对胃病的治疗有帮助。因为诊断为慢性胰腺炎合并假性囊肿,对该患者应采取的最佳治疗是手术治疗,慢性胰腺炎的手术适应证为:①内科或内镜处理不能缓解的疼痛;②胰管结石、胰管狭窄伴胰管梗阻;③发生胆道梗阻、十二指肠梗阻、门静脉高压和胰腺腹腔积液或囊肿等并发症。

45.【答案】D 46.【答案】C

【解析】这是两道记忆型试题,引起胰腺细胞坏死的是磷脂酶A;引起胰腺血管坏死的是弹力蛋白酶。

47.【答案】A 48.【答案】D

【解析】急性胰腺炎起病后6~12小时血清淀粉酶开始升高,48小时开始下降,持续3~5天。血清脂肪酶常在发病后24~72小时开始升高,持续7~10天,对病后就诊较晚的急性胰腺炎患者有诊断价值,而且特异性也较高。重症急性胰腺炎时,红细胞破坏释放出血红素,经脂肪酶和弹力蛋白酶作用,变为正铁血红素,与白蛋白结合成正铁白蛋白,在起病72小时内常为阳性。

49.【答案】A 50.【答案】B 51.【答案】E
52.【答案】D 53.【答案】C

【解析】急性胰腺炎的实验室检查指标都反映相应的病理生理变化。急性胰腺炎患者:血白细胞升高反映的病理生理变化是炎症或感染;血清清蛋白降低反映的病理生理变化是大量炎性渗出、肝损伤;血甘油三酯升高反映的病理生理变化既可能是急性胰腺炎的病因,也可能系急性应激反应所致;患者血钙<2 mmol/L反映的病理生理变化是Ca^{2+}内流入腺泡细胞,胰腺坏死;血肌酐、尿素氮升高反映的病理生理变化是休克、肾功能不全。

54.【答案】E 55.【答案】D

【解析】第54题为青年男性患者酗酒后上腹剧痛

10小时，伴发热、呕吐。查体有血压低（75/45 mmHg），左上腹压痛、反跳痛，化验血清淀粉酶620 U/L（Somogyi法）低于正常，符合重症急性胰腺炎。第55题为中年男性患者饱餐后11小时出现上腹部痛伴呕吐，疼痛向腰背部放射，查体发现上腹部压痛，但无肌紧张及反跳痛，结合既往有胆囊结石病史，血淀粉酶升高，符合轻症急性胰腺炎。

56.【答案】ABCD
【解析】题中所列出的四种药物均可诱发急性胰腺炎，这些药物可使胰液分泌或其黏稠度增加。

57.【答案】ABCD
【解析】急性胰腺炎时，有一些胰腺组织损伤的炎性介质参与，包括花生四烯酸代谢产物（血小板活化因子、前列腺素）、肿瘤坏死因子-α、白介素-1等。

58.【答案】CD
【解析】血清脂肪酶在急性胰腺炎发病48~72小时后上升；血清淀粉酶在6~12小时开始升高，48小时开始下降，持续3~5天。重症急性胰腺炎时，红细胞破坏释放出血红素，经脂肪酶和弹力蛋白酶作用，变为正铁血红素，与白蛋白结合成正铁白蛋白，在起病72小时内常为阳性。重症急性胰腺炎时，血钙浓度常明显降低。

59.【答案】ABD
【解析】上腹部有压痛、反跳痛与肌紧张提示有局限性腹膜炎，不应在轻症急性胰腺炎中出现。其余几项均为轻症急性胰腺炎的临床表现。

60.【答案】CD
【解析】这是一道记忆型试题。急性胰腺炎治疗时，抑制胰液分泌的药物是生长抑素和奥曲肽。

61.【答案】ABCD
【解析】治疗慢性胰腺炎的目标有消除病因、控制症状、改善胰腺功能、治疗并发症和提高生活质量。

二十一、胰腺癌

【A1型题】

1．胰腺癌主要起源的细胞是
　A．胰腺腺泡细胞
　B．胰岛细胞
　C．间质细胞
　D．胰管上皮细胞
　E．血管内皮细胞

2．胰头癌的主要临床表现是
　A．左上腹痛，夜痛尤剧
　B．无痛性梗阻性黄疸
　C．消瘦、贫血
　D．肝和胆囊肿大、压痛
　E．腹部肿块

3．胰腺癌的首发症状是
　A．消化不良
　B．腹痛
　C．黄疸
　D．焦虑及抑郁
　E．消瘦

4．下列腹部CT影像中，最支持胰腺癌诊断的是
　A．胰周及腹腔渗出，胰腺实质内有不规则低密度区，强化后低密度区增强不明显
　B．胰头有3 cm×4 cm不均匀低密度区，强化后有不均匀增强
　C．胰头部增大，密度与其他部位胰腺组织密度一致，胰周界限模糊
　D．胰头均匀低密度区，CT值10 Hu，不被强化，胰体尾萎缩，胰管扩张
　E．胆管扩张明显，胆总管下端可见2 cm×1 cm的极强密度区

5．壶腹部癌的预后比胰头癌好，其原因是
　A．肿瘤的恶性程度低
　B．肿瘤居于十二指肠腔内，不易向周围侵犯
　C．黄疸出现较早，较易早就医，早发现，早治疗
　D．肿瘤居于肠腔内，易发生坏死脱落
　E．不易向淋巴结及肝脏转移

6．胰腺癌的根治性治疗是
　A．化疗
　B．放疗
　C．胰十二指肠切除术（Whippl手术）
　D．姑息性短路手术
　E．对症支持治疗

【A2型题】

7．男性，50岁。上腹不适、食欲缺乏3个月，1个月来出现黄疸，并进行性加重，有体重减轻。查体：全身皮肤巩膜明显黄染，肝肋下未触及，深吸气时可触到肿大胆囊底部，无触痛。化验血TBil 560 μmol/L，DBil 460 μmol/L，尿胆红素阳性。最可能的诊断是
　A．肝炎

B．胆石症
C．胰头癌
D．慢性胰腺炎
E．肝癌

【A3/A4 型题】

男性，46 岁。上腹不适、食欲缺乏 1 个月。1 周来出现黄疸进行性加重，皮肤瘙痒，粪便颜色变浅，体重减轻。查体：巩膜黄染，肝肋下未触及，深吸气时可触到肿大胆囊底部，无触痛。化验尿胆红素阳性。

8．最可能的诊断是
  A．肝炎
  B．胆石症
  C．胰头癌
  D．慢性胰腺炎
  E．肝癌
9．为确定诊断，首选的检查是
  A．腹部 B 超
  B．腹部 CT
  C．腹部 MRI
  D．MRCP（磁共振胰胆管造影）
  E．动脉造影
10．目前应尽可能能采取的治疗是
  A．化疗
  B．放疗
  C．胰十二指肠切除术（Whippl 手术）
  D．姑息性短路手术
  E．对症支持治疗

【B1 型题】

A．肺
B．左肾
C．脾
D．腹腔神经丛
E．肠系膜淋巴结

11．胰腺癌经血液循环转移的部位是
12．胰腺癌沿神经鞘转移的部位是
13．胰腺癌经淋巴转移的部位是

A．腹部 B 超
B．腹部 CT
C．腹部 MRI
D．MRCP（磁共振胰胆管造影）
E．动脉造影

14．胰腺癌患者首选的影像学检查是
15．判断胰腺癌患者肿瘤切除可能性的首选影像学检查是

【X 型题】

16．胰腺癌发病的高危人群和因素有
  A．长期大量吸烟
  B．消瘦
  C．男性及绝经后的女性
  D．有 >10 年的糖尿病病史
17．胰腺癌的转移方式有
  A．直接蔓延
  B．经淋巴转移
  C．经血行转移
  D．沿神经鞘转移
18．因为胰腺癌早期诊断困难，对 40 岁以上出现下述情况应随访和检查的有
  A．持续性上腹部不适，进餐后加重伴食欲下降
  B．不能解释的进行性消瘦
  C．新发糖尿病或糖尿病突然加重
  D．有胰腺癌家族史、大量吸烟、慢性胰腺炎者

答案及解析

1．【答案】D
【解析】大多数胰腺癌为导管细胞癌，所以其细胞的来源是胰管上皮细胞。少数胰腺癌是腺泡细胞癌，是起源于胰腺腺泡细胞；其他少数的病理类型是胰腺棘皮癌、囊腺癌等。

2．【答案】B
【解析】胰头癌时由于胰头肿物压迫梗阻了胰、胆管的出路，临床主要表现是进行性无痛性黄疸。

3．【答案】B
【解析】胰腺癌起病隐袭，早期无特殊症状。腹痛、消化不良、黄疸、焦虑及抑郁和消瘦都是胰腺癌的症状，但胰腺癌的首发症状常是腹痛。

4．【答案】B
【解析】CT 检查是胰腺癌定位和定性的重要诊断手段。本题 B 选项说明 CT 显示胰头部有 3 cm×4 cm 不均匀低密度的肿物影，并呈不均匀增强，符合胰头癌表现。其他选项中 CT 显示胰腺分别为胰周及腹腔渗出、组织密度一致、低密度区 CT 值 10 Hu、胆总

管下端极强密度影像等，分别支持炎症、增生、囊肿、结石等的诊断。故本题正确答案为B。

5. 【答案】C

【解析】壶腹部癌在临床上与胰头癌有很多共同点，但手术切除率与5年生存率均比胰头癌为高，其主要原因是因肿瘤生长在胆总管下端的壶腹部或十二指肠乳头部，首先阻塞了胆胰管的开口，早期就可出现黄疸及消化不良等消化道症状，而被引起注意，能够早就医，早检查，早发现，早诊断，早治疗，而取得较好的疗效。

6. 【答案】C

【解析】胰腺癌的根治性治疗是胰十二指肠切除术（Whippl手术）。其余治疗方法基本上都是属于晚期胰腺癌的治疗。

7. 【答案】C

【解析】该中年男性患者上腹不适，食欲缺乏，消瘦，黄疸，胆囊肿大等，即考虑可能为肝、胆、胰疾病的可能。血直接胆红素明显增高，尿胆红素阳性说明该病人黄疸为梗阻性，基本排除肝炎的诊断，慢性胰腺炎一般不引起黄疸和胆囊肿大，也可排除。患者无发热、腹痛，不支持胆石症。肝癌病变主要在肝内，不会引起胆囊肿大，所以最大可能是胰头癌，肿大的胰头压迫或侵犯胆总管和胰管，造成胆囊肿大、梗阻性黄疸进行性加重、食欲下降、消瘦等症状的出现。

8. 【答案】C   9. 【答案】B   10. 【答案】C

【解析】该中年男性患者上腹不适，食欲缺乏，消瘦，黄疸，皮肤瘙痒，粪便颜色变浅，胆囊肿大等，最大可能是胰头癌，因为肿大的胰头压迫或侵犯胆总管和胰管，造成胆囊肿大、梗阻性黄疸进行性加重、皮肤瘙痒、粪便颜色变浅、食欲下降、消瘦等症状的出现。为确定诊断，首选的检查是腹部CT，腹部CT是胰腺癌患者首选的影像学检查，可显示>2cm的胰腺癌。目前应尽可能采取的治疗是胰十二指肠切除术（Whippl手术），因为胰腺癌的根治性治疗是胰十二指肠切除术（Whippl手术），若真是不能手术，再考虑其他治疗。

11. 【答案】A   12. 【答案】D   13. 【答案】E

【解析】胰腺癌发展较快，且胰腺血管、淋巴管丰富，腺泡又无包膜，易发生早期转移。经血液循环转移的部位是肺、肝、骨、脑和肾上腺等器官；胰腺癌沿神经鞘转移的部位是腹腔神经丛；经淋巴转移的部位是邻近器官、肠系膜及主动脉周围等处的淋巴结。还可直接蔓延至胆总管末端、胃、十二指肠、左肾、脾、及邻近大血管。

14. 【答案】B   15. 【答案】B

【解析】腹部CT是胰腺癌患者首选的影像学检查，也是判断胰腺癌患者肿瘤切除可能性的首选影像学检查，腹部CT可显示>2 cm的胰腺癌，并可见大血管受压、淋巴结或肝转移等征象。

16. 【答案】ACD

【解析】胰腺癌发病的高危人群和因素有：①长期大量吸烟；②肥胖，而不是消瘦；③慢性胰腺炎，特别是家族性胰腺炎患者；④有>10年的糖尿病病史；⑤男性及绝经后的女性；⑥家族中有多位直系亲属50岁以上患病者；⑦某些遗传综合征患者，如Peutz-Jeghers综合征等。

17. 【答案】ABCD

【解析】胰腺癌发展较快，且胰腺血管、淋巴管丰富，腺泡又无包膜，易发生早期转移。转移方式有直接蔓延、经淋巴转移、经血行转移和沿神经鞘转移。

18. 【答案】ABCD

【解析】因为胰腺癌早期诊断困难，对40岁以上出现下述情况应随访和检查：①持续性上腹部不适，进餐后加重伴食欲下降；②不能解释的进行性消瘦；③新发糖尿病或糖尿病突然加重；④多发性深静脉血栓或游走性静脉炎；⑤有胰腺癌家族史、大量吸烟、慢性胰腺炎者。

二十二、腹　痛

【A1型题】

1. 下列属于慢性炎症引起腹痛的疾病是
   A．缺血性肠病
   B．胆道蛔虫症
   C．结核性腹膜炎
   D．急性胰腺炎
   E．肠易激综合征

2. 下列引起腹痛的疾病中，属于急性炎症的是
   A．结核性腹膜炎
   B．缺血性肠病
   C．炎症性肠病
   D．肠套叠
   E．肠粘连

3. 引起中上腹持续性隐痛的疾病是
   A．慢性胃炎

B．胆石症
C．泌尿系统结石
D．胃溃疡穿孔
E．十二指肠溃疡穿孔

4．呕吐后上腹痛可缓解的疾病多见于
A．胃十二指肠疾病
B．胆道疾病
C．腹膜疾病
D．胰腺疾病
E．结肠疾病

5．仰卧位时腹痛明显，而前倾位或俯卧位时减轻的疾病是
A．胃食管反流病
B．十二指肠壅滞症
C．胆囊疾病
D．胰腺疾病
E．结肠疾病

6．引起突发的中上腹剧烈刀割样痛的最常见疾病是
A．消化性溃疡急性穿孔
B．急性胃炎
C．急性胰腺炎
D．急性胆囊炎
E．胆道蛔虫症

7．腹痛多与月经周期相关的疾病是
A．子宫内膜异位症
B．急性阑尾炎
C．急性盆腔炎
D．急性胰腺炎
E．急性腹膜炎

【A2 型题】

*8．男性，40 岁。出现剧烈阵发性腹痛半天，约数分钟 1 次，无排气。查体：腹部膨隆，压痛（+），可见肠型及蠕动波，肠鸣音亢进呈金属音调。最可能的诊断是
A．血管性肠梗阻
B．麻痹性肠梗阻
C．痉挛性肠梗阻
D．机械性肠梗阻　　　　　　　　（59/2010）

*9．男性，45 岁。4 小时前感上腹胀痛伴恶心，呕吐 1 次为胃内容物，1 小时来右侧腹痛，有便意但未能排便，疑似急性阑尾炎。下列体征中，对确诊最有价值的是
A．体温 37.8℃
B．McBurney 点压痛
C．腰大肌征阳性
D．Rovsing 征阳性　　　　　　　（57/2008）

【A3/A4 型题】

女性，50 岁。因油腻饮食后出现持续性右上腹痛伴阵发性加重 8 小时来诊。查体：T 38.9℃，P 96 次 / 分，BP 110/60 mmHg，皮肤巩膜中度黄染。血常规：WBC 15.8×10^9/L，中性 80%，Hb 130 g/L，Plt 135×10^9/L。血总胆红素 171 μmol/L，直接胆红素 141 μmol/L。

10．该患者的腹痛特点是
A．隐痛
B．钝痛
C．胀痛
D．绞痛
E．钻顶样痛

11．该患者可能出现的粪便特点是
A．鲜血便
B．灰白色便
C．脓血便
D．蛋花汤样便
E．柏油样便

12．体格检查可出现的体征是
A．肝浊音界消失
B．肝脾明显增大
C．Murphy 征阳性
D．腹部移动性浊音阳性
E．肠鸣音亢进

女性，22 岁。无诱因突发右下腹部剧烈疼痛，向腰骶及会阴部放射，伴头晕、恶心、出大汗、欲排粪便感，未做任何处理来院急诊。

*13．在询问病史中，对明确腹痛病因价值最大的是
A．转移性腹痛史
B．不洁饮食史
C．泌尿系结石史
D．婚姻月经史

*14．该患者体检中不可能出现的体征是
A．血压下降、心率增快
B．腹部移动性浊音阳性
C．肠鸣音亢进
D．右下腹压痛、反跳痛　　　（91，92/2014）

男性，60 岁。反复发作上腹痛、反酸 4 年，多于进食后腹痛加重，空腹减轻，用抑酸药可缓解，冬季发作频繁。近 10 天上腹痛再犯，3 天前出现食后呕吐，为隔夜宿食，吐后腹痛可减轻。查体：上腹饱满，剑突下有压痛，肝脾肋下未触及。

15．该患者最可能的诊断是
A．胃溃疡伴幽门梗阻

B．胃癌伴幽门梗阻
C．慢性胃炎
D．慢性胆囊炎
E．慢性胰腺炎

16．该患者不宜做的检查是
A．上消化道造影
B．胃镜
C．腹部B超
D．腹部CT
E．血CEA

【B1型题】

A．不洁饮食史
B．进食油腻食物史
C．酗酒或暴饮暴食史
D．腹部外伤史
E．服药史

17．作为急性胃肠炎诱因的是
18．作为胆囊炎、胆石症诱因的是
19．作为急性胰腺炎诱因的是

A．肠易激综合征
B．炎症性肠病
C．胆道蛔虫症
D．反流性食管炎
E．缺血性肠病

20．属于慢性炎症引起腹痛的疾病是
21．属于功能性腹痛的疾病是
22．属于脏器梗阻或扭转引起腹痛的疾病是
23．属于胸部疾病引起腹痛的疾病是

A．胃食管反流病
B．急性胰腺炎
C．胃黏膜脱垂
D．十二指肠壅滞症
E．消化性溃疡

24．在卧位或前倾位时腹痛明显，而直立位时减轻的腹痛是
25．在仰卧位时腹痛明显，而前倾位或俯卧位时减轻的腹痛是
26．在左侧卧位时可减轻的腹痛是
27．在膝胸位或俯卧位时可使腹痛缓解的是

A．腹痛伴发热、寒战
B．腹痛伴呕吐
C．腹痛伴反酸、嗳气
D．腹痛伴血尿
E．腹痛伴腹泻

28．急性胆囊炎的临床特点是
29．泌尿系统结石的临床特点是
30．溃疡性结肠炎的临床特点是

A．吸气时右上腹胆囊点压痛
B．脐与右侧髂前上棘中外1/3交界处压痛及反跳痛
C．脐周围皮肤青紫为腹腔内大出血的征象
D．腹腔内血液刺激左侧膈肌，引起左肩部疼痛
E．患者左侧卧位，引起右下腹疼痛

31．Murphy征是
32．McBurney征是
33．Cullen征是
34．Kehr征是
35．Psoas征是

A．急性胆囊炎
B．急性阑尾炎
C．重症急性胰腺炎
D．脾破裂
E．异位妊娠破裂

36．Murphy征阳性的疾病是
37．McBurney征阳性的疾病是
38．Cullen征阳性的疾病是
39．Psoas征阳性的疾病是

【X型题】

40．引起腹痛伴发热、寒战的疾病有
A．腹腔脓肿
B．急性胆囊炎
C．急性胃炎
D．急性胰腺炎

41．引起腹痛伴休克的疾病有
A．急性心肌梗死
B．胃肠道穿孔
C．绞窄性肠梗阻
D．右下叶肺炎

42．由慢性炎症引起腹痛的疾病有
A．结核性腹膜炎
B．炎症性肠病
C．肠粘连
D．肠梗阻

43．引起弥漫性或部位不固定腹痛的疾病有
A．急性弥漫性腹膜炎
B．机械性肠梗阻
C．血卟啉病
D．铅中毒

44. 引起腹痛伴血便的可能疾病有
    A. 肠套叠
    B. 缺血性肠病
    C. 溃疡性结肠炎
    D. 急性肠炎

答案及解析

1. 【答案】C
   【解析】多种疾病可以引起腹痛，属于慢性炎症引起腹痛的疾病是结核性腹膜炎。而缺血性肠病和急性胰腺炎是属于急性炎症引起腹痛的疾病；胆道蛔虫症是属于脏器阻塞；肠易激综合征属于功能性腹痛。

2. 【答案】B
   【解析】许多腹部疾病可以引起腹痛，包括急性炎症、慢性炎症、溃疡、穿孔、脏器阻塞或扭转等。该题列出的5种疾病中，只有缺血性肠病属于急性炎症。结核性腹膜炎和炎症性肠病属于慢性炎症；肠套叠和肠粘连是属于脏器阻塞或扭转。

3. 【答案】A
   【解析】腹痛的程度和性质对腹痛的诊断和鉴别诊断有重要意义。中、上腹持续性隐痛见于慢性胃炎；胆石症和泌尿系统结石的疼痛特点常为阵发性绞痛；胃、十二指肠溃疡穿孔的疼痛特点常为突发的中上腹剧烈刀割样痛。

4. 【答案】A
   【解析】腹痛有诱发和缓解因素，呕吐后上腹痛可缓解的疾病多见于胃十二指肠疾病。而其他疾病引起的腹痛多与呕吐无关。

5. 【答案】D
   【解析】有些腹痛与体位有关，仰卧位时腹痛明显，而前倾位或俯卧位时减轻的疾病是胰腺疾病。胃食管反流病在卧位或前倾位时明显，而直立位时减轻；十二指肠壅滞症膝胸位或俯卧位时可缓解。胆囊疾病和结肠疾病可能与体位无关。

6. 【答案】A
   【解析】腹痛的程度和性质对腹痛的病因诊断很有意义。引起突发的中上腹剧烈刀割样痛的最常见疾病是消化性溃疡急性穿孔。其余疾病的腹痛虽然也可能很剧烈，但其性质均不是刀割样痛。

7. 【答案】A
   【解析】腹痛发作时间对腹痛的诊断很有意义。腹痛多与月经周期相关的疾病是子宫内膜异位症。其余几种疾病均与月经周期无关。

8. 【答案】D
   【解析】该中年男性患者急性病程，有剧烈阵发性腹痛，无排气，腹部膨隆，肯定是肠梗阻。根据有肠型及蠕动波，肠鸣音亢进呈金属音调，最可能的诊断是机械性肠梗阻，其余类型肠梗阻均不会出现这样的腹部体征。

9. 【答案】B
   【解析】该中年男性患者疑似急性阑尾炎。对急性阑尾炎的诊断来说，发热对诊断无特异性，其他三个腹部体征均可见于急性阑尾炎，其中McBurney点压痛即阑尾点压痛对确诊急性阑尾炎最有价值；腰大肌征阳性是指嘱患者左侧卧位，两腿伸直，当使右腿被动向后过伸时发生的右下腹痛，此征提示炎症阑尾位于盲肠后位；Rovsing征阳性是指加压左下腹并突然松手可引起右下腹痛，这是由于内脏移动使大肠内气体倒流刺激发炎阑尾所致，对确诊急性阑尾炎的价值较小。

10. 【答案】D　11. 【答案】B　12. 【答案】C
    【解析】该中年女性患者急性病程，油腻饮食后出现持续性右上腹痛伴阵发性加重，查体见高热（T 39.2℃），皮肤巩膜中度黄染，结合化验血WBC总数和中性比例明显增高、直接胆红素明显增高，考虑最可能是急性胆囊炎，所以该患者的腹痛特点是绞痛，其余（隐痛、钝痛、胀痛、钻顶样痛）均不是急性胆囊炎的腹痛特点。该患者伴阻塞性黄疸（直接胆红素明显增高），所以可能出现的粪便特点是呈灰白色便，其余（鲜血便、脓血便、蛋花汤样便、柏油样便）均不可能。由于该患者考虑为急性胆囊炎，所以体格检查可出现的体征是Murphy征阳性，其余几种体征均不会出现。

13. 【答案】D　14. 【答案】C
    【解析】该青年女性患者突发右下腹痛向腰骶及会阴部放射，并伴有明显大便感，提示对下腹部、直肠肛门有刺激感。另患者腹痛同时出现明显头晕、恶心、出大汗，提示可能伴有循环障碍。在询问病史时，选项中提及的四项都应该了解。由于是右下腹痛，因考虑急性阑尾炎的可能，故转移性腹痛史很重要，但急性阑尾炎很少患病即刻即出现剧烈腹痛；泌尿系结石可出现右下腹痛伴向腰骶及会阴部放射，但一般不出现大便感；不洁饮食可导致急性肠道炎症，常伴有腹泻。对青年女性突然出现剧烈腹痛伴明显循环障碍、大便感，应首先想到有腹腔内出血可能，最常见的原因是宫外孕破裂，故询问婚姻月经史尤为重要。宫外孕患者可导致腹腔内大量出血，血压下降、心率增快。血液可积蓄在直肠子宫窝内导致大便欲。此时腹部体征可表现为移动性浊音阳性、肠鸣音减弱。

15.【答案】A　16.【答案】A

【解析】该老年男性患者慢性病程,急性加重。反复发作上腹痛、反酸4年,与进食关系密切(多于进食后腹痛加重,空腹减轻),用抑酸药可缓解,冬季发作频繁,近10天上腹痛再犯,符合胃溃疡的诊断。3天前出现食后呕吐,为隔夜宿食,吐后腹痛可减轻,结合查体见上腹饱满,剑突下有压痛,支持胃溃疡伴幽门梗阻。由于该患者考虑为胃溃疡伴幽门梗阻,所以不宜做的检查是上消化道造影,这样会加重幽门梗阻的症状,而其余几种检查均对该患者的诊断和鉴别诊断有意义。

17.【答案】A　18.【答案】B　19.【答案】C

【解析】发病诱因对腹痛疾病的鉴别诊断有重要意义。作为急性胃肠炎诱因的是不洁饮食史;作为胆囊炎、胆石症诱因的是进食油腻食物史;作为急性胰腺炎诱因的是酗酒或暴饮暴食史。

20.【答案】B　21.【答案】A　22.【答案】C　23.【答案】D

【解析】许多胸、腹部疾病可以引起腹痛。属于慢性炎症引起腹痛的疾病是炎症性肠病;属于功能性腹痛的疾病是肠易激综合征;属于脏器梗阻或扭转引起腹痛的疾病是胆道蛔虫症;属于胸部疾病引起腹痛的疾病是反流性食管炎。而缺血性肠病是属于急性炎症引起的腹痛。

24.【答案】A　25.【答案】B　26.【答案】C　27.【答案】D

【解析】腹痛与体位的关系对腹痛的鉴别诊断有重要意义。在卧位或前倾位时腹痛明显,而直立位时减轻的腹痛是胃食管反流病;在仰卧位时腹痛明显,而前倾位或俯卧位时减轻的腹痛是急性胰腺炎;在左侧卧位时可减轻的腹痛是胃黏膜脱垂;在膝胸位或俯卧位时可使腹痛缓解的是十二指肠壅滞症。而消化性溃疡的腹痛一般与体位无关。

28.【答案】A　29.【答案】D　30.【答案】E

【解析】不同的腹痛有不同的伴随症状,对鉴别诊断有重要意义。急性胆囊炎的临床特点是腹痛伴发热、寒战;泌尿系统结石的临床特点是腹痛伴血尿;溃疡性结肠炎的临床特点是腹痛伴腹泻。

31.【答案】A　32.【答案】B　33.【答案】C　34.【答案】D　35.【答案】E

【解析】腹痛患者的体征对腹痛的诊断有重要意义。Murphy征是吸气时右上腹胆囊点压痛;McBurney征是脐与右侧髂前上棘中外1/3交界处压痛及反跳痛;Cullen征是脐周围皮肤青紫为腹腔内大出血的征象;Kehr征是腹腔内血液刺激左侧膈肌,引起左肩部疼痛;Psoas征是患者左侧卧位,引起右下腹疼痛。

36.【答案】A　37.【答案】B　38.【答案】C　39.【答案】B

【解析】腹痛的疾病各有其特异性体征,对腹痛疾病的鉴别诊断有意义。Murphy征阳性的疾病是急性胆囊炎;McBurney征阳性和Psoas征阳性的疾病是急性阑尾炎;Cullen征阳性的疾病是重症急性胰腺炎。

40.【答案】AB

【解析】腹痛的伴随症状对腹痛的诊断很有意义。腹痛伴发热、寒战提示有化脓性炎症存在,如急性胆囊炎、急性梗阻性化脓性胆管炎、肝脓肿、腹腔脓肿等,而急性胃炎和急性胰腺炎引起的腹痛一般不伴发热,特别是不伴有寒战。

41.【答案】ABCD

【解析】引起腹痛伴休克的疾病有腹腔内疾病如胃肠道穿孔、绞窄性肠梗阻、肠扭转、急性出血坏死性胰腺炎等。急性心肌梗死、肺炎等腹腔外疾病也可引起腹痛伴休克。

42.【答案】AB

【解析】多种疾病可引起腹痛。由慢性炎症引起腹痛的疾病有结核性腹膜炎、炎症性肠病等。而肠粘连和肠梗阻是属于脏器梗阻引起的腹痛。

43.【答案】ABCD

【解析】腹痛部位多为病变脏器所在位置。引起弥漫性或部位不固定腹痛的疾病有急性弥漫性腹膜炎、机械性肠梗阻、急性出血坏死性肠炎、血卟啉病、铅中毒和腹型过敏性紫癜等。

44.【答案】ABC

【解析】腹痛的伴随症状对腹痛的诊断有一定意义。引起腹痛伴血便的可能疾病有肠套叠、缺血性肠病、溃疡性结肠炎、细菌性痢疾或肠道肿瘤等。而急性肠炎的主要特点是腹泻,一般无血便。

二十三、慢性腹泻

【A1型题】

1. 根据病理生理机制,慢性腹泻有4种类型,下列不属于的是

A. 渗透性腹泻

B. 渗出性腹泻

C. 分泌性腹泻
D. 动力异常性腹泻
E. 医源性腹泻

2. 属于渗出性腹泻非感染性病因的是
   A. 细菌性痢疾
   B. 真菌性肠炎
   C. 肠蛔虫症
   D. 病毒性肠炎
   E. 炎症性肠病

3. 下列属于引起动力异常性腹泻原因的是
   A. 细菌性痢疾
   B. 肠神经病变（如糖尿病）
   C. 肠蛔虫症
   D. 营养不良
   E. 炎症性肠病

4. 下列腹泻特点不符合肠结核的是
   A. 腹泻是溃疡型肠结核的主要临床表现之一
   B. 一般不含黏液和脓液
   C. 腹泻可与便秘交替
   D. 常伴里急后重
   E. 便血极少见

5. 下列不属于腹泻患者粪便涂片检查的内容是
   A. 隐血试验
   B. 白细胞
   C. 红细胞
   D. 寄生虫卵
   E. 细菌

6. 下列属于中医药的止泻药物是
   A. 消旋卡多曲
   B. 双八面体蒙脱石散
   C. 生长抑素
   D. 小檗碱
   E. 药用炭

【A2 型题】

7. 女性，30 岁。4 个月来腹痛、腹泻，大便 4~5 次/天，为稀便，有时有黏液及少量血液，抗生素治疗有效，多于劳累、着凉及进食生冷食物后发作。查体未见异常。粪便镜检 WBC 15~20/HP，RBC 3~5/HP，有结肠阿米巴滋养体。该患者最可能的诊断是
   A. 慢性阿米巴痢疾
   B. 慢性细菌性痢疾
   C. 肠结核
   D. 慢性非特异性结肠炎
   E. 结肠癌

8. 女童，10 岁。腹泻 1 年。查体发现一肛瘘，结肠镜示回盲部铺路石样改变，最可能的诊断是
   A. 结肠癌
   B. 溃疡性结肠炎
   C. 细菌性痢疾
   D. 克罗恩病
   E. 肠结核

9. 男性，33 岁。慢性腹泻 5 年，粪便有少量脓血，纤维结肠镜检查直肠、乙状结肠散在小溃疡。治疗上宜首选
   A. 氢化可的松保留灌肠
   B. 口服泼尼松
   C. 口服诺氟沙星
   D. 口服甲硝唑
   E. 口服 SASP（柳氮磺吡啶）

【A3/A4 型题】

女性，40 岁。2 年多来反复腹泻，呈黏液脓血便，同时伴有腹痛-便意-便后缓解的规律。5 天来再犯，有低热、乏力和双膝关节痛。查体：轻度贫血貌，双下肢可见结节性红斑，腹平软，左下腹有压痛，未触及包块，肝脾肋下未触及，肠鸣音活跃，化验粪常规有大量 WBC 和 RBC。

10. 引起该患者慢性腹泻最可能的病因是
    A. 溃疡性结肠炎
    B. 克罗恩病
    C. 慢性细菌性痢疾
    D. 阿米巴痢疾
    E. 肠易激综合征

11. 为确定诊断，最有价值的检查是
    A. 粪常规+隐血
    B. 钡剂灌肠
    C. 下消化道造影
    D. 结肠镜
    E. 腹部 B 超

【B1 型题】

A. 渗出性腹泻
B. 高渗性腹泻
C. 渗透性腹泻
D. 分泌性腹泻
E. 动力异常性腹泻

12. 各种肠道炎症疾病引起的腹泻属于
13. 克罗恩病引起的腹泻属于
14. 药物莫沙必利、新斯的明等引起的腹泻属于

A. 禁食后腹泻减轻或停止
B. 禁食 48 小时后腹泻仍持续存在

C．每日大便量>1 L（可多达 10 L）
D．粪便含有渗出液或血液成分
E．大便急，粪便不带渗出物和血液，肠鸣音亢进
15．渗出性腹泻的临床特点是
16．渗透性腹泻的临床特点是
17．动力异常性腹泻的临床特点是

【X型题】

18．可引起动力异常性腹泻的原因有
   A．物理刺激（如寒冷）
   B．药物（如新斯的明）
   C．神经内分泌因子（如甲状腺素）
   D．肠神经病变（如糖尿病）
19．分泌性腹泻的临床特点有
   A．每日大便量>1 L（可多达 10 L）
   B．粪便为水样，无脓血
   C．粪便的 pH 多为中性或碱性
   D．禁食 48 小时后腹泻仍持续存在
20．下列符合小肠性腹泻临床特点的有

A．体重常见减轻
B．常有里急后重
C．腹痛位于脐周
D．每天大便次数常为 2～10 次
21．下列符合结肠性腹泻临床特点的有
   A．体重常见减轻
   B．可有里急后重
   C．腹痛位于下腹部或左下腹
   D．每天大便可达 10 次以上
22．下列常用的止泻药中，属于减少肠蠕动的有
   A．地芬诺酯
   B．碱式碳酸铋
   C．洛哌丁胺
   D．药用炭
23．下列常用的止泻药中，属于抑制肠道过度分泌的有
   A．消旋卡多曲
   B．双八面体蒙脱石散
   C．生长抑素
   D．小檗碱

答案及解析

1．【答案】E
【解析】根据慢性腹泻的病理生理机制，腹泻有 4 种类型，除医源性腹泻外，题中所列四种即渗透性腹泻、渗出性腹泻、分泌性腹泻和动力异常性腹泻都是慢性腹泻的病理生理机制类型。

2．【答案】E
【解析】渗出性腹泻通常可分为感染性和非感染性两类。感染性多见于细菌（如细菌性痢疾）、病毒（如病毒性肠炎）、寄生虫（如肠蛔虫症）、真菌（如真菌性肠炎）等的病原体感染；非感染性多见于自身免疫性疾病、炎症性肠病、肿瘤、放疗、营养不良等。

3．【答案】E
【解析】腹泻类型不同，其病因亦异，引起动力异常性腹泻的原因是肠神经病变（如糖尿病）。而细菌性痢疾、肠蛔虫症、营养不良和炎症性肠病是属于渗出性腹泻的原因。

4．【答案】D
【解析】腹泻的特点对疾病的诊断有意义，腹泻是肠结核（溃疡型）的主要临床表现之一，粪便呈糊状，一般不含黏液和脓液，不伴里急后重，便血极少见。腹泻与便秘交替是本病的临床特征，当然也可见于其他胃肠功能紊乱疾病。

5．【答案】A
【解析】粪便涂片检查是腹泻患者重要的实验室检查。粪便涂片检查的内容不包括隐血试验。粪便涂片检查的内容包括查白细胞、红细胞、寄生虫卵、未消化的食物，苏丹Ⅲ染色检测粪便脂肪以及查细菌、真菌等。

6．【答案】D
【解析】不同止泻药物有不同的作用机制。小檗碱是属于中医药。而消旋卡多曲和生长抑素是属于抑制肠道过度分泌的止泻药；双八面体蒙脱石散和药用炭是收敛、吸附、保护黏膜的止泻药物。

7．【答案】B
【解析】该青年女性患者腹痛、稀便伴黏液及少量血液 4 个月，抗生素治疗有效，粪便镜检以白细胞为主，仅少量红细胞，因病程已超过 4 个月仍未愈，所以最可能的诊断是慢性细菌性痢疾。虽然粪便化验有结肠阿米巴滋养体，但不是溶组织内阿米巴滋养体，粪便非果酱样，不以红细胞为主，所以不符合慢性阿米巴痢疾，肠结核、慢性非特异性结肠炎和结肠癌的诊断更不符合。

8．【答案】D
【解析】该女童腹泻已 1 年，瘘管形成是克罗恩病的临床特征之一，结肠镜示回盲部铺路石样改变，也提示克罗恩病。

9．【答案】E
【解析】该青年男性患者腹泻原因最可能为溃疡性

结肠炎，药物治疗上宜首选SASP（柳氮磺吡啶）口服，对直肠、乙状结肠病变可考虑保留灌肠，但患者未曾治疗过，且无应用SASP禁忌，加之病程已达5年，故不宜首选氢化可的松保留灌肠治疗；其他各药均不作为单独使用的药物。

10．【答案】A　11．【答案】D

【解析】该中年女性患者有长期反复腹泻，呈黏液脓血便史，有典型的溃疡性结肠炎的腹痛特点（腹痛-便意-便后缓解），伴有关节痛和结节性红斑，因此引起该患者慢性腹泻最可能的病因是溃疡性结肠炎，临床特点均不符合其余四个诊断。因为有黏液脓血便，同时有腹痛-便意-便后缓解的特点，提示病变在结肠，所以结肠镜是对诊断最有价值的检查，不仅可以直接观察病变情况，必要时还可以取活体行病理学检查，其余几种检查对诊断也有帮助，但不是最有价值的检查。

12．【答案】A　13．【答案】A　14．【答案】E

【解析】根据慢性腹泻的病理生理机制，腹泻有不同类型，每型各有其临床特点。渗出性腹泻常由感染性原因（如细菌、病毒、寄生虫、真菌等的病原体感染）和非感染性原因如（克罗恩病和溃疡性结肠炎等）引起，所以各种肠道炎症疾病和克罗恩病引起的腹泻均属于渗出性腹泻。药物莫沙必利、新斯的明等属于促胃肠动力药，所以引起的腹泻属于动力异常性腹泻。

15．【答案】D　16．【答案】A　17．【答案】E

【解析】渗出性腹泻的临床特点是粪便含有渗出液或血液成分；渗透性腹泻的临床特点是禁食后腹泻减轻或停止；动力异常性腹泻的临床特点是大便急，粪便不带渗出物和血液，肠鸣音亢进。而每日大便量>1 L（可多达10 L）及禁食48小时后腹泻仍持续存在是分泌性腹泻的临床特点。

18．【答案】ABCD

【解析】常因肠道蠕动过快引起动力异常性腹泻。引起肠道蠕动过快的原因有：①物理刺激：如腹部或肠道受到寒冷刺激；②药物：如莫沙必利、新斯的明等；③神经内分泌因子：如甲状腺素、5-羟色胺、P物质、血管活性肠肽异常增多等；④肠神经病变：如糖尿病；⑤胃肠道手术：食物过多进入远端肠道。

19．【答案】ABCD

【解析】分泌性腹泻是由于肠黏膜受到刺激而致水、电解质分泌过多或吸收受抑，导致分泌、吸收失衡而引起的腹泻。分泌性腹泻的临床特点有：①每日大便量>1 L（可多达10 L）；②粪便为水样，无脓血；③粪便的pH多为中性或碱性；④禁食48小时后腹泻仍持续存在。所以答案是ABCD。

20．【答案】ACD

【解析】腹泻的病因常在小肠或结肠，小肠性腹泻与结肠性腹泻的临床特点不同，小肠性腹泻的临床特点有：体重常见减轻、无里急后重、腹痛位于脐周，每天大便次数常为2～10次，而且粪便常常量多、多为稀便、可含脂肪、黏液少见、味臭。

21．【答案】BCD

【解析】腹泻的病因常在小肠或结肠，小肠性腹泻与结肠性腹泻的临床特点不同，结肠性腹泻的临床特点有：体重可见减轻而不是常见、可有里急后重、腹痛位于下腹部或左下腹部，每天大便可达10次以上，而且粪便量少、肉眼可见脓血、有黏液。

22．【答案】AC

【解析】不同止泻药物有不同的作用机制。减少肠蠕动的止泻药有地芬诺酯、洛哌丁胺。而碱式碳酸铋和药用炭的止泻机制是收敛、吸附、保护黏膜。

23．【答案】AC

【解析】不同止泻药物有不同的作用机制。抑制肠道过度分泌的止泻药有消旋卡多曲和生长抑素。而双八面体蒙脱石散是收敛、吸附、保护黏膜；小檗碱是中医药。

二十四、便　秘

【A1型题】

1．慢性便秘是指便秘持续的时间为
　A．>10周
　B．>12周
　C．>14周
　D．>16周
　E．>20周

2．下列引起便秘的常见病因中，属于炎症性疾病的是

　A．先天性巨结肠
　B．克罗恩病
　C．甲状腺功能减退症
　D．糖尿病
　E．淀粉样变性

3．下列关于便秘临床表现的叙述，错误的是
　A．每周排便次数<2次
　B．排便困难
　C．每次排便时间长

D. 排出粪便干结
E. 排便后仍有未排尽的感觉
4. 对慢传输型便秘有效的药物是
   A. 莫沙必利
   B. 酚酞
   C. 硫酸镁
   D. 甘露醇
   E. 液状石蜡

【A2 型题】

5. 男性，30 岁。右下腹痛、便秘伴低热 5 个月。查体：心肺无异常，腹软，右侧下腹触及可疑肿块伴压痛。X 线钡餐检查显示回盲部肠黏膜呈结节状改变，肠腔变窄，肠段缩短变形，回肠盲肠正常角度消失。该患者便秘最可能的病因是
   A. 溃疡性结肠炎
   B. 阿米巴痢疾
   C. 右半结肠癌
   D. 肠结核
   E. 克罗恩病

6. 男性，60 岁。便秘、间断便血伴消瘦 3 个月。查体：轻度贫血貌，心肺查体未见异常，腹软，左下腹轻压痛，肝脾肋下未触及。为明确诊断，最重要的检查是
   A. 血常规
   B. 粪常规＋隐血
   C. 结肠镜
   D. 排粪造影
   E. 肛管直肠压力测定

【A3/A4 型题】

男性，34 岁。反复右下腹痛伴便秘、口腔溃疡 1 年余，无发热及乏力，再犯 1 周门诊就诊。否认结核病病史及结核病密切接触史，否认疫水接触史。查体：右下腹可触及边界不清的包块，可移动，压痛阳性。

7. 首先考虑的诊断是
   A. 肠结核
   B. 克罗恩病
   C. 结肠癌
   D. 血吸虫病
   E. 慢性阑尾炎

8. 为明确诊断，最重要的检查是
   A. 粪查找抗酸杆菌
   B. 腹部 B 超
   C. 腹部 CT
   D. 结肠镜检查及活检
   E. 粪查虫卵和孵化毛蚴

9. [假设信息] 该患者若确诊为克罗恩病，该患者病变最好发的部位是
   A. 直肠、乙状结肠
   B. 回肠末段
   C. 空肠
   D. 横结肠
   E. 降结肠

【B1 型题】

A. 溃疡性结肠炎
B. 结直肠癌
C. 前列腺癌
D. 先天性巨结肠
E. 淀粉样变性

10. 属于便秘常见病因中炎症性疾病的是
11. 属于便秘常见病因动力性疾病的是
12. 属于便秘常见病因中系统性疾病的是

A. 炎症性肠病
B. 甲状腺功能减退症
C. 硬皮病
D. 不良的排便习惯
E. 生活规律改变

13. 属于便秘常见病因中结肠肛门疾病的是
14. 属于便秘常见病因中不良生活习惯的是
15. 属于便秘常见病因中社会与心理因素的是

A. 内镜
B. 胃肠道 X 线
C. 结肠传输试验
D. 肛管直肠压力测定
E. 肛门肌电图检查

16. 对于体重下降、直肠出血或贫血的便秘患者首选的检查是
17. 可对分辨出口梗阻型便秘的类型提供帮助的检查是
18. 属于便秘患者盆底异常的一种常规检查技术的是

A. 刺激性泻剂
B. 盐性泻剂
C. 膨胀性泻剂
D. 润滑性泻剂
E. 促动力药

19. 慢性便秘最宜选用的药物是
20. 慢性便秘不宜长期选用的药物是
21. 慢传输型便秘最宜选用的药物是

【X型题】

22. 下列便秘的常见病因中,属于系统性疾病的有
    A. 帕金森病
    B. 风湿免疫性疾病
    C. 肠结核
    D. 子宫肌瘤
23. 引起便秘的药物有
    A. 吗啡类
    B. 精神类
    C. 钙通道阻滞剂
    D. 抗胆碱能药
24. 适宜治疗急性便秘的药物有
    A. 刺激性泻剂
    B. 盐性泻剂
    C. 膨胀性泻剂
    D. 润滑性泻剂
25. 在功能性便秘的治疗中,常用的微生态制剂有
    A. 双歧三联活菌
    B. 乳酸菌素片
    C. 酪酸菌片
    D. 青霉素片

答案及解析

1. 【答案】B
   【解析】慢性便秘是指便秘持续时间>12周。

2. 【答案】B
   【解析】便秘的常见病因包括功能性疾病、动力性疾病(如先天性巨结肠)、炎症性疾病(如克罗恩病、肠结核)、肠道肿瘤(如结直肠癌)、肠外疾病(如前列腺癌、子宫肌瘤)、系统性疾病(如甲状腺功能减退症、糖尿病、淀粉样变性)和药物因素(如吗啡类)。

3. 【答案】A
   【解析】便秘患者每周排便次数<3次,排便困难,每次排便时间长,排出粪便干结如羊粪且数量少,排便后仍有未排尽的感觉,可有下腹胀痛、食欲减退、疲乏无力、头晕、失眠等症状。所以答案是A。

4. 【答案】A
   【解析】对慢传输型便秘有效的药物是促动力药,即莫沙必利。而其他药物均属于非促动力药,所以不能应用。

5. 【答案】D
   【解析】该青年男性患者慢性病程,右下腹痛、便秘伴低热5个月,查体右侧下腹触及可疑肿块伴压痛,X线钡餐检查显示回盲部肠黏膜呈结节状改变,肠腔变窄,肠段缩短变形,回肠盲肠正常角度消失,为增生型肠结核X线钡餐检查的特点。所以该患者便秘最可能的病因是肠结核。其他疾病中,除溃疡性结肠炎病变在左下腹肯定不支持外,阿米巴痢疾、右半结肠癌、克罗恩病的病变虽然也主要在右下腹,但病史和X线钡餐检查结果均不支持。

6. 【答案】C
   【解析】该老年男性患者便秘、间断便血伴消瘦,查体见轻度贫血貌,左下腹轻压痛,考虑其原因不能除外结、直肠肿瘤,所以为明确诊断,最重要的检查是结肠镜,既可以发现病变,又可以进行活检病理检查以明确诊断。而血常规和粪常规+隐血只能确定贫血程度和消化道出血,不能确定便秘原因;排粪造影是用于出口梗阻型便秘的诊断;肛管直肠压力测定仅对分辨出口梗阻型便秘的类型提供帮助。

7. 【答案】B 8. 【答案】D 9. 【答案】B
   【解析】该青年男性患者表现为反复右下腹痛,查体右下腹可触及边界不清的包块,可移动,压痛阳性,好发于右下腹的疾病包括克罗恩病、肠结核、阑尾炎、结肠癌和血吸虫病均有可能,而克罗恩病的特点是从口腔至肛门各段消化道均可受累,该患者有口腔溃疡等,所以首先考虑的诊断是克罗恩病。否认结核病病史及结核密切接触史,不考虑肠结核;否认疫水接触史,不考虑血吸虫病;慢性阑尾炎和结肠癌均可能性小。为明确诊断,最重要的检查是结肠镜检查及活检,粪查找抗酸杆菌是针对肠结核的检查,腹部B超在临床上一般用于肝、胆、胰、脾、肾疾病的检查,腹部CT多用于进一步检查,粪查虫卵和孵化毛蚴是针对血吸虫病的检查。若该患者确诊为克罗恩病,该患者病变最好发的部位是回肠末段,而直肠、乙状结肠则是溃疡性结肠炎的最好发的部位,其余部位(空肠、横结肠、降结肠)无特异性。

10. 【答案】A 11. 【答案】D 12. 【答案】E
    【解析】便秘有多种病因,常见病因有:①功能性疾病;②动力性疾病:肠道神经/肌肉病变、先天性巨结肠;③炎症性疾病:溃疡性结肠炎、克罗恩病、肠结核;④肠道肿瘤:结直肠癌;⑤肠外疾病:前列腺癌、子宫肌瘤;⑥系统性疾病:淀粉样变性、甲状腺功能减退症、帕金森病等;⑦药物因素。所以属于便秘常见病因中炎症性疾病的是溃疡性结肠炎;属于

便秘常见病因动力性疾病的是先天性巨结肠；属于便秘常见病因中系统性疾病的是淀粉样变性

13.【答案】A 14.【答案】D 15.【答案】E

【解析】便秘有多种病因。属于便秘常见病因中结肠肛门疾病的是炎症性肠病；属于便秘常见病因中不良生活习惯的是不良的排便习惯；属于便秘常见病因中社会与心理因素的是生活规律改变。而甲状腺功能减退症和硬皮病属于引起便秘常见病因中的肠外疾病。

16.【答案】A 17.【答案】D 18.【答案】E

【解析】有多种辅助检查对便秘的诊断有帮助。对于体重下降、直肠出血或贫血的便秘患者首选的检查是内镜，可直接观察结直肠黏膜情况，对诊断提供帮助；可对分辨出口梗阻型便秘的类型提供帮助的检查是肛管直肠压力测定，肛管直肠压力测定可检查肛门内外括约肌、盆底、直肠功能和协调情况，从而对分辨出口梗阻型便秘的类型提供帮助；属于便秘患者盆底异常的一种常规检查技术的是肛门肌电图检查。

19.【答案】C 20.【答案】A 21.【答案】E

【解析】慢性便秘最宜选用的药物是膨胀性泻剂，而不宜长期选用刺激性泻剂；慢传输型便秘最宜选用的药物是促动力药。盐性泻剂和润滑性泻剂适用于急性便秘患者。

22.【答案】AB

【解析】便秘的常见病因包括功能性疾病、系统性疾病（如甲状腺功能减退症、糖尿病、风湿免疫性疾病、淀粉样变性、帕金森病）、动力性疾病（如先天性巨结肠）、炎症性疾病（如克罗恩病、肠结核）、肠道肿瘤（如结直肠癌）、肠外疾病（如前列腺癌、子宫肌瘤）和药物因素（如吗啡类）。

23.【答案】ABCD

【解析】药物因素是便秘的常见病因之一。引起便秘的药物有吗啡类、精神类、钙通道阻滞剂和抗胆碱能药等。

24.【答案】ABD

【解析】适宜治疗急性便秘的药物有刺激性泻剂、盐性泻剂和润滑性泻剂。而膨胀性泻剂是适宜慢性便秘。

25.【答案】ABC

【解析】在功能性便秘的治疗中，部分患者可通过调节肠道菌群治疗。常用的微生态制剂有双歧三联活菌、乳酸菌素片和酪酸菌片。而青霉素片是属于抗生素，不属于微生态制剂。

二十五、消化道出血

【A1型题】

1. 上消化道出血最常见的原因是
   A. 急性胃炎
   B. 慢性胃炎
   C. 急性胃黏膜病变
   D. 胃癌
   E. 消化性溃疡

2. 上消化道出血是指
   A. 贲门以上出血
   B. 幽门以上出血
   C. Treitz韧带以上出血
   D. 空回肠交界处以上出血
   E. 回盲部以上出血

3. 上消化道出血表现为呕血或黑便，最主要取决于
   A. 出血的速度和量
   B. 出血部位的高低
   C. 病变的性质
   D. 凝血机制
   E. 胃肠蠕动情况

4. 明确上消化道大出血原因的有效、可靠方法是
   A. 三腔管压迫试验
   B. 腹部B型超声检查
   C. 胃镜检查
   D. 选择性腹腔动脉造影检查
   E. X线钡餐造影检查

5. 上消化道出血中，出血量通常最大的疾病是
   A. 慢性胃炎
   B. 急性糜烂性胃炎
   C. 肝硬化食管胃底静脉曲张破裂
   D. 胃癌
   E. 消化性溃疡

*6. 粪隐血试验阳性，消化道最小出血量应是
   A. 5 ml
   B. 10 ml
   C. 30 ml
   D. 50 ml
   (66/2015)

7. 上消化道大出血（可有休克表现）是指短期内失血量超过
   A. 600 ml
   B. 800 ml
   C. 1000 ml

D．1200 ml
E．1500 ml

*8．下列不支持有活动性消化道出血的临床表现是
   A．贫血
   B．肠鸣音减弱
   C．白细胞增高
   D．血尿素氮增高　　　　　　　（66/2008）

*9．下列关于消化性溃疡并发出血的叙述，正确的是
   A．胃溃疡一般比十二指肠溃疡容易发生
   B．一般出血 50～100 ml 即可出现黑便
   C．出血超过 500 ml 时可出现头晕、心悸、乏力
   D．半小时内出血超过 800 ml 时可发生休克
   E．第一次出血后很少复发　　　（62/2004）

10．在确定急性上消化道出血的原因时，最不合适的检查是
   A．急诊胃镜
   B．急诊 X 线钡剂造影检查
   C．血常规
   D．肝、肾功能检查
   E．腹部 B 超

11．上消化道出血的特征性表现是
   A．贫血
   B．发热
   C．呕血与黑粪
   D．氮质血症
   E．失血性周围循环衰竭

*12．目前诊断小肠出血部位和病因最有效的辅助检查是
   A．消化道 X 线钡剂造影
   B．胃镜和结肠镜
   C．胶囊内镜
   D．腹部 B 超　　　　　　　　（51/2020）

13．上消化道大出血休克时，首选的治疗措施是
   A．放置胃管注入止血药物
   B．平卧位，下肢抬高并予吸氧
   C．紧急胃镜止血
   D．积极补充血容量
   E．静脉注入奥美拉唑

【A2 型题】

14．男性，66 岁。突然昏迷半天入院，既往史不详。入院查体发现左侧肢体瘫痪，Babinski 征阳性，入院后当日呕血约 300 ml。该患者呕血最可能的病因是
   A．慢性胃炎
   B．急性糜烂性胃炎
   C．胃癌
   D．十二指肠溃疡
   E．肝硬化食管胃底静脉曲张破裂

*15．男性，25 岁。2 年来反复上腹疼痛，一般发生于进餐后 1 小时，近 1 天来呕出咖啡渣样胃内容物伴黑便 1 次。既往无肝炎病史。查体：BP 100/60 mmHg，心率 92 次/分，心律齐，上腹部轻压痛，肝脾肋下未触及。该患者最可能的诊断是
   A．胃溃疡出血
   B．十二指肠溃疡出血
   C．胃癌出血
   D．肝硬化食管胃底静脉曲张破裂出血（50/2021）

16．男性，26 岁。排柏油便 2 天，加重伴头晕、心悸半天急诊入院。既往无肝病史，近期无服药史。查体：BP 70/40 mmHg，心率 120 次/分，腹平软，无压痛，肝、脾肋下未触及，四肢末梢发凉。该患者最可能的诊断是
   A．急性胃炎
   B．胃癌
   C．十二指肠溃疡
   D．肝硬化食管胃底静脉曲张破裂出血
   E．慢性胃炎

17．男性，62 岁。黑便 4 天，呕血伴头晕、心悸半天来急诊。查体：T36.6℃，P96 次/分，BP 98/60 mmHg，面色略苍白，巩膜无黄染，心肺检查未见异常，腹软，未见腹壁静脉曲张，肝脾肋下未触及，移动性浊音阴性，肠鸣音活跃。血常规：Hb 85 g/L，WBC4.0×10^9/L，Plt 122×10^9/L。对该患者最重要的处理是
   A．急诊输血
   B．急诊内镜
   C．静滴垂体后叶素
   D．静滴奥美拉唑
   E．急诊手术治疗

18．男性，41 岁。突然呕血 400 ml 并伴黑便 2 小时来急诊。查体：血压 100/70 mmHg，心肺检查未见异常，腹部可见腹壁静脉曲张，肝肋下未触及，脾肋下 2 cm。应首选的治疗是
   A．静脉注射止血药
   B．静脉推注奥美拉唑
   C．静脉滴注垂体后叶素
   D．静脉滴注代血浆（羧甲淀粉）
   E．手术治疗

19．男性，43 岁。2 天来排柏油样便 4 次，最后一次较稀，量较多，今晨起床时晕倒来诊。既往体健，无上腹痛和肝病史。查体：T 37.2℃，P 120 次/分，R20 次/分，BP 70/50 mmHg。神志清楚，有冷汗，心率 120 次/分，律齐。首选的治疗是

A．口服去甲肾上腺素
B．肌肉注射立止血（巴曲酶）
C．口服抑酸药
D．内镜下止血
E．补充血容量

20．男性，30岁。2天来排柏油样便3次，今晨起床时乏力来诊。既往史不详。查体：P 90次/分，BP 90/50 mmHg，神志清楚。在已完成静脉输液后，最重要的处理是
A．血常规
B．粪隐血
C．口服抑酸药
D．急诊内镜
E．肌内注射立止血

*21．男性，23岁。间断上腹痛2年，2天来柏油样便6次，今晨呕咖啡样物200 ml。无肝病史。静脉输液后下一步诊治措施首选
A．急诊胃镜及镜下止血
B．急诊上消化道造影
C．腹部B型超声检查
D．外科手术 (68/2013)

*22．男性，58岁。黑便3天，呕血1天伴头晕、心悸被送入急诊室。既往有"慢性胃病史"，无肝病史。查体：T 36.6℃，P 96次/分，BP 108/70 mmHg，意识清楚，面色苍白，巩膜无黄染，心肺检查未见异常，腹软，未见腹壁静脉曲张，肝脾肋下未触及，移动性浊音阴性，肠鸣音活跃。血常规：Hb 85 g/L，WBC $4.0×10^9$/L，Plt $122×10^9$/L。此时最重要的处理是
A．补充血容量
B．急诊内镜
C．肌注止血药
D．急症手术治疗 (68/2012)

*23．男性，25岁。节律性间断上腹隐痛3年，加重2天，10小时来黑便3次，量约1000 g。查体：P 120次/分，BP 68/45 mmHg。化验血 Hb 90 g/L，首选的治疗是
A．大量输液
B．输右旋糖酐
C．外科手术
D．急诊内镜止血
E．输血、补液 (51/1996)

24．男性，45岁。1天内呕血400 ml，黑便400 g。查体：巩膜轻度黄染，肝肋下未触及，脾肋下及边，肠鸣音活跃，移动性浊音阳性。最可能的诊断是
A．胃癌出血
B．消化性溃疡出血
C．食管胃底静脉曲张破裂出血
D．肝癌破裂出血
E．胆道出血

25．男性，30岁。2小时前突然呕鲜血约1000 ml来院，2年前诊断为慢性乙型肝炎。查体：P 120次/分，BP 90/60 mmHg，贫血貌，肝肋下未触及，脾肋下3 cm。血常规：血红蛋白60 g/L，白细胞 $3.6×10^9$/L，血小板 $60×10^9$/L。最有效的紧急止血措施是
A．三腔二囊管压迫
B．补充凝血因子
C．口服止血药
D．静脉注射生长抑素制剂
E．冷盐水洗胃

【A3/A4型题】

男性，23岁。黑便伴头晕1天来诊。既往有间断上腹痛病史3年，犯病时常有夜间痛醒，进食后可缓解。查体：BP 100/60 mmHg，心率90次/分，律齐。

26．该患者黑便最可能的病因是
A．急性胃炎
B．十二指肠溃疡
C．胃溃疡
D．肝硬化
E．胃癌

27．该患者首选的治疗是
A．输血、补液
B．三腔二囊管压迫止血
C．急诊胃镜
D．抑酸治疗
E．手术治疗

男性，26岁。6年来间断发作性上腹痛，常于进餐后1小时腹痛明显，伴反酸、嗳气，2天来出现黑便，呈柏油样，上腹痛减轻。查体：BP 100/70 mmHg，心率95次/分，律齐，上腹部轻压痛，肝脾肋下未触及。血常规：Hb 94 g/L，WBC $10.6×10^9$/L，Plt $255×10^9$/L，粪隐血阳性。

28．引起该患者上消化道出血的最可能病因是
A．急性糜烂性胃炎
B．胃溃疡
C．胃癌
D．十二指肠溃疡
E．肝硬化

29．最具有确诊意义的检查是
A．胃镜
B．上消化道造影

C．腹部B超
D．腹部X线平片
E．胃液

男性,50岁。1天前进较硬食物后突发呕血1次,量约500 ml,排黑色糊状便2次,每次量约150 g,无腹痛。既往有乙型肝炎病史15年,1年前曾发生过类似呕血1次。查体：BP 105/65 mmHg,皮肤巩膜无黄染,腹软,无压痛,肝肋下未触及,脾肋下2 cm,移动性浊音阴性,肠鸣音4～5次/分。

30．首先考虑的出血原因是
  A．急性糜烂性胃炎
  B．胃癌
  C．食管贲门黏膜撕裂
  D．食管胃底静脉曲张破裂
  E．胃溃疡

31．目前最有意义的检查方法是
  A．胃镜
  B．腹部B超
  C．腹部CT
  D．上消化道X线钡餐造影
  E．肝肾功能

男性,71岁。1天内突发呕血500 ml,黑便2次,共500 g来急诊。15年前有"肝功能异常"史,患高血压10年,最高达190/100 mmHg,4年前患心肌梗死。查体：P 94次/分,BP 120/70 mmHg,巩膜轻度黄染,腹部膨隆,肝脾触诊不满意,腹部移动性浊音阳性。

32．该患者最可能的诊断是
  A．急性胃黏膜病变
  B．消化性溃疡出血
  C．食管胃底静脉曲张破裂出血
  D．食管癌出血
  E．胃癌出血

33．下列止血治疗中,最适宜的是
  A．静脉用促凝血药物
  B．静脉用质子泵抑制剂
  C．静脉用垂体后叶素
  D．静脉用生长抑素
  E．急诊手术止血

【B1型题】
  A．小肠憩室
  B．痔
  C．消化性溃疡
  D．胆囊结石
  E．急性胰腺炎

34．引起中消化道出血的疾病是
35．引起下消化道出血的疾病是

  A．5～10 ml
  B．50～100 ml
  C．150～200 ml
  D．250～300 ml
  E．400～500 ml
  (2018)

*36．当成人粪隐血试验阳性时,每日消化道出血量至少应是

*37．当成人出现呕血时,胃内储积血量至少应是

【X型题】
38．肝硬化患者发生急性上消化道大出血时,可能的原因有
  A．食管胃底静脉曲张破裂
  B．消化性溃疡
  C．急性胃黏膜糜烂
  D．慢性浅表性胃炎

39．下列部位出血中,属于上消化道出血的是
  A．胰腺
  B．空肠
  C．回肠
  D．胆道

40．下列疾病的出血属于上消化道出血的是
  A．消化性溃疡出血
  B．胆道疾病出血
  C．肠伤寒出血
  D．结肠癌出血

*41．可引起上消化道出血的疾病有
  A．食管憩室炎
  B．消化性溃疡
  C．胃癌
  D．慢性萎缩性胃炎
  (156/2021)

答案及解析

1．【答案】E
【解析】上消化道出血是指Treitz韧带以上部位的消化道,包括食管、胃、十二指肠、胰腺、胆道及胃空肠吻合术后的空肠病变出血。上消化道出血最常见

的原因是消化性溃疡,其他(急性胃炎、慢性胃炎、急性胃黏膜病变、胃癌)也是上消化道出血的原因,但不是最常见的原因。

2.【答案】C

【解析】上消化道出血是指Treitz韧带以上的出血。Treitz韧带以下的出血为中、下消化道出血。

3.【答案】A

【解析】上消化道出血表现为呕血或黑便,与出血的速度和量、出血部位的高低、病变的性质、凝血机制和胃肠蠕动情况都有关系,但最主要取决于出血的速度和量。

4.【答案】C

【解析】胃镜检查是目前诊断上消化道出血原因的有效、可靠方法,可判断出血病变的部位、病因及出血情况。

5.【答案】C

【解析】引起上消化道出血的原因很多,题中慢性胃炎、急性糜烂性胃炎、肝硬化食管静脉曲张破裂出血、胃癌和消化性溃疡均可引起出血,但出血量通常最大的疾病是肝硬化食管胃底静脉曲张破裂。

6.【答案】A

【解析】粪隐血试验阳性,消化道最小出血量应是5 ml。

7.【答案】C

【解析】上消化道出血的临床表现取决于病变性质、部位、出血量和出血速度。病情严重程度常与出血量呈正相关:每日出血量>5 ml者仅表现为粪隐血试验阳性,每日出血量在50 ml以上者可出现黑粪,胃内积血量达>250 ml时,则可引起呕血,短期内出血量超过1000 ml者可有休克表现。

8.【答案】B

【解析】有活动性消化道出血时,临床上可出现贫血、肠鸣音活跃、白细胞增高和血尿素氮增高,因此不会出现肠鸣音减弱。

9.【答案】B

【解析】出血是消化性溃疡很常见的并发症,一般十二指肠溃疡较胃溃疡易发生,一般出血达50~100 ml即可出现黑便,超过400 ml时可出现头晕、心悸、乏力,在半小时内出血超过1000 ml时可发生休克,第一次出血后约40%可以复发。

10.【答案】B

【解析】在急性上消化道出血时最好用急诊胃镜确定出血原因,而且还可进行治疗,而在急性出血时,急诊X线钡剂造影不容易发现出血部位和原因,一般应在急性出血过后进行,其他检查虽不能直接明确病因,但均有帮助。

11.【答案】C

【解析】上消化道出血的特征性表现是呕血和黑粪,而其他只是出血后的继发性表现,因此答案是C。

12.【答案】C

【解析】目前诊断小肠出血部位和病因最有效的辅助检查是胶囊内镜。而消化道X线钡剂造影、胃镜和结肠镜及腹部B超均不适于小肠部位出血诊断的检查。

13.【答案】D

【解析】上消化道大出血休克状态,血容量丢失过多,应尽快补充血容量。其余均不是首选的治疗措施。

14.【答案】B

【解析】该老年男性患者急性病程,因突然昏迷入院,结合查体发现左侧肢体瘫痪,病理征阳性,考虑该患者以脑出血可能性最大,入院后当日呕血约300 ml。脑出血患者出现呕血,其最可能的病因是急性糜烂性胃炎。病史均不支持其他原因。

15.【答案】A

【解析】该青年男性患者慢性病程,反复上腹疼痛,一般发生于进餐后1小时,这是胃溃疡腹痛的典型特点,结合上腹部轻压痛,最可能的诊断是胃溃疡,因为有呕出咖啡渣样胃内容物伴黑便,所以最可能的诊断是胃溃疡出血。而十二指肠溃疡的腹痛,一般于进餐后缓解,腹痛规律也不支持胃癌和肝硬化食管胃底静脉曲张破裂。所以答案是A。

16.【答案】C

【解析】该青年男性患者急性病程,排柏油便伴出血引起的头晕、心悸等症状,而且已达到休克状态(血压低,心率快,四肢末梢发凉),该患者为上消化道出血,因为消化性溃疡是上消化道出血最常见的原因,所以考虑该患者最可能的诊断是十二指肠溃疡;因为既往无肝病史、胃病史,近期无服药史,而且无呕血,所以不支持肝硬化食管胃底静脉曲张破裂出血、急性胃炎和慢性胃炎。年轻患者急性发病伴严重出血,也不支持胃癌出血。

17.【答案】B

【解析】该老年男性患者急性病程,急性上消化道出血(黑便和呕血)来诊,生命体征平稳,但诊断未明,也不能除外恶性疾病,所以对该患者最重要的处理是急诊内镜,既可明确诊断,又可进行止血治疗。因症状不太重,Hb 85 g/L,不需要急诊输血,也不是急诊手术治疗的适应证,可以静滴垂体后叶素或静滴奥美拉唑,但不是对该患者最重要的处理。

18.【答案】C

【解析】该中年男性患者突然呕血、黑便,查体可见腹壁静脉曲张,脾可触及,考虑为肝硬化门脉高压食管胃底静脉曲张破裂出血,治疗首选血管加压素,可降低门脉压。垂体后叶素的主要成分为血管加压素。其余治疗均不是首选。

19.【答案】E

【解析】该中年男性患者为上消化道出血伴休克，所以首选的治疗是补充血容量以纠正休克。休克时不宜进行内镜下止血，其他治疗（口服去甲肾上腺素、肌肉注射立止血、口服抑酸药）均不是首选的治疗。

20.【答案】D

【解析】该青年男性患者急性病程，2天来排柏油样便3次，今晨起床时乏力来诊。既往史不详，查体：脉率和血压平稳（P 90次/分，BP 90/50 mmHg），神志清楚，上消化道出血原因未明。在已完成静脉输液后，最重要的处理是急诊内镜，既可明确诊断，又可于内镜下止血，其余均不是最重要的处理。

21.【答案】A

【解析】该青年男性患者有长期慢性上腹痛病史，现有出血（呕血和柏油样便），无肝病史，最可能是属于消化性溃疡出血。静脉输液纠正血容量不足后，下一步诊治措施首选急诊胃镜及镜下止血，既可以明确诊断，又可以治疗出血。而正在活动性出血的情况下不宜行上消化道造影；腹部B型超声检查对诊断和止血治疗均无帮助；在未充分内科保守治疗和诊断尚不太明确的情况下也不宜首选外科手术。

22.【答案】B

【解析】根据该中年男性患者的现病史，肯定为急性上消化道大出血，结合既往有"慢性胃病史"，考虑以胃出血可能性大。急诊内镜一方面可以明确出血的病因，另一方面还可以给予相应的急诊处理。患者目前血流动力学还比较稳定，不急需补充血容量；而肌注止血药的疗效有限；病因未明，而且尚未经过内科的充分治疗，尚无急症手术治疗的指征。

23.【答案】E

【解析】该青年男性患者有慢性节律性间断上腹隐痛病史，10小时来黑便3次，考虑为溃疡病大量出血后伴低血压状态和急性失血性贫血，因而首选治疗应该是输血、补液，以迅速纠正低血压状态和贫血，其他治疗方法均不宜首选。

24.【答案】C

【解析】该中年男性患者呕血加黑便，结合体检发现巩膜黄染，提示肝病不能除外，又存在移动性浊音，可能系出血后白蛋白过低所致，因此，该患者最可能为食管胃底静脉曲张破裂出血。

25.【答案】A

【解析】该青年男性患者有慢性乙型肝炎病史，突然大量呕血，结合脾大和全血细胞减少（最可能是肝硬化脾功能亢进），考虑为食管胃底静脉曲张破裂出血，三腔二囊管压迫对此种出血止血迅速，且效果最好。

26.【答案】B　27.【答案】C

【解析】该青年男性患者急性起病，表现为黑便伴头晕，既往有慢性间断上腹痛病史，犯病时常有夜间痛醒，进食后可缓解，因此该患者黑便最可能的病因是十二指肠溃疡；虽然急性胃炎、胃溃疡、肝硬化、胃癌都可有黑便，但该患者的既往史不支持。该患者来诊时生命征平稳，所以该患者首选的是急诊胃镜，既可明确出血的病因，又有利于止血治疗，而三腔二囊管压迫止血只适应于肝硬化食管胃底静脉曲张破裂出血，不用于溃疡病出血，其他也不是首选的治疗。

28.【答案】B　29.【答案】A

【解析】该青年男性患者有长期间断发作性上腹痛病史，腹痛有一定规律，即餐后1小时开始痛，非饥饿痛，这是胃溃疡的腹痛特点，出血后腹痛减轻，伴反酸、嗳气，这也支持消化性溃疡，因此该患者上消化道出血的最可能病因是胃溃疡，其余四种疾病的可能性均不大。确诊最有意义的检查是胃镜，不仅可直视下检查有无溃疡等异常，而且也可进行病理检查和幽门螺杆菌检查及止血治疗，其余几项检查意义均小。

30.【答案】D　31.【答案】A

【解析】该中年男性患者1天前进较硬食物后突发呕血和黑便等消化道出血表现，既往有乙型肝炎病史15年，1年前曾发生过类似呕血1次，结合查体发现脾大，考虑患者有肝硬化，进而导致门脉高压，引起侧支循环建立，其中最主要的是食管胃底静脉曲张，当进较硬食物后食管胃底静脉曲张破裂即突发出血，病史和体征均不支持其他原因引起的出血。目前最有意义的检查方法是胃镜，不但可以确定诊断，而且还可以在直视下发现出血部位予以止血，上消化道X线钡餐造影虽可发现食管胃底静脉曲张征象，但不能确诊，腹部B超、CT检查和肝肾功能对目前该患者的意义均较小。

32.【答案】C　33.【答案】D

【解析】该老年男性患者突然呕血和黑便，结合过去有"肝功能异常"史和目前查体有黄疸、腹部移动性浊音阳性，最可能的出血原因是食管胃底静脉曲张破裂出血。针对肝硬化食管胃底静脉曲张破裂出血的治疗方法有多种，如药物治疗，包括生长抑素、垂体后叶素，还有内镜下止血治疗、手术治疗等，在给出的治疗方法中，最适宜的是静脉用生长抑素，而静脉用垂体后叶素也同样有较好的疗效，但该患者有高血压和心肌梗死病史，尽管现在出血后血压正常，但静脉用垂体后叶素还是有一定危险，静脉用促凝血药物和静脉用质子泵抑制剂的疗效不肯定，目前尚不宜手术治疗。

34.【答案】A　35.【答案】B

【解析】Treitz韧带至回盲部之间的小肠出血为

中消化道出血，所以引起中消化道出血的疾病是小肠憩室；回盲部以远的结直肠出血为下消化道出血，引起下消化道出血的疾病是痔。而消化性溃疡、胆囊结石和急性胰腺炎是上消化道出血的病因。

36.【答案】A　37.【答案】D

【解析】当成人粪隐血试验阳性时，每日消化道出血量至少应是5～10 ml；当成人出现呕血时，胃内储积血量至少应是250～300 ml。

38.【答案】ABC

【解析】肝硬化患者发生急性上消化道大出血时，出血的病因可以是肝硬化食管胃底静脉曲张破裂出血，但除食管胃底静脉曲张破裂出血外，部分为并发急性胃黏膜糜烂或消化性溃疡。而慢性浅表性胃炎不会引起急性上消化道大出血。

39.【答案】AD

【解析】上消化道出血是指Treitz韧带以上部位的消化道，包括食管、胃、十二指肠、胰腺、胆道及胃空肠吻合术后的空肠病变出血。所以属于上消化道出血的部位是胰腺、胆道。

40.【答案】AB

【解析】上消化道出血是指上消化道（Treitz韧带以上部位，包括食管、胃、十二指肠、胃空肠吻合术后的空肠、胰腺、胆道）的出血。因此属于上消化道出血的是消化性溃疡出血和胆道疾病出血。

41.【答案】ABC

【解析】上消化道出血是指屈氏（Treitz）韧带以上的消化道，包括食管、胃、十二指肠、胆管和胰管等病变引起的出血。食管憩室炎、消化性溃疡和胃癌均可引起上消化道出血。而慢性萎缩性胃炎虽然也属于上消化道的病变，但一般不会引起上消化道出血。

第四篇　泌尿系统疾病

一、总　论

【A1 型题】

1. 关于肾单位的叙述，不正确的是
   A．是肾脏最基本的解剖功能单位，每个肾脏约有 100 万个
   B．由肾小球及与之相连的肾小管组成
   C．肾小球包括毛细血管丛与包曼囊两部分组成
   D．肾小管包括近曲小管、髓袢、远曲小管及集合管
   E．因肾小球多在皮质，亦称皮质肾单位，肾小管在髓质，故称髓旁肾单位

2. 肾炎综合征的主要特征是
   A．肾小球源性血尿
   B．蛋白尿
   C．水肿
   D．高血压
   E．肾功能损害

3. 根据蛋白尿的发生机制，尿蛋白常可分为四类，其中不包括的是
   A．肾小球性蛋白尿
   B．肾小管性蛋白尿
   C．溢出性蛋白尿
   D．生理性蛋白尿
   E．假性蛋白尿

4. 下列属于生理性蛋白尿的是
   A．发热引起的蛋白尿
   B．血红蛋白尿
   C．肌红蛋白尿
   D．轻链蛋白尿
   E．白蛋白尿

5. 下列不属于肾脏生理功能的是
   A．肾小球滤过功能
   B．肾小管重吸收功能
   C．肾小管分泌功能
   D．肾脏的内分泌功能
   E．合成蛋白质功能

6. 正常情况下，肾小球滤液（原尿）在肾小管内被吸收的水量占总量的
   A．50%
   B．60%
   C．75%
   D．90%
   E．99%

7. 有关肾分泌的生理活性物质及其产生部位，下列不正确的是
   A．肾素——肾小球旁器
   B．促红细胞生成素——肾小球旁器
   C．前列腺素——肾皮质和髓质
   D．激肽释放酶——肾髓质
   E．1α-羟化酶——肾间质

*8. 下列选项中，属于肾分泌的非血管活性激素是
   A．红细胞生成素
   B．肾素
   C．前列腺素
   D．激肽类物质
   （69/2008）

9. 肾小球性蛋白尿的主要蛋白类型是
   A．轻链蛋白
   B．白蛋白
   C．β_2 微球蛋白
   D．Tamm-Horsfall 蛋白
   E．肌红蛋白

10. 下列符合镜下血尿定义的是
    A．尿沉渣检查每高倍视野红细胞>5 个
    B．尿沉渣检查每低倍视野红细胞>5 个
    C．尿沉渣检查每高倍视野红细胞>3 个
    D．尿沉渣检查每低倍视野红细胞>3 个
    E．尿沉渣检查每高倍视野红细胞>2 个

11. 肉眼血尿是指 1 L 尿中含血量至少为
    A．0.5 ml
    B．1 ml
    C．1.5 ml
    D．2 ml
    E．2.5 ml

12. 下列选项中，不支持肾小球源性血尿的是
    A．伴较大量蛋白尿
    B．见到红细胞管型
    C．见到颗粒管型

D. 出现变形红细胞
E. 红细胞容积分布呈对称曲线

13. 鉴别血尿与血红蛋白尿的最主要实验室检查是
    A. 观察尿的颜色
    B. 尿胆原试验
    C. 尿胆素试验
    D. 尿沉渣镜检
    E. 尿隐血试验

14. 关于蛋白尿的叙述，错误的是
    A. 大、中、小分子均有的蛋白尿，见于肾小球肾炎
    B. 微量的蛋白尿，见于早期糖尿病肾病
    C. 凝溶蛋白尿，见于多发性骨髓瘤
    D. 肾组织性蛋白尿多为小分子量蛋白尿
    E. $β_2$微球蛋白尿为微小病变型肾病的特征

15. 不出现管型尿的疾病是
    A. 肾病综合征
    B. 急性肾小球肾炎
    C. 急进性肾小球肾炎
    D. 急性肾盂肾炎
    E. 急性膀胱炎

16. 下列疾病中，不会出现尿红细胞管型的是
    A. 急性肾小球肾炎
    B. 急进性肾小球肾炎
    C. IgA肾病
    D. 急性膀胱炎
    E. 急性肾盂肾炎

17. 下列关于管型的叙述，正确的是
    A. 红细胞管型，常见于急性肾小球肾炎
    B. 白细胞管型，常见于急性肾衰竭（损伤）
    C. 脂肪管型，常见于肾盂肾炎
    D. 蜡样管型，常见于肾病综合征
    E. 上皮细胞管型，常见于慢性肾炎晚期

18. 下列属于继发性肾病的是
    A. 免疫反应介导的肾炎
    B. 自身免疫性疾病肾病
    C. 肾血管疾病
    D. 肾结石
    E. 先天性肾病

19. 下列疾病中，不能引起急进性肾炎综合征的是
    A. 狼疮肾炎
    B. Good-pasture综合征
    C. 糖尿病肾病
    D. 重症毛细血管内增生性肾小球肾炎
    E. 重症系膜毛细血管性肾小球肾炎

20. 肌酐清除率与下列哪项无关
    A. 滤过膜孔径增大
    B. 肾血流量
    C. 滤过膜的通透性
    D. 滤过面积
    E. 有效滤过压

21. 下列不属于肾脏病免疫抑制治疗的是
    A. 应用糖皮质激素
    B. 应用免疫抑制剂
    C. 免疫吸附
    D. 血浆置换
    E. 应用血管紧张素转换酶抑制剂

【A2型题】

*22. 男性，40岁。常规体检时发现镜下血尿，尿红细胞5~8/HP，尿蛋白（-），肾功能正常。血压120/80 mmHg，B超示双肾未见明显异常。在诊断时，首选的检查是
    A. 肾CT检查
    B. 肾穿刺活检
    C. 相差显微镜观察尿红细胞形态
    D. 静脉肾盂造影检查　　　　　(70/2011)

*23. 男性，30岁。上呼吸道感染后3天出现颜面水肿。测血压145/95 mmHg。尿常规：蛋白(++)，沉渣镜检RBC满视野/HP，偶见颗粒管型；化验血Hb 100 g/L，Cr 250 μmol/L。此时对诊断最有帮助的检查是
    A. 血清IgA测定
    B. 血清补体测定
    C. 肾活检病理检查
    D. 肾B超检查　　　　　(70/2015)

【A3/A4型题】

男性，18岁。咽痛、咳嗽、头痛、乏力、食欲减退2周后出现混浊红棕色尿，眼睑、颜面部水肿，无尿频、尿急、尿痛。测血压150/90 mmHg。化验血Hb 102 g/L，血沉45 mm/h，血肌酐、血尿素氮轻度上升，抗链球菌溶血素明显升高，补体3低下。

24. 该患者浑浊红棕色尿是
    A. 肌红蛋白尿
    B. 血红蛋白尿
    C. 肉眼血尿
    D. 铁卟啉尿
    E. 乳糜尿

25. 相差显微镜尿红细胞检查变形红细胞百分比至少应是
    A. 10%
    B. 20%
    C. 40%
    D. 60%

E. 75%

26. 尿沉渣镜检最可能出现的管型
   A. 白细胞管型
   B. 透明气管型
   C. 上皮细胞管型
   D. 红细胞管型
   E. 蜡样管型

【B1 型题】

   A. 白蛋白尿
   B. $β_2$ 微球蛋白尿
   C. 轻链蛋白尿
   D. 血红蛋白尿
   E. 体位性蛋白尿
27. 属于肾小管性蛋白尿的是
28. 属于肾小球性蛋白尿的是
29. 属于生理性蛋白尿的是

   A. 白蛋白尿
   B. $β_2$ 微球蛋白尿
   C. 轻链蛋白尿
   D. 球蛋白（主要是 IgG）尿
   E. 体位性蛋白尿
30. 肾小球选择性蛋白尿主要是
31. 肾小球非选择性蛋白尿主要是
32. 溢出性蛋白尿主要是

   A. 狼疮肾炎
   B. 尿酸肾病
   C. 肾淀粉样变性
   D. 糖尿病性肾病
   E. 原发性肾小球肾炎
33. 青年女性蛋白尿患者，诊断首先考虑的是
34. 青年男性蛋白尿患者，诊断首先考虑的是
35. 中老年微量白蛋白尿患者，诊断首先考虑的是

   A. 红细胞管型
   B. 白细胞管型
   C. 颗粒管型
   D. 蜡样管型
   E. 脂肪管型
36. 急性肾小球肾炎常见的管型主要是
37. 急性肾盂肾炎常见的管型主要是
38. 微小病变肾病常见的管型主要是

【X 型题】

39. 肾小球的组成有
   A. 肾小球毛细血管丛
   B. 包曼囊
   C. 致密斑
   D. 集合管
40. 属于肾小球毛细血管丛的细胞有
   A. 内皮细胞
   B. 脏层上皮细胞
   C. 系膜细胞
   D. 球旁细胞
41. 肾脏的内分泌功能有
   A. 参与合成和分泌肾素
   B. 参与合成和分泌促红细胞生成素
   C. 参与合成和分泌前列腺素
   D. 参与合成和分泌激肽类物质
*42. 下列选项中，属于生理性蛋白尿的有
   A. 直立性蛋白尿
   B. 发热引起的蛋白尿
   C. 分泌性蛋白尿
   D. 组织性蛋白尿　　　　　　（172/2009）
*43. 以血尿、蛋白尿、水肿、高血压为特点的综合征是
   A. 急性肾炎综合征
   B. 肾病综合征
   C. 慢性肾炎综合征
   D. 慢性肾衰竭综合征　　　　（157/2019）
*44. 急性肾炎综合征应具有的临床特点包括
   A. 高血压
   B. 血尿
   C. 蛋白尿
   D. 肾功能不全　　　　　　　（157/2018）
*45. 下列选项中，能引起急进性肾炎综合征的疾病有
   A. 狼疮肾炎
   B. 过敏性紫癜肾炎
   C. 重症毛细血管内增生性肾小球肾炎
   D. 重症系膜毛细血管性肾小球肾炎（172/2011）
*46. 慢性肾炎综合征的特点有
   A. 蛋白尿
   B. 血尿
   C. 高血压
   D. 水肿　　　　　　　　　　（155/1999）

答案及解析

1.【答案】E
【解析】肾单位是由肾小球及与之相连的肾小管共同组成，故一般不称皮质肾单位和髓旁肾单位，因而E项的叙述是不正确的。

2.【答案】A
【解析】肾炎综合征的主要特征是肾小球源性血尿。而蛋白尿、水肿、高血压、肾功能损害也是肾炎综合征的特征，但不是肾炎综合征的主要特征。

3.【答案】E
【解析】根据蛋白尿的发生机制，蛋白尿常可分为四类，其中不包括假性蛋白尿。

4.【答案】A
【解析】生理性蛋白尿是指肾脏本身无病变的情况下发生的蛋白尿，发热引起的蛋白尿属于生理性蛋白尿。直立性蛋白尿也属于生理性蛋白尿。其余均不属于生理性蛋白尿。

5.【答案】E
【解析】肾脏有非常重要的生理功能。包括肾小球滤过功能、肾小管重吸收功能和分泌功能、肾脏的内分泌功能。而合成蛋白质功能是属于肝脏的功能。

6.【答案】E
【解析】正常情况下肾小球滤液（原尿）在肾小管内被吸收的水占总量的99%。

7.【答案】D
【解析】激肽释放酶产生于肾皮质，而不是肾髓质。

8.【答案】A
【解析】肾也是一个重要的内分泌器官，分泌的激素可分为血管活性激素和非血管活性激素，备选答案中只有红细胞生成素是属于肾分泌的非血管活性激素，其余均为血管活性激素。

9.【答案】B
【解析】肾小球性蛋白尿是由于肾小球滤过膜孔径障碍和（或）电荷障碍损害所致，以白蛋白为主。而轻链蛋白和肌红蛋白为溢出性蛋白尿，轻链蛋白主要见于多发性骨髓瘤；β_2微球蛋白为肾小管性蛋白尿，主要见于各类肾间质疾病；Tamm-Horsfall蛋白为组织性蛋白尿，主要见于肾组织炎症或肾实质损伤。

10.【答案】C
【解析】需经显微镜检查才能确定的血尿称为镜下血尿，尿沉渣检查每高倍视野红细胞>3个为镜下血尿。

11.【答案】B
【解析】尿液呈洗肉水样或血色者称肉眼血尿。只有当1 L尿中含血量达1 ml或以上时，才能出现肉眼血尿。

12.【答案】E
【解析】根据血尿的来源不同，血尿可分为肾小球源性血尿和非肾小球源性血尿。肾小球源性血尿产生的主要原因为肾小球基底膜断裂，红细胞通过该裂缝受血管内压力挤出时受损，出现变形红细胞；由于是肾小球源性血尿，所以还会有较大量蛋白尿和见到管型（红细胞和颗粒）。而红细胞容积分布呈对称曲线是说明红细胞无损伤，所以不支持肾小球源性血尿。

13.【答案】D
【解析】血尿的特点是尿中有相当数量的红细胞，而血红蛋白尿则是尿中含有大量红细胞破碎后释放出的血红蛋白，没有完整的红细胞，因此通过尿沉渣镜检发现红细胞者则为血尿，否则即为血红蛋白尿。做尿沉渣镜检是区别二者的最主要实验室检查方法。

14.【答案】E
【解析】β_2微球蛋白尿为肾小管性蛋白尿，系肾小管重吸收能力下降所致，不是微小病变型肾病的特征，微小病变型肾病时多呈选择性蛋白尿。

15.【答案】E
【解析】管型是蛋白质、细胞或碎片在肾小管集合管中凝固而成的圆柱形蛋白聚体，因此管型尿的产生必须具备的条件是肾小管存在病变，由于急性膀胱炎病变在膀胱及其以下，所以不会出现管型尿。

16.【答案】D
【解析】尿红细胞管型是尿管型中比较常见的一种，尿管型是在肾小管内形成的，其中主要成分是红细胞者称为红细胞管型，主要见于肾小球或肾小管性疾病，如急性肾小球肾炎、急进性肾小球肾炎、IgA肾病和急性肾盂肾炎等。而急性膀胱炎患者的病变不在肾小球和肾小管，而在膀胱，所以急性膀胱炎不会出现尿红细胞管型。

17.【答案】A
【解析】管型对肾脏病的诊断有帮助：红细胞管型常见于急性肾小球肾炎，白细胞管型常见于肾盂肾炎，脂肪管型常见于肾病综合征，蜡样管型常见于急性肾衰竭，上皮细胞管型常见于各种原因所致的肾小管损伤。

18.【答案】B
【解析】肾脏疾病的病因诊断是首先区别是原发性或继发性。免疫反应介导的肾炎、肾血管疾病、肾结石和先天性肾病均属于原发性肾病。而自身免疫性疾病肾病是继发于自身免疫性疾病的肾脏疾病。

19.【答案】C

【解析】急进性肾炎综合征的临床表现是起病急、血尿、蛋白尿、尿少、水肿、高血压。引起急进性肾炎综合征的疾病包括原发性肾小球疾病（如重症毛细血管内增生性肾小球肾炎、重症系膜毛细血管性肾小球肾炎等）和继发性急进性肾炎（如狼疮肾炎、过敏性紫癜肾炎、Good-pasture 综合征等）。而糖尿病肾病不是能引起急进性肾炎综合征的疾病。

20.【答案】A

【解析】肌酐清除率代表肾小球滤过率，肾小球滤过率与肾血流量、滤过膜的通透性、滤过面积和有效滤过压相关，而与滤过膜孔径增大无关。

21.【答案】E

【解析】肾脏病常针对病因和发病机制治疗。应用糖皮质激素、免疫抑制剂和血液净化治疗（免疫吸附和血浆置换）均属于肾脏病免疫抑制治疗。而应用血管紧张素转换酶抑制剂治疗则不属于肾脏病免疫抑制的治疗，是属于针对非免疫发病机制的治疗。

22.【答案】C

【解析】该中年男性患者在常规体检时发现镜下血尿，初步检查未见异常，对该患者首先应确定尿中红细胞的来源，所以应首选相差显微镜检查尿红细胞形态，若有明显的变形，则为肾小球源性血尿，再考虑进一步的检查。不宜首选肾 CT 检查、静脉肾盂造影检查，更不能首选肾穿刺活检。

23.【答案】C

【解析】该青年男性患者急性病程，上呼吸道感染后出现急性肾炎综合征表现，还有贫血和肾功能异常，很可能是急进性肾小球肾炎，此时对诊断最有帮助的检查是肾活检病理检查。其他检查也有帮助，但不是最重要的。

24.【答案】C 25.【答案】E 26.【答案】D

【解析】该青年男性患者 2 周前咽痛、咳嗽、头痛、乏力、食欲减退，并出现眼睑、颜面部水肿，结合化验结果，最可能的诊断是急性肾小球肾炎。因为急性肾小球肾炎患者的尿是肉眼血尿，所以该患者浑浊红棕色尿是肉眼血尿；肾小球源性血尿的特点是有大量变形红细胞，相差显微镜尿红细胞检查变形红细胞百分比至少应是 75%；急性肾小球肾炎患者尿沉渣镜检最可能出现的管型是红细胞管型。

27.【答案】B 28.【答案】A 29.【答案】E

【解析】肾小管性蛋白尿主要是当肾小管受损或功能紊乱时，抑制了近端肾小管对正常滤过的蛋白质重吸收，导致小分子蛋白质从尿中排出，包括 β₂ 微球蛋白尿、溶菌酶等，不包括白蛋白，所以属于肾小管性蛋白尿的是 β₂ 微球蛋白尿；肾小球性蛋白尿主

要是由于肾小球毛细血管壁屏障的损伤，足细胞的细胞骨架结构和它们的裂隙膜或 GBM 的损伤，使血浆中大量蛋白质滤过并超出肾小管对滤过的蛋白质重吸收的能力，而出现于尿中，所以属于肾小球性蛋白尿的是白蛋白尿；属于生理性蛋白尿的是体位性蛋白尿，常见于青春发育期青少年，一般量低于 1 g/d。

30.【答案】A 31.【答案】D 32.【答案】C

【解析】肾小球性蛋白尿主要是由于肾小球毛细血管壁屏障的损伤，足细胞的细胞骨架结构和它们的裂隙膜或 GBM 的损伤，使血浆中大量蛋白质滤过并超出肾小管对滤过的蛋白质重吸收的能力，而出现于尿中，如病变较轻，则仅有白蛋白滤过，称为选择性蛋白尿；当病变加重，更高分子量蛋白质（主要是 IgG）无选择性滤过，称为非选择性蛋白尿，不包含小分子蛋白质；溢出性蛋白尿主要是轻链蛋白尿，常见于多发性骨髓瘤患者。

33.【答案】A 34.【答案】E 35.【答案】D

【解析】题中五种疾病均可有蛋白尿，但青年女性系统性红斑狼疮发病率高，故诊断首先考虑的是狼疮肾炎；而青年男性蛋白尿以原发性肾小球肾炎多见；中老年微量白蛋白尿患者，诊断首先考虑的是糖尿病性肾病。

36.【答案】A 37.【答案】B 38.【答案】E

【解析】三种疾病的尿检查均可有管型。急性肾小球肾炎常见的管型主要是红细胞管型；急性肾盂肾炎常见的管型主要是白细胞管型；微小病变肾病常见的管型主要是脂肪管型。

39.【答案】AB

【解析】肾小球是肾单位的重要组成部分，包括肾小球毛细血管丛和包曼囊。而致密斑是属于肾小球旁器；集合管是属于肾小管的组成部分。

40.【答案】ABC

【解析】肾小球包括肾小球毛细血管丛和包曼囊。属于肾小球毛细血管丛的细胞有内皮细胞、脏层上皮细胞和系膜细胞。而球旁细胞是属于肾小球旁器的细胞。

41.【答案】ABCD

【解析】肾脏具有重要的内分泌功能。参与合成和分泌肾素、促红细胞生成素（EPO）、前列腺素、激肽类物质和 1,2-25 二羟维生素 D₃。

42.【答案】AB

【解析】生理性蛋白尿是指肾本身无病变的情况下发生的蛋白尿，直立性蛋白尿和发热引起的蛋白尿均属于生理性蛋白尿。而肾组织被破坏或肾小管分泌性蛋白增多则引起分泌性蛋白尿和组织性蛋白尿，所以分泌性蛋白尿和组织性蛋白尿不属于生理性蛋白尿。

43.【答案】AC

【解析】以血尿、蛋白尿、水肿、高血压为特点的综合征是急性肾炎综合征和慢性肾炎综合征。而肾

病综合征的表现是大量蛋白尿（>3.5 g/d）、低血浆白蛋白血症（<30 g/L）、水肿和高脂血症；慢性肾衰竭综合征是慢性肾疾病的严重阶段，临床主要表现为消化系统症状、心血管并发症、贫血和肾性骨病等。

44．【答案】ABC

【解析】急性肾炎综合征包括血尿、蛋白尿、水肿和高血压，不包括肾功能不全。

45．【答案】ABCD

【解析】急进性肾炎综合征的临床表现是起病急、血尿、蛋白尿、尿少、水肿、高血压。引起急进性肾炎综合征的疾病包括原发性肾小球疾病（如重症毛细血管内增生性肾小球肾炎、重症系膜毛细血管性肾小球肾炎等）和继发性急进性肾炎（如狼疮肾炎、过敏性紫癜肾炎、Good-pasture综合征等）。因此四个备选答案均是能引起急进性肾炎综合征的疾病。

46．【答案】ABCD

【解析】慢性肾炎综合征有蛋白尿、血尿、高血压和水肿，所以答案是ABCD。

二、原发性肾小球疾病

【A1 型题】

1．肾小球疾病作为一组疾病，其主要特点是
   A．病因相同
   B．发病机制相同
   C．临床表现相同
   D．病理改变相同
   E．病变主要侵犯双侧肾小球

2．下列属于原发性肾小球疾病的是
   A．过敏性紫癜肾炎
   B．狼疮肾炎
   C．乙型肝炎病毒相关性肾炎
   D．糖尿病肾病
   E．无症状性血尿和（或）蛋白尿

3．原发性肾小球疾病的发病机制，多数是
   A．链球菌感染所致
   B．病毒感染所致
   C．药物所致
   D．免疫介导性炎症所致
   E．遗传变异基因所致

*4．肾小球源性血尿最常见的病因是
   A．急性肾小球肾炎
   B．慢性肾小球肾炎
   C．急性肾盂肾炎
   D．IgA 肾病　　　　　　　　　　（69/2013）

5．下列不属于促进慢性肾小球肾炎恶化因素的是
   A．肾脏基础病变活动
   B．高血压
   C．高蛋白饮食
   D．高脂血症
   E．遗传因素

*6．肾小球性蛋白尿的主要蛋白类型是
   A．轻链蛋白
   B．白蛋白
   C．β_2 微球蛋白
   D．Tamm-Horsfall 蛋白　　　　（73/2007）

*7．下列不属于肾小球病性高血压发生机制的是
   A．钠、水潴留
   B．血管内皮素分泌增多
   C．肾素分泌增多
   D．肾内激肽释放酶-激肽生成减少
   E．前列腺素生成减少　　　　　　（71/2004）

*8．关于急性肾小球肾炎发病机制的叙述，错误的是
   A．常由β-溶血性链球菌感染所致
   B．感染严重程度与病变轻重一致
   C．可通过循环免疫复合物而致病
   D．可通过原位免疫复合物形成而致病　（69/2011）

*9．下列不属于肾病性水肿机制的是
   A．血浆胶体渗透压下降
   B．激活肾素-血管紧张素-醛固酮系统
   C．肾小管重吸收增加
   D．肾小球滤过率下降
   E．抗利尿激素分泌增加　　　　　（57/1996）

10．急进性肾小球肾炎Ⅰ型患者血浓度常升高的抗体是
   A．抗肾小球基底膜抗体
   B．抗核抗体
   C．抗双链 DNA 抗体
   D．抗中性粒细胞胞浆抗体
   E．抗平滑肌抗体

11．关于原发性肾小球疾病的光镜下病理特点的叙述，错误的是
   A．膜性肾病为不伴细胞增生的弥漫性肾小球毛细血管基底膜增厚
   B．微小病变型肾病无明显异常，电镜下可见上皮细胞肿胀、足突广泛融合
   C．急进性肾炎是 50% 以上肾小球的肾小囊中有

大新月体形成

D．急性链球菌感染后肾小球肾炎是弥漫增生性肾小球肾炎（内皮与系膜细胞增生）

E．系膜增生性肾小球肾炎是系膜细胞及肾小球基底膜不同程度的弥漫增生

*12．下列不形成新月体的肾小球肾炎是

A．急进性肾小球肾炎

B．重症毛细血管内增生性肾小球肾炎

C．狼疮肾炎

D．肺出血-肾炎综合征

E．过敏性紫癜肾炎　　　　　　　（74/2005）

13．不属于原发性肾病综合征常见病理类型的是

A．微小病变型肾病

B．系膜增生性肾小球肾炎

C．毛细血管内增生性肾炎

D．膜性肾病

E．局灶性节段性肾小球硬化

14．下列不属于引起肾病综合征原发性肾小球疾病的是

A．膜性肾病

B．急进性肾小球肾炎

C．IgA 肾病

D．微小病变型肾病

E．系膜增生性肾小球肾炎

*15．有多种原因可引起肾病综合征患者的血浆白蛋白降低。下列原因中，错误的是

A．白蛋白自尿中丢失

B．可能有蛋白质的摄入不足

C．可能有蛋白质的吸收不良或丢失

D．肝失去了代偿增加白蛋白合成的能力

E．原尿中部分白蛋白在近曲小管上皮细胞中分解　　　　　　　　　　　　　（75/2006）

*16．好发于中老年的原发性肾病综合征的病理类型是

A．微小病变型肾病

B．系膜增生性肾小球肾炎

C．系膜毛细血管性肾小球肾炎

D．膜性肾病

E．局灶性节段性肾小球硬化　　（66/2003）

*17．急性肾小球肾炎最常见的临床表现是

A．咽痛、蛋白尿、水肿、血浆白蛋白下降

B．蛋白尿、血尿、心功能不全

C．血尿、蛋白尿、水肿、高血压

D．血尿、肾区叩痛、发热

E．血尿、蛋白尿、尿路刺激征　　（54/1997）

*18．急进性肾小球肾炎临床最突出的表现是

A．水肿

B．高血压

C．少尿或无尿

D．肾病综合征

E．心包摩擦音　　　　　　　　　（64/1998）

19．急性肾小球肾炎与急进性肾小球肾炎临床相似之处是

A．中度贫血

B．预后不佳

C．以急性肾炎综合征起病

D．肾功能急剧恶化

E．早期出现急性肾衰竭

*20．肾病综合征患者发生血栓并发症，最常见的部位是

A．肾静脉

B．肺静脉

C．脾静脉

D．下肢静脉　　　　　　　　　　（69/2014）

21．肾病综合征患者发生血栓并发症，最不常见的部位是

A．肾静脉

B．肺静脉

C．下肢静脉

D．上腔静脉

E．下腔静脉

22．肾病综合征患者易发生血栓并发症，最不可能的原因是

A．血管壁异常

B．血小板异常

C．血液黏稠度增高

D．高脂血症

E．血液浓缩

23．在原发性肾病综合征中，关于微小病变型肾病特点的叙述，不正确的是

A．光镜下肾小球基本正常，可见近曲小管上皮细胞脂肪变性

B．免疫荧光检查阴性

C．电镜下于系膜区可见电子致密物

D．镜下血尿发生率低，一般不出现肉眼血尿

E．对激素治疗敏感

*24．IgA 肾病最常见的临床表现是

A．水肿

B．高血压

C．血尿

D．蛋白尿　　　　　　　　　　　（69/2012）

25．链球菌感染后急性肾小球肾炎与 IgA 肾病的根本不同是

A．链球菌感染史

B．病程长短

C．起病缓急

D．尿检异常

E．肾脏组织病变

*26．下列不支持急进性肾小球肾炎诊断的是
A．呈急进性肾炎综合征
B．肾功能急剧坏转
C．早期出现少尿性急性肾衰竭
D．数周内进展至尿毒症
E．常无贫血表现　　　　　　　　(71/2001)

*27．下列关于隐匿性肾小球肾炎的叙述，错误的是
A．可无蛋白尿
B．可无血尿
C．无高血压
D．无水肿
E．肾病理肾小球无异常　　　　(74/2006)

28．肾病综合征最基本的表现是
A．尿蛋白＞3.5 g/d
B．尿颗粒管型
C．血浆白蛋白＜35 g/L
D．高度水肿
E．高脂血症

*29．下列属于诊断肾病综合征必需条件的是
A．尿蛋白＞3.5 g/d
B．尿沉渣镜检红细胞＞3个/高倍视野
C．高血压
D．水肿
E．血脂升高　　　　　　　　　　(67/2000)

30．肾病综合征最重要的诊断依据是
A．尿蛋白＞3.5 g/d，血浆白蛋白＜30 g/L
B．血浆白蛋白＜30 g/L，血胆固醇及甘油三酯升高
C．尿蛋白＞3.5 g/d，双下肢凹陷性水肿
D．尿蛋白＞3.5 g/d，血胆固醇及甘油三酯升高
E．血胆固醇及甘油三酯升高，双下肢凹陷性水肿

*31．最常用于治疗肾病综合征的细胞毒药物是
A．长春新碱
B．氮芥
C．环磷酰胺
D．苯丁酸氮芥
E．硫唑嘌呤　　　　　　　　　　(72/2004)

32．慢性肾小球肾炎患者，当蛋白尿大于1 g/d时，血压控制的理想水平是
A．120/80 mmHg 以下
B．125/75 mmHg 以下
C．130/80 mmHg 以下
D．140/90 mmHg 以下
E．135/85 mmHg 以下

33．急性肾小球肾炎最主要的治疗措施是
A．低蛋白饮食
B．休息和对症治疗
C．口服环磷酰胺
D．口服泼尼松
E．透析治疗

34．关于急性肾小球肾炎的治疗，错误的是
A．一般有自愈倾向可不治疗
B．需应用抗生素控制感染
C．应常规应用糖皮质激素
D．有时需急诊透析
E．应低盐饮食

*35．肾病综合征时的利尿治疗，下列不正确的是
A．抑制醛固酮、抗利尿激素的分泌——肾上腺皮质激素　　(55/1996)
B．排钠潴钾利尿剂——安体舒通（螺内酯）
C．袢利尿剂——丁尿胺（布美他尼）
D．噻嗪类利尿剂——利尿酸钠（依他尼酸）
E．渗透性利尿剂——低分子右旋糖酐（不含钠）

*36．肾病综合征常用如下利尿剂治疗，其中利尿剂分类错误的是
A．呋塞米为噻嗪类利尿剂
B．氨苯蝶啶为潴钾利尿剂
C．丁尿胺为袢利尿剂
D．不含钠的低分子右旋糖酐为渗透性利尿剂
E．螺内酯为潴钾利尿剂　　　　　(65/1998)

*37．下列关于慢性肾炎高血压的治疗原则或方法，正确的是
A．顽固性高血压可联合应用不同降压药
B．尿蛋白定量≥1 g/d者，血压应控制在130/80 mmHg 以下
C．尿蛋白定量＜1 g/d者，血压应控制在125/75 mmHg 以下
D．血肌酐＜400 μmol/L时，才能用ACEI (69/2009)

【A2型题】

*38．男性，18岁。水肿伴尿少1周，3周前有"感冒"史。查体：血压140/90 mmHg，眼睑及双下肢水肿，其余未见明显异常。辅助检查：血Hb 120 g/L，尿蛋白(+++)，沉渣镜检红细胞15～20/HP，血肌酐180 μmol/L，血C3下降，ASO 1:800。该患者最可能的肾病理改变是
A．系膜增生性肾小球肾炎
B．毛细血管内增生性肾小球肾炎
C．新月体性肾小球肾炎
D．局灶节段性肾小球肾炎　　　　(70/2010)

*39．男性，21岁。2周前咽痛、发热，体温最高达38.5℃，按"上感"治疗后好转。2天来出现颜面部水肿、少尿。查体：BP 150/100 mmHg，

双眼睑水肿,心肺腹检查未见异常,双下肢凹陷性水肿(++)。尿常规:蛋白(++),沉渣镜检红细胞20~25/HP,白细胞0~3/HP。该患者出现水肿的最主要机制是

A．醛固酮分泌增多
B．血浆胶体渗透压降低
C．肾小球滤过率下降
D．抗利尿激素分泌增加　　　　(52/2021)

*40．男性,19岁。少尿、水肿1周,气短不能平卧伴咳粉红色泡沫样痰1天入院。既往体健。查体:T 37.5 ℃,P 120次/分,R 24次/分,BP 165/105 mmHg,端坐呼吸,全身水肿明显,双肺底可闻及湿啰音,心律齐,无杂音。化验血Hb 120 g/L,尿蛋白(++),尿比重1.025,尿沉渣镜检RBC 30~40/HP,颗粒管型0~1/HP,血Cr 178 μmol/L。该患者发生急性心力衰竭最可能的病因是

A．急性肾小球肾炎
B．急进性肾小球肾炎
C．高血压病
D．肾病综合征　　　　(70/2014)

41．女性,25岁。感冒10天后出现颜面及双下肢水肿。门诊测血压145/90 mmHg。化验尿常规:蛋白(++),沉渣镜检红细胞20~30/HP。Scr 96 μmol/L,血C3轻度下降,腹部B超显示双肾大小:左肾12.7 cm×5.7 cm×4.3 cm,右肾12.0 cm×5.3 cm×4.5 cm。该患者最可能的诊断是

A．急性肾小球肾炎
B．急进性肾小球肾炎
C．肾病综合征
D．慢性肾小球肾炎
E．IgA肾病

42．女性,18岁。1周来尿少色红,眼睑、下肢水肿。血压150/95 mmHg,尿蛋白(++),尿沉渣镜检红细胞10~15个/高倍视野,白细胞5~10/HP,可见红细胞及颗粒管型,血红蛋白12 g/dl,A/G 4.0/2.2,胆固醇5 mmol/L,BUN 6 mmol/L。最可能的诊断是

A．急性肾小球肾炎
B．慢性肾小球肾炎,急性发作
C．急性肾盂肾炎
D．急进性肾小球肾炎
E．肾病综合征

43．女童,14岁。4周前发热、咽痛。10天来眼睑水肿,6小时前突然出现头痛、意识不清、抽搐,数分钟后意识清醒。查体:BP 170/110 mmHg。化验血Hb 115 g/L,血肌酐200 μmol/L,尿蛋白(++),尿沉渣镜检红细胞15~20/HP。最可能的诊断是

A．尿毒症脑病
B．急进性肾小球肾炎
C．慢性肾小球肾炎
D．高血压病
E．急性肾小球肾炎并发高血压脑病

44．男性,42岁。半个月前咽痛、咳嗽,1周来水肿、尿少、乏力。化验血Hb 95 g/L,尿蛋白(+++),尿沉渣镜检RBC 5~10/HP,血肌酐442 μmol/L,血尿素氮32 mmol/L,B超示双肾增大。该患者最可能的临床诊断是

A．急性肾小球肾炎
B．急进性肾小球肾炎
C．慢性肾小球肾炎
D．IgA肾病
E．肾病综合征

*45．男性,25岁。半个月前咽痛、咳嗽,1周来水肿、尿少。既往体健。血常规:Hb 98 g/L,白细胞5.6×10⁹/L,血小板150×10⁹/L,尿蛋白(++),沉渣镜检红细胞15~20/HP,血肌酐442 μmol/L,血尿素氮18 mmol/L,腹部B超示双肾增大。该患者最可能的诊断是

A．急性肾小球肾炎
B．急进性肾小球肾炎
C．肾病综合征
D．慢性肾小球肾炎　　　　(53/2022)

46．男性,45岁。1个月前患"上感",2周前出现眼睑水肿,伴低热、乏力、恶心、关节痛。1周前出现少尿,咳嗽伴痰中带血丝。查体:血压180/115 mmHg。尿常规:蛋白(+++),沉渣镜检红细胞15~20/HP,化验血血红蛋白89 g/L,血肌酐780 μmol/L,尿素35 mmol/L,ANCA阳性。B超左肾12.8 cm×5.2 cm×4.5 cm,右肾11.6 cm×5.0 cm×4.3 cm。最可能的诊断是

A．急性肾小球肾炎
B．慢性肾小球肾炎,急性发作
C．急进性肾小球肾炎Ⅰ型
D．急进性肾小球肾炎Ⅱ型
E．急进性肾小球肾炎Ⅲ型

47．男性,21岁。全身水肿2周。既往体健。查体:血压120/80 mmHg,双下肢明显可凹性水肿。化验尿蛋白(++++),定量5.2 g/d。血常规:Hb 124 g/L,WBC 5.8×10⁹/L,Plt 125×10⁹/L。血BUN 6.2 mmol/L,血肌酐98 μmol/L。为确诊,必做的检查是

A．尿沉渣镜检红细胞
B．白蛋白

C．血脂

D．血清 C3

E．腹部 B 超

48．女性，40 岁。2 个月前患"上感"，1 个月前出现眼睑水肿，1 周前出现少尿。测血压 160/95 mmHg。化验血 Hb 98 g/L，肌酐清除率 25 ml/min，尿蛋白（+++），沉渣镜检红细胞 8～10/HP，B 超左肾 11.8 cm×5.1 cm×4.2 cm，右肾 11.0 cm×5.0 cm×4.3 cm。该患者最可能的肾脏主要病理改变特点是

A．基底膜增厚，呈双轨样改变

B．系膜细胞和基质增生，系膜插入基底膜呈双轨样改变

C．毛细血管增生性肾小球肾炎改变

D．广泛新月体形成

E．局灶增生硬化性肾炎改变

49．女性，64 岁，间断水肿 3 年，加重 1 个月，气短、尿少 2 天。既往有糖尿病病史 2 年。查体：BP 150/90 mmHg，腹水征阳性，下肢明显水肿，其余未见异常。辅助检查：尿蛋白（++++），尿沉渣镜检红细胞 0～2/HP，血浆白蛋白 20 g/L。对该患者确诊和治疗最有意义的检查是

A．尿白蛋白排泄率

B．肾功能

C．肾活检

D．肾 B 超检查

E．血脂测定

*50．男性，32 岁。5 天来眼睑及下肢水肿入院。6 年前患病毒性乙型肝炎。查体：BP 140/82 mmHg，双眼睑水肿，巩膜无黄染，心肺检查未见异常，腹软，肝脾触诊不满意，腹部移动性浊音阳性，双下肢凹陷性水肿（++）。化验尿常规：蛋白（++++），沉渣镜检 RBC 2～5/HP。血清白蛋白 20 g/L。对诊断和治疗最有意义的检查是

A．24 小时尿蛋白定量

B．肝功能和 HBsAg 检查

C．血胆固醇测定

D．肾穿刺病理学检查　　　（70/2016）

*51．男性，55 岁。因肾病综合征（病理为膜性肾病）入院治疗，在应用利尿剂和糖皮质激素的治疗过程中突然持续性腰痛，尿量减少，下肢水肿加重，蛋白尿显著增多伴肉眼血尿，血肌酐较前增高，B 超示双肾较前增大。最可能的原因是

A．原有肾病加重

B．肾静脉血栓形成

C．伴发泌尿系感染

D．伴发泌尿系肿瘤　　　　（84/2007）

*52．男性，31 岁。因蛋白尿 1 周原因待查入院。24 小时尿蛋白定量 3.8 g，血白蛋白 30 g/L，肾活检示轻度系膜增生性肾炎。该患者最不常见的并发症是

A．水、电解质紊乱

B．肾静脉血栓形成

C．急性肾衰竭

D．营养不良　　　　　　　（70/2013）

53．女性，30 岁。因发现泡沫尿 3 天入院，24 小时尿蛋白定量 4.2 g，血白蛋白 28 g/L，肾活检示轻度系膜增生性肾炎。该患者最不易出现的并发症是

A．感染

B．肾静脉血栓形成

C．急性肾衰竭

D．卒中

E．蛋白营养不良

*54．男性，25 岁。因肉眼血尿 2 天来诊，3 天前有上呼吸道感染。既往体健。查体：BP 125/85 mmHg，皮肤黏膜未见出血点和紫癜，心肺腹检查未见异常。尿常规：蛋白（++），沉渣镜检 RBC 满视野/HP，WBC 0～3/HP，血常规：Hb 105 g/L，WBC 6.0×10⁹/L，Plt 210×10⁹/L，血肌酐 120 μmol/L。该患者最可能的诊断是

A．急性肾小球肾炎

B．急进性肾小球肾炎

C．IgA 肾病

D．肾病综合征　　　　　　（53/2017）

*55．男性，34 岁。1 周前曾感冒低热 2 天，近 3 天来发现下肢水肿。查体：血压 150/90 mmHg。尿常规：蛋白（+++），尿沉渣镜检红细胞 20～40/高倍视野，颗粒管型偶见，化验血血红蛋白 98 g/L，A/G 2.2/2.4。最可能的诊断是

A．急性肾小球肾炎

B．慢性肾小球肾炎急性发作

C．慢性肾盂肾炎急性发作

D．无症状性血尿和（或）蛋白尿（隐匿性肾炎）

E．狼疮肾炎　　　　　　　（22/1992）

56．男性，40 岁。全身轻度水肿 6 年，曾化验尿常规异常（具体不详），测血压增高，2 天前测血压 170/90 mmHg。化验血 Hb 92 g/L，血肌酐 220 μmol/L。尿蛋白（++），尿沉渣镜检红细胞 10～15/HP。最可能的诊断是

A．急性肾小球肾炎

B．急进性肾小球肾炎

C．慢性肾小球肾炎

D．急性肾盂肾炎

E．肾病综合征

57．女性，55 岁。患慢性肾小球肾炎 5 年，近 2 年

经常出现双下肢水肿,一直服潘生丁及氢氯噻嗪治疗。近1周感觉腹胀,双下肢无力。首先考虑
  A. 肾功能严重减退
  B. 低钾血症
  C. 高血压
  D. 酸中毒
  E. 药物中毒

58. 男性,18岁。感冒1周后出现颜面及双下肢水肿。查体:BP 140/90 mmHg,颜面及双下肢轻度水肿。尿常规:蛋白(++),沉渣镜检红细胞20~30/HP。Scr 176 μmol/L,血 C3 轻度下降。该患者不宜使用的药物是
  A. 利尿剂
  B. 血管紧张素转换酶抑制剂
  C. 血管紧张素Ⅱ受体拮抗剂
  D. 细胞毒类药物
  E. 钙通道阻滞剂

*59. 男性,18岁。发热、咽痛2周后出现颜面水肿、血压升高(160/90 mmHg)2天来诊。既往体健。化验尿蛋白(++),沉渣镜检红细胞20~25/HP,抗链球菌溶血素"O" 1:800,血清 C3 降低。治疗该患者高血压的首选药物是
  A. 利尿剂
  B. β受体拮抗剂
  C. 钙通道阻滞剂
  D. 血管紧张素转换酶抑制剂   (53/2020)

60. 男性,45岁。间断全身轻度水肿5年,加重伴视物模糊1天入院。测血压180/135 mmHg,化验尿蛋白(++),尿沉渣镜检 RBC 8~10/HP,24小时尿蛋白定量1.3 g,血 Cr 337 μmol/L。该患者首选的治疗措施是
  A. 血液透析
  B. 限盐、低蛋白饮食
  C. 利尿治疗
  D. 降压药物治疗
  E. 应用镇静药物

*61. 女性,45岁。原发性肾病综合征2周,首次治疗,每日用泼尼松60 mg,3周后尿蛋白仍为(++++),此时的治疗应是
  A. 改用地塞米松
  B. 将泼尼松加量到80 mg/d
  C. 改用环磷酰胺
  D. 用原量继续观察
  E. 减少泼尼松用量到40 mg/d,加用免疫抑制剂   (53/1997)

62. 女性,20岁。感冒10天后出现颜面及双下肢水肿。查体:BP 150/95 mmHg,颜面及双下肢轻度水肿。化验尿蛋白(++),尿沉渣镜检红细胞25~35/HP。Scr 176 μmol/L,血清 C3 轻度下降。该患者不宜使用的药物是
  A. 利尿剂
  B. 血管紧张素转换酶抑制剂
  C. 钙通道阻滞剂
  D. 糖皮质激素
  E. 血管紧张素Ⅱ受体拮抗剂

63. 男性,28岁。常规体检时血压160/95 mmHg,化验血 Hb 85 g/L,尿蛋白(+),沉渣镜检颗粒管型2~3/HP,血 BUN 10 mmol/L,Cr 220 μmol/L。对该患者不宜采取处理措施是
  A. 低蛋白饮食
  B. 高蛋白饮食
  C. 低钠饮食
  D. 根据尿量多少适当限水
  E. 低磷饮食

【A3/A4型题】

男性,21岁。肉眼血尿伴尿量减少6天入院,2周前曾有发热、咽痛。既往体健。查体:BP 156/95 mmHg,皮肤黏膜未见出血点和紫癜,双眼睑水肿,双下肢凹陷性水肿(++)。尿常规:蛋白(++),沉渣镜检 RBC 50~60/HP;血肌酐156 μmol/L,尿素氮11 mmol/L。

*64. 该患者最可能的诊断是
  A. 急性肾小球肾炎
  B. 急进性肾小球肾炎
  C. IgA 肾病
  D. 肾病综合征

*65. 若进行肾穿刺病理学检查,最可能的病理类型是
  A. 系膜增生性肾小球肾炎
  B. 微小病变性肾小球肾炎
  C. 毛细血管内增生性肾小球肾炎
  D. 新月体性肾小球肾炎

*66. 该患者目前不宜选用的治疗是
  A. 限制盐的摄入
  B. 利尿治疗
  C. 降压治疗   (102~104/2016)
  D. 糖皮质激素与细胞毒药物治疗

男性,25岁。3周前患"上感",1周前出现少尿,肾功能进行性恶化。测血压160/95 mmHg。化验尿蛋白(++),沉渣镜检红细胞15~20/HP。Scr 547 μmol/L。

67. 该患者最可能的诊断是
  A. 急性肾小球肾炎
  B. 急进性肾小球肾炎

C．慢性肾小球肾炎
D．急性肾小管坏死
E．肾病综合征

68．为明确诊断，该患者最必须检查的项目是
A．24小时尿蛋白定量
B．血尿素氮
C．血胆固醇
D．血C3
E．肾活检

69．下列检查对鉴别急、慢性肾疾病最有帮助的是
A．血常规
B．静脉肾盂造影
C．肾B超
D．同位素肾图
E．肾CT

女性，63岁。间断水肿3年，加重1个月，气短、尿少2天。既往有糖尿病病史2年。查体：血压150/90 mmHg，腹水征阳性，下肢明显水肿，其余未见异常。辅助检查：尿蛋白（++++），沉渣镜检红细胞0~2/HP，血浆白蛋白20 g/L。

*70．该患者最可能的诊断是
A．慢性肾炎急性发作
B．高血压肾损害
C．糖尿病肾病
D．肾病综合征

*71．对该患者确诊和治疗最有意义的检查是
A．尿白蛋白排泄率
B．肾功能
C．肾活检
D．肾B超检查

*72．对该患者最主要的治疗用药是
A．利尿剂
B．糖皮质激素
C．胰岛素
D．血管紧张素转换酶抑制剂 （102~104/2010）

男性，30岁。双下肢水肿2周。查体：BP 130/80 mmHg，双下肢轻度凹陷性水肿。化验尿蛋白（++++），沉渣镜检RBC 20~40/HP，血浆白蛋白28 g/L，Scr 122 μmol/L。

73．为明确诊断，不需要的检查项目是
A．肾活检
B．双肾超声
C．肾CT
D．尿蛋白定量
E．血脂

74．若肾活检示肾小球系膜轻度增生，系膜区可见免疫复合物沉积，最可能的病理诊断是
A．系膜增生性肾小球肾炎
B．系膜毛细血管性肾小球肾炎
C．微小病变型肾病
D．局灶节段性肾小球硬化
E．膜性肾病

75．若为上述病理类型，首选治疗药物是
A．环磷酰胺
B．环孢素A
C．吗替麦考酚酯
D．糖皮质激素
E．硫唑嘌呤

男性，65岁。间断水肿1年，加重半个月，伴气短、纳差2天入院。查体：血压150/90 mmHg，心肺检查未见异常，腹软，肝脾肋下未触及，双下肢明显可凹性水肿。化验尿蛋白（++++），尿糖（±），尿沉渣镜检红细胞0~2/HP。B超双肾静脉主干有血栓。

*76．该患者最可能的诊断是
A．糖尿病肾病
B．慢性肾小球肾炎急性发作
C．高血压肾损害
D．肾病综合征

*77．该患者肾穿刺检查，最可能的病理类型是
A．系膜毛细血管性肾炎
B．毛细血管内增生性肾炎
C．系膜增生性肾炎
D．膜性肾病

*78．对该患者最主要的治疗用药是
A．利尿剂
B．糖皮质激素
C．ACEI
D．人血白蛋白 （102~104/2015）

男性，20岁。因大量蛋白尿1个月入院，病前无上呼吸道感染史。查体：血压120/80 mmHg，双下肢有明显可凹性水肿。入院后诊断为肾病综合征。为明确病理类型，行肾穿刺活检，电镜下见有广泛的肾小球脏层上皮细胞足突消失。

*79．该患者最可能的病理类型是
A．膜性肾病
B．微小病变型肾病
C．系膜增生性肾小球肾炎
D．局灶性节段性肾小球硬化

*80．下列选项中，支持该病理类型的临床特点是
A．多见于成年女性

B. 多伴有镜下血尿
C. 表现为典型的肾病综合征
D. 有明显的肾功能减退

*81. 首选的治疗方法是
A. 单用糖皮质激素
B. 单用细胞毒药物
C. 糖皮质激素联合用细胞毒药物
D. 单用环孢素 A　　　　（105～107/2011）

男性，16 岁。颜面部、双下肢水肿 10 天。既往体健。查体：T 36.5℃，BP 120/70 mmHg，眼睑水肿，心肺检查未见异常，腹平软，肝脾肋下未触及，下肢凹陷性水肿（++），化验尿蛋白（++++），沉渣镜检红细胞 0～2/Hp，血白蛋白 25 g/L，血胆固醇 8 mmol/L，血 Cr 102 μmol/L，血 BUN 10.5 mmol/L。

*82. 该患者最可能的临床诊断是
A. 急性肾小球肾炎
B. 急进性肾小球肾炎
C. 肾病综合征
D. 慢性肾小球肾炎急性发作

*83. 该患者最可能的病理诊断是
A. 毛细血管内肾小球肾炎
B. 新月体性肾小球肾炎
C. 系膜毛细血管性肾小球肾炎
D. 微小病变型肾病

*84. 最佳的治疗药物是
A. 醋酸泼尼松
B. 环磷酰胺
C. 醋酸泼尼松联合环磷酰胺
D. 辛伐他汀　　　　　　（82～84/2020）

男性，19 岁。尿呈洗肉水样 1 周，每日尿量约 1000 ml，临床拟诊为 IgA 肾病。

*85. 以下最具有诊断价值的是
A. 有无上呼吸道感染后迅速发病
B. 有无高血压
C. 有无水肿
D. 有无肾功能减退

*86. 最有确诊价值的检查是
A. 尿沉渣红细胞相差显微镜检查
B. 24 h 尿蛋白定量
C. 血清 IgA 检查
D. 肾活检病理检查

*87. 最需要鉴别的继发性 IgA 沉积的肾小球疾病是
A. 过敏性紫癜肾炎
B. 狼疮肾炎
C. 肾淀粉样变性
D. 糖尿病肾病　　　　　（82～84/2019）

男性，25 岁。咽痛、发热 1 天后出现肉眼血尿，无尿频、尿痛、尿急。化验尿蛋白阴性，尿沉渣镜检 RBC 满视野 /HP。

*88. 该患者最可能的诊断是
A. 急性肾小球肾炎
B. 急进性肾小球肾炎
C. IgA 肾病
D. 过敏性紫癜肾炎

*89. 该患者肾活检最可能的类型是
A. 系膜增生性肾小球肾炎
B. 新月体性肾小球肾炎
C. 毛细血管内增生性肾小球肾炎
D. 系膜毛细血管性肾小球肾炎

*90. 若诊断确定，处理方案是
A. 对症支持治疗
B. 给予糖皮质激素
C. 给予免疫抑制剂
D. 血浆置换治疗　　　　（102～104/2014）

男性，32 岁。间断性水肿 10 余年，发生恶心、呕吐 3 天。测血压 155/110 mmHg，化验血 Hb 80 g/L，尿蛋白（++），沉渣颗粒管型 2～3/HP。

91. 该患者最可能的诊断是
A. 原发性高血压
B. 肾病综合征
C. 慢性肾小球肾炎
D. 慢性肾盂肾炎
E. 肾淀粉样变性

92. 根据目前的临床表现，该患者还应立即作的检查是
A. 24 小时尿蛋白定量
B. 尿比重
C. 血清白蛋白
D. 血肌酐
E. 骨髓检查

93. 为了解该患者双侧肾脏是否已缩小，应首选的检查是
A. 静脉肾盂造影
B. 腹部 B 超
C. 腹部 CT
D. 同位素肾图
E. 逆行肾盂造影

女性，41 岁。1 年来乏力、易疲倦、腰部不适，有时下肢水肿，未检查。2 个月来加重，伴纳差，血压增高为 150/100 mmHg，下肢轻度可凹性水肿。尿

常规：蛋白（+），沉渣镜检 RBC 5~10/Hp，偶见颗粒管型，血化验 Hb 90 g/L，血肌酐 400 μmol/L。

*94. 最可能的诊断是
   A. 慢性肾盂肾炎
   B. 慢性肾小球肾炎
   C. 肾病综合征
   D. 狼疮肾炎

*95. 进行降压治疗时，下列药物不宜选用的是
   A. 贝那普利
   B. 氯沙坦
   C. 氢氯噻嗪
   D. 氨氯地平　　　　　　（170，171/2007）

【B1 型题】
   A. 狼疮肾炎
   B. 过敏性紫癜肾炎
   C. 肾淀粉样变性
   D. 糖尿病肾病
   E. 乙肝病毒相关性肾炎

96. 老年患者尿单克隆轻链阳性，诊断首先应考虑
97. 青年男性镜下血尿患者，诊断首先应考虑

   A. 双肾 B 超
   B. 双肾 CT
   C. 静脉肾盂造影
   D. 肾动脉造影
   E. 肾活检

98. 鉴别急性肾小球肾炎与慢性肾小球肾炎首选的辅助检查项目应是
99. 原发性肾病综合征主要辅助检查项目应是

   A. 糖尿病肾病
   B. 骨髓瘤性肾病
   C. 肾淀粉样变性
   D. 过敏性紫癜肾炎
   E. 淋巴瘤或实体肿瘤性肾病

100. 中老年人继发性肾病综合征的常见病因不包括
101. 下列属于青少年继发性肾病综合征常见病因的是

   A. 系膜毛细血管性肾小球肾炎
   B. 微小病变型肾病
   C. 膜性肾病
   D. 肾淀粉样变性
   E. 狼疮肾炎

102. 青少年常见的原发性肾病综合征的病因是
103. 中老年人常见的继发性肾病综合征的病因是
104. 青少年常见的继发性肾病综合征的病因是

   A. 微小病变型肾病
   B. 系膜增生性肾小球肾炎
   C. 系膜毛细血管性肾小球肾炎
   D. 膜性肾病
   E. 局灶性节段性肾小球硬化

105. 好发于中老年的原发性肾病综合征的病理类型是
106. 好发于儿童的原发性肾病综合征的病理类型是

   A. 毛细血管内增生性肾小球肾炎
   B. 系膜毛细血管性肾小球肾炎
   C. 系膜增生性肾小球肾炎
   D. 新月体性肾小球肾炎
   E. 微小病变型肾病

107. 急性肾小球肾炎的主要病理类型是
108. 急进性肾小球肾炎的主要病理类型是
109. IgA 肾病的主要病理类型是

   A. 微小病变型肾病
   B. 系膜增生性肾小球肾炎
   C. 膜性肾病
   D. 毛细血管内增生性肾小球肾炎
   E. 系膜毛细血管性肾小球肾炎

110. 男性，32 岁。上呼吸道感染 2 天后出现肉眼血尿，血压 120/80 mmHg。化验尿蛋白（++++），尿红细胞满视野/HP，24 小时尿蛋白定量 3.8 g，血浆白蛋白 23 g/L，血肌酐 110 μmol/L。该患者最可能的病理诊断是

111. 男性，18 岁。眼睑及双下肢水肿 3 天，血压 120/80 mmHg。化验尿蛋白（++++），无红细胞，24 小时尿蛋白定量 5.4 g，血浆白蛋白 24 g/L，血肌酐 95 μmol/L。该患者最可能的病理诊断是

112. 男性，65 岁。双下肢轻度水肿 2 个月，血压 120/80 mmHg。化验尿蛋白（++++），尿沉渣镜检红细胞 0~2/HP，24 小时尿蛋白定量 4.8 g，血浆白蛋白 25 g/L，血肌酐 78 μmol/L。该患者最可能的病理诊断是

   A. 少量蛋白尿、镜下大量白细胞
   B. 发作性肉眼血尿
   C. 高度水肿、大量蛋白尿、低蛋白血症、高脂血症
   D. 血尿、蛋白尿、水肿、高血压
   E. 血尿、蛋白尿、高血压、重度肾功能不全

113. 肾病综合征的临床表现是
114. 急性肾小球肾炎的临床表现是

   A. 血清补体降低，在 8 周内逐渐恢复正常

B．抗肾小球基底膜抗体阳性
C．抗中性粒细胞胞浆抗体阳性
D．肾脏免疫荧光检查 IgG 及补体 C3 呈颗粒样沉积于毛细血管壁及系膜区
E．单纯性肾小球血尿

115．符合急进性肾小球肾炎Ⅰ型的检查结果是
116．符合急进性肾小球肾炎Ⅱ型的检查结果是
117．符合急性肾小球肾炎的检查结果是

A．抗感染及对症处理
B．血浆置换及甲泼尼龙冲击治疗
C．甲泼尼龙冲击治疗及细胞毒药物治疗为主
D．甲泼尼龙冲击治疗、细胞毒药物治疗及血浆置换为主
E．仅口服环磷酰胺

118．急进性肾小球肾炎Ⅰ型早期的主要治疗是
119．急进性肾小球肾炎Ⅱ型早期的主要治疗是
120．急进性肾小球肾炎Ⅲ型早期的主要治疗是

【X 型题】

121．引起原发性肾病综合征的常见肾小球疾病有
A．膜性肾病
B．微小病变型肾病
C．IgA 肾病
D．急进性肾小球肾炎

122．好发于青少年的原发性肾病综合征的病理类型有
A．微小病变型肾病
B．系膜增生性肾小球肾炎
C．系膜毛细血管性肾小球肾炎
D．局灶性节段性肾小球硬化

*123．下列属于中老年人继发性肾病综合征常见病因的有
A．糖尿病肾病
B．肾淀粉样变性
C．过敏性紫癜肾炎
D．狼疮肾炎　　　　　　（172/2016）

*124．下列选项中，支持肾小球源性血尿的有
A．伴较大量蛋白尿
B．见到红细胞管型
C．出现异形红细胞
D．红细胞容积分布呈对称曲线　（172/2008）

125．急进性肾小球肾炎患者的主要临床表现有
A．蛋白尿，血尿
B．少尿，无尿
C．尿急，尿频，尿痛
D．肾功能急骤减退

*126．关于急进性肾小球肾炎的临床特点，正确的有
A．以急性肾炎综合征起病
B．早期出现少尿或无尿
C．进行性肾功能恶化
D．常伴有中度贫血　　　　（172/2010）

*127．肾病综合征时，可伴血浆蛋白成分下降的有
A．白蛋白
B．转铁蛋白
C．IgG
D．多种内分泌结合蛋白　　（156/1996）

*128．肾病综合征的并发症有
A．急性肾损伤
B．慢性肾衰竭
C．肾静脉血栓
D．蛋白质及脂肪代谢紊乱　（157/2021）

129．下列支持无症状性血尿和（或）蛋白尿特点的有
A．无水肿
B．无高血压
C．镜下血尿
D．24 小时尿蛋白 2.0 g

*130．治疗Ⅰ型急进性肾炎最适当的疗法有
A．应用糖皮质激素和环磷酰胺
B．应用环孢素 A
C．血浆置换疗法
D．透析和肾移植　　　　　（155/1995）

131．下列肾病综合征的免疫抑制治疗中，属于钙调神经蛋白抑制剂的有
A．环孢素
B．他可莫司（雷帕霉素）
C．吗替麦考酚酯
D．硫唑嘌呤

132．无症状性血尿和（或）蛋白尿的治疗原则有
A．对病人进行定期检查和追踪
B．保护肾功能，避免肾损伤的因素
C．对伴血尿的蛋白尿病人建议使用 ACEI/ARB 类药物治疗
D．与病情相关的慢性扁桃体炎反复发作者，可急性期过后行摘除术

答案及解析

1. 【答案】E
【解析】肾小球疾病系指一组病变主要侵犯双侧肾小球的疾病，有相似的临床表现（如血尿、蛋白尿、高血压等），但不完全相同，其病因、发病机制、病理改变、病程和预后亦不尽相同。因此肾小球疾病作为一组疾病，其主要特点是病变主要侵犯双侧肾小球。

2. 【答案】E
【解析】肾小球疾病可分为原发性、继发性和遗传性肾小球疾病：①原发性肾小球疾病常病因不明，占肾小球疾病中大多数，在我国是引起慢性肾衰竭的主要原因，原发性肾小球疾病的临床分型包括急性肾小球肾炎、急进性肾小球肾炎、慢性肾小球肾炎、无症状性血尿和（或）蛋白尿、肾病综合征；②继发性肾小球疾病系指全身性疾病（如系统性红斑狼疮、糖尿病、过敏性紫癜、病毒性乙型肝炎等）中的肾小球损害，临床分型包括过敏性紫癜肾炎、狼疮肾炎、乙型肝炎病毒相关性肾炎、糖尿病肾病等；③遗传性肾小球疾病为遗传变异基因所致的肾小球疾病。

3. 【答案】D
【解析】原发性肾小球疾病是指病因未明的肾小球疾病，多数是免疫介导性炎症疾病，一般认为免疫机制是肾小球疾病的始发机制，在此基础上在炎性介质（如补体、白细胞介素、活性氧等）的参与下，最后导致肾小球损伤和产生临床症状。

4. 【答案】D
【解析】肾小球源性血尿是由于肾小球和肾小管病变，使红细胞变形而形成的血尿。急性肾小球肾炎、慢性肾小球肾炎、急性肾盂肾炎和IgA肾病均可引起肾小球源性血尿，但最常见的病因是IgA肾病，肾小球源性血尿也是IgA肾病最常见的临床表现。

5. 【答案】E
【解析】慢性肾小球肾炎的起始因素多为免疫介导炎症导致病情恶化，除免疫因素外，许多因素均可使慢性肾小球肾炎病情恶化，但遗传因素除外，因为慢性肾小球肾炎与遗传无关。

6. 【答案】B
【解析】肾小球性蛋白尿是由于肾小球滤过膜孔径障碍和（或）电荷障碍损害所致，以白蛋白为主。而轻链蛋白为溢出性蛋白尿，主要见于多发性骨髓瘤；$β_2$微球蛋白为肾小管性蛋白尿，主要见于各类肾间质疾病；Tamm-Horsfall蛋白为组织性蛋白尿，主要见于肾组织炎症或肾实质损伤。

7. 【答案】B
【解析】肾小球病性高血压的发生机制包括：①各种因素使钠、水潴留，引起容量依赖性高血压；②肾实质缺血使肾素分泌增多，引起肾素依赖性高血压；③肾实质损害后肾内降压物质分泌减少，如肾内激肽释放酶-激肽生成减少，前列腺素生成减少，导致肾小球病性高血压，而血管内皮素分泌与之无关。

8. 【答案】B
【解析】急性肾小球肾炎是以急性肾炎综合征为主要表现的一组疾病，常由β-溶血性链球菌感染所致，但感染严重程度与急性肾小球肾炎的病变轻重并不完全一致，可通过循环免疫复合物而致病，也可通过原位免疫复合物而致病。

9. 【答案】D
【解析】肾病性水肿时肾小球滤过率并不下降，因此说肾小球滤过率下降是不对的，其余机制均正确。

10. 【答案】A
【解析】急进性肾小球肾炎Ⅰ型又称抗肾小球基底膜型肾小球肾炎，由于抗肾小球基底膜抗体与肾小球基底膜抗原相结合激活补体而致病，因此急进性肾小球肾炎Ⅰ型患者血浓度常升高的抗体是抗肾小球基底膜抗体。

11. 【答案】A
【解析】该题是关于原发性肾小球疾病的病理变化，除膜性肾病的叙述错误外，其他均正确。膜性肾病光镜下可见肾小球弥漫性病变，早期仅于肾小球基底膜上皮侧见多数排列整齐的嗜复红小颗粒，进而有钉突形成（嗜银染色），基底膜逐渐增厚。

12. 【答案】B
【解析】肾病理检查发现新月体形成对鉴别各种类型的肾小球肾炎很有帮助，题中除重症毛细血管内增生性肾小球肾炎无新月体形成外，其余四种肾小球肾炎均有新月体形成。

13. 【答案】C
【解析】原发性肾病综合征常见的病理类型有微小病变病、系膜增生性肾炎、系膜毛细血管性肾炎、膜性肾病、局灶性节段性肾小球硬化。毛细血管内增生性肾炎常见于急性肾小球肾炎。

14. 【答案】B
【解析】这是一道记忆型试题。急进性肾小球肾炎不引起肾病综合征，而是引起急性肾炎综合征。而其余均属于引起肾病综合征的原发性肾小球疾病。

15. 【答案】D
【解析】肾病综合征时大量白蛋白从尿中丢失，促进白蛋白在肝的代偿性合成和在肾小管分解的增加,当肝白蛋白合成增加不足以克服丢失和分解时,则出现低白蛋白血症。此外肾病综合征患者因胃肠道黏膜水肿导致饮食减退、蛋白质摄入不足、吸收不良或丢失,也是加重低白蛋白血症的原因。因此答案是D。

16．【答案】D

【解析】好发于中老年的原发性肾病综合征的病理类型是膜性肾病,而微小病变型肾病好发于儿童,系膜增生性肾小球肾炎和局灶性节段性肾小球硬化好发于青少年,系膜毛细血管性肾小球肾炎好发于青壮年。

17．【答案】C

【解析】急性肾小球肾炎最常见的临床表现是血尿、蛋白尿、水肿、高血压,因此C是正确的。因为病程短,所以血浆白蛋白不会下降,一般不会有心功能不全,而尿路刺激征和肾区叩痛是肾盂肾炎的常见临床表现。

18．【答案】C

【解析】急进性肾小球肾炎是以急性肾炎综合征、肾急剧坏转、早期出现少尿性急性肾衰竭为临床特征,因此突出的表现应该是少尿或无尿。

19．【答案】C

【解析】急性肾小球肾炎与急进性肾小球肾炎临床相似之处为均以急性肾炎综合征起病,即指各种原因引起的急性发作的血尿、蛋白尿、水肿和高血压,并可伴一过性肾功能不全。其他4个备选答案仅见于急进性肾小球肾炎。

20．【答案】A

【解析】肾病综合征患者易发生血栓并发症,最常见的部位是肾静脉。其余均不是常见的部位。

21．【答案】D

【解析】肾病综合征是肾小球疾病患者常见的临床综合征。肾病综合征患者的治疗效果和预后与并发症的发生与否有密切联系。常见的并发症除感染、急性肾衰竭和脂肪代谢紊乱致心血管并发症外,还有血栓和栓塞并发症。肾病综合征患者发生血栓并发症,系统性血管血栓及栓塞并发症也可见到,但最不常见的部位是上腔静脉。

22．【答案】A

【解析】肾病综合征患者由于血液浓缩及高脂血症造成血液黏稠度增高、凝血和血小板异常等导致高凝状态,所以容易发生血栓、栓塞并发症。而血管壁异常最不可能是肾病综合征患者易发生血栓并发症的原因。

23．【答案】C

【解析】在原发性肾病综合征中,微小病变型肾病的特点是在电镜下有广泛的肾小球脏层上皮细胞足突融合,而不是于系膜区可见电子致密物,其余备选答案均是微小病变型肾病的特点。电镜下系膜区可见电子致密物是系膜毛细血管性肾小球肾炎的特点。

24．【答案】C

【解析】IgA肾病是指肾小球系膜区以IgA或IgA沉积为主的原发性肾小球疾病。IgA肾病是肾小球源性血尿最常见的病因,几乎所有患者均有血尿,血尿是IgA肾病最常见的临床表现。

25．【答案】E

【解析】链球菌感染后急性肾小球肾炎与IgA肾病的根本不同是肾脏组织病变,链球菌感染后急性肾小球肾炎的病理类型是毛细血管内增生性肾小球肾炎,而IgA肾病主要为系膜增生性肾小球肾炎。其余各项均非根本性不同。

26．【答案】E

【解析】急进性肾小球肾炎是临床以急进性肾炎综合征、肾功能急剧恶化、早期出现少尿性急性肾衰竭为特征、病理呈新月体肾小球肾炎表现的一组疾病,常伴有中度贫血,因此"常无贫血表现"不支持该病诊断。

27．【答案】E

【解析】隐匿性肾小球肾炎现称为无症状性血尿和(或)蛋白尿,因此可无血尿,或无蛋白尿,另外患者无水肿、高血压和肾功能损害,但本病是由多种病理类型的原发性肾小球病所致,尽管病理改变多较轻,也不能称"肾病理肾小球无异常",因此答案是E。

28．【答案】A

【解析】肾病综合征诊断必须具备的标准是:①尿蛋白>3.5 g/d;②血浆白蛋白<30 g/L。高度水肿和高脂血症也是肾病综合征的表现,但不是最基本的表现,尿颗粒管型不一定是肾病综合征的表现。

29．【答案】A

【解析】尿蛋白>3.5 g/d是诊断肾病综合征的必需条件,水肿和血脂升高是诊断条件,但不是必需,其余两项则不是诊断条件。

30．【答案】A

【解析】肾病综合征的诊断依据是:①尿蛋白>3.5 g/d;②血浆白蛋白<30 g/L;③水肿;④血脂升高。其中①和②两项为诊断所必需,所以答案是A。

31．【答案】C

【解析】细胞毒药物可用于"激素依赖型"或"激素抵抗型"的肾病综合征患者,题中所列五种药物均为细胞毒药物,其中环磷酰胺是国内外最常用的细胞毒药物,在体内被肝细胞微粒体羟化,产生有烷化作用的代谢产物而具有较强的免疫抑制作用,其余各种药物疗效均相对较差。

32．【答案】B

【解析】慢性肾小球肾炎患者当蛋白尿大于1 g/d时,血压控制的理想水平是125/75 mmHg以下。

二、原发性肾小球疾病

33. 【答案】B

【解析】急性肾小球肾炎是急性链球菌感染后的肾小球肾炎。一般治疗是急性期卧床休息和对症治疗，如利尿（氢氯噻嗪 25 mg/d；中度及严重水肿用呋塞米 20～40 mg/d，口服、肌注或静脉滴注）、降压、抗感染（青霉素 40 万～80 万 U 肌注，1 天 2 次，10～14 天），不用对肾有害的药，饮食一般在无肾功能下降时不限制蛋白质摄入，不用糖皮质激素（泼尼松）及免疫抑制药（环磷酰胺），因为一般无急性心力衰竭、重症急性肾衰竭和重症高钾血症等透析治疗的指征，一般也不需要透析治疗。所以答案是 B。

34. 【答案】C

【解析】急性肾小球肾炎的治疗以休息及对症治疗为主，出现急性肾衰竭时需急诊透析治疗，糖皮质激素不应用做常规治疗，因此答案是 C。

35. 【答案】D

【解析】利尿酸钠是袢利尿剂，不是噻嗪类利尿剂，噻嗪类利尿剂是氢氯噻嗪（双氢克尿塞）。

36. 【答案】A

【解析】呋塞米和丁尿胺（布美他尼）同为袢利尿剂，因此呋塞米不是噻嗪类利尿剂，其余均正确。

37. 【答案】A

【解析】慢性肾炎目前尚无根治的方法，而是以防止或延缓肾功能进行性恶化、改善或缓解临床症状及防治严重合并症为主要目的，积极控制高血压是重要的治疗方法，与一般高血压的治疗原则或方法相同，顽固性高血压可联合应用不同降压药，但 ACEI 在血肌酐>264 μmol/L（3 mg/dl）时应慎用，只有 <264 μmol/L 时才能用，所以 E 项不正确。同时降压标准在慢性肾炎高血压的治疗中也有明确规定，要求尿蛋白定量≥1 g/d 者，血压应控制在 125/75 mmHg 以下；尿蛋白定量<1 g/d 者，血压应控制在 130/80 mmHg 以下。

38. 【答案】B

【解析】该青年男性患者有"感冒"史，ASO 滴度升高，2 周后出现水肿伴尿少、血压升高，有蛋白尿、红细胞尿，血肌酐稍增高，血 C3 下降，是典型的急性肾小球肾炎表现，因此其最可能的肾病理改变是毛细血管内增生性肾小球肾炎。而其他病理变化均不见于急性肾小球肾炎。

39. 【答案】C

【解析】该青年男性患者急性病程，"上感"治疗好转后出现颜面部水肿、少尿。查体发现血压升高（150/100 mmHg），双眼睑和双下肢水肿，结合尿蛋白（++），镜下血尿（红细胞 20～25/HP），最可能的诊断是急性肾小球肾炎，所以该患者出现水肿的最主要机制是肾小球滤过率下降。而醛固酮分泌增多、血浆胶体渗透压降低和抗利尿激素分泌增加虽然也是水肿的机制，但不是急性肾小球肾炎水肿的最主要机制。

40. 【答案】A

【解析】该青年男性患者急性病程，气短不能平卧伴咳粉红色泡沫样痰及双肺底可闻及湿啰音等，均提示该患者发生了急性心力衰竭。根据该患者少尿、水肿 1 周，尿蛋白（++），尿比重 1.025，尿沉渣镜检 RBC 30～40/HP，颗粒管型 0～1/HP，血 Cr 178 μmol/L，符合急性肾小球肾炎。由于病情进展不太快，而且肾功能不全的程度均不支持急进性肾小球肾炎；尿蛋白未达到肾病综合征的诊断标准；该少年男性患者血压升高是急性肾小球肾炎的临床表现之一，不是因为高血压病。

41. 【答案】A

【解析】该青年女性患者急性起病，感冒 10 天后出现颜面及双下肢水肿，血压增高，化验有蛋白尿和红细胞尿，血清补体下降，腹部 B 超显示双肾增大，因此临床诊断为急性肾小球肾炎。虽然急进性肾小球肾炎可以有类似变化，但肾功能会迅速恶化，该患者肾功能正常；肾病综合征应有大量蛋白尿，慢性肾小球肾炎一般双肾 B 超显示双肾缩小，而不是增大，其余也均不符合。

42. 【答案】A

【解析】该青年女性患者急性起病，尿少、水肿、血压高，有尿蛋白和镜下血尿，最可能诊断是急性肾小球肾炎；因血红蛋白正常，又无慢性病史，故不符合慢性肾小球肾炎急性发作；虽然尿白细胞稍高，但其他病史和化验均不支持急性肾盂肾炎；虽然发病急，但肾功能正常，故亦不符合急进性肾小球肾炎；无大量蛋白尿、低白蛋白血症和高胆固醇血症，基本可除外肾病综合征诊断。

43. 【答案】E

【解析】该女童 4 周前发热、咽痛。10 天来眼睑水肿，结合尿化验有蛋白和较多红细胞，最可能诊断是急性肾小球肾炎。6 小时前突然出现头痛、一过性意识不清，查体发现血压明显增高，符合并发高血压脑病。不像慢性肾小球肾炎；虽然发病急，但肾功能异常不重，故亦不符合急进性肾小球肾炎。其余亦均不支持。

44. 【答案】B

【解析】该中年男性患者咽痛、咳嗽半个月后出现水肿、尿少、乏力，化验有轻度贫血，尿蛋白（+++），尿沉渣镜检有 RBC，短期内出现肾功能不全，结合 B 超示双肾增大，最可能的临床诊断是急进性肾小球肾炎。急进性肾炎是指在肾炎综合征（血尿、蛋白尿、水肿和高血压）基础上短期内出现少尿、无尿，肾功能急骤进展，短期内达到尿毒症的一组临床综合征，该病病情危重、预后差，但如能早期明确诊断并根据不同的类型及时采取正确的治疗，可明显改善病人的预后。急性肾小球肾炎可以于咽痛、咳嗽半个月后出现水肿、尿少、乏力，B超见双肾增大，但很少有贫血，不会短期内出现明显肾功能不全；慢性肾小球肾炎可以呈现急性发作，可以有贫血，但B超应见双肾缩小，而不是增大；IgA肾病临床表现应以血尿为主，临床表现也不符合；肾病综合征是大量蛋白尿和低白蛋白血症，该患者也不符合。

45．【答案】B

【解析】该青年男性患者急性病程。上感（咽痛、咳嗽）1周后出现水肿、尿少，结合尿蛋白（++），尿沉渣镜检红细胞15～20/HP，符合肾小球肾炎，该患者发病急，腹部B超示双肾增大，支持为急性，结合有贫血（Hb 98 g/L）、血肌酐升高（442 μmol/L），符合急进性肾小球肾炎，病史和实验室检查结果均不支持其他诊断。所以答案是B。

46．【答案】E

【解析】该中年男性患者1个月前患"上感"，2周前出现眼睑水肿，伴低热、乏力、恶心、关节痛，1周前出现少尿，血压增高，肾功能进行性恶化，有贫血，腹部B超显示双肾增大，结合尿化验结果，该患者最可能的临床诊断是急进性肾小球肾炎，结合ANCA阳性，所以最可能的诊断是急进性肾小球肾炎Ⅲ型。其余均不支持。

47．【答案】B

【解析】该青年男性患者急性病程，全身水肿伴尿蛋白（++++），定量5.2 g/d，最可能的诊断是肾病综合征，肾病综合征确诊的必备条件除有大量蛋白尿（>3.5 g/d）外，还应有低白蛋白血症（血清白蛋白<30 g/L），所以为确诊必做的检查是血清白蛋白测定。

48．【答案】D

【解析】该中年女性患者2个月前患"上感"，1个月前眼睑水肿，1周前少尿，肌酐清除率明显下降（25 ml/min），血压增高，有贫血，腹部B超显示双肾增大，结合尿化验结果，最可能的临床诊断是急进性肾小球肾炎，因此最可能的肾脏主要病理改变特点是广泛新月体形成。其余均不支持。

49．【答案】C

【解析】该老年女性患者有明显水肿，大量蛋白尿，血浆白蛋白<30 g/L，符合肾病综合征的诊断标准，对该患者确诊和治疗最有意义的检查是肾活检，因为通过肾活检可对肾病综合征的病理类型作出诊断，并对治疗有指导意义。

50．【答案】D

【解析】该青年男性患者有明显水肿、大量蛋白尿和低血清白蛋白血症，临床考虑为肾病综合征，肾穿刺病理检查对诊断和治疗是最有意义的。而其他三项检查对诊断和治疗的意义均较小。

51．【答案】B

【解析】该中年男性患者是患肾病综合征，肾病综合征患者常有凝血、抗凝和纤溶系统失衡，呈现高凝状态，当应用利尿剂和糖皮质激素治疗过程中会进一步加重高凝状态，因而易发生血栓栓塞并发症，其中以肾静脉血栓最为常见，该患者的表现均支持肾静脉血栓形成，而其余三个选项均不是该患者出现如此病情变化最可能的原因。

52．【答案】A

【解析】该青年男性患者因蛋白尿原因待查入院，化验有大量蛋白尿（24小时尿蛋白定量大于3.5 g）和低蛋白血症（血白蛋白30 g/L），符合轻度系膜增生性肾炎引起的肾病综合征。肾病综合征有许多并发症，包括肾静脉血栓形成（血栓、栓塞并发症）、急性肾衰竭、营养不良（蛋白质及脂肪代谢紊乱）和感染，而水、电解质紊乱是最不常见的并发症。

53．【答案】D

【解析】根据病史、化验和肾活检结果，该青年女性患者患肾病综合征，病理为轻度系膜增生性肾炎，常出现的并发症为感染、肾静脉血栓形成、急性肾衰竭、蛋白质及脂肪代谢紊乱，所以最不易出现的并发症是卒中。

54．【答案】C

【解析】该青年男性患者急性病程，上呼吸道感染3天后出现肉眼血尿，无异常体征，尿化验为血尿，血常规和肾功能均正常，最可能的诊断为IgA肾病。而急性肾炎虽然可有血尿，但多于前驱感染后1～3周（平均10天左右）起病；急进性肾小球肾炎患者短期内出现肾功能不全；肾病综合征患者有大量蛋白尿，本病例均不支持。

55．【答案】B

【解析】该青年男性患者有水肿、高血压、蛋白尿和镜下血尿，病前1周曾有感冒低热，因而像是急性肾小球肾炎，但有贫血，血清白蛋白减低，尽管无病史，仍符合慢性肾小球肾炎急性发作，不是急性肾小球肾炎。而尿白细胞不高，无尿路刺激症状，不符合慢性肾盂肾炎急性发作；已有明显症状和大量蛋白尿，肯定不是无症状性血尿和（或）蛋白尿（隐匿性肾炎）；无系统性红斑狼疮病史，又是男性，故亦不考虑狼疮肾炎。

56．【答案】C

【解析】该中年男性患者有6年水肿、高血压和尿化验异常，目前测血压增高，化验血有贫血（Hb 92 g/L），血肌酐稍增高（220 μmol/L），结合尿化验有蛋白和较多红细胞符合慢性肾小球肾炎。上述情况不支持急性肾小球肾炎和急进性肾小球肾炎；而尿无白细胞，无尿路刺激症状，不符合慢性肾盂肾炎；因无大量蛋白尿，肯定不符合肾病综合征。

57.【答案】B

【解析】该中年女性患者患慢性肾小球肾炎，一直因双下肢水肿服用氢氯噻嗪，此药为失钾性利尿剂，长期应用会引起低钾血症，结合该患者感腹胀和下肢无力，均应首先考虑低钾血症。

58.【答案】D

【解析】该青年男性患者急性起病，颜面及双下肢水肿，血压偏高，尿有蛋白，血肌酐升高，诊断考虑为急性肾小球肾炎，治疗一般以休息和对症治疗（利尿和降压）为主，待其自然恢复。本病为自限性疾病，不宜应用细胞毒类药物。

59.【答案】A

【解析】该青年男性患者急性病程，根据病史、体征和实验室检查结果诊断急性肾小球肾炎肯定。急性肾小球肾炎是以急性肾炎综合征为主要临床表现的一组疾病，约80%患者出现一过性轻、中度高血压，常与钠、水潴留有关，利尿后血压逐渐恢复正常。所以治疗该患者高血压的首选药物是利尿剂。而β受体拮抗剂、钙通道阻滞剂和血管紧张素转换酶抑制剂虽然也是常用的降压药物，但不适于该患者。

60.【答案】D

【解析】该中年男性患者有慢性长期间断全身水肿，化验尿蛋白（++），有镜下血尿和肾不全，因血压明显升高（180/135 mmHg）伴视物模糊1天入院，考虑为肾性高血压。因该患者血压明显升高和症状明显，所以首选的治疗措施是降压药物治疗。其他均非首选的治疗措施。

61.【答案】D

【解析】该中年女性患者患原发性肾病综合征。原发性肾病综合征应用糖皮质激素治疗的原则是起始用量要足、减撤药要慢、维持用药要久，一般开始足量应给8～12周，而该患者仅给3周，所以应该用原量继续观察。

62.【答案】D

【解析】该青年女性患者急性起病，感冒10天后出现颜面及双下肢水肿，血压增高，化验有蛋白尿和红细胞尿，血清补体下降，因此临床诊断为急性肾小球肾炎。对此病的治疗主要是利尿和降压等对症治疗，所以可以应用利尿剂和降压药物血管紧张素转换酶抑制剂（Scr仅稍微增高，不属禁忌）、钙通道阻滞剂和血管紧张素Ⅱ受体拮抗剂，而一般不宜使用糖皮质激素。

63.【答案】B

【解析】该青年男性患者最可能患慢性肾小球肾炎，目前有肾功能不全，因此应限制蛋白的入量，以免加重肾功能不全。其他均宜采取。

64.【答案】A 65.【答案】C 66.【答案】D

【解析】该青年男性患者呈急性病程，肉眼血尿伴尿量减少前2周曾有发热、咽痛，查体有血压升高（156/95 mmHg），双眼睑水肿和下肢中度凹陷性水肿，化验尿有蛋白（++），沉渣镜检RBC增高（50～60/HP），血肌酐稍增高（156 μmol/L）。综上该患者最可能的诊断是急性肾小球肾炎。而其他疾病均可能性小：急进性肾小球肾炎的血肌酐会更高；IgA肾病虽可有明显血尿，但通常在发热、咽痛后24～72小时内或更短时间内发病；肾病综合征虽可有水肿，但应该有大量蛋白尿。若进行肾穿刺病理学检查，急性肾小球肾炎最可能的病理类型是毛细血管内增生性肾小球肾炎。而系膜增生性肾小球肾炎、微小病变性肾小球肾炎和新月体性肾小球肾炎则常见于其他肾病。急性肾小球肾炎目前的治疗是限制盐的摄入、利尿治疗和降压治疗，不宜选用糖皮质激素与细胞毒药物治疗。

67.【答案】B 68.【答案】E 69.【答案】C

【解析】该青年男性患者3周前患"上感"，1周前出现少尿，肾功能明显异常，血压增高，结合尿化验结果，最可能的诊断是急进性肾小球肾炎。为明确诊断，该患者最必须检查的项目是肾活检，同时肾活检结果还有利于下一步治疗。对鉴别急、慢性肾疾病最有帮助的检查是肾B超，若肾脏增大，一般是急性肾疾病，若肾脏缩小，一般是慢性肾疾病。

70.【答案】D 71.【答案】C 72.【答案】B

【解析】该老年女性患者有明显水肿，大量蛋白尿，血浆白蛋白<30 g/L，符合肾病综合征的诊断标准。对该患者确诊和治疗最有意义的检查是肾活检，因为通过肾活检可对肾病综合征的病理类型作出诊断，并对治疗有指导意义；一般肾病综合征的主要治疗是抑制免疫与炎症反应，所以对该患者最主要的治疗用药是糖皮质激素。

73.【答案】C 74.【答案】A 75.【答案】D

【解析】该青年男性患者的病史和化验符合典型的肾病综合征，除肾CT对诊断帮助不大（双肾B超已能代替）外，其他均有帮助，特别是肾活检更有意义。肾活检结果示肾小球系膜轻度增生，系膜区可见免疫复合物沉积，最可能的诊断为系膜增生性肾小球肾炎。系膜增生性肾小球肾炎在我国发病率很高，首选治疗药物为糖皮质激素，可以加用细胞毒药物。

76.【答案】D 77.【答案】D 78.【答案】B

【解析】该老年男性患者慢性病程，有水肿（双下肢明显可凹性水肿）、大量蛋白尿和B超双肾静脉主干有血栓均支持肾病综合征诊断，其余三个诊断均不符合。老年人的肾病综合征，特别是有双肾静脉主干血栓并发症者，最可能的病理类型是膜性肾病。对该患者最主要的治疗用药是糖皮质激素，其余治疗用药（利尿剂、ACEI 和人血白蛋白）虽然亦可有效，但不是最主要的治疗用药。

79.【答案】B　80.【答案】C　81.【答案】A

【解析】该青年男性肾病综合征患者行肾穿刺活检，电镜下见有广泛的肾小球脏层上皮细胞足突消失，这是微小病变型肾病的病理特点；微小病变型肾病患者表现为典型的肾病综合征，多为儿童，成年人少见，女性更少见，仅 15% 患者伴有镜下血尿，一般无持续性高血压及肾功能减退，本病 30%～40% 的病例可能在发病后数月内自行缓解，90% 的病例对单用糖皮质激素治疗敏感，最终可达到临床完全缓解，一般不单用细胞毒药物、糖皮质激素联合用细胞毒药物或单用环孢素 A 治疗。

82.【答案】C　83.【答案】D　84.【答案】A

【解析】该少年男性患者急性病程，颜面部、双下肢水肿，血压正常，化验有大量蛋白尿（尿蛋白 ++++），血白蛋白低（25 g/L），血脂增高（胆固醇 8 mmol/L），无镜下血尿，肾功能正常（血 Cr 102 μmol/L，血 BUN 10.5 mmol/L），最可能的临床诊断是肾病综合征，而急性肾小球肾炎、急进性肾小球肾炎和慢性肾小球肾炎急性发作一般都不会有大量蛋白尿、低白蛋白血症和高脂血症。该患者最可能的病理诊断是微小病变型肾病，因为本病好发于少年儿童，占儿童原发性肾病综合征的 80%～90%，成人发病率较低，仅占 5%～10%，男性多于女性，临床上几乎所有病例均呈肾病综合征或大量蛋白尿，镜下血尿发生率低，仅约 15%，不出现肉眼血尿，一般无持续性高血压及肾功能减退；而毛细血管内肾小球肾炎多见于急性肾小球肾炎，新月体性肾小球肾炎多见于急进性肾小球肾炎，也不符合系膜毛细血管性肾小球肾炎。微小病变型肾病最佳的治疗药物是醋酸泼尼松，90% 病例对糖皮质激素治疗敏感；不适合用环磷酰胺或醋酸泼尼松联合环磷酰胺；而辛伐他汀只是一种单纯的降脂药物。

85.【答案】A　86.【答案】D　87.【答案】A

【解析】该青年男性患者拟诊为 IgA 肾病，IgA 肾病是以系膜区显著性 IgA 沉积为特征的以系膜增殖为主要病理改变的一组肾小球疾病，是肾小球源性血尿最常见的原因。典型患者发病前有上呼吸道或肠道感染，感染后数小时至 72 小时内出现血尿，所以最具有诊断价值的是有无上呼吸道感染后迅速发病，而有无高血压、水肿和肾功能减退对诊断无特异性。该病的诊断强调依靠肾活检标本的免疫病理学检查结果，所以最有确诊价值的检查是肾活检病理检查，而其余三项均无确诊的价值。最需要鉴别的继发性 IgA 沉积的肾小球疾病是过敏性紫癜肾炎和慢性肝病肾损害等，而狼疮肾炎、肾淀粉样变性和糖尿病肾病均无继发性 IgA 沉积。

88.【答案】C　89.【答案】A　90.【答案】A

【解析】该青年男性患者急性病程，咽痛、发热 1 天后出现肉眼血尿，化验尿沉渣镜检 RBC 满视野 /HP，尿蛋白阴性，最可能的诊断是 IgA 肾病；急性肾小球肾炎和急进性肾小球肾炎通常发生于咽痛、发热 1～2 周后；过敏性紫癜肾炎一般发生于过敏性紫癜患者。IgA 肾病患者的肾活检类型是系膜增生性肾小球肾炎；急进性肾小球肾炎的肾活检类型是新月体性肾小球肾炎；急性肾小球肾炎的肾活检类型是毛细血管内增生性肾小球肾炎；而系膜毛细血管性肾小球肾炎常是肾病综合征的肾活检类型。IgA 肾病的处理方案是对症支持治疗，而血浆置换和给予糖皮质激素及免疫抑制剂适于急进性肾小球肾炎治疗，糖皮质激素和免疫抑制剂亦适用于肾病综合征的治疗。

91.【答案】C　92.【答案】D　93.【答案】B

【解析】该青年男性患者呈慢性病程，有间断性水肿 10 余年，近 3 天发生恶心、呕吐，查体有血压增高，化验血有中度贫血，尿蛋白（++），不是大量蛋白尿，可见颗粒管型，未见白细胞，最可能的诊断是慢性肾小球肾炎，不支持肾病综合征、慢性肾盂肾炎和肾淀粉样变性，尽管有血压增高，但用原发性高血压不能解释全部临床表现。根据目前的临床表现，特别是有恶心和呕吐，考虑该患者有肾功能不全，所以还应立即作的检查是检查血肌酐和尿素氮，虽然尿比重也能反映肾功能不全情况，但不如血肌酐准确，其他检查只是对诊断肾病综合征有帮助。估计该患者双肾已缩小，为了解双侧肾脏是否已缩小，首选的检查是腹部 B 超，不首选腹部 CT，而静脉肾盂造影、逆行肾盂造影和同位素肾图对了解该患者双侧肾脏是否已缩小的意义不大。

94.【答案】B　95.【答案】A

【解析】该中年女性患者有 1 年腰部不适和下肢水肿病史，查体发现血压增高，化验尿有蛋白、红细胞及管型，化验血有贫血和肾功能不全，最可能的诊断是慢性肾小球肾炎。因为无尿路刺激症状和尿化验未见白细胞，所以不支持慢性肾盂肾炎；因为尿蛋白量不多，所以也不支持肾病综合征；因为无系统性红斑狼疮的临床表现，所以也不支持狼疮肾炎的诊断。该患者有血压高，一般应首选 ACEI 类降压药物，但血肌酐 >350 μmol/L 时应当禁忌，所以该患者不宜选用贝那普利，因为贝那利普属于 ACEI 类药物。

96.【答案】C　97.【答案】B

【解析】五种疾病均为继发性肾小球疾病，老年患者尿单克隆轻链阳性，诊断首先应考虑肾淀粉样变性；青年男性镜下血尿患者，诊断首先应考过敏性紫癜肾炎。

98.【答案】A　99.【答案】E

【解析】鉴别急性肾小球肾炎与慢性肾小球肾炎首选的辅助检查项目应是双肾B超，因为急性肾小球肾炎时双肾增大，而慢性肾小球肾炎的双肾是缩小的。原发性肾病综合征治疗方案的制定和预后的评价与病理类型密切相关，因此原发性肾病综合征的主要辅助检查项目应是肾活检。

100.【答案】D　101.【答案】D

【解析】肾病综合征的病因分为原发性和继发性两大类，中老年人继发性肾病综合征的常见病因有糖尿病肾病、肾淀粉样变性、骨髓瘤性肾病和淋巴瘤或实体肿瘤性肾病等。而过敏性紫癜肾炎虽然也是继发性肾病综合征的常见病因，但主要见于青少年。

102.【答案】A　103.【答案】D　104.【答案】E

【解析】青少年常见的原发性肾病综合征的病因是系膜毛细血管性肾小球肾炎；中老年人常见的继发性肾病综合征的病因是肾淀粉样变性；青少年常见的继发性肾病综合征的病因是狼疮肾炎。

105.【答案】D　106.【答案】A

【解析】好发于中老年的原发性肾病综合征的病理类型是膜性肾病；而微小病变型肾病好发于儿童。而其余好发于青少年。

107.【答案】A　108.【答案】D　109.【答案】C

【解析】急性肾小球肾炎的主要病理类型是毛细血管内增生性肾小球肾炎；急进性肾小球肾炎的主要病理类型是新月体性肾小球肾炎；IgA肾病的主要病理类型是系膜增生性肾小球肾炎。

110.【答案】B　111.【答案】A　112.【答案】C

【解析】第110题青年男性患者上呼吸道感染2天后出现肉眼血尿，这是IgA肾病的特征，IgA肾病的病理特点是系膜增生性肾小球肾炎；第111题青年男性患者表现为肾病综合征，最常见的肾病综合征病理诊断应是微小病变型肾病；第112题老年男性患者表现为肾病综合征，最常见的肾病综合征病理诊断应是膜性肾病。

113.【答案】C　114.【答案】D

【解析】肾小球疾病是指一组病因、发病机制、病理改变、病程和预后不尽相同，病变主要累及双肾肾小球的疾病，有不完全相同的临床表现，肾病综合征的临床表现是大量蛋白尿、低蛋白血症、高度水肿、高脂血症。急性肾小球肾炎的临床表现是血尿、蛋白尿、水肿、高血压。

115.【答案】B　116.【答案】D　117.【答案】A

【解析】实验室检查结果对疾病的诊断有重要意义。符合急进性肾小球肾炎Ⅰ型的检查结果是抗肾小球基底膜抗体阳性；符合急进性肾小球肾炎Ⅱ型的检查结果是肾脏免疫荧光检查IgG及补体C3呈颗粒样沉积于毛细血管壁及系膜区；符合急性肾小球肾炎的检查结果是血清补体降低，在8周内逐渐恢复正常。

118.【答案】B　119.【答案】C　120.【答案】D

【解析】本组题目是关于急进性肾小球肾炎各型的治疗。血浆置换适合于急进性肾小球肾炎Ⅰ型和Ⅲ型；甲泼尼龙冲击治疗可以适合于各型急进性肾小球肾炎，特别是Ⅱ型和Ⅲ型；细胞毒药物治疗对急进性肾小球肾炎Ⅱ型和Ⅲ型有肯定疗效。所以急进性肾小球肾炎Ⅰ型早期的主要治疗是血浆置换及甲泼尼龙冲击治疗；急进性肾小球肾炎Ⅱ型早期的主要治疗是甲泼尼龙冲击治疗及细胞毒药物治疗为主；急进性肾小球肾炎Ⅲ型早期的主要治疗是甲泼尼龙冲击治疗、细胞毒药物治疗及血浆置换为主。

121.【答案】AB

【解析】膜性肾病和微小病变型肾病均有大量蛋白尿和低血浆白蛋白血症，是引起原发性肾病综合征的常见肾小球疾病。而IgA肾病是以单纯性血尿为主要临床表现的肾病，伴少量蛋白尿，无肾病综合征表现；急进性肾小球肾炎是指一组以急性肾炎综合征为临床表现但呈进行性少尿性肾衰竭的肾小球疾病，亦无肾病综合征表现。

122.【答案】BCD

【解析】好发于青少年的原发性肾病综合征的病理类型有系膜增生性肾小球肾炎、局灶性节段性肾小球硬化和系膜毛细血管性肾小球肾炎。而微小病变型肾病好发于儿童。

123.【答案】AB

【解析】肾病综合征按病因的有无，分为原发性和继发性两大类。继发性肾病综合征因发病年龄不同，其常见病因也不同。中老年人继发性肾病综合征的常见病因有糖尿病肾病、肾淀粉样变性、骨髓瘤性肾病和淋巴瘤或实体肿瘤性肾病。而青少年继发性肾病综合征的常见病因多是过敏性紫癜肾炎、狼疮肾炎和乙型肝炎病毒相关性肾炎。

124.【答案】ABC

【解析】根据血尿的来源不同，血尿可分为肾小球源性血尿和非肾小球源性血尿。肾小球源性血尿产生的主要原因为肾小球基底膜断裂，红细胞通过该裂缝受血管内压力挤出时受损，出现异形红细胞；由于是肾小球源性血尿，所以还会有较大量蛋白尿和见到红细胞管型。而红细胞容积分布呈对称曲线是说明红细胞无损伤，所以不支持肾小球源性血尿。

125.【答案】ABD

【解析】急进性肾小球肾炎除具有血尿、蛋白尿、水肿、高血压等急性肾炎综合征表现外，肾功能迅速恶化及早期出现少尿乃至无尿为其特征，因此除尿急、尿频、尿痛外，均为急进性肾小球肾炎患者的主要临床表现。

126．【答案】ABCD
【解析】急进性肾小球肾炎是肾小球肾炎的一种常见类型，以急性肾炎综合征（起病急、血尿、蛋白尿、尿少、水肿、高血压）起病，多在早期出现少尿或无尿，进行性肾功能恶化并发展成尿毒症，为其临床特点，患者常伴有中度贫血。

127．【答案】ABCD
【解析】肾病综合征时，白蛋白自尿中丢失，故血浆白蛋白下降，此外 IgG、金属结合蛋白（转铁蛋白）和内分泌结合蛋白亦减少。

128．【答案】ACD
【解析】肾病综合征是一种常见的原发性肾小球疾病，肾病综合征的并发症包括感染、肾静脉血栓、急性肾损伤和蛋白质及脂肪代谢紊乱。而慢性肾衰竭是作为肾病综合征的结局，不属于肾病综合征的并发症。

129．【答案】ABC
【解析】无症状性血尿和（或）蛋白尿的特点是无水肿、高血压和肾功能减退，有镜下血尿和蛋白尿（24 小时尿蛋白＜2.0 g）。所以答案是 ABC。

130．【答案】AC
【解析】Ⅰ型急进性肾炎是抗肾小球基底膜型（抗肾抗体型）肾炎，早期用糖皮质激素和环磷酰胺冲击治疗加血浆置换去除血中抗肾抗体会取得满意疗效，而环孢素 A 作用较慢不宜采用，透析和肾移植因前述疗法满意，故不是最适当疗法。

131．【答案】AB
【解析】肾疾病的免疫抑制治疗包括糖皮质激素、细胞毒药物、钙调神经蛋白抑制剂和吗替麦考酚酯，其中钙调神经蛋白抑制剂包括环孢素和他克莫司。而硫唑嘌呤是属于细胞毒药物，吗替麦考酚酯也不属于钙调神经蛋白抑制剂。

132．【答案】ABCD
【解析】无症状性血尿和（或）蛋白尿的治疗原则包括：①对病人进行定期检查和追踪（每 3~6 个月 1 次）；②保护肾功能，避免肾损伤的因素；③对伴血尿的蛋白尿病人或单纯蛋白尿明显增多（尤其＞1 g/d）者，建议使用 ACEI/ARB 类药物治疗，并注意监测血压；④与病情相关的慢性扁桃体炎反复发作者，可急性期过后行摘除术；⑤随访中如出现高血压或肾功能损害，按慢性肾小球肾炎治疗；⑥可适当用中医药辨证施治，但需避免肾毒性中药。

三、继发性肾病

【A1 型题】

1．狼疮肾炎最常见的临床表现是
　A．蛋白尿
　B．血尿
　C．贫血
　D．高血压
　E．水肿

2．糖尿病肾病的典型病理改变是
　A．膜增生性肾小球肾炎
　B．系膜增生性肾小球肾炎
　C．结节性肾小球硬化症
　D．局灶节段性肾小球硬化
　E．肾小球轻微病变

3．狼疮肾炎的病理分型，膜性狼疮肾炎属于的类型是
　A．Ⅰ型
　B．Ⅱ型
　C．Ⅲ型
　D．Ⅳ型
　E．Ⅴ型

4．在正常嘌呤饮食状态下，高尿酸血症是指非同日两次空腹血尿酸水平为
　A．男性＞360 μmol/L，女性＞300 μmol/L
　B．男性＞380 μmol/L，女性＞320 μmol/L
　C．男性＞400 μmol/L，女性＞340 μmol/L
　D．男性＞420 μmol/L，女性＞360 μmol/L
　E．男性＞440 μmol/L，女性＞380 μmol/L

5．慢性高尿酸血症性肾病的肾损害部位是
　A．肾小球
　B．肾小管
　C．肾间质
　D．肾血管
　E．肾盂

【A2 型题】

6．女性，23 岁。间断发热、关节痛 1 年，半个月来高热、皮疹、下肢水肿。查体：T 38.5℃，BP 120/80 mmHg，皮肤无紫癜，肝脾肋下未触及。化验血 Hb 98 g/L，网织红细胞 5%，尿蛋白（+++），沉渣镜检红细胞 5~10/HP，颗粒管型偶见，血

BUN 7 mmol/L。为明确肾病变，最重要的检查是
A．腹部 B 超
B．腹部 CT
C．肾穿刺
D．肾图
E．血肌酐

7．男性，62 岁。患糖尿病 16 年，一直饮食控制和体育锻炼，空腹血糖持续在 10 mmol/L 左右。近 5 年来加重，加用格列本脲和阿卡波糖，疗效欠佳。尿白蛋白排泄率为 210 mg/24 h，尿蛋白（+），定量 0.8 g/24 h，GFR 下降，血肌酐正常。该患者已并发糖尿病肾病。最可能的病期是
A．Ⅰ期
B．Ⅱ期
C．Ⅲ期
D．Ⅳ期
E．Ⅴ期

8．女性，63 岁。发热、乏力、恶心、呕吐 10 天。化验尿蛋白（++），沉渣镜检红细胞 15～20/HP，白细胞 5～8/HP，血肌酐 385 μmol/L，MPO-ANCA（+），胸部 X 线片可见双下肺纹理增多。最可能的诊断是
A．Wegner 肉芽肿
B．过敏性紫癜
C．狼疮肾炎
D．肺出血 - 肾炎综合征
E．显微镜下多血管炎

9．男性，56 岁。尿量减少 1 个月，发热 1 周。既往体健。化验尿可见大量变形红细胞，血肌酐 416 μmol/L，MPO-ANCA（+）。首选的治疗方案是
A．应用利妥昔单抗
B．抗生素治疗
C．糖皮质激素联合环磷酰胺治疗
D．止血治疗
E．中医药治疗

【A3/A4 型题】

女性，26 岁。3 个月来下肢水肿、间断口腔溃疡，1 周来尿量减少。查体：双面颊部见蝶形红斑，双下肢中度凹陷性水肿。化验尿蛋白（+++），沉渣镜检 RBC 30～40/HP，血 ANA(+)，抗 dsDNA 抗体（+）。

10．该患者最可能的诊断是
A．过敏性紫癜肾炎
B．急性肾小球肾炎
C．急进性肾小球肾炎
D．慢性肾小球肾炎
E．狼疮肾炎

11．对诊断和鉴别诊断最有意义的检查是
A．肾活检
B．腹部 B 超
C．腹部 CT
D．血肌酐
E．尿相差显微镜检查

12．可以采用下列治疗，除了
A．甲泼尼龙冲击
B．静脉给抗生素
C．口服泼尼松
D．利尿治疗
E．静脉给环磷酰胺

【B1 型题】

A．系膜轻微病变性狼疮肾炎
B．系膜增生性狼疮肾炎
C．局灶性狼疮肾炎（累及＜50% 肾小球）
D．弥漫性狼疮肾炎（累及≥50% 肾小球）
E．终末期硬化性狼疮肾炎，≥90% 肾小球呈球形硬化

13．属于狼疮肾炎病理分型Ⅱ型的是
14．属于狼疮肾炎病理分型Ⅲ型的是
15．属于狼疮肾炎病理分型Ⅳ型的是
16．属于狼疮肾炎病理分型Ⅵ型的是

A．Ⅲ型 A
B．Ⅲ型 A/C
C．Ⅲ型 C
D．Ⅳ型 S
E．Ⅳ型 G

17．局灶性狼疮肾炎（累及＜50% 肾小球），活动性病变，属于狼疮肾炎的病理分型是
18．局灶性狼疮肾炎（累及＜50% 肾小球），活动性伴慢性病变，属于狼疮肾炎的病理分型是
19．局灶性狼疮肾炎（累及＜50% 肾小球），慢性病变，属于狼疮肾炎的病理分型是
20．弥漫性狼疮肾炎（累及≥50% 肾小球），节段性病变，属于狼疮肾炎的病理分型是
21．弥漫性狼疮肾炎（累及≥50% 肾小球），球性病变，属于狼疮肾炎的病理分型是

A．临床无肾病表现，肾小球滤过率增加
B．持续性微量白蛋白尿，GFR 正常或升高，临床无症状
C．蛋白尿/白蛋白尿明显增加（尿白蛋白排泄率＞200 mg/24 h，尿蛋白定量＞0.5 g/24 h）
D．大量蛋白尿，可达肾病综合征程度
E．肾功能持续减退直至终末期肾脏病

22. 属于糖尿病肾病Ⅰ期的主要临床表现是
23. 属于糖尿病肾病Ⅲ期的主要临床表现是
24. 属于糖尿病肾病Ⅴ期的主要临床表现是

【X 型题】

25. 狼疮肾炎典型免疫病理改变为"满堂亮",下列肾小球免疫病理表现符合的有
    A．IgG 阳性
    B．IgM 阳性
    C．IgE 阳性
    D．C3 阳性
26. 糖尿病肾病的主要表现有
    A．水肿、高血压
    B．不同程度蛋白尿
    C．不同程度血尿
    D．肾功能进行性减退
27. 糖尿病肾病患者肾功能异常时,宜选用的口服降糖药物有
    A．吡格列酮
    B．二甲双胍
    C．格列吡嗪
    D．阿卡波糖
28. 抗中性粒细胞胞浆抗体（ANCA）阳性的系统性小血管炎引起肾损害的有
    A．肉芽肿性多血管炎
    B．显微镜下多血管炎
    C．嗜酸性肉芽肿性多血管炎
    D．结节病相关血管炎
29. 急性高尿酸血症性肾病的病因有
    A．恶性肿瘤放射治疗
    B．恶性肿瘤化疗
    C．溃疡病抑酸治疗
    D．肺炎抗感染治疗
30. 慢性高尿酸血症性肾病的治疗药物,正确的有
    A．抑制尿酸生成药——别嘌醇
    B．抑制尿酸生成药——苯溴马隆
    C．促进尿酸排泄药——非布索坦
    D．促进尿酸分解药——尿酸氧化酶

答案及解析

1. 【答案】A
【解析】狼疮肾炎是系统性红斑狼疮（SLE）的肾病变,最常见的临床表现是蛋白尿。

2. 【答案】C
【解析】糖尿病肾病是糖尿病最常见的微血管并发症之一。其典型的病理改变是结节性肾小球硬化症。

3. 【答案】E
【解析】狼疮肾炎的病理表现多样,2003 年国际肾脏病协会（ISN）及肾脏病理学会工作组（RPS）进行了狼疮肾炎的病理分型,Ⅰ型为系膜轻微病变性狼疮肾炎;Ⅱ型为系膜增生性狼疮肾炎;Ⅲ型为局灶性狼疮肾炎;Ⅳ型为弥漫性狼疮肾炎;Ⅴ型为膜性狼疮肾炎;Ⅵ型为终末期硬化性狼疮肾炎。

4. 【答案】D
【解析】尿酸是嘌呤代谢的产物,在正常嘌呤饮食状态下,高尿酸血症是指非同日两次空腹血尿酸水平为男性＞420 μmol/L,女性＞360 μmol/L。

5. 【答案】C
【解析】慢性高尿酸血症性肾病的主要表现为肾间质纤维化,所以慢性高尿酸血症性肾病的肾损害部位是肾间质。

6. 【答案】C
【解析】该青年女性患者有间断发热、关节痛,近半个月来高热、皮疹、下肢水肿。化验有贫血、尿蛋白（+++）,沉渣镜检红细胞尿,颗粒管型偶见,最大可能是 SLE 引起肾病变。为明确肾病变,最重要的检查是肾穿刺,既可明确诊断,又对治疗有帮助。其他检查对了解肾病变有帮助,但不能帮助确定诊断。

7. 【答案】C
【解析】该老年男性患者慢性病程,患糖尿病 16 年后已并发糖尿病肾病,近 5 年来加重,加用格列本脲和阿卡波糖,疗效欠佳。尿白蛋白排泄率为 210 mg/24 h,尿蛋白定量 0.8 g/24 h,GFR 下降,血肌酐正常。根据化验结果,该患者最可能的病期是Ⅲ期。糖尿病肾病 5 期的诊断标准是:①Ⅰ期:临床无肾病表现,肾小球滤过率增加;②Ⅱ期:持续性微量白蛋白尿,GFR 正常或升高,临床无症状;③Ⅲ期:蛋白尿/白蛋白尿明显增加（尿白蛋白排泄率＞200 mg/24 h,尿蛋白定量＞0.5 g/24 h）;④Ⅳ期:大量蛋白尿,可达肾病综合征程度;⑤Ⅴ期:肾功能持续减退直至终末期肾脏病。

8. 【答案】E
【解析】该老年女性患者有发热、乏力、恶心、呕吐,化验尿蛋白（++）,沉渣镜检红细胞 15~20/HP,沉渣镜检白细胞 5~8/HP,血肌酐 385 μmol/L,MPO-ANCA（+）,胸部 X 线片可见双下肺纹理增多,符合

显微镜下多血管炎，辅助检查结果均不支持其余诊断。

9.【答案】C

【解析】该中年男性既往体健患者出现尿量减少、发热，结合化验尿可见大量变形红细胞，血肌酐416 μmol/L，MPO-ANCA（+），最可能的诊断是ANCA相关小血管炎。所以首选的治疗方案是糖皮质激素联合环磷酰胺治疗。

10.【答案】E 11.【答案】A 12.【答案】B

【解析】该青年女性患者有蛋白尿和血尿及水肿、尿少支持肾脏疾病，该患者同时有面部蝶形红斑，免疫学检查自身抗体ANA和抗dsDNA抗体阳性，提示有系统性红斑狼疮，因此最可能的诊断是狼疮肾炎，根据病史和化验结果，其余四个诊断均不太可能。肾活检病理检查对各种肾脏病的诊断和鉴别诊断意义最大，而且对治疗亦可提供病理依据，腹部B超、CT检查和血肌酐均无特异性，尿红细胞位相检查仅对鉴别肾小球源性血尿与非肾小球源性血尿有价值。狼疮肾炎可采用甲泼尼龙冲击、泼尼松口服和针对水肿的利尿治疗及静脉给环磷酰胺，而静脉给抗生素无指征。

13.【答案】B 14.【答案】C 15.【答案】D

16.【答案】E

【解析】狼疮肾炎病理表现多样，2003年国际肾脏病学会（ISN）及肾脏病理学会工作组（RPS）进行了狼疮肾炎的病理分型。属于狼疮肾炎病理分型Ⅱ型的是系膜增生性狼疮肾炎；属于狼疮肾炎病理分型Ⅲ型的是局灶性狼疮肾炎（累及<50%肾小球）；属于狼疮肾炎病理分型Ⅳ型的是弥漫性狼疮肾炎（累及≥50%肾小球）；属于狼疮肾炎病理分型Ⅵ型的是终末期硬化性狼疮肾炎，≥90%肾小球呈球形硬化。

17.【答案】A 18.【答案】B 19.【答案】C

20.【答案】D 21.【答案】E

【解析】狼疮肾炎病理表现多样，2003年国际肾脏病学会（ISN）及肾脏病理学会工作组（RPS）进行了狼疮肾炎的病理分型。局灶性狼疮肾炎（累及<50%肾小球），活动性病变，属于狼疮肾炎的病理分型是Ⅲ型A；局灶性狼疮肾炎（累及<50%肾小球），活动性伴慢性病变，属于狼疮肾炎的病理分型是Ⅲ型A/C；局灶性狼疮肾炎（累及<50%肾小球），慢性病变，属于狼疮肾炎的病理分型是Ⅲ型C；弥漫性狼疮肾炎（累及≥50%肾小球），节段性病变，属于狼疮肾炎的病理分型是Ⅳ型S；弥漫性狼疮肾炎（累及≥50%肾小球），球性病变，属于狼疮肾炎的病理分型是Ⅳ型G。

22.【答案】A 23.【答案】C 24.【答案】E

【解析】参见第7题解析。

25.【答案】ABD

【解析】狼疮肾炎是系统性红斑狼疮（SLE）的肾病变，其典型免疫病理改变为"满堂亮"，肾小球免疫病理表现为IgG阳性、IgA阳性、IgM阳性、和C3、C4、C1q均为阳性，而IgE为阴性。

26.【答案】BD

【解析】糖尿病肾病是糖尿病最常见的微血管并发症之一。其主要表现是不同程度蛋白尿和肾功能进行性减退。而不一定有水肿、高血压和血尿。

27.【答案】AD

【解析】糖尿病肾病患者临床常用的口服降糖药物包括六大类：①磺酰脲类；②双胍类；③噻唑烷二酮类；④α-葡萄糖苷酶抑制剂；⑤格列奈类；⑥二肽基肽酶-4抑制剂。肾功能异常时，应谨慎乃至避免使用磺酰脲类（如格列吡嗪）和双胍类（如二甲双胍），应选用较少经肾排泄的药物，如吡格列酮、阿卡波糖。

28.【答案】ABC

【解析】血管炎可引起肾损害，抗中性粒细胞胞浆抗体（ANCA）阳性的系统性小血管炎引起肾损害的有肉芽肿性多血管炎、显微镜下多血管炎和嗜酸性肉芽肿性多血管炎。而结节病相关血管炎是属于系统性疾病引起的血管炎。

29.【答案】AB

【解析】急性高尿酸血症性肾病的病因多见于溶瘤综合征患者，如恶性肿瘤放射治疗和恶性肿瘤化疗者。而溃疡病抑酸治疗和肺炎抗感染治疗不会产生高尿酸，所以不属于急性高尿酸血症性肾病的病因。

30.【答案】AD

【解析】慢性高尿酸血症性肾病是高尿酸肾损害的一种。其治疗药物有：①抑制尿酸生成药——别嘌醇和非布索坦；②促进尿酸排泄药——苯溴马隆；③促进尿酸分解药——尿酸氧化酶。

四、间质性肾炎

【A1型题】

1. 关于急性间质性肾炎的叙述，错误的是

A. 有多种病因引起
B. 急骤起病
C. 主要病理表现是肾间质水肿和炎症细胞浸润

D．肾小球和肾血管多无受累或病变轻微
E．以肾小球功能障碍为主要临床特点
2．多种药物可引起急性间质性肾炎，下列药物所致的急性间质性肾炎可同时引起肾小球微小病变型肾病的是
   A．非甾体抗炎药
   B．磺胺类药物
   C．抗肿瘤药物
   D．利尿剂
   E．利福平
3．慢性间质性肾炎最常见的病因是
   A．糖尿病肾病
   B．痛风
   C．低钾
   D．尿路梗阻
   E．肾盂肾炎
4．药物过敏性急性间质性肾炎患者较为特异的尿常规异常是
   A．血尿
   B．蛋白尿
   C．嗜酸细胞尿
   D．管型尿
   E．碱性尿
5．非典型药物过敏性急性间质性肾炎病例的确诊需依靠
   A．尿常规
   B．血常规
   C．肾活检病理检查
   D．外周血白细胞分类
   E．血生化
6．慢性间质性肾炎的常见早期临床表现不包括
   A．水肿
   B．多尿、夜尿
   C．低比重尿
   D．蛋白尿
   E．白细胞尿
7．慢性间质性肾炎常首先出现的异常是
   A．肾小球功能损害
   B．肾小管功能损害
   C．水肿
   D．腰痛
   E．少尿
8．确诊慢性间质性肾炎的主要依据是
   A．有致病原因
   B．多尿，夜尿突出
   C．低比重尿
   D．尿溶菌酶增高
   E．肾活检病理检查
9．药物过敏性急性间质性肾炎给予免疫抑制治疗时，最常用的药物是
   A．环磷酰胺
   B．泼尼松
   C．甲氨蝶呤
   D．氮芥
   E．雷公藤多苷
10．药物过敏性急性间质性肾炎患者每日使用泼尼松的常用剂量是
   A．5～10 mg
   B．15～20 mg
   C．30～40 mg
   D．50～60 mg
   E．>60 mg
11．对于早期慢性间质性肾炎病例，为了延缓肾损害的进展，治疗应首选的是
   A．给予激素治疗
   B．给予细胞毒性药物治疗
   C．抗感染治疗
   D．积极去除致病因素
   E．控制入液量

【A2 型题】

12．男性，62 岁。因发热、咳嗽、咳痰 1 周，诊断肺部感染，给予阿莫西林/舒巴坦静脉抗感染治疗，用药后全身出现风团样皮疹。复查血 WBC 11.5×10^9/L，N 81%，E 12%，尿常规：蛋白（+），沉渣镜检 RBC 5～10/HP，血肌酐 216 μmol/L。该患者出现肾脏问题最可能的原因是
   A．急进性肾小球肾炎
   B．急性间质性肾炎
   C．IgA 肾病
   D．急性肾损伤
   E．慢性间质性肾炎
13．男性，40 岁。应用氨基糖苷类抗生素过程中，突然出现发热、皮疹 2 天。血化验嗜酸性粒细胞增多，尿常规：蛋白（+）（定量 1.2 g/d），尿沉渣镜检白细胞 20～30/HP，沉渣镜检红细胞 5～10/HP。最可能的诊断是
   A．急性肾小球肾炎
   B．急性肾盂肾炎
   C．下尿路感染
   D．急性间质性肾炎
   E．肾病综合征
14．女性，40 岁。多尿 2 年，腰痛、肉眼血尿 1 天。因头痛长期服用止痛剂 10 余年。测血压 135/

85 mmHg。化验血 ESR 10 mm/h，尿常规：蛋白（+），尿沉渣镜检白细胞 10~20/HP，偶见颗粒管型，X 线片可见肾乳头坏死征象。血糖、肝肾功能、电解质、血常规结果均在正常范围内。除有肾乳头坏死外，最可能的诊断是
A．慢性肾盂肾炎
B．慢性间质性肾炎
C．急性肾小球肾炎
D．慢性肾小球肾炎
E．急性间质性肾炎

【A3/A4 型题】

女性，42 岁。因肺炎链球菌肺炎感染 2 天，化验血 WBC $14.5×10^9$/L，N 86%，E 1%，给予青霉素静脉抗感染治疗过程中全身出现风团样皮疹。复查血 WBC $12.5×10^9$/L，N 80%，E 12%，尿常规：蛋白（+），沉渣镜检 RBC 5~10/HP，血肌酐 235 μmol/L。

15．该患者出现肾脏问题最可能的原因是
A．急进性肾小球肾炎
B．急性间质性肾炎
C．IgA 肾病
D．急性肾损伤
E．慢性间质性肾炎

16．首选的处理是
A．改换抗生素
B．给予糖皮质激素
C．抗过敏治疗
D．对症治疗
E．急诊血液透析

女性，43 岁。因"感冒"自行服用头孢类抗生素，5 天后出现发热，躯干及四肢近端出现充血性斑丘疹，每日尿量 1500 ml。测血压 120/80 mmHg。化验血常规示嗜酸性粒细胞增多。尿常规：蛋白（+），沉渣镜检白细胞 12~15/HP，沉渣镜检红细胞 5~10/HP，蛋白定量为 0.9 g/24 h，为肾小管性蛋白尿。血清 IgE 增高，血肌酐 102 μmol/L。

17．该患者最可能的诊断是
A．急性肾小球肾炎
B．急进性肾小球肾炎
C．狼疮肾炎
D．过敏性紫癜肾炎
E．急性间质性肾炎

18．下列检查对诊断帮助最大的是
A．血清补体
B．血红蛋白
C．双肾 B 超
D．尿白细胞分类
E．尿相差镜检红细胞

19．该患者血液中最可能出现的抗体是
A．ANCA
B．抗肾小管基膜抗体
C．抗肾小球基膜抗体
D．抗核抗体
E．抗双链 DNA 抗体

20．对明确诊断最有意义的检查是
A．肾脏 CT 检查
B．肾脏 MRI 检查
C．肾穿刺活检
D．静脉肾盂造影
E．中段尿培养及药物敏感试验

21．对该患者首要的治疗措施是
A．立即停用抗生素
B．口服泼尼松 60 mg/d
C．使用免疫抑制剂
D．口服 ACEI 类药物
E．使用利尿剂

男性，55 岁。夜尿增多 3 年，平素血压一直正常，测血压 130/80 mmHg。尿常规：蛋白（+），沉渣镜检 WBC 5~7/HP，尿糖（+），尿蛋白定量 0.5 g/24 h。血 Cr 82 μmol/L，尿酸 625 μmol/L。

22．该患者最可能的诊断是
A．急性间质性肾炎
B．慢性间质性肾炎
C．泌尿系感染
D．慢性肾小球肾炎
E．肾结核

23．该患者下列辅助检查结果最可能存在异常的是
A．尿浓缩稀释试验
B．红细胞沉降率
C．血清白蛋白
D．血清补体
E．血免疫球蛋白

【B1 型题】

A．布鲁菌病
B．肾结核
C．IgG4 相关疾病
D．非甾体抗炎药
E．利尿剂

24．引起急性间质性肾炎的全身感染性疾病是
25．引起急性间质性肾炎的免疫性疾病是

26. 引起急性间质性肾炎的原发肾脏感染是
    A. 慢性药物性间质性肾炎、肾乳头坏死
    B. 慢性间质性肾炎
    C. 急性肾小球肾炎
    D. 急性间质性肾炎
    E. 慢性肾小球肾炎
27. 男性，29岁。应用青霉素类抗生素4天后，突然出现发热、皮疹、关节痛，血中嗜酸性粒细胞增多，尿常规：蛋白（++），沉渣镜检WBC 15～20/HP，尿蛋白定量为1.5 g/24 h。该患者最可能的诊断是
28. 女性，58岁。夜尿增多5年，监测血压一直正常。尿常规：蛋白（++），沉渣镜检WBC 9～12/HP，尿糖（+）。尿蛋白0.7 g/24 h。血钾5.6 mmol/L。该患者最可能的诊断是
29. 女性，47岁。多尿2年，高热、剧烈腰痛、肉眼血尿2天。因类风湿关节炎长期服用止痛剂20余年。测血压130/80 mmHg。尿常规：蛋白（+），沉渣镜检WBC 10～20/HP，偶见颗粒管型，X线片见肾乳头坏死征象。该患者最可能的诊断是

    A. 停用相关药物
    B. 口服泼尼松30～40 mg/d
    C. 抗过敏治疗
    D. 对症支持治疗
    E. 急诊透析治疗
30. 药物相关急性间质性肾炎的首选治疗是
31. 特发性急性间质性肾炎的主要治疗是
32. 慢性间质性肾炎的主要治疗是

【X型题】

33. 急性间质性肾炎最常见的病因有
    A. 药物
    B. 感染
    C. 免疫性
    D. 特发性
34. 引起急性间质性肾炎的药物有
    A. 抗生素（如青霉素类等）
    B. 非甾体抗炎药（包括水杨酸类）及解热镇痛药
    C. 治疗消化性溃疡的药物（如西咪替丁等）
    D. 利尿剂（如呋塞米等）
35. 引起急性间质性肾炎免疫荧光可见IgG、IgM或C3沿肾小球系膜区团块样沉积的病因有
    A. 军团菌感染
    B. 血吸虫感染
    C. 疟原虫感染
    D. 汉坦病毒感染
36. 慢性间质性肾炎的常见病因包括
    A. 微生物感染
    B. 药物
    C. 免疫性疾病
    D. 有效循环血容量不足
37. 慢性间质性肾炎出现肾小管功能不全包括
    A. 浓缩功能障碍
    B. 酸化功能障碍
    C. 排钾功能障碍
    D. 重吸收钠功能障碍

答案及解析

1. 【答案】E
   【解析】急性间质性肾炎又称急性肾小管间质性肾炎，临床有多种病因引起，急骤起病；主要病理表现是肾间质水肿和炎症细胞浸润，肾小球和肾血管多无受累或病变轻微；是以肾小管功能障碍，可伴或不伴肾小球滤过功能下降为主要临床特点的一组临床病理综合征。所以答案是E。

2. 【答案】A
   【解析】急性间质性肾炎又称急性肾小管间质性肾炎，临床有多种药物可引起急性间质性肾炎，非甾体抗炎药所致的急性间质性肾炎可同时引起肾小球微小病变型肾病。

3. 【答案】E
   【解析】慢性间质性肾炎有许多原因，最常见的病因是肾盂肾炎。

4. 【答案】C
   【解析】药物过敏性急性间质性肾炎患者较为特异的尿常规异常是嗜酸细胞尿。其余检查异常均无特异性。

5. 【答案】C
   【解析】典型的急性间质性肾炎根据用药史、感染史或全身疾病史，结合实验室检查结果可做出诊断。非典型药物过敏性急性间质性肾炎病例的确诊需依靠肾活检病理检查。

6. 【答案】A
   【解析】慢性间质性肾炎的常见早期临床表现不包括水肿。慢性间质性肾炎的常见早期临床表现无水

肿，血压多正常，可有多尿、夜尿、低比重尿、蛋白尿和白细胞尿。

7.【答案】B
【解析】慢性间质性肾炎又称慢性肾小管间质性肾炎，是以肾小管功能障碍为主要表现的一组疾病或临床综合征。所以其常首先出现的异常是肾小管功能损害。其余均不是。

8.【答案】E
【解析】有致病原因，多尿，夜尿突出，低比重尿，尿溶菌酶增高均为慢性间质性肾炎的诊断要点，但确定诊断主要依靠肾活检病理检查。

9.【答案】B
【解析】药物过敏性急性间质性肾炎给予免疫抑制治疗时，最常用的药物是泼尼松。其他药物一般不首选。

10.【答案】C
【解析】药物过敏性急性间质性肾炎的治疗是给予免疫抑制药物，经常使用的是泼尼松，其每日常用剂量是30～40 mg。

11.【答案】D
【解析】早期慢性间质性肾炎病例，为了延缓肾损害的进展，治疗应首选的是积极去除致病因素。其余均不是首选的治疗。

12.【答案】B
【解析】该老年男性患者因发热、咳嗽、咳痰诊断为肺部感染给予阿莫西林/舒巴坦静脉抗感染治疗，用药后出现过敏反应（全身风团样皮疹），复查血嗜酸粒细胞增高（E12%），尿蛋白（+）和红细胞尿（沉渣镜检RBC 5～10/HP），血肌酐稍增高（216 μmol/L），符合急性间质性肾炎。病史和化验结果均不支持其余诊断。

13.【答案】D
【解析】该中年男性患者应用氨基糖苷类抗生素过程中，突然出现发热、皮疹，血化验嗜酸性粒细胞增多，尿常规检查有异常（蛋白定量1.2 g/d，尿沉渣镜检有白细胞和红细胞）符合药物引起的急性间质性肾炎，所以最可能的诊断是急性间质性肾炎。

14.【答案】B
【解析】该中年女性患者慢性病程，因头痛长期服用止痛剂10余年，2年多尿、腰痛、肉眼血尿1天。测血压正常（135/85 mmHg），化验尿常规见蛋白（+）和有白细胞10～20/HP，X线片可见肾乳头坏死征象，血糖、肝肾功能、电解质、血常规结果均在正常范围内，符合慢性间质性肾炎、肾乳头坏死。所以除与肾乳头坏死外，最可能的诊断是慢性间质性肾炎。病史和化验检查结果均不支持其他诊断。

15.【答案】B 16.【答案】A
【解析】该中年女性肺炎链球菌肺炎感染患者，化验血WBC和中性比例增高（14.5×10⁹/L，N 86%）

给予青霉素静脉抗感染治疗过程中全身出现风团样皮疹，复查血嗜酸粒细胞增高（E 12%），尿蛋白（+）和红细胞尿（沉渣镜检RBC 5～10/HP），血肌酐稍增高（235 μmol/L），符合急性间质性肾炎，病史和化验结果均不支持其余诊断。因为考虑由抗生素引起，而患者的血白细胞仍高，所以首选的处理是改换抗生素。

17.【答案】E 18.【答案】D 19.【答案】B
20.【答案】C 21.【答案】A
【解析】该中年女性患者因"感冒"自行服用头孢类抗生素后出现发热，躯干及四肢近端出现充血性斑丘疹，每日尿量和血压正常，化验血常规见嗜酸性粒细胞增多。尿常规有蛋白、白细胞及红细胞，为肾小管性蛋白尿，血清IgE增高，血肌酐正常，符合药物引起的急性间质性肾炎，病史和化验检查结果均不支持其他诊断。尿白细胞分类见嗜酸性粒细胞对诊断帮助最大。因为是急性间质性肾炎，所以该患者血液中最可能出现的抗体是抗肾小管基膜抗体。肾穿刺活检是对明确诊断最有意义的检查。对该患者首要的治疗措施为立即停用抗生素。

22.【答案】B 23.【答案】A
【解析】该中年男性患者慢性病程，3年来夜尿增多，平素血压一直正常，尿常规有蛋白和WBC及尿糖（+），血Cr正常，而血尿酸增高（625 μmol/L），符合慢性间质性肾炎。慢性间质性肾炎又称慢性肾小管间质性肾炎，是以肾小管功能障碍为主要表现的一组疾病或临床综合征，所以辅助检查结果最可能存在异常的是反映肾小管功能的尿浓缩稀释试验。

24.【答案】A 25.【答案】C 26.【答案】B
【解析】急性间质性肾炎临床有多种病因引起，可以有药物、感染、免疫性和特发性病因。引起急性间质性肾炎的全身感染性疾病是布鲁菌病；引起急性间质性肾炎的免疫性疾病是IgG4相关疾病；引起急性间质性肾炎的原发肾脏感染是肾结核。

27.【答案】D 28.【答案】B 29.【答案】A
【解析】第27题青年男性患者急性病程，应用青霉素类抗生素4天后突然出现发热、皮疹、关节痛，血中嗜酸性粒细胞增多，尿常规有蛋白和WBC，该患者最可能的诊断是急性间质性肾炎。第28题中年女性患者慢性病程，5年来夜尿增多，监测血压一直正常。尿常规有蛋白和WBC及尿糖（+），符合慢性间质性肾炎的诊断。第29题中年女性患者因类风湿关节炎长期服用止痛剂20余年，2年来多尿、高热、剧烈腰痛、肉眼血尿2天，尿常规有蛋白和WBC 10～20/HP，X线片见肾乳头坏死征象符合慢性药物性间质性肾炎、肾乳头坏死的诊断。

30.【答案】A 31.【答案】B 32.【答案】D
【解析】急性间质性肾炎可以由药物所致，药物相关急性间质性肾炎的首选治疗是停用相关药物。特发性急性间质性肾炎的发病与免疫机制有关，所以主要治疗是口服泼尼松 30~40 mg/d。慢性间质性肾炎的主要治疗是以对症支持治疗为主，尽管积极去除致病因素也很重要，但发现时患者多已呈现肾脏纤维化为主的慢性化且不可逆损伤，去除致病因素常已经不能奏效。

33．【答案】AB

【解析】急性间质性肾炎临床有多种病因引起，药物、感染、免疫性和特发性病因均是，但是最常见的病因有药物和感染。

34．【答案】ABCD

【解析】急性间质性肾炎临床有多种病因引起，药物是最常见的病因。引起急性间质性肾炎的药物有抗生素（如青霉素类等）、非甾体抗炎药（包括水杨酸类）及解热镇痛药、治疗消化性溃疡的药物（如西咪替丁等）、利尿剂（如呋塞米等）和其他药物（如别嘌醇、硫唑嘌呤等）。所以答案是 ABCD。

35．【答案】ABCD

【解析】急性间质性肾炎临床由多种病因引起，引起急性间质性肾炎免疫荧光可见 IgG、IgM 或 C3 沿肾小球系膜区团块样沉积的病因有军团菌感染、血吸虫感染、疟原虫感染和汉坦病毒感染。

36．【答案】ABC

【解析】慢性间质性肾炎由多种病因引起，常见病因有微生物感染、药物、免疫性疾病等。而有效循环血容量不足不是慢性间质性肾炎的病因，常是急性肾损伤的病因。

37．【答案】ABCD

【解析】慢性间质性肾炎又称慢性肾小管间质性肾炎，是以肾小管功能障碍为主要表现的一组疾病或临床综合征。浓缩功能障碍、酸化功能障碍、排钾功能障碍和重吸收钠功能障碍均属于肾小管功能的异常。

五、尿路感染

【A1 型题】

1．尿路感染最常见的感染途径是
  A．上行感染
  B．血行感染
  C．直接感染
  D．淋巴道感染
  E．由盆腔炎症引起感染

2．尿路感染发病率较高人群不包括
  A．已婚女性
  B．男性 65 岁以上
  C．更年期后妇女
  D．青少年男性
  E．孕期妇女

3．下列实验室检查结果中，提示上尿路感染的是
  A．尿蛋白阴性
  B．尿沉渣镜检白细胞 10/HP
  C．尿沉渣镜检红细胞 20/HP
  D．尿沉渣镜检有白细胞管型
  E．尿亚硝酸盐阴性

4．对鉴别上、下尿路感染无帮助的化验检查是
  A．尿沉渣镜检白细胞管型
  B．膀胱冲洗后尿细菌培养
  C．肾小管功能检查
  D．尿红细胞计数
  E．尿渗透压测定

*5．尿路感染患者尿细菌培养假阳性结果见于
  A．近 7 天内使用过抗生素
  B．感染灶排菌呈间歇性
  C．消毒液混入尿标本内
  D．尿标本在室温下存放超过 1 小时接种
  E．培养时饮水过多致尿液稀释　　　(67/2003)

6．细菌进入膀胱后易引起尿路感染，主要是因为
  A．存在尿路畸形
  B．膀胱镜检查前后
  C．合并有肾输尿管结石
  D．伴有老年性阴道炎
  E．局部使用杀精化合物避孕引发阴道菌群改变

*7．尿培养的细菌菌落计数有诊断意义时，至少应不低于
  A．10^2/ml
  B．10^3/ml
  C．10^4/ml
  D．10^5/ml
  E．10^6/ml　　　(55/1997)

*8．一般留置导尿管 3~4 天后，细菌尿的发生率达
  A．50%
  B．60%
  C．70%
  D．80%
  E．90% 以上　　　(70/2001)

9．尿路感染最常见的致病菌是
  A．大肠埃希菌
  B．肺炎克雷伯菌

C．厌氧菌
D．支原体
E．铜绿假单胞菌

10．尿道综合征的致病微生物可能为
A．大肠埃希菌
B．变形杆菌
C．粪链球菌
D．衣原体
E．真菌

11．关于慢性肾盂肾炎的病理改变，下列错误的是
A．肾盂、肾盏黏膜除有炎症改变外可形成瘢痕
B．肾盂和肾盏变形、狭窄，肾实质内有明显炎症病灶
C．晚期可有一侧或双侧肾脏体积缩小
D．肾小管上皮萎缩、退化，管腔内有渗出物
E．肾小球伴有不同程度纤维化

*12．有关肾区疼痛，下列不正确的是
A．间质性肾炎有肾区压痛
B．IgA肾病有肾区压痛
C．肾盂积液有肾区叩击痛
D．肾盂肾炎有肾区叩击痛
E．肾动脉栓塞肾区有剧烈疼痛　　（72/2001）

*13．鉴别尿路感染与尿道综合征的最根本点是
A．尿白细胞的多少
B．尿红细胞的多少
C．尿白细胞管型的有无
D．真性细菌尿的有无
E．尿路刺激症状的有无　　（67/2003）

14．慢性肾盂肾炎是
A．肾小管和肾间质的慢性化脓性炎症
B．一种肾小球免疫复合物性肾炎
C．一种以增生为主的炎症
D．一种以变质为主的炎症
E．肾小球肾炎的一种特殊类型

15．关于慢性肾盂肾炎的临床表现，下列错误的是
A．可有或无全身表现
B．尿路刺激征可不典型
C．早期肾小球滤过功能损害往往较肾小管功能损害为重
D．可有高血压
E．急性发作时症状明显，类似急性肾盂肾炎

*16．慢性肾盂肾炎早期肾功能减退的主要指标是
A．血尿素氮升高
B．血肌酐升高
C．尿浓缩功能减退
D．肌酐清除率下降　　（69/2010）

17．诊断慢性肾盂肾炎（提示诱因）的主要辅助检查项目应是
A．静脉肾盂造影
B．肾动脉造影
C．双肾B超
D．双肾CT
E．肾活检

18．判断尿路感染患者是复发还是重新感染，通常患者前次治疗停药后再发的时间多数是
A．半个月
B．1个月
C．1个半月
D．2个月
E．3个月

*19．诊断慢性肾盂肾炎时，下列不正确的是
A．静脉肾盂造影中可见到肾盂肾盏变形缩窄
B．必有尿路刺激症状（尿急、尿频、尿痛）
C．无全身症状，只有尿培养反复多次阳性
D．肾小管功能可持续损害
E．可有高血压、水肿、肾功能减退　　（48/1995）

*20．下列不符合尿道综合征的是
A．好发于中年女性
B．有尿频
C．有排尿不畅
D．尿白细胞均不增多
E．尿细菌培养阴性　　（72/1999）

21．复杂性尿感常见于
A．肾盂畸形
B．尿路结石梗阻
C．尿路器械的使用
D．肾发育不良
E．机体免疫力差

22．急性肾盂肾炎患者常选用血、尿浓度均高的抗生素，其中不包括
A．喹诺酮类
B．头孢菌素类
C．大环内酯类
D．氨基糖苷类
E．半合成青霉素类

*23．下列无症状细菌尿患者中不需要治疗的是
A．老年人
B．学龄前儿童
C．妊娠妇女
D．肾移植者
E．有尿路梗阻者　　（75/2005）

24．急性肾盂肾炎口服有效抗菌药物治疗后，通常90%可治愈的最短时间是
A．1周

B. 2周
C. 3周
D. 4周
E. 5周

【A2型题】

25. 女性，45岁。1年来反复发作尿频、尿急、尿痛，口服头孢菌素类抗生素可以好转。既往有糖尿病病史5年。尿常规：蛋白（+），沉渣镜检WBC 40~50/HP。导致该患者最可能的病原体是
    A. 金黄色葡萄球菌
    B. 表皮葡萄球菌
    C. 肺炎克雷伯菌
    D. 铜绿假单胞菌
    E. 大肠埃希菌

26. 女性，46岁。2周前腹痛、腹泻时验尿沉渣有白细胞15~20/HP，红细胞3~5/HP，诊断为泌尿系感染，平素身体健康。考虑其感染途径可能是
    A. 邻近脏器直接感染引起
    B. 通过淋巴管感染
    C. 血行性感染
    D. 上行性感染
    E. 尿路梗阻反流引起感染

27. 女性，26岁。妊娠30周。3天来腰痛伴尿频、尿痛，2天来发热，体温最高达38.6℃。既往体健。化验尿常规：蛋白（+），沉渣镜检RBC 5~10/HP，WBC 20~25/HP，偶见白细胞管型。该患者若做清洁后中段尿细菌培养，最可能的结果是
    A. 未见细菌生长
    B. 大肠埃希菌
    C. 粪链球菌
    D. 克雷伯菌
    E. 变形杆菌

*28. 女性，29岁。曾患尿路感染，尿培养为大肠埃希菌，经治疗后尿菌转阴，随后尿培养再次出现真性细菌尿。下面确定该患者尿路感染复发的依据是
    A. 停药2周内，尿培养菌株仍为大肠埃希菌
    B. 停药2周内，尿培养菌株为变形杆菌
    C. 停药2周后，尿培养菌株仍为大肠埃希菌
    D. 停药2周后，尿培养菌株为变形杆菌 (53/2019)

29. 女性，21岁。尿频、尿急、尿痛5天，无发热、腰痛。既往体健。查体：心肺无异常，腹软，肝脾肋下未触及，肾区无叩击痛。化验：尿蛋白（－），硝酸盐还原试验阳性，尿沉渣白细胞25~30/HP，红细胞3~5/HP。该患者最可能的诊断是
    A. 急性膀胱炎
    B. 急性肾盂肾炎
    C. 急性肾小球肾炎
    D. 尿道综合征
    E. 慢性肾盂肾炎

*30. 女性，40岁。5天来高热，腰痛伴尿频、尿痛、尿急，曾口服环丙沙星2天不见好转。既往无类似发作史，1个月前曾发现肾盂结石未积极治疗。查体：体温39℃，右肾区有叩击痛。化验尿蛋白（+），沉渣镜检WBC 20~30/HP，偶见白细胞管型，尿比重1.025。最可能的诊断是
    A. 非复杂性膀胱炎
    B. 非复杂性急性肾盂肾炎
    C. 复杂性膀胱炎
    D. 复杂性急性肾盂肾炎
    E. 慢性肾盂肾炎 (76/2006)

31. 男性，61岁。外出旅游中突发高热、寒战，伴腰痛、尿痛、尿频、尿急1天。既往体健。查体：T 38.9℃，左肾区有叩击痛。最先考虑的检查是
    A. 血常规
    B. 尿常规、尿培养
    C. 肾功能
    D. 肾脏B型超声
    E. 腹部X线平片

*32. 女性，31岁。发热伴尿频、尿急、尿痛2天来急诊，测体温最高38.8℃。既往体健。化验血WBC 14.5×10⁹/L，尿蛋白（+），尿沉渣镜检RBC 20~30/HP，WBC满视野/HP。该患者最可能的诊断是
    A. 急性膀胱炎
    B. 急性肾盂肾炎
    C. 慢性肾盂肾炎急性发作
    D. 尿道综合征 (70/2012)

33. 男性，41岁。常规体检时化检尿发现有蛋白微量，比重为1.015，沉渣镜检WBC 8~10/HP，沉渣镜检RBC 3~5/HP。在医院复查时作尿培养有大肠埃希菌，该患者最可能的诊断是
    A. 急性肾盂肾炎
    B. 急性膀胱炎
    C. 无症状细菌尿
    D. 慢性肾盂肾炎
    E. 尿道综合征

34. 女性，44岁。近1年来受凉或劳累后反复出现腰痛、尿频，曾化验尿有白细胞，服用诺氟沙星能好转，此后每次自服药，未就诊及检查。1周来又腰痛、尿频。化验尿比重为1.010，蛋白（+），沉渣镜检WBC 20~30/HP，沉渣镜检RBC 10~15/HP，肾脏超声为两肾表面凹凸不

平，右肾偏小。该患者最可能的诊断是
- A．急性肾盂肾炎
- B．慢性肾盂肾炎
- C．慢性肾小球肾炎
- D．急性膀胱炎
- E．肾结石

35．女性，39岁。主因腰痛、尿频1个月来诊，追问病史，近2年来劳累后反复出现上述症状，曾化验尿有白细胞，服用莫西沙星能好转。尿常规：蛋白（+），沉渣镜检白细胞15～20/HP，肾脏超声见两肾表面凹凸不平。最可能的诊断是
- A．急性肾盂肾炎
- B．慢性肾盂肾炎
- C．无症状细菌尿
- D．慢性肾小球肾炎
- E．急性膀胱炎

36．女性，43岁。3天来劳累后出现腰酸、尿频，不发热，1天前自服阿莫西林后症状不缓解来诊。尿常规：蛋白微量，沉渣镜检WBC 4～8/HP，RBC 2～3/HP。此时应考虑的处理是
- A．停用抗生素
- B．继续应用抗生素至3天
- C．继续应用抗生素至10天
- D．继续应用抗生素至12天
- E．继续应用抗生素至14天

37．女性，24岁。发热、尿频、尿急、尿痛伴腰痛3天。既往无类似病史。查体：T 38.5℃，心肺检查未见异常，腹软，肝脾肋下未触及，双肾区有叩击痛。化验：尿蛋白（+），尿沉渣镜检白细胞45～50/HP，可见白细胞管型。不宜作为首选的治疗药物是
- A．红霉素
- B．头孢呋辛
- C．莫西沙星
- D．阿莫西林
- E．氨苄西林

【A3/A4型题】

女性，26岁。尿频、尿急、尿痛伴腰痛3天。既往体健。查体：T 36.8℃，心肺无异常，腹软，肝脾肋下未触及，肾区无叩击痛，化验：尿蛋白（±），硝酸盐还原试验阳性，尿沉渣镜检白细胞20～30/HP，红细胞5～10/HP。

*38．该患者最可能的诊断是
- A．急性膀胱炎
- B．急性肾盂肾炎
- C．慢性肾盂肾炎
- D．尿道综合征

*39．下列尿检查结果支持该诊断的是
- A．可见白细胞管型
- B．尿乙酰-β-D-氨基葡萄糖苷酶（NAG）升高
- C．清洁中段尿培养有大肠埃希菌
- D．尿比重和渗透压下降

*40．此时最主要的处理是
- A．对症治疗及多饮水
- B．单剂量抗生素疗法
- C．短疗程抗生素疗法
- D．10～14天抗生素疗法 （82～84/2018）

女性，26岁。尿频、尿急、尿痛伴畏寒、发热、腰痛2天急诊入院，发热一般达38℃以上。化验尿蛋白（+），沉渣镜检WBC 20～30/HP，RBC 10～20/HP，可见WBC管型。

41．该患者最可能的诊断是
- A．急性膀胱炎
- B．急性肾盂肾炎
- C．慢性肾盂肾炎
- D．尿道综合征
- E．无症状细菌尿

42．此时该患者最恰当的处理是
- A．待尿培养结果出来后选用抗生素
- B．立即选用广谱抗生素进行治疗
- C．先用抗生素治疗，择时留尿培养
- D．留尿送尿培养后，立即给予有效抗生素
- E．对症治疗

女性，26岁，妊娠30周。3天来腰痛伴尿频、尿痛，两天来发热，体温最高达38.6℃，既往体健，化验尿常规：蛋白（+），沉渣镜检RBC 5～10/HP，WBC 20～25/HP，偶见白细胞管型。

*43．该患者最可能的诊断是
- A．尿道综合征
- B．急性膀胱炎
- C．急性肾盂肾炎
- D．肾结核

*44．若做清洁后中段尿细菌培养，最可能的结果是
- A．未见细菌生长
- B．大肠埃希菌
- C．粪链球菌
- D．结核杆菌

*45．最宜选用的治疗是
- A．多饮水及对症治疗
- B．静脉给予大环内酯类抗生素
- C．抗结核治疗

D．静脉给予第三代头孢菌素类抗生素 (82~84/2017)

女性，30岁。1周来发热、尿频、尿急、尿痛伴腰痛。既往无类似病史。查体：体温38.3℃，心肺检查未见异常，腹软，肝脾肋下未触及，双肾区有叩击痛。化验：尿蛋白（+），沉渣镜检白细胞30~50/HP，可见白细胞管型。

*46．该患者最可能的诊断是
　　A．急性肾小球肾炎
　　B．急性尿道炎
　　C．急性膀胱炎
　　D．急性肾盂肾炎

*47．不宜作为首选的治疗药物是
　　A．喹诺酮类
　　B．头孢菌素类
　　C．红霉素
　　D．半合成广谱青霉素

*48．一般用药的疗程是
　　A．3天
　　B．7天
　　C．14天
　　D．20天　　　　　　　　(102~104/2008)

女性，24岁。2天来突然发热伴尿频、尿急、尿痛。既往体健。查体：T 38.2℃，左侧肾区有叩击痛。

*49．该患者最可能的诊断是
　　A．急性膀胱炎
　　B．急性肾盂肾炎
　　C．尿道综合征
　　D．肾结核

*50．下列尿检查结果最能支持该诊断的是
　　A．尿蛋白（±）
　　B．沉渣镜检红细胞20~25/HP
　　C．沉渣镜检白细胞10~15/HP
　　D．沉渣镜检见白细胞管型

*51．该患者最有效的治疗方案是
　　A．短疗程喹诺酮类疗法
　　B．10~14天喹诺酮类疗法
　　C．规律抗结核治疗
　　D．对症治疗　　　　　　(82~84/2021)

女性，32岁。发热、尿频、尿急、尿痛伴腰痛3天。既往无类似病史，查体：T 38℃，BP 120/80 mmHg，心肺未见明显异常，肝脾肋下未触及，双肾区叩击痛阳性。血常规：Hb 132 g/L，白细胞 11.6×10⁹/L，中性粒细胞80%，血小板130×10⁹/L。尿常规：蛋白（+），沉渣镜检红细胞2~5/HP，白细胞30~40/HP，可见白细胞管型。

*52．该患者最可能的诊断是
　　A．急性尿道炎
　　B．尿道综合征
　　C．急性膀胱炎
　　D．急性肾盂肾炎

*53．不作为常用治疗药物的是
　　A．环丙沙星
　　B．阿莫西林
　　C．罗红霉素
　　D．头孢呋辛

*54．一般治疗的疗程是
　　A．3~5天
　　B．6~9天
　　C．10~14天
　　D．15~19天　　　　　　(82~84/2022)

女性，42岁。反复发作尿频、尿急、尿痛和腰痛2年余，经多种抗生素治疗症状时轻时重。既往体健，无结核病史。化验尿蛋白（+~++），沉渣镜检WBC 20~30/HP。

55．该患者最可能的临床诊断是
　　A．急性肾盂肾炎
　　B．慢性肾盂肾炎
　　C．无症状细菌尿
　　D．慢性膀胱炎
　　E．尿道综合征

56．中段尿培养最常见的结果是
　　A．大肠埃希菌
　　B．金黄色葡萄球菌
　　C．厌氧菌
　　D．真菌
　　E．无细菌生长

57．该患者目前最不需要采取的处理措施是
　　A．作尿培养与药敏选择敏感抗生素
　　B．静脉肾盂造影了解有无尿路梗阻及畸形
　　C．反复查尿常规
　　D．检查肾小管功能
　　E．检查有无慢性病灶或妇科病灶

【B1型题】
　　A．无症状细菌尿
　　B．急性肾盂肾炎
　　C．慢性肾盂肾炎
　　D．尿道综合征
　　E．急性膀胱炎

58．表现肾小管功能持续受损的疾病是
59．不出现尿路刺激征的疾病是

A．急性膀胱炎
B．急性肾盂肾炎
C．慢性肾小球肾炎
D．无症状细菌尿
E．尿道综合征
60．易见到白细胞管型的疾病是
61．不出现真性细菌尿的疾病是

A．前列腺肥大
B．神经源性膀胱
C．放置导尿管
D．多囊肾
E．肾移植
上述复杂性尿路感染的危险因素中：
62．属于结构性尿路梗阻的是
63．属于功能性梗阻的是
64．属于尿道介入的是
65．属于先天性疾病的是
66．属于免疫抑制的是

A．尿细菌培养
B．血常规
C．双肾B超
D．静脉肾盂造影
E．肾动脉造影
67．慢性肾盂肾炎主要辅助检查项目应是
68．急性肾盂肾炎主要辅助检查项目应是

A．急性肾盂肾炎
B．慢性肾盂肾炎
C．无症状细菌尿
D．慢性肾小球肾炎
E．急性膀胱炎
69．女性，54岁。反复尿频、尿急4个月，3天来症状加重，无发热。化验尿蛋白微量，沉渣镜检白细胞15~20/HP，红细胞10~25/HP。最可能的诊断是
70．女性，23岁。突发尿急、尿痛伴寒战、高热、恶心1天，体温38.5℃，化验尿蛋白微量，沉渣镜检白细胞20~40/HP，红细胞10~15/HP，血白细胞$11×10^9$/L，中性粒细胞79%。最可能的诊断是

A．敏感抗菌药物分组轮流使用
B．敏感抗菌药物连续应用7天
C．用药48小时无效应换药，疗程2周
D．敏感抗菌药物连续应用3天

E．敏感抗菌药物连续应用3周
71．急性肾盂肾炎患者的治疗应是
72．慢性肾盂肾炎患者的治疗应是

【X型题】
73．尿路感染的易感因素包括
A．女性患者尿道短而宽，且尿道口距肛门近
B．长期大量应用免疫抑制剂
C．合并重度尿路梗阻
D．女性患者同时伴发附件炎
74．下列复杂性尿路感染的危险因素中，属于结构性尿路梗阻的有
A．前列腺肥大
B．神经源性膀胱
C．结石
D．肿瘤
75．尿路感染患者的尿路刺激征包括
A．尿频
B．尿急
C．尿痛
D．排尿困难
76．下列不属于尿路刺激征的是
A．尿急
B．尿频
C．尿失禁
D．排尿困难
*77．下列情况发生的尿路感染属于复杂性尿感的有
A．尿路结石
B．尿路畸形
C．膀胱输尿管反流
D．慢性肾实质性疾病 (172/2013)
*78．下列支持慢性肾盂肾炎诊断的有
A．可无急性肾盂肾炎病史
B．肾外形凹凸不平，双肾大小不等
C．静脉肾盂造影常见肾盂、肾盏正常
D．持续性肾小管功能损害 (172/2014)
*79．肾盂肾炎的并发症有
A．肾盂积脓
B．急性肾衰竭
C．肾周围脓肿
D．败血症 (154/1998)
*80．下列无症状细菌尿的患者中，需要治疗的有
A．学龄前儿童
B．老年人
C．妊娠妇女
D．肾移植后 (69/2015)

答案及解析

1. **【答案】** A

   【解析】 尿路感染有许多感染途径，其中最常见的感染途径是上行感染，约占尿路感染的95%以上，其他感染途径均相对少见。

2. **【答案】** D

   【解析】 尿路感染是泌尿系统的常见病，许多人群易感，但青少年男性较少发病。已婚女性、更年期后妇女、孕期妇女和65岁以上男性均是发病率较高人群。

3. **【答案】** D

   【解析】 上尿路感染是指输尿管及其以上部位的感染，只有尿沉渣镜检有白细胞管型为其实验室检查的结果，上尿路感染常尿蛋白阳性，其他几项结果亦可见于下尿路感染。

4. **【答案】** D

   【解析】 尿路感染分为上尿路感染（主要是肾盂肾炎）和下尿路感染（主要是膀胱炎）。上尿路感染时，尿沉渣镜检可见白细胞管型、膀胱冲洗后尿细菌培养阳性、肾小管功能异常、尿渗透压改变等，可与下尿路感染鉴别。而尿红细胞计数在上、下尿路感染时无区别。

5. **【答案】** D

   【解析】 尿路感染患者尿细菌培养假阳性结果见于尿标本在室温下存放超过1小时接种。而近7天内使用过抗生素、感染灶排菌呈间歇性、消毒液混入尿标本内和培养时饮水过多致尿液稀释均为尿路感染患者尿细菌培养假阴性的原因。

6. **【答案】** C

   【解析】 细菌进入膀胱后易引起尿路感染主要是因为合并有肾输尿管结石，当合并有肾输尿管结石时，引起的尿路梗阻是尿路感染的最易感因素。

7. **【答案】** D

   【解析】 一般菌落计数$>10^5$/ml才有诊断意义。

8. **【答案】** E

   【解析】 一般留置导尿管3～4天后，细菌尿的发生率达90%以上。

9. **【答案】** A

   【解析】 尿路感染最常见的致病菌是大肠埃希菌。

10. **【答案】** D

    【解析】 尿道综合征常见于女性，有尿频、尿急、尿痛和排尿不适等尿路刺激症状，但多次检查均无真性细菌尿，部分可能由于逼尿肌和膀胱括约肌功能不协调、妇科或肛周疾病、神经焦虑等引起，也可能是衣原体等非细菌感染造成。

11. **【答案】** E

    【解析】 慢性肾盂肾炎的病理改变主要在肾小管和肾间质，包括肾小管萎缩及肾间质淋巴、单核细胞浸润等慢性炎症表现，因此关于慢性肾盂肾炎的病理改变不应该是肾小球伴有不同程度纤维化。其他都是慢性肾盂肾炎的病理改变。

12. **【答案】** C

    【解析】 肾盂积液时与间质性肾炎和IgA肾病一样有肾区压痛，而肾盂肾炎有肾区叩击痛，肾动脉栓塞肾区有剧烈疼痛。故肾盂积液时不是肾区叩击痛，而是压痛。

13. **【答案】** D

    【解析】 尿路感染的诊断是必须具有真性细菌尿，而尿道综合征病人虽然有尿频、尿急、尿痛，但多次检查均应无真性细菌尿，因此二者的根本鉴别点是真性细菌尿的有无，而其余几项均不是。真性细菌尿的定义是：在排除假阳性的前提下，①膀胱穿刺尿定性培养有细菌生长；②清洁中段尿定量培养$\geq 10^5$/ml，但如临床上无尿路感染症状，则要求两次培养细菌菌落均$\geq 10^5$/ml，且为同一菌种，方能确定为真性细菌尿。

14. **【答案】** A

    【解析】 慢性肾盂肾炎是肾小管和肾间质的慢性化脓性炎症。其他备选答案均与慢性肾盂肾炎无关。

15. **【答案】** C

    【解析】 慢性肾盂肾炎的主要病变在肾小管和肾间质，早期影响肾小球一般很小，所以不应该是早期肾小球滤过功能损害往往较肾小管功能损害为重。其他均为慢性肾盂肾炎的临床表现。

16. **【答案】** C

    【解析】 慢性肾盂肾炎是双侧肾的慢性感染性病变，病变主要在肾盂肾盏，早期主要侵犯肾小管。尿浓缩功能是检测肾小管功能的重要检查，故慢性肾盂肾炎早期肾功能减退的主要指标是尿浓缩功能减退，而其他三项是慢性肾盂肾炎晚期累及肾小球时肾功能减退的指标。

17. **【答案】** A

    【解析】 诊断慢性肾盂肾炎须有诱因（易感因素），包括尿路畸形，尿路梗阻如结石、肿瘤等，机体免疫功能降低如糖尿病患者或应用肾上腺皮质激素者等，尿道口及其周围炎症患者等。在此基础上有反复尿路感染病史，应有下列异常：①静脉肾盂造影有肾盂肾盏狭窄变形者。②肾外形表面凹凸不平、两个肾脏大小不等。③持续性肾小管功能受损，如尿浓缩功能减退、夜尿增多、晨尿比重和渗透压降低、肾小管酸化功能减退等。因此诊断慢性肾盂肾炎的主要辅助检查项目应是静脉肾盂造影，可提示尿路畸形。

18. 【答案】A

【解析】前次治疗停药后半个月内尿路感染再发，而且病原体一致，是上次治疗后复发，而半个月后再发，而且病原体不同，则常是重新感染。

19. 【答案】B

【解析】诊断慢性肾盂肾炎时，有些患者常可无尿路刺激症状（尿急、尿频、尿痛），所以必有尿路刺激症状的提法是不正确的。

20. 【答案】D

【解析】尿道综合征好发于中年女性，以尿频和排尿不畅为主要表现，尿白细胞亦可增多，但尿细菌培养阴性，因而D不符合尿道综合征。

21. 【答案】B

【解析】复杂性尿感是指在伴有泌尿系统结构/功能异常（包括异物）或免疫低下的患者发生的尿路感染。所以复杂性尿感的危险因素包括：①结构性尿路梗阻（如常见于尿路结石梗阻，还有尿路狭窄、前列腺增大等）；②功能性尿路梗阻（如神经源性膀胱、怀孕等）；③泌尿道介入（尿路器械的使用等）；④先天性疾病（如肾盂畸形、肾发育不良等）；⑤机体免疫力差（如肾移植等）。所以题干中五项均为复杂性尿感的危险因素，但复杂性尿感常见于尿路结石梗阻，其他均相对少见。

22. 【答案】C

【解析】急性肾盂肾炎患者常选用血、尿浓度均高的抗生素，常用药物包括喹诺酮类、头孢菌素类、氨基糖苷类和半合成青霉素类等，但不包括大环内酯类。

23. 【答案】A

【解析】无症状细菌尿是一种隐匿型尿路感染，即患者有细菌尿而无任何尿路感染症状。老年人无症状细菌尿可不予以治疗，因为治疗与否与寿命无关，而题中其他几种情况均应予以治疗。

24. 【答案】B

【解析】急性肾盂肾炎的致病菌80%以上是大肠埃希菌，所以临床需要用抗菌药物治疗，治疗2周后，通常90%可治愈。

25. 【答案】E

【解析】该中年女性糖尿病患者慢性病程，1年来反复发作尿频、尿急、尿痛，口服头孢菌素类抗生素可以好转，尿常规见蛋白（+），沉渣镜检WBC明显增多（40~50/HP）。综合上述情况支持尿路感染，最可能是慢性肾盂肾炎，所以导致该患者最可能的病原体是大肠埃希菌。

26. 【答案】D

【解析】该中年女性患者有急性泌尿系感染，2周前腹痛、腹泻时检查尿证实，因此考虑其感染途径可能为上行性感染。其余均不可能或可能性很小。

27. 【答案】B

【解析】该青年女性妊娠患者有急性病程，腰痛伴尿频、尿痛、发热，体温最高达38.6℃，化验尿蛋白（+），WBC增高（20~25/HP），有白细胞管型，最可能的诊断是急性肾盂肾炎，若做清洁后中段尿细菌培养，最可能的结果是大肠埃希菌，首次发生的急性肾盂肾炎的致病菌80%为大肠埃希菌。

28. 【答案】A

【解析】该青年女性曾患尿路感染，尿培养为大肠埃希菌，经治疗后尿菌转阴，随后尿培养再次出现真性细菌尿。该患者尿路感染复发的依据应当是停药2周内，尿培养菌株仍为大肠埃希菌。若菌种与原来的不同、时间超过2周，则不是复发，而是重新感染。

29. 【答案】A

【解析】该青年女性患者急性病程，有明显尿频、尿急、尿痛等尿路刺激症状，尿硝酸盐还原试验阳性，沉渣有较多白细胞（25~30/HP）及少量红细胞，考虑为尿路感染，无发热、腰痛，双肾区无叩击痛，尿蛋白（-），所以该患者最可能的诊断是急性膀胱炎。无发热、肾区无叩击痛，不支持急性肾盂肾炎和慢性肾盂肾炎；虽然尿道综合征患者有尿频、尿急、尿痛及排尿不适等尿路刺激症状，但沉渣不会有如此多白细胞和红细胞；病史和实验室检查结果不支持急性肾小球肾炎。

30. 【答案】D

【解析】该中年女性患者急性发病，高热、腰痛和尿路刺激征（尿频、尿痛、尿急）等是典型的尿路感染的表现，尿化验白细胞增多也支持尿路感染，由于腰痛、右肾区有叩击痛、尿化验有蛋白和白细胞管型，因此支持急性肾盂肾炎的诊断，结合既往曾有肾盂结石，即尿路有器质性梗阻，所以本例最可能的诊断是复杂性急性肾盂肾炎。

31. 【答案】B

【解析】该老年男性患者外出旅游中急性病程，高热（38.9℃）、寒战，伴腰痛、尿痛、尿频、尿急，左肾区有叩击痛。因此该患者最可能是尿路感染，最先考虑的检查是尿常规、尿培养，血常规对感染的诊断有帮助，但对判断感染的原因无帮助。其余几项检查均意义小或无必要。

32. 【答案】B

【解析】根据该青年女性患者的病史和化验结果，肯定是尿路感染，由于发热热度较高，而且尿蛋白（+），这些均支持急性肾盂肾炎，而不支持急性膀胱炎；由于既往体健，所以不首先考虑慢性肾盂肾炎急性发作；尿道综合征患者也有尿频、尿急、尿痛等尿路刺激征，但一般无此发热热度，不会有真性细菌尿，尽管该患者未做尿细菌学检查，但肯定无细菌感染。

33.【答案】C

【解析】该中年男性患者在常规体检时化检尿发现有蛋白微量，有白细胞尿（8～10/HP）和红细胞尿（3～5/HP），在医院复查时作尿培养有大肠埃希菌，因无临床症状，所以最可能的诊断是无症状细菌尿。其余诊断均不支持。

34.【答案】B

【解析】该中年女性患者有慢性长期受凉或劳累后反复出现腰痛、尿频，服用诺氟沙星能好转，目前尿比重低，蛋白（+），尿沉渣镜检有白细胞尿（20～30/HP），肾脏超声为两肾表面凹凸不平，右肾偏小，最可能的诊断是慢性肾盂肾炎。根据病史、检查结果其余几项诊断均不支持。

35.【答案】B

【解析】该中年女性患者，有慢性长期劳累后反复出现腰痛、尿频，服用莫西沙星能好转，目前尿蛋白（+），有白细胞尿（15～20/HP），肾脏超声为两肾表面凹凸不平，最可能的诊断是慢性肾盂肾炎。

36.【答案】B

【解析】该中年女性患者急性病程，腰酸和尿频，不发热，化验尿仅有微量蛋白和少量白细胞，因此该患者最可能的临床诊断是急性膀胱炎，此时应考虑继续应用抗生素至3天。应用抗生素10～14天是针对急性肾盂肾炎的治疗；不能停用抗生素。

37.【答案】A

【解析】该青年女性患者急性起病，有发热伴明显的尿频、尿急、尿痛等尿路刺激症状及腰痛，结合双肾区有叩击痛，化验尿有蛋白、白细胞明显增高及可见白细胞管型。所以该患者最可能的诊断是急性肾盂肾炎。因为急性肾盂肾炎的细菌多为大肠埃希菌，所以红霉素不宜作为首选的治疗药物，而其他均可用于大肠埃希菌感染。

38.【答案】A 39.【答案】C 40.【答案】C

【解析】该青年女性患者急性病程，有明显尿频、尿急、尿痛等尿路刺激症状，尿硝酸盐还原试验阳性，沉渣有较多白细胞（20～30/HP）及少量红细胞，考虑为尿路感染，虽然有腰痛，但双肾区无叩击痛，无发热，尿蛋白（±），所以该患者最可能的诊断是急性膀胱炎。不支持急性肾盂肾炎和慢性肾盂肾炎，虽然尿道综合征者有尿频、尿急、尿痛及排尿不适等尿路刺激症状，但沉渣不会有如此多白细胞和红细胞。支持该患者诊断的是清洁中段尿培养有大肠埃希菌，而白细胞管型、尿乙酰-β-D-氨基葡萄糖苷酶（NAG）升高以及尿比重和渗透压降低均是肾盂肾炎的特点。急性膀胱炎的最恰当处理是短疗程抗生素疗法。

41.【答案】B 42.【答案】D

【解析】该青年女性患者急性起病，有尿频、尿急、尿痛等尿路刺激症状伴畏寒、发热、腰痛，化验尿有少量蛋白，有较多的白细胞，可见白细胞管型，最可能的诊断是急性肾盂肾炎。而无症状细菌尿患者无症状可除外，急性膀胱炎、慢性肾盂肾炎和尿道综合征虽然均可有尿频、尿急、尿痛等尿路刺激症状，但一般不会如此发热，急性膀胱炎一般没有腰痛和尿白细胞管型，慢性肾盂肾炎一般多有急性肾盂肾炎病史，尿道综合征多次检查均无真性细菌尿。急性肾盂肾炎患者最恰当的处理是留尿送尿培养后，立即给予有效抗生素，其他处理均不合适。

43.【答案】C 44.【答案】B 45.【答案】D

【解析】该青年女性晚期妊娠患者有急性病程，腰痛伴尿频、尿痛、发热，体温最高达38.6℃，化验尿蛋白（+），WBC增高（20～25/HP），有白细胞管型，最可能的诊断是急性肾盂肾炎，病史和化验均不支持其他诊断。急性肾盂肾炎患者若做清洁后中段尿细菌培养，最可能的结果是大肠埃希菌，首次发生的急性肾盂肾炎的致病菌80%为大肠埃希菌。该患者最宜选用的治疗是静脉给予第三代头孢菌素类抗生素，其余选项均不适合。

46.【答案】D 47.【答案】C 48.【答案】C

【解析】该青年女性患者急性起病，有发热伴明显的尿频、尿急、尿痛等尿路刺激症状及腰痛，结合双肾区有叩击痛，化验尿有蛋白、白细胞明显增高及可见白细胞管型，最可能的诊断是急性肾盂肾炎。而急性肾小球肾炎是以水肿为主，不伴尿路刺激症状和腰痛，化验尿以蛋白为主，白细胞不高，更无白细胞管型。急性尿道炎和急性膀胱炎虽然可有明显的尿路刺激症状，但无腰痛和双肾区叩击痛，也不会有白细胞管型。因为急性肾盂肾炎的细菌多为大肠埃希菌，所以红霉素不宜作为首选的治疗药物，而喹诺酮类、头孢菌素类和半合成广谱青霉素均可用于大肠埃希菌感染引起的急性肾盂肾炎。急性肾盂肾炎一般用药的疗程是14天，而急性膀胱炎一般用药的疗程是3天，由于该患者是急性肾盂肾炎，所以用药14天。

49.【答案】B 50.【答案】D 51.【答案】B

【解析】该青年女性患者急性病程，2天来突然发热（38.2℃）伴尿频、尿急、尿痛，查体见左侧肾区有叩击痛，既往体健，最可能的诊断是急性肾盂肾炎，尿沉渣镜检见白细胞管型的检查结果最能支持该诊断，而尿蛋白（±）、沉渣镜检见红细胞和白细胞的检查结果均无特异性。该患者最有效的治疗方案是10～14天喹诺酮类疗法，而短疗程喹诺酮类疗法、规律抗结核治疗和对症治疗是分别针对急性膀胱炎、肾结核和尿道综合征的治疗。

52.【答案】D 53.【答案】C 54.【答案】C

【解析】该青年女性患者急性病程，发热、尿频、尿急、尿痛伴腰痛，双肾区有叩击痛。结合化验血中性粒细胞增高、尿蛋白（+）、尿白细胞增高（30～40/HP），特别是可见白细胞管型，最可能的诊断是急性肾盂肾炎。因为引起急性肾盂肾炎的病原体一般为大肠埃希菌，所以不作为常选的治疗药物是针对球菌的罗红霉素，其余药物均可应用。一般急性肾盂肾炎用药的疗程是10～14天。

55.【答案】B 56.【答案】A 57.【答案】C

【解析】该中年女性患者慢性病程，反复发作尿频、尿急、尿痛和腰痛2年余，经多种抗生素治疗症状时轻时重，化验尿少量蛋白，尿沉渣镜检有大量白细胞，最可能的临床诊断是慢性肾盂肾炎；慢性病程不支持急性肾盂肾炎；临床症状明显不支持无症状细菌尿和尿道综合征；有腰痛和尿蛋白也不支持膀胱炎。尿路感染（包括慢性肾盂肾炎）中段尿培养最常见的细菌是大肠埃希菌。该患者长期治疗不满意，故应作尿培养与药敏选择敏感抗生素、静脉肾盂造影了解有无尿路梗阻及畸形和检查有无慢性病灶或妇科病灶，检查肾小管功能以了解病情轻重，而反复查尿常规对该患者疾病的治疗帮助不大。

58.【答案】C 59.【答案】A

【解析】尿路感染的实验室检查结果对尿路感染的诊断和鉴别诊断有重要意义。若实验室检查结果有肾小管功能持续受损，则支持慢性肾盂肾炎的诊断。不出现尿路刺激征的疾病是无症状细菌尿。

60.【答案】B 61.【答案】E

【解析】易见到白细胞管型的疾病是急性肾盂肾炎，而其他疾病均不易见到白细胞管型。不出现真性细菌尿的疾病是尿道综合征，而其他疾病均为尿路感染，均有真性细菌尿。

62.【答案】A 63.【答案】B 64.【答案】C

65.【答案】D 66.【答案】E

【解析】复杂性尿路感染有多种危险因素，属于结构性尿路梗阻的是前列腺肥大；属于功能性梗阻的是神经源性膀胱；属于尿道介入的是放置导尿管；属于先天性疾病的是多囊肾；属于免疫抑制的是肾移植。

67.【答案】D 68.【答案】A

【解析】慢性肾盂肾炎诊断必需的条件是影像学检查有局灶粗糙的肾皮质瘢痕，伴有相应肾盏变形，因此慢性肾盂肾炎主要辅助检查项目应是静脉肾盂造影。而急性肾盂肾炎的诊断和治疗主要是依据尿细菌培养，所以急性肾盂肾炎主要辅助检查项目应是尿细菌培养。

69.【答案】E 70.【答案】A

【解析】第69题中年女性患者，有明显尿路刺激症状，无发热。化验尿蛋白微量，明显白细胞尿（15～20/HP），最可能的诊断是急性膀胱炎。第70题青年女性患者，急性病程，尿急、尿痛伴寒战、高热，明显白细胞尿（20～40/HP），血白细胞总数和分叶粒细胞比例增高，因为有寒战、高热，所以最可能的诊断是急性肾盂肾炎，而不是急性膀胱炎，也不支持其他诊断。

71.【答案】C 72.【答案】A

【解析】急性肾盂肾炎是近期发病，所以通常使用敏感抗菌药物，2周疗程，既治疗又巩固，用药48小时无效应及时换药。敏感抗菌药物分组轮流使用适于慢性肾盂肾炎的治疗，需要长期治疗，而又避免产生副作用。

73.【答案】ABC

【解析】尿路感染有许多易感因素，但女性患者同时伴发附件炎不是尿路感染的易感因素，因为附件炎与尿路感染无关。其余三项均是尿路感染的易感因素。

74.【答案】ACD

【解析】复杂性尿路感染的危险因素包括结构性尿路梗阻、功能性梗阻、尿道介入、先天性疾病和免疫抑制。属于结构性尿路梗阻的有前列腺肥大、结石和肿瘤。而神经源性膀胱是属于功能性梗阻。

75.【答案】ABC

【解析】尿路感染患者的尿路刺激征包括尿频、尿急、尿痛。而排尿困难不属于尿路刺激征的表现。

76.【答案】CD

【解析】尿路刺激征是尿路感染的特异性临床表现。尿路刺激征包括尿急、尿频和尿痛，不包括尿失禁、排尿困难。尿失禁、排尿困难常见于前列腺肥大等尿路梗阻的疾病。

77.【答案】ABCD

【解析】尿路感染根据有无尿路功能或结构的异常，分为复杂性尿感和非复杂性尿感。复杂性尿感是尿路感染中比较难治疗的一类，是指伴有尿路引流不畅、尿路结石、尿路畸形、膀胱输尿管反流等结构或功能的异常，或在慢性肾实质性疾病基础上发生的尿路感染，不伴有上述情况者称为非复杂性尿感。

78.【答案】ABD

【解析】诊断慢性肾盂肾炎可无急性肾盂肾炎病史，但须有诱因（易感因素），包括尿路畸形，尿路梗阻如结石、肿瘤等，机体免疫功能降低如糖尿病患者或应用肾上腺皮质激素者等，尿道口及其周围炎症患者等。在此基础上有反复尿路感染病史，并有以下①和②条中1条再加③者即可诊为慢性肾盂肾炎：①静脉肾盂造影有肾盂肾盏狭窄变形者。②肾外形表面凹凸不平、两肾大小不等。③持续性肾小管功能受损，如尿浓缩功能减退、夜尿增多、晨尿比重和渗透压降低、肾小管酸化功能减退等。因此只有静脉肾盂造影常见肾盂肾盏正常不支持慢性肾盂肾炎的诊断。

79．【答案】ABCD

【解析】肾盂肾炎特别是急性肾盂肾炎，有易感因素如糖尿病和尿路梗阻等，可并发肾盂积脓、肾周围脓肿和革兰氏阴性杆菌败血症及急性肾衰竭，因此四种情况均是。

80．【答案】ACD

【解析】无症状细菌尿是指有真性细菌尿而无任何尿路感染症状，即一种隐匿型尿路感染，患者可长期无症状，尿常规可无明显异常，但尿培养有真性菌尿。是否治疗目前有争议，一般认为有下述情况者应予治疗：①妊娠期无症状性菌尿；②学龄前儿童；③曾出现过有症状感染者；④肾移植、尿路梗阻及其他尿路有复杂情况者。所以老年人不需要治疗。

六、肾小管疾病

【A1 型题】

1. 肾小管疾病常见的表现是
   A．水肿
   B．高血压
   C．明显蛋白尿
   D．血尿
   E．酸碱平衡失调

2. 肾小管酸中毒的临床特征性表现是
   A．高氯性代谢性酸中毒
   B．低钾血症
   C．高钾血症
   D．低钠血症
   E．低钙血症

3. 远端肾小管酸中毒（Ⅰ型）常不伴有的情况是
   A．尿液碱性，血 pH 减低
   B．低钙血症，低磷血症
   C．高钾血症
   D．肾钙化
   E．多尿

4. 有关经典型远端肾小管酸中毒（Ⅰ型）的叙述，不正确的是
   A．常出现多尿和肌无力肌麻痹
   B．低钾血症，高尿钾
   C．低血钙，低血磷
   D．高氯性代谢性酸中毒
   E．尿 pH 值小于 5

5. 诊断近端肾小管酸中毒（Ⅱ型）的依据是
   A．高血氯性代谢性酸中毒
   B．氯化铵试验或尿与血二氧化碳分压比值试验阳性
   C．氯化铵试验阳性，HCO_3^- 排泄分数为 5%～15%
   D．尿 HCO_3^- 排泄分数大于 15%
   E．高钾血症

6. Fanconi 综合征是指
   A．远端肾小管酸中毒
   B．近端肾小管酸中毒
   C．近端肾小管复合性功能缺陷疾病
   D．高血钾型肾小管酸中毒
   E．高氯性代谢性酸中毒

7. Fanconi 综合征的主要受累部位是
   A．远端肾小管
   B．髓襻升支
   C．髓襻降支
   D．近端肾小管
   E．髓襻

8. Fanconi 综合征时骨病的发生主要是由于
   A．尿中丢失磷酸盐
   B．肾脏产生活性维生素 D_3 减少
   C．甲状旁腺功能亢进
   D．肠道对钙及蛋白质吸收不良
   E．尿中丢失 ALP 过多

【A2 型题】

9. 女性，61 岁。多饮、多食、多尿 8 年，发现尿蛋白 5 年，近 1 个月出现活动时呼吸困难、心悸。化验血钠 137 mmol/L，钾 5.9 mmol/L，氯 109 mmol/L，肌酐 212 μmol/L，尿素氮 12.3 mmol/L。尿常规：pH 5.5，比重 1.010，蛋白（+），沉渣镜检 RBC 5～6/HP，WBC 15～18/HP。该患者最不可能的诊断是
   A．糖尿病肾病
   B．慢性肾功能不全肾衰竭期
   C．高钾性代谢性酸中毒
   D．Ⅳ型肾小管酸中毒
   E．泌尿系感染

10. 女性，42 岁。长期关节痛，已诊断为类风湿关节炎 10 年，近 1 个月来乏力、烦渴，伴有腰痛。尿常规：pH 6.0，蛋白（-）沉渣镜检 WBC 3～4/HP，RBC 1～2/HP，血肌酐 94 μmol/L，尿素氮 7.2 mmol/L，钙 2.0 mmol/L，钠 138 mmol/L，

钾 3.2 mmol/L，氯 108 mmol/L，HCO_3^- 27 mmol/L。该患者最可能的诊断是
A．泌尿系感染
B．Ⅰ型肾小管酸中毒
C．Ⅱ型肾小管酸中毒
D．Fanconi 综合征
E．Bartter 综合征

【A3/A4 型题】

女性，42 岁。反复尿频、尿急、尿痛半年，尿常规：pH 6.5，比重 1.010，蛋白（-），沉渣镜检 WBC 1~2/HP，RBC 0~2/HP，血肌酐 84 μmol/L，BUN 5.9 mmol/L，K^+ 3.1 mmol/L，Na^+ 136 mmol/L，Cl^- 110 mmol/L，Ca^{2+} 1.9 mmol/L，腹部 B 超检查提示双肾小结石、钙化。

11．该患者最可能的诊断是
A．Bartter 综合征
B．Ⅰ型肾小管酸中毒
C．Ⅱ型肾小管酸中毒
D．Ⅳ型肾小管酸中毒
E．周期性麻痹

12．为明确诊断进一步检查首选
A．24 小时尿钙测定
B．24 小时尿钾、钠、氯测定
C．尿氯化铵试验
D．尿碳酸氢钠再吸收试验
E．血醛固酮测定

男性，18 岁。心悸、乏力 3 个月来诊，血压正常。尿常规：pH 5.0，比重 1.010，糖（+），蛋白（-），沉渣镜检 WBC 2~4/HP，RBC 1~2/HP，血肌酐 84 μmol/L，BUN 5.9 mmol/L，K^+ 3.1 mmol/L，Na^+ 130 mmol/L，Cl^- 109 mmol/L，Ca^{2+} 2.4 mmol/L，ECG 心率 105 次/分，并发少量多源性期前收缩。

13．该患者最可能的诊断是
A．Ⅰ型肾小管酸中毒
B．Ⅱ型肾小管酸中毒
C．Ⅲ型肾小管酸中毒
D．Ⅳ型肾小管酸中毒
E．Bartter 综合征

14．治疗选择
A．单纯口服枸橼酸钾
B．单纯口服碳酸氢钠
C．口服枸橼酸钾及碳酸氢钠
D．应用肾上腺盐皮质激素及口服碳酸氢钠
E．补充枸橼酸钾及维生素

男性，52 岁。1 周前因腹泻伴乏力，经诊治腹泻停止，但仍觉明显无力。既往有高血压病史 18 年，长期规律服用复方降压片和阿司匹林。尿常规：pH 6.0，比重 1.010，蛋白（+），沉渣镜检 WBC 2~4/HP，RBC 1~2/HP，血肌酐 102 μmol/L，BUN 6.9 mmol/L，K^+ 2.7 mmol/L，Na^+ 135 mmol/L，Cl^- 110 mmol/L，Ca^{2+} 2.0 mmol/L。

15．该患者最不可能的诊断是
A．Ⅰ型肾小管酸中毒
B．Ⅱ型肾小管酸中毒
C．Ⅲ型肾小管酸中毒
D．Ⅳ型肾小管酸中毒
E．Liddle 综合征

16．[假设信息] 进一步所做的尿酸负荷试验尿 pH 6.5，碱负荷试验 HCO_3^- 排泄分数为 16%。最可能的诊断是
A．Ⅰ型肾小管酸中毒
B．Ⅱ型肾小管酸中毒
C．Ⅲ型肾小管酸中毒
D．Ⅳ型肾小管酸中毒
E．Bartter 综合征

【B1 型题】

A．远端肾小管酸中毒
B．近端肾小管酸中毒
C．混合型肾小管酸中毒
D．高血钾型肾小管酸中毒
E．代谢性酸中毒

17．属于肾小管酸中毒Ⅰ型的是
18．属于肾小管酸中毒Ⅱ型的是
19．属于肾小管酸中毒Ⅲ型的是
20．属于肾小管酸中毒Ⅳ型的是

A．远端肾小管酸中毒
B．Fanconi 综合征
C．近端肾小管酸中毒
D．混合型肾小管酸中毒
E．高血钾型肾小管酸中毒

21．以代谢性酸中毒和血钾降低为特点及在酸中毒时尿液不能酸化的肾小管酸中毒是
22．以高血氯性代谢性酸中毒为特点及尿 pH 可以保持正常的肾小管酸中毒是
23．以高血钾、高血氯性 AG 正常的代谢性酸中毒为特点的肾小管酸中毒是

A．氨基酸尿
B．高钙尿

C．高磷血症
D．低氯血症
E．高钾血症
24．Ⅰ型肾小管酸中毒的临床特点是
25．Ⅱ型肾小管酸中毒的临床特点是
26．Ⅳ型肾小管酸中毒的临床特点是

【X 型题】

27．肾小管酸中毒的临床特征有
　A．高氯性代谢性酸中毒
　B．可有低钾血症
　C．可有高钾血症
　D．可有低钠血症
28．属于肾小管酸中毒的类型有
　A．远端肾小管酸中毒
　B．近端肾小管酸中毒
　C．混合型肾小管酸中毒
　D．高血钾型肾小管酸中毒
29．远端肾小管酸中毒的继发原因有
　A．肾小管先天性功能缺陷
　B．干燥综合征
　C．系统性红斑狼疮
　D．马兜铃酸
30．下列支持Ⅰ型肾小管酸中毒的有
　A．高氯性代谢性酸中毒
　B．伴有高血钙，低尿钙
　C．继发于干燥综合征
　D．碳酸钠再吸收试验中 HCO_3^- 排泄分数大于 15%
31．Ⅱ型肾小管性酸中毒的特点是
　A．为 AG 正常的高血氯性肾小管酸中毒
　B．尿 pH 常在 5.5 以下
　C．低钾血症常较明显
　D．较常出现肾结石
32．Ⅳ型肾小管酸中毒的特点有
　A．先天性病因少见
　B．尿 NH_4^+ 减少
　C．高氯性代谢性酸中毒
　D．继发性者多伴有轻至中度的肾功能不全
33．Fanconi 综合征的特点有
　A．尿钠升高
　B．尿钾升高
　C．尿糖阳性
　D．尿尿酸降低

答案及解析

1．【答案】E
【解析】肾小管疾病是由多种病因引起的以肾脏间质-小管病变为主表现的临床综合征。由于肾小管在调节水、电解质平衡中发挥重要作用，所以肾小管疾病常见的表现是酸碱平衡失调和电解质紊乱。

2．【答案】A
【解析】肾小管酸中毒是由于各种病因导致肾脏酸化功能障碍引起的以阴离子间隙（AG）正常的高氯性代谢性酸中毒为特点的临床综合征。可有水、电解质紊乱，如低钾血症、高钾血症、低钠血症和低钙血症，但不是特征性表现。

3．【答案】C
【解析】远端肾小管酸中毒是以代谢性酸中毒和血钾降低为特点的肾小管酸中毒，所以远端肾小管酸中毒（Ⅰ型）常不伴高钾血症。其余都是正确的。

4．【答案】E
【解析】远端肾小管酸中毒是由远端肾小管酸化功能障碍引起，在酸中毒时尿液不能酸化，所以尿 pH 值大于 5.5，净酸排量下降。其余都是正确的。

5．【答案】D
【解析】近端肾小管酸中毒是由近端肾小管重吸收 HCO_3^- 功能障碍引起，所以尿 HCO_3^- 排泄分数大于 15%，尿排泄 HCO_3^- 增高即可诊断近端肾小管酸中毒。

6．【答案】C
【解析】Fanconi 综合征是遗传性或获得性近端肾小管多功能缺陷的疾病，存在近端肾小管多项转运功能缺陷，包括氨基酸、葡萄糖、钠、钾、钙、磷、碳酸氢钠、尿酸和蛋白质等。所以 Fanconi 综合征是近端肾小管复合性功能缺陷疾病。其余都是不正确的。

7．【答案】D
【解析】Fanconi 综合征的主要受累部位是近端肾小管。

8．【答案】A
【解析】参见第 6 题解析。

9．【答案】B
【解析】根据该老年女性患者的病史和实验室检查，由于血肌酐仅轻度升高，因此最不可能的诊断是慢性肾功能不全肾衰竭期。而其余诊断均有可能。

10．【答案】B
【解析】该中年女性类风湿关节炎患者慢性病程，长期关节痛，近 1 个月来乏力、烦渴，伴有腰痛。尿液不能酸化（pH 6.0，即 >5.5），尿蛋白和沉渣镜检

阴性，肾功能正常，有低血钙，有低血钾、高氯性代谢性酸中毒（血钾 3.2 mmol/L，血氯 108 mmol/L，HCO_3^- 27 mmol/L），符合远端肾小管酸中毒。所以该患者最可能的诊断是 I 型肾小管酸中毒。

11.【答案】B　12.【答案】C

【解析】该中年女性患者反复尿频、尿急、尿痛半年，低比重尿，尿液不能酸化（pH 6.5，即 >5.5），蛋白和沉渣镜检阴性，肾功能正常，有低血钙、低血钾、高氯性代谢性酸中毒（K^+ 3.1 mmol/L，Cl^- 110 mmol/L，Ca^{2+} 1.9 mmol/L），符合远端肾小管酸中毒。所以该患者最可能的诊断是 I 型肾小管酸中毒。为明确诊断进一步检查首选尿氯化铵试验。

13.【答案】B　14.【答案】C

【解析】该青年男性患者心悸、乏力 3 个月来诊，血压正常。尿检查 pH 可小于 5.5（5.0）见低比重尿（1.010），糖（+），蛋白和 WBC 及 RBC 均阴性，肾功能正常，有低血钾、低血钠、高血氯、低血钙（K^+ 3.1 mmol/L，Na^+ 130 mmol/L，Cl^- 109 mmol/L，Ca^{2+} 2.4 mmol/L），符合近端肾小管酸中毒，所以该患者最可能的诊断是 II 型肾小管酸中毒。近端肾小管酸中毒的治疗是纠正酸中毒与电解质紊乱，所以口服枸橼酸钾及碳酸氢钠。

15.【答案】D　16.【答案】C

【解析】该中年男性高血压病患者 1 周前因腹泻伴乏力，经诊治腹泻停止，但仍觉明显无力。尿 pH 6.0，比重 1.010，蛋白（+），沉渣镜检 WBC 和 RBC 正常，肾功能正常，有低血钾、高血氯、低血钙（K^+ 2.7 mmol/L，Cl^- 110 mmol/L，Ca^{2+} 2.0 mmol/L），肯定不符合 IV 型肾小管酸中毒，因为 IV 型肾小管酸中毒是高血钾、高氯性 AG 正常的代谢性酸中毒。进一步所做的尿酸负荷试验尿 pH 6.5，碱负荷试验 HCO_3^- 排泄分数为 16%，则符合混合性肾小管酸中毒，所以最可能的诊断是 III 型肾小管酸中毒。

17.【答案】A　18.【答案】B　19.【答案】C

20.【答案】D

【解析】肾小管酸中毒按病变部位和机制的不同，分为 4 型。属于肾小管酸中毒 I 型的是远端肾小管酸中毒；属于肾小管酸中毒 II 型的是近端肾小管酸中毒；属于肾小管酸中毒 III 型的是混合型肾小管酸中毒；属于肾小管酸中毒 IV 型的是高血钾型肾小管酸中毒。

21.【答案】A　22.【答案】C　23.【答案】E

【解析】肾小管酸中毒的类型不同，其临床特点亦异。以代谢性酸中毒和血钾降低为特点点及在酸中毒时尿液不能酸化的肾小管酸中毒是远端肾小管酸中毒；以高血氯性代谢性酸中毒为特点及尿 pH 可以保持正常的肾小管酸中毒是近端肾小管酸中毒；以高血钾、高血氯性 AG 正常的代谢性酸中毒为特点的肾小管酸中毒是高血钾型肾小管酸中毒。

24.【答案】B　25.【答案】A　26.【答案】E

【解析】肾小管酸中毒的类型不同，其临床特点亦异。I 肾小管酸中毒是远端肾小管酸中毒，此时肾小管对钙离子重吸收减少，所以患者出现高钙尿和低血钙。II 肾小管酸中毒是近端肾小管酸中毒，多数继发性近端肾小管酸中毒可合并 Fanconi 综合征的表现，如肾性糖尿、肾性氨基酸尿。以高血钾、高血氯性 AG 正常的代谢性酸中毒为特点的肾小管酸中毒是 IV 型肾小管酸中毒，亦即高血钾型肾小管酸中毒。

27.【答案】ABCD

【解析】肾小管酸中毒是由于各种病因导致肾脏酸化功能障碍引起的以阴离子间隙（AG）正常的高氯性代谢性酸中毒为特征的临床综合征。有水电解质紊乱，如低钾血症、高钾血症、低钠血症和低钙血症。

28.【答案】ABCD

【解析】肾小管酸中毒按病变部位和机制的不同包括 4 型，即远端肾小管酸中毒、近端肾小管酸中毒、混合型肾小管酸中毒和高血钾型肾小管酸中毒。

29.【答案】BCD

【解析】远端肾小管酸中毒主要由远端肾小管酸化功能障碍引起，根据病因不同，分为原发性和继发性。远端肾小管酸中毒的继发原因以干燥综合征和系统性红斑狼疮等自身免疫性疾病、肝炎病毒感染和肾盂肾炎较为多见，此外以马兜铃酸为代表的肾毒性药物也是继发的重要原因。

30.【答案】AC

【解析】I 型肾小管酸中毒具有肾小管酸中毒的共同特点即属于高氯性代谢性酸中毒，可继发于干燥综合征，伴有高尿钙、低血钙，而不是伴有高血钙、低尿钙。另外碳酸钠再吸收试验中 HCO_3^- 排泄分数大于 15% 是见于 II 型肾小管酸中毒。

31.【答案】ABC

【解析】II 型肾小管性酸中毒是由近端肾小管重吸收 HCO_3^- 功能障碍导致。主要表现为 AG 正常的高血氯性肾小管酸中毒，由于远端肾小管酸化功能正常，所以尿 pH 常在 5.5 以下，由于高尿钾，所以低钾血症常较明显。由于患者无高尿钙，因此肾结石的发生率低。所以答案是 ABC。

32.【答案】ABCD

【解析】IV 型肾小管酸中毒是以高血钾、高血氯性 AG 正常的代谢性酸中毒为特点的肾小管酸中毒，病因可分为先天性和继发性，但先天性病因少见，继发性者多伴有轻至中度的肾功能不全，尿 NH_4^+ 减少。

33.【答案】ABC

【解析】Fanconi 综合征是尿钠升高、尿钾升高、尿糖阳性和尿酸升高，而不是降低。因此答案是 ABC。

七、肾血管疾病

【A1 型题】

1. 肾动脉狭窄的最常见病因是
   A．动脉粥样硬化
   B．纤维肌性发育不良
   C．大动脉炎
   D．肾小球肾炎
   E．肾盂肾炎
2. 肾动脉狭窄确诊需要的检查是
   A．肾动脉血管造影
   B．螺旋 CT 血管成像
   C．磁共振血管成像
   D．双肾 B 超
   E．放射性核素检查
3. 肾动脉血栓形成最直接、可靠的诊断手段是
   A．选择性肾动脉血管造影
   B．CT 血管造影
   C．静脉肾盂造影
   D．肾脏超声
   E．放射性核素肾显影
4. 肾动脉栓塞的病因属于心脏外来源栓子的是
   A．心房颤动
   B．心肌梗死后附壁血栓
   C．换瓣术后血栓
   D．心房黏液瘤
   E．脂肪栓子
5. 临床上肾静脉血栓形成最常见的病因是
   A．妊娠
   B．肾病综合征
   C．腹主动脉瘤
   D．腹膜后纤维化
   E．糖皮质激素治疗
6. 肾静脉血栓形成最有价值的诊断手段是
   A．肾穿刺
   B．肾静脉造影
   C．双肾 CT 检查
   D．肾脏 B 超
   E．静脉肾盂造影
7. 下列不属于肾动脉狭窄球囊扩张并发症的是
   A．动脉撕裂
   B．肾栓塞
   C．肾动脉血栓形成
   D．肾动脉痉挛
   E．静脉血栓

【A2 型题】

8. 女性，24 岁。查体时 B 超发现右肾轻度萎缩，但血压正常，肾功能正常，肾动脉造影示右肾动脉均匀细小，内膜光滑。其合理的处理是
   A．手术切除右肾
   B．右肾穿刺活检
   C．ACEI 应用
   D．右肾动脉搭桥
   E．观察
9. 男性，67 岁。高血压病史 15 年，体型偏胖，高脂血症史 26 年。近日发现双肾轻度萎缩，化验血 Cr 280 μmol/L，BUN 9.7 mmol/L，肾动脉造影示双肾动脉局限性狭窄，合理的处理是
   A．观察
   B．ACEI 控制血压
   C．提前血液透析
   D．经皮球囊扩张血管成形术
   E．经皮经腔肾动脉支架置入术
10. 男童，14 岁。在常规体检时发现血压 160/100 mmHg，无任何症状，眼底检查无异常，尿蛋白（+），其他均正常。最可能存在的情况是
    A．肾血管性高血压
    B．原发性高血压
    C．直立性蛋白尿
    D．Alport 综合征
    E．慢性肾小球肾炎
11. 女性，43 岁，因膜性肾病肾病综合征 10 天入院治疗，在应用利尿剂和糖皮质激素的治疗过程中突然持续性腰痛，尿量减少，伴肉眼血尿，化验尿蛋白显著增多，血肌酐较前增高，B 超示双肾较前增大。最可能的原因是
    A．原有肾病加重
    B．肾静脉血栓形成
    C．伴发泌尿系感染
    D．伴发泌尿系肿瘤
    E．伴发泌尿系结石

【A3/A4 型题】

男性，58 岁。肥胖，高血压病史 7 年，药物控

制良好，多波动于 130～160/70～90 mmHg。近半年来血压升高明显，多种降压药物控制不理想。有高血压病家族史。近日双肾动脉造影示局限性狭窄，左肾狭窄达 30%，右肾狭窄达 75%。

12．该患者的诊断可能是
    A．原发性高血压
    B．继发性高血压
    C．高血压病及肾动脉狭窄
    D．肾动脉狭窄
    E．肥胖

13．该患者双肾动脉的可能病变是
    A．动脉肌纤维发育不良
    B．动脉壁囊性变
    C．动脉壁炎性增生
    D．动脉粥样硬化
    E．动脉内皮细胞增生肥大

14．若保守治疗，不宜选择的药物是
    A．硝苯地平
    B．呋塞米
    C．美托洛尔
    D．哌唑嗪
    E．开博通（卡托普利）

男性，29 岁。颜面及双下肢水肿半个月。化验尿蛋白（++++），沉渣镜检红细胞 5～8/HP，24 小时尿蛋白定量 6.4 g，血浆白蛋白 18 g/L，肾功能正常。

15．该患者最可能的诊断是
    A．急性肾小球肾炎
    B．IgA 肾病
    C．慢性肾小球肾炎
    D．肾病综合征
    E．慢性肾盂肾炎

16．[假设信息] 患者入院后突然出现左侧腰痛，肉眼血尿，尿量减少，考虑最可能新出现的情况是
    A．尿路感染
    B．肾动脉栓塞
    C．肾静脉血栓形成
    D．肾动脉血栓形成
    E．肾结石

【B1 型题】
    A．单侧肾萎缩
    B．双侧肾萎缩
    C．单侧肾增大
    D．双侧肾增大
    E．单侧肾积水

17．肾静脉血栓引起的肾变化是
18．肾动脉狭窄引起的肾变化是
19．恶性小动脉性肾硬化症引起的肾变化是

    A．肾动脉血管造影
    B．选择性肾静脉造影
    C．螺旋 CT 血管成像
    D．磁共振血管成像
    E．放射性核素肾显影

20．确诊肾动脉狭窄的检查是
21．确诊肾动脉栓塞和血栓形成的检查是
22．确诊肾静脉血栓形成的检查是

【X 型题】

23．肾血管性高血压的病因包括
    A．肾动脉粥样硬化
    B．肾动脉肌纤维发育不良
    C．慢性肾小球肾炎
    D．多发性大动脉炎

24．下列有助于单侧肾动脉狭窄诊断的有
    A．病侧肾功能减退
    B．病侧肾缩小
    C．单侧腹部血管杂音
    D．两侧肾大小相差 1.5 cm 以上

25．肾动脉栓塞的栓子来源于
    A．心房颤动或心肌梗死后附壁血栓
    B．脂肪栓子
    C．肿瘤栓子
    D．换瓣术后血栓

26．肾静脉血栓常发生的情况是
    A．血液高凝状态
    B．肾静脉受压
    C．肾静脉血管壁受损
    D．凝血功能障碍

27．良性小动脉性肾硬化症临床首先出现的表现有
    A．夜尿多
    B．血肌酐增高
    C．低比重尿
    D．低渗透压尿

28．恶性小动脉性肾硬化症的临床表现有
    A．肉眼或镜下血尿
    B．大量蛋白尿
    C．管型尿
    D．肾功能轻度异常

答案及解析

1.【答案】A
【解析】肾动脉狭窄常由动脉粥样硬化、纤维肌性发育不良和大动脉炎引起。最常见的病因是动脉粥样硬化。而肾小球肾炎和肾盂肾炎可以有血压高，但不是由于肾动脉狭窄引起。

2.【答案】A
【解析】诊断肾动脉狭窄主要依靠双肾B超、肾动脉血管造影、螺旋CT血管成像、磁共振血管成像、放射性核素检查。其中肾动脉血管造影被认为是肾动脉狭窄诊断的"金标准"。

3.【答案】A
【解析】放射性核素肾显影、CT血管造影、静脉肾盂造影、肾脏超声、磁共振血管造影等均为无创性诊断方法，但肾动脉血栓形成最直接、可靠的诊断手段是选择性肾动脉血管造影，造影剂的缺损或折断可明确血栓或梗死的部位，并能同期进行介入治疗。

4.【答案】E
【解析】肾动脉栓塞的病因有心脏本身和心脏外原因。来源于心脏外栓子的是脂肪栓子和肿瘤栓子。主要是来源于心脏的栓子如心房颤动、心肌梗死后附壁血栓、换瓣术后血栓和心房黏液瘤。

5.【答案】B
【解析】肾静脉血栓形成的病因包括血液高凝状态（如肾病综合征、妊娠、糖皮质激素治疗）、深静脉受压（如腹主动脉瘤、腹膜后纤维化）、深静脉血管壁受损（如肿瘤侵袭）。其中最常见的是肾病综合征。

6.【答案】B
【解析】肾静脉血栓形成最有价值的诊断手段是肾静脉造影，若发现静脉内充盈缺损或静脉分支不显影即可确诊。其余检查均不是肾静脉血栓形成最有价值的诊断手段。

7.【答案】E
【解析】动脉撕裂、肾栓塞、肾动脉血栓形成、肾动脉痉挛都可能是肾动脉狭窄球囊扩张的并发症。但静脉血栓肯定不是肾动脉狭窄球囊扩张并发症。

8.【答案】E
【解析】该青年女性患者合理的处理是观察，尚不需要手术切除右肾、右肾穿刺活检、ACEI应用和右肾动脉搭桥。

9.【答案】E
【解析】该老年男性体型偏胖高血压患者，有高脂血症史。近日腹部B超发现双肾轻度萎缩，化验血有肾功能异常（Cr 280 μmol/L，BUN 9.7 mmol/L），肾动脉造影示双肾动脉局限性狭窄，最可能是由于动脉粥样硬化引起的肾动脉狭窄，合理的处理是经皮经腔肾动脉支架置入术。肯定不能观察；双肾动脉狭窄应慎用ACEI控制血压，因为用药后会使血肌酐升高，甚至发生急性肾衰竭，这与药物阻断血管紧张素Ⅱ作用，使得出球小动脉扩张、肾小球滤过压迅速下降有关，可采用β受体拮抗剂；目前也不是提前血液透析的适应证；而动脉粥样硬化引起的肾动脉狭窄应用经皮球囊扩张血管成形术收效会较差。

10.【答案】A
【解析】该男童在常规体检时发现血压高（160/100 mmHg），无任何症状，眼底检查无异常，尿蛋白（+），其他均正常。最可能存在的情况是肾血管性高血压。病史和有关检查结果均不支持其余诊断。

11.【答案】B
【解析】该中年女性肾病综合征患者，常有凝血、抗凝和纤溶系统失衡，呈现高凝状态，当应用利尿剂和糖皮质激素治疗过程中会进一步加重高凝状态，因而易发生血栓栓塞并发症，其中以肾静脉血栓最为常见，该病人的表现均支持肾静脉血栓形成，而其余均不是该患者出现如此病情变化最可能的原因。

12.【答案】C 13.【答案】D 14.【答案】E
【解析】该中年男性肥胖患者，有高血压病史及高血压病家族史，用药物控制良好，所以该患者肯定有高血压病，而近半年来血压升高明显，多种降压药物控制不理想，结合双肾动脉造影示局限性狭窄（左肾狭窄达30%，右肾狭窄达75%），所以诊断可能是出现肾动脉狭窄。根据高血压病史，58岁男性患者双肾动脉的可能病变是动脉粥样硬化，其他均可能性小。若保守治疗，对双侧肾动脉粥样硬化导致动脉狭窄引起的高血压，应慎用ACEI类降压药物，因为用药后会使血肌酐升高，甚至发生急性肾衰竭，这与药物阻断血管紧张素Ⅱ作用，使得出球小动脉扩张、肾小球滤过压迅速下降有关，所以不宜选择的药物是开博通（ACEI类降压药物）。

15.【答案】D 16.【答案】C
【解析】该青年男性患者有颜面及双下肢水肿，化验有大量尿蛋白和低血浆白蛋白血症，所以该患者最可能的诊断是肾病综合征，而急性肾小球肾炎、IgA肾病和慢性肾小球肾炎一般都不表现为肾病综合征，而且IgA肾病常以血尿为主要表现。肾病综合征患者常因大量利尿和血浆胶体渗透压降低而致血容量不足，当血浆白蛋白低于20g/L时常提示有高凝状态,有关凝血及纤溶因子的丢失及高脂血症等均易促进高凝状态,而发生血栓和栓塞并发症,该患者入院后突然出现左侧腰痛,肉眼血尿,尿量减少,考虑最可能新出现的情况是肾静脉血栓形成,其余诊断均不支持。

17.【答案】C 18.【答案】A 19.【答案】B

【解析】肾静脉血栓形成侧的肾脏会增大,即单侧肾增大。肾动脉狭窄侧的肾脏会萎缩,即单侧肾萎缩。恶性小动脉性肾硬化症是恶性高血压引起的肾损害,所以是双侧肾萎缩。

20.【答案】A 21.【答案】A 22.【答案】B

【解析】诊断肾动脉狭窄、肾动脉栓塞和血栓形成主要依靠双肾B超、肾动脉血管造影、螺旋CT血管成像、磁共振血管成像、放射性核素肾显像。其中肾动脉血管造影被认为是肾动脉狭窄诊断的"金标准",是肾动脉栓塞和血栓形成最直接、可靠的诊断手段。确诊肾静脉血栓形成的检查是选择性肾静脉造影,若发现静脉腔内充盈缺损或静脉分支不显影即可确诊。

23.【答案】ABD

【解析】肾血管性高血压是由于肾动脉狭窄引起的高血压,肾动脉粥样硬化、肾动脉肌纤维发育不良和多发性大动脉炎都是肾动脉狭窄的病因,所以都是肾血管性高血压的病因。而慢性肾小球肾炎是肾实质性疾病引起高血压的病因。

24.【答案】ABCD

【解析】单侧肾动脉狭窄时病侧肾功能减退、病侧肾缩小、单侧腹部血管杂音和两侧肾大小相差1.5 cm以上,这些均有助于单侧肾动脉狭窄的诊断。

25.【答案】ABCD

【解析】肾动脉栓塞的病因有心脏本身和心脏外原因。主要是来源于心脏的栓子如心房颤动或心肌梗死后附壁血栓、换瓣术后血栓和心房黏液瘤,来源于心脏外的栓子是脂肪栓子和肿瘤栓子。

26.【答案】ABC

【解析】肾静脉血栓常发生的情况是血液高凝状态、肾静脉受压、肾静脉血管壁受损。而凝血功能障碍是易引起出血,而不是血栓形成。

27.【答案】ACD

【解析】良性小动脉性肾硬化症首先出现肾缺血。因为肾小管对缺血敏感,所以临床首先出现肾小管浓缩功能障碍的表现,包括是夜尿多、低比重及低渗透压尿,而血肌酐增高是反应肾小球功能异常的表现,所以不属于良性小动脉性肾硬化症临床首先出现的表现。

28.【答案】ABC

【解析】恶性小动脉性肾硬化症是恶性高血压引起的肾损害。患者尿检明显异常,见肉眼或镜下血尿、大量蛋白尿、管型尿和无菌性白细胞尿,肾功能进行性恶化,是属于内科急症,而不是肾功能轻度异常。

八、遗传性肾病

【A1 型题】

1. 常染色体显性遗传性多囊肾病的最常见肾外表现是
   A. 胰腺囊肿
   B. 肝囊肿
   C. 脾囊肿
   D. 颅内动脉瘤
   E. 心脏瓣膜异常

2. 常染色体显性遗传性多囊肾病首选有效、敏感性高的诊断方法是
   A. 腹部触诊
   B. 腹部B型超声
   C. 腹部CT
   D. 腹部MRI
   E. 腹部X线平片

3. 常染色体显性遗传性多囊肾病的主要诊断标准是
   A. 肾皮质、髓质弥漫散布多个液性囊肿
   B. 多囊肝

   C. 肾功能不全
   D. 脑动脉瘤
   E. 心脏瓣膜

4. Alport综合征最常见的肾脏表现是
   A. 蛋白尿
   B. 血尿
   C. 脓尿
   D. 管型尿
   E. 肾功能异常异常

5. 具有Alport综合征诊断意义的眼病变是
   A. 前锥形晶状体
   B. 球形晶状体
   C. 后锥形晶状体
   D. 角膜内皮大疱
   E. 反复角膜溃疡

6. 最常见的Alport综合征眼病变是
   A. 前锥形晶状体
   B. 后锥形晶状体

C．黄斑周围视网膜色素改变
D．角膜内皮大疱
E．反复角膜溃疡

【A2 型题】

7．男性，43 岁。多次活动后出现肉眼血尿。患者母亲 50 岁时死于尿毒症，伴肝脏多发性囊肿。查体上腹部可触及肿大包块。该患者最可能的诊断是
A．肾癌
B．肾结石
C．IgA 肾病
D．梗阻性肾病
E．常染色体显性遗传性多囊肾病

8．女性，40 岁。发现泡沫尿 4 年。肾穿刺病理示局灶节段性肾小球硬化，电镜示肾小球基底膜弥漫变薄，予糖皮质激素、雷公藤治疗效果不明显，家族中一姨死于尿毒症，妹妹及母亲均有肾炎病史。行皮肤Ⅳ型胶原检测示 α_5 链不连续沉积。该患者的诊断是
A．家族性局灶节段性肾小球硬化
B．薄基底膜病
C．Alport 综合征
D．Fabry 病
E．纤维连接蛋白病

【A3/A4 型题】

男性，40 岁。发现蛋白尿、镜下血尿 10 年，血肌酐升高 2 年，一妹妹死于尿毒症，父亲有蛋白尿、血尿。

9．该患者最可能的诊断是
A．Alport 综合征
B．薄基底膜病
C．家族性 IgA 肾病
D．家族性局灶节段性肾小球硬化
E．纤维连接蛋白病

10．对该患者最方便、风险又小且可以明确诊断的检查是
A．肾脏超声
B．肾脏 CT
C．肾穿刺活检
D．皮肤活检
E．眼科检查

【B1 型题】

A．X 伴性遗传
B．Y 伴性遗传
C．常染色体显性遗传
D．常染色体不全显性遗传
E．常染色体隐性遗传

11．Alport 综合征最为常见的遗传方式是
12．男性患者，皮肤Ⅳ型胶原免疫荧光检测示 α_5 链阴性，提示该 Alport 综合征的遗传方式是

A．α_5（Ⅳ）链阴性
B．α_5（Ⅳ）链阳性、连续
C．α_5（Ⅳ）链阳性、不连续
D．α_4（Ⅳ）链阳性、连续
E．α_4（Ⅳ）链阳性、不连续

13．X 伴性遗传 Alport 综合征男性患者皮肤表皮基底膜Ⅳ型胶原荧光检查的结果是
14．X 伴性遗传 Alport 综合征女性患者皮肤表皮基底膜Ⅳ型胶原荧光检查的结果是
15．常染色体显性遗传 Alport 综合征患者皮肤表皮基底膜Ⅳ型胶原荧光检查的结果是

A．常染色体显性遗传性多囊肾病
B．常染色体隐性多囊肾病
C．多囊性肾发育不良
D．单纯性肾囊肿
E．获得性肾囊肿

16．病程长，进展慢，多数患者在 30 岁以后出现临床症状的是
17．常合并先天性肝纤维化，导致门静脉高压、胆道发育不全等的是
18．老年人多见的是

【X 型题】

19．常染色体显性遗传性多囊肾病的非囊性肾外表现是
A．颅内动脉瘤
B．心脏瓣膜异常
C．结肠憩室
D．卵巢囊肿

20．常染色体显性遗传性多囊肾病的主要诊断标准有
A．肾皮质、髓质弥漫散布多个液性囊肿
B．明确的家族史
C．肾功能不全
D．脑动脉瘤

21．常染色体显性遗传性多囊肾病的治疗原则是
A．对症处理
B．预防和治疗并发症
C．延缓囊肿生长
D．延缓肾功能进行性恶化速度

22．Alport 综合征的遗传方式有
A．X 伴性遗传

B．常染色体隐性遗传
C．常染色体显性遗传
D．常染色体不全显性遗传

23．Alport综合征的临床特点有
A．X伴性遗传男性患者发病多较早、病情较重
B．常染色体隐性遗传患者发病多较晚、病情较轻
C．X伴性遗传女性患者发病多较晚、病情较轻
D．常染色体显性遗传患者发病多较早、病情较重

24．尚未进入终末期肾衰竭的Alport综合患者的处理措施有
A．减少蛋白摄入
B．控制高血压
C．纠正贫血、水电解质酸碱紊乱
D．避免肾毒性药物

答案及解析

1．【答案】B
【解析】常染色体显性遗传性多囊肾病是最常见的遗传性肾脏病，最常见肾外表现是肝囊肿。其余亦均为常染色体显性遗传性多囊肾病的肾外表现。

2．【答案】B
【解析】常染色体显性遗传性多囊肾病是最常见的遗传性肾脏病，其首选有效、敏感性高的诊断方法是腹部B型超声，该检查敏感性高，无放射性，无创伤，经济，简便，是首选的诊断方法。

3．【答案】A
【解析】常染色体显性遗传性多囊肾病是最常见的遗传性肾脏病，主要诊断标准是：①肾皮质、髓质弥漫散布多个液性囊肿；②明确的常染色体显性遗传性多囊肾病家族史。多囊肝、肾功能不全、脑动脉瘤和心脏瓣膜异常等都是次要标准。

4．【答案】B
【解析】Alport综合征又称遗传性肾炎、眼-耳-肾综合征。临床表现多样，有肾脏表现、听力改变、眼病变及其他如平滑肌瘤、肌发育不良等。其中血尿是Alport综合征最常见的肾脏表现。

5．【答案】A
【解析】Alport综合征临床表现多样，有肾脏表现、听力改变、眼病变及其他如平滑肌瘤、肌发育不良等。其中前锥形晶状体是具有Alport综合征诊断意义的眼病变。

6．【答案】C
【解析】Alport综合征临床表现多样，最常见的Alport综合征眼病变是黄斑周围视网膜色素改变。

7．【答案】E
【解析】该中年男性患者多次活动后出现肉眼血尿，其母亲50岁时死于尿毒症，伴肝脏多发性囊肿，结合查体上腹部可触及肿大包块（肿大的肾脏），最可能的诊断是常染色体显性遗传性多囊肾病。

8．【答案】C
【解析】该中年女性患者慢性病程，有遗传家族史（家族中一姨死于尿毒症，妹妹及母亲均有肾炎病史），肾穿刺病理示局灶节段性肾小球硬化，电镜示肾小球基底膜弥漫变薄，予糖皮质激素、雷公藤治疗效果不明显，结合行皮肤Ⅳ型胶原检测示α₅链不连续沉积，符合Alport综合征。

9．【答案】A　10．【答案】D
【解析】该中年男性患者慢性病程，发现蛋白尿、镜下血尿10年，血肌酐升高2年，有类似疾病遗传家族史（一妹妹死于尿毒症，父亲有蛋白尿、血尿，可能呈现常染色体显性遗传），最符合Alport综合征。对该患者最方便、风险又小且可以明确诊断的检查是皮肤活检，Ⅳ型胶原α₅链在皮肤表皮基底膜连续线样沉积可明确诊断。

11．【答案】A　12．【答案】A
【解析】Alport综合征最常见的遗传方式是X伴性遗传。男性患者，皮肤Ⅳ型胶原免疫荧光检测示α₅链阴性，提示该Alport综合征的遗传方式是X伴性遗传。

13．【答案】A　14．【答案】C　15．【答案】B
【解析】皮肤表皮基底膜Ⅳ型胶原荧光检查结果对判断Alport综合征患者遗传方式有意义。X伴性遗传Alport综合征男性患者皮肤表皮基底膜Ⅳ型胶原荧光检查的结果是α₅（Ⅳ）链阴性；X伴性遗传Alport综合征女性患者皮肤表皮基底膜Ⅳ型胶原荧光检查的结果是α₅（Ⅳ）链阳性、不连续；常染色体显性遗传Alport综合征患者皮肤表皮基底膜Ⅳ型胶原荧光检查的结果是α₅（Ⅳ）链阳性、连续。而α₄（Ⅳ）链阳性、连续及α₄（Ⅳ）链阳性、不连续的结果是肾小球基底膜Ⅳ型胶原荧光检查的结果。

16．【答案】A　17．【答案】B　18．【答案】D
【解析】病程长，进展慢，多数患者在30岁以后出现临床症状的是常染色体显性遗传性多囊肾病；常合并先天性肝纤维化，导致门静脉高压、胆道发育不全等的是常染色体隐性多囊肾病；老年人多见的是单纯性肾囊肿。而多囊性肾发育不良最常见于婴儿，双

侧病变难以存活；获得性肾囊肿见于长期血透患者。

19.【答案】ABC
【解析】常染色体显性遗传性多囊肾病是最常见的遗传性肾脏病，肾外表现可分为囊性和非囊性两种。颅内动脉瘤、心脏瓣膜异常、结肠憩室是属于非囊性肾外表现。而卵巢囊肿属于囊性肾外表现。

20.【答案】AB
【解析】参见第3题解析。

21.【答案】ABCD
【解析】常染色体显性遗传性多囊肾病是最常见的遗传性肾脏病，治疗原则是对症处理、预防和治疗并发症、延缓囊肿生长和肾功能进行性恶化速度。进入终末期肾病时，则进行肾脏替代治疗。

22.【答案】ABC
【解析】Alport综合征的遗传方式有3种，即X伴性遗传、常染色体隐性遗传和常染色体显性遗传。

23.【答案】AC
【解析】Alport综合征的临床表现多样，X伴性遗传男性、常染色体隐性遗传患者发病多较早、病情较重，而X伴性遗传女性、常染色体显性遗传患者发病多较晚、病情较轻。

24.【答案】ABCD
【解析】尚未进入终末期肾衰竭的Alport综合患者以综合对症处理为主，处理措施有：①减少蛋白摄入；②控制高血压；③纠正贫血、水电解质酸碱紊乱；④积极查找和去除感染灶；⑤避免肾毒性药物。

九、急性肾损伤

【A1型题】

1. 关于急性肾衰竭（损伤）的叙述，不正确的是
   A．肾功能短期内迅速减退
   B．肾小球滤过率下降
   C．既往均无慢性肾脏病史
   D．有水、电解质、酸碱平衡紊乱
   E．常伴有少尿

2. 可引起肾性急性肾损伤最常见的病因是
   A．肾缺血和肾毒性物质
   B．肾血管疾病
   C．肾小球疾病
   D．肾间质性肾炎
   E．肾移植排斥反应

3. 下列不属于心输出量不足导致的循环血量下降引起肾前性急性肾衰竭（损伤）的是
   A．心源性休克
   B．充血性心力衰竭
   C．肺栓塞
   D．心脏压塞
   E．挤压综合征

4. 肾毒性急性肾衰竭（损伤）形态学变化最明显的部位是
   A．近端肾小管曲部和直部
   B．肾小囊
   C．近端肾小管和集合管
   D．肾间质
   E．髓襻

5. 下列实验室检查指标提示急性肾小管坏死的是
   A．尿渗透压＞500 mOsm/（kg·H_2O）
   B．尿钠浓度＞20 mmol/L
   C．尿比重＞1.020
   D．血尿素氮/血肌酐＞20
   E．肾衰指数＜1

6. 鉴别急、慢性肾衰竭最重要的检查项目是
   A．B超检查肾脏大小
   B．血红蛋白
   C．血肌酐
   D．尿素氮
   E．尿量

*7. 急性肾小管坏死维持期出现的实验室检查异常是
   A．血尿素氮与肌酐的比值减低
   B．血红蛋白中度以上减低
   C．血钾浓度减低
   D．尿钠浓度减低　　　　　（69/2016）

8. 急性肾衰竭（损伤）少尿期（进展期和维持期）可出现的电解质紊乱是
   A．高钠血症
   B．高钾血症
   C．高钙血症
   D．高氯血症
   E．低磷血症

*9. 下列选项中，支持肾缺血性急性肾衰竭的实验室检查指标是
   A．尿渗透压＞500 mmol/L
   B．尿钠浓度＞20 mmol/L
   C．尿比重＞1.018
   D．血尿素氮/血肌酐＞20　　（70/2008）

10. 下列选项中，支持肾前性急性肾衰竭（损伤）的实验室检查指标是
    A. 尿渗透压<300 mOsm/（kg·H$_2$O）
    B. 尿钠浓度>40 mmol/L
    C. 尿比重>1.020
    D. 血尿素氮/血肌酐<20
    E. 肾衰指数>1
11. 急性肾衰竭（损伤）少尿期（进展期和维持期）最常见的血镁、磷、钙代谢异常是
    A. 高镁、高磷、低钙
    B. 低镁、高磷、低钙
    C. 高镁、低磷、高钙
    D. 低镁、高磷、高钙
    E. 高镁、高磷、高钙
12. 在急性肾衰竭（损伤）患者少尿期（进展期和维持期），需紧急处理的电解质失调是
    A. 低氯血症
    B. 低钠血症
    C. 低钙血症
    D. 高镁血症
    E. 高钾血症
13. 肾损伤合并休克时预防肾衰竭的措施主要是
    A. 及时清除尿路中的血块
    B. 及早使用止血剂
    C. 及早使用抗生素
    D. 及早补充血容量
    E. 及早使用利尿剂
14. 对急性肾衰竭（损伤）高钾血症的处理最有效的是
    A. 静脉补充钙剂
    B. 静脉补充碳酸氢钠
    C. 静脉给予葡萄糖加胰岛素
    D. 透析疗法
    E. 口服离子交换树脂

【A2 型题】

15. 男性，65岁。冠心病10余年，冠脉造影检查后出现恶心、纳差，第1天尿量400 ml，测血压140/80 mmHg。急查血 BUN 22 mmol/L, Cr 230 μmol/L。最可能的诊断是
    A. 慢性肾衰竭
    B. 急性肾衰竭（损伤）
    C. 缺血性肾病
    D. 过敏性间质性肾炎
    E. 肾动脉硬化
16. 女性，84岁。高热、嗜睡2天，每日尿量350 ml。化验尿钠20 mmol/L，血 BUN 24.2 mmol/L, Cr 387 μmol/L。经补液抗感染治疗后，复查血 BUN 12.4 mmol/L, Cr 161 μmol/L，每日尿量500 ml。该患者最可能的诊断是
    A. 肾前性急性肾衰竭（损伤）
    B. 急性肾小管坏死
    C. 急进性肾小球肾炎
    D. 肾后性急性肾衰竭
    E. 急性间质性肾炎致急性肾衰竭
17. 女性，56岁。发热2周，应用消炎痛栓可退热，停用后复发。每日尿量200 ml，化验血 BUN 27 mmol/L, Cr 561 μmol/L。肾活检病理见20个肾小球，2个纤维性新月体，肾间质嗜酸粒细胞浸润。该患者最可能的诊断是
    A. 肾前性急性肾衰竭（损伤）
    B. 肾后性急性肾衰竭（损伤）
    C. 急进性肾小球肾炎
    D. 急性肾小球肾炎
    E. 急性间质性肾炎致急性肾衰竭（损伤）
18. 男性，72岁。突发腹痛伴血尿，每日尿量50 ml，化验血 BUN 21 mmol/L, Cr 402 μmol/L，经导尿等处理后，血 BUN 8 mmol/L, Cr 105 μmol/L。该患者最可能的诊断是
    A. 肾前性急性肾衰竭（损伤）
    B. 急性肾小管坏死
    C. 肾后性急性肾衰竭（损伤）
    D. 急进性肾小球肾炎
    E. 急性肾小球肾炎
19. 男性，45岁。地震挤压伤获救，24小时尿量90 ml，化验血 BUN 45 mmol/L, Cr 530 μmol/L。该患者最可能的诊断是
    A. 肾前性急性肾衰竭（损伤）
    B. 急性肾小管坏死
    C. 急进性肾小球肾炎
    D. 肾后性急性肾衰竭（损伤）
    E. 急性间质性肾炎致急性肾衰竭（损伤）
20. 男性，75岁。1周来患淋巴瘤未治疗，近2天来突然每日尿量约50 ml，化验血尿素23 mmol/L，血肌酐502 μmol/L，淋巴瘤化疗后第3天尿量700 ml，血尿素 8 mmol/L，血肌酐下降至105 μmol/L。该患者尿量变化最可能的原因是
    A. 肾前性急性肾损伤
    B. 肾性急性肾损伤
    C. 肾后性急性肾损伤
    D. 急性间质性肾炎
    E. 急进性肾小球肾炎

【A3/A4 型题】

女性，56岁。发热2天，体温39℃，予消炎痛

栓肛塞后体温可降至37℃，1周后出现乏力、恶心、呕吐，每日尿量300 ml。化验血BUN 25 mmol/L，Cr 560 μmol/L，尿沉渣镜检RBC 30~40/HP，异常RBC 78%，嗜酸性粒细胞少量。

21．该患者肾衰竭（损伤）最可能的原因是
　　A．肾前性因素所致
　　B．肾后性因素所致
　　C．急性肾小管坏死
　　D．急性间质性肾炎
　　E．急进性肾小球肾炎
22．鉴别急、慢性肾衰竭的首要检查是
　　A．血常规
　　B．双肾B超
　　C．血钾、钠、氯
　　D．动脉血气分析
　　E．尿钾、钠、氯
23．为明确诊断，需进行的检查是
　　A．补液试验
　　B．肾活检
　　C．逆行肾盂造影
　　D．肾动脉造影
　　E．24h尿蛋白定量

男性，28岁。肝移植术后，术前肾功能、尿常规未见异常，术中一过性BP 80/50 mmHg，化验血BUN 17.8 mmol/L，Cr 350 μmol/L，血 Na$^+$ 132 mmol/L，K$^+$ 7.4 mmol/L，CO$_2$ CP 12 mmol/L。

24．该患者急性肾衰竭（损伤）最可能的原因是
　　A．有效循环血量不足
　　B．尿路梗阻
　　C．肝肾综合征
　　D．急性肾小管坏死
　　E．双侧肾皮质坏死
25．该患者纠正高血钾症首选的措施是
　　A．10%葡萄糖酸钙20 ml稀释后缓慢静注
　　B．5% NaHCO$_3$ 250 ml静脉滴注
　　C．25%葡萄糖200 ml加普通胰岛素10U静脉滴注
　　D．离子交换树脂口服
　　E．血液透析

男性，74岁。1周前曾应用庆大霉素抗感染治疗，尿量较前减少，800 ml/d。既往体健。化验尿蛋白（+），可见颗粒管型，血Hb 121 g/L，血BUN 18.8 mmol/L，Cr 373 μmol/L。

26．导致该患者急性肾损伤最可能的原因是
　　A．肾皮质坏死
　　B．急性间质性肾炎
　　C．急性肾小管坏死
　　D．急进性肾小球肾炎
　　E．急性肾小肾炎
27．庆大霉素对肾脏损伤的部位是
　　A．肾小球
　　B．近端肾小管
　　C．髓襻
　　D．远端肾小管
　　E．肾间质
28．该患者常见的电解质紊乱是
　　A．高钙血症
　　B．低磷血症
　　C．高钠血症
　　D．高钾血症
　　E．低钾血症

女性，50岁。因呕吐、腹泻、低热于门诊应用庆大霉素32万U/d，共5天，近日来觉尿量有所减少约700~800 ml/d，伴乏力、头晕，化验血Hb 100 g/L，尿蛋白（+），血清钾 6.5 mmol/L，BUN 33.5 mmol/L，Cr 884 μmol/L。

29．该患者最可能的诊断是
　　A．庆大霉素导致急性肾衰竭（损伤）
　　B．庆大霉素过敏
　　C．急性胃肠炎致肾损害
　　D．腹泻脱水致急性肾功能异常
　　E．急性间质性肾炎
30．最有助于诊断的进一步检查是
　　A．肾脏B超
　　B．静脉肾盂造影
　　C．同位素肾图
　　D．肾活检
　　E．动脉血气分析
31．最应采取的治疗手段是
　　A．口服离子交换树脂
　　B．大剂量呋塞米静脉注射
　　C．按3~6 g葡萄糖与1 U胰岛素比例静滴补液
　　D．限制入液量
　　E．透析治疗

【B1型题】

　　A．心脏压塞
　　B．前列腺肥大
　　C．挤压综合征
　　D．高尿酸血症
　　E．多发性骨髓瘤
32．引起肾前性急性肾衰竭（损伤）的病因是
33．引起肾后性急性肾衰竭（损伤）的病因是

34. 由肌红蛋白引起性急性肾小管坏死的病因是

    A. 潜伏期
    B. 起始期
    C. 进展期和持续期
    D. 恢复期
    E. 发病期

35. 有肾缺血和肾毒素病因而尚未发生明显肾实质损伤的是

36. 肾小管细胞再生、修复，直至肾小管完整性恢复的是

37. 出现代谢性酸中毒、高钾血症、低钠血症等并发症的是

    A. 绝对值升高≥0.3 mg/dl（≥26.5 μmol/L）
    B. 相对升高≥1倍，但<2倍
    C. 升高至≥4.0 mg/dl（≥353.6 μmol/L）
    D. 相对升高≥2倍
    E. 开始肾脏替代治疗

38. 依据血清肌酐标准，属于急性肾损伤分期标准1期的是

39. 依据血清肌酐标准，属于急性肾损伤分期标准2期的是

【X型题】

40. 引起急性肾损伤急性肾小管坏死的重要病因有

    A. 药物
    B. 感染
    C. 系统性疾病
    D. 特发性

41. 下列不属于心输出量不足导致的循环血量下降引起肾前性急性肾衰竭的有

    A. 心源性休克
    B. 充血性心力衰竭
    C. 挤压综合征
    D. 大量失血

42. 肾前性急性肾损伤的常见病因有

    A. 大量失血
    B. 过度利尿
    C. 心源性休克
    D. 恶性高血压肾脏危象

43. 可引起肾性急性肾损伤的病因有

    A. 肾缺血和肾毒性物质
    B. 肾血管疾病
    C. 肾小球疾病
    D. 肾间质性肾炎

44. 可引起肾毒性急性肾小管坏死的内源性肾毒性物质有

    A. 肌红蛋白
    B. 血红蛋白
    C. 骨髓瘤轻链蛋白
    D. 草酸盐

45. 可引起肾毒性急性肾小管坏死的外源性肾毒性物质有

    A. 新型抗生素
    B. 抗肿瘤药物
    C. 重金属
    D. 微生物感染

46. 下列损伤可引起肾实质性急性肾损伤的有

    A. 肾小球
    B. 肾小管
    C. 肾乳头
    D. 肾间质

47. 急性肾损伤时可出现的水电解质、酸碱平衡紊乱有

    A. 代谢性酸中毒
    B. 高钾血症
    C. 高钠血症
    D. 低钙血症

48. 引起急性肾小管坏死的主要原因有

    A. 肾缺血
    B. 肾栓塞
    C. 肾中毒
    D. 肾皮质坏死

*49. 肾前性急性肾衰竭（损伤）的特点有

    A. 尿比重>1.018
    B. 血尿素氮/血肌酐>20
    C. 肾衰指数>1
    D. 滤过钠分数>1　　　　（146/2007）

*50. 下列支持急性肾小管坏死的尿液检查结果有

    A. 尿比重<1.010
    B. 尿渗透压<250 mOsm/（kg·H₂O）
    C. 尿钠浓度<20 mmol/L
    D. 肾衰指数<1　　　　（172/2012）

51. 急性肾衰竭（损伤）的临床特点有

    A. 常伴少尿
    B. 肾功能短期内迅速减退
    C. 既往均无慢性肾脏病史
    D. 有水、电解质、酸碱平衡紊乱

52. 急性肾衰竭（损伤）患者维持期（少尿期）的水、电解质和酸碱平衡紊乱类型包括

    A. 水过多
    B. 低钠血症
    C. 低钙血症
    D. 代谢性碱中毒

53. 在急性肾衰竭（损伤）少尿期（进展期和维持期）不会发生的是
   A．高钾血症
   B．高钠血症
   C．高磷血症
   D．高钙血症
54. 急性肾衰竭（损伤）进展期和维持期（少尿期）化验检查异常的是
   A．高钾血症
   B．低钠血症
   C．高磷血症
   D．高钙血症
55. 急性肾衰竭少尿期（进展期和维持期）进行透析治疗的指征是
   A．内科保守治疗无效的严重代谢性酸中毒（pH<7.2）
   B．高钾血症（K⁺>6.5 mmol/L 或出现严重心律失常）
   C．积极利尿无效的严重肺水肿
   D．严重尿毒症症状如脑病、心包炎、癫痫发作等
*56. 急性肾损伤（衰竭）紧急透析治疗的指征包括
   A．血钾 7.0 mmol/L
   B．动脉血 pH 7.25
   C．严重肾损伤性脑病
   D．利尿剂无效的严重肺水肿　　　(157/2020)
*57. 重症急性肾衰竭（损伤）透析治疗的方法有
   A．间歇性血液透析
   B．连续性动-静脉血液滤过
   C．连续性静-静脉血液滤过
   D．腹膜透析　　　　　　　　　(157/2017)

答案及解析

1. 【答案】C
   【解析】急性肾衰竭（损伤）是由各种原因引起的肾功能短期内迅速减退，肾小球滤过率下降，常伴有少尿，可发生于原来无慢性肾脏病史者，也可发生于既往有慢性肾脏病史者，少尿期有水、电解质、酸碱平衡紊乱。因此答案是C。

2. 【答案】A
   【解析】可引起肾性急性肾损伤的病因众多，其中最常见的是肾缺血和肾毒性物质。其他还有肾血管疾病、肾小球疾病、肾间质肾炎和肾移植排斥反应等。

3. 【答案】E
   【解析】挤压综合征不属于心输出量不足导致的循环血量下降引起肾前性急性肾衰竭，而是因挤压综合征的肌红蛋白尿导致肾性急性肾损伤。其余几项为心输出量不足导致的循环血量下降引起的肾前性急性肾损伤。

4. 【答案】A
   【解析】肾毒性急性肾衰竭（损伤）形态学变化最明显的部位是近端肾小管曲部和直部。

5. 【答案】B
   【解析】只有尿钠浓度>20 mmol/L 是支持急性肾小管坏死的实验室检查指标，其余均为肾前性急性肾衰竭的实验室检查指标。

6. 【答案】A
   【解析】B超检查肾脏大小是鉴别急、慢性肾衰竭最重要的检查项目。急性肾衰竭时B超肾脏增大，而慢性肾衰竭时B超肾脏缩小。

7. 【答案】A
   【解析】急性肾小管坏死维持期又称少尿期，会引起血尿素氮和肌酐进行性升高，但因急性肾小管坏死维持期时肾小管重吸收尿素氮能力下降，因此急性肾小管坏死维持期血尿素氮与肌酐的比值减低。急性肾小管坏死维持期也会引起水、电解质和酸碱平衡紊乱，导致实验室检查的异常是血钾浓度升高和尿钠浓度升高，而不是减低，并引起轻度贫血，一般不会像慢性肾衰竭引起中度以上的贫血。

8. 【答案】B
   【解析】急性肾衰竭少尿期可出现的电解质紊乱是高钾血症。其余均是错误的。

9. 【答案】B
   【解析】备选答案中只有尿钠浓度>20 mmol/L 是支持肾缺血性急性肾衰竭的实验室检查指标，其余均为肾前性急性肾衰竭的实验室检查指标。

10. 【答案】C
    【解析】备选答案中只有尿比重>1.020 是支持肾前性急性肾衰竭的实验室检查指标，其余均为肾性急性肾衰竭的实验室检查指标。

11. 【答案】A
    【解析】急性肾衰竭少尿期最常见的血镁、磷、钙代谢异常是高镁、高磷、低钙。其余均不准确。

12. 【答案】E
    【解析】在急性肾衰竭患者少尿期或无尿期，需紧急处理的电解质失调是高钾血症，这是因为除肾排钾减少外，酸中毒、组织分解快也是主要原因，有时每日血钾可上升 1.0～2.0 mmol/L 以上，高钾血症对

九、急性肾损伤

心肌有抑制作用，可致心脏停搏。

13.【答案】D

【解析】肾损伤合并休克时的关键原因是血容量不足，所以肾损伤合并休克时预防肾衰竭的措施主要是及早补充血容量。肯定不能及早使用利尿剂，否则会加重病情，其余也不是主要措施。

14.【答案】D

【解析】血钾≥6.5 mmol/L 为高钾血症。高钾血症的处理包括：静脉补充钙剂、静脉补充碳酸氢钠、静脉给予葡萄糖加胰岛素、口服离子交换树脂和透析疗法，其中最有效的是透析疗法。能较迅速地除去体内多余的钾。

15.【答案】B

【解析】该老年男性患者急性发病，冠脉造影检查后出现恶心、纳差、尿量减少，急查血 BUN 和 Cr 均升高，血压正常，最可能是造影剂引起的肾衰竭，所以最可能的诊断是急性肾衰竭。

16.【答案】A

【解析】该老年女性患者急性发病，高热、嗜睡、少尿（每日 350 ml），化验血 BUN 和 Cr 均升高，结合尿钠不高（20 mmol/L）及补液、抗感染治疗后尿量增加，复查血 BUN 和 Cr 均已明显下降，符合肾前性急性肾衰竭（损伤）。

17.【答案】E

【解析】该中年女性患者急性发病，发热应用消炎痛栓后出现少尿（每日 200 ml），化验血 BUN 和 Cr 均升高，肾活检病理见肾间质嗜酸粒细胞浸润，符合急性间质性肾炎致急性肾衰竭（损伤）。

18.【答案】C

【解析】该老年男性患者急性发病，突发腹痛伴血尿，无尿（每日尿量 50 ml），化验血 BUN 和 Cr 均升高，经导尿等处理后，血 BUN 和 Cr 迅速恢复正常。符合肾后性急性肾衰竭（损伤）。

19.【答案】B

【解析】该中年男性患者急性发病，地震挤压伤获救后无尿（24 小时尿量 90 ml），化验血 BUN 和 Cr 明显升高，考虑地震挤压伤后肌红蛋白阻塞肾小管，致急性肾衰竭（损伤），因此该患者最可能的诊断是急性肾小管坏死。

20.【答案】C

【解析】该老年男性患者患淋巴瘤未治疗，近 2 天来突然无尿（尿量约 50 ml/24 小时），化验血尿素、血肌酐均增高，淋巴瘤化疗解除梗阻后尿量很快恢复正常（>400 ml/24 h），血尿素和血肌酐亦很快恢复正常，符合肾后性急性肾损伤。该患者尿量变化最可能的原因是肾后性急性肾损伤。病史均不支持其余几项原因引起的尿量变化。

21.【答案】D　22.【答案】B　23.【答案】B

【解析】该中年女性患者急性病程，发热应用消炎痛栓后出现乏力、恶心、呕吐，少尿（每日 300 ml），化验血 BUN 和 Cr 均升高，出现肾衰竭，根据病史和尿镜检结果，该患者肾衰竭最可能的原因是急性间质性肾炎。鉴别急、慢性肾衰竭的首要检查是双肾 B 超，急性肾衰竭时 B 超示肾脏增大，而慢性肾衰竭时 B 超示肾脏缩小。为明确诊断，需进行的检查是肾活检，肾活检结果对明确诊断和指导治疗均有重要意义。

24.【答案】D　25.【答案】E

【解析】该青年男性患者肝移植术中有一过性血压降低，化验血 BUN 和 Cr 均升高，出现肾衰竭，而术前患者肾功能、尿常规未见异常，所以该患者急性肾衰竭最可能的原因是肾缺血引起的急性肾小管坏死。该患者血钾明显升高，纠正高血钾症首选的措施是血液透析，其余疗效均较差。

26.【答案】C　27.【答案】B　28.【答案】D

【解析】该老年男性既往体健患者，1 周前曾应用庆大霉素抗感染治疗，尿量较前减少，化验尿有异常（蛋白尿和颗粒管型），无贫血，但有肾功能异常，考虑为急性肾损伤，导致该患者急性肾损伤最可能的原因只能考虑为庆大霉素引起的急性肾小管坏死，其他均不支持。庆大霉素是肾毒性物质，常可引起近端肾小管损伤，一般不引起肾小球、髓襻、远端肾小管和肾间质的损伤。急性肾损伤患者因少尿致肾排泄钾减少，同时有酸中毒和组织分解过快，常引起高钾血症，由于水钠潴留常引起稀释性低钠血症，此外还有低钙、高磷血症。

29.【答案】A　30.【答案】D　31.【答案】E

【解析】该中年女性患者因呕吐、腹泻、低热于门诊应用庆大霉素 5 天后尿量减少，明显肾功能不全，高钾血症，血红蛋白减低，最大可能是庆大霉素导致急性肾衰竭（损伤）。因有贫血，不能除外原有肾脏疾病，在此基础上庆大霉素导致急性肾衰竭（损伤），为明确诊断进一步应做肾活检，这对诊断最有帮助。因有严重肾功能不全及高钾血症，所以最宜采取透析治疗，其他治疗手段效果均较差。

32.【答案】A　33.【答案】B　34.【答案】C

【解析】急性肾衰竭（损伤）包括肾前性急性肾衰竭（损伤）、肾后性急性肾衰竭（损伤）和急性肾小管坏死。各有不同的病因，肾灌注减少可引起肾前性急性肾衰竭（损伤），因此引起肾前性急性肾衰竭（损伤）的病因是心脏压塞；尿路梗阻可引起肾后性急性肾衰竭（损伤），因此引起肾后性急性肾衰竭（损伤）的病因是前列腺肥大；肾缺血或肾毒素（包括外源性毒素和内源性毒素，肌红蛋白属于内源性毒素）可引起急性肾小管坏死，因此由肌红蛋白引起性急性肾小管坏死的病因是挤压综合征。

35.【答案】B　36.【答案】D　37.【答案】C

【解析】从肾前性急性肾损伤进展至缺血性急性肾小管坏死一般经历有4个阶段，各阶段有不同的特点。有肾缺血和肾毒素病因而尚未发生明显肾实质损伤的是起始期的特点；肾小管细胞再生、修复，直至肾小管完整性恢复的是恢复期的特点；出现代谢性酸中毒、高钾血症、低钠血症等并发症的是进展期和持续期的特点。

38.【答案】A　39.【答案】B

【解析】临床根据血清肌酐标准和尿量标准，对急性肾损伤进行分期。依据血清肌酐标准，属于急性肾损伤分期标准1期的是绝对值升高≥0.3 mg/dl（≥26.5 μmol/L）；属于急性肾损伤分期标准2期的是相对升高≥1倍，但<2倍。其余均属于急性肾损伤分期标准3期的血清肌酐标准。

40.【答案】ABCD

【解析】急性肾小管坏死的发病原因主要分为4类：①药物所致，通常有非甾体类抗炎药及青霉素类、头孢菌素类等抗生素和磺胺类药物等引起；②感染所致，主要见于细菌和病毒感染等；③系统性疾病，见于系统性红斑狼疮、干燥综合征、冷球蛋白血症及原发性胆汁性肝硬化等；④特发性，原因不明。

41.【答案】CD

【解析】挤压综合征和大量失血不属于心输出量不足导致的循环血量下降引起的肾前性急性肾衰竭，而挤压综合征是因为肌红蛋白导致肾性急性肾损伤，大量失血是因体内总血容量不足导致肾前性急性肾损伤。其余（心源性休克、充血性心力衰竭）均为心输出量不足导致的循环血量下降引起的肾前性急性肾损伤。

42.【答案】ABC

【解析】肾前性急性肾损伤是由肾血流灌注不足所致。其常见病因包括：①有效血流量不足，如大量失血、过度利尿等；②心排血量降低，如心源性休克、肺栓塞等；③全身血管扩张，如药物、脓毒血症等引起；④肾动脉收缩，如常由药物、脓毒血症等引起；⑤肾血流自主调节反应受损。所以答案是ABC。

43.【答案】ABCD

【解析】可引起肾性急性肾损伤的病因众多，有肾缺血和肾毒性物质、肾血管疾病、肾小球疾病、肾间质肾炎和肾移植排斥反应等。

44.【答案】ABCD

【解析】肾毒性急性肾小管坏死由各种肾毒性物质引起，包括内源性和外源性肾毒性物质。内源性肾毒性物质包括肌红蛋白、血红蛋白、骨髓瘤轻链蛋白、尿酸盐、钙和草酸盐等。

45.【答案】ABCD

【解析】引起肾毒性急性肾小管坏死的外源性肾毒性物质以药物最为常见，包括新型抗生素、抗肿瘤药物等，其次为重金属、化学毒物、生物毒素（如某些蕈类、鱼胆等）及微生物感染等。

46.【答案】ABD

【解析】肾实质性急性肾损伤可累及肾单位和肾间质的任何部位，只是不包括肾乳头，肾乳头坏死是引起肾后性急性肾损伤。所以答案是ABD。

47.【答案】ABD

【解析】急性肾损伤时可引起水电解质、酸碱平衡紊乱，具体有代谢性酸中毒、高钾血症、低钠血症、低钙血症和高磷血症。

48.【答案】AB

【解析】急性肾小管坏死是急性肾损伤的重要病因。引起急性肾小管坏死的主要原因是肾缺血和肾栓塞。

49.【答案】AB

【解析】肾前性急性肾衰竭是由于血容量减少、有效动脉血容量减少和肾内血流动力学改变所致，因此尿比重高（>1.018）；血尿素氮/血肌酐正常为10~15∶1，肾前性急性肾衰竭时由于肾小管功能未受损，低尿流速率导致肾小管重吸收尿素增加，所以使血尿素氮/血肌酐不成比例增加（>20）；肾衰指数［尿钠÷（尿肌酐/血肌酐）］在肾前性急性肾衰竭时<1，而不是>1；滤过钠分数［（尿钠/血钠）÷（尿肌酐/血肌酐）］在肾前性急性肾衰竭时<1，而不是>1，因此答案应选AB。

50.【答案】AB

【解析】急性肾小管坏死是肾性的急性肾衰竭，因此急性肾小管坏死的尿液检查结果有尿比重<1.010和尿渗透压<250 mOsm/（kg·H_2O），尿钠浓度应>20 mmol/L，肾衰指数应>1。尿钠浓度<10 mmol/L和肾衰指数<1是肾前性急性肾衰竭的尿液检查结果。

51.【答案】ABD

【解析】急性肾衰竭（损伤）的临床特点是常伴少尿、肾功能短期内迅速减退和有水、电解质、酸碱平衡紊乱，但可有患者既往有慢性肾脏病史。

52.【答案】ABC

【解析】急性肾衰竭（损伤）是指多种原因引起肾功能短期内迅速减退，肾小球滤过功能下降或在原有慢性肾脏病（包括肾功能不全）基础上肾小球滤过率进一步下降的一组临床综合征。急性肾衰竭（损伤）患者维持期（少尿期）的水、电解质和酸碱平衡紊乱类型包括水过多、高钾血症、高磷血症、低钠血症、低钙血症和代谢性酸中毒，所以答案是ABC。

53.【答案】BD

【解析】急性肾衰竭（损伤）少尿期（进展期和

维持期）的电解质紊乱包括高钾血症、低钠血症、高磷血症和低钙血症。

54．【答案】ABC

【解析】急性肾衰竭是指多种原因引起肾功能短期内迅速减退，肾小球滤过功能下降或在原有慢性肾脏病（包括肾功能不全）基础上肾小球滤过率进一步下降的一组临床综合征。急性肾衰竭（损伤）临床病程包括3期，即起始期、进展期和维持期（少尿期）及恢复期，急性肾衰竭（损伤）进展期和维持期（少尿期）化验检查异常的是高钾血症、高磷血症、低钠血症和低钙血症。所以答案是ABC。

55．【答案】ABCD

【解析】急性肾衰竭少尿期（进展期和维持期）进行透析治疗的指征是内科保守治疗无效的严重代谢性酸中毒（pH＜7.2）、高钾血症（K^+＞6.5 mmol/L 或出现严重心律失常）、积极利尿无效的严重肺水肿及严重尿毒症症状如脑病、心包炎、癫痫发作等。

56．【答案】ACD

【解析】急性肾损伤（衰竭）是由各种原因引起的短时间内肾功能快速下降而出现的临床综合征。紧急透析指征包括：预计内科保守治疗无效的严重代谢性酸中毒（动脉血pH＜7.2）、高钾血症（血钾＞6.5 mmol/L 或出现严重心律失常）、积极利尿治疗无效的严重肺水肿及严重尿毒症症状如脑病、心包炎、癫痫发作等。所以答案是ACD。

57．【答案】ABC

【解析】肾衰竭最有效的治疗是透析治疗，但腹膜透析仅适用于慢性肾衰竭，而重症急性肾衰竭透析治疗的方法是间歇性血液透析、连续性动-静脉血液滤过和连续性静-静脉血液滤过。

十、慢性肾衰竭

【A1型题】

1．我国现在引起慢性肾衰竭最常见的病因是
    A．慢性肾盂肾炎
    B．肾结核
    C．糖尿病肾病
    D．肾小动脉硬化
    E．慢性肾小球肾炎

2．引起慢性肾衰竭的最常见的继发性肾脏病是
    A．乙肝相关性肾炎
    B．肾淀粉样变性
    C．糖尿病肾病
    D．肾小动脉硬化
    E．系统性红斑狼疮

3．慢性肾衰竭周围神经病变中较明显的临床症状是
    A．肢端袜套样分布的感觉丧失
    B．肌肉震颤
    C．肌萎缩
    D．肌肉痉挛
    E．肌无力

4．下列引起慢性肾衰竭某些症状的毒素中，不属于小分子毒素的是
    A．尿素
    B．尿酸
    C．溶菌酶
    D．胍类
    E．胺类

5．慢性肾衰竭时高血压的发生机制，下列正确的是
    A．肾素-血管紧张素水平增高
    B．血容量扩张
    C．血容量与肾素-血管紧张素平衡失调
    D．激肽系统的作用
    E．肾动脉狭窄

6．慢性肾衰竭患者发生纤维性骨炎的主要原因是
    A．尿钙排泄增多
    B．继发性甲状旁腺功能亢进
    C．尿磷排泄减少
    D．营养不良和低蛋白血症
    E．活性维生素D合成障碍

*7．导致慢性肾衰竭患者肾性骨营养不良症的病因中，下列不正确的是
    A．缺乏活性维生素 D_3
    B．继发性甲状旁腺功能亢进
    C．营养不良
    D．铝中毒
    E．铁负荷减少　　　　　　　(69/2000)

8．慢性肾衰竭继发甲状旁腺功能亢进的原因是
    A．高钾血症
    B．低钙血症、高磷血症
    C．高镁血症
    D．血清Cr，BUN升高
    E．高钙血症

9．下列不属于慢性肾衰竭患者肾性骨营养不良表现的是
    A．纤维性骨炎

B．肾性骨软化症
C．骨质疏松
D．肾性骨硬化症
E．肾性骨质破坏

10．慢性肾衰竭患者血液系统的临床表现是
A．低色素、小细胞性贫血
B．白细胞出现中毒颗粒、核左移
C．血小板异常增多
D．贫血常为中、重度
E．促红细胞生成素增加

11．不属于慢性肾衰竭急性加重、恶化危险因素的是
A．严重感染
B．外伤、失血
C．呕吐伴腹泻
D．血尿酸或血钙过低
E．心力衰竭

12．尿毒症患者尿常规检查的特点是
A．尿比重常固定于 1.010 左右
B．尿 pH <6
C．尿中红细胞明显增加
D．颗粒管型显著增多
E．尿白蛋白量随病情变化而增加

13．慢性肾功能不全的高血压治疗应减量的药物是
A．利血平
B．卡托普利
C．呋塞米
D．哌唑嗪
E．美托洛尔

14．慢性肾小球肾炎出现尿毒症的依据是
A．血钾 >6.5 mmol/L
B．尿比重低于 1.010，夜尿增多
C．HCO_3^- <14 mmol/L
D．BUN >20 mmol/L
E．GFR 10 ml/（min·1.73m²）

15．下列能说明患者的肾衰竭是慢性的、不可逆的是
A．血红蛋白 80 g/L
B．高磷、低钙血症
C．血尿素氮 15 mmol/L
D．血清肌酐 395 μmol/L
E．B 超提示双肾大小为 8.8 cm×4.2 cm

16．慢性肾衰竭水负荷过多所致的心力衰竭，最有效的治疗措施是
A．大剂量呋塞米
B．饱和量洋地黄药物
C．低盐饮食和控制水分
D．血液透析
E．立即给予硝普钠

17．关于慢性肾衰竭饮食治疗的叙述，错误的是
A．高生物效价的低蛋白饮食
B．供给适量 α- 酮酸制剂
C．尽可能低磷饮食
D．充分热卡，力求达到正氮平衡
E．透析后仍应注意低蛋白饮食，以免加重肾衰竭

18．对于慢性肾衰竭时的心律失常，下列错误的是
A．可由高钾血症引起
B．可因低钾血症引起
C．可由高钙血症引起
D．可有窦房传导阻滞
E．可有室性心动过速

*19．关于慢性肾衰竭伴发心脏扩大的原因，下列错误的是
A．水钠潴留
B．高血压
C．尿毒症性心肌病变
D．心包炎
E．严重贫血　　　　　　　　　　（66/1998）

20．早期慢性肾功能不全最主要的治疗目的是
A．减少蛋白尿
B．减轻水肿
C．降低血压
D．改善营养状况
E．延缓肾功能减退

21．慢性肾衰竭尿毒症时不可能发生的电解质、酸碱平衡紊乱是
A．高钾血症
B．高钙血症
C．高磷血症
D．高镁血症
E．代谢性酸中毒

22．慢性肾衰竭患者会发生的水、电解质和酸碱平衡失调是
A．代谢性碱中毒
B．高血阴离子间隙
C．高血钙
D．低血磷
E．低血钾

23．慢性肾衰竭非透析疗法不包括
A．充足的热量供应
B．糖皮质激素和细胞毒药物治疗
C．优质蛋白、低蛋白、低热饮食
D．控制血压
E．低盐饮食

*24．尿毒症患者以碳酸氢钠静脉滴入纠正代谢性酸中毒时，发生手足抽搐的机制是

A．血钠增高继发脑水肿
B．血钙总量降低
C．血中游离钙降低
D．血中结合钙降低　　　　　(53/2018)

25．尿毒症患者血清钾 7.0 mmol/L，此时最有效的治疗方法是
A．口服钠型阳离子交换树脂
B．进行血液透析
C．输入葡萄糖酸钙
D．输入高渗葡萄糖加胰岛素
E．静滴碳酸氢钠

【A2 型题】

*26．男性，42 岁。反复水肿伴血压高 5 年，近半年来夜尿增多，有时牙龈出血，口渴，气短，面色逐渐苍白，曾化验血 Hb 65 g/L，1 天前稀便多次后逐渐神志不清。2 年前曾患急性甲型肝炎已愈。为明确昏迷原因，除全面查体外，首选的化验检查是
A．肝功能和血氨
B．血肌酐
C．血糖
D．骨髓穿刺　　　　　　　　(70/2009)

27．男性，48 岁。反复水肿伴血压高 6 年，曾化验尿有蛋白，1 周来水肿加重，化验血 Hb 76 g/L。1 天前给利尿后水肿减轻，但患者逐渐神志不清。5 年前曾患急性甲型肝炎，已愈。为明确昏迷原因，首选的实验室检查是
A．粪常规
B．血常规
C．肝功能
D．血氨
E．肾功能

28．男性，39 岁。双下肢反复水肿 3 年，近半年来夜尿增多，面色逐渐苍白。4 年前曾患急性甲型肝炎已愈。测血压 150/100 mmHg。化验血血红蛋白为 69 g/L，血 Cr 407 μmol/L。该患者慢性肾衰竭最可能的病因是
A．慢性肾盂肾炎
B．慢性肾小球肾炎
C．高血压肾损害
D．慢性肝炎
E．脑血管病变

29．女性，40 岁。头痛、头晕、恶心、呕吐 1 周。测血压 180/110 mmHg。化验血血红蛋白 70 g/L，尿蛋白（+++），蜡样管型 0～1/HP，血肌酐 660 μmol/L。尿毒症的原因可能为

A．高血压病、肾小动脉硬化
B．慢性肾小球肾炎
C．慢性肾盂肾炎
D．急性链球菌感染后肾小球肾炎
E．肾动脉狭窄

30．男性，45 岁。间断双下肢水肿伴蛋白尿 10 年，乏力、纳差、恶心 1 周，刷牙时牙龈出血伴皮肤碰后发青 3 天入院。入院时测血压 150/90 mmHg。血常规：Hb 80 g/L，WBC 6.4×10^9/L，Plt 192×10^9/L。蛋白尿（++），尿比重 1.010，尿糖（±），偶见颗粒管型。血 Cr 707 μmol/L。该患者血肌酐升高的最可能病因是
A．慢性肾小球肾炎
B．肾病综合征
C．高血压病肾损害
D．糖尿病肾病
E．狼疮肾炎

31．男性，54 岁。患慢性肾小球肾炎 6 年，近 1 周来尿少、嗜睡。查体：血压 170/110 mmHg。化验血肌酐 680 μmol/L，CO_2CP 12 mmol/L，血 K^+ 7.8 mmol/L，ECG 示 T 波高尖，今日突然抽搐，意识丧失，心搏骤停死亡。该患者死亡最可能的原因是
A．脑出血
B．尿毒症脑病
C．高钾血症
D．代谢性酸中毒
E．急性心力衰竭

32．男性，45 岁。因慢性肾衰竭行维持性血液透析治疗已有 3 个月，尿毒症症状明显减轻，但血红蛋白 70 g/L。该患者贫血的主要原因是
A．透析失血及缺铁
B．尿毒症毒素抑制骨髓
C．叶酸及 Vit B_{12} 缺乏
D．红细胞寿命缩短
E．促红细胞生成素减少

33．男性，40 岁。发热、流涕 3 天，继以恶心、呕吐、少尿、乏力。测血压 160/100 mmHg，化验血血红蛋白 70 g/L，血肌酐 707.2 μmol/L，尿素氮 57 mmol/L，血浆总蛋白 48 g/L，B 超双肾长轴约 8 cm。该患者最可能的诊断是
A．急进型肾小球肾炎
B．急性肾衰竭
C．急性肾小球肾炎
D．慢性肾衰竭急性加剧
E．脱水引起氮质血症

34．男性，46 岁。患慢性肾小球肾炎 10 余年，食

欲减低伴恶心3天，偶尔呕吐，目前血压170/110 mmHg。化验血 Hb 70 g/L，尿蛋白（++），血 Cr 707 μmol/L。该患者不可能出现的电解质和酸碱平衡失调是

A．低钠血症
B．低钙血症
C．低磷血症
D．高钾血症
E．代谢性酸中毒

35．男性，40岁。患慢性肾衰竭1年余，半个月来水肿、尿少，3天来憋气。查体：血压160/90 mmHg，颈静脉怒张，双肺底散在湿啰音。化验血 BUN 40 mmol/L，血钾6.7 mmol/L。最适宜采用的治疗措施是

A．静脉给予10%葡萄糖酸钙
B．静脉给予5%碳酸氢钠
C．静脉给予生理盐水
D．静脉给予50%葡萄糖加胰岛素
E．血液透析

36．男性，30岁。间断双下肢水肿1年余。查体：血压165/95 mmHg。化验血 Hb 82 g/L，尿蛋白（+），颗粒管型2~3/HP，血肌酐220 μmol/L，尿素 10mmol/L。对该患者不宜采取的处理是

A．低蛋白饮食
B．高蛋白饮食
C．低钠饮食
D．低磷饮食
E．低钾饮食

37．男性，52岁。反复下肢水肿5年，加重伴视物模糊2天来诊。查体：BP 180/135 mmHg，双下肢有轻度凹陷性水肿。化验尿蛋白（++），沉渣镜检 RBC 8~10/HP，24小时尿蛋白定量1.3 g，血肌酐337 μmol/L。应首选的重要治疗措施是

A．低蛋白饮食
B．限盐饮食
C．血液透析
D．降压药物治疗
E．利尿治疗

38．男性，55岁。水肿、间断血尿10年。查体：血压150/90 mmHg。血 BUN 30 mmol/L，血清钾7.2 mmol/L，血清钙2.01 mmol/L，血红蛋白50 g/L，CO_2 CP 18 mmol/L，应首先考虑的治疗是

A．输血
B．补钙
C．静滴葡萄糖加胰岛素
D．血液透析
E．静滴氨基酸

39．男性，48岁。尿毒症7个月，尚未开始透析治疗，今日出现手足抽搐。化验 Scr 980 μmol/L，血钙1.75 mmol/L，血磷3.0 mmol/L。该患者欲使用活性 Vit D_3 治疗。治疗前应该注意的是

A．使用钙剂
B．有效降低血磷
C．检测 AKP 值
D．纠正酸中毒
E．甲状旁腺次全切除术

【A3/A4 型题】

男性，32岁。慢性肾炎10年，发热、咽痛1周，鼻出血3天入院。查体：血压150/90 mmHg，化验血血红蛋白70 g/L，尿蛋白（++），粪隐血（+），血清肌酐801 μmol/L。

40．对诊断最有帮助的检查是

A．肾脏 B 超
B．肾脏 CT
C．肾脏 MRI
D．肾放射性核素检查
E．排泄性尿路造影

41．此时该患者贫血的主要原因是

A．失血
B．缺铁
C．维生素 B_{12} 缺乏
D．红细胞寿命缩短
E．促红细胞生成素减少

42．如促红细胞生成素疗效不佳，最可能的原因是

A．缺铁
B．维生素 B_{12} 缺乏
C．叶酸缺乏
D．红细胞寿命缩短
E．尿毒症毒素作用

男性，43岁。间歇性双下肢水肿5年余，出现恶心、呕吐1周。查体：BP 155/110 mmHg。化验血 Hb 81 g/L，尿蛋白（++），颗粒管型2~3/HP，血肌酐485 μmol/L。

43．该患者肾功能不全最可能的病因是

A．隐匿性肾小球肾炎
B．原发性高血压
C．肾病综合征
D．慢性肾小球肾炎
E．慢性肾盂肾炎

44．为了判断该患者是否为慢性肾功能不全，应首选的检查是

A．尿蛋白定量

B．静脉肾盂造影
C．肾脏 B 超
D．肾脏 CT
E．肾穿刺

男性，45 岁。间断双下肢水肿伴蛋白尿 10 年，乏力、纳差、恶心 1 周，刷牙时牙龈出血伴皮肤碰后发青 3 天入院。入院时测血压 150/90 mmHg。血常规：Hb 80 g/L，WBC 6.4×10^9/L，Plt 192×10^9/L。尿蛋白（++），尿比重 1.010，尿糖（±），偶见颗粒管型。血 Cr 707 μmol/L。

*45．该患者血肌酐升高的最可能病因是
A．慢性肾小球肾炎
B．肾病综合征
C．高血压病肾损害
D．糖尿病肾病

*46．该患者贫血最可能的原因是
A．失血因素
B．慢性溶血
C．促红细胞生成素减少
D．营养性造血原料不足

*47．该患者出血倾向最可能的原因是
A．血管脆性增加
B．血小板功能减低
C．凝血因子缺乏
D．纤溶亢进　　　　　　（102～104/2013）

男性，50 岁。间断全身轻度水肿 4 年，加重伴视物模糊 1 天入院。测血压 185/135 mmHg。化验尿蛋白（++），尿沉渣镜检 RBC 8～10/HP，24 小时尿蛋白定量 1.3 g，血 Cr 337 μmol/L。

*48．该患者首选的治疗措施是
A．血液透析
B．限盐、低蛋白饮食
C．利尿治疗
D．降压药物治疗

*49．该患者目前不适宜选用的治疗药物是
A．卡托普利
B．硝苯地平
C．氢氯噻嗪
D．呋塞米

*50．病情稳定后，为明确诊断，最重要的检查是
A．眼底检查
B．肾动态显像
C．肾穿刺活检
D．双肾 B 型超声　　　　（102～104/2012）

男性，50 岁。1 年来头晕、乏力，半个月来加重伴心悸、纳差、恶心，血压增高为 165/05 mmHg。化验尿蛋白（++），沉渣镜检 RBC 4～8/HP，血 Hb 80 g/L，Cr 610 μmol/L，BUN 25 mmol/L，GFR 22 ml/(min·1.73 m^2)。

51．根据国际公认的慢性肾脏病分期依据肾脏病预后质量倡议（K/DOQI）制定的指南，该患者慢性肾脏疾病的分期是
A．1 期
B．2 期
C．3 期
D．4 期
E．5 期

52．该患者最不可能出现的电解质紊乱是
A．低镁血症
B．低钠血症
C．低钙血症
D．高磷血症
E．高钾血症

男性，43 岁。间歇性水肿 10 余年，伴恶心、呕吐 1 周。血压 155/110 mmHg。化验血 Hb 80 g/L。尿蛋白（++），颗粒管型 2～3/HP，血 Cr 485 μmol/L。

53．该患者最可能的诊断是
A．隐匿性肾小球肾炎
B．原发性高血压
C．慢性肾盂肾炎
D．慢性肾小球肾炎
E．肾病综合征

54．为了判断该患者是否为慢性肾功能不全，应首选的检查是
A．肾穿刺
B．静脉肾盂造影
C．肾脏 CT
D．肾脏 MRI
E．肾脏 B 超

55．该患者的处理不恰当的是
A．高质低蛋白饮食
B．利尿治疗
C．应用 ACEI
D．应用促红细胞生成素
E．适当补充铁剂

男性，52 岁。2 年多来头晕、头痛，2 周来加重伴纳差、恶心、乏力、鼻出血及牙龈出血，既往无高血压病史。查体：BP 170/100 mmHg，贫血貌，心、肺、腹未见明显异常。化验血 Hb 82 g/L，WBC 7.2×10^9/L，Plt 260×10^9/L，尿蛋白（++），沉渣镜检 RBC 4～6/HP，

肾小球滤过率（GFR）7 ml/（min·1.73 m²），肾B超示左肾8.9cm×4.6cm×4.1cm，右肾8.7cm×4.4cm×4.1cm。

56．依据肾脏病预后质量倡议（K/DOQI）制定的指南，该患者最可能的慢性肾脏病分期是
　　A．慢性肾脏病2期
　　B．慢性肾脏病3a期
　　C．慢性肾脏病3b期
　　D．慢性肾脏病4期
　　E．慢性肾脏病5期

57．该患者最常发生的电解质紊乱是
　　A．低钙血症
　　B．低镁血症
　　C．低磷血症
　　D．低钾血症
　　E．高钠血症

58．该患者首选的最佳治疗是
　　A．控制高血压
　　B．纠正贫血
　　C．血液透析
　　D．积极止血
　　E．利尿治疗

【B1型题】

　　A．GFR≥90 ml/（min·1.73 m²）
　　B．GFR 60～89 ml/（min·1.73 m²）
　　C．GFR 30～59 ml/（min·1.73 m²）
　　D．GFR 15～29 ml/（min·1.73 m²）
　　E．GFR<15 ml/（min·1.73 m²）或透析

59．符合慢性肾脏病1期的GFR水平是
60．符合慢性肾脏病2期的GFR水平是
61．符合慢性肾脏病3期的GFR水平是
62．符合慢性肾脏病4期的GFR水平是
63．符合慢性肾脏病5期的GFR水平是

　　A．口服碳酸钙
　　B．必需氨基酸疗法
　　C．补充1,25(OH)$_2$D$_3$
　　D．皮下注射促红细胞生成素
　　E．血液透析治疗

64．慢性肾衰竭出现肾性贫血最合适的治疗是
65．尿毒症患者伴高钾血症最有效降血钾疗法是
66．慢性肾衰竭低钙血症最合适的治疗是

【X型题】

67．引起慢性肾衰竭的病因有
　　A．慢性肾盂肾炎
　　B．慢性间质性肾炎
　　C．糖尿病肾病
　　D．高血压肾小动脉硬化

68．慢性肾衰竭急性加重、恶化的危险因素有
　　A．肾毒性药物
　　B．泌尿道梗阻
　　C．呕吐伴腹泻
　　D．心力衰竭

*69．下列属于尿毒症肾性骨营养不良的疾病有
　　A．纤维囊性骨炎
　　B．骨生成不良
　　C．骨软化症
　　D．骨硬化症　　　　　　　　　　（172/2015）

70．下列慢性肾衰竭患者需行肾脏替代治疗的有
　　A．糖尿病患者GFR<15 ml/min
　　B．糖尿病患者GFR<20 ml/min
　　C．非糖尿病患者GFR<15 ml/min并有明显尿毒症症状和体征
　　D．非糖尿病患者GFR<10 ml/min并有明显尿毒症症状和体征

71．慢性肾衰竭患者的肾脏替代治疗包括
　　A．血液透析
　　B．腹膜透析
　　C．肾移植
　　D．血浆置换

*72．下列具有肾保护作用、能延缓肾功能恶化的降压药物有
　　A．贝那普利
　　B．氯沙坦
　　C．氨氯地平
　　D．阿替洛尔　　　　　　　　　　（144/2006）

73．慢性肾衰竭尿毒症时可发生
　　A．低钾血症
　　B．低钙血症
　　C．低磷血症
　　D．低钠血症

74．慢性肾衰竭患者的电解质紊乱包括
　　A．高钾血症
　　B．高镁血症
　　C．高钠血症
　　D．高钙血症

75．慢性肾衰竭出现在慢性肾脏病的
　　A．2期
　　B．3期
　　C．4期
　　D．5期

76．慢性肾衰竭不可能发生的电解质紊乱是
　　A．高钾血症

B．高钠血症
C．高镁血症
D．高钙血症

77．关于慢性肾衰竭饮食疗法的叙述，正确的有
A．低蛋白饮食
B．补充 α- 酮酸制剂
C．每日蛋白摄入量应保持 1.0～1.4 g/kg 体重
D．食物中高生物价蛋白含量应小于 50%

78．慢性肾衰竭的临床特点有
A．正细胞正色素贫血
B．血小板功能下降
C．几乎不出现低磷血症
D．由于继发性甲状旁腺功能减退，均可能发生肾性骨病

79．关于慢性肾衰竭患者感染的叙述，正确的有
A．尿毒症患者极易发生感染
B．常见感染部位是肺部和尿路感染
C．禁用或慎用有肾毒性的抗生素

D．注意抗生素中钠和钾的含量，以免加重电解质紊乱

80．慢性肾衰竭患者心血管系统的表现有
A．可发生心力衰竭
B．多数有高血压和左室肥厚
C．可出现心律失常、缺血性心脏病
D．心包积液表现

81．慢性肾衰竭高血压的发病机制有
A．水钠潴留
B．肾素 - 血管紧张素 - 醛固酮系统调节紊乱
C．某些血管舒张因子产生不足
D．营养不良

*82．慢性肾衰竭患者的饮食治疗原则有
A．高蛋白质饮食
B．注意补充维生素
C．尽可能低磷饮食
D．足量热量

(157/2022)

答案及解析

1．【答案】E
【解析】我国现在引起慢性肾衰竭最常见的病因是慢性肾小球肾炎，因为慢性肾小球肾炎的发病率高，而且容易引起慢性肾功能不全。近年来糖尿病肾病导致的慢性肾衰竭明显增加，有可能将成为导致我国慢性肾衰竭的首要病因。

2．【答案】C
【解析】引起慢性肾衰竭的疾病由多见到少见的顺序是：慢性肾小球肾炎、糖尿病肾病、高血压肾病、多囊肾、梗阻性肾病等，因为慢性肾小球肾炎是原发性肾脏病，所以在继发性肾脏病中，引起慢性肾衰竭最常见的是糖尿病肾病。

3．【答案】A
【解析】慢性肾衰竭患者常有周围神经病变，感觉神经病变较运动神经显著，所以慢性肾衰竭周围神经病变中较明显症状的表现是肢端袜套样分布的感觉丧失。其他备选答案均为运动神经病变表现。

4．【答案】C
【解析】题中列出的可以引起尿毒症某些症状的毒素中，只有溶菌酶是属于大分子毒素，其余均属于小分子毒素。

5．【答案】C
【解析】慢性肾衰竭时高血压的发生不只因血容量扩张，而且有肾素 - 血管紧张素平衡失调，其血浆肾素 - 血管紧张素Ⅱ水平不但未下降，反而有增高的趋势或维持相对增高，表明此类患者的高血压是血容量与肾素 - 血管紧张素平衡失调的结果，而不是肾素 - 血管紧张素增高或血容量扩张单独作用的结果。发病机制中尚未证实激肽系统的作用，肯定无肾动脉狭窄的参与。

6．【答案】B
【解析】纤维性骨炎是一种高运转性骨病，主要由于甲状旁腺激素（PTH）增加引起，其病因为继发性甲状旁腺功能亢进，继发性甲状旁腺功能亢进是由于尿毒症时低钙所致。

7．【答案】E
【解析】铁负荷过重可导致肾性骨营养不良症，因而铁负荷减少不正确。其余各项均可导致肾性骨营养不良症。

8．【答案】B
【解析】慢性肾衰竭患者有明显电解质紊乱，其中低钙血症、高磷血症可刺激甲状旁腺分泌甲状旁腺素，引起继发性甲状旁腺功能亢进。所以低钙血症、高磷血症是慢性肾衰竭继发甲状旁腺功能亢进的原因。

9．【答案】E
【解析】慢性肾衰竭患者肾性骨营养不良表现包括纤维性骨炎、肾性骨软化症、骨质疏松和肾性骨硬化症，只有肾性骨质破坏不属于慢性肾衰竭患者肾性骨营养不良的表现。

10．【答案】D
【解析】尿毒症患者血液系统临床表现为中、重

度贫血，主要原因是肾脏产生促红细胞生成素减少。贫血是正细胞、正色素性的；部分病人白细胞减少，而不会出现中毒颗粒和核左移；血小板数通常正常。

11．【答案】D

【解析】慢性肾肾衰竭急性加重、恶化的有许多危险因素，主要有：①累及肾脏的疾病复发或加重；②有效血容量不足（如外伤、失血、呕吐伴腹泻等）；③肾脏局部血供急剧减少；④严重高血压未能控制；⑤肾毒性药物；⑥泌尿道梗阻；⑦其他：严重感染、心力衰竭等。

12．【答案】A

【解析】慢性肾衰竭患者的肾功能异常，包括肾小球功能和肾小管功能，尿比重常固定于 1.010 左右说明肾小管的浓缩稀释功能受损，是尿毒症尿常规检查的特点。尿 pH 值可说明肾小管的酸化功能，但 pH 值受影响因素较多，其余均不直接代表肾功能。

13．【答案】B

【解析】慢性肾功能不全高血压应减量的药物是卡托普利，该药是属于 ACEI 类药物，除具有降压作用外，还有减少蛋白尿和延缓肾功能恶化的肾脏保护作用。慢性肾功能不全患者应注意高血钾（高血钾禁用），但若血肌酐超过 246 μmol/L（3 mg/L）时务必在严密观察下谨慎使用，必要时应减量或停用。

14．【答案】E

【解析】慢性肾小球肾炎出现尿毒症的依据是 GFR 10 ml/（min·1.73m²），因为 GFR <15 ml/（min·1.73m²）符合慢性肾脏病 5 期（尿毒症）的 GFR 水平。其余异常虽可在尿毒症时出现，但无特异性。

15．【答案】E

【解析】若为慢性肾衰竭，一般肾脏应缩小，因为肾脏 B 超可确定肾脏大小，所以为了判断上述患者是否为慢性肾衰竭，应首选的检查是肾脏 B 超。B 超提示双肾大小为 8.8 cm×4.2 cm，已经缩小，能说明患者的肾衰竭是慢性的、不可逆的。而其余均无特异性。

16．【答案】D

【解析】慢性肾衰竭水负荷过多所致的心力衰竭，最有效的治疗措施是血液透析。

17．【答案】E

【解析】慢性肾衰竭饮食治疗原则包括高生物效价的低蛋白饮食、供给适量 α-酮酸制剂、尽可能低磷饮食和充分热卡，力求达到正氮平衡。而透析后，则不应再以避免加重肾衰竭而注意低蛋白饮食，因为已有透析保驾。

18．【答案】C

【解析】慢性肾衰竭时可有各种心律失常，与心肌损伤、缺氧、电解质紊乱、尿毒症毒素积蓄等有关。慢性肾衰竭时有低钙血症，而无高钙血症，所以

高钙血症引起心律失常是错误的。

19．【答案】D

【解析】慢性肾衰竭伴发心脏扩大的原因可见于水钠潴留、高血压、尿毒症性心肌病变和严重贫血。而心包炎者心脏不一定大，所以是错误的。

20．【答案】E

【解析】慢性肾功能不全是一个很难治愈的疾病，因此早期慢性肾功能不全最主要的治疗目的是延缓肾功能减退，其他也可以是治疗的目的，但不是最主要的目的。

21．【答案】B

【解析】慢性肾衰竭尿毒症时可发生高钾血症、高磷血症、高镁血症和代谢性酸中毒。不会发生高钙血症，相反常发生低钙血症。

22．【答案】B

【解析】慢性肾衰竭患者易发生水、电解质和酸碱平衡失调，慢性肾衰竭患者常发生代谢性酸中毒，因此有高血阴离子间隙，电解质紊乱包括高血镁、高血钾、高血磷和低血钙，而不是高血钙、低血磷、低血钾。

23．【答案】B

【解析】慢性肾衰竭的治疗包括非透析疗法和透析疗法两方面：透析疗法（如血液透析和腹膜透析）为替代治疗；非透析疗法是透析疗法以外的治疗方法，目的是延缓、停止或逆转慢性肾衰竭的进展，治疗包括充足的热量供应、饮食治疗（优质蛋白、低蛋白、低热饮食）、控制血压和低盐饮食等，因为已到慢性肾衰竭阶段，所以不再给予糖皮质激素和细胞毒药物治疗。

24．【答案】C

【解析】尿毒症是各种肾病患者的终末阶段，此阶段可发生水、电解质代谢紊乱，常因低钙血症引起手足搐搦表现。但在一般情况下常不会发生，当血中游离钙降低时常诱发。在以碳酸氢钠静脉滴入纠正代谢性酸中毒时，可使血中的游离钙降低而发生手足抽搐。

25．【答案】B

【解析】慢性肾衰竭患者可有严重的高钾血症，当血清钾 >6.5 mmol/L 时，最有效的治疗方法是进行血液透析，该患者血钾已达 7.0 mmol/L，所以应进行血液透析。口服钠型阳离子交换树脂、输入葡萄糖酸钙、输入高渗葡萄糖加胰岛素和静滴碳酸氢钠仅对一般高钾血症治疗有效。

26．【答案】B

【解析】该中年男性患者反复水肿伴血压高 5 年，有慢性肾脏病病史。近半年来夜尿增多，有时牙龈出血和面色逐渐苍白等，说明已有肾功能不全，1 天前因感染而加重，逐渐神志不清，所以首选的化验检查是血肌酐，以明确昏迷原因。其他各项也可以检查，

但不是首选。

27.【答案】E

【解析】该中年男性患者慢性病程，6年来反复水肿伴血压高，曾化验尿有蛋白，1周来水肿加重，化验血 Hb 76 g/L。1天前给利尿后水肿减轻，但患者逐渐神志不清。因此最可能是肾衰竭引起，所以首选的实验室检查是肾功能。肝功能和血氨检查主要是针对肝性昏迷，该患者尽管有急性甲型肝炎病史，但是已愈；粪常规和血常规检查对明确昏迷原因的意义较小。

28.【答案】B

【解析】该中年男性患者双下肢反复水肿3年，近半年来夜尿增多，有贫血表现（面色逐渐苍白化验血血红蛋白为69 g/L），测血压增高（150/100 mmHg），血 Cr 增高（407 μmol/L）符合慢性肾小球肾炎引起肾衰竭。尽管有高血压，4年前曾患急性甲型肝炎，但均不支持其他诊断。

29.【答案】B

【解析】该中年女性患者有头痛、头晕、恶心、呕吐及血肌酐升高（660 μmol/L）等肾功能不全的表现。测血压增高（180/110 mmHg），结合化验有贫血（血红蛋白70 g/L），尿蛋白（+++），蜡样管型0~1/HP，该患者肾功能不全尿毒症的原因可能为慢性肾小球肾炎。该患者为肾性高血压，不是高血压病、肾小动脉硬化；虽然病史较短，但有贫血，所以也不支持急性链球菌感染后肾小球肾炎；根据病史和实验室检查结果也不支持其余诊断。

30.【答案】A

【解析】该中年男性患者有长期慢性病史，表现为水肿伴蛋白尿，最近有贫血（乏力、Hb 80 g/L）、肾衰竭（纳差、恶心、血肌酐明显升高），临床最可能的诊断是慢性肾小球肾炎引起肾衰竭，即慢性肾小球肾炎为该患者血肌酐升高的最可能病因，而根据病史和化验特点均不支持其他原因。

31.【答案】C

【解析】该中年男性患者长期慢性肾小球肾炎，最近加重，出现肾衰竭，有严重高钾血症（血化验和ECG证实），有代谢性酸中毒，但不重，突然抽搐，心搏骤停死亡，只能是高钾血症。

32.【答案】E

【解析】该中年男性患者因慢性肾衰竭行维持性血液透析治疗已有3个月，尿毒症症状明显减轻，但血红蛋白仍低（70 g/L）。该患者贫血的主要原因是促红细胞生成素减少，这是慢性肾衰竭患者贫血的主要原因。而透析失血及缺铁、尿毒症毒素抑制骨髓、叶酸及 Vit B_{12} 缺乏、红细胞寿命缩短可能也是原因，但不是主要原因。

33.【答案】D

【解析】该中年男性患者发热、流涕3天，继以恶心、呕吐、少尿、乏力，测血压增高（160/100 mmHg），化验血贫血（血红蛋白70 g/L），结合血肌酐明显升高（707.2 μmol/L），尿素氮明显升高（57 mmol/L），B超双肾明显缩小（长轴仅约8 cm），符合慢性肾衰竭急性加剧。病史和辅助检查结果均不支持其余诊断。

34.【答案】C

【解析】该中年男性患者慢性病程，患慢性肾小球肾炎10余年，3天来食欲减低伴恶心，偶尔呕吐，有明显贫血，血肌酐明显增高，慢性肾衰竭已处于尿毒症期，患者由于肾功能明显异常可有电解质和酸碱平衡失调，主要是高钾血症、低钠血症、低钙血症、高磷血症和代谢性酸中毒。因此该患者不可能出现的电解质和酸碱平衡失调是低磷血症。

35.【答案】E

【解析】该中年男性患者，有长期慢性肾衰竭病史。半个月来水肿、尿少，3天来憋气，临床考虑并发心力衰竭，血压增高，颈静脉怒张，双肺底散在湿啰音，支持并发心力衰竭的诊断，血 BUN 增高（40 mmol/L），血钾明显增高（6.7 mmol/L）。对于这样的患者最适宜采用的治疗措施是血液透析，对控制心力衰竭，特别是对迅速降低血钾有重要的价值。而静脉给予10%葡萄糖酸钙、5%碳酸氢钠、50%葡萄糖加胰岛素等治疗仅有一般降低血钾的作用，对这样的患者疗效甚微，而生理盐水更无治疗作用。

36.【答案】B

【解析】该青年男性患者慢性病程，有双下肢水肿、血压增高（165/95 mmHg），化验血有贫血（Hb 82 g/L），结合尿和肾功能化验结果最可能患慢性肾小球肾炎，目前有肾功能不全，因此应限制蛋白的入量，以免加重肾功能不全，所以不宜给高蛋白饮食。其他处理（低蛋白饮食、低钠饮食、低磷饮食和低钾饮食）对慢性肾功能不全患者均宜采取。

37.【答案】D

【解析】该中年男性患者有慢性长期反复下肢水肿，血压明显升高（180/135 mmHg）伴视物模糊。化验尿蛋白（++），有镜下血尿和肾功能不全，考虑为肾性高血压。因该患者血压明显升高和症状明显，所以首选的重要治疗措施是降压药物治疗，其他治疗（血液透析和限盐、低蛋白饮食及利尿治疗）也需要，但不是首选的重要治疗措施。

38.【答案】D

【解析】该中年男性患者慢性病程，水肿、间断血尿10年，血增高（压150/90 mmHg），结合化验结果血 BUN 增高（30 mmol/L），血清钾明显增高（7.2 mmol/L），血清钙降低（2.01 mmol/L），明显贫血（血红蛋白50 g/L）和 CO_2CP 降低（18 mmol/L），符合慢性肾衰竭，高钾血症，应首先考虑的治疗是血液透析，以尽快降低血钾水平。其余治疗均适宜该患者，但均不是首先考虑的治疗。

39.【答案】B

【解析】该中年男性尿毒症（Scr 980 μmol/L）患者，尚未开始透析治疗，现因低钙（血钙1.75 mmol/L）出现手足抽搐。化验血磷增高（3.0 mmol/L）。该患者欲使用活性Vit D_3治疗。治疗前应该注意的是有效降低血磷，因为活性Vit D_3治疗时，既可升高血钙水平，也升高血磷水平。

40.【答案】A　41.【答案】E　42.【答案】A

【解析】该青年男性慢性肾炎患者慢性病程，发热、咽痛1周，鼻出血3天，血压增高（150/90 mmHg），化验有贫血（血红蛋白70 g/L），结合尿蛋白（++），粪隐血（+），血清肌酐明显升高（801 μmol/L），符合慢性肾小球肾炎肾衰竭，对诊断最有帮助的检查是肾脏B超，可帮助确定肾脏大小和肾脏情况，其余检查均意义小。此时该患者贫血的主要原因是促红细胞生成素减少，失血、缺铁、维生素B_{12}缺乏和红细胞寿命缩短可能也是原因，但不是主要原因。如促红细胞生成素疗效不佳，最可能的原因是缺铁，因为补铁后，贫血可以得到纠正。

43.【答案】D　44.【答案】C

【解析】该中年男性患者有间歇性双下肢水肿5年余，出现恶心、呕吐1周。查体有血压增高，化验血提示有中度贫血，尿蛋白（++），不是大量蛋白尿，有颗粒管型，血肌酐升高，最可能的诊断是慢性肾小球肾炎，其余几种疾病均可能性小。若为慢性肾功能不全，一般肾脏应缩小，因为肾脏B超可确定肾脏大小，所以为了判断该患者是否为慢性肾功能不全，应首选的检查是肾脏B超。

45.【答案】A　46.【答案】C　47.【答案】B

【解析】该中年男性患者慢性病程，表现为水肿伴蛋白尿，最近有贫血（乏力、Hb 80 g/L）、肾衰竭（纳差、恶心、血肌酐明显升高），临床最可能的诊断是慢性肾小球肾炎引起的肾衰竭。慢性肾衰竭常有贫血，该慢性肾衰竭患者贫血最可能的原因是促红细胞生成素减少，虽然也可以有失血因素、慢性溶血和营养性造血原料不足等，但可能性均小。慢性肾衰竭常有出血，该慢性肾衰竭患者出血倾向最可能的原因是血小板功能减低，不是血管脆性增加、凝血因子缺乏和纤溶亢进。

48.【答案】D　49.【答案】A　50.【答案】C

【解析】该中年男性患者有慢性长期间断全身水肿，化验尿蛋白（++），有镜下血尿和肾功能不全，因血压明显升高（185/135 mmHg）伴视物模糊1天入院，考虑为肾性高血压。因该患者血压明显升高

症状明显，所以首选的治疗措施是降压药物治疗。因为血Cr已超过246 μmol/L（3 mg/L），所以该患者目前不适宜选用的治疗药物是属于ACEI类的卡托普利，而其他药物均有降压作用。病情稳定后，为明确诊断，最重要的检查是肾穿刺活检，其他检查对诊断也有帮助，但不能明确诊断。

51.【答案】D　52.【答案】A

【解析】该中年男性患者慢性病程，患肾脏病1年（≥3个月），属于慢性肾脏病。慢性肾脏病根据国际公认的慢性肾脏病分期依据肾脏病预后质量倡议（K/DOQI）制定的指南，分为1~5期，此分期主要是根据肾小球滤过率（GFR）的水平，1期的GFR正常或升高，2期及以上为不同程度的GFR下降，当GFR水平降至15~29 ml/（min·1.73 m^2）（即血肌酐升至450~707 μmol/L）时为4期，该患者血肌酐为610 μmol/L，所以属于4期；慢性肾衰竭患者，由于肾排镁减少，常有高镁血症，同时有低钠血症、低钙血症、高磷血症和高钾血症，所以该患者最不可能出现的电解质紊乱是低镁血症。

53.【答案】D　54.【答案】E　55.【答案】C

【解析】该中年男性患者有间歇性水肿10余年，近1周伴恶心、呕吐，查体有血压增高，化验有中度贫血，蛋白（++），不是大量蛋白尿，有颗粒管型，血肌酐升高，该患者最可能的诊断是慢性肾小球肾炎，其余疾病可能性均小。若为慢性肾功能不全，一般肾脏应缩小，因为肾脏B超可确定肾脏大小，所以为了判断该患者是否为慢性肾功能不全，应首选的检查是肾脏B超。该患者慢性肾小球肾炎已引起肾衰竭，有水肿、高血压、肾性贫血，所以应高质低蛋白饮食，利尿治疗以消肿，应用促红细胞生成素和适当补充铁剂以纠正肾性贫血，应用降压治疗，但因为该患者血肌酐为484 μmol/L，不能应用ACEI，应选用其他降压药。

56.【答案】E　57.【答案】A　58.【答案】C

【解析】该中年男性患者慢性病程，近2周来有消化道症状和出血倾向，查体发现有血压高和贫血貌，化验有蛋白尿和血尿，肾功能明显异常，双肾缩小，支持慢性肾衰竭诊断。近年来国际公认的慢性肾脏病依据肾脏病预后质量倡议（K/DOQI）制定的指南，分为1~5期，其中3~5期为慢性肾衰竭的不同阶段，但主要是4~5期。临床根据肾小球滤过率（GFR）进行分期：1期：GFR正常或升高［≥90 ml/（min·1.73m^2）］；2期：GFR轻度下降［60~89 ml/（min·1.73m^2）］；3a期：GFR轻到中度降低［45~59 ml/（min·1.73m^2）］；3b期：GFR中到重度降低［30~44 ml/（min·1.73m^2）］；4期：GFR重度降低［15~29 ml/（min·1.73m^2）］；5期：终末

期肾病 [<15 ml/ (min·1.73m²)] 或透析。该患者 GFR 是 7 ml/ (min·1.73m²)，所以答案是 E。慢性肾衰竭会有电解质紊乱，该患者已达 5 期，所以电解质紊乱会更明显，包括低钙血症、低钠血症、高镁血症、高钾血症和高磷血症，所以最常发生低钙血症。该期患者的首选最佳治疗是血液透析，亦可采用控制高血压、纠正贫血和积极止血治疗，但不是最佳和最有效的治疗，一般不需要利尿治疗。

59．【答案】A　60．【答案】B　61．【答案】C
62．【答案】D　63．【答案】E
【解析】参见第 56～58 题解析。

64．【答案】D　65．【答案】E　66．【答案】C
【解析】慢性肾衰竭出现贫血的原因是多方面的，但最主要原因是肾脏产生促红细胞生成素不足，所以慢性肾衰竭出现肾性贫血最合适的治疗是皮下注射促红细胞生成素。尿毒症患者伴高血钾很常见，最有效的降血钾疗法是血液透析治疗，能迅速有效地除去体内过多的钾。慢性肾衰竭低钙血症最合适的治疗是补充 1, 25 (OH)₂D₃。

67．【答案】ABCD
【解析】引起慢性肾衰竭的病因很多，包括糖尿病肾病、高血压肾小动脉硬化、原发性和继发性肾小球肾炎、肾小管间质疾病（慢性肾盂肾炎、慢性间质性肾炎、尿素性肾病、梗阻性肾病）、肾血管疾病、遗传性肾病（多囊肾病、遗传性肾炎）均是慢性肾衰竭的病因。

68．【答案】ABCD
【解析】慢性肾衰竭急性加重、恶化有许多危险因素，主要有：①累及肾脏的疾病复发或加重；②有效血容量不足（如外伤、失血、呕吐伴腹泻等）；③肾脏局部血供急剧减少；④严重高血压未能控制；⑤肾毒性药物；⑥泌尿道梗阻；⑦其他：严重感染、心力衰竭等。

69．【答案】ABC
【解析】慢性肾衰竭的晚期阶段为尿毒症期，此期的骨骼病变常见肾性骨营养不良（即肾性骨病）。肾性骨营养不良包括纤维囊性骨炎（高转化性骨病）、骨生成不良、骨软化症（低转化性骨病）及骨质疏松症，不包括骨硬化症。

70．【答案】AD
【解析】慢性肾衰竭的肾脏替代治疗时机目前尚不确定。通常是非糖尿病患者 GFR<10 ml/min 并有明显尿毒症症状和体征及糖尿病患者 GFR<15 ml/min 时安排肾脏替代治疗。

71．【答案】ABC
【解析】肾脏替代治疗是慢性肾衰竭的重要治疗方法。慢性肾衰竭患者的肾脏替代治疗包括血液透析、腹膜透析和肾移植。而血浆置换多用于中毒的治疗或清除血液中过多的免疫球蛋白等。

72．【答案】AB
【解析】全身性高血压会促使肾小球硬化，然而即使无全身性高血压，肾小球内高压力亦会促使肾小球硬化，血管紧张素转换酶抑制剂如贝那普利和血管紧张素Ⅱ受体拮抗剂如氯沙坦不仅能降低全身性高血压，还因其扩张出球小动脉作用强于入球小动脉，故能直接地降低肾小球内高压力。此外，这些药物还能减少蛋白尿和抑制肾组织细胞炎症反应及硬化的过程，故能延缓肾功能恶化。氨氯地平为钙通道阻滞剂，阿替洛尔为β受体拮抗剂，对肾小球内高压力均无上述作用，因此常不使用。

73．【答案】BD
【解析】慢性肾衰竭尿毒症时的电解质紊乱包括高钾血症、低钙血症、高磷血症和低钠血症。

74．【答案】AB
【解析】慢性肾衰竭患者的电解质紊乱包括高钾血症、高镁血症、低钠血症和低钙血症，所以答案是 AB。

75．【答案】CD
【解析】慢性肾衰竭出现在慢性肾脏病的 4 期和 5 期。

76．【答案】BD
【解析】慢性肾衰竭常可发生的电解质紊乱是高钾血症、高镁血症、低钠血症和低钙血症。因此答案是 BD。

77．【答案】AB
【解析】慢性肾衰竭饮食疗法很重要，应低蛋白饮食，补充适量 α- 酮酸制剂，每日蛋白摄入量都不应>1.0 g/kg 体重，食物中高生物价蛋白含量约 50%。

78．【答案】ABC
【解析】慢性肾衰竭的临床特点有正细胞正色素贫血，血小板数量正常而功能下降，有高磷血症，几乎不出现低磷血症，由于继发性甲状旁腺功能亢进而不是减退，可发生肾性骨病，但不是均可能发生。

79．【答案】ABCD
【解析】慢性肾衰竭患者极易发生感染，常见感染部位是肺部和尿路感染，感染时应禁用或慎用有肾毒性的抗生素，应注意抗生素中钠和钾的含量，以免加重电解质紊乱。

80．【答案】ABCD
【解析】慢性肾衰竭患者常有心血管系统受累，可发生心力衰竭，多数有高血压和左室肥厚，可出现各种心律失常、缺血性心脏病，可有心包积液的表现。病变与尿毒症毒素、缺氧等有关。

81．【答案】ABC
【解析】大部分慢性肾衰竭患者存在不同程度的高血压，慢性肾衰竭高血压的发病机制有水钠潴留、肾素-血管紧张素-醛固酮系统调节紊乱和（或）某些血管舒张因子产生不足。而营养不良不是慢性肾衰竭患者高血压的发病机制。

82.【答案】BCD

【解析】慢性肾衰竭是各种慢性肾脏病持续进展至后期的共同结局。慢性肾衰竭患者的饮食治疗很重要，限制蛋白质饮食是治疗的重要环节，强调低蛋白质饮食（每日蛋白摄入量约 0.6 g/kg），注意补充维生素，尽可能低磷饮食，保证足量热量等。所以高蛋白质饮食是错误的，其余各选项均正确。

十一、肾脏替代治疗

【A1 型题】

1. 有关肾脏替代治疗的叙述，不正确的是
   A．肾脏替代治疗包括血液透析、腹膜透析和肾移植
   B．血液透析和腹膜透析的疗效相近，各有优缺点，可互为补充
   C．透析治疗可替代肾脏的排泄功能和内分泌功能
   D．血液透析还可用于急性药物或毒物中毒
   E．肾移植相比于透析患者的生活质量更佳

2. 慢性肾衰竭终末期患者最理想的治疗是
   A．血液透析
   B．腹膜透析
   C．肾移植
   D．对症治疗
   E．中医药治疗

3. 常规血液透析不能达到的目的是
   A．清除毒素
   B．清除体内多余的水分
   C．纠正酸中毒
   D．纠正高钾血症
   E．替代肾脏的内分泌功能

4. 目前最常用的评价血液透析充分性的指标是
   A．尿素清除指数（Kt/V）
   B．透析前血肌酐水平
   C．透析后血肌酐水平
   D．透析前血尿素水平
   E．透析后血尿素水平

5. 关于透析失衡综合征的叙述，不正确的是
   A．多由于颅内压增高和脑水肿所致
   B．多见于首次血液透析
   C．多见于血液透析前血肌酐水平很高者
   D．多见于透析效率较低者
   E．多发生于血液透析中或透析后早期

6. 关于腹膜透析的叙述，不正确的是
   A．腹膜透析主要通过弥散方式清除溶质
   B．葡萄糖是目前最常用的渗透剂
   C．腹膜透析不需要使用抗凝剂
   D．腹膜透析对残余肾功能影响较小
   E．腹膜透析不适用于急性肾损伤

7. 关于肾移植的叙述，不正确的是
   A．肾移植是最理想的肾脏替代治疗
   B．排斥反应是人体异常反应
   C．排斥反应是肾移植的主要并发症
   D．免疫抑制剂有利于保护移植肾存活
   E．移植后需要长期应用免疫抑制剂

8. 肾移植受者术后的 5 年存活率是
   A．小于 65%
   B．65%～69%
   C．70%～74%
   D．75%～80%
   E．80% 以上

9. 可以完全恢复肾功能的肾脏替代治疗是
   A．血液透析
   B．腹膜透析
   C．血浆置换
   D．肾移植
   E．血液成分单采

【A2 型题】

10. 男性，32 岁。肾移植术后肾功能已恢复至正常范围，2 个月后尿量减少，肾功能减退，腹部 B 超见移植肾肿胀。首先考虑的诊断是
    A．超急性排斥反应
    B．加速性排斥反应
    C．急性排斥反应
    D．慢性排斥反应
    E．移植物抗宿主反应

11. 男性，55 岁。慢性肾衰竭一直进行维持性腹膜透析 2 年，3 天来出现发热伴腹痛，体温最高达 38.5℃，化验透出液白细胞 2000/mm³，中性粒细胞占 85%，腹透液培养有白色念珠菌。该患者处理不恰当的是
    A．拔除腹透导管
    B．改为血液透析治疗
    C．静脉使用抗真菌药物
    D．增加腹透次数

E. 加强营养支持

【A3/A4 型题】

男性，52 岁。患糖尿病 2 年，血糖控制尚满意，1 天前误食鱼胆后出现尿少、恶心呕吐、胸闷气急。急诊到医院化验血肌酐 760 μmol/L，血清钾 7.2 mmol/L。

12．该患者最可能的诊断是
  A．糖尿病肾病
  B．急性肾损伤
  C．急性肾小球肾炎
  D．急性间质性肾炎
  E．急进性肾小球肾炎
13．该患者首选的最佳治疗是
  A．5% 碳酸氢钠 250 ml 静滴
  B．10% 葡萄糖酸钙 10 ml 静脉推注
  C．静滴葡萄糖加胰岛素
  D．血液透析
  E．腹膜透析

【B1 型题】

  A．重危急性肾损伤
  B．婴幼儿、儿童的慢性肾衰竭
  C．血管状态不稳定的慢性肾衰竭
  D．残余肾功能较好的慢性肾衰竭
  E．各种原因导致的终末期肾病
14．最适于血液透析的适应证是
15．最适于肾移植的适应证是

  A．碳酸氢盐
  B．葡萄糖（浓度 1.5%、2.5% 或 4.25%）
  C．葡萄糖（生理糖浓度）
  D．氯化钠
  E．葡糖糖酸钙
16．一般常用的血液透析缓冲液是
17．糖尿病患者应使用的透析液是
18．最常用的腹膜透析渗透剂是

【X 型题】

19．血液透析的并发症有
  A．透析失衡综合征
  B．低血压
  C．血栓
  D．出血
20．腹膜透析的并发症有
  A．腹膜透析管功能不良
  B．腹膜透析液渗漏
  C．感染
  D．疝
21．透析失衡综合征的表现有
  A．恶心、呕吐
  B．呕血、黑便
  C．头痛、烦躁
  D．严重者出现意识障碍
22．血液透析引起低血压并发症的原因有
  A．超滤过多过快
  B．有效血容量不足
  C．服用降压药
  D．透析膜反应
23．腹膜透析相关腹膜炎的诊断标准有
  A．腹痛、腹膜透出液浑浊，伴或不伴发热
  B．透出液白细胞 $>100/mm^3$
  C．透出液中性粒细胞 $<50\%$
  D．透出液培养有病原微生物生长

答案及解析

1．【答案】C
【解析】肾脏替代治疗包括血液透析、腹膜透析和肾移植，血液透析和腹膜透析的疗效相近，各有优缺点，可互为补充，血液透析还可用于急性药物或毒物中毒，肾移植相比于透析患者的生活质量更佳。但透析治疗还不可能替代肾脏的排泄功能和内分泌功能，只有肾移植可以达到。

2．【答案】C
【解析】肾脏替代治疗是慢性肾衰竭的重要治疗方法。慢性肾衰竭终末期患者最理想的治疗是肾移植。成功的肾移植可全面恢复肾脏功能，相比于透析等治疗患者的生活质量更佳，存活率更高，已成为终末期肾脏病患者的首选治疗方式。

3．【答案】E
【解析】血液透析是一种重要的肾脏替代治疗，可清除体内毒素、清除体内多余的水分、纠正酸中毒和高钾血症。但不会有替代肾脏内分泌的功能，只有成功的肾移植才能达到此目的。

4．【答案】A
【解析】目前最常用的评价血液透析充分性的指标是尿素清除指数（Kt/V），其中 K 代表透析器尿素清除率，t 代表单次透析时间，V 为尿素分布容积 [约

等于干体重（透析后体内过多液体全部或大部分被清除后的患者体重）的 0.57]，Kt 乘积即尿素清除容积，除以 V 则表示在该次透析中透析器清除尿素容积占体内尿素分布容积的比例，因此 Kt/V 可作为透析剂量的一个指标。其余均不是。

5.【答案】D

【解析】透析失衡综合征是因血液透析中血尿素氮等溶质清除过快，细胞内、外液间渗透压失衡，引起颅内压增高和脑水肿所致，多见于首次血液透析时，多见于血液透析前血肌酐水平很高、透析效率过高而不是较低者，多发生于血液透析中或透析后早期。

6.【答案】E

【解析】腹膜透析是利用患者自身腹膜为半透膜，通过向腹腔内灌注透析液，实现血液与透析液之间溶质交换以清除血液内的代谢废物、维持电解质和酸碱平衡同时清除过多的液体。腹膜透析主要通过弥散方式清除溶质，葡萄糖是目前最常用的渗透剂，腹膜透析不需要使用抗凝剂，对残余肾功能影响较小，腹膜透析也适用于急性肾损伤，只是较少用于重危急性肾损伤。

7.【答案】B

【解析】肾移植是最理想的肾脏替代治疗，成功的肾移植可全面恢复肾脏功能，相比于透析等治疗患者的生活质量更佳，存活率更高，已成为终末期肾脏病患者的首选治疗方式。肾移植中排斥反应是肾移植的主要并发症，排斥反应是人体的正常反应，而非异常反应，免疫抑制剂有利于保护移植肾存活，移植后需要长期应用免疫抑制剂。

8.【答案】E

【解析】肾移植受者术后的 5 年存活率是 80% 以上。肾移植受者术后的 1 年存活率是 95% 以上；肾移植受者术后的 10 年存活率达 60% 左右。

9.【答案】D

【解析】肾脏替代治疗包括血液透析、腹膜透析和肾移植。血液透析和腹膜透析可替代肾脏部分排泄功能，只有肾移植可以完全恢复肾功能。而血浆置换和血液成分单采不属于肾脏替代治疗。

10.【答案】C

【解析】该青年男性患者肾移植术后肾功能已恢复至正常范围，2 个月后尿量减少，肾功能减退，腹部 B 超见移植肾肿胀，首先考虑的诊断是急性排斥反应。所有表现肯定不符合移植物抗宿主反应；而从表现和反应出现的时间均不支持超急性排斥反应、加速性排斥反应和慢性排斥反应。

11.【答案】D

【解析】该中年男性患者患慢性肾衰竭一直进行维持性腹膜透析，3 天来出现发热伴腹痛，体温最高达 38.5℃，化验透出液白细胞 2000 个 /mm³，中性粒细胞占 85%，腹膜透出液培养有白色念珠菌，符合腹腔真菌感染。该患者不能再进行腹膜透析治疗，应拔除腹透导管，改为血液透析治疗，同时静脉使用抗真菌药物和加强营养支持。而增加腹透次数是不恰当的。

12.【答案】B   13.【答案】D

【解析】该中年男性糖尿病患者 1 天前误食鱼胆后出现尿少、恶心呕吐、胸闷气急，结合化验血肌酐明显增高（760 μmol/L），血清钾明显增高（7.2 mmol/L），符合急性肾损伤，所以该患者最可能的诊断是急性肾损伤。急性肾损伤伴明显高钾血症，应首先考虑的治疗是血液透析，以尽快降低血钾水平。

14.【答案】A   15.【答案】E

【解析】肾脏替代治疗包括血液透析、腹膜透析和肾移植，各有最适宜的适应证。最适于血液透析的适应证是重危急性肾损伤；最适于肾移植的适应证是各种原因导致的终末期肾病。而婴幼儿、儿童的慢性肾衰竭和血管状态不稳定及残余肾功能较好的慢性肾衰竭优先考虑腹膜透析。

16.【答案】A   17.【答案】C   18.【答案】B

【解析】一般常用的血液透析缓冲液是碳酸氢盐缓冲液；糖尿病患者应使用的透析液是生理糖浓度葡萄糖液；最常用的腹膜透析渗透剂是葡萄糖（浓度 1.5%、2.5% 或 4.25%）。

19.【答案】ABCD

【解析】血液透析有一些并发症，包括透析失衡综合征、低血压、血栓，还有空气栓塞、痛性肌痉挛、透析器首次使用综合征、发热、心律失常、低血糖、出血和急性溶血等。

20.【答案】ABCD

【解析】腹膜透析有一些并发症，包括腹膜透析管功能不良、感染、疝和腹膜透析液渗漏。

21.【答案】ACD

【解析】透析失衡综合征是因血液透析中血尿素氮等溶质清除过快，细胞内、外液间渗透压失衡，引起颅内压增高和脑水肿所致，所以表现有恶心、呕吐、头痛、烦躁，严重者出现惊厥、意识障碍、昏迷，甚至死亡。不会表现呕血、黑便。

22.【答案】ABCD

【解析】血液透析可有低血压并发症，引起的原因有多种，如超滤过多过快、有效血容量不足、自主神经病变、服用降压药、心律失常、透析膜反应等。

23.【答案】ABD

【解析】腹膜透析相关腹膜炎的诊断标准有：①腹痛、腹膜透出液浑浊，伴或不伴发热；②透出液白细胞 >100/mm³，中性粒细胞 >50%；③透出液培养有病原微生物生长。

第五篇 血液系统疾病

一、总 论

【A1 型题】

1. 关于造血干细胞的叙述，正确的是
   A. 胚胎发育中起源于外胚层
   B. 具有自我复制与多向分化增殖的能力
   C. 集落形成细胞（CFC）代表了造血干细胞的数量
   D. 溶血性疾病与造血干细胞异常无关
   E. 表达各系细胞特有的抗原（Lin 抗原）

2. 最能反映骨髓制造红细胞功能的是
   A. 红细胞计数
   B. 网织红细胞计数
   C. 血红蛋白浓度
   D. 粒细胞与红细胞比值
   E. 血清铁蛋白

【A2 型题】

3. 男性，31 岁。进行性贫血、皮下出血及发热半个月。既往乙型肝炎病史 1 年。查体：贫血貌，皮肤可见出血点，肝肋下 2 cm，脾侧位刚及。血常规：Hb 50 g/L，WBC 1.5×10^9/L，Plt 80×10^9/L。为确定诊断，首选的检查是
   A. 白细胞分类
   B. 网织红细胞计数
   C. 肝功能检查
   D. 骨髓细胞学检查
   E. 腹部 B 超

【B1 型题】

   A. 0.01%
   B. 0.05%
   C. 0.1%
   D. 0.5%
   E. 1%

4. 骨髓中 $CD34^+$ 细胞占有核细胞的百分比是
5. 外周血中 $CD34^+$ 细胞占有核细胞的百分比是

   A. 红细胞疾病
   B. 粒细胞疾病
   C. 单核细胞疾病
   D. 淋巴细胞疾病
   E. 造血干细胞疾病

6. 缺铁性贫血属于的疾病是
7. 再生障碍性贫血属于的疾病是

【X 型题】

8. 治疗性血液成分单采的适应证有
   A. 真性红细胞增多症
   B. 原发性血小板增多症
   C. 高白细胞白血病
   D. 粒细胞缺乏症

答案及解析

1. 【答案】B
   【解析】造血干细胞是各种血细胞与免疫细胞的起始细胞，具有不断自我复制与多向分化增殖的能力，其表面有 CD34 抗原。其余关于造血干细胞的叙述均不正确。

2. 【答案】B
   【解析】骨髓中红系祖细胞分化为原红细胞和早、中、晚幼红细胞，继而变成网织红细胞，最后成为红细胞进入外周血。所以最能反映骨髓制造红细胞功能的是网织红细胞计数。

3. 【答案】D
   【解析】该青年男性患者急性病程，进行性贫血、皮下出血及发热，查体肝脾大，血常规见全血细胞减少（Hb 50g/L，WBC 1.5×10^9/L，Plt 20×10^9/L）。肯

定是血液病，为确定诊断，首选的检查应该是骨髓细胞学检查。其他检查对血液病的诊断均有帮助，但对其确诊的意义较小。

4．【答案】E 5．【答案】B

【解析】骨髓中 CD34⁺ 细胞占有核细胞的百分比是 1%；外周血中大约是 0.05%。

6．【答案】A 7．【答案】E

【解析】血液系统疾病是指原发或主要累及血液和造血器官的疾病。缺铁性贫血属于红细胞疾病；再生障碍性贫血属于造血干细胞疾病。

8．【答案】ABC

【解析】治疗性血液成分单采的适应证是骨髓增殖性肿瘤（真性红细胞增多症、原发性血小板增多症）和高白细胞白血病。

二、贫血概述

【A1 型题】

1．贫血是根据外周血血红蛋白的数值而定，下列关于血红蛋白数值变化的叙述，错误的是
   A．婴儿、儿童的血红蛋白较成人高
   B．成年男性的血红蛋白略高于女性
   C．久居高原地区居民的血红蛋白正常值较海平面居民为高
   D．在脱水或失血等循环血容量减少时血红蛋白常增高
   E．妊娠期妇女、低蛋白血症时血红蛋白常降低

2．下列属于正常细胞性贫血的是
   A．缺铁性贫血
   B．巨幼细胞贫血
   C．再生障碍性贫血
   D．铁粒幼细胞贫血
   E．地中海贫血

3．下列属于大细胞性贫血的是
   A．缺血性贫血
   B．巨幼细胞贫血
   C．再生障碍性贫血
   D．铁粒幼细胞贫血
   E．地中海贫血

4．下列肯定不属于小细胞低色素性贫血的是
   A．地中海贫血
   B．铁粒幼细胞贫血
   C．再生障碍性贫血
   D．慢性病性贫血
   E．缺铁性贫血

5．属于小细胞低色素性贫血的是
   A．巨幼细胞贫血
   B．再生障碍性贫血
   C．慢性失血性贫血
   D．急性失血性贫血
   E．骨髓病性贫血

6．属于正常细胞性贫血的是
   A．急性失血性贫血
   B．骨髓增生异常综合征
   C．缺铁性贫血
   D．慢性失血性贫血
   E．铁粒幼细胞贫血

7．属于红细胞破坏过多性贫血的是
   A．巨幼细胞贫血
   B．骨髓病性贫血
   C．铁粒幼细胞贫血
   D．珠蛋白生成障碍性贫血
   E．慢性病性贫血

*8．下列贫血不属于由于红细胞破坏过多引起的是
   A．地中海贫血
   B．蚕豆病
   C．铁粒幼细胞贫血
   D．镰状细胞贫血
   E．遗传性球形红细胞增多症 (58/1997)

*9．急性失血性贫血患者当有贫血表现时，丢失血容量至少应达到体内总血量的百分比是
   A．10%
   B．20%
   C．25%
   D．30%
   E．35% (69/2001)

10．在骨髓涂片细胞学检查的内容中，错误的是
   A．分数 200 个或 500 个有核细胞
   B．分数不同系列和不同发育阶段的细胞
   C．计数粒、红比例
   D．退化或破碎细胞在分数时应计入
   E．巨核细胞单独计数

11．贫血最常见的全身症状是
   A．乏力
   B．头晕
   C．发热

D．出血

E．食欲不振

*12．下列有关贫血性心脏病的改变，不正确的是

　　A．心脏扩大

　　B．心尖部可闻及隆隆样杂音

　　C．心尖部可闻及较粗糙的吹风样杂音

　　D．心电图可呈现 ST 段降低，T 波低平或倒置

　　E．以上改变在贫血治愈后仍不能恢复正常　(74/2000)

*13．下列外周血化验检查最有助于判断骨髓增生程度的是

　　A．血红蛋白测定

　　B．红细胞计数

　　C．网织红细胞计数

　　D．血细胞比容测定　　　　　　　(71/2016)

14．临床上诊断贫血时，最重要的是确定贫血的

　　A．病因

　　B．发病年龄

　　C．程度

　　D．发展速度

　　E．并发症

【A2 型题】

15．男性，48 岁。2 个多月来面色苍白、乏力，体重下降 6 kg。既往体健。化验血 Hb 65 g/L，MCV 75fl，MCHC 30%，WBC 5.6×10^9/L，Plt 260×10^9/L，血清铁 7.6 μmol/L。了解贫血病因的首选检查是

　　A．尿常规

　　B．粪隐血

　　C．血清铁蛋白

　　D．腹部 B 超

　　E．骨髓检查

【A3/A4 型题】

女性，24 岁。半年来面色苍白、乏力，1 周来加重。既往体健，3 年来月经量多。血常规：Hb 72 g/L，RBC 3.1×10^{12}/L，MCV 68fl，MCH 23pg，MCHC 29%，WBC 7.8×10^9/L，Plt 285×10^9/L，网织红细胞 1.4%。

16．根据红细胞形态学分类，该患者的贫血类型是

　　A．大细胞高色素

　　B．大细胞正色素

　　C．大细胞低色素

　　D．正细胞正色素

　　E．小细胞低色素

17．该患者寻找致病原因应首选

　　A．凝血功能

　　B．妇科检查

　　C．胸部 X 线片

　　D．腹部 B 超

　　E．胃镜检查

【B1 型题】

　　A．珠蛋白合成障碍

　　B．血红素合成障碍

　　C．DNA 合成障碍

　　D．铁利用障碍

　　E．干细胞造血障碍

18．缺铁性贫血是

19．巨幼细胞贫血是

20．地中海贫血是

21．再生障碍性贫血是

　　A．再生障碍性贫血

　　B．地中海贫血

　　C．巨幼细胞贫血

　　D．缺铁性贫血

　　E．慢性病性贫血

22．属于大细胞性贫血的是

23．属于正常细胞性贫血的是

　　A．再生障碍性贫血

　　B．地中海贫血

　　C．铁粒幼细胞贫血

　　D．缺铁性贫血

　　E．慢性病性贫血　　　　(105，106/1995)

*24．属于红细胞破坏过多引起的贫血是

*25．属于造血原料缺乏引起的贫血是

　　A．血红蛋白测定

　　B．周围血涂片检查

　　C．网织细胞计数

　　D．骨髓形态学检查

　　E．血清铁测定

26．判断骨髓幼红细胞增生情况最简便的方法是

27．判断小细胞低色素性贫血最简便的方法是

　　A．贫血与出血的程度不同

　　B．贫血与出血的程度一致

　　C．有贫血而无出血

　　D．有出血而无贫血

　　E．无贫血亦无出血

28．再生障碍性贫血是

29．自身免疫性溶血性贫血是

A．血间接胆红素增高、贫血、网织红细胞增高
B．血间接胆红素增高、贫血、网织红细胞正常
C．血间接胆红素增高、贫血、网织红细胞减低
D．血间接胆红素正常、贫血、网织红细胞减低
E．血间接胆红素正常、贫血、网织红细胞增高

30．溶血性贫血的实验室检查结果为
31．巨幼细胞贫血的实验室检查结果可为
32．再生障碍性贫血的实验室检查结果为

A．发热、贫血、出血
B．出血
C．贫血
D．发热、贫血、出血、淋巴结或肝脾大
E．明显脾大

33．急性白血病的主要临床表现是
34．再生障碍性贫血的主要临床表现是

【X 型题】

35．下列属于小细胞低色素性贫血的有

A．缺铁性贫血
B．巨幼细胞贫血
C．再生障碍性贫血
D．地中海贫血

36．下列属于贫血时的红细胞参数的有
A．MCV
B．MCH
C．MCHC
D．HCT

37．按贫血的病因和发病机制分类，下列正确的有
A．红细胞生成减少性贫血
B．失血性贫血
C．红细胞破坏过多性贫血
D．小细胞低色素性贫血

38．与贫血临床表现相关的因素有
A．贫血的病因
B．贫血的程度
C．贫血发生的速度
D．机体的代偿和耐受能力

答案及解析

1．【答案】A
【解析】贫血是根据外周血血红蛋白的数值而定，但人体血红蛋白的数值常可有变化，婴儿、儿童的血红蛋白较成人低；其他均正确。

2．【答案】C
【解析】贫血根据红细胞MCV、MCH和MCHC的大小可分为：①大细胞性贫血（MCV>100 fl，MCH>32pg，MCHC 32%～35%），如巨幼细胞贫血；②正常细胞性贫血（MCV 80～100 fl，MCH 26～32pg，MCHC 32%～35%），如再生障碍性贫血、急性失血性贫血；③小细胞低色素性贫血（MCV<80 fl，MCH<26pg，MCHC<32%），如缺铁性贫血、铁粒幼细胞贫血和珠蛋白生成障碍性贫血（地中海贫血）。

3．【答案】B
【解析】贫血可按红细胞的形态学分类，常分为大细胞性贫血、正常细胞性贫血和小细胞低色素性贫血。属于大细胞性贫血的是巨幼细胞贫血。而再生障碍性贫血是属于正常细胞性贫血；缺血性贫血、铁粒幼细胞贫血、地中海贫血则属于小细胞低色素性贫血。

4．【答案】C
【解析】凡是影响血红蛋白合成的贫血均可能是小细胞低色素性的，地中海贫血因珠蛋白量的异常使血红蛋白合成减少，铁粒幼细胞贫血、慢性病性贫血和缺铁性贫血均因铁代谢异常使血红蛋白合成减少，只有再生障碍性贫血是由于造血干细胞受损使红细胞制造减少引起的贫血，肯定不是小细胞低色素性贫血。

5．【答案】C
【解析】根据红细胞形态学分类将贫血分为：大细胞性贫血、正细胞性贫血和小细胞低色素性贫血。小细胞低色素性贫血包括缺铁性贫血、铁粒幼细胞贫血、地中海贫血。慢性失血性贫血属于缺铁性贫血的一种类型，所以慢性失血性贫血属于小细胞低色素性贫血的疾病。

6．【答案】A
【解析】正常细胞性贫血是指血常规化验时，MCV、MCH和MCHC均在正常范围，即为正细胞（MCV、MCH正常）正色素（MCHC正常）性贫血，因而只有急性失血性贫血是正常细胞性贫血。慢性失血性贫血、缺铁性贫血和铁粒幼细胞贫血为小细胞低色素性贫血，骨髓增生异常综合征常为大细胞性贫血。

7．【答案】D
【解析】红细胞破坏过多性贫血又称溶血性贫血。珠蛋白生成障碍性贫血如α地中海贫血或β地中海贫血，是由于血红蛋白的珠蛋白肽链有一种或几种的合成受到部分或完全抑制所引起的一组遗传性溶血性贫血，属于红细胞破坏过多性贫血。其余均不是红细

二、贫血概述

胞破坏过多性贫血，而是属于生成减少引起的贫血。

8.【答案】C

【解析】铁幼粒细胞贫血是由于各种原因不能利用铁合成血红蛋白而导致的一种贫血，所以不是由于红细胞破坏过多引起的，而其他各种贫血均属于溶血性贫血，都是由于红细胞破坏过多引起的。

9.【答案】B

【解析】急性失血性贫血患者，当丢失血容量至少达20%时即可有贫血表现。

10.【答案】D

【解析】骨髓涂片细胞学检查时，退化或破碎细胞在分数时不应计入，其余检查内容均是正确的。

11.【答案】A

【解析】贫血是指人体外周血红细胞容量减少，低于正常范围下线，不能运输足够的氧至组织而产生的综合征，从而引起乏力，成为贫血最常见的全身症状。头晕也是贫血直接引起的症状，而发热、出血和食欲不振均不是贫血直接引起的症状。

12.【答案】E

【解析】贫血性心脏病可表现为心脏扩大，心尖部可闻及隆隆样杂音和较粗糙的吹风样杂音，心电图可呈现ST段降低、T波低平或倒置，但所有这些改变在贫血治愈后均可恢复正常。

13.【答案】C

【解析】判断骨髓增生程度的最好指标是骨髓细胞学检查。但外周血化验检查亦有助于判断骨髓增生程度，那就是网织红细胞计数，若网织红细胞计数增高则提示骨髓增生良好，反之则提示骨髓增生较差，其余检查均无此明显的相关性。

14.【答案】A

【解析】临床诊断贫血时，最重要的是确定贫血的病因，因为只有确定贫血的病因并去除病因，才能使贫血获得彻底的治愈。其他几项虽然也很重要，但均不如病因重要。

15.【答案】B

【解析】该中年男性患者有贫血表现（面色苍白、乏力、Hb 65 g/L），结合化验结果为小细胞低色素性贫血（MCV 75fl，MCHC 30%），血清铁低于正常（7.6 μmol/L），首先考虑为缺铁性贫血。而患者体重下降明显（病后下降6kg），既往体健，最应除外消化道肿瘤出血，所以了解贫血病因的首选检查是粪隐血。

16.【答案】E   17.【答案】B

【解析】该青年女性患者缓慢起病，有贫血症状（面色苍白、乏力等），3年来月经量多。化验血MCV和MCH均低于正常（MCV<80 fl，MCH<26 pg），呈现小细胞性，MCHC低于正常（MCHC<32%），呈现低色素性，所以根据红细胞形态学分类，该患者的贫血类型是小细胞低色素性贫血。结合网织红细胞、白细胞和血小板正常，综合分析符合缺铁性贫血，其缺铁的原因最可能是月经量多，所以寻找致病原因应首选妇科检查，以查明月经量多的原因，其他几项检查对该年轻患者意义较小。

18.【答案】B   19.【答案】C   20.【答案】A

21.【答案】E

【解析】缺铁性贫血是由于造血原料铁不足或缺乏，导致血红素合成障碍而引起的一种贫血。巨幼细胞贫血（叶酸和/或维生素B_{12}缺乏）是由于DNA合成障碍。地中海贫血是遗传性血红蛋白病中的一种，是由于珠蛋白合成障碍所致。铁利用障碍是主要见于铁粒幼细胞贫血，干细胞造血障碍是主要见于再生障碍性贫血。

22.【答案】C   23.【答案】A

【解析】属于大细胞性贫血的是巨幼细胞贫血；再生障碍性贫血是正常细胞性贫血。而其他几种贫血均有血红蛋白合成减少，因而表现为小细胞或低色素小细胞性贫血。

24.【答案】B   25.【答案】D

【解析】地中海贫血是由于遗传性珠蛋白异常使红细胞破坏过多引起的溶血性贫血，而其他几种贫血均为红细胞生成减少引起的贫血；缺铁性贫血是属于造血原料铁缺乏引起的贫血，而其他贫血均不是由于造血原料缺乏所致。

26.【答案】C   27.【答案】B

【解析】贫血的实验室检查很重要，网织细胞计数是判断骨髓幼红细胞增生情况最简便的检查方法。周围血涂片检查是判断小细胞低色素性贫血最简便的检查方法。

28.【答案】A   29.【答案】C

【解析】再生障碍性贫血是由多种原因导致造血干细胞的数量减少和（或）功能异常，引起红细胞、中性粒细胞、血小板减少的一个综合病症，同时由于血小板减少引起出血，所以再生障碍性贫血时的贫血是由正常造血抑制和出血两方面造成的，因此再生障碍性贫血时贫血与出血的程度不同。自身免疫性溶血性贫血是由于免疫功能调节紊乱，产生自身抗体或（和）补体吸附于红细胞表面而引起的一种溶血性贫血，无出血表现，因此自身免疫性溶血性贫血是有贫血而无出血。

30.【答案】A   31.【答案】B   32.【答案】D

【解析】溶血性贫血是由于红细胞寿命缩短、破坏加速，并超过骨髓造血代偿能力时发生的贫血。由于红细胞破坏加速，所以血间接胆红素增高、血红蛋白降低，由于骨髓代偿性造血，所以网织红细胞增高，因此溶血性贫血的实验室检查结果为血间接胆红素增高、贫血、网织红细胞增高。巨幼细胞贫血是叶酸和（或）维生素 B_{12} 缺乏引起的一种大细胞性贫血。巨幼细胞贫血有原位溶血，又称无效红细胞生成，指骨髓内的幼红细胞由于巨幼样变，在释放入血循环之前已在骨髓内破坏，其本质也是一种血管外溶血，但骨髓红系无代偿性造血，外周血中网织红细胞正常，所以巨幼细胞贫血的实验室检查结果可为血间接胆红素增高、贫血、网织红细胞正常。再生障碍性贫血由多种原因导致造血干细胞的数量减少和（或）功能异常，引起红细胞、中性粒细胞、血小板减少的一个综合病症，所以其实验室检查结果为血间接胆红素正常、贫血、网织红细胞减低。

33.【答案】D 34.【答案】A

【解析】急性白血病由于白血病细胞在骨髓中无限制增生并浸润各脏器，使正常造血包括红细胞、白细胞和血小板的制造均受限制，故临床同时表现为发热（白细胞低，感染所致）、贫血、血小板减少引起的出血和脏器浸润可能引起的肝脾大；再生障碍性贫血是多能造血干细胞受损的疾病，因而红细胞、白细胞和血小板制造均减少，同时表现为发热、贫血和出血，而不像急性白血病有脏器浸润，故无肝脾大。其余几项仅含一个临床表现，显然均不是正确答案。

35.【答案】AD

【解析】贫血可按红细胞的形态学分类，常分为大细胞性贫血、正常细胞性贫血和小细胞低色素性贫血。缺铁性贫血、地中海贫血则属于小细胞低色素性贫血。而巨幼细胞贫血是属于大细胞性贫血；再生障碍性贫血是属于正常细胞性贫血。

36.【答案】ABC

【解析】属于贫血时的红细胞参数的有 MCV（反应红细胞大小）、MCH（反应红细胞大小）、MCHC（反应红细胞的色素高低）。而 HCT 不属于红细胞参数，而是指血细胞在血液中所占容积之比值。

37.【答案】ABC

【解析】贫血按病因和发病机制分类，可分成红细胞生成减少、红细胞破坏增多和失血 3 类。红细胞生成减少性贫血，如再生障碍性贫血；红细胞破坏过多性贫血，如各种溶血性贫血；失血引起失血性贫血。而小细胞低色素性贫血是按照红细胞的形态分类，缺铁性贫血、铁粒幼细胞贫血等均为小细胞低色素性贫血。

38.【答案】ABCD

【解析】贫血临床表现相关的因素有贫血的病因（包括引起贫血的相关疾病）、贫血的程度（贫血导致血液携氧能力下降到程度、贫血时血容量下降的程度）、贫血发生的速度、机体（血液、循环、呼吸等系统）对贫血的代偿和耐受能力。

三、缺铁性贫血

【A1 型题】

1. 缺铁性贫血的原因不包括
   A．铁摄入不足
   B．铁需要量增多
   C．铁在体内分布异常
   D．铁吸收不良
   E．慢性失血
2. 不属于缺铁性贫血病因的是
   A．铁摄入不足
   B．铁需要量增多
   C．铁吸收不良
   D．月经量多
   E．胃内因子缺乏
3. 最能引起缺铁性贫血的病因是
   A．慢性胃炎
   B．慢性肝炎
   C．慢性溶血
   D．慢性感染
   E．慢性失血
*4. 下列缺铁性贫血的临床表现中，属于组织缺铁表现的是
   A．头晕
   B．皮肤苍白
   C．心悸
   D．异食癖 (71/2010)
*5. 缺铁性贫血患者发生 Plummer-Vinson 综合征时的临床特点是
   A．儿童发育迟缓
   B．智商低
   C．烦躁、易怒
   D．吞咽困难
   E．异食癖 (70/2003)
6. 含铁量最少的食物是
   A．蛋黄
   B．猪肝
   C．牛乳
   D．猪肉

E．牛肉

*7．有关铁的叙述，错误的是
   A．食物中的铁以三价羟化高铁为主
   B．肠黏膜吸收的铁为二价铁
   C．体内铁蛋白中的铁是三价铁
   D．转铁蛋白结合的铁是三价铁
   E．血红蛋白中的铁是三价铁　　(69/1999)

*8．缺铁性贫血患者的下列检查结果不正确的是
   A．TF 升高
   B．TFR 升高
   C．TS 升高
   D．FEP 升高
   E．锌卟啉升高　　(73/2000)

*9．关于缺铁性贫血的实验室检查结果，正确的是
   A．血清总铁结合力减低
   B．血清转铁蛋白饱和度减低
   C．血清转铁蛋白减低
   D．红细胞的游离原卟啉减低
   E．网织红细胞减低　　(70/1995)

*10．不符合缺铁性贫血实验室检查结果的是
   A．血清铁蛋白减低
   B．血清铁减低
   C．总铁结合力减低
   D．转铁蛋白饱和度减低
   E．骨髓有核红细胞内铁减低　　(56/1997)

*11．关于铁代谢的叙述，正确的是
   A．正常肠黏膜可吸收三价铁
   B．血清铁一般是亚铁离子
   C．维生素 C 能把食物中铁游离化
   D．铁主要在空肠下段吸收　　(60/1996)
   E．在肠黏膜细胞内铁离子与去铁铁蛋白结合

*12．正常人体铁在消化道吸收的主要部位是
   A．胃
   B．十二指肠
   C．空肠下段
   D．回肠　　(71/2013)

13．缺铁性贫血的血象特点是
   A．RBC 减少比 Hb 减少明显
   B．MCV 为 90fl
   C．MCH 为 32pg
   D．红细胞中央淡染区大
   E．粒细胞分叶多

14．关于缺铁性贫血铁代谢的叙述，正确的是
   A．血清铁降低，总铁结合力升高，转铁蛋白饱和度升高
   B．血清铁降低，总铁结合力升高，转铁蛋白饱和度降低
   C．血清铁降低，总铁结合力升高，转铁蛋白饱和度正常
   D．血清铁降低，总铁结合力降低，转铁蛋白饱和度降低
   E．血清铁降低，总铁结合力降低，转铁蛋白饱和度升高

*15．关于缺铁性贫血患者的表现，不正确的是
   A．感染发生率减低
   B．口角炎、舌炎、舌乳头萎缩较常见
   C．胃酸缺乏及胃肠功能障碍
   D．毛发无泽、易断、易脱
   E．指甲扁平，甚至"反甲"　　(68/2001)

16．确定缺铁性贫血最可靠的诊断依据是
   A．MCV 和 VCH 降低
   B．血清铁蛋白降低
   C．血清铁降低
   D．骨髓检查和红细胞系增生减低
   E．骨髓中铁粒幼细胞减低

17．下列疾病中，骨髓有核红细胞出现"核老浆幼"现象的是
   A．巨幼细胞贫血
   B．急性红血病
   C．骨髓增生异常综合征
   D．缺铁性贫血
   E．再生障碍性贫血

18．下列治疗缺铁性贫血的铁剂中，不良反应最明显的是
   A．琥珀酸亚铁
   B．富马酸亚铁
   C．硫酸亚铁
   D．葡萄糖酸亚铁
   E．多糖铁复合物

19．铁剂治疗缺铁性贫血，血红蛋白达正常后继续用药以补足贮存铁的时间至少是
   A．1~2 个月
   B．2~3 个月
   C．3~4 个月
   D．4~6 个月
   E．6~12 个月

20．缺铁性贫血采用铁剂治疗，观察疗效最早的标志是
   A．血红蛋白上升
   B．MCH 增多
   C．MCV 增大
   D．网织红细胞增高
   E．骨髓血细胞形态恢复

21．下列治疗缺铁性贫血的铁剂中，属于注射铁剂的是
   A．琥珀酸亚铁

B．富马酸亚铁
C．硫酸亚铁
D．葡萄糖酸亚铁
E．右旋糖酐铁

【A2型题】

22．女性，45岁。3个月来进行性心悸、乏力、头晕。查体：贫血貌，心率115次/分。血常规：Hb 70 g/L，MCV 74fl，MCH 23pg，MCHC 29%，Ret1.0%，WBC 8.4×10^9/L，Plt 285×10^9/L。该患者还有可能出现的临床表现是
A．牛肉样舌
B．匙状甲
C．皮肤瘀斑
D．肝大
E．脾大

23．女性，42岁。8年前因胃出血行胃大部切除术，近半年来乏力、头晕、面色渐苍白。平时月经量稍多。血常规：Hb 69 g/L，MCV 68fl，MCH 24pg，MCHC 28%，WBC 5.5×10^9/L，Plt 265×10^9/L，网织红细胞1.5%。该患者在进行血液学检查时，最可能出现的异常是
A．血清铁减低，总铁结合力减低
B．血清铁减低，总铁结合力增加
C．血清铁蛋白增加，总铁结合力减低
D．血清维生素 B_{12} 减低
E．血清叶酸减低

24．男性，64岁。1个多月来面色苍白、乏力，体重明显下降。既往体健。化验血 Hb 72 g/L，MCV 75fl，MCH 22pg，MCHC 30%，WBC 7.6×10^9/L，Plt 225×10^9/L，血清铁 6.6 μmol/L。了解贫血病因的首选检查是
A．尿常规
B．粪隐血
C．血涂片观察红细胞形态
D．血清铁蛋白
E．骨髓检查

25．男性，43岁。逐渐乏力、心悸6个月，加重1周，进食正常。既往有痔疮2年，近1年来常于粪便干燥时手纸上有鲜血，有时量较多，近1个月来加重，未诊治。查体：贫血貌，皮肤未见出血点，巩膜无黄染，心肺腹检查未见明显异常。血常规：Hb 83 g/L，MCV 72 fl，MCHC 28%，WBC 8.5×10^9/L，分类见中性粒细胞64%，淋巴细胞30%，Plt 140×10^9/L。该患者贫血最可能的诊断是
A．缺铁性贫血
B．铁粒幼细胞贫血
C．慢性病性贫血
D．肾性贫血
E．地中海贫血

26．男性，52岁。逐渐乏力、心悸2个半月来诊，病后偶有上腹部不适，进食正常，体重略有下降，大小便正常。既往体健。查体：贫血貌，皮肤未见出血点，浅表淋巴结不大，巩膜无黄染，心肺腹检查未见明显异常。血常规：Hb 75 g/L，MCV 75fl，MCH 23pg，MCHC 29%，WBC 8.4×10^9/L，分类见中性粒细胞70%，淋巴细胞30%，Plt 234×10^9/L。粪隐血试验阳性。该患者最可能的贫血诊断是
A．肾性贫血
B．铁粒幼细胞贫血
C．慢性病性贫血
D．缺铁性贫血
E．地中海贫血

27．女性，20岁。乏力、头晕、心悸3个月。既往月经量增多1年。血常规：Hb 70 g/L，MCV 76fl，MCH 24pg，MCHC 29%，WBC 8.9×10^9/L，Plt 230×10^9/L，骨髓红系增生明显活跃，中、晚幼红细胞为主，体积小，胞浆偏蓝。最可能的诊断是
A．巨幼细胞贫血
B．慢性病性贫血
C．缺铁性贫血
D．铁粒幼细胞贫血
E．地中海贫血

28．女性，22岁。面色苍白1年余。月经量增多2年。血常规：Hb 75 g/L，WBC 6.7×10^9/L，Plt 220×10^9/L。骨髓细胞学检查：增生活跃，红系增生为主；中、晚幼红细胞比值增高；成熟红细胞大小不均，以小细胞为主，中心淡染区扩大。首选的治疗是
A．口服铁剂
B．补充维生素 B_{12}、叶酸
C．口服雄性激素
D．口服泼尼松
E．输注红细胞

29．女性，32岁。4个月来感乏力、头晕、心悸。月经量增多2年余。血常规：Hb 65 g/L，MCV 73 fl，VCH 25pg，MCHC 29%，WBC 6.9×10^9/L，Plt 245×10^9/L，骨髓增生活跃，红系比例增高，中、晚幼红细胞46%，体积小，胞浆偏蓝。该患者的治疗宜首选
A．口服叶酸
B．口服铁剂

C. 肌注铁剂
D. 肌注维生素 B_{12}
E. 口服糖皮质激素

*30. 女性，25 岁。头晕、乏力半年门诊就诊，诊断为"缺铁性贫血"，当时化验血 Hb 78 g/L，RBC 3.5×10^{12}/L，网织红细胞 1.5%。门诊给予口服琥珀酸亚铁 0.1 g，3 次/日，1 周后门诊复查 Hb 和 RBC 未上升，网织红细胞 4%，该患者 Hb 和 RBC 未上升的最可能原因是
A. 未按时服药
B. 药物吸收不良
C. 诊断错误
D. 服药时间短　　　　　　（72/2012）

*31. 女性，26 岁。乏力、头晕 2 个月。既往月经过多 2 年。血常规：Hb 65 g/L，RBC 2.8×10^9/L，MCV 69fl，MCHC 28%，Ret 1.2%，WBC 4.5×10^9/L，Plt 350×10^9/L。采用铁剂治疗，最早升高的化验项目是
A. Hb
B. RBC
C. MCV
D. Ret　　　　　　　　　（53/2021）

【A3/A4 型题】

男性，45 岁。逐渐乏力、心悸 2 个月来诊，病后偶有上腹部不适，进食正常，体重略有下降，大小便正常。既往体健。查体：贫血貌，皮肤未见出血点，浅表淋巴结不大，巩膜无黄染，心肺腹检查未见明显异常。血常规：Hb 78 g/L，MCV 75 fl，MCHC 29%，WBC 7.2×10^9/L，分类见中性粒细胞 70%，淋巴细胞 30%，Plt 260×10^9/L。粪隐血阳性。

*32. 该患者最可能的诊断是
A. 缺铁性贫血
B. 铁粒幼细胞贫血
C. 慢性病性贫血
D. 肾性贫血

*33. 下列检查中，对诊断意义最小的是
A. 尿常规
B. 血清铁和铁蛋白测定
C. 骨髓细胞学
D. 消化道内镜

*34. 下列符合该患者铁代谢异常的结果是
A. 骨髓细胞内铁减低、外铁增高
B. 骨髓细胞内、外铁均减低
C. 骨髓细胞内铁增高、外铁减低
D. 骨髓细胞内、外铁均增高（105~107/2014）

女性，21 岁，未婚。半年来乏力、面色苍白，1 周来加重。既往有十二指肠溃疡病 5 年。血常规：Hb 70 g/L，RBC 3.5×10^{12}/L，WBC 8.8×10^9/L，Plt 320×10^9/L。诊断为缺铁性贫血。

*35. 下列致病原因中，最不可能的是
A. 月经过多
B. 消化道失血
C. 偏食
D. 需铁量增加

*36. 该患者最不适宜的处理是
A. 口服琥珀酸亚铁
B. 肌肉注射右旋糖酐铁
C. 口服稀盐酸
D. 浓缩红细胞输注　　（172~173/2007）

女性，43 岁。10 年前因胃出血行胃大部切除术，近半年来心悸、乏力、面色渐苍白。6 年来月经量稍多。血常规 Hb 65 g/L，MCV 69fl，MCH 24pg，MCHC 29%，WBC 6.3×10^9/L，Plt 271×10^9/L，网织红细胞 1.4%。

37. 该患者贫血最可能的诊断是
A. 巨幼细胞贫血
B. 缺铁性贫血
C. 慢性病性贫血
D. 自身免疫性溶血性贫血
E. 再生障碍性贫血

38. 该患者在进行血液学检查时，最可能出现的异常是
A. 血清铁减低，总铁结合力增加
B. 血清铁蛋白增加，总铁结合力降低
C. 血清转铁蛋白饱和度减低，总铁结合力降低
D. 血清叶酸、维生素 B_{12} 减低
E. 抗人球蛋白试验阳性

39. 该患者首选的治疗是
A. 治疗原发病
B. 给予糖皮质激素
C. 补充铁剂
D. 补充叶酸和维生素 B_{12}
E. 给予雄性激素

女性，22 岁。5 个月来面色苍白、乏力，4 天来加重。既往体健，3 年来月经量多。血常规：Hb 82 g/L，RBC 3.2×10^{12}/L，MCV 72fl，MCHC 29%，WBC 7.8×10^9/L，Plt 285×10^9/L，网织红细胞 1.5%。

40. 为明确诊断，应做的检查不包括
A. 血涂片观察红细胞形态
B. 血清铁、总铁结合力
C. 血清铁蛋白

D．骨髓检查
E．血清维生素 B_{12}

41．寻找致病原因应首选
A．胃镜检查
B．妇科检查
C．胸部 X 线片
D．腹部 B 超
E．粪隐血试验

42．除病因治疗外，还应采取的治疗是
A．口服叶酸
B．肌内注射维生素 B_{12}
C．口服铁剂
D．注射铁剂
E．浓缩红细胞输注

43．对上述治疗效果反映最早的指标是
A．MCV 上升
B．MCHC 上升
C．血红蛋白上升
D．网织红细胞上升
E．红细胞上升

女性，18 岁。乏力、面色苍白半年来诊。月经量增多 2 年余。查体：贫血貌，巩膜无黄染，心肺检查未见异常，腹平软，肝脾肋下未触及。血常规：Hb 80 g/L，MCV 65fl，MCH 20pg，MCHC 30%，WBC 4.0×10^9/L，Plt 310×10^9/L。

*44．该患者最可能的诊断是
A．缺铁性贫血
B．地中海贫血
C．慢性病性贫血
D．巨幼细胞贫血

*45．为确诊，最有价值的检查项目是
A．外周血网织红细胞计数
B．血清铁、铁蛋白测定
C．血红蛋白电泳
D．血清叶酸、维生素 B_{12} 测定

*46．下列选项中可以明确贫血病因的是
A．询问饮食情况及舌检查
B．询问既往患病史
C．询问详细月经情况及妇科检查
D．询问贫血家族史 （85～87/2020）

【B1 型题】
A．青少年偏食
B．无转铁蛋白血症
C．月经量过多
D．铁粒幼细胞贫血
E．孕妇

47．属于缺铁性贫血铁摄入不足病因的是
48．属于缺铁性贫血需求量增加病因的是
49．属于缺铁性贫血铁转运障碍病因的是
50．属于缺铁性贫血铁丢失过多病因的是
51．属于缺铁性贫血铁利用障碍病因的是

A．血清铁蛋白增高，血清铁增高，总铁结合力增高
B．血清铁蛋白增高，血清铁增高，总铁结合力降低
C．血清铁蛋白增高，血清铁降低，总铁结合力降低
D．血清铁蛋白降低，血清铁降低，总铁结合力降低
E．血清铁蛋白降低，血清铁降低，总铁结合力增高 （109，110/1996）

*52．缺铁性贫血时的铁代谢异常是
*53．铁粒幼细胞贫血时的铁代谢异常是

A．骨髓细胞外铁升高，铁粒幼细胞数增高，转铁蛋白饱和度升高
B．骨髓细胞外铁升高，铁粒幼细胞数增高，转铁蛋白饱和度降低
C．骨髓细胞外铁升高，铁粒幼细胞数降低，转铁蛋白饱和度正常
D．骨髓细胞外铁降低，铁粒幼细胞数降低，转铁蛋白饱和度降低
E．骨髓细胞外铁降低，铁粒幼细胞数降低，转铁蛋白饱和度升高 （107，108/1999）

*54．慢性病性贫血时的铁代谢异常是
*55．缺铁性贫血时的铁代谢异常是

【X 型题】

56．人体铁吸收的部位有
A．胃
B．十二指肠
C．空肠上段
D．结肠

57．引起缺铁性贫血的病因有
A．摄入不足
B．吸收不良
C．转运障碍
D．丢失过多

58．提示患者处于体内贮存铁耗尽阶段的有
A．血清铁蛋白＜12 μg/L
B．血清铁＜8.95 μmol/L

C．血红蛋白 90 g/L
D．骨髓铁染色显示骨髓小粒可染铁消失

59．提示患者处于红细胞内铁缺乏阶段的有
A．血清铁蛋白＜12 μg/L
B．转铁蛋白饱和度＜15%
C．血红蛋白 90 g/L
D．骨髓铁染色显示骨髓小粒可染铁消失

*60．缺铁性贫血的铁代谢异常指标，下列正确的是
A．血清铁降低
B．血清铁蛋白降低
C．血清总铁结合力降低
D．血清转铁蛋白饱和度降低　　（158/2022）

61．关于缺铁性贫血的治疗，错误的有
A．维生素C能促进食物中铁的吸收
B．稀盐酸能促进亚铁的吸收
C．诊断性治疗时最好用注射铁剂
D．血红蛋白正常后应继续用铁剂 1～2 个月

62．关于缺铁性贫血铁剂治疗的叙述，错误的有
A．首选口服铁剂
B．口服硫酸亚铁不良反应最小
C．一旦红细胞计数恢复正常，铁治疗就可终止
D．有效的铁剂治疗开始后 48 小时就可见到症状好转

63．缺铁性贫血注射铁剂的指征有
A．口服铁剂 2 周血红蛋白不恢复
B．慢性失血
C．原有胃肠道疾病
D．口服铁剂不能耐受

答案及解析

1．【答案】C
【解析】缺铁性贫血是体内用来合成血红蛋白的铁缺乏，使血红素合成量减少而形成的一种小细胞低色素性贫血。缺铁性贫血的原因包括：摄入不足（婴幼儿辅食添加不足、青少年偏食等）和需求量增加（孕妇）、吸收不良（胃肠道疾病）、转运障碍（无转铁蛋白血症、肝病、慢性炎症）、丢失过多（如各种原因引起的慢性失血是最常见原因，主要见于月经过多、痔出血等）及利用障碍（铁粒幼细胞贫血、铅中毒、慢性病性贫血）。而铁在体内分布异常不属于缺铁性贫血的原因。

2．【答案】E
【解析】参见第1题解析。胃内因子缺乏使维生素B_{12}吸收减少，引起巨幼细胞贫血。

3．【答案】E
【解析】缺铁性贫血的病因是摄入不足而需求量增加、吸收不良、丢失过多及利用障碍。5个备选答案中，慢性失血可引起铁丢失过多，因此是最能引起缺铁性贫血的病因。

4．【答案】D
【解析】缺铁性贫血的临床表现包括贫血的表现和组织缺铁的表现。头晕、皮肤苍白和心悸是属于贫血的表现，只有异食癖属于组织缺铁的表现。组织缺铁的表现还有精神行为异常、易感染、儿童生长发育迟缓、缺铁性吞咽困难等。

5．【答案】D
【解析】题中所列各项全部是缺铁性贫血患者组织缺铁的临床表现，其中吞咽困难是缺铁性贫血病人发生 Plummer-Vinson 综合征时的临床特点，其余各项均不是。

6．【答案】C
【解析】肉、蛋类食物中均含有较多铁，而乳制品则少，所以牛乳中含铁量最少。

7．【答案】E
【解析】血红蛋白中的铁应该是二价铁，而不是三价铁。其余各项均正确。

8．【答案】C
【解析】缺铁性贫血患者TS（转铁蛋白饱和度）应该是降低，而不是升高。其余各项均正确。

9．【答案】B
【解析】缺铁性贫血患者的血清转铁蛋白饱和度是减低，而血清总铁结合力、血清转铁蛋白和红细胞的游离原卟啉一般都是升高而不是减低；网织红细胞代表骨髓造血功能，由于本病是造血原料缺乏引起的贫血，所以网织红细胞肯定不会减低，应该正常或稍升高。

10．【答案】C
【解析】缺铁性贫血时总铁结合力应该升高。其余各项均正确。

11．【答案】E
【解析】正常被吸收入肠黏膜细胞内的铁离子是与去铁铁蛋白结合成铁蛋白，因此E正确。而正常肠黏膜只吸收二价铁，血清铁一般是高铁离子，维生素C是还原剂，可将食物中的三价铁变成二价，铁主要在十二指肠和空肠上段吸收，所以其余各项均不正确。

12．【答案】B
【解析】正常人体铁在消化道吸收的主要部位是十二指肠及空肠上段。

13．【答案】D

【解析】缺铁性贫血是由于体内用来合成血红蛋白的铁缺乏，使血红素合成量减少而形成的一种小细胞低色素性贫血。缺铁性贫血由于是小细胞性，所以 Hb 减少比 RBC 减少明显，MCV 应低于正常（80~100 fl），而不是 MCV 为 90 fl，MCH 应低于正常（26~32 pg），而不是 MCH 为 32 pg；缺铁性贫血由于是低色素性，所以红细胞中央淡染区大。粒细胞分叶多应见于巨幼细胞贫血，不是缺铁性贫血的血象特点。因此本题的答案是 D。

14.【答案】B

【解析】缺铁性贫血时体内缺铁，血清铁降低，总铁结合力升高，铁蛋白减少，转铁蛋白饱和度降低（<15%），所以答案是 B。

15.【答案】A

【解析】铁是人体必需的微量元素，除参加血红蛋白的合成之外，还参与体内的一些生物化学过程。缺铁时由于髓过氧化物酶和氧化爆发活性降低，致巨噬细胞功能和脾自然杀伤细胞功能障碍，故缺铁性贫血病人感染的发生率不但不会减低，反而会升高，而其余各项均见于缺铁性贫血患者。

16.【答案】B

【解析】血清铁蛋白是代表体内的贮存铁，血清铁蛋白降低，说明体内贮存铁已明显下降。缺铁性贫血时先贮存铁下降，继之血清铁和骨髓中铁粒幼细胞减少，最后产生低色素（MCHC 低于正常）小细胞（MCV 和 VCH 低于正常）性贫血，所以确定缺铁性贫血最可靠的诊断依据是血清铁蛋白降低。

17.【答案】D

【解析】骨髓检查是血液病的重要诊断方法，缺铁性贫血时由于铁缺乏，致使血红蛋白形成不良，所以有核红细胞会出现"核老浆幼"现象，而其他四种血液病的发病机制均不是血红蛋白生成障碍，所以均不会出现"核老浆幼"现象。

18.【答案】C

【解析】缺铁性贫血治疗主要是补充铁剂。题中列出的五种铁剂均为口服铁剂，易有胃肠道的不良反应，根据临床实践，其中以硫酸亚铁的不良反应最明显，常因不能耐受而换用其他药物，但该药的最大优点是价格便宜。

19.【答案】D

【解析】铁剂是治疗缺铁性贫血的特效药。服用铁剂后首先网织红细胞开始上升，5~10 天达高峰。2 周后血红蛋白上升，一般于治疗 2 个月左右贫血被纠正。在血红蛋白达正常水平后至少仍需继续应用铁剂治疗 4~6 个月，待血清铁蛋白正常后停药，以使机体有足够的贮存铁。

20.【答案】D

【解析】缺铁性贫血采用铁剂治疗，疗效最早的标志是网织红细胞增高，高峰在开始服药后 5~10 天，2 周后 Hb 和 RBC 上升，随之 MCH、MCV、骨髓血细胞形态恢复。

21.【答案】E

【解析】题中列出的右旋糖酐铁是最常用的注射铁剂，其余均为口服铁剂。

22.【答案】B

【解析】该中年女性患者有贫血表现（心悸、乏力、头晕、贫血貌）。化验呈小细胞低色素性贫血，所以该患者可能的诊断是缺铁性贫血，而缺铁性贫血还可能出现的临床表现是匙状甲；而牛肉样舌见于巨幼细胞贫血患者；皮肤瘀斑常见于再生障碍性贫血和血小板减少性紫癜等，肝、脾大常见于溶血性贫血和白血病等。

23.【答案】B

【解析】该中年女性患者平时月经量稍多，再加上胃大部切除术后影响铁的吸收，血化验又符合小细胞低色素性贫血，因此最可能是缺铁性贫血，当胃大部切除术后，部分患者也可影响叶酸和维生素 B_{12} 的吸收而产生巨幼细胞贫血，红细胞应该大，但该患者不是；缺铁性贫血患者的血清铁减少，总铁结合力增加，血清铁蛋白降低甚至变为零，血清叶酸和血清维生素 B_{12} 不会减低。

24.【答案】B

【解析】该老年男性患者近 1 个多月来出现贫血表现（面色苍白、乏力），体重明显下降，既往体健。化验血常规示小细胞低色素性（MCV<80 fl，MCH<26 pg，MCHC<32%）贫血，白细胞和血小板正常，血清铁低于正常（成年男性正常值 11~30 μmol/L），临床考虑为缺铁性贫血。结合该老年男性患者的病史，未说明有明显缺铁的原因，所以应高度怀疑消化道肿瘤出血导致的缺铁性贫血，因此欲了解贫血的病因，首选的检查应该是粪隐血。血涂片观察红细胞形态、血清铁蛋白和骨髓检查可帮助确诊缺铁性贫血，但对了解贫血的病因无帮助；该患者尿常规检查对了解贫血的病因也无帮助。

25.【答案】A

【解析】该中年男性患者慢性病程，有乏力、心悸、贫血貌和小细胞低色素性贫血，结合有痔疮出血，该患者最可能的诊断是缺铁性贫血；患者无肾病史，而且是小细胞低色素性贫血，所以不支持肾性贫血；铁粒幼细胞贫血、慢性病性贫血和地中海贫血虽然也是小细胞或小细胞低色素性贫血，但病史不支持。

26.【答案】D

【解析】该中年男性患者有贫血表现（乏力、心悸、贫血貌）和小细胞低色素性贫血，结合粪隐血试验阳性，最可能的诊断是缺铁性贫血；无肾脏病史，而且是小细胞低色素性贫血,所以不支持肾性贫血;铁粒幼细胞贫血、慢性病性贫血和地中海贫血虽然也是小细胞或小细胞低色素性贫血,但病史不支持。

27.【答案】C

【解析】该青年女性患者有贫血症状(乏力、头晕、心悸),既往月经量增多,结合实验室检查为小细胞低色素性贫血和骨髓红系增生明显活跃,中、晚幼红细胞为主,体积小,胞浆偏蓝。最可能的诊断是缺铁性贫血。而巨幼细胞贫血是大细胞性贫血,其他虽然也是小细胞或小细胞低色素性贫血,但该患者的临床特点均不支持。

28.【答案】A

【解析】该青年女性患者慢性病程,月经量增多2年,有慢性失血性贫血表现(面色苍白1年余,血常规:Hb 75 g/L,WBC 6.7×10⁹/L,Plt 220×10⁹/L),结合骨髓细胞学检查发现增生活跃,红系增生为主;中、晚幼红细胞比值增高;成熟红细胞大小不均,以小细胞为主,中心淡染区扩大,临床考虑缺铁性贫血,所以首选的治疗是口服铁剂。而巨幼细胞贫血是补充维生素 B_{12}、叶酸;慢性再生障碍性贫血是口服雄性激素;温抗体型自身免疫性溶血性贫血是口服泼尼松;严重贫血(Hb<60 g/L)时才需要输注红细胞。

29.【答案】B

【解析】该青年女性患者有乏力、头晕、心悸等明显的贫血症状,月经量增多2年余,结合血常规检查呈小细胞低色素性贫血,骨髓红系增生活跃,中、晚幼红细胞体积小,胞浆偏蓝,均支持缺铁性贫血,所以治疗应首选口服铁剂。一般不首选注射铁剂,因为注射铁剂应用不方便,同时常有不良反应,只有当患者患有胃肠道疾病或口服铁剂的胃肠道反应较大而不能耐受时,才考虑给予肌注铁剂。其他也不宜首选。

30.【答案】D

【解析】该青年女性患者门诊诊断为"缺铁性贫血",给予口服铁剂(琥珀酸亚铁)治疗,1周后门诊复查网织红细胞明显上升,由应用铁剂前的1.5%升至4%,说明治疗有效,由此可以除外未按时服药、药物吸收不良和诊断错误的答案;由于Hb和RBC上升常需10天以上,所以该患者Hb和RBC未上升的最可能原因是服药时间短。

31.【答案】D

【解析】该青年女性患者有贫血症状(乏力、头晕),化验血为小细胞低色素性贫血,结合既往2年月经过多,诊断应该是缺铁性贫血。缺铁性贫血患者采用铁剂治疗后,最早升高的化验项目是Ret(网织红细胞),之后才是Hb、RBC和MCV升高。

32.【答案】A 33.【答案】A 34.【答案】B

【解析】该中年男性患者缓慢起病,有乏力、心悸、贫血貌和小细胞低色素性贫血,结合粪隐血阳性,该患者最可能的诊断是缺铁性贫血;患者无肾病史,而且是小细胞低色素性贫血,所以不支持肾性贫血;铁粒幼细胞贫血和慢性病性贫血虽然也是小细胞或小细胞低色素性贫血,但病史不支持。该中年男性病后偶有上腹部不适,体重略有下降,结合粪便隐血阳性,该患者缺铁性贫血最可能的原因是消化道出血,不能除外消化道肿瘤所致,血清铁和铁蛋白测定及骨髓细胞学检查对诊断缺铁性贫血有意义;消化道内镜可确定消化道出血的原因;只有尿常规检查对诊断意义最小。缺铁性贫血患者首先是贮存铁(骨髓细胞外铁和血清铁蛋白)减低和消失,继而骨髓细胞内铁和血清铁减低,最后出现贫血,因此该患者铁代谢异常的结果是骨髓细胞内、外铁均减低,其余均不符合该患者铁代谢异常的结果。

35.【答案】D 36.【答案】C

【解析】该青年女性未婚患者,发现患缺铁性贫血。既往有消化性溃疡病史。其缺铁原因可能是月经过多,可能是十二指肠溃疡致消化道失血、铁吸收不良,也可能是由于女性偏食,而最不可能的是需铁量增加,因为该病人已是成年人,不再长身体,而且亦非妊娠。缺铁性贫血的治疗除应去除病因外,主要是补充铁剂,可以口服,也可以肌肉注射,重度贫血(Hb<60 g/L)时可输注浓缩红细胞。口服稀盐酸有利于铁的吸收,但是由于该患者有十二指肠溃疡病史,所以最不适宜口服稀盐酸。

37.【答案】B 38.【答案】A 39.【答案】C

【解析】该中年女性患者平时月经量稍多,再加上胃大部切除术后影响铁的吸收,血化验又符合小细胞(MCV<80 fl,MCH<27 pg)低色素(MCHC<32%)性贫血,因此最可能的诊断是缺铁性贫血。当胃大部切除术后,部分患者也可影响叶酸和维生素 B_{12} 的吸收而产生巨幼细胞贫血,红细胞应该大,该患者不是;缺铁性贫血患者的血清铁减少,总铁结合力增加,血清转铁蛋白饱和度减低,血清铁蛋白降低甚至变为零,血清叶酸和血清维生素 B_{12} 不会减低,不会出现抗人球蛋白试验阳性。由于缺铁引起缺铁性贫血,所以首选的治疗是补充铁剂,当 Hb>60 g/L 时,一般不输血。

40.【答案】E 41.【答案】B 42.【答案】C 43.【答案】D

【解析】该青年女性患者缓慢起病,有面色苍白、乏力等贫血症状,3年来月经量多。化验血象呈现小细胞(MCV<80 fl)低色素(MCHC<32%)性贫血,网织红细胞、白细胞和血小板数正常,综合分析符合缺铁性贫血,为明确诊断,应做的检查是血涂片观察红细胞形态、血清铁、铁蛋白和总铁结合力及骨髓检查,而血清维生素 B_{12} 测定为诊断巨幼细胞贫

血，对诊断缺铁性贫血无帮助。该年轻女性的缺铁原因最可能是月经量多，所以寻找致病原因应首选妇科检查，以查明月经量多的原因，其他检查对该年轻患者意义较小。除病因治疗外，因为该患者最可能是缺铁性贫血，所以还应采取的治疗是口服铁剂，一般不首选注射铁剂，而口服叶酸和肌内注射维生素 B_{12} 是治疗巨幼细胞贫血，目前患者血红蛋白未达到输血标准（一般应<60 g/L），尚不需要输注浓缩红细胞。口服铁剂后治疗效果反应最早的指标是网织红细胞上升，其余指标均上升较晚。

44. 【答案】A 45. 【答案】B 46. 【答案】C

【解析】该青年女性患者慢性病程，有乏力、面色苍白、贫血貌等贫血表现，结合月经量增多及化验血常规呈小细胞（MCV 65 fl, MCH 20 pg）低色素（MCHC 30%）性贫血，该患者最可能的诊断是缺铁性贫血，而地中海贫血和慢性病性贫血虽然也可以是小细胞低色素性贫血，但均不支持；而巨幼细胞贫血是大细胞性贫血，也不支持。为确诊，最有价值的检查项目是血清铁、铁蛋白测定，外周血网织红细胞计数对确诊意义小，血红蛋白电泳是用于地中海贫血的诊断，血清叶酸、维生素 B_{12} 测定是用于巨幼细胞贫血的诊断。可以明确贫血病因的是询问详细月经情况及妇科检查，其余如询问饮食情况及舌检查对巨幼细胞贫血有意义，询问既往患病史对慢性病性贫血有意义，询问贫血家族史对地中海贫血有意义。

47. 【答案】A 48. 【答案】E 49. 【答案】B
50. 【答案】C 51. 【答案】D

【解析】属于缺铁性贫血铁摄入不足病因的是青少年偏食、婴幼辅食添加不足等；属于缺铁性贫血需求量增加病因的是孕妇等；属于缺铁性贫血铁转运障碍病因的是无转铁蛋白症、肝病、慢性炎症等；属于缺铁性贫血铁丢失过多病因的是各种原因引起的慢性失血，主要见于月经量过多、痔出血等；属于缺铁性贫血铁利用障碍病因的是铁粒幼细胞贫血、铅中毒、慢性病性贫血等。

52. 【答案】E 53. 【答案】B

【解析】缺铁性贫血时的铁代谢异常是血清铁蛋白降低、血清铁降低，总铁结合力增高；铁粒幼细胞性贫血时的铁代谢异常是血清铁蛋白增高、血清铁增高，总铁结合力降低。

54. 【答案】C 55. 【答案】D

【解析】慢性病性贫血时是贮存铁增加而用于制造血红蛋白的铁减少，因而代表贮存铁的骨髓细胞外铁升高，而代表用于制造血红蛋白的铁的铁粒幼细胞和血清铁（SI）均降低，由于此病人的总铁结合力（TIBC）亦降低，所以转铁蛋白饱和度（SI：TIBC）正常；缺铁性贫血时体内铁均降低，而TIBC 升高，

所以骨髓细胞外铁降低，铁粒幼细胞数降低，转铁蛋白饱和度降低。

56. 【答案】BC

【解析】人体铁吸收的部位有十二指肠和空肠上段。

57. 【答案】ABCD

【解析】引起缺铁性贫血的病因有多种病因，包括铁的摄入不足、吸收不良、丢失过多、转运障碍和利用障碍等。

58. 【答案】AD

【解析】缺铁性贫血患者首先是体内贮存铁耗尽，继之红细胞内铁缺乏，最终引起缺铁性贫血。提示患者处于体内贮存铁耗尽阶段的有血清铁蛋白<12 μg/L，骨髓铁染色显示骨髓小粒可染铁消失。而血清铁和血红蛋白尚正常。

59. 【答案】ABD

【解析】缺铁性贫血患者首先是体内贮存铁耗尽，继之红细胞内铁缺乏，最终引起缺铁性贫血。提示患者处于红细胞内铁缺乏阶段的有血清铁蛋白<12 μg/L，骨髓铁染色显示骨髓小粒可染铁消失和转铁蛋白饱和度<15%。而血红蛋白仍正常。

60. 【答案】ABD

【解析】缺铁性贫血是因体内造血原料铁缺乏而引起的贫血。缺铁性贫血患者有明显的铁代谢异常，血清铁降低、血清铁蛋白降低、血清总铁结合力升高、血清转铁蛋白饱和度降低。因为血清总铁结合力是与血清铁蛋白呈反比，所以是总铁结合力升高，而不是总铁结合力降低。

61. 【答案】BCD

【解析】稀盐酸能使高价铁溶解促进其吸收，但不促进亚铁的吸收；诊断性治疗缺铁性贫血时一般用口服铁剂，而不用注射铁剂，以免因诊断错误使铁在体内贮存过多；当血红蛋白正常后仍应至少继续用铁剂4~6 个月以补足体内铁的贮存量，而用1~2 个月时间不够，所以都是错误的。而食物中的铁多为高价铁不能吸收，只有低价铁才能吸收，维生素C 为还原剂，能将高价铁还原为低价铁，故可促进吸收。

62. 【答案】BCD

【解析】口服铁剂是治疗缺铁性贫血最主要的方法。口服铁剂中硫酸亚铁不良反应最大，主要是消化道反应。有效的铁剂治疗，2 周后血红蛋白开始升高，症状好转。为了预防复发必须补足储备铁，即血红蛋白正常后，再延长服用至少4~6 个月。

63. 【答案】CD

【解析】口服铁剂是治疗缺铁性贫血最主要的方法，但患者口服铁剂不能耐受或原有胃肠道疾病者可改用注射铁剂。而口服铁剂2 周一般是血红蛋白不能恢复，慢性的失血治疗还是应首选口服铁剂。

四、巨幼细胞贫血

【A1 型题】

1. 营养性巨幼细胞贫血的病因是缺乏
   A. Vit B_{12}
   B. Vit B_6
   C. Vit B_1
   D. 醋酸
   E. 草酸

2. Vit B_{12} 缺乏最常见的原因是
   A. 摄入减少
   B. 需要量增多
   C. 吸收障碍
   D. 代谢异常
   E. 利用障碍

3. 引起恶性贫血的原因是
   A. 内因子缺乏
   B. 胃酸和胃蛋白酶缺乏
   C. 胰蛋白酶缺乏
   D. 药物如新霉素等
   E. 肠道寄生虫如阔节裂头绦虫病

4. 关于巨幼细胞贫血的叙述，错误的是
   A. 巨幼细胞贫血由 DNA 合成异常引起
   B. 严重时可有全血细胞减少
   C. 巨幼细胞贫血常伴发红细胞增多症
   D. 巨幼细胞贫血病例中主要原因在于营养不足
   E. 单纯叶酸治疗加重神经系统并发症者需加用维生素 B_{12}

5. 下列临床表现与维生素 B_{12} 缺乏有关的是
   A. 吞咽困难
   B. 感觉障碍
   C. 肌张力减低
   D. 腱反射减弱
   E. 异嗜症

6. Vit B_{12} 缺乏与叶酸缺乏引起巨幼细胞贫血的临床特点，不同的是
   A. 面色苍白
   B. 头晕、乏力
   C. 食欲减退或缺乏
   D. "牛肉舌"伴舌痛
   E. 深感觉障碍、共济失调

7. 下列疾病中，骨髓有核红细胞出现"核幼浆老"现象的是
   A. 巨幼细胞贫血
   B. 急性红血病
   C. 溶血性贫血
   D. 缺铁性贫血
   E. 再生障碍性贫血

8. 可以引起原位溶血的疾病是
   A. 遗传性球形细胞增多症
   B. 地中海贫血
   C. 巨幼细胞贫血
   D. G6PD 缺乏症
   E. 阵发性睡眠性血红蛋白尿症

【A2 型题】

9. 女性，30 岁，妊娠 8 个月。常规产前检查时，化验血常规：Hb 95 g/L，MCV 105 fl，MCH 35 pg，MCHC 36%，WBC 3.8×10^9/L，Plt 81×10^9/L，网织红细胞 1.7%，血清铁 12 μmol/L，血清总胆红素 35 μmol/L，直接胆红素 6 μmol/L。该孕妇贫血最可能的诊断是
   A. 失血性贫血
   B. 巨幼细胞贫血
   C. 缺铁性贫血
   D. 溶血性贫血
   E. 再生障碍性贫血

10. 女性，32 岁。贫血、鼻出血、发热 20 天。血化验见全血细胞减少。为确定诊断，最重要的检查是
    A. 反复检查血象
    B. 网织红细胞计数
    C. 骨髓穿刺细胞学检查
    D. 骨髓活检
    E. 骨髓干细胞培养

【A3/A4 型题】

男性，56 岁。慢性胃炎 20 年。3 个月来活动后心悸、气短，加重 2 周。查体：面色苍白，心肺（-），肝脾肋下未触及。胃镜及病理示胃体萎缩性胃炎。血常规：血红蛋白 65 g/L，MCV 110 fl，MCH 35 pg，MCHC36%，白细胞 3.5×10^9/L，血小板 75×10^9/L，骨髓增生活跃，红系增生明显，红细胞体大，胞浆较胞核成熟。

11. 该患者最可能的血液病诊断是
    A. 再生障碍性贫血

B．巨幼细胞贫血
C．骨髓增生异常综合征
D．阵发性睡眠性血红蛋白尿症
E．脾功能亢进

12．应选择的进一步检查是
A．血涂片观察红细胞形态
B．血网织红细胞计数
C．尿 Rous 试验
D．血清 Vit B_{12} 及叶酸测定
E．骨髓细胞流式细胞学检查

13．[假设信息] 该患者血清 Vit B_{12} 及叶酸测定均明显低于正常。该患者还可出现的特殊临床表现是
A．头晕
B．乏力
C．食欲减退
D．深感觉障碍
E．匙状甲

14．应选择的治疗是
A．给予雄激素
B．单纯补充叶酸
C．补充 Vit B_{12} 及叶酸
D．输血治疗
E．给予糖皮质激素

男性，56岁。5年前因胃癌行全胃切除术，近半年来心悸、乏力、面色渐苍白。血常规：Hb 69 g/L，MCV 108 fl，MCH 35 pg，MCHC 34%，WBC 3.4×10^9/L，Plt 91×10^9/L，网织红细胞 1.8%。

15．该患者贫血最可能的诊断是
A．巨幼细胞贫血
B．缺铁性贫血
C．慢性病性贫血
D．自身免疫性溶血性贫血
E．再生障碍性贫血

16．该患者在进行血液学检查时，最可能出现的异常是
A．血清铁减低，总铁结合力增加
B．血清铁蛋白增加，总铁结合力降低
C．血清铁减低，血清铁蛋白增加
D．血清叶酸、Vit B_{12} 减低
E．Coombs 试验阳性

17．该患者首选的治疗是
A．治疗原发病
B．给予糖皮质激素
C．给予雄激素
D．补充叶酸和 Vit B_{12}
E．补充铁剂

【B1 型题】
A．胃
B．十二指肠和近端空肠
C．回肠末端
D．回盲部
E．结肠

18．人体可吸收叶酸的部位是
19．人体可吸收 Vit B_{12} 的部位是

A．摄入减少
B．妊娠
C．胃肠道疾病
D．胃肠道手术
E．内因子缺乏

20．只因叶酸缺乏引起巨幼细胞贫血的是
21．只因维生素 B_{12} 缺乏引起巨幼细胞贫血的是

【X 型题】

22．依据巨幼细胞贫血缺乏造血物质的不同，巨幼细胞贫血包括
A．单纯叶酸缺乏的贫血
B．单纯 Vit B_{12} 缺乏的贫血
C．叶酸和 Vit B_{12} 同时缺乏的贫血
D．合并铁缺乏的贫血

23．富含叶酸的食品有
A．新鲜水果
B．蔬菜
C．乳品类
D．肉类食品

24．富含 Vit B_{12} 的食品有
A．动物肝
B．鱼
C．乳品类
D．蔬菜

25．引起叶酸利用障碍的药物有
A．甲氨蝶呤
B．氨苯蝶啶
C．氨基蝶呤
D．乙胺嘧啶

26．引起 Vit B_{12} 吸收障碍的原因有
A．胃切除
B．恶性贫血
C．药物二甲双胍
D．阔节裂头条虫病

27．支持巨幼细胞贫血的血象包括
A．MCV、MCH 增高

B．MCHC 增高
C．红细胞中央淡染区消失
D．中性粒细胞核分叶过多

28．巨幼细胞贫血患者骨髓细胞巨幼样变的表现有
A．红系见"核幼浆老"
B．成熟粒细胞多分叶
C．巨核细胞体积大、分叶过多

D．铁粒幼细胞增多

29．关于 Vit B_{12} 缺乏引起巨幼细胞贫血的治疗，正确的有
A．肌注 Vit B_{12}，每次 500 μg，每周 2 次
B．一般治疗至血象恢复正常
C．有神经系统表现者，治疗维持半年到 1 年
D．恶性贫血患者，治疗维持终身

答案及解析

1．【答案】A
【解析】营养性巨幼细胞贫血的病因是缺乏叶酸和（或）Vit B_{12}，因此答案是 A，其余均不正确。

2．【答案】C
【解析】Vit B_{12} 缺乏可引起巨幼细胞贫血，Vit B_{12} 缺乏的原因有摄入减少、吸收障碍和利用障碍。其中最常见原因是吸收障碍。

3．【答案】A
【解析】恶性贫血是巨幼细胞贫血的一种类型，是由内因子抗体形成引起内因子缺乏，从而引起 Vit B_{12} 缺乏而导致的一种巨幼细胞贫血。而其余各项均为 Vit B_{12} 缺乏引起的巨幼细胞贫血的原因，但不是引起恶性贫血的原因。

4．【答案】C
【解析】巨幼细胞贫血是叶酸和（或）维生素 B_{12} 缺乏引起的一种大细胞性贫血，主要原因是营养不够，叶酸和（或）维生素 B_{12} 在细胞核 DNA 合成过程中都是重要的辅酶，当缺乏时影响 DNA 合成，导致无效造血，严重时可有全血细胞减少，绝对不会伴发红细胞增多症。单纯叶酸治疗加重神经系统并发症者需加用维生素 B_{12}。

5．【答案】B
【解析】维生素 B_{12} 缺乏时因脊髓侧束和后束有亚急性联合变性，所以可出现感觉障碍，而肌张力是增加，腱反射是亢进，吞咽困难和异嗜症是见于缺铁性贫血。

6．【答案】E
【解析】Vit B_{12} 和（或）叶酸缺乏可引起巨幼细胞贫血。二者缺乏均可引起面色苍白和头晕、乏力及食欲减退或缺乏、"牛肉舌"伴舌痛，但 Vit B_{12} 缺乏引起的巨幼细胞贫血可引起神经精神异常的表现，如深感觉障碍、共济失调等，而叶酸缺乏时则不会。

7．【答案】A
【解析】巨幼细胞贫血是叶酸和（或）维生素 B_{12} 缺乏引起的一种大细胞性贫血。叶酸和（或）维生素 B_{12} 在细胞核 DNA 合成过程中都是重要的辅酶，当缺乏时影响 DNA 合成，导致"核幼"，但细胞浆是 RNA，所以不受影响，导致"浆老"。

8．【答案】C
【解析】原位溶血又称无效红细胞生成，是指骨髓中的幼红细胞在释放入血循环之前已在骨髓内破坏，其本质是一种血管外溶血，是由于无效红细胞生成所致，常见于巨幼细胞贫血、骨髓增生异常综合征等。其余四个选项虽然也是溶血性疾病，但均非原位溶血。

9．【答案】B
【解析】该青年女性患者妊娠 8 个月。常规产前检查时，化验血常规呈现大细胞性贫血（MCV 105 fl，MCH 35 pg），网织红细胞正常（1.7%），血清铁正常（12 μmol/L），血清间接胆红素稍增高（总胆红素 35 μmol/L，直接胆红素 6 μmol/L，即原位溶血），符合妊娠期巨幼细胞贫血。该患者尽管有全血细胞减少支持再生障碍性贫血，但网织红细胞正常和血清间接胆红素稍增高则不支持；病史和实验室检查结果也均不支持其余诊断。

10．【答案】C
【解析】该青年女性患者，以贫血、出血和发热为主诉来诊，血化验见全血细胞减少，肯定是血液系统疾病。临床上引起全血细胞减少的疾病很多，常见的有预后最好的巨幼细胞贫血和其他如再生障碍性贫血、急性白血病、阵发性睡眠性血红蛋白尿症、骨髓增生异常综合征、脾功能亢进症等。反复检查血象肯定不能确定诊断；尽管网织红细胞计数对诊断有一定帮助，如再生障碍性贫血、急性白血病的网织红细胞计数会减低，阵发性睡眠性血红蛋白尿症、脾功能亢进症的网织红细胞计数会升高，巨幼细胞贫血的网织红细胞计数多为正常，而骨髓增生异常综合征的网织红细胞计数则不一定，可能会升高、正常或减低，但还是不能确定诊断；骨髓穿刺通过骨髓细胞学、流式细胞术（若为急性白血病，还可做染色体、融合基

因）等检查，对确定诊断有重要意义；骨髓活检和骨髓干细胞培养对确定诊断也是有帮助的，但临床常不首选，而是作为诊断的补充检查。

11.【答案】B   12.【答案】D   13.【答案】D
14.【答案】C

【解析】该中年男性慢性胃炎患者有贫血表现（活动后心悸、气短，查体有面色苍白），胃镜及病理示胃体萎缩性胃炎。化验血有大细胞性贫血（血红蛋白 65 g/L，MCV 110 fl，MCH 35 pg）及全血细胞减少（白细胞 3.5×10^9/L，血小板 75×10^9/L），结合骨髓增生活跃，红系增生明显，红细胞体大，胞浆较胞核成熟，符合慢性胃体萎缩性胃炎引起的巨幼细胞贫血。应选择的进一步检查是血清 Vit B_{12} 及叶酸测定，其余检查都是针对其他诊断的检查。若该患者血清 Vit B_{12} 及叶酸测定均明显低于正常，该患者还可出现的特殊临床表现是深感觉障碍，这是 Vit B_{12} 缺乏引起巨幼细胞贫血的特殊神经系统表现，还有共济失调或步态不稳等表现，而头晕、乏力和食欲减退仅是贫血的一般共有表现，无特异性，匙状甲见于缺铁性贫血。该患者是 Vit B_{12} 及叶酸缺乏引起的巨幼细胞贫血，所以应选择的治疗是补充 Vit B_{12} 及叶酸，若单纯补充叶酸则会加重由 Vit B_{12} 缺乏引起巨幼细胞贫血的特殊神经系统表现，一般血红蛋白<60 g/L 且有明显症状者才需要输血治疗，而给予雄激素或糖皮质激素不适于该患者的治疗。

15.【答案】A   16.【答案】D   17.【答案】D

【解析】该中年男性患者 5 年前因胃癌行全胃切除术，影响叶酸和 Vit B_{12} 的吸收，出现贫血的表现（心悸、乏力、面色渐苍白），化验血有大细胞性贫血（Hb 69 g/L，MCV 108 fl，）及全血细胞减少（白细胞 3.4×10^9/L，血小板 91×10^9/L），网织红细胞正常（1.8%），最可能的诊断是巨幼细胞贫血。当胃大部切除术后，部分患者也可影响铁的吸收而产生缺铁性贫血，红细胞应该是小细胞低色素，该患者不是；病史和实验室检查结果也不支持其余诊断。该患者在进行血液学检查时，最可能出现的异常是血清叶酸、Vit B_{12} 减低。由于巨幼细胞贫血是缺乏叶酸和 Vit B_{12}，所以首选的治疗是补充叶酸和 Vit B_{12}。

18.【答案】B   19.【答案】C

【解析】人体可吸收叶酸的部位是十二指肠和近端空肠；人体可吸收 Vit B_{12} 的部位是回肠末端。

20.【答案】B   21.【答案】E

【解析】由叶酸和 Vit B_{12} 缺乏导致细胞脱氧核糖核酸（DNA）合成障碍所致的贫血称为巨幼细胞贫血。妊娠期妇女每天叶酸的需要量明显增加，而体内叶酸储存量少，仅能够约 3 个月左右用，相反 Vit B_{12} 可够 3 年左右用，所以只因叶酸缺乏引起巨幼细胞贫血的是妊娠。内因子缺乏可引起体内缺乏 Vit B_{12}，所以只因 Vit B_{12} 缺乏引起巨幼细胞贫血的是内因子缺乏。

22.【答案】ABC

【解析】依据巨幼细胞贫血缺乏造血物质的不同，巨幼细胞贫血包括单纯叶酸缺乏的贫血、单纯 Vit B_{12} 缺乏的贫血、叶酸和 Vit B_{12} 同时缺乏的贫血。而合并铁缺乏的贫血是混合性贫血。

23.【答案】ABD

【解析】富含叶酸的食品有新鲜水果、蔬菜和肉类食品。

24.【答案】ABC

【解析】富含 Vit B_{12} 的食品有动物肝、鱼、乳品类。

25.【答案】ABCD

【解析】抗核苷酸合成的药物均可引起叶酸的利用障碍，这些药物如甲氨蝶呤、甲氧苄啶、氨苯蝶啶、氨基蝶呤和乙胺嘧啶等均可干扰叶酸的利用，成为引起叶酸利用障碍的药物。

26.【答案】ABCD

【解析】引起 Vit B_{12} 吸收障碍的原因很多，可见于：①内因子缺乏：如恶性贫血、胃切除、胃黏膜萎缩等；②胃酸和胃蛋白酶缺乏；③胰蛋白酶缺乏；④肠道疾病；⑤先天性内因子缺乏或 Vit B_{12} 吸收障碍；⑥药物（对氨基水杨酸、新霉素、二甲双胍、秋水仙碱和苯乙双胍等）影响；⑦肠道寄生虫（阔节裂头绦虫病）或细菌大量繁殖消耗 Vit B_{12}。

27.【答案】ACD

【解析】巨幼细胞贫血是叶酸和（或）Vit B_{12} 缺乏引起的一种大细胞性贫血，巨幼细胞贫血的血象包括 MCV、MCH 增高、MCHC 正常、血涂片中可见红细胞中央淡染区消失和中性粒细胞核分叶过多。

28.【答案】ABC

【解析】巨幼细胞贫血患者的骨髓细胞呈现明显的巨幼样变，其表现有红系巨幼变（胞体大、胞质较胞核成熟，"核幼浆老"）；粒系巨幼样变，成熟粒细胞多分叶；巨核细胞体积大、分叶过多。而铁粒幼细胞增多不是巨幼样变的表现。

29.【答案】ABCD

【解析】Vit B_{12} 缺乏引起巨幼细胞贫血的治疗是肌注 Vit B_{12}，每次 500 μg，每周 2 次，一般直至血象恢复正常，有神经系统表现者，治疗维持半年到 1 年，恶性贫血患者，治疗维持终身。

五、再生障碍性贫血

【A1 型题】

1. 再生障碍性贫血的主要原因是
   A. 骨髓造血功能衰竭
   B. 红细胞破坏过多
   C. 红细胞寿命缩短
   D. 造血原料缺乏
   E. 红细胞内在缺陷

2. 不属于再生障碍性贫血病因的是
   A. 氯霉素
   B. 铁剂治疗过度
   C. 肝炎病毒
   D. 可有遗传背景
   E. 放射线

*3. 关于氯霉素引起再生障碍性贫血的叙述，不正确的是
   A. 用氯霉素引起的再生障碍性贫血发生率较对照组高
   B. 与用药剂量和疗程无关
   C. 多数是不可逆的，即使停止用药，再生障碍性贫血仍继续发展
   D. 可影响骨髓细胞成熟和抑制幼稚细胞增殖
   E. 可能阻滞 mRNA 的功能 (68/1999)

4. 血涂片上不会出现幼稚细胞的疾病是
   A. 急性粒细胞白血病
   B. 急性失血后贫血
   C. 再生障碍性贫血
   D. 溶血性贫血
   E. 骨髓纤维化

5. 全血细胞减少的患者中，下列不支持再生障碍性贫血诊断的是
   A. 外周血淋巴细胞比例增高
   B. 外周血 NAP 积分增高
   C. 血清铁蛋白增高
   D. 骨髓细胞内铁增高
   E. 骨髓中巨核细胞增高

6. 下列实验室检查结果中，支持再生障碍性贫血的是
   A. 网织红细胞增高
   B. 外周血淋巴细胞比例减低
   C. 中性粒细胞碱性磷酸酶积分减低
   D. 骨髓中巨核细胞减低
   E. 骨髓中非造血细胞减低

7. 下列关于再生障碍性贫血骨髓象的叙述，错误的是
   A. 一般表现为增生低下
   B. 增生部位粒细胞、红细胞两系成熟停滞于晚期阶段
   C. 巨核细胞可能不减少
   D. 浆细胞等非造血细胞可增多
   E. 多数骨髓小粒空虚

*8. 不支持再生障碍性贫血诊断的是
   A. 发热、出血、贫血
   B. 一般无肝脾和淋巴结肿大
   C. 中性粒细胞碱性磷酸酶阳性率和积分减低
   D. 骨髓可呈灶性增生，但巨核细胞减少
   E. 末梢血淋巴细胞比例数增高 (57/1997)

*9. 下列不符合急性造血停滞特点的是
   A. 均发生于无血液病的患者
   B. 突然全血细胞减少
   C. 网织红细胞可降至零
   D. 骨髓中可见巨大原红细胞
   E. 病程常呈自限性 (78/2005)

10. 慢性再生障碍性贫血的首选治疗是
    A. 应用丙酸睾酮
    B. 造血干细胞移植
    C. 应用维生素 B_{12}
    D. 应用抗胸腺细胞球蛋白
    E. 口服糖皮质激素

*11. 用雄激素治疗再生障碍性贫血的叙述，错误的是
    A. 雄激素可刺激骨髓造血
    B. 对慢性再障疗效较好
    C. 对重型再障无效
    D. 在用药 1 个月后生效
    E. 目前常用的是司坦唑醇（康力龙）(68/2004)

*12. 再生障碍性贫血治疗有效的一般患者中，下列恢复最困难的是
    A. 血红蛋白
    B. 网织红细胞
    C. 中性粒细胞
    D. 单核细胞
    E. 血小板 (59/1996)

【A2 型题】

*13. 男性，25 岁。半年来乏力、面色苍白伴牙龈出血，3 周来加重。既往体健。查体：皮肤有散在出血点，浅表淋巴结未触及，巩膜无黄染，肝

脾未触及。血常规：Hb 68 g/L，RBC 2.3×10¹²/L，Ret 0.9%，WBC 2.1×10⁹/L，Plt 28×10⁹/L，髂后骨髓穿刺检查示增生低下。为明确诊断，进一步的检查首选

A．白细胞分类计数
B．血清铁和铁蛋白测定
C．胸骨穿刺
D．骨髓活检　　　　　　　　(83/2007)

14．女性，26岁。乏力、头晕、鼻出血、发热20余天。血常规：Hb 83 g/L，WBC 2.6×10⁹/L，Plt 25×10⁹/L。为确定诊断，最重要的检查是

A．反复检查血象
B．网织红细胞计数
C．尿Rous试验
D．骨髓细胞学检查
E．骨髓活检

15．女性，23岁。近2个月乏力、月经过多。查体：贫血貌，双下肢可见出血点，心、肺和腹部检查未见异常。血常规：Hb 72 g/L，RBC 2.4×10¹²/L，WBC 2.7×10⁹/L，Plt 32×10⁹/L，分别在髂前上棘和髂后上棘进行骨髓穿刺，取材均不满意，胸骨穿刺提示骨髓增生减低，粒细胞、红细胞二系成熟停滞于晚期，全片未见巨核细胞。最可能的诊断是

A．缺铁性贫血
B．急性白血病
C．再生障碍性贫血
D．巨幼细胞贫血
E．骨髓增生异常综合征

16．男性，42岁。乏力伴皮肤反复出现紫癜半年，加重半个月。既往体健。查体：贫血貌，巩膜无黄染，胸骨无压痛，肝脾肋下未触及。血常规：Hb 78 g/L，RBC 2.6×10¹²/L，WBC 2.8×10⁹/L，分类中性粒细胞35%，淋巴细胞63%，单核细胞2%，Plt 29×10⁹/L，网织红细胞0.04%。血Ham试验（-）。该患者最可能的诊断是

A．巨幼细胞贫血
B．再生障碍性贫血
C．阵发性睡眠性血红蛋白尿症
D．骨髓增生异常综合征
E．脾功能亢进

17．男性，39岁。乏力伴皮肤反复出现紫癜3个月。既往体健。查体：巩膜无黄染，胸骨无压痛，肝脾肋下未触及。血常规：Hb 80 g/L，RBC 2.7×10¹²/L，WBC 3.1×10⁹/L，分类中性粒细胞38%，淋巴细胞60%，单核细胞2%，Plt 28×10⁹/L，骨髓增生活跃，淋巴系占60%，成熟浆细胞占8%，组织嗜碱细胞占4%，全片见巨核细胞1个，血Ham试验（-）。该患者最可能的诊断是

A．巨幼细胞贫血
B．再生障碍性贫血
C．阵发性睡眠性血红蛋白尿症
D．多发性骨髓瘤
E．骨髓增生异常综合征

18．男性，47岁。乏力、头晕伴皮肤反复出现紫癜半年，加重10天。既往体健。查体：贫血貌，巩膜无黄染，胸骨无压痛，肝脾肋下未触及。血常规：Hb 75 g/L，RBC 2.5×10¹²/L，WBC 2.9×10⁹/L，分类中性粒细胞35%，淋巴细胞59%，单核细胞6%，Plt 29×10⁹/L，网织红细胞0.04%。血Ham试验（-）。该患者应首选的治疗是

A．应用叶酸
B．应用维生素B_{12}
C．应用雄性激素
D．对症治疗
E．骨髓移植

19．女性，48岁。4个月来乏力、头晕，3天来加重伴发热、皮肤紫癜和口腔颊黏膜血疱。查体：T38.5℃，浅表淋巴结及肝脾均不大，胸骨无压痛。血常规：Hb 58 g/L，RBC 2.6×10¹²/L，Ret 0.1%，WBC 2.8×10⁹/L，分类：N 21%，L 73%，M 6%，Plt 18×10⁹/L，胸部X线片检查示左下肺浸润影。目前该患者最不需要的治疗是

A．抗生素治疗
B．补充叶酸和维生素B_{12}
C．输注浓缩红细胞
D．血小板成分输注
E．环孢素治疗

【A3/A4型题】

男性，50岁。乏力、头晕半年，加重伴皮肤反复出现紫癜半个月。既往体健。查体：贫血貌，巩膜无黄染，胸骨无压痛，肝脾肋下未触及。血常规：Hb 68 g/L，RBC 2.3×10¹²/L，WBC 2.5×10⁹/L，分类中性粒细胞32%，淋巴细胞65%，单核细胞3%，Plt 25×10⁹/L，网织红细胞0.06%。血Ham试验（-）。

20．该患者最可能的诊断是

A．巨幼细胞贫血
B．再生障碍性贫血
C．阵发性睡眠性血红蛋白尿症
D．骨髓增生异常综合征
E．急性白血病

21．应首选的治疗是

A．对症治疗

B．应用叶酸和维生素 B_{12}
C．应用雄性激素
D．应用碳酸氢钠
E．全身化疗
22．治疗中最难恢复的血液成分是
   A．血红蛋白
   B．网织红细胞
   C．白细胞
   D．中性粒细胞
   E．血小板

女性，28 岁。3 个月来乏力，1 周来发热伴皮肤紫癜和口腔颊黏膜血疱，浅表淋巴结及肝脾均不大，胸骨无压痛。化验血 Hb 65 g/L，RBC 2.2×10^{12}/L，Ret 0.2%，WBC 2.4×10^9/L，分类：N 24%，L 70%，M 6%，Plt 10×10^9/L，胸部 X 线片检查示右下肺炎症。

*23．该患者最可能的血液病诊断是
   A．骨髓增生异常综合征
   B．再生障碍性贫血
   C．急性淋巴细胞白血病
   D．巨幼细胞贫血
*24．为确定诊断，首选的检查是
   A．血清铁和铁蛋白
   B．血清叶酸和维生素 B_{12}
   C．骨髓穿刺
   D．骨髓活检
*25．根据病史，该患者最急需的治疗是
   A．抗生素治疗
   B．补充叶酸和维生素 B_{12}
   C．雄激素治疗
   D．血小板成分输注　　　　（105～107/2008）

【B1 型题】
   A．中性粒细胞＜0.2×10^9/L
   B．中性粒细胞＜0.5×10^9/L
   C．中性粒细胞＜0.7×10^9/L
   D．中性粒细胞＜0.9×10^9/L
   E．中性粒细胞＜1.0×10^9/L
26．符合极重型再生障碍性贫血患者中性粒细胞绝对值的是
27．符合极重型再生障碍性贫血患者中性粒细胞绝对值的是

   A．静脉滴注抗淋巴/胸腺细胞球蛋白
   B．口服环孢素
   C．口服司坦唑醇
   D．口服十一酸睾酮
   E．造血干细胞移植
28．一般通用于重型再生障碍性贫血治疗的是
29．对 40 岁以下、无感染及其他并发症、有合适供体的重型再生障碍性贫血治疗的是

   A．红细胞
   B．白细胞
   C．中性粒细胞
   D．单核细胞
   E．血小板
30．再生障碍性贫血治疗有效的病例中，一般较易恢复正常的化验项目是
31．再生障碍性贫血治疗有效的病例中，一般较难恢复正常的化验项目是

【X 型题】
*32．外周血中全细胞减少的疾病有
   A．再生障碍性贫血
   B．巨幼细胞贫血
   C．阵发性睡眠性血红蛋白尿症
   D．自身免疫性溶血性贫血　　（173/2012）
33．可能导致再生障碍性贫血病因的病毒感染类型包括
   A．肝炎病毒
   B．微小病毒 B19
   C．疱疹病毒
   D．巨细胞病毒
34．与再生障碍性贫血发病相关的测定结果有
   A．T 辅助细胞 I 型（Th1）比例降低
   B．CD8 阳性 T 抑制细胞比例增高
   C．γδTCR 阳性 T 细胞比例增高
   D．CD34 阳性细胞比例降低
35．急性再生障碍性贫血的早期表现有
   A．起病急遽，症状较重
   B．感染
   C．出血
   D．明显贫血
*36．中性粒细胞碱性磷酸酶阳性率和积分增高的疾病有
   A．阵发性睡眠性血红蛋白尿症
   B．慢性粒细胞性白血病
   C．类白血病反应
   D．再生障碍性贫血
37．重型再生障碍性贫血的诊断中，外周血检查的项目需包括
   A．血清铁蛋白
   B．网织红细胞绝对计数
   C．中性粒细胞绝对计数

D. 血小板数 (2019)

*38. 下列符合重型再生障碍性贫血血象诊断标准的有
A. Hb＜90 g/L
B. 网织红细胞＜15×10⁹/L
C. 中性粒细胞＜0.5×10⁹/L
D. 血小板＜20×10⁹/L (173/2016)

39. 慢性再生障碍性贫血可出现的实验室检查异常包括
A. 外周血淋巴细胞比例增高
B. 外周血 NAP 积分增高
C. 骨髓细胞内铁增高
D. 骨髓中巨核细胞增高

40. 雄激素治疗慢性再生障碍性贫血的机制包括
A. 刺激肾产生促红细胞生成素
B. 改善骨髓微环境
C. 直接刺激造血干细胞
D. 减少骨髓原位溶血

答案及解析

1. 【答案】A
【解析】再生障碍性贫血是一种获得性骨髓造血功能衰竭症，主要发病原因是骨髓造血功能衰竭。该患者不仅无造血原料缺乏，相反因造血障碍不用原料，而使原料超过正常；其他 3 个备选答案也不正确。

2. 【答案】B
【解析】再生障碍性贫血是一种获得性骨髓造血功能衰竭症，多数病因不明确，可能为病毒感染（肝炎病毒、微小病毒 B19 等）、化学因素（如氯霉素等）、长期接触放射线等，在一定遗传背景下容易致病。所以铁剂治疗过度不属于再生障碍性贫血的病因。

3. 【答案】C
【解析】氯霉素引起的再生障碍性贫血，多数病例是可逆的，只有少数病例即使停用氯霉素，再生障碍性贫血仍继续发展。因而 C 不正确，其余各项均正确。

4. 【答案】C
【解析】血涂片上出现幼稚细胞通常说明骨髓细胞增生明显到极度活跃，如急性粒细胞白血病、急性失血后贫血和溶血性贫血等，也可见于有髓外造血者，如骨髓纤维化。而再生障碍性贫血是一种可能由不同病因和机制引起的骨髓造血功能衰竭症，所以血涂片上不会出现幼稚细胞。

5. 【答案】E
【解析】再生障碍性贫血实验室检查结果发现外周血淋巴细胞比例增高、外周血 NAP 积分增高、血清铁蛋白增高、骨髓细胞内铁增高，而骨髓中巨核细胞明显减低或缺如。

6. 【答案】D
【解析】再生障碍性贫血是骨髓造血功能障碍甚至衰竭引起的贫血，骨髓中巨核细胞的减低（除骨髓穿刺技术未抽出的原因）代表骨髓造血功能障碍或衰竭，所以支持再生障碍性贫血的是骨髓中巨核细胞减低。其余均不支持再生障碍性贫血，再生障碍性贫血时网织红细胞不会增高，而网织红细胞增高常见于溶血性贫血；另外再生障碍性贫血时外周血淋巴细胞比例、中性粒细胞碱性磷酸酶积分和骨髓中非造血细胞都应增高，而不是减低。

7. 【答案】C
【解析】再生障碍性贫血是骨髓造血功能障碍甚至衰竭引起的贫血，所以骨髓中巨核细胞的应减低（除骨髓穿刺技术未抽出的原因），这代表骨髓造血功能障碍或衰竭，所以再生障碍性贫血患者骨髓中的巨核细胞不会可能不减少。其余均支持再生障碍性贫血，再生障碍性贫血的骨髓一般表现为增生低下，增生部位粒细胞、红细胞两系成熟停滞于晚期阶段，浆细胞等非造血细胞可增多，多数骨髓小粒空虚。

8. 【答案】C
【解析】诊断再生障碍性贫血时，中性粒细胞碱性磷酸酶阳性率和积分均应该增高。

9. 【答案】A
【解析】急性造血停滞与重型再生障碍性贫血 I 型相似，突然全血细胞减少，网织红细胞可降至零，但骨髓涂片尾部可见巨大原红细胞，常呈自限病程，约经 1 个月左右可自然恢复，本病常在溶血性贫血、接触某些危险因素或感染发热的患者中发生，因此不是均发生于无血液病的患者。

10. 【答案】A
【解析】慢性再生障碍性贫血起病和进展较缓慢，病情也较轻，首选雄激素促进造血治疗。维生素 B₁₂ 治疗无效，因为患者不缺造血原料，造血干细胞移植和抗胸腺细胞球蛋白主要适用于急性重症者，糖皮质激素可以用，但不是首选。

11. 【答案】D
【解析】临床实践证明雄激素可以刺激骨髓造血，对慢性再障疗效较好，其发生疗效的时间一般在用药 2~3 个月后，故对重型再障无效，目前常用的是睾酮衍生物司坦唑醇（康力龙）。

12. 【答案】E

【解析】再生障碍性贫血治疗有效的患者，一般骨髓红系较易恢复，其次是单核、粒细胞系统，最困难的是巨核细胞系统，所以血小板恢复最困难。

13.【答案】C

【解析】该青年男性患者缓慢起病，表现为贫血和出血，肝脾和淋巴结均不大，化验血呈全血细胞减少，网织红细胞偏低，最可能的诊断是再生障碍性贫血，已做髂后骨髓穿刺检查示增生低下，如诊断再生障碍性贫血，其依据应该是多部位骨髓穿刺检查示增生低下，因此该患者进一步的检查应首选胸骨穿刺，其余三个选项虽然对诊断有帮助，但均非首选。

14.【答案】D

【解析】该青年女性患者呈急性病程，以贫血（乏力、头晕）、出血和发热为主诉来诊，血化验见全血细胞减少，肯定是血液系统疾病。临床上引起全血细胞减少的疾病很多，常见的有再生障碍性贫血、急性白血病、阵发性睡眠性血红蛋白尿症、骨髓增生异常综合征、巨幼细胞贫血、脾功能亢进等。反复检查血象肯定不能确定诊断；尽管网织红细胞计数对诊断有一定帮助，如再生障碍性贫血、急性白血病的网织红细胞计数会减低，阵发性睡眠性血红蛋白尿症、脾功能亢进的网织红细胞计数会升高，巨幼细胞贫血的网织红细胞计数多为正常，而骨髓增生异常综合征的网织红细胞计数则不一定，可能会升高、正常或减低，但还是不能确定诊断；尿Rous试验只是对阵发性睡眠性血红蛋白尿症的诊断有帮助；骨髓细胞学检查、流式细胞术（若为急性白血病，还可做染色体、融合基因）等检查，对确定诊断有重要意义；骨髓活检对确定诊断也是有帮助的，但临床常不首选，而是作为诊断的补充检查。

15.【答案】C

【解析】该青年女性患者有正细胞正色素性贫血和出血表现（月经过多、双下肢可见出血点），血常规呈全血细胞减少（Hb 72 g/L, RBC $2.4×10^{12}$/L, WBC $2.7×10^9$/L, Plt $32×10^9$/L），分别在髂前上棘和髂后上棘进行骨髓穿刺，取材均不满意，胸骨穿刺提示骨髓增生减低，粒细胞、红细胞二系成熟停滞于晚期，全片未见巨核细胞。所以最可能的诊断是再生障碍性贫血。临床表现和实验室检查均不支持其他诊断。

16.【答案】B

【解析】该中年男性患者的血红蛋白、白细胞和血小板均减少，呈现全血细胞减少，白细胞分类计数示淋巴细胞比例增高，网织红细胞明显减少，所以诊断是再生障碍性贫血。其余几种疾病虽然也可有全血细胞减少，但白细胞分类计数淋巴细胞比例不会增高，网织红细胞不会明显减少，所以均不支持。

17.【答案】B

【解析】该中年男性患者乏力伴皮肤反复出现紫癜，化验血血红蛋白、白细胞和血小板均减少，呈现全血细胞减少，白细胞分类计数示淋巴细胞比例增高，骨髓虽然增生活跃，但淋巴细胞、浆细胞和组织嗜碱细胞等非造血细胞比例增高，巨核细胞明显减少，所以最可能的诊断是再生障碍性贫血，其余几种疾病虽然也可有全血细胞减少，但骨髓检查结果均不支持。

18.【答案】C

【解析】该中年男性患者慢性病程，有贫血症状（乏力、头晕）和出血表现（皮肤反复出现紫癜），化验血呈全血细胞减少，白细胞分类计数示淋巴细胞比例增高，网织红细胞明显减少，最可能的诊断是再生障碍性贫血，首选治疗是雄性激素，可促进骨髓造血，而叶酸和维生素B_{12}是用于治疗巨幼细胞贫血，可以对症治疗，但不是最根本的治疗。对慢性再生障碍性贫血不是骨髓移植适应证。

19.【答案】B

【解析】该中年女性患者缓慢起病，但3天来加重，有肺部感染、贫血及有皮肤紫癜和口腔颊黏膜血疱等出血表现，化验血呈三系减少，网织红细胞明显降低，白细胞分类见淋巴细胞比例明显增高，最可能的血液病诊断是再生障碍性贫血，根据病史，该患者出血表现明显（皮肤紫癜和口腔颊黏膜血疱），血小板明显减少，会有颅内出血的危险，而且Hb低于58 g/L（58 g/L），所以需要血小板成分输注和输注浓缩红细胞，其他治疗如抗生素治疗和环孢素治疗也需要，但因为再生障碍性贫血患者一般不缺乏叶酸和维生素B_{12}，所以不需要补充这些药物。

20.【答案】B 21.【答案】C 22.【答案】E

【解析】该中年男性患者慢性病程，乏力、头晕半年，半个月来加重伴皮肤反复出现紫癜，查体除贫血貌外，无阳性体征，化验血红蛋白、白细胞和血小板均减少，呈现全血细胞减少，白细胞分类计数示淋巴细胞比例增高，网织红细胞明显减少，最可能的诊断是再生障碍性贫血。该患者再生障碍性贫血属于慢性，首选治疗是雄性激素，可促进骨髓造血，而叶酸和维生素B_{12}是用于治疗巨幼细胞贫血，碳酸氢钠用于阵发性睡眠性血红蛋白尿症的治疗，全身化疗是用于治疗急性白血病，骨髓增生异常综合征常无有效疗法，可对症治疗。治疗再生障碍性贫血最难恢复的是血小板。

23.【答案】B 24.【答案】C 25.【答案】D

【解析】该青年女性患者缓慢起病，有肺部感染、贫血及有皮肤紫癜和口腔颊黏膜血疱等出血表现，化验血呈三系减少，网织红细胞明显降低，白细胞分类见淋巴细胞比例明显增高，最可能的血液病诊断是再生障碍性贫血，虽然骨髓增生异常综合征、急性淋巴细胞白血病和巨幼细胞贫血都呈三系减少，但其他方面均不支持；为确定诊断，首选的检查是骨髓穿刺，该项检查简便易行，而且有重要诊断价值。根据病史，该患者出血表现明显（皮肤紫癜和口腔颊黏膜血疱），血小板明显减少，会有颅内出血的危险，所以最急需的治疗是血小板成分输注。

26.【答案】A　27.【答案】B

【解析】符合极重型再生障碍性贫血患者中性粒细胞绝对值的是中性粒细胞$<0.2\times10^9/L$；符合重型再生障碍性贫血患者中性粒细胞绝对值的是中性粒细胞$<0.5\times10^9/L$。

28.【答案】A　29.【答案】E

【解析】再生障碍性贫血的类型不同，其治疗亦异。一般通用于重型再生障碍性贫血治疗的是静脉滴注抗淋巴/胸腺细胞球蛋白；对40岁以下、无感染及其他并发症、有合适供体的重型再生障碍性贫血治疗的是造血干细胞移植。而口服环孢素、口服司坦唑醇、口服十一酸睾酮是适用于全部再生障碍性贫血。

30.【答案】A　31.【答案】E

【解析】再生障碍性贫血治疗有效的患者，一般骨髓红系较易恢复，其次是白细胞（包括单核、粒细胞系统），最困难的是巨核细胞系统，所以一般较易恢复正常的化验项目是红细胞；一般较难恢复正常的化验项目是血小板。

32.【答案】ABC

【解析】外周血中全细胞减少是指血红蛋白（红细胞）、白细胞和血小板都减少。常见于再生障碍性贫血、巨幼细胞贫血、阵发性睡眠性血红蛋白尿症、骨髓增生异常综合征、急性非白血病性白血病和脾功能亢进等，而自身免疫性溶血性贫血一般只有血红蛋白（红细胞）减低，白细胞和血小板都正常。

33.【答案】AB

【解析】可能导致再生障碍性贫血病因的病毒感染类型包括肝炎病毒、微小病毒B19。而疱疹病毒、巨细胞病毒一般不会导致再生障碍性贫血。

34.【答案】BCD

【解析】再生障碍性贫血的发病与免疫异常相关，T细胞亚群失衡，T辅助细胞Ⅰ型（Th1）、CD8阳性T抑制细胞和γδTCR阳性T细胞比例增高，由于再生障碍性贫血是一个造血干细胞缺陷的疾病，所以CD34阳性的造血干细胞比例降低。

35.【答案】ABC

【解析】急性再生障碍性贫血是迅速发生的骨髓造血功能衰竭的疾病，因而起病急，症状较重，由于白细胞和血小板的寿命均较短，如果骨髓不造血，只要较短时间就会引起白细胞和血小板减少，因而早期就表现感染和出血，而红细胞的寿命120天，即使一点也不制造，短时间也不会发生明显贫血，因而早期不会表现明显贫血。

36.【答案】CD

【解析】临床常用中性粒细胞碱性磷酸酶阳性率和积分的高低鉴别某些疾病：类白血病反应和慢性粒细胞性白血病，前者增高，后者明显减低甚至为零；阵发性睡眠性血红蛋白尿症和再生障碍性贫血，前者降低，后者增高。

37.【答案】BCD

【解析】重型再生障碍性贫血是严重的再生障碍性贫血类型。其诊断包括：①网织红细胞绝对计数$<15\times10^9/L$；②中性粒细胞绝对计数$<0.5\times10^9/L$；③血小板数$<20\times10^9/L$。上述3项中具备2项即可诊断。重型再生障碍性贫血的诊断中，外周血检查的项目不包括血清铁蛋白。

38.【答案】BCD

【解析】重型再生障碍性贫血包括急性再生障碍性贫血（重型再生障碍性贫血-Ⅰ型）和慢性再生障碍性贫血的加重型（重型再生障碍性贫血-Ⅱ型）。重型再生障碍性贫血血象诊断标准是下列标准中具备两项即可：①网织红细胞$<15\times10^9/L$；②中性粒细胞$<0.5\times10^9/L$；③血小板$<20\times10^9/L$。而血红蛋白的具体数值没有具体规定，因为红细胞的寿命可长达120天，若重型再生障碍性贫血患者就诊早，很可能血红蛋白正常而没有贫血。

39.【答案】ABC

【解析】再生障碍性贫血是由多种原因导致造血干细胞的数量减少和（或）功能异常，引起红细胞、中性粒细胞、血小板减少的一个综合病症。外周血淋巴细胞比例增高、外周血NAP积分增高、骨髓细胞内铁增高均可见于再生障碍性贫血。而再生障碍性贫血的骨髓中巨核细胞应该是减低或缺乏，而不是增高。

40.【答案】AC

【解析】雄激素应用于治疗慢性再生障碍性贫血，适用于造血微环境健全，尚有残余造血干细胞者，其对红细胞的生成有两方面的作用：促进肾合成促红细胞生成素，从而促进红细胞生成；直接作用于造血干细胞，促进其增殖。而无改善骨髓微环境、减少骨髓原位溶血的作用。

六、溶血性贫血

【A1 型题】

1. 由红细胞自身异常引起溶血性贫血的疾病是
   A. 地中海贫血
   B. 微血管病性溶血
   C. 血型不合的输血后溶血
   D. 药物所致的溶血性贫血
   E. 自身免疫性溶血性贫血
2. 可引起血管内溶血的疾病是
   A. 遗传性球形红细胞增多症
   B. 镰状细胞贫血
   C. 不稳定血红蛋白病
   D. ABO 血型不合的输血后溶血
   E. 温抗体型自身免疫性溶血性贫血
3. 下列溶血性贫血中不属于红细胞内部异常引起的是
   A. 阵发性睡眠性血红蛋白尿症
   B. 蚕豆病
   C. 遗传性球形红细胞增多症
   D. 地中海贫血
   E. 自身免疫性溶血性贫血
4. 引起血管外溶血的疾病是
   A. 蚕豆病
   B. ABO 血型不合的输血
   C. 阵发性睡眠性血红蛋白尿症
   D. 异常血红蛋白病
   E. 冷抗体型自身免疫性溶血性贫血
*5. 不属于由于红细胞破坏过多引起的贫血是
   A. 海洋性贫血
   B. 蚕豆病
   C. 铁粒幼细胞贫血
   D. 镰状细胞贫血
   E. 遗传性球形红细胞增多症 (58/1997)
6. 对诊断溶血性贫血意义最大的实验室检查结果是
   A. 血清间接胆红素增高
   B. 网织红细胞增高
   C. 尿胆原强阳性
   D. 红细胞寿命缩短
   E. 骨髓红系明显增生
*7. 下列检查结果支持溶血性贫血的是
   A. 尿中尿胆原排泄减少
   B. 血清非结合胆红素减少
   C. 血清结合珠蛋白减少
   D. 血网织红细胞减少 (54/2017)
8. 溶血性贫血时，能提示骨髓代偿性增生的实验室检查结果是
   A. 周围血出现晚幼红细胞
   B. 周围血出现破碎红细胞
   C. 血清胆红素增高
   D. 血清结合珠蛋白降低
   E. 尿含铁血黄素试验阳性
*9. 溶血性贫血患者进行外周血检查时，一般见不到的细胞是
   A. 靶形红细胞
   B. 晚幼红细胞
   C. 破碎红细胞
   D. 泪滴样红细胞 (71/2008)
10. 仅见于血管内溶血的实验室检查结果是
    A. 血网织红细胞增高
    B. 血清总胆红素增高
    C. 尿胆原强阳性
    D. 尿 Rous 试验阳性
    E. 尿胆红素阴性
11. 不属于血管内溶血的特异性实验室检查结果是
    A. 血浆游离血红蛋白升高
    B. 血清结合珠蛋白下降
    C. 血清中出现高铁血红素白蛋白
    D. 尿含铁血黄素阳性
    E. 尿血红蛋白阳性
12. 有助于鉴别血管内溶血和血管外溶血的实验室检查结果是
    A. 尿胆原强阳性
    B. 尿血红蛋白阳性
    C. 血红蛋白降低
    D. 网织红细胞升高
    E. 血清未结合胆红素升高
*13. 下列检查对鉴别血管内溶血和血管外溶血无帮助的是
    A. 血浆游离血红蛋白
    B. 血清结合珠蛋白
    C. 血中破碎红细胞
    D. 尿隐血试验
    E. 尿 Rous 试验 (62/1998)
14. 抗人球蛋白试验阳性见于
    A. 血红蛋白病

B．地中海贫血
C．温抗体型自身免疫性溶血性贫血
D．PNH
E．PCH

15．下列溶血性贫血中，血清铁蛋白减低的是
A．温抗体型自身免疫性溶血性贫血
B．地中海贫血
C．G6PD 缺乏症
D．阵发性睡眠性血红蛋白尿症
E．遗传性球形红细胞增多症

16．阵发性睡眠性血红蛋白尿症特异性的诊断依据是
A．红细胞寿命缩短
B．Coombs 试验阳性
C．血网织红细胞增高
D．血细胞 CD55、CD59 阴性率增高
E．尿含铁血黄素阳性

*17．首选脾切除治疗且疗效最佳的溶血性贫血是
A．地中海贫血
B．阵发性睡眠性血红蛋白尿症
C．遗传性球形红细胞增多症
D．温抗体型自身免疫性溶血性贫血（54/2019）

【A2 型题】

18．女性，22 岁。心悸、头晕、面色苍白半个月。查体：贫血貌，未见皮肤出血点，浅表淋巴结不大，巩膜轻度黄染，双肺呼吸音清，心界不大，心率 92 次／分，律齐，腹软，肝肋下 1.5 cm，脾肋下 1 cm。血常规：Hb 81 g/L，RBC 2.7×10^{12}/L，网织红细胞 15%，WBC 5.4×10^9/L，Plt 280×10^9/L。对该患者有诊断意义的实验室检查异常是
A．血清直接胆红素增高
B．血清间接胆红素增高
C．尿胆红素阳性
D．尿胆原阴性
E．骨髓增生减低

*19．女性，23 岁。头晕、乏力、低热、腰痛、恶心 5 天来诊。有肝炎病史 1 年。查体：T 37.5℃，浅表淋巴结不大，巩膜轻度黄染，脾肋下 3 cm。化验尿色深，镜下未见红细胞，尿胆原（+），尿胆红素（－），血 TBil 44.2 μmol/L，DBil 5.2 μmol/L。最可能的诊断是
A．慢性肝炎急性发作
B．胆囊炎
C．急性胰腺炎
D．溶血性贫血 （72/2015）

20．女性，21 岁。头晕、心悸、面色苍白 2 周。查体：贫血貌，巩膜轻度黄染，心肺检查未见异常，腹软，肝肋下 1 cm，脾肋下 2 cm。化验血 Hb 75 g/L，网织红细胞 15%，骨髓增生明显活跃，粒红比 0.68∶1，全片见巨核细胞 15 个。该患者最可能的诊断是
A．缺铁性贫血
B．再生障碍性贫血
C．巨幼细胞贫血
D．溶血性贫血
E．骨髓增生异常综合征

21．女性，26 岁。心悸、头晕、面色苍白 7 年。检查粪有钩虫卵，经驱虫、补铁治疗，贫血无缓解。肝脾均在肋下 1 cm。化验血血红蛋白 80 g/L，红细胞 3.55×10^{12}/L，网织红细胞 11%。红细胞渗透脆性试验正常，多次骨髓穿刺见幼红细胞增生明显活跃，粒红比 0.81∶1，未见巨幼样变。骨髓含铁血黄素染色及铁粒幼红细胞均明显增加，该患者最可能的诊断是
A．缺铁性贫血
B．再生障碍性贫血
C．营养性巨幼细胞性贫血
D．溶血性贫血
E．慢性病性贫血

22．男童，14 岁。乏力、面色苍白半年。查体：贫血貌，巩膜轻度黄染，脾肋下 2 cm。实验室检查：血红蛋白 80 g/L，网织红细胞 12%，红细胞渗透脆性试验：初溶盐水浓度为 0.58%（正常对照 0.46%），全溶盐水浓度为 0.46%（正常对照 0.34%），该患者最可能的诊断是
A．遗传性球形红细胞增多症
B．葡萄糖 -6- 磷酸脱氢酶缺乏症
C．地中海贫血
D．自身免疫性溶血性贫血
E．阵发性睡眠性血红蛋白尿症

23．男童，14 岁。生食蚕豆后突感畏寒、发热、皮肤发黄 4 小时。血常规：Hb 90 g/L，WBC 8.5×10^9/L，Plt 240×10^9/L，网织红细胞 15%，尿胆原强阳性，尿胆红素阴性。对明确诊断最有意义的检查是
A．血清胆红素测定
B．Ham 试验
C．Coombs 试验
D．骨髓细胞学检查
E．高铁血红蛋白还原试验

24．女性，22 岁。轻度贫血 10 年。家中一个弟弟有贫血。化验血血红蛋白 100 g/L，红细胞 4.2×10^{12}/L，白细胞计数及分类正常，周围血中有较多靶型红细胞。最可能的诊断是

A．葡萄糖-6磷酸脱氢酶缺乏症
B．遗传性球形红细胞增多症
C．自身免疫性溶血性贫血
D．地中海贫血
E．阵发性睡眠性血红蛋白尿症

25．男性，20岁。查体时发现贫血貌，脾肋下3cm。家中其母有贫血病。化验血血红蛋白80 g/L，红细胞 3.2×10^{12}/L，红细胞渗透脆性试验减低。对诊断最为重要的检查是
A．网织红细胞计数
B．Coombs试验
C．血红蛋白电泳
D．酸溶血试验
E．高铁血红蛋白还原试验

26．男性，44岁。1个月来头晕、乏力。既往体健，家族中无类似患者。血常规：Hb 75 g/L，网织红细胞14%，WBC 5.5×10^9/L，Plt 235×10^9/L，尿胆红素阴性，尿胆原强阳性，尿Rous试验阴性，血总胆红素36 μmol/L，直接胆红素5.8 μmol/L。该患者最可能的诊断是
A．阵发性睡眠性血红蛋白尿症
B．地中海贫血
C．温抗体型自身免疫性溶血性贫血
D．遗传性球形红细胞增多症
E．红细胞葡萄糖-6-磷酸脱氢酶缺乏症

27．男性，41岁。头晕、乏力、心悸、全身皮肤黏膜黄染2个月，无出血。既往体健。化验血 Hb 50 g/L，红细胞渗透脆性试验阳性，血涂片见有少许球形红细胞，尿胆红素阴性，尿中尿胆原强阳性，尿潜血检查阴性。血清间接胆红素51 μmol/L，直接胆红素6.2 μmol/L。肝功能试验正常。为明确诊断，最有意义的检查是
A．血HBsAg
B．抗人血球蛋白试验（Coombs试验）
C．酸溶血试验（Ham试验）
D．血红蛋白电泳
E．高铁血红蛋白还原试验

28．男性，54岁。1年来乏力、头晕，间断有酱油色尿，乏力、头晕加重1周来诊。化验血 Hb 80 g/L，网织红细胞20%，WBC 3.5×10^9/L，Plt 68×10^9/L，骨髓增生活跃，细胞外铁阴性。该患者最可能的诊断是
A．巨幼细胞贫血
B．缺铁性贫血
C．阵发性睡眠性血红蛋白尿症（PNH）
D．自身免疫性溶血性贫血
E．再生障碍性贫血

29．女性，51岁。3个月来头晕、乏力，加重5天。既往体健。血常规：Hb 75 g/L，RBC 2.5×10^{12}/L，网织红细胞16%，WBC 8.2×10^9/L，Plt 227×10^9/L，血总胆红素42 μmol/L，直接胆红素5.2 μmol/L，尿胆原强阳性，尿胆红素阴性，尿Rous试验阴性。该患者的首选治疗是
A．应用叶酸、维生素 B_{12}
B．应用糖皮质激素
C．脾切除
D．应用铁剂
E．输血

【A3/A4型题】

女性，26岁。心悸、头晕、面色苍白10天。查体：贫血貌，未见皮肤出血点，浅表淋巴结不大，巩膜轻度黄染，双肺呼吸音清，心界不大，心率95次/分，律齐，腹软，肝脾均在肋下1cm。血常规：Hb 80 g/L，RBC 2.75×10^{12}/L，网织红细胞12%，WBC 5.1×10^9/L，Plt 128×10^9/L。

30．该患者最可能的诊断是
A．缺铁性贫血
B．再生障碍性贫血
C．慢性病性贫血
D．溶血性贫血
E．肾性贫血

31．对该患者有诊断意义的实验室检查异常是
A．血清铁、铁蛋白降低
B．血清铁蛋白正常或增高
C．血清间接胆红素增高
D．血肌酐增高
E．骨髓增生减低

女性，58岁。间断尿黄半年。查体：贫血貌，巩膜轻度黄染，脾肋下1cm。血常规：血红蛋白80 g/L，白细胞 6.8×10^9/L，血小板 65×10^9/L，网织红细胞5.4%，Coombs试验阳性。

32．该患者最可能的诊断是
A．自身免疫性溶血性贫血
B．Evans综合征
C．阵发性睡眠性血红蛋白尿症
D．遗传性球形红细胞增多征
E．特发免疫性血小板减少症

33．首选的治疗是
A．糖皮质激素治疗
B．大剂量丙种球蛋白注射
C．血浆交换
D．脾切除

E．免疫抑制剂治疗

女性，44岁。2个月来头晕、乏力，加重3天。既往体健，无遗传病家族史。化验血 Hb 70 g/L，RBC 2.3×10^{12}/L，MCV 85 fl，MCH 28 pg，MCHC 34%，网织红细胞 16%，WBC 8.6×10^9/L，Plt 214×10^9/L，血总胆红素 42 μmol/L，直接胆红素 5.2 μmol/L，尿胆原强阳性，尿胆红素阴性，尿 Rous 试验阴性。

34．该患者最可能的诊断是
　　A．阵发性睡眠性血红蛋白尿症
　　B．巨幼细胞贫血
　　C．温抗体型自身免疫性溶血性贫血
　　D．Evans 综合征
　　E．地中海贫血

35．下列最有助于诊断的进一步检查是
　　A．Coombs 试验
　　B．Ham 试验
　　C．血清叶酸、维生素 B_{12} 测定
　　D．PAIgG 检测
　　E．血红蛋白电泳

36．该患者的首选治疗是
　　A．应用叶酸、维生素 B_{12}
　　B．应用糖皮质激素
　　C．脾切除
　　D．输血
　　E．对症治疗

女童，15岁。发现贫血、黄疸8年。查体发现脾肋下3 cm，质中。血常规：Hb 65 g/L，网织红细胞 12%，WBC 5.9×10^9/L，Plt 156×10^9/L，红细胞渗透脆性试验脆性明显增高。其母也有轻度黄疸。

37．该患者最可能的诊断是
　　A．缺铁性贫血
　　B．地中海贫血
　　C．遗传性球形红细胞增多症
　　D．巨幼细胞贫血
　　E．慢性病性贫血

38．对诊断最有价值的首选实验室检查是
　　A．周围血涂片观察红细胞形态
　　B．骨髓检查
　　C．血清铁、铁蛋白测定
　　D．血红蛋白电泳
　　E．腹部 B 超

39．考虑首选的治疗措施是
　　A．输血
　　B．脾切除
　　C．给予铁剂
　　D．给予叶酸、维生素 B_{12}
　　E．治疗原发病

女性，47岁。1年前诊断为再生障碍性贫血，经治疗好转。2个月来乏力、头晕加重，间有酱油色尿。血常规：Hb 80 g/L，网织红细胞 22%，WBC 3.5×10^9/L，Plt 60×10^9/L，骨髓增生活跃，细胞外铁阴性。

40．对该患者下述检查最有意义的是
　　A．骨髓细胞学检查
　　B．血细胞 CD55、CD59 阴性率测定
　　C．血清铁、铁蛋白测定
　　D．血清叶酸、维生素 B_{12} 测定
　　E．Coombs 试验

41．该患者目前最可能的诊断是
　　A．巨幼细胞贫血
　　B．缺铁性贫血
　　C．阵发性睡眠性血红蛋白尿症（PNH）
　　D．自身免疫性溶血性贫血
　　E．急性白血病

42．目前唯一能治愈的方法是
　　A．补充叶酸、维生素 B_{12}
　　B．补充铁剂
　　C．糖皮质激素
　　D．骨髓移植
　　E．联合化疗

【B1 型题】

　　A．遗传性球形红细胞增多症
　　B．阵发性睡眠性血红蛋白尿症
　　C．自身免疫性溶血性贫血
　　D．微血管病性溶血性贫血
　　E．地中海贫血

43．获得性红细胞膜异常导致的溶血性贫血是
44．先天性红细胞膜异常导致的溶血性贫血是

　　A．血型不合的输血
　　B．行军性血红蛋白尿
　　C．血栓性血小板减少性紫癜
　　D．心脏人工瓣膜
　　E．大面积烧伤

45．引起免疫性溶血的是
46．引起微血管病性溶血的是

　　A．红细胞渗透脆性增高
　　B．血红蛋白电泳异常
　　C．高铁血红蛋白还原试验阳性
　　D．抗人球蛋白试验阳性

E．酸化溶血（Hams）试验阳性
47．地中海贫血患者的主要实验室检查异常是
48．自身免疫性溶血性贫血患者的主要实验室检查异常是
49．葡萄糖-6磷酸脱氢酶（G6PD）缺乏症的主要实验室检查异常是
50．阵发性睡眠性血红蛋白尿症的主要实验室检查异常是
51．遗传性球形红细胞增多症的主要实验室检查异常是

【X型题】

*52．下列选项中，属于遗传性红细胞膜缺陷引起的溶血性贫血的疾病有
　　A．遗传性球形红细胞增多症
　　B．阵发性睡眠性血红蛋白尿症
　　C．遗传性椭圆形红细胞增多症
　　D．遗传性血红蛋白病　　　　（173/2011）

*53．可出现血管内溶血的疾病有
　　A．遗传性球形红细胞增多症
　　B．G6PD缺乏症
　　C．地中海贫血
　　D．阵发性睡眠性血红蛋白尿症　（173/2010）

54．自身红细胞异常引起的溶血性贫血包括
　　A．遗传性球形红细胞增多症
　　B．自身免疫性溶血性贫血
　　C．微血管病性溶血性贫血
　　D．地中海贫血

*55．下列疾病表现为微血管病性溶血性贫血的有
　　A．血栓性血小板减少性紫癜
　　B．弥散性血管内凝血
　　C．Evans综合征
　　D．冷凝集素综合征　　　　　（153/1998）

56．溶血性贫血患者的实验室检查结果包括
　　A．网织红细胞增高
　　B．血结合胆红素增高
　　C．尿胆原强阳性
　　D．尿胆红素阳性

*57．溶血性贫血时，能提示骨髓代偿性增生的实验室检查结果有
　　A．血涂片见有核红细胞
　　B．血网织红细胞增高
　　C．血清胆红素增高
　　D．骨髓增生活跃，粒红比例倒置　（173/2013）

58．只见于血管内溶血的实验室检查有
　　A．血浆游离血红蛋白
　　B．血中破碎红细胞
　　C．尿隐血试验
　　D．尿Rous试验

*59．符合血管内溶血的特异性检查结果有
　　A．血浆游离血红蛋白升高
　　B．尿中血红蛋白阳性
　　C．尿Rous试验阳性
　　D．血清非结合胆红素升高　　（158/2021）

*60．下列疾病中可以进行切脾治疗的有
　　A．遗传性球形红细胞增多症
　　B．自身免疫性溶血性贫血
　　C．丙酮酸激酶缺乏致贫血
　　D．地中海贫血　　　　　　　（146/2003）

答案及解析

1．【答案】A
【解析】溶血性贫血的病因有多种，地中海贫血、微血管病性溶血、血型不合的输血后溶血、药物所致的溶血性贫血和自身免疫性溶血性贫血都是溶血性贫血的常见病因和类型，而由红细胞自身异常引起的溶血性贫血疾病是地中海贫血。

2．【答案】D
【解析】溶血性贫血按红细胞破坏的部位不同分为血管内溶血和血管外溶血。红细胞在血管内破坏，称为血管内溶血，ABO血型不合的输血后溶血患者的溶血部位是在血管内，所以属于血管内溶血的疾病是ABO血型不合的输血后溶血。而其他溶血性疾病都是属于血管外溶血的疾病。

3．【答案】E
【解析】溶血性贫血的病因可分为红细胞内部异常和红细胞外部异常两大类。自身免疫性溶血性贫血是由红细胞外部异常即自身免疫异常引起的。而其余（阵发性睡眠性血红蛋白尿症、蚕豆病、遗传性球形红细胞增多症和地中海贫血）均是由红细胞内部异常引起的。因此答案是E。

4．【答案】D
【解析】根据红细胞破坏的部位不同，溶血性贫血分为血管内溶血和血管外溶血。血管内溶血是指红细胞在血管内破坏，而血管外溶血是指红细胞在脾、肝或骨髓内破坏。蚕豆病、ABO血型不合的输血、阵发性睡眠性血红蛋白尿症、冷抗体型自身免疫性溶血性贫血的红细胞破坏均在血管内，而只有异常血红蛋白病的红细胞破坏在血管外（脾）。所以答案是D。

5.【答案】C

【解析】铁幼粒细胞贫血是由于各种原因不能利用铁合成血红蛋白而导致的一种贫血,所以不是由于红细胞破坏过多引起的,而其他各种贫血均属于溶血性贫血,都是由于红细胞破坏过多引起的。

6.【答案】D

【解析】溶血性贫血是由于红细胞寿命缩短、破坏加速,超过造血代偿能力时发生的贫血。所以诊断溶血性贫血意义最大的化验检查结果是红细胞寿命缩短。而血清间接胆红素增高、网织红细胞增高、尿胆原强阳性和骨髓红系明显增生只是代表红细胞破坏加速、造血代偿能力增强的化验检查结果。

7.【答案】C

【解析】溶血性贫血是由于红细胞寿命缩短、破坏加速,超过造血代偿能力时发生的贫血。所以实验室检查结果会发现有提示红细胞破坏增多和提示红细胞代偿性增生的检查结果。提示红细胞破坏增多的检查结果有血清非结合胆红素增加、血清结合珠蛋白减少、尿中尿胆原排泄增加等;提示红细胞代偿性增生的检查结果有血网织红细胞增高、骨髓的幼红细胞明显增生等。

8.【答案】A

【解析】溶血性贫血时,骨髓会代偿性增生,能提示骨髓代偿性增生的实验室检查是:①网织红细胞增多;②周围血液中出现幼稚血细胞,通常是晚幼红细胞,在严重溶血时尚可见到幼稚粒细胞;③骨髓幼红细胞增生。因此答案是A。其他选项只能提示为溶血性贫血,而不是提示骨髓代偿性增生的实验室检查。

9.【答案】D

【解析】实验室检查结果对溶血性贫血的诊断很有帮助。当对溶血性贫血患者进行外周血检查时,一般常可见到靶形红细胞、晚幼红细胞和破碎红细胞,这些可能提示有溶血性贫血,但溶血性贫血患者一般见不到泪滴样红细胞。泪滴样红细胞一般仅见于骨髓纤维化症。

10.【答案】D

【解析】血管内溶血系指红细胞在血管内破坏,结果会引起尿Rous试验阳性,即尿含铁血黄素试验阳性。而其他化验结果既可以见于血管内溶血,也可见于血管外溶血。

11.【答案】B

【解析】血管内溶血系指红细胞在血管内破坏,结果会引起血浆游离血红蛋白升高、血清中出现高铁血红素白蛋白、尿含铁血黄素阳性、尿血红蛋白阳性。而血清结合珠蛋白下降既见于血管内溶血,又见于血管外溶血。

12.【答案】B

【解析】血管内溶血是指红细胞在血管内破坏,而血管外溶血是指红细胞在脾、肝或骨髓内破坏,所以有助于鉴别血管内溶血和血管外溶血的实验室检查结果是尿血红蛋白阳性。而其余实验室检查结果都可见于血管内溶血和血管外溶血。

13.【答案】B

【解析】血浆游离血红蛋白、血中破碎红细胞、尿隐血和尿Rous试验异常均只见于血管内溶血,而血清结合珠蛋白改变既可见于血管内溶血,也可见于血管外溶血,因此对鉴别二者无帮助。

14.【答案】C

【解析】抗人球蛋白试验分为直接抗人球蛋白试验和间接抗人球蛋白试验。直接抗人球蛋白试验是检测红细胞表面的IgG抗体,而间接抗人球蛋白试验是检测血浆中的IgG抗体。抗人球蛋白试验阳性见于温抗体型自身免疫性溶血性贫血,这是临床诊断温抗体型自身免疫性溶血性贫血的重要的实验室检查。因为血红蛋白病、地中海贫血、PNH和PCH均不是自身免疫性溶血性贫血,所以抗人球蛋白试验均为阴性。

15.【答案】D

【解析】临床上凡是引起血管内溶血的溶血性贫血患者,一般都会使血清铁蛋白减低,因为溶血发生在血管内时,会发生血红蛋白尿、含铁血黄素尿,从而丢失大量铁剂。PNH属于持续性血管内溶血,所以可引起血清铁蛋白减低。而其他一般为血管外溶血(仅G6PD缺乏症偶尔为血管内溶血),所以血清铁蛋白一般不会减低。

16.【答案】D

【解析】PNH是溶血性贫血的一种,是由红细胞膜的获得性缺陷引起的对激活补体异常敏感的一种慢性血管内溶血,血细胞的CD55和CD59表达缺失,实验室检查会发现血细胞CD55、CD59阴性率增高,这是PNH特异性的诊断依据。尿含铁血黄素阳性也可以是PNH的诊断依据,但不是特异性的诊断依据。Coombs试验是诊断温抗体型自身免疫性溶血性贫血的重要试验。红细胞寿命缩短和血网织红细胞增高可以为溶血性贫血的诊断提供依据,但对确定溶血性贫血的病因和类型无帮助。

17.【答案】C

【解析】地中海贫血(珠蛋白生成障碍性贫血)、阵发性睡眠性血红蛋白尿症、遗传性球形红细胞增多症和温抗体型自身免疫性溶血性贫血均属于溶血性贫血,其中地中海贫血和阵发性睡眠性血红蛋白尿症均切脾治疗无效。只有遗传性球形红细胞增多症和温抗体型自身免疫性溶血性贫血可选脾切除治疗,而遗传性球形红细胞增多症常首选脾切除治疗且疗效最佳,因为去除了红细胞破坏的部位后,尽管红细胞仍为球形,但疗效显著。而脾切除治疗对温抗体型自身免疫性溶血性贫血仅为二线治疗，一般是在糖皮质激素治疗无效或不能维持疗效时，才考虑切脾治疗。

18.【答案】B
【解析】该青年女性患者有贫血症状（心悸、头晕、面色苍白），查体见贫血貌，巩膜轻度黄染，肝脾大。化验血有贫血、网织红细胞明显增高，以上均支持该患者最可能的诊断是溶血性贫血，所以对该患者有诊断意义的实验室检查异常是血清间接胆红素增高，其他几项实验室检查异常均不会在溶血性贫血中出现。

19.【答案】D
【解析】该青年女性患者急性病程，有头晕、乏力、低热、腰痛、巩膜黄染和脾大，化验血间接胆红素增高，尿胆原（+），而尿胆红素（−），均符合溶血性贫血的诊断。

20.【答案】D
【解析】该青年女性患者急性病程，有明显贫血表现（头晕、心悸、面色苍白），查体见贫血貌，巩膜轻度黄染，肝脾大（肝肋下1 cm，脾肋下2 cm）。结合血常规Hb 75 g/L，网织红细胞明显升高（15%），骨髓红系增生明显活跃（粒红比0.68:1），全片巨核细胞正常（15个），综上该患者最可能的临床诊断是溶血性贫血。从骨髓情况看肯定不是再生障碍性贫血，病史和实验室检查结果也不支持其他诊断。

21.【答案】D
【解析】该青年女性患者慢性病程，有贫血表现（心悸、头晕、面色苍白，化验血红蛋白80 g/L，红细胞$3.55×10^{12}$/L），有钩虫卵，经驱虫、补铁治疗，贫血无缓解，肝脾均大（在肋下1 cm），结合网织红细胞增高（11%），多次骨髓穿刺见幼红细胞增生明显活跃，粒红比例0.81:1，最可能的诊断是溶血性贫血。红细胞渗透脆性试验正常，未见巨幼样变，骨髓含铁血黄素染色及铁粒幼红细胞均明显增加，不支持缺铁性贫血和营养性巨幼细胞性贫血；病史、查体和实验室检查结果也不支持其余诊断。

22.【答案】A
【解析】该男童有贫血表现（乏力、面色苍白、贫血貌，血红蛋白80 g/L），巩膜轻度黄染，脾肋下2 cm，网织红细胞12%，支持溶血性贫血，结合红细胞渗透脆性试验显示脆性明显增高[初溶盐水浓度为0.58%（正常对照0.46%），全溶盐水浓度为0.46%（正常对照0.34%）]，该患者的诊断考虑为遗传性球形红细胞增多症。其余除自身免疫性溶血性贫血患者的红细胞渗透脆性试验显示脆性轻度增高外，均正常。

23.【答案】E
【解析】该男童急性病程，突感畏寒、发热、皮肤发黄，血常规有贫血、网织红细胞增高（15%）尿化验结果（胆原强阳性，尿胆红素阴性）均支持溶血性贫血。在病史中述及生食蚕豆后诱发本病，故本病的最大可能为蚕豆病，主要原因为G6PD缺陷，对明确诊断最有意义的检查是高铁血红蛋白还原试验。其余均不是。

24.【答案】D
【解析】该青年女性患者慢性病程，轻度贫血10年。有遗传病史（家中一个弟弟有贫血）。化验呈小细胞性贫血（血红蛋白100 g/L，红细胞$4.2×10^{12}$/L），结合周围血中有较多靶型红细胞，最可能的诊断是地中海贫血。病史特别是周围血中有较多靶型红细胞均不支持其余诊断。

25.【答案】C
【解析】该青年男性患者查体时发现贫血貌，脾大（肋下3 cm）。化验呈小细胞性贫血（血红蛋白80 g/L，红细胞$3.2×10^{12}$/L，红细胞渗透脆性试验减低），结合家中其母有贫血病，最可能的诊断是地中海贫血，所以对诊断最为重要的检查是血红蛋白电泳。而网织红细胞计数仅对诊断溶血性贫血有帮助，对该病诊断意义不大；Coombs试验是用于诊断自身免疫性溶血性贫血的检查；酸溶血试验是用于诊断阵发性睡眠性血红蛋白尿症的检查；高铁血红蛋白还原试验是用于诊断红细胞葡萄糖-6-磷酸脱氢酶缺乏症的检查。

26.【答案】C
【解析】该中年男性患者无明显原因出现头晕、乏力等贫血症状，无贫血家族史，不支持遗传性贫血疾病，化验有贫血、网织红细胞明显增高，有溶血性黄疸，肯定患者为溶血性贫血；地中海贫血、遗传性球形红细胞增多症和红细胞葡萄糖-6-磷酸脱氢酶缺乏症均为遗传性溶血性贫血，病史不支持；阵发性睡眠性血红蛋白尿症（PNH）常有全血细胞减少，尿Rous试验阳性，该患者也不符合；因此最可能的诊断是温抗体型自身免疫性溶血性贫血。

27.【答案】B
【解析】该中年男性患者有明显贫血表现（头晕、乏力、心悸、化验血Hb 50 g/L），无出血，全身皮肤黏膜黄染及血清间接胆红素明显增高（51 μmol/L），尿胆红素阴性，尿中尿胆原强阳性，支持溶血性贫血。结合血涂片见有少许球形红细胞，尿潜血检查阴性，肝功能试验正常，最可能的诊断是温抗体型自身免疫性溶血性贫血。所以为明确诊断，最有意义的检查是抗人血球蛋白试验（Coombs试验）。其余检查均为鉴别诊断相关的检查。

28.【答案】C
【解析】该中年男性患者呈慢性病程，有贫血症状（乏力、头晕），间断有酱油色尿，化验血网织红细胞明显增高，骨髓增生活跃，细胞外铁阴性，支持PNH的诊断。虽然细胞外铁阴性，但因有酱油色尿和全血细胞减少，所以不能诊断缺铁性贫血；虽然有网织红细胞明显增高，但因有酱油色尿和全血细胞减少，所以也不能诊断自身免疫性溶血性贫血；虽然有全血细胞减少，但因有酱油色尿和全血细胞减少，所以也不能诊断再生障碍性贫血；临床上也不支持巨幼细胞贫血的诊断。

29.【答案】B

【解析】该中年女性患者无明显原因出现贫血症状（头晕、乏力等），化验血有贫血、网织红细胞明显增高，有溶血性黄疸（血间接胆红素增高），肯定患者为溶血性贫血，尿 Rous 试验阴性，最可能的诊断是温抗体型自身免疫性溶血性贫血。所以首选的治疗是糖皮质激素，疗效不满意时才考虑切脾治疗；该患者 Hb >60 g/L，尚不需要输血，应用叶酸、维生素 B_{12} 是对巨幼细胞贫血的治疗，应用铁剂是对缺铁性贫血的治疗。

30.【答案】D　31.【答案】C

【解析】该青年女性患者急性起病，表现为贫血症状（心悸、头晕、面色苍白），查体见贫血貌，巩膜轻度黄染，肝脾大。血常规示贫血，网织红细胞明显增高，以上均支持该患者最可能的诊断是溶血性贫血，肝脾大和网织红细胞明显增高均不支持缺铁性贫血、再生障碍性贫血和肾性贫血，而慢性病性贫血也不会有网织红细胞明显增高。因为该患者为溶血性贫血，所以对该患者有诊断意义的实验室检查异常是血清间接胆红素增高，其他几种贫血均不会有血清间接胆红素增高。

32.【答案】B　33.【答案】A

【解析】该中年女性患者有黄疸（尿黄半年，巩膜轻度黄染），有贫血表现（贫血貌，血红蛋白 80 g/L）结合脾大（肋下 1 cm）、网织红细胞增高（5.4%）和 Coombs 试验阳性，可诊断为温抗体型自身免疫性溶血，但患者化验血小板减少（65×10^9/L），总体考虑为 Evans 综合征，病史、体征和化验结果均不支持其余诊断。Evans 综合征系免疫所致，所以首选的治疗是糖皮质激素治疗，其他治疗方法虽然可以应用，但均不是首选。

34.【答案】C　35.【答案】A　36.【答案】B

【解析】该中年女性患者无明显原因出现头晕、乏力等贫血症状，化验有贫血、网织红细胞明显增高，有溶血性黄疸，肯定患者为溶血性贫血；阵发性睡眠性血红蛋白尿症（PNH）和巨幼细胞贫血常有全血细胞减少，PNH 尿 Rous 试验阳性，巨幼细胞贫血常为大细胞性贫血，该患者均不符合；Evans 综合征均有血小板减少，该患者也不符合；既往体健，无遗传病家族史，正常细胞性贫血也不支持地中海贫血；因此最可能的诊断是温抗体型自身免疫性溶血性贫血。有助于进一步诊断的检查是 Coombs 试验，其余四种检查（Ham 试验及血清叶酸、维生素 B_{12} 测定和 PAIgG 检测、血红蛋白电泳）是分别针对其余四个诊断（PNH、巨幼细胞贫血、Evans 综合征和地中海贫血）的。首选的治疗是糖皮质激素，疗效不满意时才考虑切脾治疗；该患者 Hb >60 g/L，尚不需要输血，应用叶酸、维生素 B_{12} 是对巨幼细胞贫血的治疗，PNH 可对症治疗。

37.【答案】C　38.【答案】A　39.【答案】B

【解析】该女童自幼发病，表现贫血、黄疸和脾大，化验血有明显血红蛋白下降和网织红细胞明显增高，白细胞和血小板均正常，符合溶血性贫血，结合红细胞渗透脆性试验显示红细胞脆性明显增高及其母也有轻度黄疸，所以最可能是遗传性球形红细胞增多症，而地中海贫血虽然也是一种遗传性溶血性贫血，但红细胞渗透脆性试验显示红细胞脆性减低，缺铁性贫血、巨幼细胞贫血和慢性病性贫血均不符合。因为遗传性球形红细胞增多症患者的红细胞呈球形，红细胞形态学的异常对诊断有重要价值，而且方便、花钱少，所以对诊断最有价值的首选实验室检查是周围血涂片观察红细胞形态，骨髓检查也很重要，但不首选，血清铁、铁蛋白测定和血红蛋白电泳及腹部 B 超对诊断价值较小。遗传性球形红细胞增多症患者的红细胞因为呈球形，在通过脾脏时常被扣押而破坏引起贫血，脾切除后去掉了扣押破坏的场所，尽管红细胞的形态仍然呈球形，但患者可以获得终生治愈。

40.【答案】B　41.【答案】C　42.【答案】D

【解析】该中年女性患者 1 年前诊断为再生障碍性贫血，经治疗好转，近来乏力、头晕加重，间有酱油色尿，化验血网织红细胞明显增高，骨髓增生活跃，细胞外铁阴性，支持 PNH 的诊断，所以血细胞 CD55、CD59 阴性率测定对该患者的诊断最有意义，一般阴性率超过 10% 支持诊断，虽然细胞外铁阴性，但因有酱油色尿和全血细胞减少，所以不能诊断缺铁性贫血，虽然有网织红细胞明显增高，但因有酱油色尿和全血细胞减少，所以也不能诊断自身免疫性溶血性贫血，临床上也不支持巨幼细胞贫血和急性白血病的诊断。到目前为止，PNH 尚无满意的治疗方法，唯一能治愈的方法是骨髓移植，但该病非恶性疾病，部分患者还有可能自发缓解，且骨髓移植尚有一定风险，所以应权衡利弊，慎重选择。

43.【答案】B　44.【答案】A

【解析】溶血性贫血根据是否遗传，分类为遗传性和获得性两大类；根据病因分类为红细胞自身异常和红细胞外部因素。属于获得性红细胞膜异常导致的溶血性贫血是阵发性睡眠性血红蛋白尿症。属于先天性红细胞膜异常导致的溶血性贫血是遗传性球形红细

六、溶血性贫血

胞增多症。地中海贫血是属于遗传性珠蛋白生成障碍性贫血；自身免疫性溶血性贫血是属于红细胞外部因素的免疫性溶血性贫血；微血管病性溶血性贫血是属于红细胞外部因素的血管性溶血性贫血。

45.【答案】A 46.【答案】C

【解析】溶血性贫血按发病机制分为红细胞内部异常和红细胞外部因素所致溶血性贫血两大类，前者大多系遗传性，后者则多为获得性。这两道试题均为红细胞外部因素所致溶血性贫血：①物理与机械因素：大面积烧伤、病理性心脏瓣膜、人工机械瓣膜和微血管病性溶血性贫血（由血栓性血小板减少性紫癜、DIC等引起）等均可造成红细胞机械性损伤；②化学因素：如苯肼、蛇毒等；③感染因素：多见于疟疾、传染性单核细胞增多症、肺炎支原体肺炎以及溶血性链球菌感染等；④免疫因素：主要由破坏红细胞的抗体所致，如新生儿溶血性贫血、血型不合的输血反应、自身免疫性溶血性贫血、药物性免疫性溶血性贫血等。所以引起免疫性溶血的是血型不合的输血。引起微血管病性溶血的是血栓性血小板减少性紫癜。

47.【答案】B 48.【答案】D 49.【答案】C
50.【答案】E 51.【答案】A

【解析】地中海贫血是一种遗传性血红蛋白中的珠蛋白异常的溶血性贫血，因此患者的主要实验室检查异常是血红蛋白电泳异常；自身免疫性溶血性贫血是由自身免疫异常引起的一种常见的后天获得性溶血性贫血，因此患者的主要实验室检查异常是抗人球蛋白试验阳性。红细胞渗透脆性增高是遗传性球形红细胞增多症患者的主要实验室检查异常；高铁血红蛋白还原试验阳性是G6PD缺乏症患者的主要实验室检查异常；酸化溶血（Hams）试验阳性是阵发性睡眠性血红蛋白尿症患者的主要实验室检查异常。

52.【答案】AC

【解析】引起溶血性贫血的疾病很多，遗传性红细胞膜缺陷可引起溶血性贫血，遗传性球形红细胞增多症和遗传性椭圆形红细胞增多症属于遗传性红细胞膜缺陷的溶血性贫血的疾病。阵发性睡眠性血红蛋白尿症虽然也是红细胞膜缺陷引起的溶血性贫血的疾病，但不是遗传性的，而是后天获得性的；遗传性血红蛋白病虽然也是遗传性溶血性贫血的疾病，但属于遗传性血红蛋白的异常，不属于遗传性红细胞膜缺陷引起的溶血性贫血的疾病。

53.【答案】BD

【解析】溶血性疾病根据红细胞破坏的部位分为血管内溶血和血管外溶血。血管内溶血主要发生在血管内，可由许多疾病引起，出现血管内溶血的疾病包括血型不合输血、输注低渗溶液、阵发性睡眠性血红蛋白尿症和G6PD缺乏症等。而遗传性球形红细胞增多症和地中海贫血的溶血主要发生在血管外，受损的红细胞主要在脾由单核-巨噬细胞系统吞噬破坏，所以引起的是血管外溶血。

54.【答案】AD

【解析】自身红细胞异常引起的溶血性贫血多为遗传性异常，包括红细胞膜的异常（如遗传性球形红细胞增多症）、酶的异常（如G6PD缺乏症）、珠蛋白肽链的异常（如地中海贫血），因此自身红细胞异常引起溶血性贫血的是遗传性球形红细胞增多症和地中海贫血。而自身免疫性溶血性贫血和微血管病性溶血性贫血均为红细胞外异常引起的溶血性贫血。

55.【答案】AB

【解析】血栓性血小板减少性紫癜和弥散性血管内凝血均由于微血管内微血栓形成，引起了微血管内红细胞机械性破坏，导致微血管病性溶血性贫血。Evans综合征和冷凝集素综合征虽均有溶血性贫血，但均为免疫性溶血所致，所以C和D不是微血管病性溶血性贫血。

56.【答案】AC

【解析】溶血性贫血是由于红细胞大量破坏引起的一种贫血，患者的红细胞呈现代偿性增生。因而患者的实验室检查结果包括网织红细胞增高、血非结合胆红素增高、尿胆原强阳性和尿胆红素阴性。

57.【答案】ABD

【解析】溶血性贫血是由于红细胞大量破坏而超过骨髓代偿性增生时出现的一种贫血。溶血性贫血时，能提示骨髓代偿性增生的实验室检查结果有血涂片见有核红细胞、血网织红细胞增高和骨髓增生活跃，粒红比例倒置，而血清胆红素增高只是由于红细胞大量破坏所产生的实验室检查结果，并非提示骨髓的代偿性增生的实验室检查结果。

58.【答案】ABCD

【解析】血浆游离血红蛋白、血中破碎红细胞、尿隐血和尿Rous试验异常均只见于血管内溶血

59.【答案】ABC

【解析】溶血性贫血根据红细胞被破坏的部位，分为血管内溶血和血管外溶血。符合血管内溶血的特异性检查结果是血浆游离血红蛋白升高、尿中血红蛋白阳性和尿Rous试验阳性。而血清非结合胆红素升高既可见于血管内溶血，又可见于血管外溶血，所以不符合血管内溶血的特异性检查结果。

60.【答案】ABCD

【解析】脾切除治疗对遗传性球形细胞增多症最有价值，贫血可能永久消失；需要较大剂量糖皮质激素维持治疗的自身免疫性溶血性贫血、丙酮酸激酶缺乏致贫血及部分地中海贫血，脾切除后红细胞寿命延长，贫血将有所减轻。

七、白细胞减少和粒细胞缺乏症

【A1 型题】

1. 白细胞减少的定义是指外周血白细胞绝对计数持续低于
   A．2.5×10^9/L
   B．3.0×10^9/L
   C．3.5×10^9/L
   D．4.0×10^9/L
   E．4.5×10^9/L

2. 粒细胞缺乏症的定义是指外周血中性粒细胞绝对计数持续低于
   A．0.1×10^9/L
   B．0.3×10^9/L
   C．0.5×10^9/L
   D．1.0×10^9/L
   E．1.5×10^9/L

3. 下列由免疫因素引起中性粒细胞减少的是
   A．周期性中性粒细胞减少症
   B．假性粒细胞减少
   C．Felty 综合征
   D．脾功能亢进致中性粒细胞减少
   E．化疗药物引起的中性粒细胞减少

4. 关于粒细胞分布异常引起粒细胞减少的叙述，错误的是
   A．粒细胞由循环池转移到边缘池
   B．循环池粒细胞相对减少
   C．粒细胞滞留于肺血管内
   D．粒细胞滞留于肿大脾脏
   E．粒细胞由边缘池转移到循环池

【A2 型题】

5. 男性，23 岁。4 天前东南亚旅游回来后突发寒战、高热，体温达 40.1℃，持续约 2 小时，未经特殊处理自行退热，体温降至 36.2℃，伴大汗，自觉轻度乏力，无其他不适。1 天前再次发热，症状同 4 天前而来院。查体：心肺未见异常，腹软，脾肋下可触及。血化验：WBC 2.2×10^9/L，最可能的诊断是
   A．败血症
   B．伤寒
   C．疟疾
   D．肾综合征出血热 （41/2020）

6. 女性，25 岁。患甲状腺功能亢进症半个月，1 周前开始服用抗甲状腺药物甲巯咪唑治疗，近 1 天来高热、咽痛来诊。既往体健。查体：T 39.9℃，急性热病容，咽充血。化验血血红蛋白 126 g/L，白细胞 1.3×10^9/L，中性粒细胞绝对计数 0.3×10^9/L，血小板 148×10^9/L。该患者不应给予的治疗是
   A．立即停服甲巯咪唑
   B．改用卡比马唑
   C．住消毒隔离病房
   D．皮下注射 G-CSF
   E．应用广谱抗生素

【A3/A4 型题】

女性，18 岁。1 周前确诊甲状腺功能亢进症（甲亢）后开始服用抗甲状腺药物丙硫氧嘧啶治疗，甲亢症状好转，但 1 天来高热、咽痛。既往体健。查体：T 39.2℃，急性热病容，咽明显充血，心肺腹检查无明显异常。化验血血红蛋白 121 g/L，白细胞 1.0×10^9/L，中性粒细胞绝对计数 0.2×10^9/L，血小板 148×10^9/L。

7. 该患者粒细胞缺乏的最可能原因是
   A．病毒感染
   B．革兰氏阴性杆菌感染
   C．抗甲状腺药物引起
   D．甲亢加重
   E．急性造血停滞

8. 该患者最不应给予的处理是
   A．住消毒隔离病房
   B．改用甲巯咪唑
   C．皮下注射 G-CSF
   D．短期应用糖皮质激素
   E．应用广谱抗生素

【B1 型题】

   A．骨髓造血干细胞功能异常
   B．骨髓无效造血
   C．免疫性破坏过多
   D．分布异常
   E．释放障碍

9. 惰性白细胞综合征的白细胞减少是由于
10. 假性粒细胞减少是由于
11. 巨幼细胞贫血的白细胞减少是由于

A．1.5×10^9/L
B．1.8×10^9/L
C．2.0×10^9/L
D．2.5×10^9/L
E．3.0×10^9/L

12. 成人中性粒细胞减少的定义是指外周血中性粒细胞绝对计数持续低于

13. 儿童≥10岁中性粒细胞减少的定义是指外周血中性粒细胞绝对计数持续低于

14. 儿童<10岁中性粒细胞减少的定义是指外周血中性粒细胞绝对计数持续低于

【X型题】

15. 下列引起中性粒细胞减少的病因中，属于生成减少的有
    A．化学毒物
    B．病毒感染
    C．叶酸缺乏
    D．脾功能亢进

16. 假性粒细胞减少可见于
    A．遗传性良性假性中性粒细胞减少症
    B．严重的细菌感染
    C．先天性中性粒细胞减少
    D．恶性营养不良病

17. 临床上确实有升高中性粒细胞疗效的药物有
    A．重组人粒细胞集落刺激因子
    B．重组人粒细胞-巨噬细胞集落刺激因子
    C．鲨甘醇
    D．利血生

答案及解析

1. 【答案】D
【解析】白细胞减少的定义是指外周血白细胞绝对计数持续低于4.0×10^9/L。

2. 【答案】C
【解析】粒细胞缺乏症的定义是指外周血中性粒细胞绝对计数持续低于0.5×10^9/L。

3. 【答案】C
【解析】白细胞减少的患者中，主要是中性粒细胞的减少。中性粒细胞减少的病因很多，免疫因素是引起中性粒细胞减少的重要原因之一，由免疫因素引起中性粒细胞减少的是Felty综合征。Felty综合征是指类风湿关节炎患者伴有脾大、中性粒细胞减少，这种中性粒细胞减少是由于免疫因素引起的。而周期性中性粒细胞减少症和化疗药物引起的中性粒细胞减少均是由于制造减少所致；假性粒细胞减少是由于中性粒细胞分布异常所致；脾功能亢进致中性粒细胞减少是由于中性粒细胞在脾内滞留和破坏过多所致，是属于非免疫因素引起的中性粒细胞减少。

4. 【答案】E
【解析】粒细胞减少的病因很多，粒细胞分布异常可引起粒细胞减少，粒细胞由循环池转移到边缘池，循环池粒细胞相对减少，粒细胞滞留于肺血管内及肿大的脾脏。而不是粒细胞由边缘池转移到循环池，这样反而使粒细胞增高。

5. 【答案】C
【解析】该青年男性患者突发高热，持续时间短，无需处理自行骤降至正常。间隙2天后再次发生，性质相同，为典型间歇热型。结合患者有疫区接触史，查体脾大，外周血白细胞低，应首诊疟疾。败血症多为弛张热，伤寒多为稽留热，肾综合征出血热患者发热常伴有头痛、全身多处皮下出血等表现。

6. 【答案】B
【解析】该青年女性患者患甲状腺功能亢进症，服用抗甲状腺药物甲巯咪唑治疗后出现急性粒细胞缺乏症并发感染，因此对该患者应立即停服甲巯咪唑，住消毒隔离病房以防继续感染，皮下注射G-CSF促进骨髓粒细胞生成，应用广谱抗生素治疗感染，但不能改用抗甲状腺药物卡比马唑，因为卡比马唑虽然可以治疗甲状腺功能亢进症，但同样可以引起急性粒细胞缺乏症，所以该题的答案是B。

7. 【答案】C 8. 【答案】B
【解析】该青年女性患者患甲状腺功能亢进症，服用抗甲状腺药物丙硫氧嘧啶治疗后出现急性中性粒细胞缺乏症并发高热，所以该患者粒细胞缺乏的最可能原因是抗甲状腺药物引起，可能并发感染（病毒感染、革兰氏阴性杆菌感染），感染是中性粒细胞缺乏症的结果，而感染可加重中性粒细胞缺乏症病情；从病史看甲亢正在好转中，而不是加重；抗甲状腺药物引起的急性中性粒细胞缺乏症多为免疫机制，而非急性造血停滞。急性中性粒细胞缺乏症的处理是立即停服丙硫氧嘧啶；住消毒隔离病房以防继续感染；皮下注射G-CSF促进骨髓粒细胞生成；若在积极防止感染的情况下，短期应用糖皮质激素可能有好处；应用广谱抗生素治疗感染。但不能改用抗甲状腺药物甲巯

咪唑，因为甲硫咪唑虽然可以治疗甲状腺功能亢进症，但同样可以引起和加重急性粒细胞缺乏症。

9.【答案】E 10.【答案】D 11.【答案】B

【解析】白（粒）细胞减少的病因很多，包括：①生成减少：如骨髓造血干细胞功能异常和血液病无效造血等；②破坏过多：如免疫性和非免疫性破坏过多；③分布异常；④释放障碍。惰性白细胞综合征的白细胞减少是由于释放障碍；假性粒细胞减少是由于分布异常；巨幼细胞贫血的白细胞减少是由于骨髓无效造血。而再生障碍性贫血的白细胞减少是由于骨髓造血干细胞功能异常；系统性红斑狼疮的白细胞减少是由于免疫性破坏过多。

12.【答案】C 13.【答案】B 14.【答案】A

【解析】成人中性粒细胞减少的定义是指外周血白细胞绝对计数持续低于 $2.0×10^9/L$；儿童≥10 岁中性粒细胞减少的定义是指外周血中性粒细胞绝对计数持续低于 $1.8×10^9/L$；儿童<10 岁中性粒细胞减少的定义是指外周血中性粒细胞绝对计数持续低于 $1.5×10^9/L$。

15.【答案】ABC

【解析】引起中性粒细胞减少的病因很多，包括：①生成减少：骨髓损伤（电离辐射、化学毒物等）、骨髓浸润（骨髓造血组织被白血病、骨髓瘤及转移瘤细胞浸润）、成熟障碍（叶酸、Vit B_{12} 缺乏等）、感染（病毒感染、细菌感染）、先天性中性粒细胞减少；②破坏和消耗过多：免疫因素（药物、自身免疫病）、非免疫因素（重症感染时消耗过多、脾功能亢进）；③分布异常（假性粒细胞减少、粒细胞滞留肺血管或大的脾脏）。所以答案是 ABC。

16.【答案】ABD

【解析】引起中性粒细胞减少的病因很多，分布异常（假性粒细胞减少、粒细胞滞留肺血管或大的脾脏）是重要原因之一，属于假性粒细胞减少的有遗传性良性假性中性粒细胞减少症、严重的细菌感染和恶性营养不良病等。而先天性中性粒细胞减少是属于生成减少。

17.【答案】AB

【解析】重组人粒细胞集落刺激因子、重组人粒细胞 - 巨噬细胞集落刺激因子可促进中性粒细胞的增殖和释放，临床上确实有升高中性粒细胞疗效。而鲨甘醇和利血生也是升高中性粒细胞的药物，但疗效不确定。

八、骨髓增生异常综合征

【A1 型题】

1. 下列符合骨髓增生异常综合征（MDS）实验室检查结果的是
   A. 血间接胆红素增高、贫血、网织红细胞增高
   B. 血间接胆红素增高、贫血、网织红细胞正常或减低
   C. 血间接胆红素增高、无贫血、网织红细胞正常
   D. 血间接胆红素正常、贫血、网织红细胞减低
   E. 血间接胆红素正常、贫血、网织红细胞正常

*2. 骨髓增生异常综合征患者的骨髓幼稚细胞中有 Auer 小体，见于
   A. RA 型
   B. RAS 型
   C. RAEB 型
   D. RAEB-T 型
   E. CMML 型   (70/2002)

3. 骨髓增生异常综合征（MDS）患者骨髓检查一般不会出现的异常是
   A. 有核红细胞巨幼样变
   B. 可见小巨核细胞
   C. 非造血细胞增多
   D. 骨髓网硬蛋白纤维增多
   E. 骨髓活检可见 ALIP

4. 下列染色体异常一般不常见于骨髓增生异常综合征（MDS）的是
   A. 5q-
   B. 7q-
   C. +8
   D. -9
   E. -Y

*5. 下列选项中，可引起血清间接胆红素升高的是
   A. 缺铁性贫血
   B. 铁粒幼细胞贫血
   C. 慢性病性贫血
   D. 再生障碍性贫血
   E. 骨髓增生异常综合征   (77/2006)

*6. 可以引起原位溶血的疾病是
   A. 遗传性球形红细胞增多症
   B. 地中海贫血
   C. 骨髓增生异常综合征
   D. G6PD 缺乏症   (68/2007)

*7. 下列具有骨髓红系增生情况与网织红细胞计数不一致的是
   A. 再生障碍性贫血
   B. 缺铁性贫血

C. 急性白血病
D. 骨髓增生异常综合征（MDS）
E. 自身免疫性溶血性贫血　　　　　（58/1996）

8. 伴有单纯5q-的骨髓增生异常综合征（MDS）的治疗药物是
   A. 来那度胺
   B. 甲磺酸伊马替尼
   C. 硼替佐米
   D. 地西他滨
   E. 索拉菲尼

【A2型题】

9. 男性，59岁。厌食、恶心、乏力3个月。查体：贫血貌，下肢有数处瘀斑，浅表淋巴结不大，双肺未见异常，心率96次/分，律齐，腹平软，肝肋下未触及，脾肋下1cm。血常规：白细胞2.3×10⁹/L，血红蛋白56 g/L，血小板33×10⁹/L。骨髓原始粒细胞8%，有病态造血表现。该患者最可能的诊断是
   A. 急性白血病
   B. 再生障碍性贫血
   C. 巨幼细胞贫血
   D. 脾功能亢进
   E. 骨髓增生异常综合征（MDS）

10. 男性，50岁。1年来面色苍白、乏力，1个月来出现牙龈出血。血常规：Hb 68 g/L，WBC 2.6×10⁹/L，Plt 32×10⁹/L，骨髓检查增生明显活跃，原始细胞4%，可见到Auer小体，铁染色结果显示细胞外铁（+++），环状铁粒幼细胞占17%，诊断骨髓增生异常综合征（MDS），根据FAB分型最可能的类型是
    A. RA型
    B. RAS型
    C. RAEB型
    D. RAEB-t型
    E. CMML型

11. 女性，45岁。2年来面色苍白、乏力，2个月来出现牙龈出血。血常规：Hb 62 g/L，WBC 2.5×10⁹/L，Plt 38×10⁹/L，骨髓检查增生明显活跃，原始细胞11%，铁染色结果显示细胞外铁（+++），环状铁粒幼细胞占15%，诊断骨髓增生异常综合征（MDS），根据WHO分型最可能的类型是
    A. MDS-SLD型
    B. MDS-RS-SLD型
    C. MDS-MLD型
    D. MDS-EB-1型
    E. MDS-EB-2型

12. 男性，50岁。半年来面色逐渐苍白、乏力伴牙龈出血。血常规：Hb 60 g/L，WBC 3.3×10⁹/L，Plt 32×10⁹/L，结合骨髓检查诊断骨髓增生异常综合征（MDS），为进行FAB分型，最重要的检查是
    A. 网织红细胞计数
    B. 骨髓铁染色
    C. 染色体检查
    D. 骨髓活检
    E. 血清铁测定

【A3/A4型题】

女性，45岁。乏力半年。血常规：Hb 64 g/L，WBC 2.6×10⁹/L，Plt 52×10⁹/L，骨髓检查粒系增生活跃，原始粒细胞13%，核分叶过多，红系增生明显活跃，占52%，核浆发育不平衡，呈巨幼样变，有点彩红细胞，全片见巨核细胞65个，可见淋巴样小巨核细胞，铁染色结果显示细胞外铁（++），环状铁粒幼细胞占11%，染色体检查为47XX，+8。诊断为骨髓增生异常综合征（MDS）。

13. 该患者根据FAB分型最可能的类型是
    A. RA型
    B. RAS型
    C. RAEB型
    D. RAEB-t型
    E. CMML型

14. 该患者根据WHO分型最可能的类型是
    A. MDS-SLD型
    B. MDS-RS-SLD型
    C. MDS-MLD型
    D. MDS-EB-1型
    E. MDS-EB-2型

男性，52岁。3个月来乏力、面色苍白。血常规：Hb 62 g/L，WBC 3.2×10⁹/L，分类N 66%，L 30%，M 4%，Plt 68×10⁹/L，骨髓增生明显活跃，原始粒细胞4%，成熟粒细胞分叶过多，胞质内颗粒少，红系有巨幼样变，全片见巨核细胞54个，易见小巨核细胞，骨髓铁染色见环状铁粒幼细胞11%，染色体检查见-7，诊断为骨髓异常增生综合征（MDS）。

*15. 按照FAB分型，该例MDS最可能的类型是
    A. RA型
    B. RAS型
    C. RAEB型
    D. CMML型

*16. 按照WHO新的分型，该例MDS最可能的类型是
    A. MDS-SLD型

B. MDS-MLD 型
C. MDS-EB-1 型
D. MDS-EB-2 型

*17. 下列治疗方法中，目前该例尚不宜选用的是
A. 司坦唑醇
B. 联合化疗
C. 全反式维 A 酸
D. 促红细胞生成素　　　（102～104/2011）

女性，45岁。乏力半年。血常规：白细胞 2.1×10^9/L，血红蛋白 62 g/L，血小板 57×10^9/L，骨髓形态学检查提示粒系增生活跃，原始粒细胞 3%，核分叶过多，红系增生活跃，占 57%，核浆发育不平衡，呈巨幼样变，有点彩红细胞，可见淋巴样小巨核细胞。染色体检查：47,XX,+8。

18. 该患者最可能的诊断是
A. 巨幼细胞贫血
B. 急性白血病
C. 再生障碍性贫血
D. 骨髓增生异常综合征
E. 原发免疫性血小板减少症

19. 下列治疗中，首选的是
A. EPO 和沙利度胺治疗
B. 糖皮质激素治疗
C. 叶酸治疗
D. 联合化疗
E. 免疫抑制剂治疗

【B1 型题】

A. RA 型
B. RAS 型
C. RAEB 型
D. RAEB -t 型
E. CMML 型

上述 MDS 的 FAB 分型中：
20. 外周血单核细胞绝对值 >1×10^9/L 的是
21. 骨髓见到大量环状铁粒幼红细胞的是
22. 骨髓原始细胞的胞浆中见到 Auer 小体的是

A. MDS-SLD 型
B. MDS-RS-SLD 型
C. MDS-MLD 型
D. MDS-EB-1 型
E. MDS-EB-2 型

23. MDS 伴单系病态造血，骨髓原始细胞 <5%、外周血 <1%、无 Auer 小体。根据 WHO 分型最可能的类型是

24. MDS 伴单系病态造血，骨髓环形铁粒幼细胞 ≥15%，骨髓原始细胞 <5%、外周血 <1%、无 Auer 小体。根据 WHO 分型最可能的类型是

25. MDS 伴单系或多系病态造血，骨髓原始细胞 5%～9% 或外周血 2%～4%，无 Auer 小体。根据 WHO 分型最可能的类型是

【X 型题】

*26. 骨髓增生异常综合征（MDS）患者实验室检查可见的异常有
A. 骨髓活检可见 ALIP
B. 骨髓网硬蛋白纤维增多
C. 常见异常染色体 –6
D. 常见异常染色体 5q-　　　（155/2002）

27. MDS 患者红系病态造血常见的有
A. 细胞核出芽
B. 细胞核分叶减少
C. 细胞核巨幼样变
D. 细胞质有空泡

28. MDS 患者粒系病态造血常见的有
A. 细胞核碎裂
B. 不规则核分叶增多
C. 胞体小或异常增大
D. 细胞浆中有 Auer 小体

29. MDS 患者巨核系病态造血常见的有
A. 小巨核细胞
B. 细胞核少分叶
C. 多核（正常巨核细胞为单核分叶）
D. 细胞浆有空泡

*30. 根据 MDS 的 FAB 分型标准，下列符合难治性贫血伴原始细胞增多转变型的包括
A. 外周血原始细胞 ≥50%
B. 骨髓原始细胞 >20% 而 <30%
C. 幼粒细胞胞浆内出现 Auer 小体
D. 环形铁粒幼细胞 ≥15%　　　（158/2020）

答案及解析

1. 【答案】B
   【解析】MDS 是有骨髓增生异常，有骨髓内无效造血和原位溶血，因而出现血间接胆红素增高、贫血和网织红细胞正常或减低。

2.【答案】D

【解析】骨髓增生异常综合征患者的骨髓幼稚细胞中有 Auer 小体见于 RAEB-T 型，其余各型均不出现。

3.【答案】C

【解析】MDS 有骨髓增生异常，其骨髓检查特点是出现病态造血和异常造血，但不会出现非造血细胞增多。

4.【答案】D

【解析】MDS 患者有一些染色体异常，对该病的诊断和判断预后很有帮助。其中 5q-、7q-、+8 和 -Y 都是 MDS 患者常见的染色体异常，只有 -9 不是骨髓增生异常综合征患者常见的染色体异常。

5.【答案】E

【解析】血清间接胆红素升高见于溶血性疾病或溶血性贫血。溶血包括血管内溶血、血管外溶血和骨髓内的原位溶血，骨髓增生异常综合征时由于病态造血常发生原位溶血，因此可引起血清间接胆红素升高，而其余各种疾病无溶血，而不会引起血清间接胆红素升高。

6.【答案】C

【解析】原位溶血是指骨髓中的幼红细胞在释放入血循环之前已在骨髓内破坏，其本质是一种血管外溶血，是由于无效红细胞生成所致，常见于巨幼细胞贫血、骨髓增生异常综合征等。而其余 3 个选项虽然是溶血性疾病，但均非原位溶血。

7.【答案】D

【解析】MDS 的骨髓呈病态造血，红系增生虽然明显活跃，但因有骨髓内原位溶血，所以网织红细胞减低，因而导致骨髓红系增生情况与网织红细胞计数不一致，而其他情况均无骨髓内原位溶血，所以都是一致的。

8.【答案】A

【解析】伴有单纯 5q- 的骨髓增生异常综合征（MDS）是一种特殊类型的 MDS，应用生物反应调节剂来那度胺或沙利度胺治疗有较好疗效。其他药物中甲磺酸伊马替尼是用于治疗慢性粒细胞白血病的药物；硼替佐米是用于治疗多发性骨髓瘤的药物；地西他滨是用于治疗中、低危 MDS 的药物；索拉菲尼也是用于治疗肿瘤的靶向药物。

9.【答案】E

【解析】该中年男性患者有贫血和出血表现（乏力、贫血貌，下肢有数处瘀斑），化验血呈全血细胞减少，因此五种疾病均有可能，但该患者的骨髓有原始粒细胞，达 8%，有病态造血表现，这些都支持该患者最可能的诊断是 MDS。若为急性白血病，其骨髓原始粒细胞应达 20% 以上，而其他几种疾病的骨髓中不会有原始粒细胞。因此答案是 E。

10.【答案】D

【解析】该中年男性患者呈慢性病程，表现贫血和出血，化验全血细胞减少，诊断 MDS，骨髓中原始细胞虽然不高，但可以见到 Auer 小体，根据 FAB 分型最可能的类型是 RAEB-t 型，其诊断标准是符合下列一项即可：①外周血原始细胞≥5%；②骨髓原始细胞>20% 而<30%；③幼粒细胞出现 Auer 小体，因此答案是 D。骨髓铁染色结果细胞外铁（+++），环状铁粒幼细胞占 17%，已>15%，说明是已由 RAS 型转为 RAEB-t 型。

11.【答案】E

【解析】该中年女性患者诊断 MDS，骨髓中原始细胞增高（11%），根据 WHO 分型最可能的类型是 MDS-EB-2。诊断标准：MDS-EB-1 的骨髓原始细胞为 5%～9%；MDS-EB-2 的骨髓原始细胞为 10%～19% 或外周血 10%～19% 或有 Auer 小体。

12.【答案】B

【解析】该中年男性患者呈慢性病程，表现贫血和出血，化验全血细胞减少，诊断为 MDS，MDS 的 FAB 分型中有 RAS 型（伴有环状铁粒幼细胞的难治性贫血），所以为进行 FAB 分型，最重要的检查是骨髓铁染色。

13.【答案】C　14.【答案】E

【解析】该中年女性患者为慢性病程，化验血象呈全血细胞减少，骨髓形态学检查提示有病态造血（表现为粒系核分叶过多，红系有核浆发育不平衡，呈巨幼样变，有点彩红细胞，可见淋巴样小巨核细胞），染色体检查有骨髓增生异常综合征的特异性染色体异常 +8。这些都支持该患者最可能的诊断是 MDS。根据骨髓中原始粒细胞 13%，已达到 RAEB 型的标准，环状铁粒幼细胞占 11%，尚未达到 RAS 型的标准，属于 FAB 分型中的 RAEB 型，属于 WHO 分型中的 MDS-EB-2 型。

15.【答案】A　16.【答案】B　17.【答案】B

【解析】该中年男性患者诊断为 MDS，因其骨髓中原始粒细胞<5%，骨髓铁染色见环状铁粒幼细胞<15%，所以按照 FAB 分型，该例 MDS 最可能的类型是难治性贫血（RA）型；而 WHO 提出了新的 MDS 分型，将 RA 型中伴有 2 系或 3 系增生异常者单独列为 MDS 伴多系病态造血（MDS-MLD），该患者有白细胞、红细胞和血小板 3 系减少，因此，按照 WHO 新的分型，该例 MDS 最可能的类型是 MDS-MLD 型；MDS 的治疗比较困难，可采用支持治疗、促造血治疗（包括司坦唑醇、促红细胞生成素）、诱导分化治疗（如应用全反式维 A 酸）等，到目前尚无满意的治疗方法，若为 RAEB、CMML、RAEB-t 或转化为急性白血病可考虑采用联合化疗，因为该患

者为 RA、MDS-MLD 型，所以尚不宜选用联合化疗。

18.【答案】D 19.【答案】A

【解析】该中年女性患者血象呈全血细胞减少，骨髓形态学检查提示有病态造血（表现为粒系核分叶过多，红系有核浆发育不平衡，呈巨幼样变，有点彩红细胞，可见淋巴样小巨核细胞），染色体检查有骨髓增生异常综合征的特异性染色体异常+8。这些都支持该患者最可能的诊断是骨髓增生异常综合征，而且根据骨髓中原始粒细胞只有3%，尚未达到RAEB 型的标准，属于 FAB 分型中的 RA 型，属于 WHO 分型中的 MDS-MLD 型，所以首选的治疗为应用 EPO 和沙利度胺治疗。因尚未达到 MDS-EB-1 型，所以不用联合化疗，其他治疗亦均不适合该患者。

20.【答案】E 21.【答案】B 22.【答案】D

【解析】在 MDS 的 FAB 分型中，外周血单核细胞绝对值 $>1\times10^9$/L 的是 CMML 型；骨髓见到大量环状铁粒幼红细胞的是 RAS 型；骨髓原始细胞的胞浆中见到 Auer 小体的是 RAEB-t 型。

23.【答案】A 24.【答案】B 25.【答案】D

【解析】这是三道记忆型试题，分别为 MDS 的三种 WHO 分型。

26.【答案】ABD

【解析】MDS 有骨髓增生异常，骨髓活检可在骨小梁旁区或小梁间区出现 3~5 个或更多原粒、早幼粒细胞的集簇，称前体细胞异常定位（abnormal localization of immature precursors，ALIP），骨髓网硬蛋白纤维可增多，染色体检查常见异常有 -5、5q-、-7、7q-、三体 8 和 20q- 等，一般不出现 -6。

27.【答案】ACD

【解析】MDS 是有骨髓增生异常和病态造血，MDS 患者红系病态造血常见的有细胞核的核出芽、核间桥、核碎裂、多核、核多分叶、核巨幼样变及胞细胞质有空泡、环形铁粒幼细胞、PAS 染色阳性。

28.【答案】BCD

【解析】MDS 是有骨髓增生异常和病态造血，MDS 患者粒系病态造血常见的有细胞核的核分叶减少、不规则核分叶增多及胞体小或异常增大、细胞浆的颗粒减少或无颗粒、假 Chendiac-Higashi 颗粒、有 Auer 小体。而细胞核碎裂是属于红系病态造血。

29.【答案】ABC

【解析】MDS 是有骨髓增生异常和病态造血，MDS 患者巨核系病态造血常见的有小巨核细胞、细胞核少分叶和多核（正常巨核细胞为单核分叶）。而细胞浆有空泡是属于红系病态造血。

30.【答案】ABC

【解析】法美英（FAB）协作组对 MDS 的分型如下：①难治性贫血（RA）：外周血原始细胞 <1%，骨髓原始细胞 <5%；②环形铁粒幼细胞性难治性贫血（RAS/RARS）：外周血原始细胞 <1%，骨髓原始细胞 <5%，环形铁粒幼细胞占有核红细胞的 15% 以上；③难治性贫血伴原始细胞增多（RAEB）：外周血原始细胞 <5%，骨髓原始细胞达 5%~20%；④难治性贫血伴原始细胞增多转变型（RAEB-t）：外周血原始细胞 ≥5%，骨髓原始细胞 ≥20% 而 <30%；或幼粒细胞胞浆内出现 Auer 小体；⑤慢性粒-单核细胞性白血病（CMML）：外周血原始细胞 <5%，骨髓原始细胞达 5%~20%，血象中单核细胞增多，大于 1×10^9/L。所以答案是 ABC。

九、白血病

【A1 型题】

1. 急性白血病引起贫血最重要的原因是
   A. 出血
   B. 红系增殖受白血病细胞干扰
   C. 无效红细胞形成
   D. 造血原料缺乏
   E. 红细胞寿命缩短

2. 下列急性白血病类型最易发生播散性血管内凝血的是
   A. 急性单核细胞性白血病
   B. 急性粒-单核细胞性白血病
   C. 急性红白血病
   D. 急性早幼粒细胞性白血病
   E. 急性原始粒细胞性白血病

3. 下列各种类型急性白血病中，最常发生中枢神经系统白血病的是
   A. 急性粒细胞白血病
   B. 急性单核细胞白血病
   C. 急性淋巴细胞白血病
   D. 急性粒-单核细胞白血病
   E. 急性红白血病

4. 牙龈肿胀最常见于
   A. 急性粒细胞白血病
   B. 急性单核细胞白血病
   C. 急性淋巴细胞白血病

D．急性红白血病
E．急性巨核细胞白血病

*5．急性淋巴细胞白血病引起的中枢神经系统白血病常发生的时间是
A．起病时
B．化疗时
C．缓解时
D．耐药时 (72/2011)

*6．下列不属于白血病细胞浸润表现的是
A．关节痛
B．淋巴结肿大
C．皮肤瘀斑
D．牙龈增生 (71/2014)

7．属于急性粒细胞白血病表面标志的是
A．CD3
B．CD4
C．CD8
D．CD10
E．CD13

*8．下列急性白血病患者的白血病细胞镜检时，无Auer 小体的类型是
A．急性淋巴细胞白血病
B．急性粒细胞白血病部分分化型
C．急性早幼粒细胞白血病
D．急性单核细胞白血病 (71/2015)

*9．下列白血病类型中不会出现 Ph 染色体的是
A．慢性粒细胞白血病
B．慢性淋巴细胞白血病
C．急性粒细胞白血病
D．儿童急性淋巴细胞白血病 (71/2009)

10．慢性髓系白血病确诊时最少见的体征是
A．脾大
B．胸骨压痛
C．面色苍白
D．肝大
E．淋巴结肿大

11．下列疾病中，可出现中性粒细胞碱性磷酸酶阳性率和积分减低的是
A．急性淋巴细胞白血病
B．急性单核细胞白血病
C．类白血病反应
D．慢性髓系白血病
E．再生障碍性贫血

12．不支持慢性髓系白血病加速期的是
A．外周血中原始粒细胞≥5%
B．骨髓中原始粒细胞≥10%
C．外周血嗜碱性粒细胞>20%
D．不明原因的血小板进行性减少
E．不明原因的血小板进行性增加

13．慢性髓系白血病的 Ph 染色体是
A．t（8;21）
B．t（8;22）
C．t（9;21）
D．t（9;22）
E．t（9;23） (60/1994)

14．急性白血病诊断的主要依据是
A．发热、贫血、出血
B．白细胞计数>50×10^9/L
C．骨髓增生极度活跃
D．胸骨压痛（+）
E．骨髓中原始细胞明显增高

15．急性非淋巴细胞白血病 M_2 型的基因改变是
A．PML/RARA
B．MLL/ENL
C．CBFB/MYH11
D．BCR/ABL
E．AML1/ETO

*16．下列不支持慢性髓系白血病急性变的是
A．骨髓和血中原始细胞一般为 30%~80%
B．不出现髓外原始细胞浸润
C．大多为急性粒细胞白血病变
D．20%~30% 为急性淋巴细胞白血病变
E．为慢性髓系白血病的终末期 (67/1999)

17．下列治疗白血病的药物不作用于 S 期的是
A．长春新碱
B．阿糖胞苷
C．甲氨蝶呤
D．羟基脲
E．6-硫代鸟嘌呤

*18．急性早幼粒细胞性白血病的分化诱导剂治疗，通常首选的是
A．十三顺式维 A 酸
B．全反式维 A 酸
C．罗钙全（骨化三醇）
D．α-D_3
E．小剂量阿糖胞苷 (63/1998)

19．治疗中枢神经系统白血病首选的药物是
A．长春新碱
B．环磷酰胺
C．三尖杉酯碱
D．6-巯基嘌呤
E．甲氨蝶呤

20．甲磺酸伊马替尼治疗慢性髓系白血病的不良反应不包括

A. 嗜睡
B. 头痛
C. 水肿
D. 皮疹
E. 粒细胞缺乏

21. 单药伊布替尼一线治疗慢性淋巴细胞白血病（CLL）的反应率可达到的是
    A. 50%
    B. 60%
    C. 70%
    D. 80%
    E. 90%

【A2型题】

22. 女性，23岁。发热伴皮肤黏膜出血1周。查体：T 38.5℃，贫血貌，双下肢皮肤可见散在出血点，胸骨有压痛，心肺未见异常，腹软，肝脾肋下未触及。血常规：Hb 81 g/L，WBC 14.4×10^9/L，分类可见幼稚细胞，Plt 32×10^9/L。为明确诊断，应首选的检查是
    A. 血清铁、铁蛋白测定
    B. 凝血功能检查
    C. 骨髓穿刺细胞学检查
    D. 血叶酸、Vit B_{12} 测定
    E. 胸部X线片

23. 男性，25岁。乏力、发热、全身痛、皮肤出现瘀斑1周。既往体健。查体：T 37.5℃，贫血貌，胸部及下肢皮肤可见数处瘀斑，胸骨有压痛，心肺未见明显异常，腹软，肝肋下1.5 cm，脾肋下1 cm。血常规：血红蛋白60 g/L，白细胞 2.0×10^9/L，血小板 20×10^9/L。最可能的诊断是
    A. 再生障碍性贫血
    B. 骨髓增生异常综合征
    C. 巨幼细胞贫血
    D. 血小板减少性紫癜
    E. 急性白血病

24. 男性，32岁。头晕、乏力、牙龈及鼻出血10天。骨髓增生明显到极度活跃，原始细胞占75%，MPO染色阳性和强阳性，PAS染色阴性，NSE染色部分阳性，不被NaF抑制，诊断为急性白血病。其最可能的FAB类型是
    A. M_1
    B. M_2
    C. M_3
    D. M_4
    E. M_5

*25. 女，26岁。因乏力、皮下瘀斑1周，诊断急性髓系白血病入院。血常规：Hb 85 g/L，WBC 25.4×10^9/L，Plt 25×10^9/L。骨髓检查见原始粒细胞71%，早幼粒细胞2%，其他各阶段粒细胞12%，单核细胞8%。该患者急性白血病的FAB分型是
    A. M_1 型
    B. M_2 型
    C. M_3 型
    D. M_4 型
    (54/2020)

26. 男性，25岁。半个月来发热、乏力伴牙龈肿胀出血入院。血常规：Hb 68 g/L，WBC 3.2×10^9/L，分类见原幼细胞20%，Plt 28×10^9/L，骨髓检查见原始细胞67%，MPO染色部分呈弱阳性，非特异性酯酶染色阳性，NaF可抑制。该例急性白血病最可能的FAB分型是
    A. M_2
    B. M_3
    C. M_4
    D. M_5
    E. M_6

27. 男性，30岁。1周来发热伴皮肤出血点。化验血呈全血细胞减少，骨髓检查增生极度活跃，原始细胞占骨髓非红系有核细胞的40%，各阶段粒细胞占50%，各阶段单核细胞占30%，诊断急性白血病，其FAB分类的类型是
    A. M_1
    B. M_2
    C. M_3
    D. M_4
    E. M_5

28. 男性，40岁。发热伴牙龈出血10天来诊。查体：浅表淋巴结肿大，胸骨有压痛，肝脾轻度肿大。化验血呈全血细胞减少，骨髓增生明显活跃，原始细胞占90%，MPO染色阴性，PAS染色呈颗粒状阳性，NSE染色阴性。最可能的诊断是
    A. 急性粒细胞白血病
    B. 急性淋巴细胞白血病
    C. 急性单核细胞白血病
    D. 急性粒-单核细胞白血病
    E. 急性巨核细胞白血病

29. 男性，32岁。发热伴皮肤出血点、瘀斑5天来诊。既往体健。急诊血常规：Hb 92 g/L，WBC 2.5×10^9/L，Plt 25×10^9/L，骨髓检查见原始细胞占75%，胞浆内可见Auer小体，MPO染色（+），NSE染色（-）。该患者最可能的诊断是
    A. 急性粒细胞白血病
    B. 急性单核细胞白血病

C. 急性淋巴细胞白血病

D. 急性红白血病

E. 急性巨核细胞白血病

30. 男性，40岁，发热伴牙龈出血10天来诊。查体胸骨有压痛，肝脾轻度肿大，化验血呈全血细胞减少，骨髓增生明显活跃，原始细胞占90%，MPO染色阳性，NSE染色阳性，不被NaF抑制，最可能的诊断是

A. 急性粒细胞白血病

B. 急性淋巴细胞白血病

C. 急性单核细胞白血病

D. 急性粒-单核细胞白血病

E. 急性巨核细胞白血病

31. 男性，23岁。发热伴牙龈肿胀、出血1周。既往体健。急诊血化验：Hb 89 g/L，WBC 2.1×10^9/L，Plt 20×10^9/L；骨髓检查见原始细胞占80%，该细胞胞浆内可见Auer小体，髓过氧化物酶染色弱阳性，非特异性酯酶染色阳性，可被氟化钠（NaF）抑制。该患者最可能的诊断是

A. 急性淋巴细胞白血病

B. 急性早幼粒细胞白血病

C. 急性单核细胞白血病

D. 急性粒-单核细胞白血病

E. 急性巨核细胞白血病

32. 女性，25岁。发热伴皮肤瘀斑1周。化验血Hb 70 g/L，WBC 36×10^9/L，血小板 15×10^9/L，骨髓增生明显活跃，原始细胞84%，MPO染色弱阳性，非特异性酯酶染色阳性，可被NaF抑制。该患者最可能出现的特异性体征是

A. 贫血貌

B. 皮肤出血点

C. 牙龈增生

D. 牙龈出血

E. 胸骨压痛

33. 男性，30岁。牙龈出血、皮肤瘀斑及间断鼻出血10天入院。既往体健。血常规：Hb 64 g/L，WBC 10.5×10^9/L，Plt 26×10^9/L。骨髓增生明显活跃，可见胞质中有较多颗粒及MPO染色强阳性的细胞，部分可见成堆Auer小体，计数此种细胞占65%。该患者最可能的诊断是

A. 急性淋巴细胞白血病

B. 急性早幼粒细胞白血病

C. 急性单核细胞白血病

D. 急性巨核细胞白血病

E. 急性红白血病

*34. 女性，26岁。因乏力、皮下瘀斑2周诊断急性髓细胞白血病入院。血常规：白细胞 15.2×10^9/L，血红蛋白 83 g/L，血小板 15×10^9/L；骨髓检查见原始粒细胞占65%，早幼粒细胞占2%，其他各阶段粒细胞占18%，单核细胞占12%。该白血病患者已行染色体检查，最可能出现的染色体异常是

A. t（8;21）（q22;q22）

B. t（9;22）（q34;q11）

C. t（15;17）（q22;q21）

D. t（16;16）（q13;q22）　　　（54/2018）

35. 女性，65岁。常规体检发现脾左肋下5cm，Hb 135 g/L，WBC 117.5×10^9/L。分类：中幼粒细胞5%，晚幼粒细胞12%，杆状核粒细胞22%，分叶中性粒细胞34%，嗜酸性粒细胞8%，嗜碱性粒细胞5%，淋巴细胞14%，Plt 560×10^9/L，NAP（－）。该患者诊断和治疗最有意义的检查是

A. 血网织红细胞计数

B. 腹部B超

C. 肝功能

D. 食管造影

E. 骨髓染色体核型

*36. 男性，41岁。因发热、咽痛10天来诊。化验血WBC 89.4×10^9/L，疑诊为慢性髓系白血病（CML）。下列选项中，支持CML慢性期的实验室检查结果是

A. 血小板降低

B. NAP阳性率明显降低

C. 外周血可见有核红细胞

D. 骨髓中巨核细胞减少　　　（72/2008）

37. 男性，31岁。因乏力、牙龈出血伴皮肤瘀斑1周入院。既往体健。血常规：Hb 70 g/L，WBC 22×10^9/L，Plt 25×10^9/L，骨髓增生明显活跃，原始粒细胞占60%。该患者诊断后首选的治疗方案是

A. DA

B. COP

C. DVLP

D. ABVD

E. CHOP

*38. 男性，17岁。患急性淋巴细胞白血病（ALL），经化疗后已完全缓解3个月，但最近发现右侧睾丸无痛性肿大，骨髓检查仍正常，诊断为睾丸白血病。针对该病的治疗措施是

A. 右侧睾丸放射治疗

B. 右侧睾丸手术切除

C. 双侧睾丸放射治疗

D. 双侧睾丸手术切除

E. 化学治疗　　　（80/2005）

39. 男性，31岁。1个月来乏力、食欲差、左上腹胀

痛。查体：浅表淋巴结未触及肿大，巩膜无黄染，心肺检查未见异常，腹软无压痛，肝肋下 3 cm，脾脏的第Ⅰ线测量 8 cm，第Ⅱ线测量 11 cm，第Ⅲ线测量 +1 cm，移动性浊音阴性。化验血 Hb 124 g/L，WBC 120.6×10⁹/L，Plt 215×10⁹/L，白细胞分类以中性中幼粒及晚幼粒细胞为主，中性粒细胞碱性磷酸酶染色活性减低。在下列治疗中，该患者首选的是

A．口服羟基脲
B．口服马利兰
C．口服环磷酰胺
D．皮下注射干扰素 -α
E．DA 方案化疗

【A3/A4 型题】

男性，25 岁。发热、咽痛 1 周，皮肤出血 2 天。既往体健。查体：T 38.1℃，双下肢和胸部可见多处出血点和数处瘀斑，双颈部可触及 2 个肿大淋巴结，最大 3 cm×1 cm，均质软，无压痛。咽部充血，扁桃体Ⅱ度肿大。血常规：Hb 80 g/L，白细胞 15.6×10⁹/L，分类见原始细胞 30%，血小板 30×10⁹/L。

*40．该患者最可能的诊断是
 A．再生障碍性贫血
 B．急性白血病
 C．Evans 综合征
 D．霍奇金淋巴瘤

*41．查体时应该特别注意的体征是
 A．眼睑结膜苍白
 B．巩膜黄染
 C．胸骨压痛
 D．心脏杂音

*42．下列对诊断最有意义的检查是
 A．骨髓细胞学检查
 B．骨髓活检
 C．淋巴结活检
 D．Coombs 试验　　　　　　(85~87/2022)

男性，25 岁。发热 5 天，体温波动于 38~39℃。查体：皮肤散在紫癜，颈部及腋窝可触及多个肿大的淋巴结，最大的 1.5 cm×1.0 cm 大小，胸骨有压痛，脾肋下 3 cm。化验 Hb 85 g/L，WBC 10.6×10⁹/L，Plt 25×10⁹/L。

43．该患者最可能的诊断是
 A．急性白血病
 B．再生障碍性贫血
 C．巨幼细胞贫血
 D．脾功能亢进
 E．淋巴瘤

44．对该患者诊断最有意义的检查是
 A．血细菌培养
 B．白细胞分类
 C．血小板抗体检测
 D．骨髓细胞学检查
 E．骨髓铁染色

45．[假设信息]骨髓检查：增生明显活跃，原始细胞占 54%，MPO 染色（-），PAS 染色（+）成块，NSE 染色（-）。最可能的诊断是
 A．急性早幼粒细胞白血病
 B．急性淋巴细胞白血病
 C．急性粒 - 单核细胞白血病
 D．急性单核细胞白血病
 E．急性巨核细胞白血病

46．该患者在治疗 1 个月后，出现高热、头痛、呕吐、Kernig 征阳性，应采取的主要治疗是
 A．应用广谱抗生素
 B．链霉素、雷米封、利福平联合治疗
 C．化疗 + 鞘内注射 MTX
 D．血小板成分输注
 E．静脉给予利尿剂

47．该患者在发热、头痛、呕吐当日做脑脊液检查，最可能出现的异常是
 A．蛋白量显著增高、糖定量减低
 B．发现白血病细胞
 C．中性粒细胞增高
 D．细菌培养阳性
 E．大量红细胞

男性，35 岁。牙龈出血、皮肤瘀斑及间断鼻出血 10 天入院。既往体健。化验血常规：Hb 64 g/L，WBC 10.5×10⁹/L，Plt 26×10⁹/L。骨髓增生明显活跃，可见胞质中有较多颗粒及 MPO 染色强阳性的细胞，部分可见成堆 Auer 小体，计数此种细胞占 65%。

*48．该患者最可能的诊断是
 A．急性淋巴细胞白血病
 B．急性早幼粒细胞白血病
 C．急性单核细胞白血病
 D．急性巨核细胞白血病

*49．支持上述诊断的细胞免疫学表型是
 A．CD10 阳性、CD19 阳性
 B．CD13 阳性、HLA-DR 阳性
 C．CD13 阳性、HLA-DR 阴性
 D．CD41 阳性、CD61 阳性

*50．该患者临床最容易出现的并发症是
 A．高尿酸性肾病

B. 弥散性血管内凝血
C. 严重感染
D. 中枢神经系统白血病 （105~107/2016）

男性，18岁。5天来鼻及牙龈出血、皮肤瘀斑。化验血 Hb 65 g/L，WBC 11.5×10⁹/L，Plt 18×10⁹/L，骨髓增生明显活跃，异常细胞占75%，该类细胞胞浆中有大小不等颗粒及成堆 Auer 小体，髓过氧化酶染色强阳性。

51. 该患者最可能的诊断是
    A. 急性早幼粒细胞白血病
    B. 急性淋巴细胞白血病
    C. 急性粒-单核细胞白血病
    D. 急性单核细胞白血病
    E. 急性巨核细胞白血病

52. 该患者临床最容易出现的是
    A. 齿龈肿胀
    B. 弥散性血管内凝血（DIC）
    C. 严重感染
    D. 中枢神经系统受侵犯
    E. 淋巴结肿大

53. 该患者目前首选的主要治疗是
    A. DA 方案化疗
    B. 口服全反式维 A 酸
    C. VLDP 方案化疗
    D. 静脉给予抗菌药物
    E. 骨髓移植

男性，23岁。因乏力10天、牙龈出血伴皮肤瘀斑4天入院。既往体健。血常规：Hb 76 g/L，WBC 25×10⁹/L，Plt 29×10⁹/L，骨髓增生明显活跃，原始细胞占60%，MPO 染色（-），PAS 染色（+）成块，NSE 染色（-）。

*54. 该患者的诊断是
    A. 急性淋巴细胞白血病
    B. 急性粒细胞白血病
    C. 急性单核细胞白血病
    D. 急性红白血病

*55. 提示该患者预后差的染色体异常是
    A. t（8;21）
    B. t（9;22）
    C. t（15;17）
    D. t（16;16）

*56. 该患者首选的治疗方案是
    A. DA
    B. COP
    C. DVLP
    D. ABVD （105~107/2013）

女性，25岁。乏力、腹胀、消瘦1个半月。查体：心肺未见异常，腹软，肝肋下1 cm，脾肋下7 cm。化验血：Hb 125 g/L，WBC 91.5×10⁹/L，分类：中幼粒细胞6%，晚幼粒细胞11%，杆状核粒细胞23%，分叶核中性粒细胞33%，嗜酸性粒细胞9%，嗜碱性粒细胞4%，淋巴细胞14%，Plt 412×10⁹/L，NAP 阴性。

*57. 该患者最可能的诊断是
    A. 原发性骨髓纤维化
    B. 慢性淋巴细胞性白血病
    C. 慢性髓系白血病
    D. 急性髓系白血病

*58. 为确定诊断，首选的检查是
    A. 血网织红细胞计数
    B. 腹部 B 超
    C. 食管钡剂造影
    D. 骨髓细胞学检查

*59. 对诊断和治疗最有意义的进一步检查是
    A. BCR-ABL 融合基因
    B. JAK2V617F 基因突变
    C. IgHV 基因突变
    D. PML-RARA 融合基因 （85~87/2021）

【B1 型题】

A. 非特异性酯酶染色阳性，可被 NaF 抑制
B. 非特异性酯酶染色阳性，不被 NaF 抑制
C. 中性粒细胞碱性磷酸酶积分减低
D. 髓过氧化物酶染色阳性或强阳性
E. 糖原染色阳性，成块或颗粒状

60. 急性淋巴细胞白血病的细胞化学反应是
61. 急性单核细胞白血病的细胞化学反应是

A. 骨髓细胞内可见 Auer 小体
B. 中性粒细胞碱性磷酸酶积分增高
C. Ph 染色体阳性
D. 糖原染色阳性
E. 非特异性酯酶阳性，可被氟化钠抑制

62. 慢性髓系白血病的特点是
63. 类白血病样反应的特点是

A. 急性粒细胞白血病
B. 急性单核细胞白血病
C. 急性红白血病
D. B 细胞急淋白血病
E. T 细胞急淋白血病 （109，110/2000）

*64. 纵隔淋巴结肿大常见于

*65．牙龈增生、肿胀多见于

A．急性 B 淋巴细胞白血病
B．急性 T 淋巴细胞白血病
C．急性粒细胞白血病
D．急性红血病
E．急性巨核细胞白血病　　（107，108/2001）

*66．CD19 阳性见于
*67．CD13 阳性见于

A．急性淋巴细胞白血病确诊时
B．急性淋巴细胞白血病缓解时
C．急性粒细胞白血病确诊时
D．急性粒细胞白血病缓解时
E．急性单细胞白血病确诊时

68．中枢神经系统白血病最常见于
69．睾丸白血病多见于

A．6-巯基嘌呤（6-MP）
B．阿糖胞苷
C．左旋门冬酰胺酶
D．高三尖杉酯碱
E．柔红霉素

*70．只用于治疗急性淋巴细胞性白血病的药物是
*71．只用于治疗急性非淋巴细胞性白血病的药物是

A．口腔及其他黏膜溃疡
B．过敏反应
C．心脏损害
D．神经炎
E．脱发

*72．甲氨蝶呤治疗急性白血病时的主要副作用是
*73．左旋门冬酰胺酶治疗急性白血病时的主要副作用是

【X 型题】

74．最终可能发展为白血病的血液病有

A．骨髓增生异常综合征
B．淋巴瘤
C．多发性骨髓瘤
D．巨幼细胞贫血

75．属于急性白血病患者白血病细胞增殖浸润表现的有

A．淋巴结和肝脾大
B．胸骨下段局部压痛
C．睾丸无痛性肿大
D．皮肤瘀斑

*76．支持急性早幼粒细胞白血病的免疫表型有

A．CD13（+）
B．CD33（+）
C．CD56（+）
D．CD117（+）　　（144/2007）

*77．下列疾病中，可出现中性粒细胞碱性磷酸酶阳性率和积分减低的有

A．急性淋巴细胞白血病
B．急性粒细胞白血病
C．急性单核细胞白血病
D．慢性髓系白血病　　（173/2009）

78．属于急性白血病诱导治疗完全缓解标准的有

A．白血病的症状和体征消失
B．外周血无原始细胞，无髓外白血病
C．骨髓三系造血恢复，原始细胞<5%
D．外周血中性粒细胞 $>1.5\times10^9$/L，血小板 $\geqslant 80\times10^9$/L

*79．按照国际上对慢性淋巴细胞白血病的 Binet 分期，A 期患者可有

A．淋巴结肿大
B．脾大
C．贫血
D．血小板减少　　（154/1999）

*80．L-ASP 治疗 ALL 时的主要不良反应有

A．肝功能损害
B．肾功能损害
C．胰腺炎
D．过敏反应　　（145/2006）

答案及解析

1．【答案】B

【解析】急性白血病常有全血细胞减少，特别是贫血很常见，其最重要的原因是红系增殖受白血病细胞干扰。可能也有出血因素，但没有出血者也会有贫血，其他均不是引起贫血的原因。

2．【答案】D

【解析】五个备选答案均为急性白血病，它们都会因大量白血病细胞破坏后释放出组织因子促进凝血而诱发播散性血管内凝血（DIC），但由于急性早幼粒细胞性白血病与其他四型白血病不同，细胞内含有大量颗粒，有更强的促凝活性，因而最易发生 DIC。

3．【答案】C

【解析】各种类型的急性白血病细胞均可浸润中枢神经系统（CNS）引起 CNS 白血病，特别是随着生存期的延长更为突出，但以急性淋巴细胞白血病最多见，发生率高于其他类型的急性白血病。

4.【答案】B

【解析】急性白血病患者除有贫血、出血和感染表现外，还有浸润的表现，牙龈肿胀即是急性白血病的浸润表现，最常见于急性单核细胞白血病。

5.【答案】C

【解析】中枢神经系统白血病是急性淋巴细胞白血病的常见而严重的并发症，随着急性淋巴细胞白血病缓解率的提高和患者存活时间的延长，该并发症的发生率亦明显升高，其常发生的时间是在缓解时，其他时间亦可见到，但均较少。

6.【答案】C

【解析】急性白血病的某些临床表现是由于白血病细胞浸润的结果。皮肤瘀斑是属于出血表现，不属于白血病细胞浸润的表现。淋巴结肿大、牙龈增生和关节痛均属于白血病细胞浸润的表现，其中淋巴结肿大和关节痛常见于急性淋巴细胞白血病的白血病细胞浸润，而牙龈增生常见于急性单核细胞白血病的白血病细胞浸润。

7.【答案】E

【解析】急性粒细胞白血病细胞表面标志是 CD13。而 CD3、CD4、CD8 为 T 淋巴细胞的细胞表面标志；CD10 为 B 淋巴细胞的细胞表面标志。

8.【答案】A

【解析】急性白血病患者的白血病细胞镜检时，胞质内有无 Auer 小体对急性白血病的类型鉴别很有帮助，无 Auer 小体的类型是急性淋巴细胞白血病。急性粒细胞白血病部分分化型、急性早幼粒细胞白血病和急性单核细胞白血病细胞的胞质中均有 Auer 小体。

9.【答案】B

【解析】Ph 染色体是慢性粒细胞白血病病人的一个非常重要的特异性细胞遗传学标志，对其诊断、治疗和判断预后均有重要意义。然而 Ph 染色体尚可见于 2% 急性粒细胞白血病、5% 儿童急性淋巴细胞白血病和 20% 成人急性淋巴细胞白血病病人，但不会见于慢性淋巴细胞白血病。

10.【答案】E

【解析】慢性髓系白血病确诊时常见脾大，亦可有胸骨压痛、肝大和轻度贫血引起的面色苍白，但不像淋巴细胞性白血病那样容易侵犯淋巴结，所以很少有淋巴结肿大。

11.【答案】D

【解析】中性粒细胞碱性磷酸酶阳性率和积分的高低对临床的诊断和鉴别诊断有重要辅助意义。中性粒细胞碱性磷酸酶阳性率和积分减低见于慢性髓系白血病。而其他均不降低。

12.【答案】A

【解析】慢性髓系白血病加速期时外周血中原始粒细胞应该是 ≥10%，而不是 ≥5%。其余均支持慢性髓系白血病进入加速期。

13.【答案】D

【解析】Ph 染色体是指 9 号染色体和 22 号染色体的部分交互移位，因而只有 t（9;22）是正确的。

14.【答案】E

【解析】急性白血病是大量原始细胞即白血病细胞侵犯骨髓所致，因此骨髓中原始细胞明显增高是急性白血病诊断的主要依据。其他情况可以见于急性白血病发病时，但均不是急性白血病诊断的主要依据。

15.【答案】E

【解析】急性非淋巴细胞白血病 M_2 型的基因改变是 AML1/ETO，而其他所列出的基因改变中，PML/RARA 见于急性非淋巴细胞白血病 M_3 型，MLL/ENL 见于急性非淋巴细胞白血病 M_5 型，CBFB/MYH11 见于急性非淋巴细胞白血病 M_4E_0 型，BCR/ABL 主要见于慢性髓系白血病。

16.【答案】B

【解析】慢性髓系白血病急性变时，可以出现髓外原始细胞浸润，如中枢神经系统浸润等，因此 B 是不正确的，其余各项均正确。

17.【答案】A

【解析】凡是不影响 DNA 合成的药物均不作用于 S 期，其中只有长春新碱不影响 DNA 合成，不作用于 S 期，而是影响细胞的有丝分裂，作用于 M 期。

18.【答案】B

【解析】急性早幼粒细胞性白血病的分化诱导剂治疗，通常首选全反式维 A 酸，缓解率可达 85%，其余四种虽然均可有效，但均较差。

19.【答案】E

【解析】治疗中枢神经系统白血病的首选药物是甲氨蝶呤，大剂量静脉给药可以达到脑脊液中，通常是直接通过鞘内注射进入脑脊液，以杀灭白血病细胞。其他药物全身应用不易通过血 - 脑脊液屏障进入到脑脊液中，但也不能用于鞘内注射。

20.【答案】A

【解析】甲磺酸伊马替尼是一种酪氨酸激酶抑制剂，是目前治疗慢性髓系白血病最有效的一线药物，可出现血液学不良反应，如粒细胞缺乏、血小板减少和贫血；非血液学不良反应可有水肿、头痛、皮疹、胆红素升高等。

21.【答案】E

【解析】CLL 细胞内存在 BTK 等多种分子信号

九、白血病　485

通路异常激活，目前针对 BTK 通路的特异性抑制剂伊布替尼已经应用于 CLL 患者的一线治疗，单药伊布替尼一线治疗 CLL 的反应率可达到的是 90%。

22.【答案】C

【解析】该青年女性患者急性病程，有急性发热、出血、贫血和浸润表现（发热伴皮肤黏膜出血、贫血貌，双下肢皮肤可见散在出血点，胸骨有压痛），结合血常规异常（Hb 81 g/L，WBC 14.4×10⁹/L，分类可见幼稚细胞，Plt 32×10⁹/L），最可能的诊断是急性白血病，为明确诊断应首选的检查是骨髓穿刺细胞学检查。

23.【答案】E

【解析】该青年男性患者急性病程，有乏力、发热、全身痛、皮肤出现瘀斑表现，查体发现低热（T 37.5℃），贫血貌，胸部及下肢皮肤可见数处瘀斑，胸骨有压痛，肝脾大，化验呈全血细胞减少（血红蛋白 60 g/L，白细胞 2.0×10⁹/L，血小板 20×10⁹/L），最可能的诊断是急性白血病。而再生障碍性贫血、骨髓增生异常综合征、巨幼细胞贫血虽然亦有全血细胞减少，但一般均无胸骨压痛，再生障碍性贫血也不会有肝脾大；血小板减少性紫癜一般是血小板减少，不会有全血细胞减少。

24.【答案】B

【解析】该青年男性患者急性病程，头晕、乏力、牙龈及鼻出血，骨髓原始细胞占 75%，所以肯定诊断为急性白血病。结合 MPO 染色阳性和强阳性，PAS 染色阴性，NSE 染色部分阳性，不被 NaF 抑制，应诊断为急性粒细胞白血病。根据急性髓系白血病的 FAB 分型，其最可能的 FAB 类型是 M_2。具体急性髓系白血病的 FAB 分型是：① M_0（急性髓细胞白血病微分化型）：光镜下类似 L_2 细胞，MPO（+），CD33 或 CD13 等髓系标志可呈阳性，有时 CD7、TdT 可阳性；② M_1（急性粒细胞白血病未分化型）：骨髓中原始粒细胞占骨髓非幼红细胞的 90% 以上，至少 3% 细胞 MPO（+）；③ M_2（急性粒细胞白血病部分分化型）：骨髓中原始粒细胞占非幼红细胞的 30%~89%，单核细胞＜20%，其他粒细胞＞10%；④ M_3（急性早幼粒细胞白血病）：骨髓中以多颗粒的早幼粒细胞为主，≥30%；⑤ M_4（急性粒-单核细胞白血病）：骨髓原始细胞在非红系细胞中＞30%，各阶段粒细胞占 30%~80%，单核细胞＞20%；⑥ M_5（急性单核细胞白血病）：骨髓中各阶段单核细胞在非红系细胞中≥80%，原单核细胞≥80% 为 M5a，＜80% 为 M5b；⑦ M_6（急性红白血病）：骨髓中非红系细胞中原始细胞≥30%，幼红细胞≥50%；⑧ M_7（急性巨核细胞白血病）：骨髓中原始巨核细胞≥30%。

25.【答案】B

【解析】该青年女性患者患急性髓系白血病，根据骨髓检查见原始粒细胞 71%，早幼粒细胞 2%，其他各阶段粒细胞 12%，单核细胞 8%。该患者急性白血病的 FAB 分型应该是 M_2 型。

26.【答案】D

【解析】该青年男性患者急性发病，有发热、乏力和出血症状，化验血呈现全血细胞减少，分类见有原始细胞，骨髓原始细胞＞30%（WHO 提出＞20%），诊断急性白血病肯定。原始细胞的 MPO 染色部分呈弱阳性，非特异性酯酶染色体阳性，可被 NaF 抑制，说明原始细胞为单核细胞，因此 FAB 分型应该是 M_5 型，即急性单核细胞性白血病。

27.【答案】D

【解析】该青年男性病人患急性白血病，骨髓中原始细胞占骨髓非红细胞的 40%（＞30%），各阶段粒细胞占 50%（30%~80%），各阶段单核细胞占 30%（＞20%），因此符合急性白血病 FAB 分类中的 M_4，即急性粒-单核细胞白血病。

28.【答案】B

【解析】该中年男性患者急性病程，发热伴牙龈出血，查体发现浅表淋巴结肿大，胸骨有压痛，肝脾轻度肿大。结合化验血呈全血细胞减少，骨髓增生明显活跃，原始细胞占 90%，诊断急性白血病肯定，根据组化染色（MPO 染色阴性，PAS 染色呈颗粒状阳性，NSE 染色阴性），最可能的诊断为急性淋巴细胞白血病。浅表淋巴结肿大及组化染色不支持其他类型的急性白血病。

29.【答案】A

【解析】该青年男性患者急性病程，有发热和出血（皮肤出血点、瘀斑）表现，化验血呈全血细胞减少（Hb 92 g/L，WBC 2.5×10⁹/L，Plt 25×10⁹/L），骨髓检查结果支持急性粒细胞白血病。骨髓细胞学检查和组织化学染色结果均不支持其他类型白血病。

30.【答案】A

【解析】该中年男性患者急性起病，有发热和出血表现，查体有胸骨压痛，肝脾轻度肿大，化验血呈全血细胞减少，骨髓增生明显活跃，原始细胞大于 30%（现在 WHO 规定原始细胞大于 20%），这些均支持急性白血病，MPO 染色阳性，NSE 染色阳性，不被 NaF 抑制，这些支持急性白血病为粒细胞性。若是急性淋巴细胞白血病和急性巨核细胞白血病，则 MPO 染色阴性，NSE 染色阴性；若是急性单核细胞白血病，则 MPO 染色弱阳性，NSE 染色阳性，可被 NaF 抑制；若是急性粒-单核细胞白血病，则 MPO 染色部分阳性，部分弱阳性，NSE 染色阳性，部分可被 NaF 抑制，而部分不被 NaF 抑制。

31.【答案】C

【解析】该青年男性患者急性病程，有发热伴牙龈肿胀、出血，化验见全血细胞减少，骨髓检查见原始细胞＞20%，该细胞胞浆内可见 Auer 小体，髓过氧化物酶染色弱阳性，非特异性酯酶染色阳性，可被氟化钠（NaF）抑制，最可能的诊断是急性单核细胞白血病。

32．【答案】C

【解析】该青年女性患者急性病程，发热伴皮肤瘀斑，化验血有贫血和血小板减少及白细胞明显增高（Hb 70 g/L，WBC 36×10⁹/L，血小板 15×10⁹/L），结合骨髓增生明显活跃，原始细胞≥20%（84%），结合骨髓细胞组化染色结果（MPO 染色弱阳性，非特异性酯酶染色阳性，可被 NaF 抑制），诊断急性单核细胞白血病。所以最可能出现的特异性体征是牙龈增生。而贫血貌、皮肤出血点、牙龈出血和胸骨压痛只是急性白血病共有体征。

33．【答案】B

【解析】该青年男性患者呈急性病程，有牙龈出血、皮肤瘀斑及间断鼻出血，化验血常规见有贫血（Hb 64 g/L）和 Plt 减少（26×10⁹/L），骨髓检查可见大量早幼粒细胞（胞质中有较多颗粒及 MPO 染色强阳性的细胞，部分可见成堆 Auer 小体，计数此种细胞＞30%）。综上该患者最可能的诊断是急性早幼粒细胞白血病。病史和骨髓检查结果均不支持其他诊断。

34．【答案】A

【解析】该青年女性急性髓细胞白血病患者的骨髓检查结果符合 FAB 分型的急性粒细胞白血病部分分化型（M₂型），所以最可能出现的染色体异常是 t（8;21）（q22;q22）。而 t（9;22）（q34;q11）染色体异常见于慢性髓细胞白血病；t（15;17）（q22;q21）染色体异常见于急性早幼粒细胞白血病（M₃型）；t（16;16）（q13;q22）染色体异常见于急性粒-单核细胞白血病的 M₄E₀ 型。

35．【答案】E

【解析】该老年女性患者常规体检发现脾大，WBC 明显增高（117.5×10⁹/L），分类可见中幼粒细胞和晚幼粒细胞，嗜酸性粒细胞和嗜碱性粒细胞比例增高，Plt 高于正常，而 NAP（-），肯定是血液病而且最大可能是慢性髓系白血病，所以对确定诊断和治疗均有重要意义的辅助检查是骨髓细胞染色体核型。

36．【答案】B

【解析】该中年男性患者疑诊为慢性髓系白血病（CML）。当 CML 慢性期时，NAP（中性粒细胞碱性磷酸酶）阳性率是明显降低，甚至达到零，而血小板计数常升高，外周血一般见不到有核红细胞，骨髓中巨核细胞数常明显升高。

37．【答案】A

【解析】该青年男性患者呈急性病程，有贫血（乏力）和出血（牙龈出血、皮肤瘀斑）表现，结合化验呈全血细胞减少，骨髓检查原始粒细胞大于 30%（WHO 标准是大于 20%），诊断肯定为急性粒细胞白血病，因此首选的治疗方案是 DA，而 DVLP 是急性淋巴细胞白血病首选的方案，COP 和 ABVD、CHOP 是淋巴瘤首选的方案。

38．【答案】C

【解析】该青年男性急性淋巴细胞白血病（ALL）患者，当 ALL 完全缓解后发现有右侧睾丸无痛性肿大，诊断为睾丸白血病，对于睾丸白血病患者，即使仅有单侧睾丸白血病也要进行双侧睾丸放射治疗，因此只有 C 是正确的。一般不做睾丸切除，需要全身化疗，但必须在放射治疗后。

39．【答案】A

【解析】该青年男性患者有巨脾，肝稍大，浅表淋巴结不大，血白细胞明显增高，分类示中性中幼粒及晚幼粒细胞为主，而且中性粒细胞碱性磷酸酯染色活性减低，因此符合慢性髓系白血病的诊断，治疗宜首选羟基脲，起效快，副作用少，耐受性好，也可选用口服马利兰（白消安）和皮下注射干扰素-α，但马利兰起效慢，且剂量不易掌握，副作用较多，干扰素-α 同样起效慢，对血白细胞明显增高者不宜单独选用。而 DA 方案适用于急性非淋巴细胞性白血病或当慢性髓系白血病急性变时。目前治疗慢性髓系白血病最有效的一线药物是甲磺酸伊马替尼（一种酪氨酸激酶抑制剂）。

40．【答案】B 41．【答案】C 42．【答案】A

【解析】该青年男性患者急性病程，发热、咽痛，皮肤有出血，查体双下肢和胸部可见出血点和数处瘀斑，双颈部淋巴结肿大，实验室检查有贫血（Hb 80 g/L），血白细胞升高（WBC 15.6×10⁹/L），血小板减少（Plt 30×10⁹/L），特别是血 WBC 分类见原始细胞（30%），最可能的诊断是急性白血病，所以查体中应特别注意的体征是胸骨压痛，其余体征均无特异性。对诊断最有意义的检查是骨髓细胞学检查，一般不首选骨髓活检；淋巴结活检对诊断霍奇金淋巴瘤有意义；Coombs 试验对诊断 Evans 综合征有意义。

43．【答案】A 44．【答案】D 45．【答案】B

46．【答案】C 47．【答案】B

【解析】该青年男性患者急性发病，有发热、出血、浅表淋巴结大、胸骨有压痛和脾大，血常规检查显示全血细胞减少，最可能的诊断是急性白血病，临床表现、查体和实验室检查结果虽然有部分与再生障碍性贫血、巨幼细胞贫血、脾功能亢进和淋巴瘤相似，但总体分析均不支持。对诊断有意义的检查是骨髓细胞学检查；白细胞分类虽然对诊断有一定的帮助，但不是最有意义的，其他检查对诊断帮助均不大。该患者有浅表淋巴结肿大,而且骨髓检查增生明显活跃,原始细胞占54%,MPO染色(-),PAS染色(+)成块,NSE染色(-),最可能的诊断是急性淋巴细胞白血病,组化染色结果均不支持其余类型白血病的诊断。急性淋巴细胞白血病患者易发生中枢神经系统白血病,头痛、呕吐和Kernig征阳性均支持患者并发中枢神经系统白血病,因此治疗方案宜在全身化疗的基础上鞘内注射MTX(甲氨蝶呤)。该患者的脑脊液检查最可能出现的异常是发现白血病细胞,因为只有此种化验异常才支持中枢神经系统白血病的诊断。

48.【答案】B 49.【答案】C 50.【答案】B

【解析】该青年男性患者呈急性病程,有牙龈出血、皮肤瘀斑及间断鼻出血,化验血常规见有贫血(Hb 64 g/L)和Plt减少($26×10^9$/L),骨髓检查可见大量早幼粒细胞(胞质中有较多颗粒及MPO染色强阳性的细胞,部分可见成堆Auer小体,计数此种细胞>30%)。综上该患者最可能的诊断是急性早幼粒细胞白血病。支持急性早幼粒细胞白血病诊断的细胞免疫学表型是CD13阳性、HLA-DR阴性。而CD10阳性、CD19阳性支持急性淋巴细胞白血病;CD13阳性、HLA-DR阳性支持其他急性粒细胞白血病和急性单核细胞白血病;CD41阳性、CD61阳性支持急性巨核细胞白血病。急性早幼粒细胞白血病患者临床最容易出现的并发症是弥散性血管内凝血。高尿酸性肾病、严重感染无特异性,中枢神经系统白血病常是急性淋巴细胞白血病的并发症。

51.【答案】A 52.【答案】B 53.【答案】B

【解析】该青年男性患者急性起病,有出血表现,化验血有明显贫血和血小板减少,白细胞总数偏高,骨髓中出现大量的异常细胞,该类细胞的胞浆内颗粒多,还有成堆的Auer小体,髓过氧化酶染色强阳性,是典型的早幼粒细胞,因此最可能的诊断是急性早幼粒细胞白血病。因为早幼粒细胞的胞浆内有大量颗粒,当其破坏时则释出至血液内,激活凝血系统,临床容易出现弥散性血管内凝血(DIC)。该患者目前首选的主要治疗是分化诱导剂治疗,首选全反式维A酸,静脉给予抗菌药物也可以首选,但不是主要治疗,其他治疗均不宜首选,骨髓移植只适用于急性白血病完全缓解后。

54.【答案】A 55.【答案】B 56.【答案】C

【解析】该青年男性患者呈急性病程,有贫血(乏力)和出血(牙龈出血、皮肤瘀斑)表现,结合化验呈全血细胞减少,骨髓检查原始细胞大于30%(WHO标准是大于20%),诊断肯定为急性白血病,根据组化染色结果支持急性淋巴细胞白血病的诊断,而急性粒细胞白血病和急性单核细胞白血病的MPO染色不会是阴性,也不会PAS染色(+)成块,急性红白血病一定要有明显的红系异常增生。因为该患者的诊断是急性淋巴细胞白血病,因此提示该患者预后差的染色体异常是t(9;22),而t(8;21)和t(15;17)均为急性粒细胞白血病的染色体异常,均提示预后比较好,t(16;16)为急性粒-单核细胞白血病的染色体异常,亦提示预后比较好。因为该患者的诊断是急性淋巴细胞白血病,因此首选的治疗方案是DVLP,而DA是急性非淋巴细胞白血病首选的方案,COP和ABVD是淋巴瘤首选的方案。

57.【答案】C 58.【答案】D 59.【答案】A

【解析】该青年女性患者乏力、腹胀、消瘦1个半月,查体发现明显脾大(肋下7 cm)。化验血WBC明显增高($91.5×10^9$/L),分类见中性粒细胞比例明显增高,并见幼稚细胞(中幼粒细胞6%,晚幼粒细胞11%),嗜酸性粒细胞增高(9%),嗜碱性粒细胞增高(4%),NAP阴性。这些均支持该患者最可能的诊断是慢性髓系白血病。所以为确定诊断,首选的检查是骨髓细胞学检查,而血网织红细胞计数、腹部B超和食管钡剂造影对诊断的意义均不大。因为诊断为慢性髓系白血病,所以对诊断和治疗最有意义的进一步检查是BCR-ABL融合基因,既可以明确诊断,又为其分子靶向治疗提供依据。而JAK2V617F基因突变、lgHV基因突变和PML-RARA融合基因的检查是分别针对原发性骨髓纤维化、慢性淋巴细胞性白血病和急性髓系白血病中的急性早幼粒细胞白血病的。

60.【答案】E 61.【答案】A

【解析】急性白血病的白血病细胞的化学染色在急性白血病的分型中有重要意义。常用的细胞化学染色包括髓过氧化物酶染色(MPO染色)、非特异性酯酶染色(NSE染色)和糖原染色,有时也可做中性粒细胞碱性磷酸酶染色检查。急性白血病的类型不同,白血病细胞化学染色的结果亦不同,据此可帮助鉴别不同类型的急性白血病。若是急性淋巴细胞白血病,则糖原染色阳性,成块或颗粒状,MPO染色阴性,NSE染色阴性,中性粒细胞碱性磷酸酶积分增加;若是急性单核细胞白血病,则NSE染色阳性,可被NaF抑制,MPO染色弱阳性,糖原染色阴性或阳性(弥漫性淡红色或颗粒状),中性粒细胞碱性磷酸酶积分正常或增加;若为急性粒细胞性白血病,则MPO染色阳性或强阳性,NSE染色阳性,不被NaF抑制,糖原染色阴性或阳性(弥漫性淡红色),中性粒细胞碱性磷酸酶积分减低。

62.【答案】C 63.【答案】B

【解析】慢性髓系白血病可见Ph染色体阳性;类白血病反应可见中性粒细胞碱性磷酸酶积分增高,而慢性髓系白血病应明显减低,甚至为0。骨髓细胞内可见Auer小体见于急性粒细胞和单核细胞性白血病或MDS的RAEB-t型；糖原染色阳性见于急性淋巴细胞性白血病和急性红白血病；非特异性酯酶阳性，可被氟化钠抑制见于急性单核细胞性白血病。

64.【答案】E 65.【答案】B

【解析】T细胞急淋白血病常有纵隔淋巴结肿大；牙龈增生和肿胀常由急性单核细胞白血病的白血病细胞浸润所致。

66.【答案】A 67.【答案】C

【解析】CD19是B淋巴细胞的标志，因而见于B淋巴细胞白血病；CD13是粒细胞和单核细胞的标志，因而见于急性粒细胞白血病。

68.【答案】B 69.【答案】B

【解析】急性白血病是一类造血干细胞的恶性克隆性疾病，由于白血病细胞的大量无限制性的增殖，临床上会出现明显的浸润表现，如肝脾和淋巴结肿大等。由于急性白血病的细胞类型不同，其浸润表现亦不相同，如急淋细胞白血病常有淋巴结肿大、中枢神经系统白血病和睾丸浸润等，淋巴结肿大最常见于急淋白血病确诊时，而由于体内存在有血脑屏障和血睾丸屏障，治疗急性白血病时的化疗药物不宜通过这些屏障，所以中枢神经系统白血病和睾丸白血病最常或多见于急淋白血病缓解时；急粒白血病可见有粒细胞肉瘤或绿色瘤等，见于急粒白血病确诊时；牙龈肿胀最常见于急单白血病，见于急单白血病确诊时。

70.【答案】C 71.【答案】D

【解析】左旋门冬酰胺酶是治疗急性淋巴细胞性白血病最好的药物之一，一般不用于急性非淋巴细胞性白血病；高三尖杉酯碱是治疗急性非淋巴细胞性白血病的常用药物之一，对急性淋巴细胞性白血病无效。而6-巯基嘌呤、阿糖胞苷和柔红霉素对两者均可。

72.【答案】A 73.【答案】B

【解析】甲氨蝶呤治疗急性白血病时的主要副作用是口腔及其他黏膜溃疡，左旋门冬酰胺酶的主要副作用是过敏反应，而其他几个副作用均不见于这两种药物，如心脏损害主要见于阿霉素，神经炎主要见于长春新碱，脱发主要见于环磷酰胺等。

74.【答案】ABC

【解析】某些血液病最终可能发展为白血病，这些血液病有骨髓增生异常综合征、淋巴瘤、多发性骨髓瘤、阵发性睡眠性血红蛋白尿症。而巨幼细胞贫血一般不会发展为白血病。

75.【答案】ABC

【解析】急性白血病的表现有正常骨髓造血功能抑制表现和白血病细胞增殖浸润的表现。其中属于急性白血病患者白血病细胞增殖浸润表现的有淋巴结和肝脾大、胸骨下段局部压痛、咽部粒细胞肉瘤、牙龈肿胀、中枢神经系统白血病和睾丸无痛性肿大等。而皮肤瘀斑是属于正常骨髓造血功能抑制表现。

76.【答案】ABD

【解析】免疫表型对诊断急性早幼粒细胞白血病很有帮助，当诊断急性早幼粒细胞白血病时应检查免疫表型，急性早幼粒细胞白血病的免疫表型是CD13（+）、CD33（+）、CD117（+）、HLA-DR（-），因此答案应选ABD，而CD56（+）见于NK细胞及其疾病。

77.【答案】BD

【解析】中性粒细胞碱性磷酸酶阳性率和积分的高低对临床的诊断和鉴别诊断有重要辅助意义。中性粒细胞碱性磷酸酶阳性率和积分减低见于急性粒细胞白血病和慢性髓系白血病，而急性淋巴细胞白血病是增高，急性单核细胞白血病是正常或增高。

78.【答案】ABC

【解析】急性白血病诱导治疗完全缓解标准包括白血病的症状和体征消失；外周血无原始细胞，无髓外白血病；骨髓三系造血恢复，原始细胞<5%；外周血中性粒细胞>1.0×10^9/L，血小板≥100×10^9/L。

79.【答案】AB

【解析】按照国际上对慢性淋巴细胞白血病的Binet分期，A期患者应该是淋巴结和肝脾大<3个区域（不论一侧或双侧的颈、腋窝、腹股沟淋巴结均各作为1个区域，肝和脾各作为1个区域，共5个区域），因而A期患者有淋巴结肿大、脾大；而贫血和血小板减少只见于C期患者。

80.【答案】ACD

【解析】左旋门冬酰胺酶（L-ASP）是治疗急性淋巴细胞白血病（ALL）的一线药物，临床疗效较好，但也有一些不良反应。主要不良反应为肝功能损害、胰腺炎、凝血因子和白蛋白合成减少、过敏反应等，但一般不会引起肾功能损害。

十、淋巴瘤

【A1型题】

1. 下列属于"惰性淋巴瘤"的是

A. 弥漫性大B细胞淋巴瘤
B. 间变性大细胞淋巴瘤
C. 套细胞淋巴瘤

D．滤泡性淋巴瘤
E．Burkitt 淋巴瘤

2．非霍奇金淋巴瘤（NHL）中最常见的类型的是
A．边缘区淋巴瘤
B．弥漫性大 B 细胞淋巴瘤
C．套细胞淋巴瘤
D．滤泡性淋巴瘤
E．Burkitt 淋巴瘤

3．在霍奇金淋巴瘤中一般很少见到的特点是
A．Pel-Ebstein 热
B．发展成白血病较多
C．抗 EB 病毒抗体阳性
D．淋巴结活检见反应细胞成分较多
E．淋巴结活检见到 R-S 细胞

4．霍奇金淋巴瘤最典型的临床表现是
A．发热
B．面色苍白
C．体重减轻
D．无痛性淋巴结肿大
E．肝脾肿大

*5．以原因不明发热为主要起病症状的霍奇金淋巴瘤的特征是
A．一般年龄较轻
B．多见于孕妇
C．男性较多
D．常不累及腹膜后淋巴结
E．多数都有局部或全身皮肤瘙痒　　　（71/2003）

*6．非霍奇金淋巴瘤（NHL）最常累及胃肠道的部位是
A．胃
B．十二指肠
C．回肠
D．结肠
E．直肠　　　（67/2001）

*7．淋巴瘤患者增生的细胞可以完全表达为成熟的辅助性 T 细胞的是
A．皮肤 T 细胞性
B．周围性 T 细胞性
C．血管免疫母细胞性 T 细胞性
D．小肠 T 细胞性
E．成人 T 细胞性　　　（68/2002）

*8．完全表达为成熟的辅助性 T 细胞淋巴瘤的类型是
A．成人 T 细胞淋巴瘤
B．周围 T 细胞淋巴瘤
C．蕈样肉芽肿 / 赛塞里综合征
D．血管免疫母细胞性 T 细胞淋巴瘤
E．间变性大细胞淋巴瘤　　　（78/2006）

*9．咽淋巴环非霍奇金淋巴瘤（NHL）累及的最常见部位是
A．鼻腔
B．鼻窦
C．硬腭
D．扁桃体
E．咽部　　　（69/2002）

10．属于淋巴瘤分期 B 组的是
A．不明原因发热达 38℃以下
B．盗汗
C．瘙痒
D．半年内体重下降 20% 以上
E．肾功能异常

11．属于套细胞淋巴瘤细胞表面标志的是
A．CD3（+）
B．CD4（+）
C．CD8（+）
D．CD20（+）
E．CD30（+）

12．应用染色体易位检测技术辅助非霍奇金淋巴瘤（NHL）分型，下列错误的是
A．检出 t（2;5）提示是间变性大细胞淋巴瘤
B．检出 t（8;14）提示是 Burkitt 淋巴瘤
C．检出 t（11;4）提示是弥漫性大 B 细胞淋巴瘤
D．检出 t（11;14）提示是套细胞淋巴瘤
E．检出 t（14;18）提示是滤泡性淋巴瘤

13．弥漫性大 B 细胞淋巴瘤的标准化疗方案是
A．COP
B．CHOP
C．MOPP
D．ABVD
E．B-CHOP

14．目前弥漫性大 B 细胞淋巴瘤的最佳化疗方案是
A．COP
B．CHOP
C．MOPP
D．ABVD
E．R-CHOP

【A2 型题】

15．女性，22 岁。左颈部及腋窝发现无痛性肿块 3 月余。查体发现左侧颈部、锁骨上和腋窝等处有肿大的孤立的无痛性淋巴结。下列发现最有助于提示该患者是霍奇金淋巴瘤（HL），而非非霍奇金淋巴瘤（NHL）的是
A．发病早期全身剧烈瘙痒
B．病变累及口咽和鼻咽部

C. 硬膜外肿瘤压迫脊髓
D. 伴发自身免疫性溶血性贫血
E. 发热、盗汗、体重下降

16. 男性，45岁。半个月来发现双颈部进行性无痛性淋巴结肿大伴发热。查体：T 38.5℃，双侧颈部各有一个 2 cm×1 cm 大小淋巴结，右腋窝有一个 1.5 cm×1.5 cm 大小淋巴结，均无压痛，其余浅表淋巴结未触及肿大，心肺检查未见异常，腹软，无压痛，肝脾肋下未触及。行右颈部淋巴结活检诊断为非霍奇金淋巴瘤（NHL）。下列对临床分期有意义的检查是
A. 血白细胞计数
B. 血网织红细胞
C. 血沉
D. 腹部B超
E. 血清乳酸脱氢酶

17. 女性，26岁。体检时发现在左侧颈部、锁骨上和腋窝有肿大的无痛性孤立的淋巴结。下列最有助于该患者疾病诊断的辅助检查是
A. 血常规
B. 肝肾功能
C. 骨髓活检
D. 淋巴结活检
E. 浅表淋巴结B超

18. 女性，31岁。无痛性淋巴结肿大、发热伴皮肤瘙痒10天。查体：T 37.6℃，右侧颈部及右腋窝各触及数个肿大淋巴结，最大者为 2 cm×2 cm 大小，均活动，无压痛，其余浅表淋巴结均未触及肿大。血常规：Hb 120 g/L，WBC $5.5×10^9$/L，中性粒细胞59%，淋巴细胞33%，Plt $145×10^9$/L。骨髓涂片偶见R-S细胞。该患者最可能的诊断是
A. 急性淋巴细胞白血病
B. 结核性淋巴结炎
C. 淋巴结转移肿瘤
D. 淋巴瘤
E. 缺铁性贫血

*19. 男性，65岁。无痛性双颈部淋巴结进行性肿大半个月，到医院行淋巴结活检病理，发现淋巴结结构破坏，弥漫性小淋巴细胞浸润，免疫染色 CD20 阳性，CD5 阳性，Cyclin D_1 阳性，有 t (11;14)，表达 bcl-1。诊断为非霍奇金淋巴瘤（NHL），最可能的类型是
A. 单核细胞样B细胞淋巴瘤
B. 脾边缘区细胞淋巴瘤
C. 黏膜相关性淋巴样组织淋巴瘤
D. 滤泡性淋巴瘤
E. 套细胞淋巴瘤　　　　　（80/2006）

20. 女性，30岁。1个月来左颈部无痛性进行性淋巴结肿大，半个月来双腋窝和右腹股沟淋巴结肿大，最大约 2 cm×2 cm 大小，脾肋下 2 cm，伴低热，最高达 37.8℃，胸部X线片（-），腹部B超除发现脾大外无异常。左颈淋巴结活检为弥漫性大B细胞淋巴瘤。根据目前资料淋巴瘤的分期为
A. ⅡA
B. ⅡB
C. ⅢA
D. ⅢB
E. ⅣA

*21. 女性，32岁。右颈部无痛性淋巴结肿大半个月，发热1周，最高体温 38.3℃。查体：右颈部和左腋窝各触及1个 3.0 cm×2.0 cm 的淋巴结，其余部位淋巴结未见肿大，肝肋下刚触及，脾肋下 1 cm。颈部淋巴结活检为非霍奇金淋巴瘤，骨髓检查见淋巴瘤细胞占12%。按照 Ann Arbor 提出的淋巴瘤临床分期方案，该患者的分期属于
A. ⅡA
B. ⅢB
C. ⅣA
D. ⅣB　　　　　　　　　　（72/2010）

【A3/A4 型题】

女性，28岁。发热伴皮肤瘙痒1周。查体：T 38.2℃，轻度贫血貌，右侧颈部及右锁骨上各触及数个肿大淋巴结，最大者为 3 cm×1.5 cm 大小，活动，无压痛，其余浅表淋巴结均未触及肿大。血常规：Hb 90 g/L，WBC $9.5×10^9$/L，中性粒细胞55%，淋巴细胞35%，Plt $110×10^9$/L，网织红细胞15%。骨髓涂片偶见R-S细胞。

*22. 该患者最可能的诊断是
A. 慢性淋巴细胞白血病
B. 结核性淋巴结炎
C. 淋巴结转移肿瘤
D. 淋巴瘤

*23. 对明确诊断最有意义的检查是
A. PPD试验
B. 淋巴结B超
C. 淋巴结活检
D. 骨髓活检

*24. 引起该患者贫血最可能的原因是
A. 慢性疾病致铁代谢障碍
B. 骨髓内肿瘤细胞浸润
C. 营养不良
D. 自身免疫异常　　　　（85~87/2017）

男性，45岁。高热、双颈部及右腋窝淋巴结肿大半个月，最大者 2.5 cm×1.5 cm 大小，均无压痛和粘连，其余浅表淋巴结未触及肿大，心肺检查未见异常，腹软，无压痛，肝脾肋下未触及。血常规：Hb 98 g/L，WBC $9.6×10^9$/L，中性粒细胞 66%，淋巴细胞 24%，Plt $215×10^9$/L，骨髓涂片找到 R-S 细胞。

25．该患者最可能的诊断是
　　A．急性淋巴细胞白血病
　　B．慢性淋巴细胞白血病
　　C．系统性红斑狼疮
　　D．淋巴瘤
　　E．癌转移

26．如需明确诊断，首选的检查是
　　A．肝、脾 B 超
　　B．腹部或全身 CT
　　C．淋巴结活检
　　D．骨髓活检
　　E．血 ANA 谱

27．首选的治疗是
　　A．应用干扰素
　　B．手术方案
　　C．放射治疗
　　D．化疗+放疗
　　E．应用糖皮质激素

男性，31岁。左侧颈部淋巴结肿大 1 个月，在外院诊断为颈淋巴结结核，抗结核治疗半个月，效果不明显，自觉低热、盗汗。查体：T 38.1℃，双侧颈部和右侧腹股沟淋巴结肿大，最大者 2 cm×3 cm，均活动，无压痛，心肺（-），腹平软，肝脾肋下未触及。血常规：Hb 126 g/L，WBC $5.5×10^9$/L，Plt $175×10^9$/L，左侧颈部淋巴结活检发现 R-S 细胞，诊断为淋巴瘤。

*28．该患者的淋巴瘤分期为
　　A．Ⅰ期
　　B．Ⅱ期
　　C．Ⅲ期
　　D．Ⅳ期

*29．根据目前的全身症状，确定为 B 组，还应询问的病史为
　　A．有无皮肤瘙痒
　　B．有无食欲减退
　　C．有无体重减轻
　　D．有无腹痛、腹泻

*30．该患者的治疗首选
　　A．放射治疗
　　B．CHOP 方案治疗
　　C．MOPP 方案治疗
　　D．ABVD 方案治疗　　　　　　（85~87/2019）

男性，52岁。10 天来发现双颈部进行性无痛性淋巴结肿大伴发热。查体：T 38.1℃，双侧颈部各有一个 2 cm×1.5 cm 大小淋巴结，右腹股沟区有一个 1.5 cm×1.5 cm 大小淋巴结，均无压痛，其余浅表淋巴结未触及肿大，心肺检查未见异常，腹软，无压痛，肝脾肋下未触及。行右颈部淋巴结活检诊断为非霍奇金淋巴瘤（NHL）。

31．根据目前临床情况，该患者的临床分期属于
　　A．ⅡA
　　B．ⅡB
　　C．ⅢA
　　D．ⅢB
　　E．ⅣB

32．下列对临床分期有意义的检查是
　　A．血白细胞计数
　　B．血清乳酸脱氢酶
　　C．红细胞沉降率
　　D．骨髓检查
　　E．浅表淋巴结 B 超

33．该患者首选的最佳治疗方案是
　　A．COP
　　B．CHOP
　　C．MOPP
　　D．ABVD
　　E．PAD

女性，50岁。颈部淋巴结无痛性肿大半个月，无原因发热 2 天入院。既往体健。查体：T 38.8℃，双颈部各触及 4 个肿大淋巴结，最大者为 3 cm×1.5 cm 大小，左腹股沟可触及 1 个 1.5 cm×1 cm 大小淋巴结，均活动无压痛，巩膜无黄染，心、肺检查未见异常，肝肋下 0.5 cm，脾肋下 1 cm，化验血 Hb 115 g/L，WBC $8.2×10^9$/L，Plt $149×10^9$/L，颈部淋巴结活检病理见弥漫性小~中等大小细胞浸润，细胞免疫表型：CD5（+），CD20（+），CyclinD$_1$（+）。

34．该患者最可能的诊断是
　　A．滤泡性淋巴瘤
　　B．套细胞淋巴瘤
　　C．Burkitt 淋巴瘤
　　D．脾边缘区细胞淋巴瘤
　　E．弥漫性大 B 细胞淋巴瘤

35．其可能的染色体异常是
　　A．t（2;5）
　　B．t（8;14）
　　C．t（11;14）

D. t（11;18）
E. t（14;18）

36. 该患者治疗的最佳方案是
    A. COP
    B. ABVD
    C. MOPP
    D. CHOP
    E. CHOP+利妥昔单抗

【B1型题】

A. 病变限于一个淋巴结区或单个结外器官局部受累
B. 病变累及右侧颈、腋窝和腹股沟淋巴结
C. 病变累及右锁骨上和左腋窝淋巴结
D. 病变累及左腋窝淋巴结及肝
E. 病变累及左颈及纵隔淋巴结

37. 上述属于Ⅰ期淋巴瘤的是
38. 上述属于Ⅲ期淋巴瘤的是
39. 上述属于Ⅳ期淋巴瘤的是

A. MOPP
B. CHOP
C. DA
D. VDLP
E. ABVD

40. 治疗霍奇金淋巴瘤（HL）的首选方案是
41. 治疗非霍奇金淋巴瘤（NHL）的首选方案是

【X型题】

*42. Burkitt淋巴瘤的免疫表型有
    A. CD3阳性
    B. CD5阳性
    C. CD20阳性
    D. CD22阳性　　　　　　　　（158/2018）

*43. 支持套细胞淋巴瘤细胞免疫表型有
    A. CD3（+）
    B. CD5（+）
    C. CD8（+）
    D. CD20（+）　　　　　　　　（158/2018）

44. 下列关于霍奇金淋巴瘤（HL）的叙述，正确的有
    A. 骨髓细胞涂片找到R-S细胞即可确诊
    B. 多发于青年人
    C. 既可发生于淋巴结，也可发生于结外淋巴组织
    D. 肝肿大较脾肿大多见

*45. 支持淋巴瘤分期为B组的临床表现有
    A. 盗汗
    B. 3个月内体重下降10%以上
    C. 不明原因发热38℃以上
    D. 瘙痒　　　　　　　　　　（173/2014）

46. 下列非霍奇金淋巴瘤（NHL）的病理类型中，属于"惰性淋巴瘤"的有
    A. 套细胞淋巴瘤
    B. 滤泡性淋巴瘤
    C. Burkitt淋巴瘤
    D. 边缘区淋巴瘤

*47. 属于B细胞淋巴瘤的有
    A. 边缘区淋巴瘤
    B. 滤泡性淋巴瘤
    C. 套细胞淋巴瘤
    D. Sezary综合征　　　　　　　（146/2004）

48. 属于侵袭性淋巴瘤的有
    A. Burkitt淋巴瘤
    B. 间变性大细胞淋巴瘤
    C. 外周T细胞淋巴瘤
    D. 血管免疫母细胞性T细胞淋巴瘤

49. 治疗霍奇金淋巴瘤首选ABVD方案而不选MOPP方案的依据是
    A. MOPP方案使相当多患者出现第二肿瘤
    B. MOPP方案使相当多患者不孕
    C. ABVD方案的缓解率优于MOPP方案
    D. ABVD方案5年无病生存率优于MOPP方案

答案及解析

1. 【答案】D
   【解析】"惰性淋巴瘤"即为低度恶性淋巴瘤，属于"惰性淋巴瘤"的是滤泡性淋巴瘤。而弥漫性大B细胞淋巴瘤、间变性大细胞淋巴瘤、套细胞淋巴瘤和Burkitt淋巴瘤均属于侵袭性淋巴瘤，或称中、高度恶性淋巴瘤。

2. 【答案】B
   【解析】淋巴瘤分为霍奇金淋巴瘤（HL）和非霍奇金淋巴瘤（NHL）。非霍奇金淋巴瘤（NHL）中最常见的类型是弥漫性大B细胞淋巴瘤。

3. 【答案】B
   【解析】霍奇金淋巴瘤是淋巴瘤两大类（霍奇金淋

巴瘤和非霍奇金淋巴瘤）中的一类，一般不会发展成白血病，而部分患者可见到Pel-Ebstein热，部分患者的发病可能与EB病毒感染有关，因此可有抗EB病毒抗体阳性；淋巴结活检见反应细胞成分较多，见到R-S细胞是霍奇金淋巴瘤诊断的重要依据。

4.【答案】D

【解析】霍奇金淋巴瘤最典型的临床表现是无痛性淋巴结肿大，一般以颈部等部位浅表淋巴结无痛性肿大更常见。其余虽然也可以是霍奇金淋巴瘤的临床表现，但均不是霍奇金淋巴瘤最典型的临床表现。

5.【答案】C

【解析】以原因不明发热为主要起病症状者约占霍奇金淋巴瘤患者数的30%~40%，这些病人一般年龄稍大，男性较多，常已有腹膜后淋巴结累及，仅部分病人可有局部及全身皮肤瘙痒，因而答案是C。

6.【答案】C

【解析】非霍奇金淋巴瘤（NHL）累及胃肠道部位以小肠为多，其中半数以上为回肠，其次为胃，结肠很少受累，故答案是C。

7.【答案】A

【解析】常见的皮肤T细胞淋巴瘤为蕈样肉芽肿病，增生的细胞为成熟的辅助性T细胞；而周围性T细胞淋巴瘤增生的细胞表达为辅助性或抑制性T细胞，小肠T细胞和成人T细胞淋巴瘤都是周围性T细胞淋巴瘤的特殊类型，血管免疫母细胞性T细胞淋巴瘤增生的细胞是T免疫母细胞，因此答案是A。

8.【答案】C

【解析】题中五种淋巴瘤均为T细胞淋巴瘤，而只有蕈样肉芽肿/赛塞里综合征增生的细胞为成熟的辅助性T细胞，呈CD3（+）、CD4（+）、CD8（-），其余四种淋巴瘤增生的细胞均呈CD3（+），而CD4和CD8不一致。

9.【答案】D

【解析】咽淋巴环是NHL的好发部位，其中最常发生在扁桃体和软腭，而其余部位均相对较少。

10.【答案】B

【解析】淋巴瘤分期B组是指不明原因发热达38℃以上、盗汗和半年内体重下降10%以上。瘙痒和肾功能异常与淋巴瘤分期B组无关。

11.【答案】D

【解析】套细胞淋巴瘤来源于滤泡外套的B淋巴细胞，因此其表面标志除CD5（+）外，还应有CD20（+），而CD3（+）、CD4（+）和CD8（+）为T淋巴细胞的表面标志，CD30（+）为间变性大细胞淋巴瘤的表面标志。

12.【答案】C

【解析】染色体易位检查有助于NHL的分型诊断，不同的染色体易位见于不同类型的NHL，成为NHL的标记，弥漫性大B细胞淋巴瘤的染色体异常是3q27异常，不是t（11;4），其余四项都是正确的。

13.【答案】B

【解析】淋巴瘤的主要治疗是化疗，弥漫性大B细胞淋巴瘤的标准化疗方案是传统的CHOP方案，近年来由于利妥昔单抗的问世，常首选R-CHOP。一般不首选COP和B-CHOP方案；而MOPP和ABVD方案是用于霍奇金淋巴瘤的治疗方案

14.【答案】E

【解析】弥漫性大B细胞淋巴瘤是非霍奇金淋巴瘤中的常见类型，弥漫性大B细胞淋巴瘤过去首选化疗方案是CHOP，目前最佳方案加上利妥昔单抗，即为R-CHOP方案。COP和B-CHOP方案也是治疗弥漫性大B细胞淋巴瘤的化疗方案，但不首选；MOPP和ABVD是治疗霍奇金淋巴瘤中的方案。

15.【答案】A

【解析】该青年女性患者左侧颈部、锁骨上和腋窝等处有肿大的孤立的无痛性淋巴结，考虑为淋巴瘤。淋巴瘤分为非霍奇金淋巴瘤（NHL）和霍奇金淋巴瘤（HL），NHL比HL更易有节外侵犯倾向，节外累及以胃肠道、骨髓及中枢神经系统为多，同时可有咽淋巴环病变，多发生在软腭和扁桃体等，但均不能作为区分NHL和HL的依据。发热、盗汗、体重下降均为NHL和HL的临床表现，据此无法区分。而部分HL患者可有全身瘙痒，全身瘙痒可为HL的唯一全身症状；而NHL全身瘙痒很少见。因此全身瘙痒可作为HL与NHL的区别依据。

16.【答案】D

【解析】该中年男性患者患非霍奇金淋巴瘤（NHL），病变发现在横膈同一侧，有2个或2个以上淋巴结区受累（该患者是双侧颈部和右腋窝3个淋巴结区），因此分期属于Ⅱ期，又因有发热超过38℃，为B组，所以该患者的临床分期为Ⅱ期B。该患者腹股沟淋巴结不大，肝脾不大，但不知是否有腹腔淋巴结肿大，若腹部B超发现腹腔淋巴结肿大，则临床分期应改为Ⅲ期，所以腹部B超检查对进一步临床分期有意义，其余四项检查均意义小。

17.【答案】D

【解析】该青年女性患者体检时发现在左侧颈部、锁骨上和腋窝有肿大的无痛性孤立的淋巴结，临床考虑为淋巴瘤可能性大，所以最有助于该患者疾病诊断的辅助检查是淋巴结活检。

18.【答案】D

【解析】该青年女性患者急性病程，无痛性淋巴结肿大、发热伴皮肤瘙痒，结合骨髓涂片见到R-S细胞，最可能的诊断是淋巴瘤。

19.【答案】E

【解析】该老年男性患者有浅表淋巴结无痛性进行性肿大，结合淋巴结活检病理诊断淋巴瘤肯定，根据免疫表型和染色体，及表达 bcl-1，均支持套细胞淋巴瘤的诊断。其余四种淋巴瘤虽然都是 CD20 阳性，但其他检查均不同。

20.【答案】C

【解析】淋巴瘤的分期是依照淋巴结和器官受累的情况，Ann Arbor 分期系统经过 Cotswold 修订（1989）临床将淋巴瘤分为Ⅰ、Ⅱ、Ⅲ、Ⅳ期：①Ⅰ期：单个淋巴结区域（Ⅰ）或局灶性单个结外器官（ⅠE）；②Ⅱ期：在横膈同侧的两组或多组淋巴结受侵犯（Ⅱ）或局灶性单个结外器官及其区域淋巴结受侵犯，伴或不伴横膈同侧其他淋巴结区域受侵犯（ⅡE）；③Ⅲ期：横膈上下淋巴结区域同时受侵犯（Ⅲ）。可伴局部相关结外器官（ⅢE）、脾受侵犯（ⅢS），或两者均有（ⅢE+S）；④Ⅳ期：弥漫性（多灶性）单个或多个结外器官受侵犯，伴或不伴相关淋巴结肿大，或孤立性结外器官受侵犯伴远处（非区域性）淋巴结肿大。如肝或骨髓受累，即使局限也属Ⅳ期。每期又按全身症状的有无分别分为 A、B 两组。B 组症状包括：①不明原因发热大于 38℃；②盗汗；③半年内体重下降 10% 以上。该患者横膈上下均有淋巴结病变，脾大，所以属于Ⅲ期。因为发热低于 38℃，未见体重减轻和盗汗，所以属于 A 组。

21.【答案】D

【解析】参见第 20 题解析。该青年女性患者骨髓检查见淋巴瘤细胞明显增加，所以属于Ⅳ期，发热 38℃ 以上，且原因不明，故属于 B 组。

22.【答案】D　23.【答案】C　24.【答案】D

【解析】该青年女性患者急性病程，发热伴皮肤瘙痒，无痛性淋巴结肿大，伴有贫血（贫血貌，化验血 Hb 低于正常），结合骨髓涂片见到 R-S 细胞，最可能的诊断是淋巴瘤。对明确诊断最有意义的检查是淋巴结活检，其余检查只对鉴别诊断有意义。该患者有贫血，血网织红细胞明显增高（15%），所以引起该患者贫血最可能的原因是淋巴瘤导致自身免疫异常所引起的溶血性贫血，其余可能性均小。

25.【答案】D　26.【答案】C　27.【答案】D

【解析】该中年男性患者高热、双颈部及右腋窝处无压痛性淋巴结肿大，结合骨髓涂片找到 R-S 细胞，则符合淋巴瘤的诊断，而且是霍奇金淋巴瘤，虽然有轻度贫血，但 WBC、Plt 和白细胞分类未见异常，不支持急性或慢性淋巴细胞白血病及系统性红斑狼疮，也无癌转移的证据。如需明确淋巴瘤的诊断，一定要有淋巴结的病理依据，所以首选的检查是淋巴结活检，而肝、脾B超和腹部或全身CT只能对病变的范围和疾病分期有帮助，不能帮助确定诊断，因为骨髓涂片已找到 R-S 细胞，所以再做骨髓活检意义不大，血 ANA 谱是诊断系统性红斑狼疮。淋巴瘤目前的治疗主要还是化疗+放疗，淋巴瘤对放疗和化疗都很敏感，一般不进行手术治疗，干扰素的疗效有限，只用作维持或巩固治疗，一般不单独进行放射治疗，除非是证实为很早期者，也不单用糖皮质激素。

28.【答案】C　29.【答案】C　30.【答案】D

【解析】该青年男性患者诊断为淋巴瘤，查体发现双侧颈部和右侧腹股沟淋巴肿大。因为病变发现在横膈两侧，即双侧颈部和右腹股沟区，因此分期属于Ⅲ期。可以归为 B 组的包括无原因的发热 38℃ 以上、半年内体重下降 10% 以上和盗汗，所以根据该患者目前的全身症状，确定为 B 组，还应询问的病史为有无体重减轻，而有无皮肤瘙痒、食欲减退和腹痛、腹泻均不属于确定为 B 组的全身症状。该患者为霍奇金淋巴瘤，现在一般首选 ABVD 方案化疗，而不用 MOPP 方案，因为发现有相当比例的患者 MOPP 方案治疗后出现第二种肿瘤和不孕，同时对比研究发现 ABVD 方案的缓解率和 5 年无病生存率均优于 MOPP 方案；而 CHOP 方案是治疗非霍奇金淋巴瘤的；因该患者分期属于Ⅲ期，所以不适于放射治疗。

31.【答案】D　32.【答案】D　33.【答案】B

【解析】该中年男性患者患 NHL，病变发现在横膈两侧，即双侧颈部和右腹股沟区，因此分期属于Ⅲ期，又因有发热超过 38℃，为 B 组，所以该患者的临床分期为ⅢB。该患者若骨髓检查发现骨髓受侵犯，则临床分期应改为Ⅳ期，所以骨髓检查对进一步临床分期有意义，其余四项检查均意义小。NHL 的首选治疗是化学治疗，方案首选 CHOP，而 MOPP 和 ABVD 一般用于霍奇金淋巴瘤，PAD 一般用于多发性骨髓瘤。

34.【答案】B　35.【答案】C　36.【答案】E

【解析】该中年女性患者因两侧颈部淋巴结无痛性肿大伴无原因发热入院，临床查体双颈部和左腹股沟均可触及肿大淋巴结，活动无压痛，结合淋巴结活检病理结果和细胞免疫表型为套细胞淋巴瘤的标志，所以该患者的诊断是套细胞淋巴瘤。套细胞淋巴瘤可能有的染色体异常是 t(11;14)，而 t(2;5) 是间变性大细胞淋巴瘤的染色体异常，t(8;14) 是 Burkitt 淋巴瘤的染色体异常，t(11;18) 是边缘区淋巴样组织淋巴瘤的染色体异常，t(14;18) 是滤泡性淋巴瘤的染色体异常。该患者治疗的最佳方案是 CHOP+利妥昔单抗，而 COP、CHOP 的疗效稍差，ABVD 和 MOPP 均为霍奇金淋巴瘤的治疗方案。

37.【答案】A　38.【答案】B　39.【答案】D

【解析】根据 Ann Arbor 分期系统经过 Cotswold 修订（1989），临床将淋巴瘤分为Ⅰ、Ⅱ、Ⅲ、Ⅳ期（淋巴瘤分期标准见第 20 题解析），Ⅰ期淋巴瘤的答案是 A；Ⅲ期淋巴瘤的答案是 B；Ⅳ期淋巴瘤的答案是 D。

40．【答案】E 41．【答案】B

【解析】治疗 HL 的首选方案是 ABVD。过去治疗 HL 的首选方案一直是 MOPP，但发现此方案有一些不良反应，如可发生第二种肿瘤和不孕率高等，20 世纪 70 年代提出了 ABVD 方案，对比研究表明其缓解率和 5 年生存率均优于 MOPP 方案，ABVD 方案对生育功能影响小，一般不引起继发性肿瘤，所以 ABVD 方案已取代了 MOPP 方案，而成为治疗 HL 的首选方案。治疗 NHL 的首选方案是 CHOP。其他方案中，VDLP 方案用于急性淋巴细胞白血病；DA 方案用于急性非淋巴细胞白血病。

42．【答案】CD

【解析】免疫表型是淋巴瘤类型诊断的重要依据，Burkitt 淋巴瘤是非霍奇金淋巴瘤的一种类型，是属于 B 细胞型的淋巴瘤，其免疫表型是 CD20 和 CD22 阳性，而 CD3 和 CD5 属于 T 细胞的免疫表型。

43．【答案】BD

【解析】免疫表型是淋巴瘤类型诊断的重要依据，套淋巴瘤的细胞免疫表型是 CD5 和 CD20（+）。而 CD3 和 CD8 是属于 T 淋巴细胞的表型。

44．【答案】BC

【解析】HL 多见于青年人，儿童少见；原发部位可在淋巴结，也可在结外淋巴组织，如扁桃体、鼻咽部、胃肠道等；首见症状常是无痛性颈部或锁骨上淋巴结肿大；骨髓细胞涂片找到 R-S（Reed-Sternberg）细胞有助于诊断，但不能确诊；脾受累表明有血行播散，肝实质受侵系脾通过静脉播撒而来，所以肝肿大较脾肿大为少。

45．【答案】AC

【解析】淋巴瘤分期为 B 组的临床表现包括：①不明原因发热 38℃以上；②半年内体重下降 10% 以上；③盗汗。支持淋巴瘤分期为 B 组的临床表现有盗汗和不明原因发热 38℃以上，其余均不支持。

46．【答案】BD

【解析】NHL 可有"惰性淋巴瘤"和侵袭性淋巴瘤。属于"惰性淋巴瘤"的是滤泡性淋巴瘤和边缘区淋巴瘤。而套细胞淋巴瘤和 Burkitt 淋巴瘤均属于侵袭性淋巴瘤。

47．【答案】ABC

【解析】边缘区淋巴瘤、滤泡性淋巴瘤和套细胞淋巴瘤均为 B 细胞淋巴瘤。而 Sezary 综合征属于 T 细胞淋巴瘤。

48．【答案】ABCD

【解析】淋巴瘤按其恶性程度分为"惰性淋巴瘤"和侵袭性淋巴瘤。Burkitt 淋巴瘤、间变性大细胞淋巴瘤、外周 T 细胞淋巴瘤和血管免疫母细胞性 T 细胞淋巴瘤均属于侵袭性淋巴瘤。

49．【答案】ABCD

【解析】治疗霍奇金淋巴瘤的化疗方案有 ABVD 方案和 MOPP 方案，首选 ABVD 方案而不选 MOPP 方案的依据是 MOPP 方案使相当多患者出现第二肿瘤和不孕，而且 ABVD 方案的缓解率和 5 年无病生存率均优于 MOPP 方案。

十一、多发性骨髓瘤

【A1 型题】

1．关于多发性骨髓瘤的叙述，不正确的是
   A．细胞免疫缺陷
   B．对细菌性感染的易感性增加
   C．病毒感染带状疱疹的发病率高
   D．这些患者的抗体生成能力不良
   E．外源输注丙种球蛋白有助于解决感染问题

2．多发性骨髓瘤的最常见类型是
   A．IgG 型
   B．IgA 型
   C．轻链型
   D．IgD 型
   E．IgE 型

3．多发性骨髓瘤患者 M 蛋白引起的临床表现是
   A．骨骼疼痛
   B．肝脾大
   C．淋巴结及肾脏肿大
   D．头晕、乏力等贫血表现
   E．出血倾向

4．关于多发性骨髓瘤的治疗，错误的是
   A．骨髓移植是最有效的治疗方法之一
   B．硼替佐米治疗有效
   C．糖皮质激素治疗无效
   D．放射治疗有效
   E．多种细胞毒性药联合治疗比单一用药更有效

【A2 型题】

5. 男性，75 岁。因乏力、胸腰痛 2 个月来诊。既往体健。血常规：血红蛋白 86 g/L，白细胞 5.3×10^9/L，血小板 148×10^9/L，血清总蛋白 98 g/L，白蛋白 35 g/L，血清蛋白电泳显示均一的单株血清蛋白带。骨骼 X 线片示胸椎 10~11 和腰椎 3~4 有压缩性骨折。该患者最可能的诊断是
   A．原发性巨球蛋白血症
   B．胸腰椎结核
   C．多发性骨髓瘤
   D．骨转移瘤
   E．老年性骨质疏松

6. 男性，55 岁。因乏力、胸腰痛 2 个月来诊，诊断为多发性骨髓瘤，各种条件均符合行自体造血干细胞移植，不可选择的诱导化疗方案是
   A．VMP（美法仑/泼尼松/硼替佐米）
   B．PAD（硼替佐米/多柔比星/地塞米松）
   C．VRD（来那度胺/硼替佐米/地塞米松）
   D．VTD（硼替佐米/沙利度胺/地塞米松）
   E．VAD（长春新碱/多柔比星/地塞米松）

【A3/A4 型题】

男性，64 岁。乏力、腰痛 1 个月。既往体健。化验血清总蛋白 102 g/L，白蛋白 35 g/L，血清蛋白电泳显示均一的单株血清蛋白带。骨骼 X 线片示腰椎 3~4 有压缩性骨折。

7. 该患者最可能的诊断是
   A．原发性巨球蛋白血症
   B．胸腰椎结核
   C．多发性骨髓瘤
   D．骨转移瘤
   E．老年性骨质疏松

8. 为明确诊断，该患者最需要的检查是
   A．血常规
   B．骨髓细胞学检查
   C．骨髓活检
   D．血清钙
   E．血液黏稠度

9. 根据目前的临床资料，该多发性骨髓瘤患者最可能的类型是
   A．IgD 型
   B．IgE 型
   C．IgG 型
   D．轻链型
   E．不分泌型

10. 该患者欲进行自体造血干细胞移植，首选的诱导化疗方案是
    A．MP 方案
    B．PAD 方案
    C．VAD 方案
    D．DA 方案
    E．HOAP 方案

男性，70 岁。胸腰痛、乏力半个月。既往体健。血常规：血红蛋白 102 g/L，白细胞 5.5×10^9/L，血小板 235×10^9/L，血清钙正常，血肌酐 182 μmol/L，血清蛋白电泳显示均一的单株血清蛋白带，血 IgG 45 g/L，IgA 0.4 g/L，IgM 0.3 g/L。临床诊断为多发性骨髓瘤。

11. 若进行 Durie-Salmon 分期，该患者还需做的检查是
    A．血清 $β_2$ 微球蛋白测定
    B．血清总蛋白测定
    C．血清白蛋白测定
    D．血清 LDH 测定
    E．骨骼 X 线片

12. 根据目前资料，该患者最可能的 Durie-Salmon 分期是
    A．Ⅰ期 A
    B．Ⅰ期 B
    C．Ⅱ期 A
    D．Ⅱ期 B
    E．Ⅲ期 A

13. 根据目前资料，该患者最可能的临床类型是
    A．IgG 型
    B．IgA 型
    C．IgD 型
    D．IgE 型
    E．轻链型

【B1 型题】

A．IgG 型
B．IgA 型
C．IgD 型
D．IgE 型
E．轻链型

14. 易引起高黏滞综合征的多发性骨髓瘤类型是
15. 易引起淀粉样变性的多发性骨髓瘤类型是
16. 血清球蛋白增高最明显的多发性骨髓瘤类型是

A．血红蛋白 105 g/L，血 IgG 45 g/L
B．血红蛋白 95 g/L，血 IgG 60 g/L
C．血红蛋白 90 g/L，血 IgA 25 g/L
D．血红蛋白 88 g/L，血 IgG 55 g/L
E．血红蛋白 80 g/L，血 IgA 55 g/L

17. Durie-Salmon 分期标准中的多发性骨髓瘤分期中，属于Ⅰ期的是
18. Durie-Salmon 分期标准中的多发性骨髓瘤分期中，属于Ⅲ期的是

   A．血清 $β_2$-微球蛋白 2.5 mg/L，白蛋白 38 g/L
   B．血清 $β_2$-微球蛋白 3.0 mg/L，白蛋白 34 g/L
   C．血清 $β_2$-微球蛋白 4.5 mg/L，白蛋白 33 g/L
   D．血清 $β_2$-微球蛋白 5.0 mg/L，白蛋白 32 g/L
   E．血清 $β_2$-微球蛋白 6.0 mg/L，白蛋白 32 g/L

19. 国际分期系统（ISS）分期标准中的多发性骨髓瘤分期中，属于Ⅰ期的是
20. 国际分期系统（ISS）分期标准中的多发性骨髓瘤分期中，属于Ⅲ期的是

【X型题】

21. 多发性骨髓瘤引起的相关表现（CRAB）有
   A．校正血清钙＞2.75 mmol/L
   B．肾功能损害（肌酐清除率＜40 ml/min 或血肌酐＞177 μmol/L）
   C．贫血（血红蛋白低于正常下限 20 g/L 或＜100 g/L）
   D．溶骨性破坏，通过影像学检查（X线片、CT 或 PET/CT）显示 1 处或多处溶骨性病变

22. 多发性骨髓瘤引起慢性肾衰竭的病因有
   A．游离轻链
   B．高血钙
   C．高尿酸
   D．肾脏淀粉样变

23. 多发性骨髓瘤骨病变 X 线表现有
   A．溶骨性损害
   B．病理学骨折
   C．骨质疏松
   D．骨质硬化

24. 修订的国际分期系统（R-ISS）中，细胞遗传学高危是指间期荧光原位杂交检出
   A．del（17p）
   B．t（4;14）
   C．t（14;16）
   D．t（14;20）

答案及解析

1．【答案】A
【解析】多发性骨髓瘤是浆细胞（骨髓瘤细胞）克隆性异常增生的恶性肿瘤，是恶性浆细胞病中最常见的一种。由于骨髓瘤细胞的大量增生和由骨髓瘤细胞分泌的大量异常单株免疫性蛋白（称 M 蛋白）而产生本病。该患者的正常浆细胞增生受到抑制，所以应该是体液免疫缺陷，而非细胞免疫缺陷。而关于多发性骨髓瘤的其他叙述，均是正确的。

2．【答案】A
【解析】多发性骨髓瘤临床上根据分泌异常单株免疫球蛋白（Ig）类型的不同，分为如下类型：临床较多见的由多到少依次是：①IgG 型，约占 50%；②IgA 型，占 15%～20%；③轻链型，可为轻链 κ 或轻链 λ，占 15%～20%；④IgD 型，占 8%～10%。少见或罕见类型：包括 IgM 型、IgE 型、不分泌或不合成型及双克隆型。所以答案是 A。

3．【答案】E
【解析】多发性骨髓瘤的临床表现包括骨髓瘤细胞大量增生引起的临床表现、M 蛋白引起的表现和肾功能损害。骨骼疼痛和肝、脾、淋巴结、肾脏等受累器官可肿大及头晕、乏力等贫血表现是骨髓瘤细胞大量增生引起的临床表现；感染、高黏滞综合征、出血倾向、淀粉样变性和高钙血症等是 M 蛋白引起的临床表现。多发性骨髓瘤患者出血倾向的原因是 M 蛋白致血管壁和血小板功能异常，凝血功能障碍，还有血小板减少等。所以答案是 E。

4．【答案】C
【解析】多发性骨髓瘤是恶性浆细胞病中最常见的一种，多种细胞毒性药联合治疗比单一用药更有效，糖皮质激素是联合化疗中重要的治疗药物之一，硼替佐米治疗和放射治疗都是有效的，骨髓移植是多发性骨髓瘤最有效的治疗方法之一。

5．【答案】C
【解析】该老年男性患者有贫血（乏力、血红蛋白低）和胸腰痛症状，化验血清球蛋白增高（总蛋白增高，而白蛋白正常），血清蛋白电泳提示有单克隆免疫球蛋白。骨骼 X 线片示胸椎和腰椎有压缩性骨折。根据以上资料该患者最可能的诊断是多发性骨髓瘤。因为多发性骨髓瘤是浆细胞（骨髓瘤细胞）克隆性异常增生的恶性肿瘤，由于骨髓瘤细胞的大量增生对骨骼浸润和破坏，可产生溶骨性破坏和病理性骨折，致使胸椎和腰椎有压缩性骨折及胸腰痛，骨髓瘤细胞大量增生排挤正常造血组织可引起贫血。

6．【答案】A

【解析】该中年男性患者诊断为多发性骨髓瘤，各种条件均符合行自体造血干细胞移植，不可选择的诱导化疗方案是VMP（美法仑/泼尼松/硼替佐米），因其中有美法仑会明显损伤造血干细胞并影响其动员采集。而其余方案均可选用。

7.【答案】C　8.【答案】B　9.【答案】C
10.【答案】B

【解析】该老年男性患者根据有贫血（乏力）和腰痛症状，化验血清球蛋白增高（总蛋白增高，而白蛋白正常），血清蛋白电泳提示有单克隆免疫球蛋白，骨骼X线片示腰椎有压缩性骨折，初步诊断为多发性骨髓瘤。为明确诊断，该患者最需要的检查是骨髓细胞学检查，因为多发性骨髓瘤是浆细胞（骨髓瘤细胞）克隆性异常增生的恶性肿瘤，骨髓中的浆细胞数量增多是多发性骨髓瘤诊断的重要标准之一。根据目前的临床资料，该患者化验血清球蛋白明显增高，只有IgG型最可能，而IgD型、IgE型、轻链型和不分泌型的血清球蛋白均应明显低于正常。该患者欲进行自体造血干细胞移植，首选的诱导化疗方案是PAD方案，MP方案和VAD方案也可以作为初治多发性骨髓瘤首选的诱导化疗方案，但MP方案有烷化剂，会影响造血干细胞的采集，所以对欲进行自体造血干细胞移植者不能选用，而VAD方案也不首选。HOAP方案和DA方案是用于治疗急性白血病的化疗方案。

11.【答案】E　12.【答案】B　13.【答案】A

【解析】该老年男性患者临床诊断为多发性骨髓瘤，已化验过血红蛋白、血清钙、血清免疫球蛋白，若进行Durie-Salmon分期，该患者还需做的检查是骨骼X线片。Durie和Salmon分期标准是：分为三期，每期根据肾功能情况分为A、B亚型，肾功能正常为A亚型，肾功能损害为B亚型。具体是Ⅰ期：符合以下所有条件：① Hb>100 g/L；②血清钙≤2.65 mmol/L（11.5 mg/dl）；③骨骼X线片：骨骼结构正常或骨型孤立性浆细胞瘤；④血清或尿骨髓瘤蛋白产生率低：血IgG<50 g/L、血IgA<30 g/L、尿本-周蛋白<4 g/24 h；Ⅱ期：不符合Ⅰ期和Ⅲ期的所有病人；Ⅲ期：满足以下1个或所有条件：① Hb<85 g/L；②血清钙>2.65 mmol/L（11.5 mg/dl）；③骨骼检查中溶骨病变大于3处；④血清或尿骨髓瘤蛋白产生率高：血IgG>70 g/L、血IgA>50 g/L、尿本-周蛋白>12 g/24 h。肾功能分组：A亚型：肾功能正常，肌酐清除率>40 ml/min，血肌酐<177 μmol/L（2.0 mg/dl）；B亚型：肾功能不全，肌酐清除率≤40 ml/min，血肌酐>177 μmol/L（2.0 mg/dl）。该患者目前血红蛋白>100 g/L，血清钙正常，血IgG<50 g/L，肾功能不正常（血肌酐>177 μmol/L），因此最可能的Durie-Salmon分期是Ⅰ期B。根据目前资料，该患者的血IgG明显增高，而血IgA和IgM低于正常，尽管未检查血IgD和IgE，但已足以确定该患者最可能的临床类型是IgG型。

14.【答案】B　15.【答案】C　16.【答案】A

【解析】多发性骨髓瘤患者根据血清异常免疫球蛋白的不同，可有多种不同的临床类型，如IgG型、IgA型、IgD型、IgE型和轻链型等，各种不同的临床类型可有共同的临床特点，如贫血表现和骨骼疼痛等，但也有各自的不同临床特点，如IgA型多发性骨髓瘤易引起高黏滞综合征；IgD型多发性骨髓瘤易引起淀粉样变性；IgG型的血清球蛋白增高最明显。

17.【答案】A　18.【答案】E

【解析】根据多发性骨髓瘤的Durie-Salmon分期标准，血红蛋白105 g/L，血IgG 45 g/L是属于Ⅰ期；血红蛋白80 g/L，血IgA 55 g/L是属于Ⅲ期。其余均属于Ⅱ期。

19.【答案】A　20.【答案】E

【解析】在多发性骨髓瘤的ISS分期标准中，Ⅰ期的是血清β_2-微球蛋白<3.5 mg/L，白蛋白>35 g/L；Ⅱ期为介于Ⅰ期与Ⅲ期之间；Ⅲ期为血清β_2-微球蛋白>5.5 mg/L。所以ISS分期标准中的多发性骨髓瘤分期中，属于Ⅰ期的是血清β_2-微球蛋白2.5 mg/L，白蛋白38 g/L。属于Ⅲ期的是血清β_2-微球蛋白6.0 mg/L，白蛋白32 g/L。其余均属于Ⅱ期。

21.【答案】ABCD

【解析】多发性骨髓瘤引起的相关表现（CRAB）有［C］校正血清钙>2.75 mmol/L；［R］肾功能损害（肌酐清除率<40 ml/min或血肌酐>177 μmol/L）；［A］贫血（血红蛋白低于正常下限20 g/L或<100 g/L）；［B］溶骨性破坏，通过影像学检查（X线片、CT或PET/CT）显示1处或多处溶骨性病变。

22.【答案】ABCD

【解析】多发性骨髓瘤引起慢性肾衰竭的病因是多方面的，包括游离轻链、高血钙、高尿酸、肾脏淀粉样变、高黏滞综合征和骨髓瘤细胞浸润等。

23.【答案】ABC

【解析】多发性骨髓瘤骨病变X线表现有溶骨性损害、病理学骨折、骨质疏松。但不会有骨质硬化。

24.【答案】ABC

【解析】修订的国际分期系统（R-ISS）中，细胞遗传学高危是指间期荧光原位杂交检出del（17p）、t（4;14）和t（14;16）。

十二、骨髓增殖性肿瘤

【A1 型题】

1. 关于真性红细胞增多症的叙述,正确的是
   A. 因血液黏滞度增高可致血流缓慢和组织缺氧,引起临床症状
   B. 除非有明显的痛风表现,真性红细胞增多症的高尿酸血症不需别嘌醇治疗
   C. 晚期真性红细胞增多症不会转变为骨髓纤维化
   D. 晚期并发急性白血病和早期使用羟基脲治疗有关
   E. 合并血栓形成者仍以静脉放血治疗为主

2. 有助于鉴别真性红细胞增多症与继发性红细胞增多症的是
   A. 血清促红细胞生成素水平
   B. 血清尿酸水平升高
   C. 异常血红蛋白电泳型
   D. 外周血可见幼红细胞
   E. 血小板增多

3. 不属于原发性血小板增多症主要诊断标准的是
   A. 血小板计数持续≥$450×10^9$/L
   B. 骨髓活检示巨核细胞高度增生
   C. 不满足 MDS、真红、BCR-ABL⁺CML、原发性骨髓纤维化及其他髓系肿瘤诊断标准
   D. 有 JAK2、CALR 或 MPL 基因突变
   E. 有克隆性标志或无反应性血小板增多的证据

4. 属于原发性骨髓纤维化主要诊断标准的是
   A. 贫血非其他疾病并发
   B. 白细胞计数 >$11×10^9$/L
   C. 血清 LDH 水平增高
   D. 可触及的脾大
   E. 有 JAK2V617F、CALR、MPL 基因突变

5. 关于真性红细胞增多症患者放血治疗,不正确的是
   A. 现多用血细胞分离机单采红细胞
   B. 静脉切开放血足以治疗大多数血小板计数升高的患者
   C. 反复放血治疗常造成缺铁
   D. 老年及心血管病患者慎用
   E. 放血后易引起红细胞及血小板反跳性增高

6. 治疗真性红细胞增多症患者的 JAK2 抑制剂是
   A. 伊布替尼
   B. 芦可替尼
   C. 伊马替尼
   D. 尼洛替尼
   E. 达沙替尼

【A2 型题】

7. 女性,52 岁。活动后胸痛 1 年。血红蛋白 200 g/L,血细胞比容 0.63,脾侧位可及。对诊断最不重要的检查是
   A. 红细胞寿命测定
   B. 血黏滞度分析
   C. 骨髓穿刺及骨髓活检
   D. 测定 JAK2V617F 突变
   E. 肝、脾、肾脏 B 超

8. 男性,63 岁。半年多来头晕、乏力。查体:颜面皮肤紫红色,脾肋下刚触及。血常规:Hb 195 g/L,WBC $18.2×10^9$/L,Plt $425×10^9$/L,测定血促红细胞生成素低于正常。该患者最可能的诊断是
   A. 真性红细胞增多症
   B. 继发性红细胞增多症
   C. 原发性血小板增多症
   D. 原发性骨髓纤维化
   E. 慢性髓系白血病

【A3/A4 型题】

女性,65 岁。颜面皮肤紫红色半年,失语 1 天。脾肋下刚触及。血常规:Hb 215 g/L,WBC $11.2×10^9$/L,Plt $385×10^9$/L,骨髓检查呈三系显著增生,粒红比例下降。

9. 该患者最可能的诊断是
   A. 真性红细胞增多症
   B. 原发性血小板增多症
   C. 原发性骨髓纤维化
   D. 慢性髓系白血病
   E. 骨髓增生异常综合征

10. 针对该病的首选治疗是
    A. 静脉放血治疗
    B. 血小板单采
    C. 口服小剂量阿司匹林
    D. 口服甲磺酸伊马替尼
    E. 应用促红细胞生成素

男性,63 岁。1 周来黑便,成形、量不多,每日 1 次。行内镜检查未见异常。血常规:Hb 135 g/L,WBC $15.2×10^9$/L,Plt $1350×10^9$/L。

11. 该患者最可能的诊断是
    A. 真性红细胞增多症
    B. 原发性血小板增多症
    C. 原发性骨髓纤维化
    D. 慢性髓系白血病
    E. 骨髓增生异常综合征
12. 紧急对症治疗首选的是
    A. 静脉放血治疗
    B. 血小板单采
    C. 口服小剂量阿司匹林
    D. 口服甲磺酸伊马替尼
    E. 应用促红细胞生成素

【B1型题】

A. 血NAP阴性
B. 血红蛋白200 g/L
C. 血白细胞100.5×10^9/L
D. 血小板500×10^9/L
E. 骨髓穿刺常呈干抽

13. 最支持真性红细胞增多症诊断的实验室检查结果是
14. 最支持原发性血小板增多症诊断的实验室检查结果是
15. 最支持原发性骨髓纤维化诊断的实验室检查结果是

A. 无交叉分散的线形网硬蛋白，与正常骨髓一致
B. 许多交叉松散的网硬蛋白网，尤其在血管周围区域
C. 广泛交叉的弥漫而密集的网硬蛋白增多，局灶性骨硬化
D. 广泛交叉的弥漫而密集的网硬蛋白增多，以及由胶原构成粗糙的厚纤维束
E. 广泛交叉的弥漫而密集的网硬蛋白增多，通常伴有骨硬化

根据骨髓活检结果可将骨髓纤维化（MF）分为4级：

16. 属于MF-0级的是
17. 属于MF-1级的是
18. 属于MF-2级的是

【X型题】

19. 真性红细胞增多症的主要诊断标准有
    A. 血红蛋白，男性＞165 g/L，女性＞160 g/L
    B. 骨髓活检提示相对于年龄而言的全髓细胞高度增生
    C. 存在JAK2V617F突变或JAK2外显子12的突变
    D. 血清促红细胞生成素低于正常值
20. 继发性红细胞增多症患者分泌促红细胞生成素增多的情况有
    A. 肾囊肿
    B. 肾盂积水
    C. 肺癌
    D. 子宫平滑肌瘤
21. 原发性骨髓纤维化（纤维化期）的主要诊断标准有
    A. 骨髓活检有网状纤维或胶原纤维化
    B. 不满足真红、CML（BCR-ABL融合基因阳性）、MDS或其他髓系肿瘤的诊断标准
    C. 有JAK2V617F、CALR、MPL基因突变
    D. 可触及的脾大
22. 原发性骨髓纤维化的次要诊断标准有
    A. 贫血非其他疾病并发
    B. 白细胞计数＞11×10^9/L
    C. 血清LDH水平增高
    D. 骨髓活检有网状纤维或胶原纤维化

答案及解析

1. 【答案】A
【解析】真性红细胞增多症是一种以获得性克隆性红细胞异常增多为主的慢性骨髓增殖性肿瘤。因血液黏滞度增高可致血流缓慢和组织缺氧，引起临床神经系统表现和血栓形成症状，真性红细胞增多症的高尿酸血症一般都需别嘌醇治疗，真性红细胞增多症晚期可能会转变为骨髓纤维化及并发急性白血病，但尚没有确实证据说明和早期使用羟基脲治疗有关，静脉放血治疗有诱发血栓形成的可能，所以合并血栓形成者不能再以静脉放血治疗为主。所以答案是A。

2. 【答案】A
【解析】继发性红细胞增多症有引起红细胞增多的原因，如慢性缺氧状态、肾脏病变、各种肿瘤等，血清促红细胞生成素水平增高。所以有助于鉴别真性红细胞增多症与继发性红细胞增多症的是血清促红细胞生成素水平。其余均不是鉴别要点。

3. 【答案】E
【解析】原发性血小板增多症的主要诊断标准有：①血小板计数持续≥450×10^9/L；②骨髓活检示巨核细胞高度增生；③不满足MDS、真红、BCR-ABL$^+$CML、原发性骨髓纤维化及其他髓系肿瘤诊断标准；④有JAK2、CALR或MPL基因突变。而有克隆

性标志或无反应性血小板增多的证据是属于次要标准。

4.【答案】E

【解析】原发性骨髓纤维化是一种造血干细胞克隆性增殖所致的骨髓增殖性肿瘤。WHO 2016 分型将原发性骨髓纤维化分为纤维化前期和纤维化期。纤维化前期和纤维化期的主要诊断标准均有：①不满足真红、CML（BCR-ABL 融合基因阳性）、MDS 或其他髓系肿瘤的诊断标准和②有 JAK2V617F、CALR、MPL 基因突变。所以答案是 E。而其余均为次要标准。

5.【答案】B

【解析】每隔 2～3 天放血 200～400 ml，直至血细胞比容＜0.45，有条件者可用血细胞分离机单采红细胞。放血后应输注低分子右旋糖酐或血浆以补充血容量，以免诱发血栓形成，特别是老年及有心血管疾病者。放血后有引起红细胞和血小板反跳性增高的可能，所以放血治疗后常需用化学治疗维持。反复放血又可加重缺铁倾向。所以真性红细胞增多症患者放血治疗，不正确的是"静脉切开放血足以治疗大多数血小板计数升高的患者"。

6.【答案】B

【解析】2014 年 12 月美国 FDA 批准芦可替尼用于对羟基脲无应答或不耐受的真性红细胞增多症患者。而伊布替尼是 BTK 抑制剂，用于套细胞淋巴瘤和慢性淋巴细胞白血病的治疗；伊马替尼、尼洛替尼和达沙替尼属于 TKI，用于慢性髓系白血病的治疗。

7.【答案】A

【解析】该中年女性患者慢性病程，活动后胸痛 1 年，血红蛋白和血细胞比容均明显增高（血红蛋白 200 g/L，血细胞比容 0.63），脾大，最大可能是真性红细胞增多症，所以对诊断最不重要的检查是红细胞寿命测定，而其余检查对该患者均都重要。

8.【答案】A

【解析】该老年男性患者慢性病程，半年多来头晕、乏力，查体见颜面皮肤紫红色，脾大。化验血呈全血细胞增高（血常规：Hb 195 g/L，WBC 18.2×10^9/L，Plt 425×10^9/L），测定血促红细胞生成素低于正常。所以该患者最可能的诊断是真性红细胞增多症。而继发性红细胞增多症都有原因，而且测定血促红细胞生成素高于正常；其余诊断均不支持。

9.【答案】A 10.【答案】A

【解析】该老年女性患者慢性病程，颜面皮肤紫红色半年，失语 1 天，脾大（肋下触及），化验血呈全血细胞增高（血常规：Hb 215 g/L，WBC 11.2×10^9/L，Plt 385×10^9/L），结合骨髓检查呈三系显著增生，粒红比例下降，该患者最可能的诊断是真性红细胞增多症。针对该病的首选治疗是静脉放血治疗，可以口服小剂量阿司匹林，但不是首选治疗；血小板单采是针对原发性血小板增多症；口服甲磺酸伊马替尼是针对慢性髓系白血病；应用促红细胞生成素是诊针对骨髓增生异常综合征。

11.【答案】B 12.【答案】B

【解析】该老年男性患者 1 周来黑便，成形、量不多，每日 1 次，行内镜检查未见异常，化验血呈全血细胞增高，而以血小板增高为著（Hb 135 g/L，WBC 15.2×10^9/L，Plt 1350×10^9/L）。符合骨髓增殖性肿瘤，最可能的诊断是原发性血小板增多症。因为血小板太高，所以紧急对症治疗首选的是血小板单采，可以口服小剂量阿司匹林，但不是首选治疗。而静脉放血治疗是针对真性红细胞增多症的首选治疗；口服甲磺酸伊马替尼是针对慢性髓系白血病；应用促红细胞生成素是诊针对骨髓增生异常综合征。

13.【答案】B 14.【答案】D 15.【答案】E

【解析】骨髓增殖性肿瘤指分化相对成熟的一系或多系骨髓细胞克隆性增殖所致的一组髓系肿瘤性疾病，典型的可分为慢性髓性白血病、真性红细胞增多症、原发性血小板增多症和原发性骨髓纤维化。不同骨髓增殖性肿瘤诊断的实验室检查结果不同，最支持真性红细胞增多症诊断的实验室检查结果是血红蛋白 200 g/L（男性＞165 g/L；女性＞160 g/L）；最支持血小板增多症诊断的实验室检查结果是血小板 500×10^9/L（≥450×10^9/L）；最支持原发性骨髓纤维化诊断的实验室检查结果是骨髓穿刺常呈干抽。

16.【答案】A 17.【答案】B 18.【答案】C

【解析】根据骨髓活检结果可将骨髓纤维化（MF）分为 4 级，骨髓活检结果属于 MF-0 级的是无交叉分散的线形网硬蛋白，与正常骨髓一致；根据骨髓活检结果属于 MF-1 级的是许多交叉松散的网硬蛋白网，尤其在血管周围区域；根据骨髓活检结果属于 MF-2 级的是广泛交叉的弥漫而密集的网硬蛋白增多，偶见常由胶原构成的灶性厚纤维束和（或）局灶性骨硬化。而广泛交叉的弥漫而密集的网硬蛋白增多，以及由胶原构成粗糙的厚纤维束，通常伴有骨硬化为 MF-3 级。

19.【答案】ABC

【解析】真性红细胞增多症的主要诊断标准有：①血红蛋白，男性＞165 g/L，女性＞160 g/L，或者血细胞比容男性＞0.49，女性＞0.48，或者 RCM 超过平均正常预测值 25%；②骨髓活检提示相对于年龄而言的全髓细胞高度增生，包括显著的红系、粒系增生和多形性、大小不等的成熟巨核细胞增殖。③存在 JAK2V617F 突变或 JAK2 外显子 12 的突变。而血清促红细胞生成素低于正常值是属于次要标准。

20.【答案】ABCD

【解析】继发性红细胞增多症患者分泌促红细胞

生成素增多的情况有肾囊肿、肾盂积水、肾动脉狭窄等或肝癌、肺癌、小脑血管母细胞瘤、子宫平滑肌瘤等肿瘤时。

21．【答案】ABC

【解析】原发性骨髓纤维是一种造血干细胞克隆性增殖所致的骨髓增殖性肿瘤。WHO 2016 分型将原发性骨髓纤维化分为纤维化前期和纤维化期。纤维化期的主要诊断标准有：①骨髓活检有巨核细胞增生和异型巨核细胞，伴有网状纤维和（或）胶原纤维化（骨髓纤维化分级为 MF-2 或 MF-3）；②不满足真红、CML（BCR-ABL 融合基因阳性）、MDS 或其他髓系肿瘤的诊断标准；③有 JAK2V617F、CALR、MPL 基因突变，若无上述突变，则存在其他克隆性增殖标志（如 ASXL1、EZH2、TET2、IDH1/IDH2、SRSF、SF3B1），或不满足反应性骨髓网状纤维增生的最低标准。而可触及的脾大是次要标准。

22．【答案】ABC

【解析】原发性骨髓纤维化是一种造血干细胞克隆性增殖所致的骨髓增殖性肿瘤。次要诊断标准有：①贫血非其他疾病并发；②白细胞计数 $>11\times 10^9/L$；③可触及的脾大；④血清 LDH 水平增高。而骨髓活检有网状纤维或胶原纤维化为主要诊断标准。

十三、脾功能亢进

【A1 型题】

1．关于脾功能亢进的叙述，不正确的是
   A．共同表现为脾大
   B．全部一系血细胞减少
   C．骨髓造血细胞相应增生
   D．脾切除后症状缓解
   E．脾切除后血象可基本恢复

2．属于脾功能亢进病因中免疫性疾病的是
   A．传染性单核细胞增多症
   B．充血性心力衰竭
   C．Felty 综合征
   D．遗传性球形红细胞增多症
   E．戈谢病

3．下列血象特点中，不符合脾功能亢进的是
   A．血细胞可一系、两系减少
   B．血细胞可三系同时减少
   C．血细胞形态正常
   D．早期以红细胞减少为主
   E．晚期常发生全血细胞减少

4．下列不属于脾功能亢进诊断最重要依据的是
   A．脾大
   B．外周血细胞减少
   C．骨髓造血细胞相应增生
   D．脾切除后血象可基本恢复
   E．^{51}Cr 标记红细胞或血小板时测定脾区体表放射性为肝区的 2～3 倍

【A2 型题】

5．男性，47 岁。腹胀、纳差半年，头晕、乏力 1 个月。既往 HBsAg（+）。查体：巩膜轻度黄染，肝肋下未触及，脾肋下 2 cm，移动性浊音（+），下肢有可凹性水肿。血常规：Hb 69 g/L，WBC $2.5\times 10^9/L$，Plt $30\times 10^9/L$。该患者全血细胞减少最可能的原因是
   A．消化道慢性出血
   B．脾功能亢进
   C．肝肾综合征
   D．造血功能障碍
   E．造血原料不足

【A3/A4 型题】

女性，52 岁。无明显诱因出现乏力、左上腹部胀痛半年，加重伴出血 1 周。查体：贫血貌，胸骨无压痛，脾肋下 2 cm，腹水征（-）。血常规：Hb 65 g/L，WBC $2.2\times 10^9/L$，Plt $15\times 10^9/L$，骨髓检查呈三系细胞增生，原始细胞不高。

6．该患者最可能的诊断是
   A．脾功能亢进
   B．再生障碍性贫血
   C．巨幼细胞贫血
   D．阵发性睡眠性血红蛋白尿症
   E．急性白血病

7．该患者最有效的治疗是
   A．脾切除
   B．给予叶酸、Vit B_{12}
   C．给予雄激素
   D．给予糖皮质激素
   E．对症治疗

【B1 型题】

   A．传染性单核细胞增多症

B．Budd-Chiari 综合征
C．Felty 综合征
D．遗传性球形红细胞增多症
E．戈谢病
8．属于继发性脾功能亢进病因中感染性疾病的是
9．属于继发性脾功能亢进病因中充血性疾病的是
10．属于继发性脾功能亢进病因中脂质贮积病的是

【X 型题】

11．属于继发性脾功能亢进病因的有
　A．感染性疾病
　B．免疫性疾病
　C．充血性疾病
　D．血液系统疾病
12．属于脾功能亢进病因中充血性疾病的有
　A．传染性单核细胞增多症
　B．充血性心力衰竭
　C．缩窄性心包炎
　D．Budd-Chian 综合征
13．脾功能亢进引起血细胞减少的可能机制有
　A．过分吞噬
　B．过分阻留
　C．血流动力学异常
　D．免疫异常
14．脾功能亢进脾切除后的常见并发症有
　A．血栓形成
　B．栓塞
　C．出血
　D．感染
15．脾功能亢进脾切除治疗的指征有
　A．脾大造成明显压迫症状
　B．严重溶血性贫血
　C．显著血小板减少引起出血
　D．粒细胞极度减少并有反复感染史

答案及解析

1．【答案】B
【解析】脾功能亢进是一个临床综合征，其共同表现为脾大，一系、两系或多系血细胞减少而骨髓造血细胞相应增生，脾切除后症状缓解、血象可基本恢复。

2．【答案】C
【解析】脾功能亢进是一个临床综合征，原发性病因未明，而继发性原因包括：①感染性疾病，如染性单核细胞增多症等；②免疫性疾病，如 Felty 综合征等；③充血性疾病，如充血性心力衰竭等；④血液系统疾病，如遗传性球形红细胞增多症等；⑤脾脏疾病，如脾囊肿等；⑥脂质贮积病，如戈谢病等；⑦其他如恶性肿瘤转移、药物因素、髓外造血等。

3．【答案】D
【解析】脾功能亢进的血象特点：血细胞可一系、两系乃至三系同时减少，但血细胞形态正常，早期以白细胞和（或）血小板减少为主，晚期常发生全血细胞减少。

4．【答案】E
【解析】根据 1991 年国内制定的诊断标准，脾功能亢进诊断最重要的依据是脾大、外周血细胞减少、骨髓造血细胞相应增生、脾切除后血象可基本恢复。而 ^{51}Cr 标记红细胞或血小板时测定脾区体表放射性为肝区的 2~3 倍则不是诊断最重要的依据。

5．【答案】B
【解析】该中年男性患者有腹胀、纳差病史及 HBsAg（+），最可能是有乙型病毒性肝炎病史，查体发现黄疸、脾大和腹水，最可能是肝炎后肝硬化。肝硬化患者出现全血细胞减少最主要的原因是脾功能亢进。消化道慢性出血、肝肾综合征一般不会引起全血细胞减少；造血功能障碍、造血原料不足可以引起全血细胞减少，但肝硬化患者一般不会有造血功能障碍，尽管可有造血原料不足，但也不是出现全血细胞减少的最主要原因。

6．【答案】A　7．【答案】A
【解析】该中年女性患者无明显诱因出现乏力、左上腹部胀痛，查体有贫血貌，胸骨无压痛，脾大（肋下 2 cm），血常规呈三系减少（Hb 65 g/L，WBC 2.2×10^9/L，Plt 15×10^9/L），而骨髓检查呈三系细胞增生，原始细胞不高。所以该患者最可能的诊断是脾功能亢进，其他疾病虽然均有全血细胞减少，但病史和实验室检查结果均不支持。最有效的治疗是脾切除，该患者血小板明显减少伴出血，是脾切除的适应证，脾切除后症状缓解、血象可基本恢复，而其他治疗均不是针对脾功能亢进的有效治疗。

8．【答案】A　9．【答案】B　10．【答案】E
【解析】脾功能亢进是一个临床综合征，原发性病因未明，而继发性脾功能亢进的原因很多。属于继发性脾功能亢进病因中感染性疾病的是传染性单核细胞增多症；属于继发性脾功能亢进病因中充血性疾病的是 Budd-Chiari 综合征；属于继发性脾功能亢进病因中脂质贮积病的是戈谢病。

11. 【答案】ABCD
    【解析】某些感染性疾病、免疫性疾病、充血性疾病和血液系统疾病都是继发性脾功能亢进的病因。
12. 【答案】BCD
    【解析】脾功能亢进是一个临床综合征，原发性病因未明，而继发性病因中属于充血性疾病的有充血性心力衰竭、缩窄性心包炎、Budd-Chian综合征、肝硬化、门静脉或脾静脉血栓形成等。而传染性单核细胞增多症是属于感染性疾病。
13. 【答案】ABCD
    【解析】脾功能亢进的特点之一是血细胞减少，而其机制尚未明确，可能的机制有过分吞噬、过分阻留、血流动力学异常、免疫异常。
14. 【答案】ABD
    【解析】脾功能亢进脾切除后可发生一些并发症，常见并发症有血栓形成和栓塞、感染。而一般不会有出血。
15. 【答案】ABCD
    【解析】脾切除是脾功能亢进的有效治疗方法。脾功能亢进脾切除治疗的指征有：①脾大造成明显压迫症状；②严重溶血性贫血；③显著血小板减少引起出血；④粒细胞极度减少并有反复感染史。

十四、出血性疾病概述

【A1型题】

1. 凝血酶原时间异常表明凝血因子可能有缺陷的是
   A．Ⅰ、Ⅱ、Ⅴ、Ⅶ、Ⅸ
   B．Ⅰ、Ⅱ、Ⅴ、Ⅶ、Ⅹ
   C．Ⅱ、Ⅶ、Ⅸ、Ⅹ
   D．Ⅶ、Ⅸ、Ⅹ、Ⅺ
   E．Ⅲ、Ⅴ、Ⅶ、Ⅺ

2. 外源性凝血系统和内源性凝血系统形成凝血活酶都需要的凝血因子是
   A．Ⅹ
   B．Ⅺ
   C．Ⅸ
   D．Ⅶ
   E．Ⅲ

3. 属于纤溶异常的实验室检查是
   A．血vWF测定
   B．血栓素B_2测定
   C．血FDP测定
   D．血TAT测定
   E．血纤维蛋白原测定

4. 不属于维生素K依赖因子的是
   A．Ⅱ
   B．Ⅶ
   C．Ⅸ
   D．Ⅹ
   E．Ⅺ

*5. 属于抗纤溶药物的是
   A．氨基己酸
   B．曲克芦丁
   C．维生素K
   D．去氨加压素　　　　　　　　(71/2012)

【A2型题】

6. 男童，14岁。5天来左膝关节肿胀。8岁时曾有拔牙后出血不止史。查体：皮肤黏膜未见出血点及紫癜，出血时间正常，APTT延长。该患者出血最可能的原因是
   A．血管壁功能异常
   B．血小板减少
   C．血小板功能异常
   D．凝血功能障碍
   E．综合因素

*7. 男性，18岁。因头痛针刺合谷穴后，次日局部形成血肿。半年前曾因右膝关节轻度外伤而出血。该患者出血最可能的机制是
   A．血管壁功能异常
   B．凝血功能异常
   C．血小板数减少
   D．血小板功能缺陷　　　　　　(72/2013)

【A3/A4型题】

男童，13岁。3天来右膝关节肿胀。自幼由于外伤后易出血不止。查体：皮肤黏膜未见出血点和瘀斑。

8. 下列检查对该患者出血诊断意义不大的是
   A．CT
   B．APTT
   C．PT
   D．TT
   E．血小板计数

9. 该患者最可能出现的检查结果异常是
   A．BT延长

B．APTT 延长
C．PT 延长
D．TT 延长
E．血小板计数减少

【B1 型题】

A．血 vWF、内皮素 -1、TM 测定
B．凝血酶原抗原和活性测定
C．纤维蛋白原、纤维蛋白单体等测定
D．AT 抗原及活性、PC 和 PS 等测定
E．FDP、D- 二聚体等测定

10．血管壁异常的实验室检查是
11．凝血第二阶段的实验室检查是
12．凝血第三阶段的实验室检查是
13．纤溶异常的实验室检查是

【X 型题】

*14．下列凝血因子中，如缺陷可引起 APTT 延长的有
　　A．纤维蛋白原
　　B．凝血酶原
　　C．凝血因子Ⅶ
　　D．凝血因子Ⅹ　　　　　　　(173/2015)

15．可引起 PT 和 APTT 均延长的凝血因子缺陷包括
　　A．纤维蛋白原
　　B．凝血酶原
　　C．凝血因子Ⅶ
　　D．凝血因子Ⅷ

*16．可引起 PT 延长而 TT 正常的凝血因子缺陷有
　　A．纤维蛋白原
　　B．凝血酶原
　　C．凝血因子Ⅶ
　　D．凝血因子Ⅷ　　　　　　　(158/2017)

*17．属于纤溶异常的实验室检查有
　　A．3P 试验
　　B．D- 二聚体测定
　　C．PC、PS 测定
　　D．FDP 测定　　　　　　　　(158/2019)

答案及解析

1．【答案】B
【解析】这是一道记忆型试题，凝血酶原时间异常表明凝血因子可能有缺陷的是Ⅰ、Ⅱ、Ⅴ、Ⅶ、Ⅹ。

2．【答案】A
【解析】外源性凝血系统和内源性凝血系统形成凝血活酶都需要的凝血因子是Ⅹ。

3．【答案】C
【解析】出血性疾病中纤溶异常的实验室检查包括：①鱼精蛋白副凝（3P）试验；②血 FDP 测定；③D- 二聚体测定；④纤溶酶原测定；⑤t-PA、纤溶酶原激活物抑制物（PAI）及纤溶酶 - 抗纤溶酶复合物（PIC）等测定。因此答案是 C。血 vWF 测定属于血管异常的实验室检查；血栓素 B₂ 测定为血小板异常的实验室检查；血 TAT（凝血酶 - 抗凝血酶复合物）测定和血 PC 测定属于抗凝异常的实验室检查。

4．【答案】E
【解析】维生素 K 依赖因子包括Ⅱ、Ⅶ、Ⅸ、Ⅹ，因此不属于维生素 K 依赖因子的是Ⅺ。

5．【答案】A
【解析】五种药物均为止血药物，但只有氨基己酸属于抗纤溶药物。曲克芦丁属于作用于血管的药物，常用于过敏性紫癜；维生素 K 和去氨加压素属于增加凝血因子的药物，分别用于因维生素 K 缺乏所致的凝血障碍性疾病、轻型血友病 A 和纤维蛋白原缺乏症的治疗。

6．【答案】D
【解析】该男童有关节出血，既往曾有拔牙后出血不止史，查体未见皮肤黏膜出血点和紫癜，出血时间正常，APTT 延长，因此出血不是血管壁或血小板（数量和功能）异常所致，而符合凝血功能障碍的出血表现。

7．【答案】B
【解析】该青年男性患者因头痛针刺合谷穴后，次日局部形成血肿，半年前曾因右膝关节轻度外伤而出血。临床的出血机制通常有三种：血管壁功能异常、血小板数减少和功能缺陷、凝血功能异常。不同的出血机制常有不同的临床表现，迟发出血和血肿（针刺合谷穴后，次日局部形成血肿）、关节出血（右膝关节轻度外伤而出血）是凝血功能异常的临床出血的特点，而由于血管壁功能异常、血小板数减少和功能缺陷机制引起的出血通常表现为皮肤和黏膜出血。所以该患者出血最可能的机制是凝血功能异常。

8．【答案】E　9．【答案】B
【解析】该男童有关节出血，既往史中有自幼于外伤后出血不止史，查体未见皮肤黏膜出血点和瘀斑，因此出血不是由于血小板功能异常所致，而是符合凝血机制障碍引起的出血，所以检查血小板计数对该患者出血诊断意义不大，而其他检查均为凝血机制障碍

的检查。根据病史，该男童最可能是缺乏凝血因子Ⅷ或Ⅸ，所以患者最可能出现的检查结果异常是 APTT 延长。

10.【答案】A　11.【答案】B　12.【答案】C
13.【答案】E
　　【解析】血管壁异常的实验室检查是血 vWF、内皮素-1、TM 测定；凝血第二阶段的实验室检查是凝血酶原抗原和活性测定；凝血第三阶段的实验室检查是纤维蛋白原、纤维蛋白单体等测定；纤溶异常的实验室检查是 FDP、D-二聚体等测定。而 AT 抗原及活性、PC 和 PS 等测定是关于抗凝异常的实验室检查。
14.【答案】ABD
　　【解析】凝血过程是由许多凝血因子参与完成的。APTT（活化部分凝血活酶时间）是检验内源性凝血系统各凝血因子是否正常的常用试验，纤维蛋白原、凝血酶原和凝血因子 X 是参与内源性凝血系统的凝血因子，所以缺陷时可引起 APTT 延长。而凝血因子Ⅶ是参与外源性凝血系统的凝血因子，所以缺陷时不引起 APTT 延长。

15.【答案】AB
　　【解析】可引起 PT 延长的凝血因子缺陷有纤维蛋白原、凝血酶原、凝血因子 V、凝血因子Ⅶ和凝血因子 X，可引起 APTT 延长的凝血因子缺陷有纤维蛋白原、凝血酶原、凝血因子 V、凝血因子Ⅷ和凝血因子 X。所以可引起 PT 和 APTT 均延长的凝血因子缺陷是纤维蛋白原和凝血酶原。
16.【答案】BC
　　【解析】引起 PT 延长的凝血因子缺陷有纤维蛋白原、凝血酶原、凝血因子 V、凝血因子Ⅶ和凝血因子 X，而 TT 正常时的纤维蛋白原应正常，凝血因子Ⅷ缺陷是引起 APTT 延长。所以该题的答案是 BC。
17.【答案】ABD
　　【解析】这是一道记忆型试题。属于纤溶异常的实验室检查是 3P 试验、D-二聚体测定和 FDP 测定。而 PC、PS 测定是属于抗凝异常的实验室检查。

十五、紫癜性疾病

【A1 型题】

1. 高出皮肤表面的紫癜见于
　A．血小板减少性紫癜
　B．血小板病性紫癜
　C．过敏性紫癜
　D．老年性紫癜
　E．单纯性紫癜
2. 遗传性血栓性血小板减少性紫癜（TTP）的突变基因是
　A．ADAMTS13
　B．JAK2
　C．CALR
　D．MPL
　E．NPM1
3. 关于原发免疫性血小板减少症（ITP）的临床表现，不正确的是
　A．一般起病隐袭
　B．多见于女性
　C．皮肤黏膜可有瘀点、瘀斑
　D．严重内脏出血多见
　E．一般肝脾不大
4. 原发免疫性血小板减少症的临床特点是
　A．有高出皮面的皮肤紫癜
　B．脾明显肿大
　C．血白细胞计数减少
　D．骨髓巨核细胞减少
　E．骨髓巨核细胞增多，成熟型减少
5. 下列支持原发免疫性血小板减少症（ITP）诊断的是
　A．出血时间正常
　B．凝血时间延长
　C．血小板形态正常
　D．骨髓巨核细胞减少
　E．骨髓产板型巨核细胞减少
*6. 用糖皮质激素治疗原发免疫性血小板减少症（ITP）的叙述，正确的是
　A．血小板上升前出血症状即可改善
　B．停药后不易复发
　C．复发时再用无效
　D．主要作用是抑制抗体生成
　E．妊娠初期患者可以应用　　（52/1993）
*7. 原发免疫性血小板减少症（ITP）的免疫抑制治疗，最常用的免疫抑制剂是
　A．长春新碱
　B．环磷酰胺
　C．硫唑嘌呤
　D．环孢素
　E．甲氨蝶呤　　（79/2006）

【A2 型题】

8. 女性，18 岁。双下肢对称性紫癜 1 周，高出皮面，

发痒，伴关节肿痛，无发热。化验血小板计数、出凝血时间及血块退缩试验均正常，凝血酶原消耗试验正常。尿蛋白（++）。最可能的诊断是

A．急性肾小球肾炎
B．风湿热
C．过敏性紫癜
D．单纯性紫癜
E．血管性血友病

9. 女性，29岁。无明显诱因月经量多3个月，出现牙龈出血2天来诊。既往体健。查体：胸腹部及四肢皮肤散在出血点和少量瘀斑，浅表淋巴结不大，牙龈少量渗血，心肺腹检查未见明显异常。血常规：Hb 105 g/L，RBC 3.9×10^{12}/L，WBC 8.8×10^9/L，Plt 8×10^9/L，网织红细胞1.3%。为警惕该患者颅内出血的危险，查体中还应特别注意检查的是

A．关节肿胀
B．血肿
C．鼻出血
D．口腔血疱
E．月经周期

10. 女性，42岁。8个多月来月经量增多，1周来皮肤瘀斑伴牙龈出血，不挑食，无光过敏和口腔溃疡。查体：脾侧位肋下刚触及。血常规：Hb 85 g/L，RBC 4.0×10^{12}/L，WBC 5.1×10^9/L，Plt 25×10^9/L，尿常规（-）。最有助于诊断的进一步检查是

A．血小板抗体
B．腹部B超
C．骨髓检查
D．骨髓干细胞培养
E．骨髓活检

11. 女性，27岁。双下肢皮肤间断出血点半年，无关节痛、光过敏。既往体健。查体双下肢皮肤散在出血点，口腔颊黏膜有血疱，未见溃疡，全身浅表淋巴结均未触及，巩膜无黄染，肝脾肋下未触及。血常规：Hb 135 g/L，WBC 5.8×10^9/L，分类中性粒细胞68%，淋巴细胞30%，单核细胞2%，Plt 18×10^9/L，网织红细胞1.6%，尿常规正常。为明确诊断，首选的检查是

A．血小板聚集功能试验
B．凝血功能检查
C．血ANA谱
D．骨髓细胞学检查
E．骨髓活检

12. 女性，32岁。反复皮肤见出血点、月经量增多半年，此前无服药史。查体：轻度贫血貌，下肢和腹部皮肤可见出血点和数处瘀斑，心肺检查未见异常，肝不大，脾肋下刚触及。血常规：Hb 95 g/L，WBC 8.5×10^9/L，Plt 32×10^9/L，网织红细胞1.2%。抗核抗体谱阴性。骨髓见颗粒型巨核细胞增多，产板型巨核细胞减少。最可能的诊断是

A．原发免疫性血小板减少症（ITP）
B．药物性血小板减少性紫癜
C．系统性红斑狼疮
D．Evans综合征
E．阵发性睡眠性血红蛋白尿症

*13. 女性，35岁。反复皮肤紫癜1年，半年来月经量较前明显增多。查体：四肢可见出血点、紫癜，心肺检查未见异常，腹平软，肝脾肋下未触及。血常规：Hb 100 g/L，WBC 7.6×10^9/L，血小板24×10^9/L。骨髓检查在2 cm×1.5 cm片膜中见巨核细胞45个，未见产板型巨核细胞。该患者最可能的诊断是

A．再生障碍性贫血
B．原发免疫性血小板减少症
C．过敏性紫癜
D．骨髓增生异常综合征 （54/2022）

14. 女性，28岁。反复牙龈出血和月经过多2年，查体：轻度贫血貌，肝脾肋下未触及。血常规：Hb 75 g/L，WBC 6.5×10^9/L，分类正常，血小板35×10^9/L，骨髓增生明显活跃，红系占35%，巨核细胞全片见50个，骨髓细胞外铁（-），内铁10%（Ⅰ型）。最可能的诊断是

A．ITP合并溶血性贫血
B．慢性再生障碍性贫血
C．缺铁性贫血
D．ITP合并缺铁性贫血
E．骨髓增生异常综合征

15. 女性，25岁。10天来无明显原因发现皮肤出血点伴牙龈出血。既往体健，无特殊服药史和药物过敏史，最近1次月经量稍多。查体：T 36.8℃，BP 120/80 mmHg，上肢和腹部皮肤可见少量出血点，口腔黏膜未见出血和溃疡，心肺和腹部检查未见异常。血常规：Hb 112 g/L，WBC 8.5×10^9/L，Plt 25×10^9/L，骨髓检查见巨核细胞增多。首选的治疗是

A．口服糖皮质激素
B．静脉给长春新碱
C．口服达那唑
D．脾切除
E．血小板成分输注

16. 女性，47岁。半年来皮肤反复出现瘀斑。既往有溃疡病史，近3个月来偶尔黑便。化验：Hb

115 g/L，WBC 6.0×10⁹/L，分类正常，Plt 35×10⁹/L，骨髓巨核细胞增多，诊断原发免疫性血小板减少症（ITP）。首选治疗是

A．免疫抑制剂
B．糖皮质激素
C．脾切除
D．胃大部切除
E．糖皮质激素和奥美拉唑

17．女性，31岁。3个月来皮肤反复出现瘀斑，加重伴黑便2天。既往有溃疡病史。血常规：Hb 98 g/L，WBC 6.8×10⁹/L，Plt 10×10⁹/L，骨髓巨核细胞增多，诊断原发免疫性血小板减少症（ITP）。首选的治疗是

A．口服免疫抑制剂
B．口服糖皮质激素
C．脾切除
D．血小板成分输注
E．口服糖皮质激素和 H_2 受体拮抗剂

18．女性，24岁。双下肢间断出血点1年，无关节痛、光过敏。既往体健，月经量多半年。查体：贫血貌，双下肢散在出血点，全身浅表淋巴结均未触及，巩膜无黄染，肝脾肋下未触及。化验血 Hb 85 g/L，RBC 3.5×10¹²/L，WBC 5.1×10⁹/L，Plt 28×10⁹/L，网织红细胞1.6%，尿常规正常，血清铁蛋白减低。诊断明确后，首选的治疗是

A．口服糖皮质激素和铁剂
B．注射维生素 B_{12}
C．口服叶酸
D．口服雄性激素
E．脾切除

【A3/A4 型题】

女性，25岁。无明显诱因月经量多2个月，出现牙龈出血2天入院。既往体健。查体：胸腹部及四肢皮肤散在出血点和少量瘀斑，浅表淋巴结不大，牙龈少量渗血，心肺腹检查未见明显异常。血常规：Hb 100 g/L，RBC 3.3×10¹²/L，WBC 8.2×10⁹/L，Plt 9×10⁹/L，网织红细胞1%。

*19．为警惕颅内出血的危险，查体中还应特别注意检查的是

A．关节肿胀
B．血肿
C．鼻出血
D．口腔血疱

*20．该患者最可能的诊断是

A．再生障碍性贫血
B．Evans 综合征
C．原发免疫性血小板减少症（ITP）
D．弥散性血管内凝血

*21．为确定诊断，首选的检查是

A．白细胞分类
B．骨髓检查
C．抗人球蛋白试验
D．凝血功能   （105～107/2015）

女性，23岁。1周来全身皮肤出血点伴牙龈出血来诊。化验 Plt 42×10⁹/L，临床诊断为原发免疫性血小板减少症（ITP）。

22．下列体征支持 ITP 诊断的是

A．皮肤有略高出皮面的紫癜
B．面部碟型红斑
C．口腔溃疡
D．下肢肌肉血肿
E．脾脏不大

23．下列支持 ITP 诊断的实验室检查结果是

A．凝血时间延长
B．抗核抗体阳性
C．骨髓巨核细胞减少，产板型减少
D．骨髓巨核细胞增多，产板型减少
E．骨髓巨核细胞增多，幼稚、颗粒型减少

24．该患者的首选治疗是

A．口服糖皮质激素
B．脾切除
C．血小板输注
D．静脉给予长春新碱
E．口服环磷酰胺

女性，20岁。2周来无明显原因出现皮肤散在出血点，伴牙龈出血。1天来出血加重。急诊化验血小板 8×10⁹/L。临床诊断为原发免疫性血小板减少症（ITP）。

25．为了除外继发性血小板减少性紫癜，病史中最需要询问的是

A．有无鼻出血
B．有无尿血和便血
C．有无口腔溃疡
D．月经情况
E．有无家族遗传病史

26．该患者可能出现的实验室检查结果是

A．凝血时间延长，血块收缩良好
B．出血时间可延长，血小板平均体积偏大
C．抗核抗体阳性
D．抗磷脂抗体阳性
E．骨髓巨核细胞减少，产板型增多

27．对该患者应首选的治疗措施是

A．血小板成分输注
B．口服糖皮质激素
C．口服达那唑
D．静脉点滴长春新碱
E．急诊脾切除

女性，23岁。10个多月来月经量增多，2周来皮肤出现瘀斑伴牙龈出血，不挑食，无发热、光过敏和口腔溃疡。查体：脾侧位肋下刚触及。血常规：Hb 85 g/L，RBC 4.0×10^{12}/L，WBC 5.1×10^9/L，Plt 25×10^9/L。骨髓检查：粒红比例正常，全片见巨核细胞138个，其中产板型4个。

28．最可能的诊断是
A．再生障碍性贫血
B．巨幼细胞贫血
C．原发免疫性血小板减少症（ITP）
D．脾功能亢进
E．骨髓增生异常综合征（MDS）

29．最有助于诊断的进一步检查是
A．ANA谱
B．尿常规
C．腹部B超
D．骨髓活检
E．骨髓干细胞培养

30．若化验血清铁（SI）、铁蛋白（SF）和总铁结合力（TIBC），该患者的检查结果可能是
A．SI降低，SF降低，TIBC降低
B．SI降低，SF降低，TIBC增高
C．SI降低，SF增高，TIBC降低
D．SI增高，SF降低，TIBC降低
E．SI增高，SF增高，TIBC增高

女性，31岁。5天来无明显原因发现四肢皮肤出血点伴牙龈出血，1天来间断鼻出血急诊。查体见口腔颊黏膜血疱。急诊化验血 Plt 8×10^9/L，临床诊断为原发免疫性血小板减少症（ITP）。

*31．对该患者应首选的紧急治疗不包括
A．静滴地塞米松
B．静滴长春新碱
C．静滴免疫球蛋白
D．血小板成分输注

*32．目前的临床出血表现中，提示该患者颅内出血风险最大的是
A．四肢皮肤出血点
B．牙龈出血
C．口腔颊黏膜血疱
D．间断鼻出血

*33．下列实验室检查结果支持该诊断的是
A．血白细胞减少，血红细胞正常
B．抗核抗体阳性，抗磷脂抗体阳性
C．凝血时间延长，血块收缩良好
D．骨髓巨核细胞增多，产板型减少（85～87/2018）

【B1型题】
A．贫血与出血的程度不同
B．贫血与出血的程度一致
C．有贫血而无出血
D．有出血而无贫血
E．无贫血亦无出血

34．原发免疫性血小板减少症（ITP）是
35．过敏性紫癜是

A．应用糖皮质激素
B．血浆置换
C．血小板成分输注
D．静脉滴注免疫球蛋白
E．应用环磷酰胺

36．一般初治原发免疫性血小板减少症的首选治疗是
37．关节型或肾型过敏性紫癜的首选治疗是
38．血栓性血小板减少性紫癜的首选治疗是

【X型题】
39．过敏性紫癜的致病因素有
A．各种感染
B．动物异性蛋白
C．解热镇痛药
D．花粉

*40．下列选项中，符合成人原发免疫性血小板减少症（ITP）表现的有
A．紫癜四肢对称分布
B．多有中度脾大
C．可有口腔颊黏膜血疱
D．可有牙龈和鼻出血 （173/2008）

*41．不支持原发免疫性血小板减少症（ITP）诊断的有
A．出血时间延长
B．凝血时间延长
C．血小板减少
D．骨髓巨核细胞减少 （151/1997）

42．支持原发免疫性血小板减少症（ITP）的有
A．出血症状较严重
B．有与出血程度一致的贫血
C．一般肝脾和浅表淋巴结不大
D．骨髓中颗粒型不产板巨核细胞明显增加

*43．原发免疫性血小板减少症（ITP）的急症处理包括

A．静脉给甲强龙或地塞米松
B．血小板成分输注
C．大剂量免疫球蛋白静脉输注
D．静脉给环磷酰胺　　　　（154/1996）

答案及解析

1．【答案】C
【解析】高出皮肤表面的紫癜见于过敏性紫癜，该病为一种常见的血管变态反应性疾病，因机体对某些过敏物质发生变态反应，导致毛细血管脆性及通透性增加，血液外渗，产生皮肤紫癜、黏膜及某些器官出血，皮肤紫癜的特点是常高出皮肤表面。其他疾病的紫癜均不会高出皮肤表面。

2．【答案】A
【解析】根据TTP的病因分为遗传性TTP和获得性TTP。遗传性TTP是由ADAMTS13基因突变或缺失，导致酶活性降低或缺乏所致。而JAK2、CALR、MPL是骨髓增殖性肿瘤的突变基因；NPM1是AML的突变基因。

3．【答案】D
【解析】ITP是常见的血小板减少性紫癜，临床上一般起病隐袭，多见于女性，皮肤黏膜可有瘀点、瘀斑，但严重内脏出血较少见，查体一般肝脾和浅表淋巴结不大。

4．【答案】E
【解析】原发免疫性血小板减少症也称自身免疫性血小板减少性紫癜，是最常见的一种血小板减少性紫癜，其特点为血小板寿命缩短，骨髓巨核细胞增多，血小板更新加速，但骨髓巨核细胞的成熟型减少。原发免疫性血小板减少症的皮肤紫癜一般不高出皮面，脾多不大或仅轻度肿大，血白细胞计数正常而不减少。

5．【答案】E
【解析】ITP是由于自身免疫引起的血小板减少性紫癜，其特点为血小板寿命缩短，血小板减少，血小板更新加速，可以有巨大血小板，骨髓巨核细胞增多，而产板型巨核细胞减少，出血时间延长，凝血时间正常。

6．【答案】A
【解析】因为糖皮质激素可减低ITP时毛细血管的脆性，因而血小板上升前出血症状就可改善。其余几项均不正确，停药后易复发，复发时再用仍有效，其作用机制主要是抑制巨噬细胞吞噬破坏血小板；妊娠初期不宜应用糖皮质激素，必要时在中期应用。

7．【答案】A
【解析】ITP经糖皮质激素或脾切除疗效不佳者常加用免疫抑制剂治疗，题中五种药物均为免疫抑制剂，其中最常用者为长春新碱，长春新碱除具有免疫抑制作用外，还可能有促进血小板释放的作用。

8．【答案】C
【解析】该青年女性患者双下肢对称性紫癜，高出皮面，发痒，伴关节肿痛和尿蛋白（++），而化验血小板计数、出凝血时间及血块退缩试验均正常，凝血酶原消耗试验正常，总体上是典型的过敏性紫癜混合型。

9．【答案】D
【解析】该青年女性患者因出血（月经量多、牙龈出血、胸腹部及四肢皮肤散在出血点和少量瘀斑、牙龈少量渗血）来诊，化验血小板明显减低，考虑出血是由于血小板明显减低所致，所以若查体中有口腔血疱，则应警惕颅内出血的危险，而关节肿胀和血肿是凝血障碍的出血，该患者不可能出现，鼻出血和月经周期一般不预示颅内出血。

10．【答案】C
【解析】该中年女性患者有出血和血小板减少，而白细胞正常，贫血是由血小板减少月经量增多引起，无光过敏和口腔溃疡等自身免疫病表现，所以最可能的诊断是ITP，最有助于诊断的进一步检查是骨髓检查。其余检查对诊断的意义均小。

11．【答案】D
【解析】该青年女性患者有出血倾向（双下肢出血点、口腔颊黏膜有血疱），化验有明显血小板减少（Plt 24×10⁹/L），而无关节痛、光过敏和口腔颊黏膜溃疡等免疫病表现，所以该患者最可能的诊断是ITP。如需明确诊断，首选的检查是骨髓细胞学检查，可发现骨髓巨核细胞增多伴有成熟障碍，一般不需要做骨髓活检，血小板聚集功能试验和凝血功能检查是针对出血的检查，对ITP的诊断无帮助，血ANA谱是为除外系统性红斑狼疮的检查，对该患者意义小。

12．【答案】A
【解析】该青年女性患者反复皮肤见出血点、月经量增多，无服药史，查体发现轻度贫血貌，下肢和腹部皮肤可见出血点和数处瘀斑，脾肋下刚触及，化验血有贫血（Hb 95 g/L），血小板减少（Plt 32×10⁹/L），网织红细胞正常（0.012），结合抗核抗体谱阴性和骨髓见颗粒型巨核细胞增多，产板型巨核细胞减少，最可能的诊断是ITP。以上特点均不支持其他诊断。

13．【答案】B

【解析】该青年女性患者主要是出血表现，皮肤紫癜1年。半年来月经量较前明显增多。查体肝脾不大，化验血见血小板明显减少，伴有轻度贫血（月经量较前明显增多所致），结合骨髓检查时见巨核细胞增多（45个），未见产板型巨核细胞，均支持原发免疫性血小板减少症的诊断。

14.【答案】D

【解析】该青年女性患者呈慢性病程，表现为出血倾向，反复牙龈出血和月经过多，由于长期（2年）月经过多，该患者查体见轻度贫血貌，化验Hb明显减低，骨髓细胞内外铁均明显减少，这些均支持慢性失血后所致的缺铁性贫血。该患者化验血小板明显减低，可能是出血倾向的原因，结合该患者肝脾不大，骨髓增生明显活跃，巨核细胞增多（正常为全片见巨核细胞7~35个），病历资料中未提到引起血小板减少的具体原因，所以应诊断为ITP。综合上述，该患者最可能的诊断是ITP合并缺铁性贫血。

15.【答案】A

【解析】该青年女性患者急性病程，以出血（皮肤出血点伴牙龈出血、月经量多）为主要表现，既往体健，无特殊服药史和药物过敏史，结合血常规检查血小板减少和骨髓检查巨核细胞增多，考虑该患者的诊断是ITP。首选的治疗应该是口服糖皮质激素，因为血小板在$20×10^9$/L以上，所以首先不考虑血小板成分输注，而其他治疗（静脉给长春新碱、口服达那唑、脾切除）均为二线治疗，不首选。

16.【答案】E

【解析】该中年女性患者半年来皮肤反复出现瘀斑，骨髓巨核细胞增多，诊断ITP，应首选糖皮质激素治疗，但既往有溃疡病史，而且近3个月来偶尔黑便。所以还应该加用抑酸剂奥美拉唑，以减少糖皮质激素治疗的副作用。所以答案是E。

17.【答案】D

【解析】该青年女性患者诊断为ITP伴黑便，血小板很低，为$10×10^9$/L，因此首选的治疗是血小板成分输注，能迅速提升血小板数。严重血小板减少的紧急处理是：①血小板成分输注；②大剂量免疫球蛋白每日0.4 g/kg，静脉滴注，连续用5天；③静脉滴注大剂量甲泼尼龙1.0 g/d，3~5天为一疗程；④促血小板生成药物如rhTPO、艾曲泊帕及罗米司亭。因为该患者既往有溃疡病病史，近2天来黑便，所以应用糖皮质激素应慎重，即使加用H_2受体拮抗剂亦不好，最好加用PPI即奥美拉唑；一般不首选脾切除，免疫抑制剂作用较慢，也不宜首选。

18.【答案】A

【解析】该青年女性患者有出血倾向（双下肢出血点、月经量多），化验有明显血小板减少（Plt 28×10^9/L）和血清铁蛋白减低，而无关节痛、光过敏和口腔颊黏膜溃疡等免疫病表现，最可能的诊断是ITP合并月经量多引起的缺铁性贫血，首选的治疗是口服糖皮质激素和铁剂，疗效不满意时才考虑切脾治疗，叶酸、维生素B_{12}和口服雄性激素是分别治疗巨幼细胞贫血和再生障碍性贫血的。

19.【答案】D 20.【答案】C 21.【答案】B

【解析】该青年女性患者因出血（月经量多、牙龈出血、胸腹部及四肢皮肤散在出血点和少量瘀斑、牙龈少量渗血）入院，化验血小板明显减低，考虑出血是由于血小板明显减低所致，所以若查体中有口腔血疱，则应警惕颅内出血的危险，而关节肿胀和血肿是凝血障碍的出血，该患者不可能出现，鼻出血一般不预示颅内出血。综合上述情况该患者最可能的诊断是ITP，贫血是由于失血所致。为确定诊断，首选的检查是骨髓检查，其余均不是确定诊断首选的检查。

22.【答案】E 23.【答案】D 24.【答案】A

【解析】该青年女性患者诊断为ITP，这样的患者查体时脾脏不大，支持诊断，一般皮肤紫癜不高出皮面（这见于过敏性紫癜），不应该有肌肉血肿（这见于凝血功能异常），不应出现面部碟型红斑和口腔溃疡，否则就成为系统性红斑狼疮引起的继发性血小板减少性紫癜。ITP的实验室检查中骨髓巨核细胞增多，幼稚、颗粒型增多，产板型减少，凝血时间正常，抗核抗体阴性，而凝血时间延长常见于凝血功能异常的出血，抗核抗体阳性则常见于系统性红斑狼疮等自身免疫性疾病引起的继发性血小板减少性紫癜。ITP的治疗是首选口服糖皮质激素，因为血小板在$20×10^9$/L以上，出血不严重，所以不宜进行血小板输注，其他均不作为首选治疗。

25.【答案】C 26.【答案】B 27.【答案】A

【解析】该青年女性患者诊断ITP，因为口腔溃疡是系统性红斑狼疮的临床表现，若为系统性红斑狼疮的话，则该患者就不能诊断ITP，而是继发性血小板减少性紫癜，所以为了除外继发性血小板减少性紫癜，病史中最需要询问的是有无口腔溃疡。ITP患者的血小板数量减少，还可能伴有血小板功能障碍，因此出血时间可延长，ITP患者的血小板平均体积可偏大，所以ITP患者可能出现的实验室检查结果的答案是选项B，而ITP患者的凝血时间是正常，血块收缩不良，抗核抗体和抗磷脂抗体均阴性；骨髓巨核细胞增多，产板型减少。该患者的血小板只有$8×10^9$/L，而且有明显的出血倾向，因此有发生颅内出血的致命危险，所以对该患者应首选的治疗措施是血小板成分输注，以立即升高血小板，避免发生颅内出血的致命危险，而其他治疗措施均不能迅速升高血小板，同时脾切除治疗一般是在其他治疗措施无效时采用。

28. 【答案】C 29. 【答案】A 30. 【答案】B

【解析】根据病例摘要，该青年女性患者有出血和血小板减少，而白细胞正常，贫血是由月经量增多引起，骨髓检查巨核细胞增多，未见病态造血，所以肯定不是再生障碍性贫血和MDS，而脾侧位肋下刚触及，也不首先考虑脾功能亢进，所以最可能的诊断是ITP。由于ITP属于原发免疫性血小板减少，为了除外继发免疫性血小板减少性紫癜，所以应进一步检查ANA谱。由于该患者的贫血是由月经量增多引起，属于慢性失血性贫血（缺铁性贫血），所以若化验清铁（SI）、铁蛋白（SF）和总铁结合力（TIBC），该患者的检查结果可能是SI降低，SF降低，TIBC增高，而其他检查结果均不见于缺铁性贫血。

31. 【答案】B 32. 【答案】C 33. 【答案】D

【解析】该青年女性患者以多部位（四肢皮肤、牙龈、鼻和口腔颊黏膜）出血表现来急诊，临床诊断为ITP，急诊化验血小板非常低（<10×10⁹/L），因此对该患者应进行紧急治疗，静滴糖皮质激素（地塞米松）、免疫球蛋白和血小板成分输注均属于紧急治疗，可以较快地升高血小板数和止血，而静滴长春新碱虽然也可升高血小板，但作用较慢，所以不属于紧急处理。口腔颊黏膜血疱可以是颅内出血的先兆，所以该患者发生颅内出血最危险的表现是口腔颊黏膜血疱。ITP的实验室检查结果是血白细胞正常，血红蛋白正常或有与出血量匹配的贫血；抗核抗体和抗磷脂抗体均阴性，若阳性则为继发性血小板减少性紫癜；凝血时间应正常，血块收缩良好；骨髓巨核细胞增多，产板型减少。

34. 【答案】B 35. 【答案】D

【解析】ITP多数临床以出血表现为主，红细胞造血无异常，所以若临床无出血，则无贫血，贫血是由于出血引起的，因此ITP患者的贫血与出血的程度一致；急性白血病是造血干细胞的恶性克隆性疾病，发病时骨髓中异常的原始细胞和幼稚细胞（白血病细胞）大量增殖并抑制正常造血，同时由于血小板减少引起出血，所以急性白血病时的贫血是由正常造血抑制和出血两方面造成的，因此急性白血病时贫血与出血的程度不同。临床上有贫血而无出血可见于自身免疫性溶血性贫血；临床上有出血而无贫血可见于过敏性紫癜；临床上无贫血亦无出血可见于真性红细胞增多症等。

36. 【答案】A 37. 【答案】A 38. 【答案】B

【解析】一般初治原发免疫性血小板减少症的首选治疗是应用糖皮质激素；关节型或肾型过敏性紫癜的首选治疗是应用糖皮质激素；血栓性血小板减少性紫癜的首选治疗是血浆置换。

39. 【答案】ABCD

【解析】过敏性紫癜的致病因素甚多：①感染：细菌、病毒、寄生虫等；②动物异性蛋白：如鱼、虾、蟹、蛋、鸡肉、牛奶等；③药物：如解热镇痛药、抗生素类、其他药物如磺胺类等；④其他：如花粉、尘埃、疫苗接种、虫咬及寒冷刺激等。

40. 【答案】CD

【解析】ITP在临床上常有出血表现，特别是严重的ITP，常可有口腔颊黏膜血疱，可有牙龈和鼻出血，可有四肢紫癜，但紫癜不会呈四肢对称分布，紫癜四肢对称分布多见于过敏性紫癜。此外，ITP表现多无脾大，若发现脾大，也只是肋下刚能触及。

41. 【答案】BD

【解析】ITP患者的凝血时间常正常，骨髓巨核细胞数应该正常或增加，不能减少。而出血时间延长和血小板减少均支持原发免疫性血小板减少症的诊断。

42. 【答案】BCD

【解析】ITP是临床上常见的出血性疾病。临床出血症状一般不重，有与出血程度一致的贫血，一般肝脾和浅表淋巴结不大，骨髓中颗粒型不产板巨核细胞明显增加。所以答案是BCD。

43. 【答案】ABC

【解析】ITP患者出血严重时，可静脉给甲强龙或地塞米松，虽然不能立即升高血小板数，但可减低毛细血管脆性，减轻出血；血小板成分输注，虽然血小板在体内寿命亦缩短，但仍可迅速升高血小板，减轻出血；大剂量免疫球蛋白静脉输注，可封闭巨噬细胞的Fc受体，使血小板破坏减少，结果血小板数迅速上升而减轻出血。但静脉给环磷酰胺的疗效出现很慢，因此不能选用。

十六、凝血障碍性疾病

【A1型题】

1. 关于血友病A的叙述，错误的是
   A．为性联隐性遗传
   B．多在幼年发病
   C．常有皮肤黏膜出血
   D．凝血时间延长
   E．凝血酶原时间正常

2. 不符合血友病 A 的实验室检查结果是
   A. 出血时间正常
   B. PT 延长
   C. APTT 延长
   D. FⅧ:C 水平减低
   E. vWF:Ag 正常
3. 关于血管性血友病的叙述，错误的是
   A. 多为常染色体显性遗传
   B. 出血时间正常
   C. 血小板黏附功能降低
   D. 血浆 vWF 抗原缺乏
   E. 瑞斯托霉素诱导的血小板聚集缺陷

【A2 型题】

4. 男童，14 岁。1 周来右膝关节肿胀。10 岁时曾有拔牙后出血不止史，其一个舅舅有出血性疾病史。查体：皮肤黏膜未见出血点及紫癜，右膝关节肿胀，局部有压痛。化验血 APTT 延长，PT 正常。该患者最可能的诊断是
   A. 血管性血友病
   B. 血友病
   C. 维生素 K 缺乏症
   D. 慢性肝病
   E. 弥散性血管内凝血
5. 男性，21 岁。因头痛针刺合谷穴后，次日局部形成血肿。1 年前曾因右膝关节轻度外伤而出血。血常规：Hb 125 g/L，WBC 8.5×10^9/L，Plt 165×10^9/L。出血时间正常，APTT 延长，PT 正常，FⅧ:C 水平减低，vWF:Ag 正常。该患者最可能的诊断是
   A. 血管性血友病
   B. 血友病 A
   C. 血友病 B
   D. 维生素 K 缺乏症
   E. 弥散性血管内凝血

【A3/A4 型题】

男童，13 岁。5 天来左膝关节肿胀。自幼由于外伤后易出血不止。其一个舅舅有出血性疾病史。查体：皮肤黏膜未见出血点及紫癜，左膝关节肿胀，局部有压痛。血常规：Hb 121 g/L，WBC 5.3×10^9/L，Plt 205×10^9/L。出血时间正常，APTT 延长，PT 正常，FⅨ抗原和活性减低。

6. 该患者最可能的诊断是
   A. 血管性血友病
   B. 血友病 A
   C. 血友病 B
   D. 维生素 K 缺乏症
   E. 弥散性血管内凝血
7. 该患者最有效的治疗是
   A. 给予曲克芦丁
   B. 给予维生素 K
   C. FⅧ替代治疗
   D. FⅨ替代治疗
   E. 给予氨基己酸

【B1 型题】

A. vWF 量的部分缺乏
B. vWF 质的异常
C. vWF 依赖性血小板黏附能力降低，vWF 多聚体分析正常
D. vWF 对因子Ⅷ亲和力明显降低
E. vWF 量的完全缺失

8. 属于血管性血友病常见分型 1 型的是
9. 属于血管性血友病常见分型 2 型的是
10. 属于血管性血友病常见分型 3 型的是

【X 型题】

11. 支持血友病 B 实验室检查结果的有
    A. PT 正常
    B. APTT 延长
    C. FⅧ:C 水平减低
    D. FⅨ抗原和活性减低
12. 血管性血友病的确诊试验有
    A. 血浆 vWF 测定
    B. 血浆 vWF 瑞斯托霉素辅因子活性
    C. 血浆 FⅧ凝血活性
    D. 血浆 vWF 多聚体分析

答案及解析

1.【答案】C
【解析】血友病是一组因遗传性凝血活酶生成障碍引起的出血性疾病，包括血友病 A 和血友病 B。血友病 A 为性联隐性遗传，多在幼年发病，常有关节、肌肉、深部组织出血，而不是皮肤黏膜出血，血化验凝血时间延长，凝血酶原时间正常。所以答案是 C。

2.【答案】B

【解析】血友病 A 又称遗传性 FⅧ缺乏症。实验室检查结果是出血时间和 PT 正常，而非 PT 延长，APTT 延长，FⅧ:C 水平减低，vWF:Ag 正常。

3.【答案】B

【解析】血管性血友病亦称 von Willebrand 病，多为常染色体显性遗传，出血时间延长而非正常，血小板黏附功能降低，瑞斯托霉素诱导的血小板聚集缺陷，血浆 vWF 抗原缺乏。

4.【答案】B

【解析】该男童有关节出血，既往曾有拔牙后出血不止史，有家族出血性疾病史（舅舅有出血性疾病）。查体右膝关节肿胀，局部有压痛，结合血化验 APTT 延长，PT 正常，完全符合血友病，所以该男童最可能的诊断是血友病。

5.【答案】B

【解析】该青年男性患者因头痛针刺合谷穴后，次日局部形成血肿，1年前曾因右膝关节轻度外伤而出血。血常规及出血时间、PT 正常，APTT 延长，FⅧ:C 水平减低，vWF:Ag 正常，完全符合血友病 A 的诊断。

6.【答案】C 7.【答案】D

【解析】该男童有关节出血，既往史中有自幼于外伤后出血不止史及出血性家族史（舅舅有出血性疾病），查体左膝关节肿胀，局部有压痛，结合化验血常规及出血时间、PT 正常，APTT 延长，FⅨ抗原和活性减低，完全符合血友病 B 的诊断。血友病 B 的最有效的治疗是 FⅨ替代治疗。

8.【答案】A 9.【答案】B 10.【答案】E

【解析】血管性血友病有多种类型。属于血管性血友病常见分型 1 型的是 vWF 量的部分缺乏；属于血管性血友病常见分型 2 型的是 vWF 质的异常；属于血管性血友病常见分型 3 型的是 vWF 量的完全缺失。而 vWF 依赖性血小板黏附能力降低，vWF 多聚体分析正常是属于 2M 型；vWF 对因子Ⅷ亲和力明显降低是属于 2N 型。

11.【答案】ABD

【解析】血友病 B 又称遗传性 FⅨ缺乏症。实验室检查结果是 PT 正常，APTT 延长，FⅧ:C 水平正常而非减低，FⅨ抗原和活性减低。

12.【答案】ABC

【解析】血管性血友病亦称 von Willebrand 病，其确诊试验有血浆 vWF 测定、血浆 vWF 瑞斯托霉素辅因子活性及血浆 FⅧ凝血活性。而血浆 vWF 多聚体分析为分型诊断试验。

十七、弥散性血管内凝血

【A1 型题】

1．诱发弥散性血管内凝血（DIC）的感染病因中，最常见的是
   A．流行性出血热
   B．斑疹伤寒
   C．革兰氏阴性细菌感染
   D．脑型疟疾
   E．钩端螺旋体病

2．能同时启动内源性凝血途径和外源性凝血途径引起弥散性血管内凝血（DIC）的是
   A．羊水栓塞
   B．急性早幼粒细胞白血病
   C．广泛创伤
   D．大型手术
   E．严重感染

3．血小板消耗过多导致的血小板减少性疾病是
   A．原发免疫性血小板减少症
   B．弥散性血管内凝血（DIC）
   C．白血病
   D．病毒感染
   E．再生障碍性贫血

4．弥散性血管内凝血（DIC）高凝期患者的治疗原则，除消除病因、治疗原发病外，应首选的治疗是
   A．补充水与电解质
   B．应用抗血小板药物
   C．积极抗纤溶治疗
   D．及早应用肝素
   E．输注全血或血浆

5．治疗 DIC 时，监测肝素用量的试验是
   A．血小板计数
   B．3P 试验
   C．出血时间
   D．APTT（激活的部分凝血活酶时间）
   E．纤维蛋白原定量

【A2 型题】

6．男性，19 岁。6 天来鼻及牙龈出血、皮肤瘀斑。诊断急性早幼粒细胞白血病，血常规：Hb 68 g/L，WBC 10.5×10^9/L，Plt 25×10^9/L，化验血纤维蛋

白原 1.0 g/L，PT、APTT 延长，D-二聚体阳性。该患者明显出血最可能的原因是

A．血小板减少性紫癜
B．弥散性血管内凝血（DIC）
C．维生素 K 缺乏症
D．过敏性紫癜
E．单纯性紫癜

【A3/A4 型题】

男性，69岁。3天来高热、寒战、咳嗽、右侧胸痛，1天来呼吸困难、鼻出血、皮肤瘀斑。查体：T 39℃，P 120 次 / 分，R 25 次 / 分，BP 80/40 mmHg，上肢和胸部皮肤见有瘀斑，口唇稍发绀，右上肺叩诊浊音，可闻及支气管肺泡呼吸音及少量湿啰音，手足凉。血常规：Hb 128 g/L，WBC 15.5×10⁹/L，N90%，Plt 12×10⁹/L，化验血纤维蛋白原 0.9 g/L，PT、APTT 延长，D-二聚体阳性。

7．该患者除有肺炎休克外，最可能的诊断是
A．原发免疫性血小板减少症
B．弥散性血管内凝血（DIC）
C．原发性纤维蛋白溶解亢进
D．血栓性血小板减少性紫癜
E．单纯性紫癜

8．该患者治疗不恰当的是
A．积极控制感染
B．纠正休克
C．输注新鲜冷冻血浆
D．血小板成分输注

E．应用纤溶抑制药物

【B1 型题】

A．血小板 <100×10⁹/L
B．纤维蛋白原 <1.5 g/L
C．D-二聚体阳性
D．PT 延长
E．APTT 延长

9．支持 DIC 血常规化验异常的是
10．支持 DIC 纤溶异常的是

【X 型题】

11．弥散性血管内凝血（DIC）的主要病因有
A．严重感染
B．恶性肿瘤
C．病理产科
D．手术及创伤

12．DIC 纤溶异常的实验室检查项目有
A．3P 试验
B．D-二聚体
C．FDP 测定
D．纤维蛋白原测定

13．弥散性血管内凝血（DIC）的替代治疗有
A．应用新鲜冷冻血浆等血液制品
B．血小板成分输注
C．应用纤维蛋白原
D．应用 FⅧ及凝血酶原复合物

答案及解析

1．【答案】C
【解析】DIC 有多种病因，5 个备选答案均为诱发 DIC 的原因，但最常见的病因是革兰氏阴性细菌感染，一方面可损伤血管内皮促进内源性凝血途径，另一方面又可致释放组织因子而促进外源性凝血途径。

2．【答案】E
【解析】DIC 是各种原因通过激活内源性凝血途径和（或）外源性凝血途径引起，严重感染能同时启动内源性凝血途径和外源性凝血途径引起 DIC。其余仅能启动外源性凝血途径。

3．【答案】B
【解析】临床上血小板减少可以由生成减少、破坏或消耗过多、分布异常等引起。DIC 是常见的因血小板消耗过多导致血小板减少的疾病。而原发免疫性血小板减少症是血小板破坏过多导致的血小板减少；白血病、病毒感染和再生障碍性贫血是血小板制造减少导致的血小板减少。

4．【答案】D
【解析】DIC 高凝期的患者应首选及早应用肝素，目的是及时阻断凝血因子及血小板形成的高凝状态并阻断其消耗性出血。在高凝状态下，输注全血或血浆是禁忌，否则会加重 DIC 的发展，使病情更加恶化；其余亦不宜首选。

5．【答案】D
【解析】治疗 DIC 时，用 APTT 监测肝素用量是最准确可靠的方法。其他试验均不够准确及可靠。

6．【答案】B
【解析】该青年男性患者患急性早幼粒细胞白血

病，有血小板减少（Plt 25×10⁹/L），但患者有明显凝血和纤溶异常（血纤维蛋白原 1.0 g/L，PT、APTT 延长，D-二聚体阳性），支持 DIC。尽管血小板减少是出血的原因，但该患者明显出血最可能的原因是 DIC。

7.【答案】B 8.【答案】E

【解析】该老年男性患者急性病程，患肺炎休克，有出血表现（鼻出血、皮肤瘀斑），有血小板减少（Plt 25×10⁹/L）及明显凝血和纤溶异常（血纤维蛋白原 0.9 g/L，PT、APTT 延长，D-二聚体阳性），支持 DIC。病史和化验结果均不支持其余诊断。DIC 的治疗是积极治疗原发病，该患者应积极控制感染、纠正休克，同时给替代治疗，输注新鲜冰冻血浆和血小板成分输注。而目前纤溶还是 DIC 的代偿机制，有利于凝血的血管再通，所以不能给予纤溶抑制药物治疗。

9.【答案】A 10.【答案】C

【解析】DIC 是在许多疾病基础上，致病因素损伤微血管体系，导致凝血活化，全身微血管血栓形成，凝血因子大量消耗，并继发性纤溶亢进，引起以出血及微循衰竭为特征的临床综合征。所以支持 DIC 血常规化验异常的是血小板<100×10⁹/L。支持 DIC 纤溶异常的是 D-二聚体阳性。而纤维蛋白原<1.5 g/L、PT 和 APTT 延长是 DIC 的凝血功能异常。

11.【答案】AB

【解析】DIC 是发生在许多疾病基础上，主要的病因有严重感染、恶性肿瘤。而病理产科和手术及创伤也是 DIC 的病因，但不是主要病因。

12.【答案】ABC

【解析】DIC 是在许多疾病基础上，凝血因子大量消耗，并继发性纤溶亢进，引起以出血及微循衰竭为特征的临床综合征。所以 DIC 有明显的纤溶异常，纤溶异常的实验室检查项目有 3P 试验、D-二聚体和 FDP 测定。而纤维蛋白原测定是凝血因子消耗的实验室检查项目。

13.【答案】ABCD

【解析】DIC 是在许多疾病基础上，凝血因子和血小板大量消耗，所以临床需要替代治疗。DIC 的替代治疗有应用新鲜冷冻血浆等血液制品、血小板成分输注、应用纤维蛋白原、应用 FⅧ及凝血酶原复合物。

十八、血栓性疾病

【A1 型题】

1．与血栓形成无关的因素是
   A．血管内皮损伤
   B．休克
   C．蛇咬伤
   D．凝血因子 V 结构异常
   E．遗传性球形红细胞增多症

2．不容易发生血栓的血液系统疾病是
   A．PNH
   B．TTP
   C．血小板增多症
   D．真性红细胞增多症
   E．缺铁性贫血

3．静脉血栓形成最常见的部位是
   A．下肢浅静脉
   B．下肢深静脉
   C．肺
   D．脑
   E．上肢

4．关于溶栓疗法的叙述，正确的是
   A．动脉血栓最好在 6 小时内进行
   B．静脉血栓最好在 24 小时内进行
   C．应监测血小板和血纤维蛋白原
   D．t-PA 是常用的溶栓药物
   E．陈旧血栓都应手术

【A2 型题】

5．男性，58 岁。半年来发作性心前区疼痛，向左下颌放射，持续数分钟，可自行缓解，1 个月来发作较前频繁，3 小时前又发作疼痛剧烈，部位同前，向咽部放射，持续不能缓解。急诊心电图示 V_1～V_5 导联出现异常 Q 波伴 ST 段弓背向上抬高。该患者最重要的首选治疗是
   A．溶栓治疗
   B．肝素静脉点滴
   C．吗啡皮下注射
   D．硝酸甘油静脉点滴
   E．口服阿司匹林

【B1 型题】

A．肺栓塞
B．心肌梗死
C．脑栓塞
D．脾栓塞
E．血栓性血小板减少性紫癜

6. 属于微血管血栓的是
7. 属于静脉血栓栓塞的是

【X 型题】

8. 动脉血栓多见于
   A．冠状动脉
   B．脑动脉
   C．肠系膜动脉
   D．肢体动脉
9. 溶栓疗法的检测指标有
   A．血纤维蛋白原，维持在 1.2～1.5 g/L 水平
   B．血 FDP 检测，其在 400～600 mg/L 为宜
   C．APTT 和 TT 均为正常对照的 1.5～2.5 倍
   D．血小板维持在（100～125）×10^9/L

答案及解析

1．【答案】C
【解析】血栓形成有多种因素，血管内皮损伤、休克、凝血因子 V 结构异常和遗传性球形红细胞增多症等均为血栓形成的因素。而蛇咬伤是常引起出血，不是血栓形成的因素。

2．【答案】E
【解析】某些血液系统疾病容易发生血栓，如 PNH（阵发性睡眠性血红蛋白尿症）、TTP（血栓性血小板减少性紫癜）、血小板增多症、真性红细胞增多症。而缺铁性贫血一般不容易发生血栓。

3．【答案】B
【解析】静脉血栓形成最多见，常见于下肢深静脉。

4．【答案】D
【解析】溶栓治疗是血栓性疾病的重要治疗方法。动脉血栓最好在 3 小时内进行，最晚不超过 6 小时；静脉血栓应在发病的急性或亚急性实施，最晚不超过 2 周；应监测血纤维蛋白原，不检测血小板；t-PA 是常用的溶栓药物；而陈旧血栓不都应手术。所以答案是 D。

5．【答案】A
【解析】该中年男性患者有半年典型的稳定型心绞痛病史，近 1 个月来发作频繁，称为恶化型心绞痛，属不稳定型心绞痛，极易发生心肌梗死。3 小时来心前区疼痛持续不能缓解，结合心电图改变诊断急性心肌梗死肯定，因来诊及时，符合溶栓治疗指征，该治疗可使濒临坏死的心肌得以存活或使坏死范围缩小，对梗死后心肌重塑有利，改善预后，其余几种治疗也可采用，但不是首选最重要的治疗。

6．【答案】E　7．【答案】A
【解析】属于微血管血栓的是血栓性血小板减少性紫癜；属于静脉血栓栓塞的是肺栓塞。而心肌梗死、脑栓塞和脾栓塞均属于动脉血栓栓塞。

8．【答案】ABCD
【解析】动脉血栓多见于冠状动脉、脑动脉、肠系膜动脉和肢体动脉等。

9．【答案】ABC
【解析】溶栓治疗是血栓性疾病的重要治疗方法。溶栓疗法的检测指标有：①血纤维蛋白原，维持在 1.2～1.5 g/L 水平；②血 FDP 检测，其在 400～600 mg/L 为宜；③ APTT 和 TT 均为正常对照的 1.5～2.5 倍。而血小板不属于溶栓疗法的检测指标。

十九、输血和输血反应

【A1 型题】

1. 有关输血的程序，不正确的是
   A．申请输血主要由医护人员完成
   B．输血前应签署《输血治疗同意书》
   C．由地方血站采血、供血
   D．由血库配血
   E．由血库做输血后评价
2. 保证输血血液安全的前提和基础是
   A．无偿献血
   B．血液检测
   C．成分输血
   D．自身输血
   E．避免不必要的输血
3. 引起急性输血相关性溶血性反应的最常见原因是
   A．输全血而非红细胞
   B．次要血型鉴定不当
   C．血液保存不当
   D．主要血型鉴别不当
   E．输入库存血
4. 下列提示为急性输血相关性溶血反应的是
   A．高热、寒战、腰背痛

B．出现荨麻疹
C．喉头水肿
D．突然出现喘鸣
E．严重贫血

5．血型不合输血后，患者出现严重溶血反应，实验室检查的最重要依据是
A．含铁血黄素尿
B．血尿
C．血红蛋白尿
D．网织红细胞增高
E．尿胆原（+）

6．准备进行骨髓移植的患者需要输血改善贫血症状，首选的血液制品是
A．全血
B．红细胞悬液
C．少白细胞的红细胞
D．洗涤红细胞
E．浓缩红细胞

【A2 型题】

7．男性，32岁。因1年来再生障碍性贫血曾多次输注红细胞，1天前再次因贫血加重入院，今日输注悬浮红细胞400 ml，输注到1小时出现发热、寒战，体温高达39℃，停止输血及应用退热药后逐渐好转。该患者最可能发生的输血反应是
A．非溶血性发热反应
B．急性输血相关性溶血性输血反应
C．迟发性输血相关性溶血性输血反应
D．过敏性输血反应
E．细菌污染反应

【A3/A4 型题】

男性，28岁。因患再生障碍性贫血2年，曾多次输注红细胞，3天前再次因贫血加重入院，今日输注悬浮红细胞200 ml，输注到5分钟时，突然高热、寒战、腰背痛，并出现酱油色尿，测血压75/40 mmHg。

8．该患者最可能发生的输血反应是
A．非溶血性发热反应
B．急性输血相关性溶血性输血反应
C．迟发性输血相关性溶血性输血反应
D．过敏性输血反应
E．细菌污染反应

9．紧急处理中不恰当的是
A．减慢输血速度
B．应用大剂量糖皮质激素
C．碱化尿液
D．纠正低血压
E．防治肾衰竭

【B1 型题】

A．急性溶血性输血反应
B．迟发性溶血性输血反应
C．发热性输血反应
D．过敏性输血反应
E．输血后紫癜

10．由主要血型抗原不相容引起的输血反应是
11．由次要血型抗原不相容引起的输血反应是
12．常因对供者白细胞的敏感性引起的输血反应是

【X 型题】

13．引起急性输血相关性溶血性反应的可能原因有
A．供、受血者血型不合
B．血液保存、运输或处理不当
C．受血者患溶血性疾病
D．产生同种白细胞和（或）血小板抗体

答案及解析

1．【答案】E
【解析】有关输血程序规定申请输血主要由医护人员完成，输血前应签署《输血治疗同意书》，由地方血站采血、供血，由血库配血。有关输血后评价，输血结束后，护士应认真检查受血者静脉穿刺部位有无血肿或渗血，并作相应处理，应将输血有关化验单存入病历，主管医师要对输血疗效作出评价，还要防止可能出现的迟发性溶血性输血反应。所以答案是 E。

2．【答案】A

【解析】保证输血血液安全的前提和基础是无偿献血，因为职业卖血者常有因吸毒等导致的性病（梅毒和艾滋病）和一些传染病，由于有窗口期，在一段时间内（即虽被感染但尚未产生抗体）通过目前只检测抗体的方法，不能发现早期带病毒者，这样的人作为供血者则很危险，只有无偿献血才能最大限度地保证健康人群献血。所以输血法特别强调无偿献血。其他备选答案的方法也有用，但不是前提和基础。

3．【答案】D

【解析】输血后的溶血性不良反应包括急性输血相关性溶血反应和慢性输血相关性溶血反应。引起急性输血相关性溶血性反应的最常见原因是主要血型鉴别不当，输血开始后患者在数分钟至数小时内发生溶血反应。而次要血型鉴定不当、血液保存不当和输入库存血也可引起溶血反应，但可能不均是急性的；输全血而非红细胞时不一定会引起溶血。

4.【答案】A

【解析】急性输血相关性溶血反应是指输血开始后患者在数分钟至数小时内发生的溶血反应。急性输血相关性溶血反应的临床表现是高热、寒战、腰背痛、心悸、气短、血红蛋白尿甚至无尿、急性肾衰竭和DIC表现等。而出现荨麻疹、喉头水肿、突然出现喘鸣（支气管痉挛）均提示输血过敏反应；严重贫血不是急性输血相关性溶血反应的即刻表现。

5.【答案】C

【解析】血型不合输血后，患者出现严重溶血反应，产生严重的血管内溶血，大量游离血红蛋白通过肾脏滤出形成血红蛋白尿，所以实验室检查的重要依据是血红蛋白尿，不是血尿。其他3个备选答案也是依据，但不如血红蛋白尿重要。

6.【答案】C

【解析】准备进行骨髓移植的患者需要输血改善贫血症状，肯定选用红细胞成分输注，不应该用全血，红细胞成分中首选少白细胞的红细胞，因为白细胞上有HLA抗原，而且人与人之间基本上是不同的，输后可引起免疫而影响移植。红细胞悬液和浓缩红细胞制品中均有大量白细胞，洗涤红细胞是经生理盐水洗涤过的红细胞，也就是去血浆的红细胞，也含有一定量的白细胞，故均不宜首选。

7.【答案】A

【解析】该青年男性患者因患再生障碍性贫血曾多次输注红细胞，今日输注悬浮红细胞到1小时出现发热、寒战，停止输血及应用退热药后逐渐好转，最可能发生的输血反应是非溶血性发热反应。

8.【答案】B   9.【答案】A

【解析】该青年男性患者因患再生障碍性贫血曾多次输注红细胞，今日输注悬浮红细胞到5分钟时，突然高热、寒战、腰背痛，并出现酱油色尿，测血压75/40mmHg，支持该患者最可能发生的输血反应是急性输血相关性溶血性输血反应。紧急处理是立即终止输血，绝对不是减慢输血速度，要应用大剂量糖皮质激素、碱化尿液、利尿、保证血容量和水、电解质平衡、纠正低血压、防治肾衰竭和DIC，必要时进行透析等。

10.【答案】A   11.【答案】B   12.【答案】C

【解析】输血不良反应是指在输血过程中或之后，受血者发生了与输血相关的新的异常表现或疾病，包括溶血性和非溶血性两大类。由主要血型抗原不相容引起的输血反应是急性溶血性输血反应；由次要血型抗原不相容引起的输血反应是迟发性溶血性输血反应；常因对供者白细胞的敏感性引起的输血反应是发热性输血反应。

13.【答案】ABC

【解析】急性输血相关性溶血性输血反应是一种严重输血后的溶血性不良反应。其可能原因有：①供、受血者血型不合；②血液保存、运输或处理不当；③受血者患溶血性疾病。而产生同种白细胞和（或）血小板抗体是非溶血性发热反应的原因。

二十、造血干细胞移植

【A1型题】

1. 确定供者造血干细胞在受者体内植活的证据为
   A．中性粒细胞大于 $0.5 \times 10^9/L$
   B．血小板大于 $20 \times 10^9/L$
   C．骨髓形态学增生活跃
   D．供者红细胞血型转化
   E．不需要输血支持

*2. 下列关于急性白血病骨髓移植治疗的叙述，正确的是
   A．自体骨髓移植应在第一次缓解期进行
   B．异基因骨髓移植应在第二次缓解期进行
   C．异基因骨髓移植患者的年龄应控制在40岁以内
   D．从完全缓解到自体骨髓移植的时间间隔以6个月内为佳
   E．自体外周血干细胞移植较自体骨髓移植的造血功能恢复慢
   （67/2004）

3. 关于移植物抗宿主病（GVHD）的叙述，正确的是
   A．异基因移植供受者之间HLA完全相合就不会发生GVHD
   B．产生GVHD的风险因素包括供受者之间的血型不合
   C．自体移植和同基因移植无GVHD
   D．一旦出现GVHD均应予以积极治疗
   E．膦甲酸钠可以用于治疗GVHD

【A2 型题】

4. 男性，23岁。因患急性淋巴细胞白血病行异基因造血干细胞移植治疗，供者是半相合的哥哥，预处理和移植过程顺利。移植后40天患者四肢皮肤出现斑丘疹伴厌食、腹泻。化验血总胆红素96 μmol/L，直接胆红素65.2 μmol/L，尿胆红素阳性。该患者最可能的诊断是
   A．急性移植物抗宿主病（GVHD）
   B．慢性移植物抗宿主病（GVHD）
   C．急性肠炎
   D．急性黄疸性肝炎
   E．湿疹

【B1 型题】

A．单纯疱疹病毒感染
B．EBV 感染
C．HIV 感染
D．CMV 感染
E．HHV-6 感染

5. 移植后最常见的病毒感染是
6. 移植后最严重的病毒感染是

A．皮肤（+），肝（0），消化道（0）
B．皮肤（+~++），肝（0），消化道（0）
C．皮肤（+~+++），肝（+），消化道（+）
D．皮肤（++~+++），肝（++~+++），消化道（++~+++）
E．皮肤（++~++++），肝（++~++++），消化道（++~++++）

急性移植物抗宿主病（GVHD）：
7. 临床分级（度）为Ⅰ（轻）的是
8. 临床分级（度）为Ⅱ（中）的是
9. 临床分级（度）为Ⅲ（重）的是
10. 临床分级（度）为Ⅳ（极重）的是

【X 型题】

11. 异基因造血干细胞移植的非恶性病的适应证有
    A．50岁以内的重型再生障碍性贫血
    B．阵发性睡眠性血红蛋白尿症
    C．重型珠蛋白生成障碍性贫血
    D．Fanconi 贫血

12. 确定供者造血干细胞在受者体内植活的证据有
    A．出现 GVHD
    B．供、受者间性别转换
    C．供者 HLA 转化
    D．供者红细胞血型转化

答案及解析

1．【答案】D
【解析】GVHD的出现是临床植活证据，另可根据供、受者间性别，供者红细胞血型和HLA的不同，分别通过细胞学和分子遗传学（FISH技术）方法、红细胞及白细胞抗原转化的实验方法取得植活的实验室证据。所以确定供者造血干细胞在受者体内植活的证据为供者红细胞血型转化。

2．【答案】A
【解析】骨髓移植是治疗急性白血病的重要方法，自体骨髓移植在第一次缓解期进行效果较好，从完全缓解到自体骨髓移植的时间间隔以6个月以上为佳；而且自体外周血干细胞移植的造血功能恢复较自体骨髓移植快。异基因骨髓移植除儿童标危组急性淋巴细胞白血病化疗效果较好，不必在第一次缓解期进行外，均应在第一次缓解期进行，异基因骨髓移植患者的年龄宜控制在50岁以内，随着移植水平的提高，移植年龄还有提高。

3．【答案】C
【解析】GVHD是异基因造血干细胞移植后特有的并发症，所以自体移植和同基因移植无GVHD。而异基因移植即使供、受者之间HLA完全相合，还存在次要组织相容性抗原不相合的情况，仍有30%的机会发生严重GVHD，不是就不会发生GVHD；产生GVHD的风险因素不包括供受者之间的血型不合；一般Ⅰ度GVHD不需全身治疗；膦甲酸钠是用于病毒性感染的治疗，不是针对GVHD的治疗。

4．【答案】A
【解析】该青年男性患者因患急性淋巴细胞白血病行异基因造血干细胞移植治疗，过程顺利，移植后40天患者四肢皮肤出现斑丘疹伴厌食、腹泻，化验血胆红素明显增高（总胆红素96 μmol/L，直接胆红素65.2 μmol/L），尿胆红素阳性，属于肝性黄疸。该患者在移植后100天内出现皮肤、消化道和肝脏病变，所以最可能的诊断是急性移植物抗宿主病（GVHD）。从时间看肯定不是慢性移植物抗宿主病（GVHD）；病史和实验室检查结果均不支持其他诊断。

5．【答案】A   6．【答案】D
【解析】移植后最常见的病毒感染是单纯疱疹病毒

感染，而 EBV 和 HHV-6 感染也不少见；移植后最严重的病毒感染是 CMV 感染。而 HIV 感染基本上与移植无关。

7. 【答案】B   8. 【答案】C   9. 【答案】D
10. 【答案】E
    【解析】这是四道记忆型试题。
11. 【答案】ABCD
    【解析】异基因造血干细胞移植的非恶性病的适应证：①50 岁以内的重型再生障碍性贫血；②阵发性睡眠性血红蛋白尿症，尤其是合并再生障碍性贫血特征者；③其他疾病：异基因造血干细胞移植可治疗先天性造血干细胞疾病和酶缺乏所致的代谢性疾病，如 Fanconi 贫血、镰状细胞贫血、重型珠蛋白生成障碍性贫血、重型联合免疫缺陷病等。
12. 【答案】ABCD
    【解析】GVHD 的出现是临床植活证据；另可根据供、受者间性别，供者红细胞血型和 HLA 的不同，分别通过细胞学和分子遗传学（FISH 技术）方法、红细胞及白细胞抗原转化的实验方法取得植活的实验室证据。

第六篇 内分泌和代谢性疾病

一、总 论

【A1 型题】

1. 属于类固醇激素的是
   A. 甲状腺素
   B. 肾上腺素
   C. 雄性激素
   D. 去甲肾上腺素
   E. 胰岛素
2. 属于氨基酸类激素的是
   A. 肾上腺素
   B. 甲状腺素
   C. 多巴胺
   D. 5-羟色胺
   E. 褪黑素
3. 属于肽类激素的是
   A. 肾上腺素
   B. 甲状腺素
   C. 多巴胺
   D. 5-羟色胺
   E. 胰岛素
4. 在内分泌疾病诊断的辅助检查中，用于定位诊断的检查是
   A. 兴奋试验
   B. 自身抗体检测
   C. 染色体检查
   D. 激素血液浓度测定
   E. 放射性核素检查
5. 通过细胞内受体起作用的激素是
   A. 糖皮质激素
   B. 生长激素
   C. 促肾上腺皮质激素
   D. 甲状旁腺素
   E. 肾上腺素
6. 具有内分泌功能的组织或器官是
   A. 汗腺
   B. 泪腺
   C. 前庭大腺
   D. 肾
   E. 肝
7. 下列关于内分泌疾病治疗的叙述，正确的是
   A. 凡激素水平低者，均须替代治疗
   B. 功能亢进腺体最好手术切除后合并放射治疗
   C. 为了维持血药浓度，替代治疗药物应每日3~4次服用
   D. 替代治疗是补充生理需要量的激素
   E. 症状改善后，激素再维持治疗半年，即可停药
8. 下列关于内分泌疾病治疗的叙述，正确的是
   A. 凡激素水平低者，均需外源性补充治疗
   B. 有些替代治疗是依反馈原理设计
   C. 功能亢进腺体最好手术完全切除
   D. 症状改善后，激素再维持治疗半年，即可停药
   E. 为了维持血药浓度，替代治疗药物应每日服用2~3次

【B1 型题】

A. 肾上腺素
B. 甲状腺素
C. 多巴胺
D. 5-羟色胺
E. 胰岛素

9. 属于肽类激素的是
10. 属于氨基酸类激素的是

A. 胰岛素
B. 胰高血糖素
C. 胃泌素
D. 血管活性肠肽
E. 5-羟色胺

11. 胰岛 β 细胞分泌的物质是
12. 胰岛 G 细胞分泌的物质是

A. 胰岛素
B. 甲状腺激素
C. 促甲状腺激素
D. 促皮质素
E. 促卵泡素

13. 通过与细胞核受体结合而发挥作用的激素是
14. 通过结合受体酪氨酸激酶发挥作用的激素是

  A. 高渗盐水试验
  B. 水利尿试验
  C. 螺内酯试验
  D. 饥饿试验
  E. 酚妥拉明试验

*15. 诊断胰岛素瘤有意义的试验是 （107,108/1998）
*16. 鉴别原发性醛固酮增多症与失钾性肾病的试验是

【X 型题】

*17. 内分泌系统的反馈调节中，作为靶腺的有
  A. 甲状腺
  B. 胰腺
  C. 性腺
  D. 肾上腺 （174/2008）

*18. 在内分泌系统疾病中，属于由内分泌腺破坏而导致功能减低的疾病有
  A. 1 型糖尿病
  B. 桥本甲状腺炎
  C. Addison 病
  D. 原发性垂体性侏儒症 （159/2018）

*19. 下列治疗措施中，易引起低钾血症的有
  A. 糖尿病酮症酸中毒大量补碱
  B. 糖尿病酮症酸中毒使用大剂量胰岛素
  C. Graves 眼病采用大剂量糖皮质激素冲击治疗
  D. 糖尿病高血糖使用大剂量双胍类药物 （159/2017）

*20. 下列选项中，可引起肥胖的疾病有
  A. 原发性肾上腺皮质功能减退症
  B. 下丘脑综合征
  C. 胰岛素瘤
  D. 多囊卵巢综合征 （145/2007）

答案及解析

1. 【答案】C
【解析】内分泌激素根据其化学结构的不同分为四类：肽类激素、氨基酸类激素、胺类激素和类固醇激素。属于类固醇的激素是雄性激素。属于肽类激素的是胰岛素。肾上腺素、去甲肾上腺素属于胺类激素；甲状腺素属于氨基酸类激素。

2. 【答案】B
【解析】甲状腺素属于氨基酸类激素。而肾上腺素、多巴胺、5-羟色胺和褪黑素均属于胺类激素。

3. 【答案】E
【解析】属于肽类激素的是胰岛素。肾上腺素、多巴胺、5-羟色胺属于胺类激素；甲状腺素属于氨基酸类激素。

4. 【答案】E
【解析】内分泌肿瘤细胞摄取放射性核素标记的特定物质，定位肿瘤的存在，所以放射性核素检查是用于定位诊断的一种检查。而兴奋试验、激素血液浓度测定是用于功能诊断；自身抗体检测和染色体检查一般是用于病因诊断。

5. 【答案】A
【解析】根据内分泌激素受体所在部位不同，可将内分泌激素的作用机制分为两大类，即通过细胞内受体起作用的激素和通过细胞膜受体起作用的激素。糖皮质激素是通过细胞内受体起作用的激素。而生长激素、促肾上腺皮质激素、甲状旁腺素和肾上腺素均是通过细胞膜受体起作用的激素。

6. 【答案】D
【解析】所列组织或器官中，只有肾是具有内分泌功能的组织或器官，例如可分泌肾素、促红细胞生成素、前列腺素等。其他均无内分泌功能。

7. 【答案】D
【解析】内分泌疾病治疗包括内分泌功能亢进的治疗和内分泌功能减退的治疗。内分泌功能减退者需要替代治疗，是补充生理需要量的激素，不需要每日 3~4 次服用替代治疗药物，但也不是凡激素水平低者，均须替代治疗，不过若用替代治疗，则症状改善后，不可停药。内分泌功能亢进的治疗不一定均手术切除后合并放射治疗，也可以药物治疗。

8. 【答案】B
【解析】内分泌系统的反馈调节典型表现为下丘脑-垂体-靶腺轴的调节，其中兴奋作用者为正反馈调节，抑制者为负反馈调节。除了上级腺体对下级腺体的正反馈调节，下级腺体对上级腺体的负反馈调节对维持内分泌腺体的平衡起到了很重要的作用，因此内分泌疾病的治疗中有些替代治疗是依反馈原理设计。所以答案是 B。其余关于内分泌疾病治疗的叙述均不正确。

9. 【答案】E   10. 【答案】B
【解析】属于肽类激素的是胰岛素，而甲状腺素属于氨基酸类激素。肾上腺素、多巴胺、5-羟色胺属于胺类激素。

11. 【答案】A   12. 【答案】C
【解析】胰岛 β 细胞分泌的物质是胰岛素。胰岛

G细胞分泌的物质是胃泌素。胰高血糖素是由胰岛α细胞分泌。血管活性肠肽、5-羟色胺由多部位分泌。

13.【答案】B　14.【答案】A

【解析】内分泌腺体产生多种不同的激素，其作用机制是不同的。通过与细胞核受体结合而发挥作用的激素是甲状腺激素；通过结合受体酪氨酸激酶发挥作用的激素是胰岛素。

15.【答案】D　16.【答案】C

【解析】胰岛素瘤患者几乎全部在禁食后24~36小时内出现低血糖和胰岛素分泌过多的证据而得以诊断，因此饥饿试验是诊断胰岛素瘤有意义的试验。螺内酯试验有助于证实低血钾和高血压是由于醛固酮过多所致，而失钾性肾病对螺内酯无反应，因此螺内酯试验是鉴别原发性醛固酮增多症与失钾性肾病的试验。

17.【答案】ACD

【解析】下丘脑、垂体与靶腺之间存在内分泌系统反馈调节，以维持三者之间的动态平衡，其中的靶腺是指甲状腺、性腺和肾上腺，而胰腺不受下丘脑和垂体的反馈调节。

18.【答案】ABC

【解析】因自身免疫等因素导致的腺体破坏是多种内分泌腺体发生功能减退的常见原因，例如，自身免疫性胰岛炎引起的1型糖尿病，自身免疫性甲状腺炎（桥本甲状腺炎）和肾上腺自身免疫引起的Addison病，结核破坏肾上腺也是Addison病的常见原因。垂体性侏儒症虽然是垂体生长激素分泌不足所致，但腺垂体本身并没有被破坏。

19.【答案】ABC

【解析】糖尿病酮症酸中毒时钾转移到细胞外，大量补碱后钾向细胞内转移，引起转移性低血钾。糖尿病酮症酸中毒使用大剂量胰岛素时葡萄糖进入细胞内合成糖原，该过程伴随着细胞外钾进入细胞内，可引起转移性低血钾。糖皮质激素也具有较弱的盐皮质激素作用，即保钠排钾作用，大量糖皮质激素可促进钾从肾排泄。另外，Graves病本身也可伴发低钾性麻痹，也属于转移性低血钾。糖尿病高血糖使用大剂量双胍类药物则不会引起低钾血症。

20.【答案】BCD

【解析】肥胖是内分泌系统疾病的常见症状和体征，引起肥胖的疾病有皮质醇增多症、下丘脑综合征、胰岛素瘤、多囊卵巢综合征、甲状腺功能减退症和单纯性肥胖等。

二、下丘脑疾病

【A1型题】

1. 关于下丘脑的叙述，不正确的是
   A．下丘脑是人体的神经-内分泌高级调节中枢和转换站
   B．下丘脑既能传导兴奋又能分泌激素
   C．下丘脑可合成和分泌生长抑素、GHRH、CRH、THE、GnRH等
   D．下丘脑分为前区和后区两个区
   E．下丘脑综合征往往病情进展较慢、病情较轻
2. 属于下丘脑激素的是
   A．生长抑素
   B．生长激素
   C．促甲状腺激素
   D．促卵泡素
   E．黄体生成素
3. 下丘脑释放激素可不引起释放的垂体激素是
   A．ACTH
   B．黄体生成素
   C．促卵泡激素
   D．甲状腺刺激素
   E．催乳素

【B1型题】

A．肢端肥大症或巨人症
B．下丘脑性甲状腺功能亢进症
C．闭经-乳溢综合征
D．Cushing病
E．性早熟

4. 下丘脑GHRH分泌亢进可引起
5. 下丘脑TRH分泌过多可引起
6. 下丘脑PRL分泌过多可引起

【X型题】

7. 属于按病因分类的下丘脑疾病有
   A．炎症性下丘脑疾病
   B．肿瘤性下丘脑疾病
   C．血管损伤性下丘脑疾病
   D．体温调节障碍型下丘脑疾病
8. 属于按功能分类的下丘脑疾病有
   A．自主神经-血管型下丘脑疾病
   B．自主神经-内脏型下丘脑疾病
   C．神经-内分泌代谢型下丘脑疾病
   D．放疗引起的下丘脑疾病

答案及解析

1. 【答案】D
   【解析】下丘脑是人体的神经-内分泌高级调节中枢和转换站；既能传导兴奋又能分泌激素，可合成和分泌生长抑素、GHRH、CRH、THE、GnRH 等激素；下丘脑分为前区（或视上区）、中区（或结节区、灰结节）和后区（或乳头区）3 个区；由于下丘脑疾病的主要临床表现是下丘脑功能异常及轻微的神经精神症状，故称为下丘脑综合征，其病情往往进展较慢、病情较轻。所以答案是 D。

2. 【答案】A
   【解析】属于下丘脑激素的是生长抑素。其他几种激素如生长激素、促甲状腺激素、促卵泡素和黄体生成素均属于垂体激素。

3. 【答案】E
   【解析】下丘脑能够释放促甲状腺激素释放激素，促进甲状腺刺激素的释放；能够分泌促性腺激素释放激素，从而促进促卵泡激素和黄体生成素的释放；还能够分泌促肾上腺皮质素释放激素，促进 ACTH 的释放。能够分泌催乳素释放抑制因子，抑制催乳素的释放。因此答案是 E。

4. 【答案】A 5. 【答案】B 6. 【答案】C

   【解析】下丘脑分泌多种激素，其异常均有重要的临床意义，下丘脑 GHRH 分泌亢进可引起肢端肥大症或巨人症；下丘脑 TRH 分泌过多可引起下丘脑性甲状腺功能亢进症；下丘脑 PRL 分泌过多可引起闭经-乳溢综合征。

7. 【答案】ABC
   【解析】下丘脑疾病可按病因和功能分类。按病因分类一般分为炎症性下丘脑疾病、颅脑外伤性下丘脑疾病、肿瘤性下丘脑疾病、血管损伤性下丘脑疾病、垂体切除/垂体柄离断后下丘脑疾病和放疗引起的下丘脑疾病。而体温调节障碍型下丘脑疾病是属于按功能分类的下丘脑疾病。

8. 【答案】ABC
   【解析】下丘脑疾病按功能分类一般分为 8 类：①神经-内分泌代谢型下丘脑疾病；②自主神经-血管型和自主神经-内脏型下丘脑疾病；③体温调节障碍型下丘脑疾病；④睡眠障碍型下丘脑疾病；⑤假神经症/精神病样下丘脑疾病；⑥癫痫（间脑癫痫）型下丘脑疾病；⑦神经营养障碍型下丘脑疾病；⑧神经肌肉型下丘脑疾病。而放疗引起的下丘脑疾病是属于按病因分类的下丘脑疾病。

三、垂体瘤

【A1 型题】

1. 关于垂体瘤的叙述，正确的是
   A．催乳素（PRL）瘤是最常见的垂体瘤
   B．PRL 瘤的首选治疗为药物治疗
   C．大多数生长激素（GH）瘤首选手术治疗
   D．垂体瘤的直径<5 mm 为小腺瘤
   E．常规染色可将垂体瘤分为嗜碱、嗜酸、嫌色细胞瘤或混合性腺瘤 4 种

2. 最常见的垂体瘤是
   A．催乳素瘤
   B．促甲状腺激素瘤
   C．生长激素瘤
   D．促肾上腺皮质激素瘤
   E．促卵泡激素瘤

【A2 型题】

3. 女性，45 岁。闭经伴溢乳半年。CT 示蝶鞍可疑病变。下列血液检查结果对确诊最有意义的是
   A．生长激素 10 μg/L
   B．泌乳素 350 μg/L
   C．促甲状腺激素 20 mU/L
   D．促卵泡激素 10 μg/L
   E．促肾上腺皮质激素 200 ng/L

4. 女性，24 岁。1 年来闭经、乳房胀，TRH 兴奋试验无明显变化。最可能的诊断是
   A．早孕
   B．甲状腺功能亢进症
   C．垂体催乳素瘤
   D．结核病
   E．继发闭经

【A3/A4 型题】

女性，41 岁。闭经 1 年余，溢乳半年。曾予黄体酮治疗后出现月经，而停用黄体酮治疗后月经变稀少而闭经。

5. 该患者最可能的诊断是
   A. 催乳素瘤
   B. 多囊卵巢综合征
   C. 下丘脑性闭经
   D. 甲状腺功能亢进症
   E. 库欣综合征
6. 首选的治疗药物是
   A. 醋酸泼尼松
   B. 地塞米松
   C. 溴隐亭
   D. 甲状腺素
   E. 雌激素

【B1 型题】

A. 给予多巴胺受体激动剂
B. 给予生长抑素
C. 给予生物靶向药物

D. 手术治疗
E. 放射治疗

7. 催乳素（PRL）瘤首选的治疗是
8. 生长激素（GH）瘤首选的治疗是

【X 型题】

9. 垂体瘤患者肿瘤压迫引起的症状有
   A. 头痛
   B. 颅压增高表现（恶心、呕吐）
   C. 颞侧偏盲
   D. 停经、溢乳
10. 治疗催乳素瘤的药物有
    A. 醋酸泼尼松
    B. 卡麦角林
    C. 溴隐亭
    D. 喹高利特

答案及解析

1. 【答案】D
【解析】垂体瘤是一组起源于腺垂体、神经垂体及胚胎期颅咽管囊残余鳞状上皮的肿瘤。催乳素（PRL）瘤是最常见的垂体瘤，PRL 瘤的首选治疗为药物治疗，大多数生长激素（GH）瘤首选手术治疗，垂体瘤的直径＜10 mm 为小腺瘤，常规染色可将垂体瘤分为嗜碱、嗜酸、嫌色细胞瘤或混合性腺瘤 4 种。所以答案是 D。

2. 【答案】A
【解析】催乳素（PRL）瘤是最常见的垂体瘤。

3. 【答案】B
【解析】该中年女性患者闭经伴溢乳半年，CT 示蝶鞍可疑病变，最可能是催乳素瘤。所以对确诊最有意义的血液检查结果是泌乳素 350 μg/L，结合病史，一般泌乳素＞300 μg/L 可确定诊断。而其他激素的血液检查结果均高于正常，但与确诊催乳素瘤无关。

4. 【答案】C
【解析】该青年女性患者 1 年来闭经、乳房胀，TRH 兴奋试验无明显变化，最可能的诊断是垂体催乳素瘤。病史和实验室检查结果均不支持其余诊断。

5. 【答案】A 6. 【答案】C
【解析】该中年女性患者闭经伴溢乳，曾予黄体酮治疗后出现月经，而停用黄体酮治疗后月经变稀少而闭经，符合催乳素瘤的诊断。催乳素瘤患者首选的治疗药物是溴隐亭。

7. 【答案】A 8. 【答案】D
【解析】不同垂体瘤的首选治疗方法不同，催乳素（PRL）瘤首选的治疗是给予多巴胺受体激动剂；生长激素（GH）瘤首选的治疗是手术治疗。

9. 【答案】ABC
【解析】垂体瘤患者肿瘤压迫可引起的症状有头痛、颅压增高表现（恶心、呕吐）及视神经通路压迫症状颞侧偏盲等。而停经、溢乳是激素分泌过多引起的症状。

10. 【答案】BCD
【解析】催乳素瘤患者首选药物治疗，常用药物有溴隐亭、卡麦角林和喹高利特。而醋酸泼尼松是属于糖皮质激素，不是治疗催乳素瘤的药物。

四、肢端肥大症和巨人症

【A1 型题】

1. 关于肢端肥大症的叙述，不正确的是

A. 可有典型的外貌
B. 血中生长激素升高
C. 血磷值升高

D. 继发性高血糖对胰岛素治疗反应良好
E. 可有心脏增大和高血压

2. 肢端肥大症患者 GH 过多分泌的表现是
   A. 典型的外貌
   B. 头痛
   C. 视力障碍
   D. 垂体功能障碍
   E. 下丘脑功能障碍

3. 下列与肢端肥大症表现不符的是
   A. 颧骨高突
   B. 蝶鞍可扩大
   C. 可合并糖尿病
   D. 可出现视神经交叉受压症状
   E. 四肢尤其是下肢特别长

4. 早期诊断肢端肥大症的最可靠方法是
   A. GHRH 兴奋试验
   B. TRH 兴奋试验
   C. 多巴胺抑制试验
   D. 精氨酸抑制试验
   E. GH 抑制试验

5. 肢端肥大症患者 GH 瘤的一线治疗是
   A. 手术治疗
   B. 给予生长抑素
   C. 给予溴隐亭
   D. 给予培维索孟
   E. 放射治疗

【A2 型题】

6. 男性，45 岁。2 年来自觉手足逐渐增大，手指、足趾增宽，面容改变，颧骨高突、下颌增大前突。查体见面部、手足等部位皮肤变厚变粗。该患者最可能的诊断是
   A. 巨人症
   B. 肢端肥大症
   C. 皮肤骨膜肥厚症
   D. 家族性高身材
   E. 单纯性凸颌症

【A3/A4 型题】

女性，40 岁。1 年多来自觉手足逐渐增大，手指、足趾增宽，面容改变，颧骨高突、下颌增大前突。查体见面部、手足等部位皮肤变厚变粗。

7. 对该患者确诊最有价值的检查是
   A. 血清 GH 测定
   B. GH 抑制试验
   C. 血 IGF-1 浓度测定
   D. 血 PRL 测定
   E. 血 FSH 测定

8. [假设信息] 该患者 GH 抑制试验结果是口服葡萄糖耐量后 GH 未能被抑制至 <1 μg/L。该患者的诊断是
   A. 巨人症
   B. 妊娠面容
   C. 肢端肥大症
   D. 皮肤骨膜肥厚症
   E. 马方（Marfan）综合征

9. [假设信息] 该患者确诊为肢端肥大症，定位诊断首选的影像学检查是
   A. 颅骨 X 线片
   B. 垂体 MRI
   C. 垂体 CT
   D. 胸部 CT
   E. 腹部 CT

【B1 型题】

A. 胰岛细胞癌
B. 垂体 GH 瘤
C. Carney 综合征
D. McCune-Albright 综合征
E. 多发性内分泌腺肿瘤综合征

10. 肢端肥大症和巨人症的最主要病因是
11. 肢端肥大症和巨人症垂体外性病因是

【X 型题】

12. 肢端肥大症和巨人症的垂体外性病因有
    A. 胰岛细胞癌
    B. 下丘脑错构瘤
    C. 胰岛细胞瘤
    D. 支气管类癌

13. 肢端肥大症和巨人症患者垂体 GH 瘤手术治疗的并发症有
    A. 尿崩症
    B. 脑脊液鼻漏
    C. 脑膜炎
    D. 腺垂体功能减退

答案及解析

1. 【答案】D
   【解析】青春期后发病的 GH 瘤引起肢端肥大症，可有典型的外貌，血中生长激素升高、血磷值升高，可有心脏增大和高血压。但继发性高血糖因有胰岛素

抵抗，所以对胰岛素治疗反应不良。所以答案是D。

2.【答案】A
【解析】肢端肥大症患者GH过多分泌的表现是典型的外貌，即面容改变、颧骨高突、下颌增大前突，还有手指、足趾增宽及面部、手足等部位皮肤变厚变粗等。而头痛、视力障碍、垂体功能和下丘脑功能障碍是GH瘤压迫的表现。

3.【答案】E
【解析】GH瘤若发生在青春发育期之后、骨骼已愈合者，则表现为引起肢端肥大症，所以不会有四肢尤其是下肢特别长。可有典型的外貌，颧骨高突，蝶鞍可扩大，可合并糖尿病、可出现视神经交叉受压症状。

4.【答案】E
【解析】早期诊断肢端肥大症非常重要，最可靠方法是GH抑制试验，又称口服葡萄糖抑制试验，这是临床确诊肢端肥大症的"金标准"。GHRH兴奋试验、TRH兴奋试验、多巴胺抑制试验和精氨酸抑制试验对诊断肢端肥大症有一定价值，但均不如GH抑制试验。

5.【答案】A
【解析】目前推荐肢端肥大症患者GH瘤的一线治疗是手术治疗。而药物治疗（包括生长抑素类似物如生长抑素、多巴胺受体激动剂如溴隐亭和GH受体拮抗剂如培维索孟）和放射治疗只能是二线治疗。

6.【答案】B
【解析】该中年男性患者慢性病程，2年来自觉手足逐渐增大，手指、足趾增宽，面容改变，颧骨高突、下颌增大前突，查体见面部、手足等部位皮肤变厚变粗，这些都是肢端肥大症的特点。所以该患者最可能的诊断是肢端肥大症。虽然皮肤骨膜肥厚症与肢端肥大症表现相似，但其多见于青年男性，有家族聚集特点，血GH正常；临床特点均不支持其余诊断。

7.【答案】B　8.【答案】C　9.【答案】B
【解析】该中年女性患者病史和临床表现该符合肢端肥大症的特点。GH抑制试验是确诊肢端肥大症的"金标准"，若该患者的结果是口服葡萄糖耐量后GH未能被抑制至<1 μg/L，则可确诊为肢端肥大症。肢端肥大症定位诊断首选的影像学检查是垂体MRI，不仅能发现垂体腺瘤，更能显示与周围组织的关系，而且组织分辨率高，能显示肿瘤内出血、坏死和囊性变，因此常作为首选的影像学检查手段。颅骨X线片和垂体CT有用，但较差；胸部和腹部CT只是用于诊断或排除垂体外肿瘤。

10.【答案】B　11.【答案】A
【解析】肢端肥大症和巨人症的病因主要有垂体性和垂体外性。肢端肥大症和巨人症的最主要病因是垂体GH瘤；肢端肥大症和巨人症垂体外性病因是异位GH分泌瘤（如胰岛细胞癌）、GHRH分泌瘤（下丘脑错构瘤、胰岛细胞瘤、支气管类癌等）。而多发性内分泌腺肿瘤综合征、McCune-Albright综合征和Carney综合征为少见的垂体GH细胞增生或GH瘤疾病。

12.【答案】ABCD
【解析】肢端肥大症和巨人症的病因主要有垂体性和垂体外性。肢端肥大症和巨人症垂体外性病因有异位GH分泌瘤（如胰岛细胞癌）、GHRH分泌瘤（下丘脑错构瘤、胰岛细胞瘤、支气管类癌等）。

13.【答案】ABCD
【解析】肢端肥大症和巨人症患者垂体GH瘤的一线治疗是手术治疗。手术治疗的并发症有尿崩症、脑脊液鼻漏、脑膜炎和腺垂体功能减退等。

五、腺垂体功能减退症

【A1型题】

1．腺垂体功能减退症最常见的原因是
　A．希恩（Sheehan）综合征
　B．各种垂体肿瘤
　C．原发性空蝶鞍症
　D．糖尿病血管病变
　E．颅内感染后遗症

2．下列不属于Sheehan综合征临床表现的是
　A．内生殖器萎缩
　B．血压低
　C．产后乳汁缺少或缺如
　D．皮肤色素沉着
　E．闭经

3．下列不符合Sheehan综合征诊断的是
　A．血中T_3、T_4下降
　B．闭经，腋毛、阴毛脱落
　C．血中皮质醇下降
　D．常有产后大出血史
　E．视野狭窄

【A2型题】

4．男性，45岁。2个月来面部水肿、食欲缺乏、性腺功能减退。查体：面色苍白，体毛脱落。该患者最可能的诊断是
　A．甲状腺功能减退症

B. 肾上腺皮质功能减退症
C. 急性肾小球肾炎
D. 腺垂体功能减退症
E. 缺铁性贫血

【A3/A4 型题】

女性，28岁。因分娩时难产，发生大出血，经输血及产科大力抢救得以恢复。

5. 该患者可能会最早出现的临床表现是
   A. 内生殖器萎缩
   B. 血压低
   C. 产后乳汁缺少或缺如
   D. 皮肤色素减退
   E. 乳晕色素浅淡

6. 该患者激素替代治疗时，首先应用的是
   A. 甲状腺素
   B. 肾上腺皮质激素
   C. 性激素
   D. TSH
   E. ACTH

【B1 型题】

A. PRL
B. LH 和 FSH
C. TSH
D. ACTH
E. GH

7. 腺垂体功能减退症继发肾上腺皮质功能减退主要缺乏的激素是
8. 腺垂体功能减退症患者缺乏的激素中较为罕见是
9. 腺垂体功能减退症存在畏寒、乏力、表情呆滞的主要缺乏的激素是

【X 型题】

10. 引起腺垂体功能减退性危象（垂体危象）的诱因有
    A. 感染
    B. 呕吐、腹泻
    C. 手术、外伤
    D. 使用镇静安眠药

11. 腺垂体功能减退性危象（垂体危象）的表现有
    A. 高热
    B. 循环系统表现
    C. 消化系统表现
    D. 神经精神方面的表现

答案及解析

1. 【答案】B
【解析】腺垂体功能减退症是指腺垂体激素分泌减少，可以是单种激素减少，如生长激素（GH）、催乳素（PRL）缺乏或多种激素同时缺乏。最常见的原因是各种垂体肿瘤，肿瘤增大压迫正常垂体组织或垂体柄而使垂体相应激素分泌减少，引起腺垂体功能减退症。

2. 【答案】D
【解析】Sheehan 综合征是围生期女性因腺垂体缺血性坏死所致的腺垂体功能减退症，可有引起内分泌腺的功能减退，性腺功能减退可引起内生殖器萎缩、产后乳汁缺少或缺如和闭经等，肾上腺功能减退可有血压低，而由于 ACTH 缺乏，应该有皮肤色素减退、面色苍白、乳晕色素浅淡等。所以答案是 D。

3. 【答案】E
【解析】Sheehan 综合征是围生期女性因腺垂体缺血性坏死所致的腺垂体功能减退症，所以常有产后大出血史，而病因不是肿瘤，所以不会有视野狭窄。而可有内分泌腺功能减退的表现，如性腺功能减退可引起闭经，腋毛、阴毛脱落；甲状腺功能减退可有血中 T_3、T_4 下降；肾上腺功能减退可有血中皮质醇下降。

4. 【答案】D
【解析】该中年男性患者2个月来面部水肿、食欲缺乏、性腺功能减退，查体见面色苍白，体毛脱落，提示有内分泌腺功能减退。所以该患者最可能的诊断是腺垂体功能减退症。病史和体征均不支持其余诊断。

5. 【答案】C 6. 【答案】B
【解析】该青年女性患者急性病程，因分娩时难产，发生大出血，经输血及产科大力抢救得以恢复，该患者会产生腺垂体缺血坏死，引起腺垂体功能减退症，所以该患者可能会最早出现的临床表现是产后乳汁缺少或缺如，而其他表现会较晚出现。腺垂体功能减退症的治疗主要是激素替代治疗，由于腺垂体功能减退症中的肾上腺功能减退若不及时治疗，会引起肾上腺皮质危象，所以首先应用的是肾上腺皮质激素。而其他则视病情而定。

7. 【答案】D 8. 【答案】A 9. 【答案】C
【解析】腺垂体功能减退症存在腺垂体激素分泌缺陷。腺垂体功能减退症继发肾上腺皮质功能减退主要缺乏的激素是 ACTH；腺垂体功能减退症患者缺乏的激素中较为罕见是 PRL；腺垂体功能减退症存在畏

寒、乏力、表情呆滞主要缺乏的激素是 TSH。
10.【答案】ABCD
【解析】在腺垂体功能减退症基础上，各种应激如感染、败血症、呕吐、腹泻、失水、饥饿、寒冷、急性心肌梗死、脑血管意外、手术、外伤、麻醉及用镇静药、催眠药、降糖药等均可诱发垂体危象。

11.【答案】ABCD
【解析】在腺垂体功能减退症基础上，多种应激可诱发垂体危象。其表现有高热和循环系统、消化系统、神经精神方面的表现，如循环衰竭、休克、恶心、呕吐、头痛、神志不清、谵妄、抽搐、昏迷等严重垂危表现。

六、生长激素缺乏性矮小症

【A1 型题】

1. 下列属于生长激素缺乏性侏儒特征性表现的是
   A．生长速度缓慢，身材矮小
   B．智力障碍
   C．生长停滞
   D．身材比例异常
   E．身材矮小伴智力障碍
2. 生长激素不敏感综合征的最常见病因是
   A．GH 受体后信号转导障碍
   B．胰岛素样生长因子 -1（IGF-1）基因突变
   C．胰岛素样生长因子 -1（IGF-1）受体异常
   D．GH 受体基因突变（Laron 综合征）
   E．垂体瘤

【A2 型题】

3. 男童，11 岁。3 岁时家长发现自幼生长慢于其他儿童，最近与同班同学相比差异更大，身高 110 cm，体重 20 kg，智力良好。血 GH 激发试验兴奋后 GH 峰值为 3.5 μg/L，垂体 MRI 未见明显异常，染色体检查正常。最可能的诊断是
   A．呆小病
   B．Turner 综合征
   C．骨软骨发育不良
   D．生长激素缺乏性矮小症
   E．体质性生长发育延迟

【A3/A4 型题】

男童，12 岁。出生时正常，智力良好，家庭环境尚好，家长发现自幼生长慢于其他儿童，最近与同班同学相比差异更大。查体：身高 110 cm，体重 20 kg，心肺腹（-），双睾丸较同龄人小，声音细脆。

4. 这种异常最可能的疾病是
   A．甲状腺功能减退症
   B．21 羟化酶缺乏症
   C．性腺发育障碍
   D．生长激素缺乏性矮小症
   E．青春期延迟
5. 下列检查中最可能出现异常的是
   A．胰岛素低血糖 GH 激发试验
   B．视力、视野检查
   C．血清 GH 测定
   D．葡萄糖耐量试验
   E．生长激素测定

【B1 型题】

A．血 IGF-1 浓度降低
B．血 GH 浓度降低
C．染色体检查
D．测骨龄异常
E．GH 激发试验异常

6. 关于区分部分与完全性 GH 缺乏的最重要检查结果是
7. Laron 综合征的检查异常是

A．溴隐亭
B．赛庚啶
C．生长激素（GH）
D．醋酸可的松
E．胰岛素样生长因子 -1（IGF-1）

8. 特发性生长激素缺乏性矮小症治疗的最佳选用药物是
9. 生长激素不敏感综合征的最佳选用药物是

【X 型题】

10. 获得性（继发性）生长激素缺乏性矮小症的病因有
    A．颅咽管瘤
    B．垂体瘤
    C．脑膜炎
    D．放射损伤

答案及解析

1. 【答案】A

   【解析】生长激素缺乏性矮小症是指垂体生长激素缺乏或生长激素生物效应不足所致的躯体生长障碍，所以生长激素缺乏性侏儒特征性的表现是生长速度缓慢，身材矮小。其他表现均不是生长激素缺乏性侏儒的特征性表现。

2. 【答案】D

   【解析】生长激素不敏感综合征是由于靶细胞对GH不敏感而引起的矮小症，最常见病因是GH受体基因突变（Laron综合征）。少见原因有GH受体后信号转导障碍、胰岛素样生长因子-1（IGF-1）基因突变或IGF-1受体异常。而垂体瘤不是其病因。

3. 【答案】D

   【解析】该男童3岁时家长发现自幼生长慢于其他儿童，最近与同班同学相比差异更大，身高110 cm，体重20 kg，智力良好，结合血GH激发试验兴奋后GH峰值为3.5 μg/L（兴奋后GH峰值常低于5 μg/L，为完全性GH缺乏），垂体MRI未见明显异常，符合生长激素缺乏性矮小症的诊断。Turner综合征是先天性卵巢发育不全综合征，身材矮小，性器官发育不全，典型病例染色体核型为45,XO，该患者染色体检查正常则不支持；病史和实验室检查结果也不支持其余诊断。

4. 【答案】D 5. 【答案】A

   【解析】该男童出生时正常，智力良好，家庭环境尚好，但家长发现该男童自幼生长慢于其他儿童，最近与同班同学相比差异更大。查体发现矮小（身高110 cm，体重20 kg），双睾丸较同龄人小，声音细脆，这些都符合生长激素缺乏性矮小症。最可能出现异常的检查是胰岛素低血糖GH激发试验，测定随机血清GH浓度对诊断价值不大，GH激发试验兴奋后GH峰值常低于5 μg/L，为完全性GH缺乏，5~10 μg/L 为部分性GH缺乏。而其他均不是生长激素缺乏性矮小症的检查。

6. 【答案】E 7. 【答案】A

   【解析】生长激素缺乏性矮小症的检查对诊断有重要意义。关于区分部分与完全性GH缺乏的最重要检查结果是GH激发试验异常，激发试验兴奋后GH峰值低于5 μg/L，为完全性GH缺乏，5~10 μg/L 为部分性GH缺乏。Laron综合征是由于GH受体基因突变引起的一种矮小症，呈常染色体隐性遗传，血GH浓度正常或升高，血IGF-1浓度降低，所以Laron综合征的检查异常是血IGF-1浓度降低。

8. 【答案】C 9. 【答案】E

   【解析】特发性生长激素缺乏性矮小症是指垂体生长激素缺乏所致的躯体生长障碍，治疗的最佳选用药物是生长激素，效果显著；生长激素不敏感综合征是由于靶细胞对GH不敏感而引起的矮小症，最佳选用药物是胰岛素样生长因子-1。

10. 【答案】ABCD

    【解析】生长激素缺乏性矮小症的病因可分为特发性、获得性（继发性）和遗传性。获得性（继发性）生长激素缺乏性矮小症的病因有继发于下丘脑-垂体肿瘤，如颅咽管瘤、Rathke囊肿、生殖细胞肿瘤、垂体瘤、颅内感染（脑炎、脑膜炎）及肉芽肿病变、创伤、放射损伤等。

七、尿崩症

【A1型题】

1. 中枢性尿崩症常见的获得性（继发性）病因是
   A. 颅咽管瘤
   B. 脑膜炎
   C. 脑结核
   D. 脑梅毒
   E. Langerhans组织细胞增生症

2. 属于神经垂体疾病的是
   A. 巨人症
   B. 肢端肥大症
   C. 中枢性尿崩症
   D. 高泌乳素血症
   E. 泌乳素瘤

3. 尿渗透压降低常见的疾病是
   A. 中枢性尿崩症
   B. 甲状旁腺功能亢进症
   C. 甲状腺功能亢进症
   D. 糖尿病
   E. 原发性醛固酮增多症

4. 中枢性尿崩症患者控制多尿最适宜的药物是
   A. 垂体后叶素水剂
   B. 油剂鞣酸加压素（长效尿崩停）
   C. 去氨加压素（弥凝）
   D. 氢氯噻嗪
   E. 氯磺丙脲

【A2 型题】

5. 女性，32岁。多尿、烦渴、多饮1个月，每日尿量约 4000～5000 ml，尿比重 1.003，如限制饮水，尿比重可超过 1.010，烦渴，每日饮水量约 4000 ml。该患者最可能的诊断是
   A. 糖尿病
   B. 完全性中枢性尿崩症
   C. 部分性中枢性尿崩症
   D. 精神性多饮
   E. 肾性尿崩症

【A3/A4 型题】

女性，40岁。3个月前精神受刺激后开始睡眠差，常口渴难忍，夜间亦需大量饮水，每日饮水 4～5 暖壶，喜饮凉水。尿量明显增加，平均每小时排尿1次，夜间也需排尿5次以上，全天尿量达 9000 ml。患者自觉吞咽困难，几乎不能咽下干粮，只能进食带汤水的食物。发病以来精神差、烦躁、消瘦、心悸、哆嗦，近2周出现头痛。

6. 该患者最可能的诊断是
   A. 糖尿病
   B. 中枢性尿崩症
   C. 食管癌
   D. 神经官能症
   E. 甲状腺功能亢进症

7. 为明确病因，进一步应做的检查是
   A. 头颅 CT 或 MRI
   B. 血 GADAb
   C. 血 TRAb
   D. 血 T_3、T_4
   E. 血 TSH

8. [假设信息] 该患者入院后第2天受凉后发热，头痛加重，饮水量少，神志不清。查体：BP 90/60 mmHg，口唇干燥，皮肤弹性差，未见颈抵抗。此时应首先考虑的原因是
   A. 严重失水，高钠血症
   B. 糖尿病急性代谢并发症
   C. 感染中毒性休克
   D. 颅内压增高
   E. 脑卒中

男性，28岁。头颅为高空坠物砸伤昏迷，急诊手术治疗后患者清醒，但患者出现尿量增多，每日达 8000～10 000 ml，尿比重 1.002，烦渴，每日饮水量约 5000 ml。

9. 该患者最可能的诊断是
   A. 糖尿病
   B. 中枢性尿崩症
   C. 精神性多饮
   D. 急性肾衰竭
   E. 肾性尿崩症

10. 为明确诊断，需行的检查是
    A. OGTT
    B. 禁水-加压试验
    C. 头颅 CT
    D. 肾穿刺
    E. 双肾 CT

11. 选用的治疗是
    A. 应用胰岛素
    B. 透析治疗
    C. 去氨加压素（DDAVP）肌注
    D. 限制每日饮水量小于 1000 ml
    E. 应用脱水剂

【B1 型题】

A. 中枢性尿崩症
B. 肾性尿崩症
C. 妊娠性尿崩症
D. 原发性烦渴
E. 糖尿病

12. 多尿、烦渴、多饮患者禁水试验不能使尿渗透压明显增加，而注射加压素后尿量减少、尿渗透压较注射前增加 9% 以上的诊断是

13. 多尿、烦渴、多饮患者的肾脏对精氨酸加压素（AVP）不敏感，致肾小管重吸收水的功能障碍的诊断是

【X 型题】

14. 中枢性尿崩症常见的获得性（继发性）病因有
    A. 松果体瘤
    B. 第三脑室肿瘤
    C. 脑结核
    D. Langerhans 组织细胞增生症

15. 尿崩症的主要表现有
    A. 多尿
    B. 烦渴
    C. 多饮
    D. 多食

16. 中枢性尿崩症的激素替代治疗有
    A. 口服醋酸加压素片
    B. 肌内注射鞣酸加压素注射液
    C. 皮下注射垂体后叶素水剂
    D. 口服氢氯噻嗪

17. 可用于肾性尿崩症患者的药物有
    A. 垂体后叶素水剂
    B. 去氨加压素
    C. 氢氯噻嗪
    D. 氯磺丙脲

答案及解析

1. 【答案】A
【解析】中枢性尿崩症是由于多种原因影响了精氨酸加压素（AVP）合成、转运、储存及释放所致，可分为获得性（继发性）、遗传性和特发性。常见的获得性（继发性）病因是下丘脑神经垂体及附近部位的肿瘤如颅咽管瘤等；少见的有脑部感染性疾病（脑膜炎、结核、梅毒）、Langerhans组织细胞增生症或其他肉芽肿病变、血管病变等。

2. 【答案】C
【解析】中枢性尿崩症是由于神经垂体分泌的抗利尿激素（ADH）减少所致，中枢性尿崩症属于神经垂体的疾病，其余均属于腺垂体疾病。

3. 【答案】A
【解析】尿渗透压降低即低渗尿，是指排出的尿渗透压比血浆低，正常血浆的渗透压约为300 mOsm/L。各种原因引起的精氨酸加压素（又称抗利尿激素）分泌不足导致的多尿称中枢性尿崩症，尿渗透压常为50~200 mOsm/L，呈低渗尿。其他虽然也可有多尿，但均不是低渗尿。

4. 【答案】C
【解析】中枢性尿崩症患者控制多尿最适宜使用激素替代疗法，最适宜的药物是去氨加压素，其他药物也可以选用，但不是最适宜的药物。

5. 【答案】C
【解析】该青年女性患者多尿，每日尿量约4000~5000 ml，尿比重低（1.003）、烦渴、多饮（每日饮水量约4000 ml），符合中枢性尿崩症诊断，结合患者尿量不是太多，限制饮水后，尿比重可超过1.010，所以诊断为部分性中枢性尿崩症，部分性中枢性尿崩症患者24小时尿仅2500~5000 ml，如限制饮水，尿比重可超过1.010，尿渗透压可超过血浆渗透压，可达290~600 mOsm/（kg·H_2O）。

6. 【答案】B 7. 【答案】A 8. 【答案】A
【解析】该中年女性患者于精神受刺激后口渴难忍，大量饮水（每日4~5暖壶），尿量明显增加，全天尿量达9000 ml，只能进食带汤水的食物，同时精神差、烦躁、消瘦、心悸、哆嗦，近2周出现头痛，这些均支持中枢性尿崩症。中枢性尿崩症的病因常是下丘脑－垂体区的占位性或浸润性病变，所以为明确病因，进一步应做的检查是头颅CT或MRI。假如患者入院后第2天受凉后发热，头痛加重，由于饮水量少，口唇干燥，皮肤弹性差，神志不清，此时应首先考虑严重失水，高钠血症。

9. 【答案】B 10. 【答案】B 11. 【答案】C
【解析】该青年男性患者头颅为高空坠物砸伤昏迷，急诊手术治疗后患者清醒，但患者出现尿量增多（每日达8000~10 000 ml）、尿比重低（1.002）、烦渴、多饮（每日饮水量约5000 ml），所以是典型的中枢性尿崩症，病史均不支持其余诊断。为明确诊断，需行的检查是禁水－加压试验，即禁水试验不能使尿渗透压明显增加，而注射加压素后尿量减少、尿渗透压较注射前增加9%以上；头颅CT只能确定有无垂体或附近的病变，可能对病因诊断有帮助，其余检查均为鉴别诊断。选用的治疗是DDAVP肌注；而胰岛素是用于治疗糖尿病，透析治疗是用于急性肾衰竭，该患者不能禁水和应用脱水剂。

12. 【答案】A 13. 【答案】B
【解析】多尿、烦渴、多饮患者禁水试验不能使尿渗透压明显增加，而注射加压素后尿量减少、尿渗透压较注射前增加9%以上即禁水－加压试验阳性者的诊断是中枢性尿崩症；多尿、烦渴、多饮患者的肾脏对精氨酸加压素（AVP）不敏感，致肾小管重吸收水的功能障碍的诊断是肾性尿崩症。

14. 【答案】AB
【解析】中枢性尿崩症是由于多种原因影响了精氨酸加压素（AVP）合成、转运、储存及释放所致，可分为获得性（继发性）、遗传性和特发性。常见的获得性（继发性）病因是下丘脑神经垂体及附近部位的肿瘤如颅咽管瘤、松果体瘤、第三脑室肿瘤、转移性肿瘤、白斑病等；少见的有脑部感染性疾病（脑膜炎、结核、梅毒）、Langerhans组织细胞增生症或其他肉芽肿病变、血管病变等。所以答案是AB。

15. 【答案】ABC
【解析】尿崩症的主要表现有多尿、烦渴、多饮而多食不是尿崩症的表现，常见于糖尿病和甲状腺功能亢进症等。

16.【答案】ABC

【解析】中枢性尿崩症常用激素替代治疗，激素的替代治疗有口服醋酸加压素片、肌内注射鞣酸加压素注射液、皮下注射垂体后叶素水剂。而口服氢氯噻嗪是其他抗利尿药物治疗。

17.【答案】CD

【解析】尿崩症包括肾性和中枢性尿崩症。肾性尿崩症是一种家族性X连锁隐性遗传性疾病，可用于肾性尿崩症患者药物有氢氯噻嗪、氯磺丙脲，而垂体后叶素水剂和去氨加压素是用于中枢性尿崩症的药物。

八、抗利尿激素分泌失调综合征

【A1型题】

1．关于抗利尿激素分泌失调综合征的特点，错误的是
  A．血清钠浓度减低
  B．尿钠降低
  C．血浆渗透压降低
  D．尿渗透压可高于血浆渗透压
  E．血尿素氮、肌酐浓度常降低

2．抗利尿激素分泌失调综合征引起低钠血症的最佳处理措施是
  A．静脉输注高钠溶液
  B．限制水的摄入
  C．利尿治疗
  D．应用糖皮质激素
  E．高钠饮食

【A2型题】

3．男性，35岁。恶性、呕吐、食欲减退1周，嗜睡、精神错乱1天。半个月前确诊为肺小细胞癌（燕麦细胞癌）。化验血电解质：血钠120 mmol/L，血钾3.8 mmol/L，血氯90 mmol/L，血肌酐低于正常。该患者除有肺小细胞癌外，最可能的诊断是
  A．糖尿病酮症酸中毒
  B．急性肾损伤
  C．抗利尿激素分泌失调综合征
  D．甲状腺功能减退症
  E．胃肠消化液丧失

【B1型题】

  A．肺小细胞癌
  B．慢性阻塞性肺疾病
  C．肺结核
  D．蛛网膜下腔出血
  E．氯磺丙脲

4．抗利尿激素分泌失调综合征的病因中，属于恶性肿瘤的是

5．抗利尿激素分泌失调综合征的病因中，属于中枢神经病变的是

【X型题】

6．属于抗利尿激素分泌失调综合征诊断依据的有
  A．血钠降低（常低于130 mmol/L）
  B．尿钠增高（常超过30 mmol/L）
  C．血浆渗透压降低（常低于275 mOsm/kg·H_2O）
  D．尿渗透压>100 mOsm/(kg·H_2O)，可高于血浆渗透压

7．抗利尿激素分泌失调综合征与脑性盐耗综合征的共同特点有
  A．低钠血症
  B．尿钠增高
  C．正常血容量
  D．可为颅内疾病所致

答案及解析

1.【答案】B

【解析】抗利尿激素分泌失调综合征是指内源性抗利尿激素（ADH，即精氨酸加压素AVP）分泌异常增多或作用增强，导致水潴留、尿排钠增多及稀释性低钠血症等临床表现的一组综合征。所以其特点是血清钠浓度减低、尿钠增高、血浆渗透压降低、尿渗透压可高于血浆渗透压和血尿素氮、肌酐浓度常降低。

2.【答案】B

【解析】抗利尿激素分泌失调综合征是指内源性抗利尿激素（ADH，即精氨酸加压素AVP）分泌异常增多或作用增强，导致水潴留、尿排钠增多及稀释性低钠血症等临床表现的一组综合征。抗利尿激素分泌失

调综合征引起低钠血症的最佳处理措施是限制水的摄入，一般轻中度患者可好转，只有严重患者伴有神志错乱、惊厥或昏迷时，可静脉输注 3% 氯化钠溶液。

3.【答案】C

【解析】该青年男性肺小细胞癌（燕麦细胞癌）患者恶心、呕吐、食欲减退、嗜睡、精神错乱，化验血电解质见血钠明显减低（120 mmol/L），血钾和血氯正常，血肌酐低于正常。肺小细胞癌是抗利尿激素分泌失调综合征的最多见病因，可合成并自主释放精氨酸加压素（AVP），所以综合考虑最可能的诊断是抗利尿激素分泌失调综合征。病史和实验室检查结果均不支持其余诊断。

4.【答案】A 5.【答案】D

【解析】抗利尿激素分泌失调综合征的病因有恶性肿瘤、肺部疾病、中枢神经病变和药物等。属于恶性肿瘤的是肺小细胞癌；属于中枢神经病变的是蛛网膜下腔出血。而慢性阻塞性肺疾病和肺结核是属于肺部疾病；氯磺丙脲是属于药物。

6.【答案】ABCD

【解析】抗利尿激素分泌失调综合征诊的断依据有：①血钠降低（常低于 130 mmol/L）；②尿钠增高（常超过 30 mmol/L）；③血浆渗透压降低（常低于 275 mOsm/(kg·H_2O)）；④尿渗透压 > 100 mOsm/(kg·H_2O)，可高于血浆渗透压；⑤正常血容量；⑥除外肾上腺皮质功能减低、甲状腺功能减退、利尿药使用等原因。

7.【答案】ABD

【解析】抗利尿激素分泌失调综合征和脑性盐耗综合征都可在颅内疾病过程中出现，共同临床表现有低钠血症和尿钠增高。但抗利尿激素分泌失调综合征是正常血容量，而脑性盐耗综合征是低血容量。

九、非毒性甲状腺肿

【A1 型题】

1. 有关弥漫性非毒性甲状腺肿的叙述，不正确的是
   A. 甲状腺呈弥漫性肿大
   B. 甲状腺呈多结节样肿大
   C. 由碘缺乏引起
   D. 由碘过量引起
   E. 甲状腺功能（甲功）正常，不会引起声音嘶哑

2. 弥漫性非毒性甲状腺肿是指
   A. 弥漫性毒性甲状腺肿大
   B. 结节性甲状腺肿大
   C. 吸 ^{131}I 率正常的甲状腺肿大
   D. 甲状腺功能正常的弥漫性甲状腺肿大
   E. 慢性甲状腺炎引起的甲状腺肿大

3. 地方性甲状腺肿的主要发病原因是
   A. 遗传缺陷
   B. 自身免疫
   C. 碘缺乏
   D. 致甲状腺肿物质如白菜
   E. 某些药物如硫脲类

4. 有关弥漫性非毒性甲状腺肿的辅助检查结果，错误的是
   A. 血清 T_3、T_4 正常
   B. 血清 TSH 正常
   C. T_3/T_4 比值增高
   D. 甲状腺球蛋白（TG）水平增高
   E. 甲状腺病理无出血和钙化

【A2 型题】

5. 女性，48 岁。甲状腺肿大 20 余年，1 个月来加重，影响呼吸和吞咽。查体：甲状腺 Ⅲ 度肿大，质地硬，多个结节，最大直径达 5 cm，随吞咽活动，气管轻度左移，血清 T_3、T_4、TSH 正常，TGAb、TPOAb 阴性。最佳的处理措施是
   A. 定期检查甲状腺及甲状腺功能
   B. 手术治疗
   C. 口服 L-T_4
   D. 放射性碘治疗
   E. 口服复方碘剂

【A3/A4 型题】

女性，18 岁。体检发现甲状腺肿，无不适症状。查体：甲状腺弥漫性肿大 Ⅱ 度，化验血 T_4 10.0 μg/dl（正常 5~13.0 μg/dl），T_3 90 ng/dl（正常 70~200 ng/dl），TSH 3.5 mU/L（正常 0.6~4 mU/L）。

6. 该患者最可能的诊断是
   A. 弥漫性非毒性甲状腺肿
   B. 非毒性结节性甲状腺肿
   C. 甲状腺功能亢进症
   D. 甲状腺功能减退症
   E. 亚急性甲状腺炎

7. 最适合的处理措施是
   A. 定期检查甲状腺及甲状腺功能
   B. 次全甲状腺切除术
   C. 口服 L-T_4

D. 放射性碘治疗
E. 口服复方碘剂 3 滴每日 3 次

【B1 型题】

A. 弥漫性非毒性甲状腺肿
B. 非毒性结节性甲状腺肿
C. 甲状腺功能亢进症
D. 甲状腺功能减退症
E. 亚急性甲状腺炎

8. 甲状腺弥漫性肿大Ⅱ度，无不适症状，化验血 T_4、T_3 和 TSH 均正常范围，TGAb、TPOAb 阴性。最可能的诊断是
9. 甲状腺Ⅲ度肿大，质地硬，多个结节，最大直径达 5 cm，血清 T_3、T_4、TSH 正常，TGAb、TPOAb 阴性。最可能的诊断是

【X 型题】

10. 散发性甲状腺肿的病因有
    A. 遗传缺陷
    B. 某些药物如硫脲类
    C. 碘缺乏
    D. 致甲状腺肿物质如白菜
11. 非毒性结节性甲状腺肿的病因有
    A. 遗传
    B. 自身免疫
    C. 环境因素
    D. 碘缺乏

答案及解析

1. 【答案】B
【解析】弥漫性非毒性甲状腺肿又称单纯性甲状腺肿，是指甲状腺弥漫性肿大，不伴结节及甲状腺功能异常，可由碘缺乏引起，但也可见于非缺碘地区甚至高碘地区，患者甲功正常，可因重度肿大的甲状腺压迫气管或食管引起呼吸不畅或吞咽困难，但不会引起声音嘶哑。

2. 【答案】D
【解析】弥漫性非毒性甲状腺肿是非炎症和非肿瘤原因的不伴有临床甲状腺功能异常的弥漫性甲状腺肿，所以答案应该是 D。弥漫性非毒性甲状腺肿的甲状腺 ^{131}I 摄取率一般升高，但无功能亢进，所以其他备选答案均不符合弥漫性非毒性甲状腺肿。

3. 【答案】C
【解析】弥漫性非毒性甲状腺肿又称单纯性甲状腺肿，包括地方性甲状腺肿和散发性甲状腺肿。地方性甲状腺肿的主要发病原因是碘缺乏。其余均不是其原因。

4. 【答案】E
【解析】弥漫性非毒性甲状腺肿又称单纯性甲状腺肿，血清 T_3、T_4、TSH 正常，碘缺乏患者由于 TT_4 轻度下降，T_3/T_4 比值增高，甲状腺球蛋白（TG）水平增高，但后期患者的部分甲状腺腺体可发生出血、坏死、囊性变、纤维化或钙化。所以答案是 E。

5. 【答案】B
【解析】该中年女性患者慢性病程，甲状腺肿大 20 余年，1 个月来加重，甲状腺Ⅲ度肿大，质地硬，多个结节，最大直径达 5 cm，血清 T_3、T_4、TSH 正常，TGAb、TPOAb 阴性，诊断为非毒性多结节性甲状腺肿，因已影响呼吸和吞咽，所以最佳的处理措施是手术治疗。其余治疗措施均不适合。

6. 【答案】A 7. 【答案】A
【解析】该青年女性患者体检发现甲状腺弥漫性肿大Ⅱ度，无不适症状，化验血 T_4、T_3 和 TSH 均正常范围，符合弥漫性非毒性甲状腺肿，病史、查体和化验结果均不支持其余诊断。该患者弥漫性非毒性甲状腺肿无症状，所以最适合的处理措施是定期检查甲状腺及甲状腺功能，不需要治疗。

8. 【答案】A 9. 【答案】B
【解析】甲状腺弥漫性肿大Ⅱ度，无不适症状，化验血 T_4、T_3 和 TSH 均正常范围，TGAb、TPOAb 阴性，最可能的诊断是弥漫性非毒性甲状腺肿；甲状腺Ⅲ度肿大，质地硬，多个结节，最大直径达 5 cm，血清 T_3、T_4、TSH 正常，TGAb、TPOAb 阴性，最可能的诊断是非毒性结节性甲状腺肿。

10. 【答案】ABD
【解析】弥漫性非毒性甲状腺肿又称单纯性甲状腺肿，包括地方性甲状腺肿和散发性甲状腺肿。散发性甲状腺肿的病因有因遗传缺陷和环境因素如食物和水中的碘化物、致甲状腺肿物质（如白菜、卷心菜、花椰菜、甘蓝等）和某些药物（如硫脲类、硫氰酸盐、高氯酸盐、锂盐等）。

11. 【答案】ABC
【解析】非毒性结节性甲状腺肿是指甲状腺结节性肿大，不伴甲状腺功能异常。其病因可能与遗传、自身免疫和环境等多因素有关。而碘缺乏是弥漫性非毒性甲状腺肿中的地方性甲状腺肿的病因。

十、甲状腺功能亢进症

【A1 型题】

1. 与原发性甲状腺功能亢进症（Graves 病）的发病直接相关的自身抗体是
   A. TRAb
   B. TSAb
   C. TSBAb
   D. TPOAb
   E. TgAb

2. 反映甲状腺功能最敏感的实验室检查项目是
   A. 血清 TSH
   B. 血清 TT_4
   C. 血清 TT_3
   D. 血清 FT_4
   E. 血清 FT_3

3. 下列不属于 Graves 病甲状腺毒症表现的是
   A. 怕热、多汗
   B. 排便次数增加
   C. 浸润性眼征
   D. 心律失常
   E. 周期性瘫痪

4. 甲状腺功能亢进症患者少有的临床表现是
   A. 手颤、心悸
   B. 多食、消瘦
   C. 怕热、多汗
   D. 便秘
   E. 月经减少

*5. 下列关于 Graves 病甲状腺特点的叙述，正确的是
   A. 有程度不等的结节性甲状腺肿大
   B. 久病者甲状腺质软、无压痛
   C. 肿大程度与甲亢病情轻重明显相关
   D. 极少数无甲状腺肿大　　　　（75/2009）

6. Graves 病患者甲状腺肿大的特点是
   A. 甲状腺不对称性肿大
   B. 甲状腺质地较硬且有触痛
   C. 甲状腺大多为结节性肿大
   D. 甲状腺呈弥漫性对称性肿大
   E. 肿大的甲状腺用碘剂治疗后变软

*7. Graves 病的心血管系统体征，正确的是
   A. 心动过速，休息或熟睡时可减慢
   B. 心律失常中以室性期前收缩最为常见
   C. 心尖部常可闻及舒张期杂音
   D. 心脏可肥大和扩大
   E. 收缩压上升，而舒张压不变或稍上升（54/1996）

*8. 关于淡漠型甲亢，下列错误的是
   A. 多见于老年人
   B. 患者乏力、明显消瘦
   C. 可仅表现为阵发性或持续性心房颤动
   D. 不易发生甲状腺危象　　　　（68/1998）
   E. 眼征、甲状腺肿和高代谢症候群均不明显

*9. 关于 Graves 病时代谢的叙述，不正确的是
   A. 肠道糖吸收增加
   B. 肝糖分解增加
   C. 尿肌酸排出增加
   D. 血总胆固醇增加
   E. 糖耐量异常　　　　（71/2000）

*10. 下列有关 Graves 病引起的甲亢性周期性瘫痪的叙述，正确的是
   A. 多见于 20～40 岁成年女性
   B. 剧烈运动可诱发
   C. 病变主要累及上肢
   D. 有低钠血症　　　　（73/2011）

*11. 甲状腺毒症性周期性瘫痪的临床特点，正确的是
   A. 多见于亚洲青年女性
   B. 与甲亢疾病的严重程度相平行
   C. 高碳水化合物饮食可诱发
   D. 为不对称性肢体软瘫　　　　（55/2018）

*12. 不属于 Graves 病患者单纯性突眼的表现是
   A. 眼球向前突出
   B. 瞬目减少
   C. 眼睑肿胀、肥厚、结膜充血、水肿
   D. 双眼上看时，前额皮肤不能皱起
   E. 双眼看近物时，眼球辐辏不良　（69/2004）

13. 下列关于 Graves 眼病的叙述，正确的是
   A. 多见于女性
   B. 全部为双眼受累
   C. 多数为甲亢与眼病同时发生
   D. 少数甲亢先于眼病发生
   E. 可有甲状腺功能正常型

14. 下列可以肯定诊断 Graves 病的是
   A. 怕热、心悸、多汗伴血清 T_3、T_4 增高
   B. 腹泻、心悸、甲状腺弥漫性肿大
   C. 腹泻、心悸、怕热、TSH 测不出
   D. 腹泻、怕热、颈部增粗

E．突眼、血清 T_3 和 T_4 增高、TSH 减低

15．下列不支持 Graves 病诊断的是
   A．怕冷
   B．突眼
   C．血清 T_3 增高
   D．血清 T_4 增高
   E．血清 TSH 减低

16．下列实验室检查结果不符合 Graves 病诊断的是
   A．^{131}I 摄取率高
   B．血清 TT_3 增高
   C．血清 TT_4 增高
   D．血清 TSH 增高
   E．血清 FT_3、FT_4 增高

17．下列对诊断妊娠合并甲状腺功能亢进症最有意义的是
   A．甲状腺肿大
   B．多食、多汗、不耐热
   C．心悸、心率快
   D．血清 TT_3、TT_4 升高
   E．血清 FT_3、FT_4 升高

*18．下列对妊娠甲亢诊断无帮助的是
   A．血清 TT_3、TT_4 升高
   B．血清 FT_3、FT_4 升高
   C．体重不随妊娠月数而增加
   D．休息时脉率>100 次/分
   E．四肢近端肌肉消瘦　　　　　　　(74/2001)

*19．下列能使血甲状腺激素结合球蛋白（TBG）升高的是
   A．雄激素
   B．泼尼松
   C．严重肝病
   D．病毒性肝炎
   E．肾病综合征　　　　　　　　　　(72/2002)

*20．下列不符合甲状腺危象表现的是
   A．高热达 39℃ 以上
   B．心率快（>140 次/分）
   C．厌食
   D．恶心、呕吐、腹泻
   E．常无诱发因素　　　　　　　　　(68/2003)

21．关于甲状腺功能亢进症（甲亢）的药物治疗，错误的是
   A．用药减至维持量时应维持 12～18 个月
   B．适用于病情轻、中度患者
   C．适用于甲状腺轻、中度肿大患者
   D．用摄碘率来判断甲亢是否得到控制
   E．TSAb（或 TRAb）转为阴性可以停药

22．甲状腺功能亢进症（甲亢）性心脏病的老年患者，甲亢的治疗首选
   A．复方碘溶液
   B．大剂量普萘洛尔
   C．抗甲状腺药物
   D．核素 ^{131}I 治疗
   E．立即行甲状腺手术

23．下列甲状腺功能亢进症（甲亢）的治疗方法中，粒细胞减少多见于
   A．口服普萘洛尔
   B．口服甲巯咪唑
   C．口服碳酸锂
   D．口服复方碘溶液
   E．核素 ^{131}I 治疗

24．妊娠早期（T_1 期）合并甲状腺功能亢进症（甲亢）时应首选的治疗药物是
   A．碘剂
   B．碳酸锂
   C．普萘洛尔
   D．甲巯咪唑
   E．丙硫氧嘧啶

25．妊娠（T_2、T_3 期）合并甲状腺功能亢进症（甲亢）时的治疗应首选
   A．甲巯咪唑
   B．丙硫氧嘧啶
   C．碳酸锂
   D．普萘洛尔
   E．碘剂

26．抗甲状腺药物治疗甲状腺功能亢进症时，外周血白细胞数不应低于
   A．4.0×10^9/L
   B．3.5×10^9/L
   C．3.0×10^9/L
   D．2.5×10^9/L
   E．2.0×10^9/L

27．复方碘溶液治疗用于
   A．甲亢术前准备
   B．甲亢术后复发
   C．甲状腺癌
   D．甲状腺功能减退症
   E．亚急性甲状腺炎

28．治疗甲状腺功能亢进症时，既能抑制甲状腺激素合成又能阻止 T_4 转化为 T_3 的药物是
   A．卡比马唑
   B．丙硫氧嘧啶
   C．甲巯咪唑
   D．普萘洛尔
   E．复方碘溶液

29. 抗甲状腺药物治疗后，下列不属于预示甲状腺功能亢进症治愈指标的是
   A．甲状腺肿消失
   B．血清 TSAb 转为阴性
   C．血清 FT_3 恢复正常
   D．TRH 兴奋试验正常
   E．T_3 抑制试验恢复正常

30. Graves 病停用药物时，下列检查对判断该病预后关系最大的是
   A．甲状腺缩小，杂音消失
   B．T_3 抑制试验可抑制
   C．血清 T_3、T_4 及 rT_3 正常
   D．血清 TSH 恢复正常
   E．甲状腺刺激抗体阴性

*31. 甲状腺危象的治疗，下列组合最理想的是
   A．丙硫氧嘧啶＋碘剂＋普萘洛尔＋泼尼松
   B．丙硫氧嘧啶＋泼尼松
   C．甲巯咪唑＋普萘洛尔＋泼尼松
   D．丙硫氧嘧啶＋普萘洛尔＋甲巯咪唑
   E．碘剂＋甲巯咪唑　　　　　　(71/1995)

32. 甲状腺危象时不宜采用的治疗药物是
   A．抗甲状腺药物
   B．复方碘溶液
   C．β 受体拮抗剂
   D．糖皮质激素
   E．升压药物

33. 甲状腺危象的处理中，不恰当的是
   A．首选丙硫氧嘧啶
   B．碘剂应在服用抗甲状腺药物后使用
   C．使用糖皮质激素可防止和纠正肾上腺皮质功能减退
   D．高热时应选用乙酰水杨酸类解热药
   E．使用 β 受体拮抗剂减慢心率

34. 治疗甲状腺危象时，不可能抑制组织 T_4 转换为 T_3 的药物是
   A．丙硫氧嘧啶
   B．甲巯咪唑
   C．复方碘溶液
   D．糖皮质激素
   E．β 受体拮抗剂

35. 对 Graves 病采用甲状腺次全切除术治疗的叙述，正确的是
   A．甲亢症状严重者应尽快手术治疗
   B．甲亢性心脏病者立即进行手术治疗
   C．儿童甲亢应首选手术治疗
   D．应在药物控制甲亢后施行手术治疗
   E．甲状腺肿大明显者不宜采用手术治疗

36. 硫脲类抗甲状腺药物的主要作用是
   A．使体内甲状腺激素作用减弱
   B．抑制碘的吸收
   C．抑制甲状腺激素合成
   D．抑制甲状腺激素的释放
   E．抑制促甲状腺激素的作用

【A2 型题】

37. 女性，30 岁。有明显高代谢症状半个月。查体：P 104 次/分，BP 120/60 mmHg，突眼，甲状腺弥漫性 I 度肿大，质软，无压痛，可闻及血管杂音。该患者病史中，不会出现的症状是
   A．手颤
   B．消瘦
   C．心悸
   D．月经量多
   E．大便次数多

38. 女性，28 岁。现妊娠 3 个半月，近 1 周来心悸、多汗、易饥、体重下降。查体：轻度突眼，甲状腺 I 度弥漫性肿大，可闻及血管杂音。为确定诊断，最有价值的辅助检查是
   A．甲状腺 B 超
   B．甲状腺功能
   C．颈部 CT
   D．TRH 兴奋试验
   E．甲状腺 ^{131}I 摄取率

39. 女性，25 岁。心悸、消瘦、易出汗 1 个月。查体：BP 126/68 mmHg，皮肤微潮湿，双手微颤，无突眼，甲状腺 I 度弥漫性肿大，可闻及血管杂音，心率 102 次/分，律齐。为明确诊断，首选的辅助检查是
   A．血清 TSH、FT_3、FT_4 测定
   B．甲状腺 ^{131}I 摄取率
   C．甲状腺 B 型超声
   D．甲状腺放射性核素扫描
   E．TSH 受体刺激抗体测定

40. 女性，25 岁。现妊娠 3 个月，近 1 个月心悸、多汗、易饥、体重下降。查体：轻度突眼，甲状腺 II 度肿大，可闻及血管杂音。为确定诊断，最有价值的检查项目是
   A．血清 TSH
   B．血清 T_3、T_4
   C．血清 FT_3、FT_4
   D．TRH 兴奋试验
   E．甲状腺 ^{131}I 摄取率

41. 男性，62 岁。心悸、手抖 1 年，加重半个月。查体：T 37.5℃，P 95 次/分，R 20 次/分，BP

150/70 mmHg，消瘦，皮肤潮湿，甲状腺Ⅰ度弥漫性肿大，可闻及血管杂音，颈静脉无怒张，双肺呼吸音清，心界不大，心率114次/分，心律绝对不齐，心音强弱不等，腹软，肝脾肋下未触及，双下肢无水肿。该患者最可能的诊断是
A．冠心病
B．慢性肺源性心脏病
C．甲亢性心脏病
D．高血压性心脏病
E．老年退行性心脏病

42．男性，55岁。因心悸伴消瘦1周来诊。查体：脉率91次/分，血压148/60 mmHg，甲状腺弥漫性Ⅱ度肿大，可闻及血管杂音，肺（−），心率112次/分，心律绝对不齐，心音强弱不等，腹（−）。该患者产生心律失常的最可能的原因是
A．冠心病
B．甲亢性心脏病
C．心肌病
D．高血压病
E．风心病

*43．男性，31岁。3个月来感全身乏力、手颤，体重下降7 kg。4小时前起床时感双下肢不能活动。既往体健。查体：心率120次/分。血 K^+ 2.7 mmol/L，Na^+ 140.6 mmol/L，Cl^- 105.1 mmol/L，HCO_3^- 25.3 mmol/L。该患者最可能的诊断是
A．家族性周期性麻痹
B．甲状腺毒症性周期性瘫痪
C．肾小管酸中毒
D．原发性醛固酮增多症　　　（74/2016）

44．女性，18岁。多食、消瘦、心悸半个月来诊。既往有哮喘病史。查体见甲状腺中度肿大，经实验室检查确诊为Graves病。首选的治疗是
A．口服丙硫氧嘧啶
B．口服普萘洛尔
C．口服甲状腺素片
D．核素 ^{131}I 治疗
E．手术治疗

45．女性，43岁。Graves病甲状腺次全切除术后10年。近4个月心悸、怕热、多汗、手颤抖，体重下降5 kg。血清TSH、FT_3、FT_4 检查证实甲亢复发，服甲巯咪唑（他巴唑）2周后因严重药疹而停药。下一步治疗应
A．甲巯咪唑加抗过敏药物
B．改用丙硫氧嘧啶
C．改用β受体拮抗剂
D．再次手术治疗
E．用核素 ^{131}I 治疗

46．女性，23岁。2个月来时有心悸、易出汗、体重减轻约3 kg。查体：血压126/68 mmHg，中等体型，皮肤微潮，双手轻度细颤，无突眼，甲状腺Ⅰ度大，未闻及血管杂音，心率94次/分，律齐。为证实是否为甲状腺功能亢进症，应做的检查是
A．血清TSH、FT_3、FT_4
B．甲状腺 ^{131}I 摄取率
C．甲状腺核素扫描
D．抗甲状腺抗体
E．甲状腺刺激免疫球蛋白

47．女性，43岁。甲状腺功能亢进症（甲亢）确诊后立即行手术治疗，术后患者高热、烦躁不安、大汗淋漓、腹泻，心率150次/分。目前最可能的诊断是
A．甲亢性心脏病
B．甲亢术后感染
C．甲状腺危象
D．甲亢术后水、电解质平衡紊乱
E．甲亢性神经症

48．女性，43岁。初发甲状腺功能亢进症患者，服甲巯咪唑治疗1个月后，甲状腺功能亢进症状控制，但甲状腺由Ⅰ度肿大增至Ⅱ度肿大，突眼较治疗前加重。这时治疗应选择的是
A．甲状腺次全切除术
B．核素 ^{131}I 治疗
C．加用碘制剂
D．换用丙硫氧嘧啶
E．减少原药剂量，加甲状腺片

49．男性，55岁。甲状腺Ⅱ度弥漫性肿大，有心房颤动，诊断为甲状腺功能亢进症，经甲巯咪唑治疗3个月后，心房颤动未消失，甲状腺未缩小，进一步宜首选的治疗是
A．继续原治疗
B．加用地高辛
C．加用普萘洛尔
D．改用手术治疗
E．改用核素 ^{131}I 治疗

50．男性，28岁。心悸、怕热、多汗、消瘦、易饿4个月，甲状腺弥漫性Ⅰ度肿大。血TSH降低、T_3 和 T_4 增高，诊为甲状腺功能亢进症（甲亢）。甲巯咪唑每天30 mg，20天后血白细胞 2.2×10^9/L，中性粒细胞 1.0×10^9/L。下一步宜选用的治疗是
A．甲巯咪唑剂量减半再用
B．甲巯咪唑与升白细胞药合用
C．改用丙硫氧嘧啶
D．核素 ^{131}I 治疗

E．白细胞恢复正常后立即手术治疗
51．女性，25岁。患Graves病，服用丙硫氧嘧啶治疗2周后，症状缓解，常规查血白细胞2.1×10^9/L，粒细胞1.1×10^9/L。下一步的处理是
A．继续现有治疗加抗生素
B．继续现有治疗加升白细胞药物
C．停抗甲状腺药物加抗生素
D．停抗甲状腺药物加升白细胞药物
E．改用核素^{131}I治疗

*52．女性，30岁。Graves病患者，应用甲巯咪唑治疗，1个月后症状缓解，但甲状腺肿及突眼加重，此时最适当的治疗措施是
A．加大甲巯咪唑用量
B．改用丙硫氧嘧啶
C．应用核素^{131}I治疗
D．改用普萘洛尔
E．加小剂量甲状腺激素 　　　　(41/1993)

*53．女性，32岁。妊娠30周出现心悸、多汗、手颤。辅助检查示血清FT_3、FT_4升高，TSH降低。该患者最合理的治疗方法是
A．口服丙硫氧嘧啶
B．口服甲巯咪唑
C．核素^{131}I治疗
D．手术治疗 　　　　(73/2010)

【A3/A4型题】

女性，31岁。乏力、心悸1年余，近2个月症状加重，伴厌食、消瘦、手颤。查体：甲状腺弥漫性肿大，心率126次/分，律齐。实验室检查提示血清FT_3、FT_4显著增高，TSH降低。

*54．该患者最可能的诊断是
A．Graves病
B．自身免疫甲状腺炎
C．多结节性毒性甲状腺肿
D．亚急性甲状腺炎

*55．为进一步确诊，下列检查项目中意义最大的是
A．促甲状腺激素受体抗体
B．^{131}I摄取率
C．甲状腺B超
D．甲状腺核素显像

*56．对该患者治疗，应首选的方法是
A．手术治疗
B．咪唑类药物
C．碘制剂
D．核素^{131}I治疗 　　　　(108～110/2013)

女性，19岁。有怕热、多汗等明显高代谢症状和焦虑、失眠等交感神经兴奋性增高表现半个月来诊。查体：T 36.8℃，P 104次/分，R 20次/分，BP 125/60 mmHg，甲状腺弥漫性Ⅱ度肿大，质软，无压痛，可闻及血管杂音，心率104次/分，律齐。

57．该患者最可能的诊断是
A．结节性甲状腺肿伴甲亢
B．Graves病
C．弥漫性非毒性甲状腺肿
D．慢性淋巴细胞性甲状腺炎
E．亚急性甲状腺炎

58．在病史中，该患者不会出现的症状是
A．大便次数多
B．消瘦
C．心悸
D．月经量多
E．手颤

59．对该患者首选的治疗是
A．口服左甲状腺素
B．口服糖皮质激素治疗
C．口服抗甲状腺药物
D．口服非甾体类抗炎药
E．手术治疗

女性，28岁。低热、乏力、心悸2周。查体：甲状腺弥漫性肿大Ⅰ度，无触痛，心率110次/分，律齐。化验血清FT_3、FT_4明显升高，TSH明显减低。

*60．最可能的诊断是
A．Graves病
B．亚急性甲状腺炎
C．结节性甲状腺肿
D．自身免疫性甲状腺炎

*61．在下列选项中，对该患者首选的治疗是
A．手术治疗
B．口服糖皮质激素
C．口服甲巯咪唑
D．口服非甾体类抗炎药

*62．患者经治疗后，甲状腺激素水平仍较高，症状不缓解，下一步最恰当的处理是
A．核素^{131}I治疗
B．糖皮质激素加量
C．改服碘剂治疗
D．加服β受体拮抗剂 　　　　(88～90/2017)

女性，25岁。多食、易饥、心悸、多汗伴大便次数增多3个月，体重下降7 kg。查体：皮肤湿润，弥漫性甲状腺Ⅱ度肿大。心率120次/分，心律不齐，期前收缩3～4次/分。双手震颤(+)。实验室

检查：血 T_3、T_4 升高，TSH 下降，肝功能和血常规均正常。

*63．对该患者诊断最有价值的检查结果是
　　A．TPOAb 阳性
　　B．TgAb 阳性
　　C．TPOAb 和 TgAb 均阳性
　　D．TRAb 阳性

*64．给予患者甲巯咪唑 10 mg，每日 2 次口服。2 周后门诊复查：近 3 天来感咽痛，T 38.2℃，咽部稍充血，查肝功能正常。外周血 WBC $2.1×10^9$/L，中性粒细胞 $0.8×10^9$/L。考虑患者粒细胞下降最可能的原因是
　　A．疾病本身导致粒细胞减少
　　B．急性病毒感染
　　C．甲巯咪唑引起粒细胞减少
　　D．假性粒细胞减少

*65．针对患者粒细胞减少，下列不合适的处理是
　　A．换用丙硫氧嘧啶 100 mg，每日 3 次
　　B．停用甲巯咪唑
　　C．用白细胞升高药
　　D．严密监测白细胞　　　　(88～90/2022)

女性，30 岁。多食、易饥、心悸、多汗伴大便次数增多 3 个月，体重下降 7 kg。查体：皮肤湿润，弥漫性甲状腺Ⅱ度肿大。心率 120 次/分，心律不齐，期前收缩 3～4 次/分。实验室检查：TgAb（-）、TPOAb（-）、TRAb（+），血常规及肝功能均正常。

*66．该患者最可能的诊断是
　　A．Graves 病
　　B．结节性毒性甲状腺肿
　　C．桥本甲状腺炎
　　D．亚急性甲状腺炎

*67．对确诊最有价值的检查指标是
　　A．TSBAb（+）
　　B．TgAb（-）
　　C．TPOAb（-）
　　D．TRAb（+）

*68．如果患者希望在 1 年内妊娠生育，正确的治疗方法是
　　A．对症治疗，选用美托洛尔
　　B．首选 ^{131}I 治疗
　　C．首选丙硫氧嘧啶治疗
　　D．首选左旋甲状腺素治疗　　(88～90/2021)

女性，25 岁。半个月来怕热、心悸、出汗多，体重下降 5 kg。查体：血压 120/65 mmHg，无突眼，甲状腺轻度弥漫性肿大，可闻及血管杂音，心率 120 次/分，律齐。

*69．对该患者首选的治疗方案是
　　A．口服抗甲状腺药物
　　B．口服 β 受体拮抗剂
　　C．核素 ^{131}I 治疗
　　D．口服碘剂

*70．若治疗 8 周后原症状消失，但甲状腺肿有加重，下一步的治疗方法是
　　A．继续原治疗
　　B．加服左甲状腺素（L-T_4）
　　C．加用另一种抗甲状腺药物
　　D．加大碘剂用量

*71．若患者未愈而发生早孕，希望保胎，最佳的治疗方法是
　　A．立即行甲状腺手术
　　B．口服甲硫氧嘧啶
　　C．口服丙硫氧嘧啶
　　D．口服甲巯咪唑　　　　　(108～110/2008)

女性，28 岁。孕 2 个月，近 1 个月心悸、多汗、易饥、体重下降。查体：轻度突眼，甲状腺Ⅱ度肿大，质软，无震颤，未闻及血管杂音。心肺腹检查（-）。

72．对确诊最有价值的辅助检查是
　　A．甲状腺 ^{131}I 摄取率
　　B．TRH 兴奋试验
　　C．血清 TSH
　　D．血清 FT_3、FT_4
　　E．血清 T_3、T_4

73．如该患者要求手术治疗，应选择的方案是
　　A．先用 PTU 控制病情，至心率<100 次/分，血清 FT_3、FT_4 正常，于妊娠 3～6 个月手术
　　B．先用 MTU 控制病情，至心率<100 次/分，血清 FT_3、FT_4 正常，于妊娠 2～5 个月手术
　　C．先用 PTU 控制病情，至心率<80 次/分，血清 FT_3、FT_4 正常，于妊娠 4～6 个月手术
　　D．先用 MMI 控制病情，至心率<80 次/分，血清 FT_3、FT_4 正常，于妊娠 4～6 个月手术
　　E．先用 MMI 控制病情，至心率<100 次/分，血清 FT_3、FT_4 正常，于妊娠 2～6 个月手术

74．该患者治疗应注意
　　A．抗甲状腺药量稍大，使甲状腺功能维持在稍低于正常水平，避免应用普萘洛尔类药物，产后不宜哺乳
　　B．抗甲状腺药物量稍小，使甲状腺功能维持在稍高于正常水平，避免应用普萘洛尔类药物，产后不宜哺乳
　　C．抗甲状腺药物量及甲状腺功能维持均与正常

D. 抗甲状腺药物剂量应大，可与甲状腺制剂合用避免发生甲低，可使用普萘洛尔类药物，产后不宜哺乳

E. 抗甲状腺药物量及甲状腺功能维持均与正常人相似，避免使用镇静安眠药物及产后哺乳

男性，55岁。因心悸伴消瘦1周来诊。查体：脉率84次/分，血压148/60 mmHg，甲状腺弥漫性Ⅱ度肿大，可闻及血管杂音，肺（-），心率112次/分，心律绝对不齐，心音强弱不等，腹（-）。

*75. 该患者的心律失常类型是

A. 心房颤动
B. 心房扑动
C. 频发期前收缩
D. 二度Ⅱ型房室传导阻滞

*76. 产生心律失常的最可能原因是

A. 冠心病
B. 甲亢性心脏病
C. 心肌病
D. 高血压病

*77. 为明确诊断，首选的检查是

A. 超声心动图
B. 心肌酶谱
C. 血清 T_3、T_4 测定
D. 冠状动脉造影　　　　（108～110/2011）

【B1 型题】

A. 怕冷
B. 突眼
C. 血清 T_3、T_4 增高
D. 血清 FT_3、FT_4 增高
E. 血清 TSH 减低

78. 不支持 Graves 病诊断的是
79. 对诊断妊娠合并甲状腺功能亢进症最有意义的是

A. 血清 FT_3、FT_4
B. 血清 TT_3、TT_4
C. 血清 TRAb
D. 血清 rT_3
E. 甲状腺摄 ^{131}I 率

80. 诊断甲亢的首选实验室检查是
81. 确认甲亢内科治疗是否可停药的首选检查是

A. 硫脲类
B. 碘制剂
C. 普萘洛尔
D. 核素 ^{131}I
E. 手术治疗

*82. 女性，40岁。中度弥漫性甲状腺肿伴甲亢合并迁延性肝炎，且对抗甲状腺药物过敏，首选的治疗是

*83. 女性，56岁。结节性甲状腺肿伴甲亢，首选的治疗是　　　　（109，110/1999）

A. 交感神经兴奋致眼外肌及上睑肌张力增加所致，突眼度 16～18 mm
B. 交感神经兴奋致眼外肌及上睑肌张力增加所致，突眼度 19 mm 以上，眶内成纤维细胞结合抗体增加
C. 球后及眶内软组织水肿增生，黏多糖增多，淋巴细胞、浆细胞浸润，突眼度 18 mm
D. 球后及眶内软组织水肿增生，黏多糖增多，淋巴细胞、浆细胞浸润，突眼度 19 mm 以上，眶内成纤维细胞结合抗体增加
E. 球后及眶内软组织水肿增生，单核细胞浸润，突眼度 18 mm

84. 浸润性突眼是指
85. 非浸润性突眼是指

A. 抑制甲状腺激素合成，阻止 T_4 转化为 T_3
B. 减慢心率，阻断外周组织 T_4 向 T_3 的转化
C. 抑制碘的吸收
D. 仅减少甲状腺激素合成
E. 抑制甲状腺激素的释放

86. 硫脲类治疗甲状腺功能亢进症的主要作用是
87. 咪唑类治疗甲状腺功能亢进症的主要作用是
88. 复方碘溶液治疗甲状腺功能亢进症的主要作用是
89. β受体拮抗剂治疗甲状腺功能亢进症的主要作用是

【X 型题】

*90. Graves 病是由自身抗体引起，这些自身抗体针对的抗原或抗原成分是

A. 线粒体
B. TSH 受体
C. 甲状腺过氧化物酶（TPO）
D. 甲状腺球蛋白　　　　（174/2009）

*91. Graves 病的主要临床表现有

A. 甲状腺毒症
B. 结节性甲状腺肿
C. 眼征
D. 胫前黏液性水肿　　　　（146/2005）

92. Graves 病的主要临床表现可有

A．易激动、烦躁、心悸
B．女性月经增多
C．弥漫性甲状腺肿
D．心房颤动

93．甲状腺功能亢进症诊断的检查项目包括
A．血清 FT_3
B．血清 TT_3
C．血清 FT_4
D．血清 TT_4

94．下列属于甲亢性心脏病表现的有
A．心界在左锁骨中线外 0.5 cm
B．心音强弱不等，心律绝对不齐
C．高排出量型心力衰竭
D．心脏泵衰竭型心力衰竭

95．用于 Graves 眼病临床活动状态评估的项目有
A．球后疼痛＞4 周
B．复视（球结膜水肿）
C．结膜充血
D．眼睑肿胀

*96．符合浸润性突眼体征的有
A．上眼睑挛缩，眼裂增宽
B．眼球活动受限
C．眼睑肿胀，结膜充血、水肿

D．双眼迅速向下看时，出现白色巩膜（174/2012）

97．甲状腺危象的临床表现包括
A．高热
B．大汗
C．烦躁不安
D．便秘

98．治疗甲状腺危象时，主要抑制组织 T_4 转换为 T_3 的药物有
A．丙硫氧嘧啶
B．复方碘溶液
C．β 受体拮抗剂
D．糖皮质激素

99．甲状腺危象时宜采用的治疗药物有
A．抗甲状腺药物
B．复方碘液
C．β 受体拮抗剂
D．糖皮质激素

100．抗甲状腺药物治疗后，属于预示甲状腺功能亢进症（甲亢）治愈指标的是
A．T_3 抑制试验恢复正常
B．TSAb 转为阴性
C．FT_3 恢复正常
D．TRH 兴奋试验正常

答案及解析

1．【答案】B
【解析】自身免疫因素在 Graves 病的发病中起着重要作用。在遗传及外界环境共同作用下，自身免疫监视系统发生紊乱。免疫耐受、调节及识别功能减退，抑制性 T 淋巴细胞功能缺陷，辅助性 T 淋巴细胞由于缺乏抑制作用而功能相对增强，刺激 B 淋巴细胞合成针对自身甲状腺抗原的抗体，最重要的是 TSH 受体抗体（TRAb），TSH 受体是 G 蛋白偶联受体家族成员。TRAb 具有异质性，分刺激性及抑制性两大类：①刺激性：甲状腺刺激性抗体（TSAb）直接作用于甲状腺细胞膜上的 TSH 受体，通过腺苷酸环化酶 cAMP 等级联反应通路刺激甲状腺细胞增生，分泌亢进，是 Graves 病的主要病因；②抑制性：甲状腺刺激阻断性抗体（TSBAb）：抑制 TSH 与其受体结合，并阻断 TSH 的作用。TSAb 与 TSBAb 以其存在水平的差异、消长及其相互作用共同影响 Graves 病及其他甲状腺自身免疫病临床及预后。TPOAb（过氧化酶抗体）和 TgAb（甲状腺球蛋白抗体）也是甲状腺的自身抗体，但与原发性甲状腺功能亢进（Graves 病）的发病无直接相关。因此答案是 B。

2．【答案】A
【解析】甲状腺功能的实验室检查包括血清 TSH、TT_4、TT_3、FT_4 和 FT_3 等的测定，其中 TSH 为反映甲状腺功能最敏感的实验室检查项目，是诊断甲亢的敏感指标，降低时有助于甲亢和亚临床甲亢的诊断，且较其他更敏感。

3．【答案】C
【解析】Graves 病是器官特异性自身免疫病，又称毒性弥漫性甲状腺肿，临床上有甲状腺毒症表现，如怕热、多汗、排便次数增加、心律失常和周期性瘫痪等，而浸润性突眼不属于 Graves 病的甲状腺毒症表现。

4．【答案】D
【解析】甲状腺功能亢进症患者的临床表现有多种，如手颤、心悸、多食、消瘦、怕热、多汗、腹泻和月经减少等。所以便秘是甲状腺功能亢进症患者少有的临床表现。

5．【答案】D
【解析】Graves 病时甲状腺一般是弥漫性肿大，不

伴有结节；早期甲状腺质软，但久病者甲状腺可较韧或硬，除个别患者在疾病的某一时期可有压痛外，一般无压痛。Graves病时甲状腺功能亢进症病情轻重与肿大程度无明显相关性，这可能与导致Graves病的促甲状腺激素受体抗体（TRAb）的性质不同有关，有的抗体是促进甲状腺激素合成和分泌，而有的抗体则是促进甲状腺细胞生长，这些抗体的量没有固定比例关系。正因如此，有可能极少数患者无甲状腺肿大。

6. 【答案】D
【解析】Graves病是甲状腺功能亢进症中最常见的类型，甲状腺肿大的特点是呈弥漫性、对称性、质地较软无触痛，可伴震颤及杂音，少数位于胸骨后，肿大的甲状腺用碘剂治疗后变硬，因此碘剂治疗常用做甲状腺手术前的准备治疗。

7. 【答案】D
【解析】Graves病时可发生甲亢性心脏病，因而心脏可增大，既可肥大，也可扩大，所以D是正确的。而当Graves病时，可发生心动过速，但休息和熟睡时不应减慢；心律失常多是室上性的；心尖部常可闻及收缩期杂音，而不是舒张期杂音。其收缩压是上升，但舒张压应下降，因而题中其余所列均不正确。

8. 【答案】D
【解析】淡漠型甲亢多见于老年人：症状不典型，眼征、甲状腺肿和高代谢症候群均不明显，主要表现乏力、明显消瘦，有时仅表现为原因不明的阵发性或持续性心房颤动，但若得不到及时诊断和治疗时易发生甲状腺危象。

9. 【答案】D
【解析】Graves病时增加的甲状腺激素使胆固醇合成、转化及排泄均加速，常致血总胆固醇降低，而不是增加，因而不正确。其余均是正确的。

10. 【答案】B
【解析】Graves病又称弥漫性毒性甲状腺肿，其肌肉骨骼系统主要表现是甲亢性周期性瘫痪，剧烈运动可诱发，高碳水化合物饮食、注射胰岛素等亦可诱发。多见于20~40岁成年男性，而非女性。病变主要累及下肢，而非上肢。有低钾血症，而非低钠血症。

11. 【答案】C
【解析】甲亢患者进食高碳水化合物食品后，血糖水平迅速升高，刺激过多胰岛素分泌，胰岛素可激发钾从细胞外液向细胞内转移，造成低钾血症，诱发周期性瘫痪发作。

12. 【答案】C
【解析】突眼是Graves病患者重要而较特异的体征，常见的是单纯性突眼，即干性、良性、非浸润性突眼，而浸润性（水肿性、恶性）突眼较少见，题中C列出的内容（眼睑肿胀、肥厚、结膜充血、水肿）是浸润性突眼的表现，而其余均为单纯性突眼的表现。

13. 【答案】E
【解析】Graves眼病又称甲状腺相关性眼病或浸润性突眼，多见于男性而不是女性，不是全部为双眼受累，单眼受累占10%~20%，甲亢与Graves眼病发生顺序的关系是43%两者同时发生，44%甲亢发生在先，有5%患者以眼病为主，此类患者称甲状腺功能正常型。所以答案是E。

14. 【答案】E
【解析】Graves病是甲状腺功能亢进症的最常见类型，又称弥漫性毒性甲状腺肿，是指甲状腺腺体本身产生甲状腺激素过多而引起的甲状腺毒症。临床表现为：①甲状腺毒症：腹泻、心悸、怕热；②甲状腺弥漫性肿大；③眼征：突眼等；④胫前黏液性水肿。又由于是甲状腺腺体本身产生甲状腺激素过多而引起的甲状腺毒症，所以化验会发现血清T_3和T_4增高，TSH减低。因此可以肯定诊断Graves病的是突眼、血清T_3和T_4增高、TSH减低，而其他各组备选答案都不全面，有的还不是很确切。

15. 【答案】A
【解析】Graves病是器官特异性自身免疫病，又称毒性弥漫性甲状腺肿，指循环血中甲状腺激素增多，即T_3和T_4增高，可引起高代谢的临床表现，临床上有怕热、甲状腺弥漫性肿大、甲状腺毒症、突眼、局限性黏液性水肿等，可单独出现，也可两种或多种表现同时存在，循环血中甲状腺激素（T_3和T_4）增高，因循环血中甲状腺激素增多，而使TSH减低。

16. 【答案】D
【解析】Graves病又称弥漫性毒性甲状腺肿，是因自身免疫反应、精神创伤或遗传等原因导致的甲状腺弥漫性肿大、甲状腺激素分泌过多，因此实验室检查可有^{131}I摄取率高、血清TT_3增高、血清TT_4增高、血清FT_3和FT_4增高，而血清TSH应反馈性降低。所以Graves病患者的实验室检查结果不符合Graves病诊断的是血清TSH增高。

17. 【答案】E
【解析】妊娠期有其特殊性，正常妊娠即可有甲状腺肿大和多食、多汗、不耐热及心悸、心率快，妊娠期甲状腺激素结合球蛋白增高，也可引起血清TT_3、TT_4升高，所以诊断妊娠合并甲状腺功能亢进症最有意义的是血清FT_3、FT_4升高，因为血清FT_3、FT_4升高不受甲状腺激素结合球蛋白增高的影响。

18. 【答案】A
【解析】血清TT_4是指T_4与蛋白结合的总量，受甲状腺激素结合球蛋白（TBG）等结合蛋白量和结合力变化的影响，而TBG又受妊娠等的影响而升高，血清TT_3浓度的变化常与血清TT_4的改变平行，故诊

断妊娠甲亢时血清 TT_3、TT_4 升高对诊断无帮助，其余四项均有帮助。

19.【答案】D

【解析】TBG 是甲状腺激素结合球蛋白，题中所列五种情况只有病毒性肝炎可使 TBG 升高，而其余情况均使其降低。

20.【答案】E

【解析】甲状腺危象属甲状腺功能亢进症恶化时的严重表现，常有诱发因素如感染、手术、创伤和精神刺激等，所以答案是 E。其余均是甲状腺危象的临床表现。

21.【答案】D

【解析】甲亢的药物治疗主要适用于病情轻、中度和甲状腺轻、中度肿大的甲亢患者，或无法耐受手术的患者。服药应从足量开始，至症状或血清 T_3、T_4 恢复正常即可减量，减至维持量时应维持 12～18 个月。TSAb（或 TRAb）转为阴性可以停药。而用摄碘率来判断甲亢是否得到控制是错误的。

22.【答案】D

【解析】甲亢性心脏病的治疗首先应针对甲状腺功能亢进症的治疗，尽快使甲状腺功能恢复正常。若无禁忌证应首选核素 ^{131}I 治疗，老年患者适于此种治疗，所以答案是 D。抗甲状腺药物适于对核素 ^{131}I 禁忌者，大剂量普萘洛尔对甲亢性心脏病有益。其他两种疗法不适宜。

23.【答案】B

【解析】题中所列各项均为甲亢的治疗方法，口服 β 受体拮抗剂普萘洛尔、口服复方碘溶液和口服碳酸锂不会引起粒细胞减少。核素 ^{131}I 治疗和口服抗甲状腺药物甲巯咪唑都会引起粒细胞减少，但口服抗甲状腺药物引起粒细胞减少更多见，多发生于用药 2～3 个月以内，也可见于减量过程中。

24.【答案】E

【解析】甲亢是多种原因引起甲状腺激素合成和分泌过多所致的一组临床综合征。抗甲状腺药物多用于初始治疗，这些药物包括硫脲类（甲硫氧嘧啶和丙硫氧嘧啶）、咪唑类（甲巯咪唑和卡比马唑）、碘剂、β 受体拮抗剂（普萘洛尔）和碳酸锂。其中碘剂仅用于术前准备及危象；β 受体拮抗剂（普萘洛尔）和碳酸锂的抗甲状腺作用比较弱，一般不单独用于治疗甲状腺功能亢进症；甲巯咪唑和丙硫氧嘧啶常为甲状腺功能亢进症治疗时的首选药物，因为丙硫氧嘧啶（PTU）致畸的危险性小于甲巯咪唑（MMI），所以 T_1 期首选 PTU，但 PTU 的肝毒性明显，所以 T_2、T_3 期和哺乳期首选 MMI。

25.【答案】A

【解析】目前认为妊娠 T_1 期（1～12 周）首选丙硫氧嘧啶，因为甲巯咪唑的致畸作用已有明确报告。T_2 期（13～27 周）、T_3 期（28～40 周）、哺乳期首选甲巯咪唑，因为丙硫氧嘧啶的致急性重型肝炎已有报告。碳酸锂和普萘洛尔均疗效不满意而不首选，治疗甲状腺危象宜首选碘剂。

26.【答案】C

【解析】甲状腺功能亢进症时的抗甲状腺药物治疗常会引起外周血白细胞数减低和粒细胞减少，因此患者在服药期间应定期常规查外周血白细胞计数。一般当外周血白细胞 $<3.0\times10^9$/L 和中性粒细胞 $<1.5\times10^9$/L 时应停抗甲状腺药物，若继续治疗，会使白细胞和粒细胞进一步减少，以至于引起粒细胞缺乏症，非常危险，若不及时处理常会因感染而危及生命。

27.【答案】A

【解析】复方碘溶液的作用是：①暂时性抑制甲状腺激素合成与释放；②减少甲状腺局部血流。上述作用仅维持 2～3 周，反之作用脱逸，反而增加甲状腺内激素贮存而影响抗甲状腺药物疗效，故仅用于甲亢术前准备和甲状腺危象。

28.【答案】B

【解析】治疗甲状腺功能亢进症的药物包括：①硫脲类：甲硫氧嘧啶和丙硫氧嘧啶，其中最常用丙硫氧嘧啶，它既能抑制甲状腺激素合成又能阻止 T_4 转化为 T_3；②咪唑类：甲巯咪唑和卡比马唑，它们能抑制甲状腺激素合成，但不能阻止 T_4 转化为 T_3；③β 受体拮抗剂（普萘洛尔）：可减慢心率，阻断外周组织 T_4 向 T_3 的转化，但不能抑制甲状腺激素合成；④复方碘溶液：可减少甲状腺局部血流，抑制甲状腺激素释放。

29.【答案】C

【解析】甲状腺功能亢进症（简称甲亢）是以高代谢综合征及甲状腺肿大为主要表现的一组综合征。下列指标中可以预示甲状腺功能亢进症治愈的是：①甲亢症状完全缓解、甲状腺肿缩小或消失、局部杂音消失；②TSAb 转为阴性；③T_3 抑制试验恢复正常；④TRH 兴奋试验正常。而 FT_3 在治疗后较快恢复正常，不属于甲状腺功能亢进症治愈的指标。

30.【答案】E

【解析】Graves 病停用药物时，只有甲状腺刺激抗体阴性，方可免于疾病复发，因此对判断该病的预后关系最大。

31.【答案】A

【解析】甲状腺危象的治疗，最理想的方案是丙硫氧嘧啶＋碘剂＋普萘洛尔＋泼尼松，其中丙硫氧嘧啶可抑制 T_3、T_4 的合成和抑制 T_4 转化为 T_3，碘剂能抑制 T_3、T_4 的释放，普萘洛尔能阻断甲状腺激素对心脏的刺激作用和抑制外周组织 T_4 向 T_3 的转换，泼尼松可防止和纠正肾上腺皮质功能减退，因此四种药物同时应用是最理想的治疗。

32.【答案】E

【解析】甲状腺危象是甲状腺功能亢进症急性加重的一个综合征，可能与循环中甲状腺激素水平增高有关，常由各种诱因引起。因此治疗甲状腺危象时宜采用：①针对诱因治疗；②抑制甲状腺激素合成，首选大量抗甲状腺药物；③抑制甲状腺激素释放，采用复方碘溶液；④采用β受体拮抗剂减慢心率，阻断外周组织 T_4 向 T_3 的转化；⑤糖皮质激素可防止和纠正肾上腺皮质功能减退；⑥在上述常规治疗效果不满意时，可选用腹膜透析、血液透析或血浆置换等措施迅速降低血浆中的甲状腺激素浓度；⑦降温；⑧其他支持治疗等。因此不宜选用升压药物。

33.【答案】D

【解析】甲状腺危象是甲状腺毒症急性加重的一个综合征，甲状腺危象的发生原因可能与血液循环内甲状腺激素水平增高有关，因此在甲状腺危象的处理中，首选丙硫氧嘧啶以抑制甲状腺激素的合成，在服用抗甲状腺药物后使用碘剂可抑制甲状腺激素释放，使用糖皮质激素可防止和纠正肾上腺皮质功能减退，使用β受体拮抗剂减慢心率，这些处理都是恰当的。但高热时不能应用乙酰水杨酸类解热药，否则会使原已有大汗的甲状腺危象患者出汗更多，甲状腺危象时的高热宜应用物理降温。

34.【答案】B

【解析】甲状腺危象可能是由于循环中甲状腺激素水平增高所致，抑制组织 T_4 转换为 T_3 是非常重要的，丙硫氧嘧啶和β受体拮抗剂可抑制组织 T_4 转换为 T_3，复方碘溶液和糖皮质激素在大剂量时可抑制组织 T_4 转换为 T_3，只有甲巯咪唑无此作用。

35.【答案】D

【解析】Graves病采取甲状腺次全切除治疗时，一定要在药物控制甲亢后施行，否则会导致甲状腺危象，儿童甲亢宜首选口服抗甲状腺药物治疗，甲状腺肿大明显者应该行手术治疗。

36.【答案】C

【解析】硫脲类抗甲状腺药物的主要作用是抑制碘的有机化和甲状腺酪氨酸偶联，抑制甲状腺激素的合成，因而其他均不是硫脲类抗甲状腺药物的主要作用。

37.【答案】D

【解析】该青年女性患者有明显高代谢症状。查体脉率快（104 次/分），脉压大（BP 120/60 mmHg，脉压 60 mmHg），突眼，甲状腺弥漫性肿大，闻及血管杂音。根据该患者病史，最可能的诊断是甲状腺功能亢进症，因此不会出现的症状是月经量多，该患者应该是月经量少。其余症状均为甲状腺功能亢进症的临床表现。

38.【答案】B

【解析】该青年女性患者现正妊娠，根据近 1 周来心悸、多汗、易饥、体重下降，查体发现轻度突眼，甲状腺 I 度弥漫性肿大，可闻及血管杂音，最可能的诊断是甲状腺功能亢进症。所以为确定诊断，最有价值的辅助检查是甲状腺功能。而甲状腺 B 超、TRH 兴奋试验对确定诊断意义小，颈部 CT、甲状腺 ^{131}I 摄取率不能用于妊娠患者的检查。

39.【答案】A

【解析】该青年女性患者有心悸、消瘦、易出汗，结合查体见脉压大（BP 126/68 mmHg，脉压 58 mmHg），皮肤微潮湿，双手微颤，甲状腺 I 度弥漫性肿大，可闻及血管杂音，心率增快（102 次/分），最可能的诊断是甲状腺功能亢进症。所以为明确诊断，首选的辅助检查是血清 TSH、FT_3、FT_4 测定。而其他检查对诊断虽有帮助，但均不首选。

40.【答案】C

【解析】该青年女性妊娠患者近 1 个月来心悸、多汗、易饥、体重下降，查体见轻度突眼，甲状腺肿大，可闻及血管杂音，最可能的诊断是甲状腺功能亢进症。妊娠期合并甲状腺功能亢进症有其特殊性，妊娠期甲状腺激素结合球蛋白增高，因此即使未合并甲状腺功能亢进症，也可引起血清 TT_3、TT_4 升高，所以诊断妊娠合并甲状腺功能亢进症最有意义的是血清 FT_3、FT_4 升高，因为血清 FT_3、FT_4 升高不受甲状腺激素结合球蛋白增高的影响。TRH 兴奋试验和甲状腺 ^{131}I 摄取率在妊娠期不宜检查；血清 TSH 检查虽然在甲状腺功能亢进症（Graves病）时减低，对诊断有帮助，但不是最重要的检查。

41.【答案】C

【解析】该老年男性患者有心悸、手抖、低热（T 37.5℃），脉压增大（BP 150/70 mmHg，脉压 80 mmHg）结合消瘦、皮肤潮湿、甲状腺弥漫性肿大、可闻及血管杂音，考虑为 Graves 病。该患者有脉短绌（P 95 次/分，而心率 114 次/分），心律绝对不齐，心音强弱不等，支持有心房颤动。综上考虑该患者最可能的诊断是甲亢性心脏病。虽然其他心脏病也可以有心房颤动，但因为该患者有 Graves 病，所以其他心脏病的可能性均很小。

42.【答案】B

【解析】该中年男性患者的心率大于脉率，心律绝对不齐，心音强弱不等，因此其心律失常类型是典型的心房颤动；根据该中年男性患者有心悸伴消瘦病史，查体发现脉压增大（血压 148/60 mmHg，脉压 88 mmHg）、甲状腺弥漫性肿大、可闻及血管杂音、心率快（112次/分）等特点，临床首先考虑为Graves病，所以产生心律失常的最可能原因是甲亢性心脏病，其他的可能性均较小。

43.【答案】B

【解析】该青年男性患者全身乏力、手颤、体重下降、心率快（120次/分）等临床表现提示甲亢可能。年轻男性、甲亢的典型临床表现、低血钾、起床时双下肢不能活动等特点提示甲状腺毒症性周期性瘫痪的可能性最大。病史和实验室检查结果均不支持其余诊断。

44.【答案】A

【解析】该青年女性患者初诊Graves病，既往有哮喘病史，查体见甲状腺中度肿大，首选的治疗是口服丙硫氧嘧啶。丙硫氧嘧啶是一种最常用的抗甲状腺药物（ATD），其适应证是：①轻、中度病情；②甲状腺轻、中度肿大；③孕妇、高龄或由于其他严重疾病不适宜手术者；④手术前或放射碘治疗前的准备；⑤手术后复发且不适宜放射碘治疗者；⑥中至重度活动的Graves眼病患者。该患者因有哮喘病史，所以不宜选用β受体拮抗剂（普萘洛尔），而且该药的疗效较差。口服甲状腺素片会加重Graves病病情，该患者肯定不能用。该患者不是应用核素^{131}I治疗的适应证，核素^{131}I治疗的适应证是：①甲状腺肿大Ⅱ°以上；②ATD治疗过敏；③ATD治疗或者甲亢手术后复发；④甲亢合并心脏病；⑤甲亢伴白细胞减少、血小板减少或全血细胞减少；⑥甲亢合并肝、肾等脏器功能损害；⑦拒绝手术治疗或者有手术禁忌证；⑧浸润性突眼。该患者不是手术治疗的适应证，手术适用于中度以上至重度甲亢、甲状腺较大有压迫症状、单或多结节性甲状腺肿、怀疑恶变、治疗复发、胸骨后甲状腺肿伴甲亢等。

45.【答案】B

【解析】该中年女性患者10年前行甲状腺次全切除术治疗Graves病，近4个月又复发，服甲巯咪唑过敏产生严重药疹，因此必须停用，但Graves病仍需治疗，故下一步应改用丙硫氧嘧啶治疗。

46.【答案】A

【解析】该青年女性患者有甲状腺功能亢进症的症状如心悸、易出汗和消瘦，有甲状腺功能亢进症的体征如脉压增大、易出汗、手颤、甲状腺肿大、心率增快，为证实是否为甲状腺功能亢进症，应检查血清TSH、FT_3、FT_4，其中FT_3和FT_4为甲状腺功能，若高于正常则有助确诊甲状腺功能亢进症，其中TSH的检查更是反映甲状腺功能的最敏感指标，它的改变发生在血清T_3和T_4水平改变之前，亚临床甲状腺功能异常时仅有血清TSH的改变。其余备选答案均不能确定甲状腺功能亢进症的诊断。

47.【答案】C

【解析】该中年女性甲亢患者，未经抗甲状腺药物治疗，而立即行手术治疗，术后患者高热、烦躁不安、大汗淋漓、腹泻、心率明显增快，目前最可能的诊断是甲状腺危象。甲状腺危象是由于甲亢未控制，在各种诱因（应激、合并严重全身性疾病、精神重创、手术准备不充分、中断治疗等）下血中游离甲状腺激素水平迅速明显升高、机体对甲状腺激素耐受性降低、β受体及受体后因素致儿茶酚胺反应性增高所致甲亢病情急剧加重，表现为：①高热（体温≥39℃）；②焦虑、烦躁不安、大汗淋漓、或嗜睡、谵妄、昏迷；③厌食、恶心、呕吐、腹泻、失水、休克；④心率≥140/分，可伴有心房颤动或扑动；⑤可合并肺水肿、黄疸、严重感染、败血症等。

48.【答案】E

【解析】该中年女性患者患甲状腺功能亢进症，经抗甲状腺药物甲巯咪唑治疗后症状控制，但甲状腺肿大更明显，突眼较治疗前加重。这时治疗应选择减少原药剂量，加甲状腺片，一方面继续控制症状，防止甲状腺功能亢进症复发；另一方面加甲状腺片后，可使肿大的甲状腺逐渐缩小。因为患者症状已控制，所以不应选择甲状腺次全切除术、放射性^{131}I治疗或换用丙硫氧嘧啶治疗；加用碘制剂虽然可以一过性缩小肿大的甲状腺，但这只能用于术前准备，该患者既然不适合手术治疗，所以也不能加用碘制剂治疗。

49.【答案】E

【解析】该中年男性患者患甲状腺功能亢进症，服用甲巯咪唑治疗3个月后，心房颤动未消失，甲状腺未缩小。该患者是甲状腺功能亢进症合并甲状腺毒症心脏病，肯定不能继续原治疗，应在用抗甲状腺药物控制甲状腺毒症症状后，尽早给予核素^{131}I治疗以破坏甲状腺组织。加用地高辛、普萘洛尔可对心房颤动治疗有益，但不是主要治疗；因为有心房颤动，目前还不是手术治疗的适应证。

50.【答案】E

【解析】该青年男性甲亢患者，经甲巯咪唑（他巴唑）治疗20天后血白细胞和中性粒细胞均明显减低，当白细胞低于$3.0×10^9$/L或中性粒细胞低于$1.5×10^9$/L就应停药，使白细胞恢复正常后立即手术治疗。其他治疗均不适宜。

51.【答案】D

【解析】该青年女性Graves病患者，服用丙硫氧嘧啶治疗2周后症状缓解，常规查血白细胞减少和粒细胞减少。一般当白细胞$<3.0×10^9$/L和粒细胞$<1.5×10^9$/L时应停抗甲状腺药物，肯定不能继续现有治疗，若继续现有治疗，会使白细胞和粒细胞进一步减少，以至于引起粒细胞缺乏症，这是非常危险的，由于该患者目前白细胞减少和粒细胞减少，所以

还应加用升白细胞药物。由于尚无感染，该患者目前没有必要加抗生素；同位素治疗同样也会使白细胞和粒细胞进一步减少，所以也不能改用同位素治疗。

52.【答案】E

【解析】该青年女性 Graves 病患者应用甲巯咪唑治疗 1 个月后症状缓解，但甲状腺肿及突眼加重，这是由于血清 T_3、T_4 减少后对 TSH 反馈抑制减弱，以致分泌 TSH 偏多使腺体增生肥大及突眼，此时宜加小剂量甲状腺激素，其他治疗措施均无效。

53.【答案】B

【解析】该青年女性患者妊娠 30 周出现心悸、多汗、手颤，结合辅助检查示血清 FT_3、FT_4 升高，TSH 降低，故诊为 Graves 病。所列四个选项均为 Graves 病的治疗方法，但核素 ^{131}I 治疗为妊娠禁忌。手术治疗非首选方案。妊娠期甲亢首选抗甲状腺药物治疗。T_1 期首选丙硫氧嘧啶（PTU），因为其致畸的危险性小于甲巯咪唑（MMI），但 PTU 的肝毒性明显，所以 T_2、T_3 期和哺乳期首选 MMI。因此该患者最合理的治疗方法是口服 MMI。

54.【答案】A 55.【答案】A 56.【答案】B

【解析】该青年女性患者慢性病程，临床具有典型的高代谢症状及体征（乏力、心悸、近来症状加重，伴厌食、消瘦、手颤，查体见甲状腺弥漫性肿大，心率快），结合实验室检查血清 FT_3、FT_4 显著增高，TSH 降低，符合甲状腺功能亢进症的临床诊断，所以该患者最可能的诊断是 Graves 病。自身免疫甲状腺炎、多结节性毒性甲状腺肿都可以出现甲亢表现，但临床最常见的是 Graves 病（占 80% 以上）。亚急性甲状腺炎与病毒感染有关，临床症状有甲状腺区疼痛及触痛，且病程为自限性，故与本题患者不符。为进一步确诊，在题目所列的四项检查中，促甲状腺激素受体抗体是最重要及最有价值的检查，Graves 病时 TSAb 增高。应用抗甲状腺药物是治疗的基础，尤其对未接受任何治疗的轻中度患者，咪唑类为最常用的药物，应首选。如经药物治疗无效可选用核素 ^{131}I 治疗。手术治疗仅适用于长期药物无效、甲状腺有压迫症状等患者。碘制剂仅在术前或甲状腺危象患者应用。

57.【答案】B 58.【答案】D 59.【答案】C

【解析】该青年女性患者有怕热、多汗和焦虑、失眠等明显甲亢表现，结合有甲状腺弥漫性肿大，质软，无压痛，可闻及血管杂音，脉压增大和心动过速，这些都是 Graves 病的临床特点，因此该患者最可能的临床诊断是 Graves 病；结节性甲状腺肿伴甲亢可有上述症状，但甲状腺是结节性肿大，而不是弥漫性肿大；弥漫性非毒性甲状腺肿一般无甲亢表现；慢性淋巴细胞性甲状腺炎和亚急性甲状腺炎一般有甲状腺压痛，无甲亢表现，该患者也不符合。Graves 病的症状包括高代谢症状和交感神经兴奋性增高的表现，所以可有大便次数多、消瘦、心悸和手颤，应该是有月经量减少或闭经，不会出现月经量多。该青年女性 Graves 病患者首选的治疗措施是口服抗甲状腺药物；其他均不是针对 Graves 病的治疗。

60.【答案】A 61.【答案】C 62.【答案】A

【解析】该青年女性患者低热、乏力、心悸，查体见甲状腺弥漫性 I 度肿大，无触痛，心率快（110 次/分），结合化验血清 FT_3、FT_4 明显升高，TSH 明显减低，首先考虑 Graves 病，无触痛可排除亚急性甲状腺炎。年轻女性 Graves 病患者，应首选抗甲状腺药物治疗，即口服甲巯咪唑。如抗甲状腺药物治疗无效，可选择核素 ^{131}I 治疗。

63.【答案】D 64.【答案】C 65.【答案】A

【解析】该青年女性患者临床症状、体征（高代谢表现、甲状腺肿大等）及实验室检查（T_3、T_4 升高，TSH 降低）为典型甲状腺功能亢进症表现，为确诊可进一步查 TRAb（TSH 受体抗体），其阳性则可确诊 Graves 病诊断。TPOAb 和 TgAb 主要诊断桥本甲状腺炎。该患者服用甲巯咪唑 2 周后出现白细胞降低，应首先考虑为甲巯咪唑所致，而疾病本身引起白细胞降低的可能性不大，但可通过定期监测白细胞计数来排除。对该患者的处理首先是停用甲巯咪唑，可对症处理及临床观察。丙硫氧嘧啶与甲巯咪唑均为硫代酰胺类化合物，其作用相互有交叉，不宜换用。

66.【答案】A 67.【答案】D 68.【答案】C

【解析】根据病史及体检，该青年女性患者具有典型的甲状腺功能亢进临床表现。结合甲状腺抗体检查结果分析：TRAb（TSH 受体抗体）是诊断 Graves 病的重要指标之一。根据临床表现及 TRAb（+），该患者诊断 Graves 病成立。TSBAb（TSH 受体刺激阻断性抗体）阳性则多见于甲状腺功能减退症患者；TgAb（甲状腺球蛋白抗体）及 TPOAb（甲状腺过氧化酶抗体）主要反映免疫性甲状腺炎性病变。由于丙硫氧嘧啶的致畸危险较小，所以是甲亢妊娠妇女的首选药物。

69.【答案】A 70.【答案】B 71.【答案】C

【解析】该青年女性患者有怕热、心悸、出汗多和体重下降等明显的甲状腺功能亢进症的症状，查体发现甲状腺轻度弥漫性肿大，可闻及血管杂音，心率明显增快等，诊断甲状腺功能亢进症肯定。年轻女性初治患者，首选的治疗方案应该是口服抗甲状腺药物（ATD），而口服 β 受体拮抗剂的疗效差，仅作为辅助治疗，核素 ^{131}I 治疗是适用于 25 岁以上、ATD 治疗无效的患者，口服碘剂仅在手术前和甲状腺危象时使用；若用 ATD 治疗 8 周后原症状消失，但甲状腺肿有加重，下一步的治疗方法应该是加服左甲状腺素

($L-T_4$)，可防止甲状腺肿加重，其他方法均不能减轻甲状腺肿；若患者未愈而发生早孕，希望保胎，最佳的治疗方法是口服丙硫氧嘧啶，因为丙硫氧嘧啶致畸的危险性小于甲巯咪唑，对胎儿是安全的，而且对母亲的甲状腺功能亢进症治疗也有很好的疗效。该患者为妊娠早期不宜口服甲巯咪唑，一般妊娠早期不适于甲状腺手术，手术治疗只适用于妊娠中期。

72.【答案】D　73.【答案】C　74.【答案】B

【解析】该青年女性患者目前孕2个月，近1个月心悸、多汗、易饥、体重下降，轻度突眼，甲状腺Ⅱ度肿大等支持Graves病，帮助确诊孕妇Graves病最有价值的辅助检查是血清FT_3、FT_4，因为此项检查结果不受妊娠的影响；如该患者要求手术治疗，应选择的方案是先用PTU控制病情，至心率<80次/分，血清FT_3、FT_4正常，于妊娠4~6个月手术，因为PTU不通过胎盘，较少影响胎儿，妊娠患者的手术时机一般是妊娠的4~6个月；为保证婴儿安全，该患者治疗应注意抗甲状腺药物量稍小，使甲状腺功能维持在稍高于正常水平，避免应用普萘洛尔类药物，产后不宜哺乳。

75.【答案】A　76.【答案】B　77.【答案】C

【解析】该中年男性患者的心率大于脉率，心律绝对不齐，心音强弱不等，因此其心律失常类型是典型的心房颤动；根据该中年男性患者有心悸伴消瘦病史，查体发现脉压增大、甲状腺弥漫性肿大、可闻及血管杂音、心率快等特点，临床首先考虑为Graves病，所以产生心律失常的最可能原因是甲亢性心脏病，其他可能性均较小；为明确诊断，首先应检查甲状腺功能，所以首选的检查是血T_3、T_4测定，其他检查对诊断Graves病均帮助不大。

78.【答案】A　79.【答案】D

【解析】Graves病是器官特异性自身免疫病，又称毒性弥漫性甲状腺肿，指循环血中甲状腺激素增多，即T_3和T_4增高，可引起高代谢的临床表现，临床上有怕热、甲状腺弥漫性肿大、甲状腺毒症、突眼、胫前黏液性水肿等，可单独出现，也可两种或多种表现同时存在，循环血中甲状腺激素（T_3和T_4）增高，而使TSH减低，所以不支持Graves病诊断的是A选项。妊娠合并甲状腺功能亢进症患者，在妊娠期间，体内甲状腺结合球蛋白增高，会影响血清T_3、T_4水平的测定，为确诊，最有意义的检查项目是血清FT_3、FT_4，因为血清FT_3、FT_4的测定不受妊娠的影响。所以对诊断妊娠合并甲状腺功能亢进症最有意义的是D选项。

80.【答案】B　81.【答案】C

【解析】甲状腺功能亢进症（甲亢）是指甲状腺功能高于正常，血清TT_3和TT_4是最常用的甲状腺

功能检查，所以诊断甲亢的首选实验室检查为血清TT_3、TT_4；确认甲亢内科治疗是否可停药的首选检查是血清TRAb，TRAb是TSH受体抗体，当甲亢病情缓解时则血清TRAb恢复正常。

82.【答案】D　83.【答案】E

【解析】第82题中年女性患者因对抗甲状腺药物过敏，所以不能用硫脲类，因合并迁延性肝炎，故不宜手术，而碘制剂仅用作术前准备和治疗甲状腺危象，亦不宜选用，普萘洛尔疗效差不宜首选，该患者年龄已超过30岁，中度甲亢是核素^{131}I治疗的适应证，因此应首选核素^{131}I治疗。第83题中年女性患者患结节性甲状腺肿伴甲亢者是手术的良好适应证，因而首选手术治疗。

84.【答案】D　85.【答案】A

【解析】浸润性突眼是指球后及眶内软组织水肿增生，黏多糖增多，淋巴细胞、浆细胞浸润，突眼度19 mm以上，眶内成纤维细胞结合抗体增加；非浸润性突眼是指交感神经兴奋致眼外肌及上睑肌张力增加所致，突眼度16~18 mm。

86.【答案】A　87.【答案】D　88.【答案】E

89.【答案】B

【解析】甲状腺功能亢进症各种治疗的主要作用机制是不同的。硫脲类治疗甲状腺功能亢进症的主要作用是抑制甲状腺激素合成，阻止T_4转化为T_3；咪唑类治疗甲状腺功能亢进症的主要作用是仅减少甲状腺激素合成；复方碘溶液治疗甲状腺功能亢进症的主要作用是抑制甲状腺激素的释放；β受体拮抗剂治疗甲状腺功能亢进症的主要作用是减慢心率，阻断外周组织T_4向T_3的转化。

90.【答案】BCD

【解析】Graves病患者存在多种自身抗体，有针对甲状腺细胞TSH受体的抗体（称甲状腺受体抗体，TRAb），有针对甲状腺细胞内成分的抗体，如甲状腺过氧化物酶（TPO）抗体，及甲状腺球蛋白抗体（TgAb）。这些抗体在自身免疫性甲状腺疾病中起着重要的作用。目前尚无证据表明Graves病患者中有针对线粒体的抗体。

91.【答案】ACD

【解析】Graves病是甲状腺功能亢进症的最常见病因，又称弥漫性毒性甲状腺肿，甲状腺肿为弥漫性、对称性，而非结节性甲状腺肿。因此结节性甲状腺肿不是Graves病的临床表现，而其余三项均是Graves病的主要临床表现。

92.【答案】ACD

【解析】Graves病是器官特异性自身免疫病，又称毒性弥漫性甲状腺肿。临床上可有易激动、烦躁、心悸及女性月经稀少、甲状腺弥漫性肿大、心房颤动等。

93. 【答案】ABCD

【解析】甲状腺功能检查是甲状腺功能亢进症诊断的检查项目，所以甲状腺功能亢进症诊断的检查项目包括血清 FT_3、TT_3、FT_4 和 TT_4。

94. 【答案】ABCD

【解析】甲亢性心脏病（甲状腺功能亢进性心脏病）多见于男性、年龄长者、结节性甲状腺肿伴功能亢进者。无其他原因可解释的心脏增大（心界在左锁骨中线外0.5 cm）、心力衰竭（包括年轻人的高排出量型心力衰竭和老年患者原已有心脏病的心脏泵衰竭型心力衰竭）、严重心律失常（心房颤动，偶有心脏传导阻滞）、在甲亢控制后心脏病情好转者称甲亢性心脏病。所以各项均为甲亢性心脏病的表现。

95. 【答案】ABCD

【解析】用于Graves眼病临床活动状态评估的项目有如下10项：本次就诊时球后疼痛>4周、眼运动时疼痛>4周、眼睑充血、结膜充血、眼睑肿胀、复视（球结膜水肿）、泪阜肿胀及与上次就诊比较突眼度增加>2 mm、任一方向眼球运动减少5°、视力表视力下降≥1行。每1项评分为1分，≥3分即为临床活动。

96. 【答案】BC

【解析】Graves病患者常有突眼表现，包括单纯性突眼和浸润性突眼。单纯性突眼的发生与Graves病患者所致的交感神经兴奋性增高有关，可表现为上眼睑挛缩，眼裂增宽，双眼迅速向下看时，出现白色巩膜（von Graefe征）等。而浸润性突眼发生在Graves眼病，与眶周组织的自身免疫炎症反应有关，其体征包括眼睑肿胀、结膜充血、水肿，眼球活动受限，严重者眼球固定，眼睑闭合不全，角膜外露而发生角膜溃疡，全眼炎，甚至失明等。

97. 【答案】ABC

【解析】甲状腺危象是甲状腺功能亢进症急性加重的一个综合征，临床表现包括高热、大汗、烦躁不安、恶心、呕吐、腹泻等，所以便秘不属于甲状腺危象的临床表现。

98. 【答案】AC

【解析】治疗甲状腺危象时的药物各有不同的作用机制。丙硫氧嘧啶和β受体拮抗剂均为在治疗甲状腺危象时主要抑制组织 T_4 转换为 T_3 的药物。

99. 【答案】ABCD

【解析】甲状腺功能亢进症（甲亢）未控制的情况下，在各种诱因下甲亢病情急剧加重，危及生命时称甲状腺危象。少数自发产生。由于血中游离甲状腺激素水平迅速明显升高、机体对甲状腺激素耐受性降低、β肾上腺素能受体及受体后因素致儿茶酚胺反应性增高所致。治疗包括：①针对诱因的治疗；②大量抗甲状腺药物（丙硫氧嘧啶）；③复方碘溶液；④β受体拮抗剂；⑤糖皮质激素；⑥在上述治疗效果不满意时，可选用腹膜透析、血液透析或血浆置换等以迅速降低血浆甲状腺激素浓度；⑦降温；⑧其他支持治疗。

100. 【答案】ABD

【解析】甲亢是以高代谢综合征及甲状腺肿大为主要表现。下列指标中可以预示甲状腺功能亢进症治愈：①甲亢症状完全缓解、甲状腺肿缩小或消失、局部杂音消失；②TSAb转为阴性；③ T_3 抑制试验恢复正常；④TRH兴奋试验正常。而 FT_3 在治疗后较快恢复正常，不属于甲状腺功能亢进症治愈的指标。

十一、甲状腺功能减退症

【A1型题】

1. 属于原发性甲状腺功能减退症（甲减）病因的是
   A．自身免疫
   B．颅咽管瘤
   C．产后大出血
   D．垂体大腺瘤
   E．垂体外照射

2. 属于甲状腺激素抵抗综合征病因的是
   A．甲状腺激素在外周组织实现生物效应障碍
   B．自身免疫
   C．产后大出血
   D．颅咽管瘤
   E．垂体外照射

3. 支持原发性甲状腺功能减退症（甲减）的血液化验结果是
   A．血清TSH增高
   B．血清 TT_3 增高
   C．血清 TT_4 增高
   D．血清 FT_3 增高
   E．血清 FT_4 增高

4. 早期确诊甲状腺功能减退症的实验室检查是
   A．甲状腺抗体的测定
   B．TRH兴奋试验
   C．血清 T_3、T_4、TSH测定
   D．甲状腺扫描

E. 骨龄测定
5. 预防甲状腺功能减退症黏液性水肿昏迷的关键是
   A. 坚持甲状腺素替代治疗
   B. 水摄入量不宜过多
   C. 禁用镇静、安眠药
   D. 增强免疫力
   E. 避免过度劳累
6. 甲状腺功能减退症用左甲状腺素（L-T_4）替代治疗时，一般的起始剂量是
   A. 150～200 μg/d
   B. 100～150 μg/d
   C. 50～100 μg/d
   D. 25～50 μg/d
   E. 5～12.5 μg/d

【A2 型题】

7. 女性，33 岁。3 个月来乏力、记忆力减退、嗜睡、体重增加，化验血清胆固醇 6.8 mmol/L。最可能的诊断是
   A. 甲状腺功能减退症
   B. 甲状腺功能亢进症
   C. 高脂血症
   D. 神经官能症
   E. 单纯性肥胖
8. 女性，45 岁。冬季发病，表现为低体温、呼吸徐缓、血压低、心动过缓、颜面水肿、浅昏迷。下列检查对诊断最有意义的是
   A. 血清皮质醇测定
   B. 血清 ACTH 测定
   C. 血清 T_3、T_4、TSH 测定
   D. 血糖测定
   E. 胰岛素测定
9. 男性，65 岁。因声音嘶哑、反应迟缓、水肿 2 周入院。诊断为慢性淋巴性甲状腺炎、甲状腺功能减退症（甲减），有黏液性水肿、心包积液。经左甲状腺素（L-T_4）每日 25 μg 起始、逐渐递增剂量治疗后，上述症状、体征已基本消失。调整 L-T_4 剂量的依据是
   A. 血清 TSH
   B. 血清 TT_3
   C. 血清 TT_4
   D. 血清 FT_3
   E. 血清 FT_4

【A3/A4 型题】

男性，68 岁。5 个月来渐进性无力，食欲下降，1 个月来嗜睡，活动后感觉心悸、气短，下肢水肿，便秘，无体重下降。既往无冠心病、糖尿病病史。查体：T 36℃，P 52 次/分，BP 100/85 mmHg，神情淡漠，高枕位，颜面水肿，皮肤干燥，颈静脉充盈，甲状腺不大，双肺（-），心界向两侧扩大，心律齐，心音低钝，肝肋下 1.5 cm，双下肢胫前非凹陷性水肿（+），跟腱反射减弱。

*10. 该患者最可能的诊断是
   A. 渗出性心包炎
   B. 甲状腺功能减退症
   C. 慢性心力衰竭
   D. 慢性肾衰竭
*11. 对明确诊断最有价值的实验室检查是
   A. 血清 NT-proBNP
   B. 血清 T_3、T_4、TSH
   C. 血清 Cr、BUN
   D. 血清 Na^+、K^+、Cl^-
*12. 该患者的治疗原则是
   A. 替代治疗
   B. 手术治疗
   C. 免疫抑制治疗
   D. 放射治疗   (88～90/2019)

女性，42 岁。乏力、怕冷、便秘伴声音嘶哑半年，体重增加 8 kg。经检查诊断为甲状腺功能减退症。

13. 原发性甲状腺功能减退症最早出现异常的实验室检查是
   A. 血清 TSH
   B. 血清 TT_3
   C. 血清 FT_3
   D. 血清 TT_4
   E. 血清 FT_4
14. 原发性甲状腺功能减退症血中升高的是
   A. 血清 TT_3
   B. 血清 FT_3
   C. 血清 TT_4
   D. 血清 FT_4
   E. 血清 TSH
15. 拟采用左甲状腺素替代治疗，最适宜的每天起始剂量为
   A. 75～100 μg
   B. 50～75 μg
   C. 25～50 μg
   D. 12.5～25 μg
   E. 5～12.5 μg

女性，68 岁。1 个月来乏力、畏寒、胸闷、气短、记忆力明显减退，食欲差，夜间喜高枕卧位。既

往因心律失常服用胺碘酮治疗,有高脂血症、关节痛史。入院查体:T 35.9℃,P 84次/分,BP 100/85 mmHg,高枕位,表情淡漠,皮肤干燥,睑结膜稍苍白,颈静脉充盈,甲状腺不大,双肺(−),心脏浊音界扩大,心律齐,S_1低钝,肝脾触诊不满意,双下肢凹陷性水肿(+),跟腱反射迟钝。

*16. 该患者应首先考虑的疾病诊断是
   A. 甲状腺功能减退症
   B. 扩张型心肌病
   C. 结核性心包炎
   D. 干燥综合征

*17. 为确诊,最有价值的检查项目是
   A. NT-proBNP
   B. T-SPOT TB
   C. TPOAb
   D. 抗 ENA 抗体谱

*18. 应选择的治疗是
   A. 口服糖皮质激素
   B. 口服左甲状腺素
   C. 口服利尿剂
   D. 抗结核治疗   (88~90/2020)

【B1 型题】
   A. 原发性甲状腺功能减退症
   B. 中枢性甲状腺功能减退症
   C. 甲状腺激素抵抗综合征
   D. 弥漫性毒性甲状腺肿
   E. 结节性毒性甲状腺肿

19. 甲状腺手术后引起的甲状腺疾病是

20. 颅咽管瘤引起的甲状腺疾病是
21. 甲状腺激素在外周组织实现生物效应障碍引起的甲状腺疾病是

   A. 甲状腺激素在外周组织实现生物效应障碍
   B. 桥本甲状腺炎
   C. 垂体外照射
   D. 垂体大腺瘤
   E. 丘脑病变

22. 上述引起原发性甲状腺功能减退症的是
23. 上述引起三发性甲状腺功能减退症的是

【X 型题】

24. 原发性甲状腺功能减退症的病因有
   A. 自身免疫
   B. 甲状腺手术
   C. 甲状腺功能亢进症的核素 ^{131}I 治疗
   D. 垂体大腺瘤

25. 中枢性甲状腺功能减退症的病因有
   A. 垂体外照射
   B. 颅咽管瘤
   C. 产后大出血
   D. 垂体大腺瘤

26. 支持亚临床原发性甲状腺功能减退症(甲减)的血液化验结果是
   A. 血清 TSH 增高
   B. 血清 TT_3 正常
   C. 血清 TT_4 正常
   D. 血清 FT_3 增高

答案及解析

1.【答案】A
【解析】甲减根据病变发生的部位不同,分为原发性甲减、中枢性甲减和甲状腺激素抵抗综合征。原发性甲减是由于甲状腺腺体本身病变引起的甲减,其病因主要是由自身免疫、甲状腺手术和甲状腺功能亢进症的 ^{131}I 治疗所致。而颅咽管瘤、垂体大腺瘤、垂体外照射和产后大出血等是中枢性甲减的病因,中枢性甲减是由丘脑和垂体病变引起的促甲状腺激素释放激素或促甲状腺激素产生和分泌减少所致的甲状腺功能减退症。

2.【答案】A
【解析】甲减根据病变发生的部位不同,分为原发性甲状腺功能减退症、中枢性甲状腺功能减退症和甲状腺激素抵抗综合征。属于甲状腺激素抵抗综合征病因的是甲状腺激素在外周组织实现生物效应障碍。自身免疫引起原发性甲状腺功能减退症;而产后大出血、颅咽管瘤和垂体外照射则引起中枢性甲状腺功能减退症。

3.【答案】A
【解析】原发性甲减是由于甲状腺腺体本身病变引起的甲状腺功能减退症,所以血液化验结果是血清 TSH 增高。而血清 TT_3、TT_4、FT_3 和 FT_4 均降低。

4.【答案】C
【解析】甲状腺功能减退症是由各种原因导致的低甲状腺激素血症,所以血清 T_3 和 T_4 减低可早期做出诊断,血清 TSH 测定可判断是甲状腺本身所致(原发性）还是其他的，所以答案是C。而甲状腺抗体的测定、甲状腺扫描和骨龄测定对早期确诊甲状腺功能减退症无帮助，TRH刺激试验只是对鉴别原发性与中枢性甲状腺功能减退症有帮助。

5.【答案】A

【解析】甲状腺功能减退症黏液性水肿昏迷的诱因为全身性疾病、甲状腺素替代治疗中断、寒冷、手术、麻醉和使用镇静剂，因此预防其昏迷的关键是坚持甲状腺素替代治疗，当然也应尽量不用镇静、安眠药。

6.【答案】D

【解析】甲状腺功能减退症用左甲状腺素（L-T_4）替代治疗时，一般的起始剂量是25～50 μg/d，每1～2周增加25 μg，直到达到治疗目标。

7.【答案】A

【解析】该青年女性患者有甲状腺功能减退症的症状（乏力、记忆力减退、嗜睡、体重增加等），结合化验血清胆固醇增高（6.8 mmol/L），最可能的诊断是甲状腺功能减退症。病史和化验检查结果均不支持其余诊断。

8.【答案】C

【解析】该中年女性患者有甲状腺功能减退症的症状（低体温、呼吸徐缓、血压低、心动过缓、颜面水肿），甚至出现浅昏迷，出现这些表现的最可能原因是甲状腺功能减退症，所以对诊断最有意义的检查是血清T_3、T_4、TSH测定。而其他检查均不是针对甲状腺功能减退症的。

9.【答案】A

【解析】该老年男性甲减患者，经甲状腺素治疗后，甲减的症状和体征已基本消失，说明甲状腺功能已基本正常，因此不必再查甲状腺功能（血清TT_3、TT_4、FT_3、FT_4），而甲减是否恢复和如何进一步治疗只能看血清TSH，因为甲减的TSH升高，只有恢复正常才说明已恢复。

10.【答案】B 11.【答案】B 12.【答案】A

【解析】该老年男性患者有渐进性无力、食欲下降、嗜睡、活动后心悸、气短、下肢水肿、便秘等症状，结合脉率慢（52次/分）、神情淡漠、颜面水肿、皮肤干燥、心音低钝、双下肢胫前非凹陷性水肿（+）、跟腱反射减弱等体征，典型的甲状腺功能减退症诊断证据充分。该患者的颈静脉充盈、心界向两侧扩大、心律齐、心音低钝、肝肋下1.5 cm等体征提示甲减引起的心包积液，进行甲状腺功能检查（血清T_3、T_4、TSH）即可明确诊断。甲减的治疗原则为甲状腺素替代治疗。

13.【答案】A 14.【答案】E 15.【答案】C

【解析】该中年女性患者有乏力、怕冷、便秘伴声音嘶哑、体重增加，最可能的诊断为甲状腺功能减退症。甲状腺功能减退症是由于甲状腺激素分泌及合成不足或周围组织对甲状腺激素缺乏反应所引起的临床综合征，血清TSH增高是原发性甲减最敏感的诊断指标，亚临床期仅见血清TSH增高，所以原发性甲状腺功能减退症最早出现血中升高的是血清TSH。原发性甲状腺功能减退症患者拟采用左甲状腺素替代治疗，最适宜的起始剂量为25～50 μg，一般要求治疗应从小剂量开始，逐渐加至有效剂量长期维持，老年、心脏病者，初始剂量及加量要更小，增量应更慢。

16.【答案】A 17.【答案】C 18.【答案】B

【解析】该患者为老年女性患者表现为乏力、畏寒、胸闷、气短、记忆力明显减退、食欲差；有服用胺碘酮的病史；查体发现T 35.9℃，表情淡漠，皮肤干燥，S_1低钝，跟腱反射迟钝。上述特点符合甲状腺功能减退症的临床特征。患者有服用胺碘酮的病史，胺碘酮可能是甲状腺功能减退症的诱发因素，这类患者常有基础甲状腺疾病如桥本甲状腺炎。高枕位、颈静脉充盈、双肺（-）、心脏浊音界扩大，考虑为甲状腺功能减退引起的心包积液。实验室诊断除了甲状腺功能检查，甲状腺自身抗体TPOAb的测定具有重要参考价值。甲状腺功能减退症的治疗原则即补充甲状腺素。

19.【答案】A 20.【答案】B 21.【答案】C

【解析】甲状腺功能减退症根据病变发生的部位分为原发性甲状腺功能减退症、中枢性甲状腺功能减退症和甲状腺激素抵抗综合征。甲状腺手术后引起的甲状腺疾病是原发性甲状腺功能减退症；颅咽管瘤引起的甲状腺疾病是中枢性甲状腺功能减退症；甲状腺激素在外周组织实现生物效应障碍引起的甲状腺疾病是甲状腺激素抵抗综合征。而弥漫性毒性甲状腺肿和结节性毒性甲状腺肿是属于甲状腺功能亢进症。

22.【答案】B 23.【答案】E

【解析】甲状腺功能减退症根据病变发生的部位分为不同类型。引起原发性甲状腺功能减退症的是桥本甲状腺炎。垂体外照射、垂体大腺瘤和丘脑病变会引起中枢性甲状腺功能减退症，三发性甲状腺功能减退症是属于中枢性甲状腺功能减退症的一种，引起三发性甲状腺功能减退症的是丘脑病变。而甲状腺激素在外周组织实现生物效应障碍引起的甲状腺疾病是甲状腺激素抵抗综合征。

24.【答案】ABC

【解析】原发性甲状腺功能减退症是由于甲状腺体本身病变引起的甲状腺功能减退症。其病因主要是由自身免疫、甲状腺手术和甲状腺功能亢进症的核素^{131}I治疗所致。而垂体大腺瘤是中枢性甲状腺功能减退症的病因。

25.【答案】ABCD

【解析】中枢性甲状腺功能减退症是由丘脑和垂体病变引起的促甲状腺激素释放激素或促甲状腺激素产生和分泌减少所致的甲状腺功能减退症。其病因主要是由垂体外照射、垂体大腺瘤、颅咽管瘤和产后大出血等。

26．【答案】ABC
【解析】原发性甲减是由于甲状腺腺体本身病变引起的甲状腺功能减退症，亚临床原发性甲减的血液化验结果是血清 TSH 增高，血清 TT_3、TT_4 正、FT_3 和 FT_4 正常。

十二、甲状腺炎

【A1 型题】

1．自身免疫性甲状腺炎的经典类型是
　　A．甲状腺功能正常的甲状腺炎
　　B．萎缩性甲状腺炎
　　C．桥本甲状腺炎
　　D．无痛性甲状腺炎
　　E．产后甲状腺炎

2．甲状腺区发生明显疼痛的甲状腺疾病是
　　A．亚急性甲状腺炎
　　B．萎缩性甲状腺炎
　　C．桥本甲状腺炎
　　D．产后甲状腺炎
　　E．药物性甲状腺炎

3．关于亚急性甲状腺炎的叙述，错误的是
　　A．永久性甲减者罕见
　　B．多数患者有复发
　　C．自限性疾病
　　D．预后良好
　　E．可对症给予普萘洛尔缓解症状

【A2 型题】

4．女性，41 岁。查体时发现甲状腺Ⅱ度肿大、质地中等硬度、表面不光滑、无触痛、颈浅表淋巴结无肿大。患者无心悸、怕热、多汗、易饿等症状，也无怕冷、便秘、体重增加等表现，化验血清 T_3、T_4 及 TSH 正常，TPOAb 及 TgAb 显著升高。该患者最可能的诊断是
　　A．甲状腺癌
　　B．亚急性甲状腺炎
　　C．桥本甲状腺炎
　　D．结节性毒性甲状腺肿
　　E．甲状腺功能减退症

5．女性，44 岁。健康体检发现甲状腺肿大就诊。查体：甲状腺对称性Ⅱ度肿大，表面不平，中等硬度，无触痛，无血管杂音，心率 78 次/分，律齐。有助于确诊的首选检查是
　　A．血清 TSH、FT_3、FT_4
　　B．抗甲状腺抗体
　　C．甲状腺 B 超
　　D．甲状腺吸 ^{131}I 率
　　E．甲状腺 CT

【A3/A4 型题】

女性，41 岁。健康体检发现甲状腺Ⅱ度肿大、质地中等硬度、无触痛、无血管杂音，颈浅表淋巴结无肿大，心率 70 次/分，律齐。追问病史无心悸、怕热、多汗、易饿等症状，也无怕冷、便秘、体重增加等表现，化验血清 T_3、T_4 及 TSH 正常，TPOAb 及 TgAb 显著升高，

6．最可能的诊断是
　　A．甲状腺癌
　　B．亚急性甲状腺炎
　　C．桥本甲状腺炎
　　D．结节性毒性甲状腺肿
　　E．甲状腺功能减退症

7．该患者的处理是
　　A．口服左甲状腺素
　　B．口服糖皮质激素
　　C．口服丙硫氧嘧啶
　　D．手术治疗
　　E．临床观察

【B1 型题】

　　A．甲状腺功能正常的甲状腺炎
　　B．萎缩性甲状腺炎
　　C．桥本甲状腺炎
　　D．无痛性甲状腺炎
　　E．产后甲状腺炎

8．自身免疫性甲状腺炎的经典类型是

9．自身免疫性甲状腺炎中的安静性甲状腺炎是

10．自身免疫性甲状腺炎中，甲状腺萎缩及大多数伴临床甲减的类型是

【X型题】

11．引起亚急性甲状腺炎的病毒有
 A．流感病毒
 B．柯萨奇病毒
 C．腮腺炎病毒
 D．腺病毒

12．亚急性甲状腺炎患者甲状腺毒症期的辅助检查结果有
 A．血清 TSH 升高
 B．血清 T_3 升高
 C．血清 T_4 升高
 D．^{131}I 摄取率升高

答案及解析

1．【答案】C
【解析】自身免疫性甲状腺炎属于自身免疫性甲状腺病，包括桥本甲状腺炎、萎缩性甲状腺炎、甲状腺功能正常的甲状腺炎、无痛性甲状腺炎、产后甲状腺炎、药物性甲状腺炎和桥本甲状腺毒症。其中的经典类型是桥本甲状腺炎。

2．【答案】A
【解析】甲状腺疾病一般都无局部疼痛，而亚急性甲状腺炎是一种与病毒感染有关的自限性甲状腺炎，甲状腺区会发生明显疼痛，并有显著触痛。而萎缩性甲状腺炎、桥本甲状腺炎、产后甲状腺炎和药物性甲状腺炎均无疼痛。

3．【答案】B
【解析】亚急性甲状腺炎是一种与病毒感染有关的自限性甲状腺炎，是一种自限性疾病，可出现一过性甲减，永久性甲减者罕见，预后良好，可对症给予普萘洛尔缓解症状，可有复发，但不是多数患者有复发。

4．【答案】C
【解析】该中年女性患者甲状腺较明显肿大，中等硬度，表面不光滑，无压痛，但浅表淋巴结无肿大，无甲状腺功能亢进症表现（心悸、怕热、多汗、易饿等），也无甲状腺功能减退症表现（怕冷、便秘、体重增加等），无临床甲亢和甲减症状，甲状腺功能和 TSH 均正常，仅甲状腺自身抗体 TPOAb 和 TgAb 显著增高，因此最可能的诊断是桥本甲状腺炎。

5．【答案】B
【解析】该中年女性患者健康体检发现甲状腺对称性Ⅱ度肿大，表面不平，中等硬度，无触痛，心率正常，最可能的诊断是桥本甲状腺炎。桥本甲状腺炎的 TPOAb 和 TgAb 显著升高，因此抗甲状腺抗体是有助于确诊的首选检查，其他检查均无特异性。

6．【答案】C 7．【答案】E
【解析】该中年女性患者健康体检发现甲状腺Ⅱ度肿大、质地中等硬度、无触痛和血管杂音，颈浅表淋巴结无肿大，心率正常。追问病史无临床甲亢和甲减症状，甲状腺功能和血清 TSH 均正常，仅甲状腺自身抗体 TPOAb 和 TgAb 显著增高，因此最可能的诊断是桥本甲状腺炎。病史和实验室检查结果均不支持其余诊断。目前桥本甲状腺炎无任何症状，所以该患者的处理是临床观察。

8．【答案】C 9．【答案】D 10．【答案】B
【解析】自身免疫性甲状腺炎属于自身免疫性甲状腺病，包括桥本甲状腺炎、萎缩性甲状腺炎、甲状腺功能正常的甲状腺炎、无痛性甲状腺炎、产后甲状腺炎、药物性甲状腺炎和桥本甲状腺毒症等类型。其中的经典类型是桥本甲状腺炎；自身免疫性甲状腺炎中的安静性甲状腺炎是无痛性甲状腺炎；自身免疫性甲状腺炎中，甲状腺萎缩及大多数伴临床甲减的类型是萎缩性甲状腺炎。

11．【答案】ABCD
【解析】亚急性甲状腺炎是一种与病毒感染有关的自限性甲状腺炎。病因与病毒感染有关，如流感病毒、柯萨奇病毒、腺病毒和腮腺炎病毒等。

12．【答案】BC
【解析】亚急性甲状腺炎是一种与病毒感染有关的自限性甲状腺炎。在甲状腺毒症期的辅助检查结果是血清 TSH 减低、血清 T_3、T_4 升高，^{131}I 摄取率减低，这是该病特征性的血清甲状腺激素水平和甲状腺摄碘能力的"分离现象"。该现象出现的原因是甲状腺滤泡被炎症破坏，其内储存的甲状腺激素释放进入循环，形成"破坏性甲状腺毒症"，而炎症损伤引起甲状腺摄碘功能减低。

十三、甲状腺结节与甲状腺癌

【A1 型题】

1. 下列属于恶性甲状腺结节的是
   A. 多结节性甲状腺肿
   B. 桥本甲状腺炎
   C. 甲状腺囊肿
   D. 原发性甲状腺淋巴瘤
   E. 甲状腺滤泡性腺瘤
2. 最常见的恶性甲状腺结节是
   A. 乳腺癌转移性甲状腺癌
   B. 肾癌转移性甲状腺癌
   C. 甲状腺癌
   D. 原发性甲状腺淋巴瘤
   E. 甲状腺滤泡性腺瘤
3. 甲状腺癌中最常见的病理类型是
   A. 乳腺癌转移性甲状腺癌
   B. 肾癌转移性甲状腺癌
   C. 甲状腺乳头状癌
   D. 甲状腺滤泡状癌
   E. 甲状腺髓样癌
4. 对甲状腺良、恶性结节进行有效、准确评估的最佳措施是
   A. 询问病史
   B. 临床体征
   C. 实验室检查
   D. 甲状腺超声检查
   E. 超声引导下细针穿刺细胞学检查（FNAC）
5. 确诊高功能性甲状腺结节，最有意义的检查是
   A. TRH 兴奋试验
   B. T_3 抑制试验
   C. 吸 ^{131}I 率
   D. 放射性核素扫描
   E. 甲状腺 MRI

【A2 型题】

6. 女性，45 岁。发现右侧颈部肿块 2 个月，直径约 1.5 cm，可活动，无压痛，无发热及咳嗽。查体：鼻咽部未见异常，甲状腺峡部可触及直径 0.8 cm 大小结节。其最可能的诊断是
   A. 慢性淋巴结炎
   B. 甲状腺癌转移
   C. 淋巴结结核
   D. 肺癌转移
   E. 鼻咽癌转移
7. 女性，40 岁。发现颈前部肿块 8 个月，直径约 1 cm 大小，近 1 个月来出现声音嘶哑。查体：浅表淋巴结未触及肿大，左侧甲状腺触及一质硬结节，直径 1.8 cm 大小，随吞咽活动。甲状腺同位素扫描为"冷结节"。最可能的诊断是
   A. 甲状腺囊肿
   B. 甲状腺癌
   C. 甲状腺腺瘤
   D. 结节性甲状腺肿
   E. 桥本甲状腺炎

【A3/A4 型题】

女性，40 岁。颈前区肿块 10 年，半年来易出汗、心悸，渐感呼吸困难。查体：晨起心率 104 次/分，BP 120/60 mmHg，无突眼，甲状腺Ⅲ度肿大，结节状。心电图示窦性心律不齐。

8. 最可能的诊断是
   A. Graves 病
   B. 单纯性甲状腺肿
   C. 结节性甲状腺肿伴甲亢
   D. 桥本甲状腺炎
   E. 亚急性甲状腺炎
9. 为确诊需进行的检查是
   A. 颈部 CT
   B. 血清 T_3、T_4
   C. 甲状腺 B 超
   D. 颈部 X 线片
   E. 颈部 MRI
10. 最佳的治疗方法是
    A. 内科药物治疗
    B. 甲状腺大部切除术
    C. 甲状腺全切术
    D. 同位素治疗
    E. 外放射治疗

【B1 型题】

A. 乳腺癌转移性甲状腺癌
B. 肾癌转移性甲状腺癌
C. 甲状腺乳头状癌
D. 甲状腺滤泡状癌

E．甲状腺髓样癌
11．甲状腺癌中最常见的病理类型是
12．甲状腺癌中起源于甲状腺C细胞的病理类型是
13．甲状腺癌中预后最好的病理类型是

【X型题】

14．下列属于良性甲状腺结节的有
  A．多结节性甲状腺肿
  B．桥本甲状腺炎
  C．甲状腺Hurthle细胞腺瘤
  D．原发性甲状腺淋巴瘤

15．提示甲状腺结节为恶性甲状腺癌的危险因素有
  A．儿童
  B．女性
  C．全身放射治疗史
  D．结节迅速增大

答案及解析

1．【答案】D
【解析】甲状腺结节包括良性甲状腺结节和恶性甲状腺结节。恶性甲状腺结节包括甲状腺癌、原发性甲状腺淋巴瘤和转移性甲状腺癌（乳腺癌、肾癌等），而多结节性甲状腺肿、桥本甲状腺炎、甲状腺囊肿和甲状腺滤泡性腺瘤等均为良性甲状腺结节。

2．【答案】C
【解析】甲状腺结节包括良性甲状腺结节和恶性甲状腺结节。恶性甲状腺结节中最常见的是甲状腺癌。

3．【答案】C
【解析】甲状腺癌中最常见的病理类型是甲状腺乳头状癌。

4．【答案】E
【解析】对甲状腺良、恶性结节进行有效、准确评估的最佳措施是FNAC。询问病史、临床体征、实验室检查和甲状腺超声检查也有鉴别意义，但不是最佳。

5．【答案】D
【解析】高功能性甲状腺结节即"热结节"，有自主分泌功能。放射性核素扫描是重要的甲状腺影像学检查方法，对确定高功能性甲状腺结节最有意义。

6．【答案】B
【解析】该中年女性患者2个月来发现右侧颈部直径约1.5 cm大小肿块，活动，无压痛，这是颈部淋巴结肿大，结合甲状腺有一结节，考虑最大可能是甲状腺癌转移。因为淋巴结无压痛，所以不支持慢性淋巴结炎和淋巴结结核，因为无肺部症状和鼻咽部无异常，所以也不考虑肺癌转移或鼻咽癌转移。

7．【答案】B
【解析】该中年女性患者发现颈前部肿块8个月，直径约1 cm大小，逐渐长大并出现声音嘶哑。查体见甲状腺硬结节较前增大（直径1.8 cm大小），结合甲状腺同位素扫描为"冷结节"，最可能的诊断是甲状腺癌。其余诊断的可能性均小。

8．【答案】C 9．【答案】B 10．【答案】B
【解析】该中年女性患者有多年甲状腺明显肿大，半年来出现甲亢表现，包括易出汗、心悸、晨起心动过速、脉压大（BP 120/60 mmHg，脉压60 mmHg）等，查体见甲状腺呈结节性肿大，最可能是结节性甲状腺肿伴甲亢，而Graves病虽也表现为甲亢，但甲状腺呈弥漫性肿大，非结节性。确诊主要是依据血清T_3和T_4测定，可以证实有无甲亢。结节性甲状腺肿的最佳治疗方法是甲状腺大部切除术，这是手术适应证。

11．【答案】C 12．【答案】E 13．【答案】C
【解析】甲状腺癌是内分泌系统最常见的恶性肿瘤。甲状腺癌中最常见的病理类型是甲状腺乳头状癌；甲状腺癌中起源于甲状腺C细胞的病理类型是甲状腺髓样癌；甲状腺癌中预后最好的病理类型是甲状腺乳头状癌。

14．【答案】ABC
【解析】甲状腺结节包括良性甲状腺结节和恶性甲状腺结节。多结节性甲状腺肿、桥本甲状腺炎和甲状腺Hurthle细胞腺瘤均属于良性甲状腺结节。而原发性甲状腺淋巴瘤属于恶性甲状腺结节。

15．【答案】ACD
【解析】有些危险因素提示甲状腺结节为恶性甲状腺癌，这些危险因素包括：①儿童；②成人年龄<30岁或>60岁；③男性；④儿童时期头颈部放射线照射史或放射性尘埃暴露史；⑤全身放射治疗史；⑥有甲状腺癌或多发性内分泌腺瘤病（MEN）2型家族史；⑦结节迅速增大；⑧伴持续性声嘶、发音困难、吞咽困难或呼吸困难；⑨结节形状不规则、坚硬、固定；⑩颈部淋巴结肿大。

十四、库欣综合征

【A1 型题】

1. 关于正常人皮质醇节律的叙述，正确的是
   A. 清晨最高，午夜最低
   B. 清晨最高，下午最低
   C. 午夜最高，清晨最低
   D. 午夜最高，下午最低
   E. 下午最高，午夜最低

2. 引起库欣（Cushing）病的疾病是
   A. 肾上腺皮质腺瘤
   B. 肾上腺皮质癌
   C. 不依赖 ACTH 的肾上腺大结节性增生
   D. 产生 ACTH 的肺癌
   E. 垂体 ACTH 微腺瘤

*3. 不依赖 ACTH 的库欣（Cushing）综合征的病因是
   A. 垂体微腺瘤
   B. 肾上腺皮质癌
   C. 小细胞肺癌
   D. 胸腺癌　　　　　　　　　（72/2007）

*4. 引起库欣（Cushing）病的病因是
   A. 原发于肾上腺本身的肿瘤
   B. 垂体分泌 ACTH 过多
   C. 垂体外癌瘤产生 ACTH
   D. 不依赖 ACTH 的双侧肾上腺结节性增生
   E. 大剂量应用糖皮质激素　　（67/1998）

5. 引起异位 ACTH 综合征的原因是
   A. 垂体 ACTH 微腺瘤
   B. 小细胞肺癌
   C. 肾上腺皮质腺瘤
   D. 肾上腺皮质癌
   E. 肾上腺皮质结节性增生

*6. 关于皮质醇增多症的叙述，不正确的是
   A. 抑制脂肪合成
   B. 抑制蛋白质合成
   C. 嗜酸粒细胞绝对值增高
   D. 血浆肾素水平增高
   E. 抑制垂体促性腺激素　　　（73/1999）

*7. 早期库欣（Cushing）综合征主要的临床表现是
   A. 高血压
   B. 向心性肥胖
   C. 满月脸
   D. 多血质　　　　　　　　　（74/2011）

8. 鉴别肾上腺皮质腺瘤与异位 ACTH 综合征最简便的实验室检查是
   A. 尿 17-羟测定
   B. 血浆皮质醇测定
   C. 血浆 ACTH 测定
   D. ACTH 兴奋试验
   E. 大剂量地塞米松抑制试验

*9. 最有助于鉴别垂体性库欣（Cushing）病和异位 ACTH 综合征的检查是
   A. 尿 17-羟测定
   B. 尿 17-酮测定
   C. 血浆 ACTH 测定
   D. CRH 兴奋试验
   E. ACTH 兴奋试验　　　　　（70/2000）

10. 鉴别诊断库欣（Cushing）综合征因垂体肿瘤抑或肾上腺肿瘤引起的试验是
    A. 小剂量地塞米松抑制试验
    B. 大剂量地塞米松抑制试验
    C. VMA 测定
    D. 尿 17-OHCS、17-KS 测定
    E. 酚苄明试验　　　　　　　（2019）

*11. 患者因 Cushing 综合征单侧肾上腺皮质腺瘤行患侧肾上腺切除术，术后糖皮质激素替代治疗，一般维持的时间是
    A. 1 周左右
    C. 1 个月左右
    B. 2 个月左右
    D. 6 个月至 1 年或以上　　（54/2021）

【A2 型题】

12. 女性，25 岁。因多食、肥胖、闭经 1 年来诊。查体：身高 160 cm，体重 75 kg，血压 170/100 mmHg，腹、臀部脂肪堆积，可见皮肤紫纹。化验空腹血糖 7.1 mmol/L。对确诊最有意义的检查是
    A. 血皮质醇节律测定
    B. 24 小时尿 17-羟、17-酮测定
    C. 24 小时尿游离皮质醇测定
    D. OGTT
    E. 血 ACTH 测定

13. 男性，28 岁。因发现肥胖、血压增高 3 个月。查体：BP 150/90 mmHg，满月脸，向心性肥胖，腹部皮肤可见紫纹。头颅 CT 发现垂体占位病

变。实验室检查一般不会出现的结果是
A. 血皮质醇升高
B. 血皮质醇昼夜节律消失
C. 血ACTH升高
D. 尿儿茶酚胺升高
E. 尿皮质醇升高

14. 女性，28岁。因肥胖、痤疮4个月入院，化验血皮质醇明显增高，小剂量地塞米松不能抑制，而能被大剂量地塞米松抑制，最可能的诊断是
A. 垂体性库欣病
B. 肾上腺皮质腺瘤
C. 肾上腺皮质癌
D. 异位AC7H综合征
E. 单纯性肥胖

*15. 女性，30岁。半年来肥胖，皮肤出现痤疮、紫纹，化验血皮质醇增高，血糖增高，小剂量地塞米松抑制试验血皮质醇较对照低38%，大剂量地塞米松抑制试验血皮质醇较对照低78%。该患者最可能的诊断是
A. 肾上腺皮质腺瘤
B. 肾上腺皮质癌
C. 库欣病
D. 异位ACTH综合征
E. 糖尿病 (73/2001)

16. 男性，39岁。半年多来向心性肥胖，皮肤色素沉着加深。化验检查：血浆皮质醇（8AM）1650 nmol/L（正常值165~441 nmol/L），血浆ACTH 146 μU/ml（正常值0~46 μU/ml），血pH 7.46，血钾3.0 mmol/L，腹部CT示双侧肾上腺增生。最可能的诊断是
A. 原发性醛固酮增多症
B. 双侧肾上腺增生
C. 肾上腺皮质腺瘤
D. 肾上腺皮质癌
E. 库欣病

17. 男性，25岁。8个多月来肥胖、皮肤紫纹和痤疮，化验24小时尿17-羟和尿17-酮明显增高，血ACTH增高，大剂量地塞米松抑制试验结果可被抑制。最可能的诊断是
A. 肾上腺皮质增生
B. 肾上腺皮质腺瘤
C. 肾上腺皮质癌
D. 库欣病
E. 异位ACTH综合征

18. 男性，42岁。头晕、乏力半年，逐渐出现向心性肥胖、痤疮、腹壁紫纹，7天来乏力加重。无高血压病史。查体：血压160/100 mmHg。化验：血清钾3.2 mmol/L，血皮质醇增高，血ACTH正常。该患者最可能的诊断是
A. 原发性醛固酮增多症
B. 嗜铬细胞瘤
C. 肾上腺皮质癌
D. 异位ACTH综合征
E. 库欣病

19. 男性，34岁。发现向心性肥胖2个月。既往体健。查体：血压150/95 mmHg，皮肤见痤疮和紫纹。化验血ACTH正常，血皮质醇增高，不被小剂量地塞米松和大剂量地塞米松抑制。该患者最可能的诊断是
A. 单纯性肥胖
B. 库欣病
C. 肾上腺皮质腺瘤
D. 异位ACTH综合征
E. 嗜铬细胞瘤

20. 女性，32岁。半年来肥胖，皮肤出现痤疮、紫纹。有小细胞肺癌病史。化验血ACTH、皮质醇增高，血糖增高，小剂量地塞米松抑制试验血皮质醇较对照低38%，大剂量地塞米松抑制试验血皮质醇较对照低38%。该患者最可能的诊断是
A. 肾上腺皮质腺瘤
B. 肾上腺皮质癌
C. 库欣病
D. 异位ACTH综合征
E. 糖尿病

21. 男性，29岁。1个月来出现向心性肥胖。实验室检查：血皮质醇和血ACTH测定结果均明显高于正常，血钾2.8 mmol/L。腹部CT见双侧肾上腺增生。最可能的诊断是
A. 肾上腺皮质腺瘤
B. 肾上腺皮质癌
C. 异位ACTH综合征
D. 原发性醛固酮增多症
E. 单纯性肥胖症

*22. 女性，32岁。发现肥胖、出现面部痤疮1年。查体可见满月脸，前臂瘀斑，腹部紫纹。实验室检查：血皮质醇、ACTH显著升高。下列检查中对病因诊断最有价值的是
A. 24小时尿游离皮质醇
B. 血皮质醇节律变化
C. 小剂量地塞米松试验
D. 大剂量地塞米松试验 (55/2022)

23. 女性，58岁。肥胖3个月，皮肤出现痤疮、紫纹。化验血皮质醇增高，血ACTH增高，大剂量地塞米松抑制试验不被抑制。最可能的诊断是

A．单纯性肥胖
B．库欣（Cushing）病
C．肾上腺皮脂腺瘤
D．肾上腺皮质癌
E．异位 ACTH 综合征

*24．女性，42 岁。诊断为库欣综合征，为与肥胖症鉴别，最有价值的表现是
A．高血压
B．月经少或闭经
C．糖耐量减低
D．血皮质醇失去昼夜规律　　　　　（73/2008）

【A3/A4 型题】

女性，57 岁。脸圆、脸红、向心性肥胖 2 个月。闭经 1 年。查体：血压 160/80 mmHg，腹部皮肤可见紫纹，皮肤薄。

25．对定性诊断最有帮助的检查
A．小剂量地塞米松抑制试验
B．大剂量地塞米松抑制试验
C．早 8 点血皮质醇检测
D．下午 4 点血皮质醇水平检测
E．晚 8 点血皮质醇检测

26．[假设信息] 如果该患者胸部 CT 检查发现左肺有占位性病变，结合上述病史，考虑最可能的诊断是
A．库欣病
B．异位 ACTH 综合征
C．肺部肿瘤
D．肺部感染
E．单纯性肥胖

女性，45 岁。脸圆、变红 1 年，体重增加、月经稀发 6 个月。查体：BP 160/100 mmHg，向心性肥胖，皮肤薄，面部痤疮较多，下颌小胡须，全身体毛增多，腹部、大腿根部可见宽大紫纹。化验血钾 3.3 mmol/L，空腹血糖 15.4 mmol/L。

27．该患者最可能的诊断是
A．原发性醛固酮增多症
B．原发性高血压
C．库欣综合征
D．糖尿病
E．单纯性肥胖

28．定性诊断最主要的检查是
A．大剂量地塞米松抑制试验
B．小剂量地塞米松抑制试验
C．血 ACTH 测定
D．血醛固酮测定
E．血糖

29．有助于了解其病因或病变部位的检查是
A．大剂量地塞米松抑制试验
B．小剂量地塞米松抑制试验
C．血醛固酮测定
D．OGTT
E．血 ACTH 测定

男性，48 岁。因发现血压增高、肥胖 2 个月来诊。查体：BP 146/90 mmHg，面如满月，四肢相对瘦小，腹部及大腿内侧皮肤可见紫色条纹。头颅 CT 发现垂体有微腺瘤。

30．该患者最可能的临床诊断是
A．库欣病
B．肾上腺皮质腺瘤
C．肾上腺皮质癌
D．异位 ACTH 综合征
E．原发性醛固酮增多症

31．下列化验结果中，该患者一般不会出现的是
A．血皮质醇升高
B．血皮质醇昼夜节律消失
C．尿皮质醇升高
D．血醛固酮增高，肾素降低
E．血 ACTH 升高

32．对该患者最佳的治疗方法是
A．经蝶窦切除垂体微腺瘤
B．一侧肾上腺全切除 + 垂体外照射
C．双侧肾上腺切除
D．垂体外照射
E．应用螺内酯

男性，46 岁。有乏力、腰背痛 2 年，常有便秘。既往高血压病史 5 年。查体：腹部稍膨隆，四肢近端较细，胸椎 X 线片提示有骨质疏松，B 超显示左侧肾上腺可见一直径约 3.5 cm 的肿物，临床拟诊为"皮质醇增多症"。

*33．下列叙述中，对提示"皮质醇增多症"诊断意义不大的是
A．腹部膨隆
B．高血压
C．便秘
D．骨质疏松

*34．为进一步确定"皮质醇增多症"的诊断，最有价值的检查是
A．肾上腺 CT
B．小剂量地塞米松抑制试验
C．大剂量地塞米松抑制试验

D．血 ACTH

*35．该患者确诊为"肾上腺腺瘤"，对该患者的治疗原则，正确的是
- A．手术切除＋终身激素替代治疗
- B．手术切除＋较长期激素替代治疗
- C．手术切除＋短期激素替代治疗
- D．单纯手术切除腺瘤 （108～110/2014）

女性，45岁。半年多来肥胖、多食、闭经，曾化验血糖增高。查体：BP 170/100 mmHg，腹部、臀部见脂肪堆积，有紫纹，初诊为库欣综合征。

36．下列检查对确诊最有意义的是
- A．血皮质醇节律测定
- B．血 ACTH 测定
- C．24 小时尿 17-羟测定
- D．24 小时尿 17-酮测定
- E．24 小时尿游离皮质醇测定

37．下列对确定是否为库欣病无意义的检查是
- A．CRF 兴奋试验
- B．ACTH 兴奋试验
- C．小剂量地塞米松抑制试验
- D．大剂量地塞米松抑制试验
- E．血 ACTH 测定

38．[假设信息] 垂体 CT 证实垂体微腺瘤，首选的治疗方案是
- A．垂体放射治疗
- B．经蝶窦垂体瘤切除术
- C．双肾上腺次全切除术
- D．一侧肾上腺全切术
- E．内科保守治疗

【B1 型题】

- A．垂体 ACTH 微腺瘤
- B．小细胞肺癌
- C．肾上腺皮质腺瘤
- D．肾上腺皮质癌
- E．肾上腺皮质结节状增生 （123，124/2006）

*39．引起异位性 ACTH 综合征的原因是
*40．引起库欣（Cushing）病的原因是

- A．血皮质醇升高，ACTH 降低，双侧肾上腺增生伴结节
- B．血皮质醇升高，ACTH 升高，双侧肾上腺皮质弥漫增生
- C．血皮质醇升高，ACTH 降低，血钾正常
- D．血皮质醇升高，ACTH 降低，伴明显低钾碱中毒

*41．库欣病的特点是
*42．肾上腺皮质癌的特点是 （143，144/2009）

- A．向心性肥胖、满月脸、多血质、紫纹
- B．体重减轻、水肿、低血钾性碱中毒
- C．以高血压为主，向心性肥胖尚不典型
- D．表现为心力衰竭、脑卒中、病理性骨折
- E．库欣综合征症状反复发作

43．库欣综合征典型病例的表现是
44．库欣综合征重型病例的表现是
45．库欣综合征早期病例的表现是

- A．小剂量地塞米松抑制试验
- B．大剂量地塞米松抑制试验
- C．24 小时尿 VMA 测定
- D．尿 17-OHCS、17-KS 测定
- E．酚苄明试验

46．鉴别诊断皮质醇增多症因垂体肿瘤抑或肾上腺肿瘤引起的试验是
47．鉴别单纯性肥胖与皮质醇增多症的试验是

- A．肾上腺皮质腺瘤
- B．肾上腺皮质癌
- C．Carney 综合征
- D．Meador 综合征
- E．异位 ACTH 综合

*48．血浆 ACTH 测定增高见于征 （109，110/2002）
*49．大剂量地塞米松抑制试验时少数可被抑制见于

【X 型题】

*50．有双侧肾上腺皮质增生，并可引起高血压、低血钾的疾病包括
- A．原发性醛固酮增多症
- B．Liddle 综合征
- C．库欣病
- D．嗜铬细胞瘤 （174/2013）

51．依赖 ACTH 的库欣综合征有
- A．库欣病
- B．异位 ACTH 综合征
- C．肾上腺皮质腺瘤
- D．肾上腺皮质癌

*52．库欣病的发生可由于
- A．垂体微腺瘤
- B．垂体大腺瘤
- C．肾上腺皮质腺瘤
- D．肾上腺皮质癌 （145/2004）

*53．库欣病时，下列正确的有

A．垂体常有微腺瘤
B．血中 ACTH 减低
C．双侧肾上腺皮质增生
D．双侧肾上腺皮质有腺瘤　　　（154/1995）

*54．Cushing 综合征可出现的临床表现有
A．贫血
B．皮肤色素沉着
C．病理性骨折
D．精神异常　　　　　　　　　（159/2020）

*55．鉴别单纯性肥胖和皮质醇增多症的主要依据是
A．尿 17 羟皮质类固醇测定
B．小剂量地塞米松抑制试验
C．血浆皮质醇昼夜节律变化
D．糖耐量试验　　　　　　　　（155/1998）

答案及解析

1．【答案】A
【解析】正常人皮质醇节律是清晨最高，午夜最低。

2．【答案】E
【解析】库欣病是库欣综合征中的一种，其病因是垂体 ACTH 微腺瘤。

3．【答案】B
【解析】库欣综合征为多种病因造成肾上腺分泌过多糖皮质激素（主要是皮质醇）所致病症的总称，按病因可分为依赖 ACTH 和不依赖 ACTH 两大类，其中不依赖 ACTH 的库欣综合征的病因包括：①肾上腺皮质腺瘤；②肾上腺皮质癌；③不依赖 ACTH 的双侧性肾上腺小结节性增生；④不依赖 ACTH 的肾上腺大结节性增生。而依赖 ACTH 的库欣综合征的病因包括：①垂体 ACTH 分泌过多，如垂体微腺瘤、垂体大腺瘤；②异位 ACTH 综合征，系垂体以外肿瘤如小细胞肺癌和胸腺癌等分泌大量 ACTH，伴肾上腺皮质增生。

4．【答案】B
【解析】由垂体分泌 ACTH 过多引起的皮质醇增多症称为库欣病，因而答案是 B。

5．【答案】B
【解析】异位 ACTH 综合征是库欣（Cushing）综合征中的一种。库欣综合征根据 ACTH 的高低分为 ACTH 依赖性和非 ACTH 依赖性。ACTH 依赖性为垂体或垂体外肿瘤过度分泌 ACTH，致双侧肾上腺皮质增生并产生大量皮质醇致病，见于：①垂体 ACTH 过度分泌：又称库欣病，主要为垂体 ACTH 微腺瘤；②异位 ACTH 综合征：垂体以外肿瘤分泌 ACTH 或类似物致肾上腺皮质增生，最常见于小细胞肺癌。

6．【答案】C
【解析】皮质醇增多症时，嗜酸粒细胞绝对值应该是降低而不是增高，其余四项均可见于皮质醇增多症。

7．【答案】A
【解析】库欣综合征为各种原因造成肾上腺分泌过多糖皮质激素所致病症的总称，早期临床表现主要以高血压为主，向心性肥胖、满月脸、多血质等表现均不够显著，这些是疾病后期的表现。

8．【答案】C
【解析】肾上腺皮质腺瘤与异位 ACTH 综合征都属于库欣（Cushing）综合征，尿 17-羟测定、血浆皮质醇测定、ACTH 兴奋试验、大剂量地塞米松抑制试验都不易鉴别。鉴别肾上腺皮质腺瘤与异位 ACTH 综合征最简便的实验室检查是血浆 ACTH 测定，肾上腺皮质腺瘤患者的血浆 ACTH 水平降低，而异位 ACTH 综合征的血浆 ACTH 水平是升高。

9．【答案】D
【解析】最有助于鉴别垂体性库欣病和异位 ACTH 综合征的是 CRH（ACTH 释放激素）兴奋试验，垂体性库欣病呈正常或过度反应，而异位 ACTH 综合征是无反应，仅少数有反应。其余各项均无鉴别意义。

10．【答案】B
【解析】库欣综合征可因垂体肿瘤抑或肾上腺肿瘤引起，小剂量地塞米松抑制试验两者均不能抑制，但大剂量地塞米松抑制试验可抑制垂体肿瘤，而不能抑制肾上腺肿瘤，即可鉴别。VMA 测定和酚苄明试验适用于嗜铬细胞瘤的诊断；尿 17-OHCS、17-KS 测定可用于库欣综合征的诊断，但也不能用于鉴别皮质醇增多症因垂体肿瘤抑或肾上腺肿瘤。

11．【答案】D
【解析】Cushing 综合征单侧肾上腺皮质腺瘤的治疗是行患侧肾上腺切除术，术后需要较长期糖皮质激素替代治疗，这是因为长时期高皮质醇血症抑制垂体和健侧肾上腺的功能。一般维持的时间是 6 个月至 1 年或以上。

12．【答案】C
【解析】该青年女性患者慢性病程，有多食、肥胖、闭经，结合体检发现腹、臀部脂肪堆积，可见皮肤紫纹，血压增高（170/100 mmHg），血糖高于正常（7.1 mmol/L），初步考虑最可能为皮质醇增多症，对确诊最有意义的是 24 小时尿游离皮质醇测定。血皮质醇节律测定和 24 小时尿 17-羟、17-酮测定对诊断

意义小；血ACTH测定只是对库欣综合征的临床分型有帮助，对诊断库欣病和异位ACTH综合征有意义；OGTT用于糖尿病的诊断。

13. 【答案】D
【解析】该青年男性患者发现肥胖、血压增高，查体见满月脸，向心性肥胖，腹部皮肤可见紫纹，结合头颅CT发现垂体占位病变，临床考虑为库欣病。所以实验室检查一般不会出现的结果是尿儿茶酚胺升高。尿儿茶酚胺升高常见于嗜铬细胞瘤。

14. 【答案】A
【解析】该青年女性患者因肥胖、痤疮4个月入院，化验血皮质醇明显增高，结合小剂量地塞米松不能抑制，肯定是库欣综合征，不支持单纯性肥胖，而能被大剂量地塞米松抑制，所以最可能的诊断是垂体性库欣病。而肾上腺皮质腺瘤、肾上腺皮质癌和异位AC7H综合征均不能被大剂量地塞米松抑制。

15. 【答案】C
【解析】该青年女性患者虽然血糖增高，但有皮肤紫纹和皮质醇增高等，肯定不是糖尿病。小剂量地塞米松不能抑制（能抑制说明血皮质醇较对照低50%以上），而大剂量地塞米松能抑制，支持诊断库欣病，而不支持肾上腺皮质腺瘤、肾上腺皮质癌和异位ACTH综合征，因为这些疾病一般不能被大剂量地塞米松抑制。

16. 【答案】E
【解析】该中年男性患者半年多来向心性肥胖，皮肤色素沉着加深，化验检查血浆皮质醇（8AM）和血浆ACTH均高于正常，伴低钾碱中毒（血pH 7.46，血钾3.0 mmol/L），结合腹部CT示双侧肾上腺增生，最可能的诊断是库欣病。原发性醛固酮增多症患者虽可以有低钾碱中毒，但血浆皮质醇（8AM）和血浆ACTH均不会增高；因腹部CT示双侧肾上腺增生，肯定不是病变累及单侧的肾上腺皮质腺瘤和肾上腺皮质癌，而双侧肾上腺增生只是库欣病的一个表现，不是一个独立的疾病。

17. 【答案】D
【解析】该青年男性患者有肥胖、皮肤紫纹和痤疮，结合化验24小时尿17-羟和尿17-酮明显增高，首先考虑库欣综合征。血ACTH增高，则除外了肾上腺皮质腺瘤、肾上腺皮质癌和原发性肾上腺增生，而大剂量地塞米松抑制试验结果可被抑制，则不支持异位ACTH综合征。最可能的诊断是库欣病。

18. 【答案】C
【解析】该中年男性患者头晕、乏力，逐渐出现向心性肥胖、痤疮、腹壁紫纹，符合库欣综合征的临床表现，结合化验血清钾低于正常（3.2 mmol/L），血皮质醇增高，而血ACTH正常，即不依赖ACTH调节。不依赖ACTH调节的库欣综合征包括：①肾上腺皮质腺瘤；②肾上腺皮质癌；③不依赖于ACTH的双侧肾上腺小结节性增生或小结节性发育不良；④不依赖ACTH的双侧肾上腺大结节性增生。所以该患者最可能的诊断是肾上腺皮质癌。而异位ACTH综合征和库欣病均有ACTH升高，原发性醛固酮增多症、嗜铬细胞瘤虽然都有血压增高，但血皮质醇不增高。

19. 【答案】C
【解析】该青年男性患者发现向心性肥胖，查体血压增高（150/95 mmHg），皮肤见痤疮和紫纹，结合化验血皮质醇增高，则可除外单纯性肥胖、嗜铬细胞瘤，因为血ACTH正常，而且血皮质醇增高不被小剂量地塞米松和大剂量地塞米松抑制，所以最可能的诊断是肾上腺皮质腺瘤，而不支持库欣病和异位ACTH综合征。

20. 【答案】D
【解析】该青年女性患者虽然血糖增高，但有皮肤紫纹和皮质醇增高等，肯定不是糖尿病。化验血ACTH增高，则可除外肾上腺皮质腺瘤和肾上腺皮质癌。小剂量地塞米松和大剂量地塞米松均不能抑制（能抑制说明血皮质醇较对照低50%以上），结合有小细胞肺癌病史，则支持诊断为异位ACTH综合征，而不支持库欣病。

21. 【答案】C
【解析】该青年男性患者出现向心性肥胖。实验室检查发现血皮质醇和血ACTH测定结果均明显高于正常，腹部CT见双侧肾上腺增生，血钾偏低。诊断库欣综合征肯定，因为血ACTH测定结果明显高于正常，腹部CT见双侧肾上腺增生，所以最可能的诊断是异位ACTH综合征。

22. 【答案】D
【解析】该青年女性患者临床表现符合库欣综合征。血皮质醇增多、皮质醇昼夜节律变化、不被小剂量地塞米松抑制是各类病因所致库欣综合征的共同特点；而ACTH显著升高可排除由肾上腺皮质腺瘤及肾上腺皮质癌所致的可能性。故大剂量地塞米松试验对该患者的病因诊断最有价值。

23. 【答案】E
【解析】该中年女性患者有肥胖及皮肤出现痤疮、紫纹，化验血皮质醇增高，血ACTH增高，因此肯定不是单纯性肥胖，也不是肾上腺皮脂腺瘤和肾上腺皮质腺瘤。而库欣病可以有这些特点，但大剂量地塞米松抑制试验多数可被抑制，但该患者不被抑制，所以该患者最可能的诊断是异位ACTH综合征。

24. 【答案】D
【解析】该中年女性患者诊断为库欣综合征。库欣综合征与肥胖症有时难以鉴别。本题的四个备选答案均可见于库欣综合征，而肥胖症患者虽然也可有高血压、月经少或闭经和糖耐量减低，但仍保持血皮质醇的昼夜规律。所以答案是D。

25.【答案】A 26.【答案】B

【解析】该中年女性患者有脸圆、脸红、向心性肥胖和闭经，查体见血压增高，皮肤薄，腹部皮肤可见紫纹，符合库欣综合征的典型表现，可诊断为库欣综合征，小剂量地塞米松抑制试验是定性试验，小剂量地塞米松抑制试验的结果不能被抑制，则确诊为库欣综合征，大剂量地塞米松抑制试验是定位试验，大剂量地塞米松抑制试验的结果可被抑制，则确诊为库欣病，而早8点、下午4点和晚8点血皮质醇水平检测只能反映24小时游离皮质醇的分泌规律，对定性诊断的帮助不大。假设该患者胸部CT检查发现左肺有占位性病变，则肺占位性病变会分泌大量ACTH，产生异位ACTH综合征，所以考虑最可能的诊断是异位ACTH综合征。

27.【答案】C 28.【答案】B 29.【答案】A

【解析】该中年女性患者慢性病程，临床表现有脸圆、变红、体重增加、月经稀发。查体有血压增高，向心性肥胖，皮肤薄，面部痤疮较多，下颌小胡须，全身体毛增多和腹部、大腿根部可见宽大紫纹。化验血钾低，空腹血糖增高，符合库欣综合征的诊断。库欣综合征又称皮质醇增多症，是各种原因所致肾上腺皮质激素特别是皮质醇分泌增多引起的临床综合征。以向心性肥胖、多血质、皮肤紫纹、高血压等为主要表现，可有葡萄糖耐量异常，由于大量皮质醇可使：①促进糖异生；②增加肝糖输出；③降低组织利用葡萄糖；④拮抗胰岛素作用，因此空腹血糖可以增高，所以临床表现和实验室检查结果不支持其他诊断。小剂量地塞米松抑制试验是定性试验，小剂量地塞米松抑制试验的结果不能被抑制，则确诊为库欣综合征；大剂量地塞米松抑制试验是定位试验，大剂量地塞米松抑制试验可抑制，则为垂体性库欣病，但对于肾上腺皮质腺瘤、肾上腺皮质癌和异位ACTH综合征等不能抑制。

30.【答案】A 31.【答案】D 32.【答案】A

【解析】该中年男性患者以肥胖和血压增为主诉来诊，查体除有血压升高外，还有向心性肥胖和皮肤紫纹，符合库欣综合征。库欣病是库欣综合征中的一种，是由垂体微腺瘤引起，由于该患者头颅CT发现垂体有微腺瘤，所以其最可能的临床诊断是库欣病，肯定不是单纯性肥胖，而肾上腺皮质腺瘤、肾上腺皮质癌、异位ACTH综合征都不会发现垂体有微腺瘤。库欣病的血ACTH升高，由于库欣病属于库欣综合征，所以其化验结果可以有血皮质醇升高，血皮质醇昼夜节律消失和尿皮质醇升高，而不会有血醛固酮增高，肾素降低，此种化验结果是见于原发性醛固酮增多症。经蝶窦切除垂体微腺瘤是该患者最佳的治疗方法，一般不采用双侧肾上腺切除或一侧肾上腺全切除+垂体外照射治疗，而垂体外照射一般用于病情较轻者及儿童病例。

33.【答案】C 34.【答案】B 35.【答案】B

【解析】典型皮质醇增多症的临床表现有：向心性肥胖、满月脸、腹部脂肪堆积及紫纹等，早期病例可以高血压为主，病程久远者出现骨质疏松，但一般不会有便秘。各型皮质醇增多症都存在糖皮质激素分泌异常，皮质醇分泌过多，失去昼夜分泌节律，且不能被小剂量地塞米松抑制。临床要确定是否存在皮质醇增多症常采用的检查有尿17-羟、尿17-酮测定，血和/或尿皮质醇测定，小剂量地塞米松抑制试验等。而血ACTH水平测定、大剂量地塞米松抑制试验、肾上腺CT等检查对其病因诊断有益。该中年男性患者确诊为"肾上腺腺瘤"的首选治疗措施是手术切除，可获根治，但术后需较长期使用激素替代治疗。因为长时期高皮质醇血抑制垂体及健侧肾上腺功能，需待恢复后才可逐渐减少激素替代量，常需要6～12个月或更久。

36.【答案】A 37.【答案】C 38.【答案】B

【解析】该中年女性患者有多食、肥胖、闭经等症状，查体见皮肤脂肪（腹、臀部）堆积，有紫纹和血压增高，初诊为库欣综合征，确诊该病最有意义和最敏感的检查是皮质醇节律测定，皮质醇失去昼夜分泌规律，即患者血皮质醇浓度早晨高于正常，晚上不明显低于早晨，表示正常的昼夜节律消失，可确定为库欣综合征；库欣病是指垂体ACTH分泌过多，伴肾上腺皮质增生，垂体多有微腺瘤，少数为大腺瘤，也有未能发现肿瘤者，小剂量地塞米松抑制试验对确定是否为库欣病无意义，因为此检查只用于鉴别肾上腺皮质功能正常与亢进，而CRF兴奋试验、ACTH兴奋试验和大剂量地塞米松抑制试验均对鉴别库欣病与其他库欣综合征有意义，血ACTH测定也有一定意义。对垂体微腺瘤引起的库欣病首选治疗是经蝶窦切除垂体微腺瘤，多数切除瘤后可治愈。

39.【答案】B 40.【答案】A

【解析】库欣综合征为各种病因造成肾上腺分泌过多糖皮质激素所致病症的总称，根据病因分类如下：(1)依赖ACTH的库欣综合征：①库欣病：指垂体ACTH分泌过多，伴肾上腺皮质增生，垂体多有微腺瘤；②异位ACTH综合征，系垂体以外肿瘤分泌大量ACTH，按其发病率由多到少的顺序为：小细胞肺癌、支气管类癌、胸腺癌、胰腺癌、嗜铬细胞瘤、神经母细胞瘤、神经节细胞瘤、甲状腺髓样癌等。(2)不依赖ACTH的库欣综合征：①肾上腺皮质腺瘤；②肾上腺皮质癌；③不依赖ACTH性双侧性肾上腺小结节性增生，又称 Meador 综合征；④不依赖 ACTH 性双侧性肾上腺大结节性增生。从以上病因分类可以看出引起异位性 ACTH 综合征的原因是小细胞肺癌，引起库欣病的原因是垂体 ACTH 微腺瘤。

41.【答案】B 42.【答案】D

【解析】库欣病是由垂体 ACTH 微腺瘤所致，因此 ACTH 分泌增多，导致双侧肾上腺皮质弥漫增生。由于肾上腺皮质癌分泌大量皮质醇及盐皮质激素，可引起 ACTH 降低，伴明显低钾碱中毒。

43.【答案】A 44.【答案】B 45.【答案】C

【解析】库欣综合征有数种类型，包括典型病例、重型病例、早期病例、以并发症为主就诊者、周期性或间歇性病例。库欣综合征典型病例的表现是向心性肥胖、满月脸、多血质、紫纹；库欣综合征重型病例的表现是体重减轻、水肿、低血钾性碱中毒，为癌肿所致重型；库欣综合征早期病例的表现是以高血压为主，可表现为均匀肥胖，向心性肥胖尚不典型。

46.【答案】B 47.【答案】A

【解析】小剂量地塞米松抑制试验方法是口服地塞米松 0.5 mg，6 小时一次，连服两日共 4 mg，用以鉴别单纯性肥胖与皮质醇增多症，前者在服药后第 2 日 24 小时尿 17-OHCS 排出量较对照日减少 50% 以上，后者常不能抑制。大剂量地塞米松抑制试验方法是口服地塞米松 2 mg，6 小时一次，连服两日共 16 mg，用以鉴别诊断皮质醇增多症是因垂体肿瘤抑或肾上腺肿瘤引起的试验，前者在服药后尿 17-OHCS 减少 50% 以上，而后者不受抑制。VMA（vanillyl mandelic acid）是儿茶酚胺的代谢产物，即香草基杏仁酸，测定 24 小时尿 VMA 增高则支持嗜铬细胞瘤的诊断；尿 17-OHCS、17-KS 测定增高是诊断皮质醇增多症的指标之一，酚苄明试验用于诊断嗜铬细胞瘤。

48.【答案】E 49.【答案】E

【解析】异位 ACTH 综合征是由于垂体以外的恶性肿瘤产生 ACTH，刺激肾上腺皮质增生，分泌过量的皮质类固醇，其血浆 ACTH 是增高的，而且少数可被大剂量地塞米松抑制试验所抑制。Carney 综合征和 Meador 综合征为不依赖 ACTH 的双侧肾上腺的小结节性增生，与肾上腺皮质腺瘤和癌一样，血浆 ACTH 降低或测不出，大剂量地塞米松抑制试验均不被抑制。

50.【答案】AC

【解析】虽然多数原发性醛固酮增多症由一侧肾上腺腺瘤所致，但有 15%～40% 的患者是由双侧肾上腺皮质增生引起。库欣病是指垂体 ACTH 分泌过多伴肾上腺皮质增生，促使肾上腺分泌过多皮质醇。上述两种病变临床均可出现高血压、低血钾。Liddle 综合征为常染色体显性遗传疾病，临床可出现高血压、低血钾，但其病因与肾上腺皮质激素无关。嗜铬细胞瘤为肾上腺髓质疾病，一般不出现低血钾。

51.【答案】AB

【解析】依赖 ACTH 的库欣综合征包括：①库欣病；②异位 ACTH 综合征；③异位促肾上腺皮质激素释放激素综合征。而肾上腺皮质腺瘤和肾上腺皮质癌是不依赖 ACTH 的库欣综合征。

52.【答案】AB

【解析】库欣病是由于垂体 ACTH 分泌亢进引起的，垂体微腺瘤或大腺瘤可分泌大量 ACTH 而致病，而由肾上腺皮质腺瘤或癌引起的是库欣综合征。

53.【答案】AC

【解析】继发于下丘脑垂体病者的肾上腺皮质增生称库欣病，因此垂体常有微腺瘤是正确的，而血中 ACTH 应该是升高而不是减低，由于血中 ACTH 升高，会使双侧肾上腺皮质增生，而不是双侧肾上腺皮质有腺瘤。

54.【答案】BCD

【解析】ACTH 增多引起的 Cushing 综合征可出现皮肤色素沉着。糖皮质激素抑制骨基质蛋白形成、增加胶原蛋白分解、抑制维生素 D 的作用，故可引起骨质疏松甚至病理性骨折。糖皮质激素可直接作用于中枢神经系统引起精神症状。糖皮质激素刺激骨髓造血，不会引起贫血。

55.【答案】BC

【解析】单纯性肥胖和皮质醇增多症均可有糖耐量减低和尿 17 羟皮质类固醇增高，但在单纯性肥胖患者，虽尿 17 羟皮质类固醇增高，但可被小剂量地塞米松抑制，血浆皮质醇昼夜节律保持正常，而皮质醇增多症病人失去昼夜分泌规律，亦不能被小剂量地塞米松抑制。

十五、原发性醛固酮增多症

【A1 型题】

*1．原发性醛固酮增多症最常见和最早出现的临床表现是

A．低血钾症

B．高血压

C．周期性麻痹

D．心律失常　　　　　　　　(73/2014)

2．下列不属于原发性醛固酮增多症临床表现的是

A．高血钠

B．高血钾

C．高血压

D．肌无力

E．心律失常

3．原发性醛固酮增多症患者不应出现的血液检查结果是

A．高钠血症

B．低镁血症

C．低钾血症

D．代谢性酸中毒

E．血浆醛固酮升高

4．原发性醛固酮增多症患者出现肌无力的原因是

A．持续性高血压

B．血钠潴留过多

C．持久尿量过多

D．尿钾排出减少

E．血钾浓度降低

5．鉴别原发性醛固酮增多症与失钾性肾病的试验是

A．禁水-加压素试验

B．生长激素抑制试验

C．螺内酯试验

D．饥饿试验

E．酚妥拉明试验

*6．原发性醛固酮增多症首选的治疗方法是

A．手术治疗

B．应用螺内酯

C．应用氨苯蝶啶

D．应用血管紧张素转换酶抑制剂　　(74/2013)

【A2 型题】

7．男性，32岁。高血压1年（BP 160/100 mmHg）。应用卡托普利和双氢克尿噻治疗，血压控制满意。8个月来发作性双下肢无力、麻木、口渴、多尿，伴夜尿增多。无高血压病家族史。化验尿蛋白微量，血 BUN 7 mmol/L，Cr 120 μmol/L，血钾 2.8 mmol/L。该患者最可能的诊断是

A．高血压病

B．高血压肾病

C．慢性肾炎

D．原发性醛固酮增多症

E．周期性麻痹

8．女性，42岁。半年前乏力，发现血压升高，药物治疗无效，近2周来登楼困难。查体：BP 140/92 mmHg，心率90次/分。化验血糖 6.2 mmol/L，血钾 2.8 mmol/L，B超示左肾上腺区域有一直径1.5 cm 大小圆形低回声区。最可能的诊断是

A．嗜铬细胞瘤

B．肾上腺髓质增生

C．原发性醛固酮增多症

D．肾上腺皮质肿瘤

E．库欣（Cushing）病

9．男性，32岁。血压增高半年，血压一般为 150/95 mmHg 左右，用一般降压药物治疗血压控制不满意，伴双下肢无力、麻木。无高血压病家族史。化验血钾降低。最可能的诊断是

A．高血压病

B．肾动脉狭窄

C．嗜铬细胞瘤

D．原发性醛固酮增多症

E．库欣综合征

【A3/A4 型题】

男性，30岁。2个月来自觉乏力、口渴、夜尿增多，1周前因劳累感乏力症状明显加重，伴下肢无力、行走困难，来院检查发现血压增高。既往体健，无高血压病家族史，无烟酒嗜好。查体：BP 160/90 mmHg，心、肺、腹均未见阳性体征。尿常规：比重 1.011，蛋白（±），心电图可见高 U 波。

*10．该患者最可能的诊断是

A．原发性高血压

B．肾性高血压

C．糖尿病并发高血压

D．原发性醛固酮增多症

*11．为进一步明确病情，首选的检查是

A．肾功能检查

B．超声心动图检查

C．血、尿电解质检查

D．糖化血红蛋白检查

*12．对该患者治疗不恰当的药物是

A．氨苯蝶啶

B．氨氯地平

C．螺内酯

D．呋塞米　　　　　　(108～110/2012)

女性，32岁。发现高血压2年，半年来多饮、多尿，反复手足搐搦。

13．下列检查中，对诊断最有意义的是

A．血糖

B．血钾

C．血磷

D. 血氯
E. 血 BUN

14. 对确诊最有价值的进一步检查是
   A. 肾素、血管紧张素、醛固酮测定
   B. 血 ACTH 测定
   C. 血 PTH 测定
   D. OGTT 试验
   E. 低钠试验

15. [假设信息] 如果患者经检查确诊为原发性醛固酮增多症（肾上腺特发性增生型），治疗应首选的是
   A. 手术切除
   B. 给予钙通道阻滞剂
   C. 给予螺内酯
   D. 给予 ACEI
   E. 低盐饮食

【B1 型题】

   A. 原发性高血压
   B. 嗜铬细胞瘤
   C. 原发性醛固酮增多症
   D. 肾动脉狭窄
   E. 皮质醇增多症

16. 血压增高，对一般降压药治疗血压控制不够满意，对螺内酯疗效较好的是

17. 低血钾，高血钠，代谢性碱中毒见于

【X 型题】

18. 下列属于原发性醛固酮增多症病因的有
   A. 醛固酮瘤
   B. 醛固酮癌
   C. 特发性醛固酮增多症
   D. 糖皮质激素可治性醛固酮增多症

19. 原发性醛固酮增多症患者的血、尿生化检查结果有
   A. 高血钾
   B. 高血钠
   C. 高尿钾
   D. 酸血症

*20. 下列符合原发性醛固酮增多症的诊断指标有
   A. 高肾素
   B. 高血钠
   C. 高尿钾
   D. 血中 HCO_3^- 浓度升高　　　（174/2010）

*21. 可引起高血压、低血钾的肾上腺疾病有
   A. 原发性醛固酮增多症
   B. Addison 病
   C. Liddle 综合征
   D. 嗜铬细胞瘤　　　　　　　　　（159/2021）

答案及解析

1. 【答案】B
【解析】原发性醛固酮增多症的发展可分为早期、高血压伴轻度缺钾期、高血压伴严重缺钾期。其早期的临床表现仅有高血压，无低血钾表现。心律失常、周期性麻痹常出现在严重缺钾期。所以答案是 B。

2. 【答案】B
【解析】原发性醛固酮增多症是由肾上腺皮质病变引起醛固酮分泌增多产生的临床低血钾、高血压为主要症状的疾病。是继发性高血压的一种重要类型。由于醛固酮分泌增多，所以应出现血浆醛固酮升高、高钠血症、低钾血症，不应出现高钾血症，由于血钾低而引起低钾综合征，即肌无力和周期性瘫痪及心律失常。

3. 【答案】D
【解析】原发性醛固酮增多症由于醛固酮分泌增多，所以应出现血浆醛固酮升高、高钠血症、低钾血症、低镁血症和代谢性碱中毒。因此不应出现的血液检查结果是代谢性酸中毒。

4. 【答案】E
【解析】血钾浓度低会出现肌无力，原发性醛固酮增多症患者常伴低钾血症，所以当原发性醛固酮增多症患者出现肌无力时，应想到血钾浓度降低。

5. 【答案】C
【解析】某些内分泌试验有重要的临床意义。螺内酯试验有助于证实低血钾和高血压是由于醛固酮过多所致，而失钾性肾病对螺内酯无反应，因此螺内酯试验是鉴别原发性醛固酮增多症与失钾性肾病的试验。禁水-加压素试验是用于诊断尿崩症的试验；生长激素抑制试验是临床确诊肢端肥大症和巨人症的"金标准"；酚妥拉明试验是用于嗜铬细胞瘤的诊断；胰岛素瘤患者几乎全部在禁食后 24~36 小时内出现低血糖和胰岛素分泌过多的证据而得以诊断，因此饥饿试验是对诊断胰岛素瘤有意义的试验。

6. 【答案】B
【解析】原发性醛固酮增多症是由于醛固酮分泌增多引起的疾病，临床有高血压和低血钾症状，螺内酯作

为醛固酮的拮抗剂常首选用于原发性醛固酮增多症的治疗。氨苯蝶啶虽然有保钾作用，血管紧张素转换酶抑制剂虽然有降压作用，但二者一般不用于原发性醛固酮增多症的治疗；原发性醛固酮增多症一般需手术治疗，切除引起该病的醛固酮腺瘤，但术前亦应首选螺内酯作术前准备。

7.【答案】D

【解析】该青年男性患者，慢性病程，开始1年仅有高血压，但应用卡托普利和双氢克尿噻治疗，血压控制满意。近8个月来出现低血钾表现，发作性双下肢无力、麻木、口渴、多尿，伴夜尿增多，化验血清钾低于正常，所以本例最可能的诊断是原发性醛固酮增多症。无高血压病家族史，一般高血压病患者也不会有这样明显的低血钾表现，该患者仅有微量的蛋白尿，所以也不支持高血压肾病和慢性肾炎；该患者虽有周期性麻痹的临床表现，但是这些表现只是原发性醛固酮增多症临床表现的一部分。所以该患者最可能的诊断还是原发性醛固酮增多症。

8.【答案】C

【解析】该中年女性患者有半年高血压病史，药物治疗无效，血清钾明显降低，B超示左肾上腺区域有圆形占位，可能的诊断是原发性醛固酮增多症。原发性醛固酮增多症是由肾上腺皮质增生或肿瘤分泌过多的醛固酮所致，是继发性高血压的一种重要类型，临床表现以长期高血压伴顽固性低钾血症为特征。嗜铬细胞瘤有血压高、血糖可升高和肾上腺区域有占位，但该病是由于肾上腺髓质或交感神经节肿瘤，间歇或持续分泌过多的肾上腺素和去甲肾上腺素所致，表现为阵发性或持续性血压升高，同时伴心动过速、头痛、出汗、苍白等症状，较少有低钾血症，因此可能性小；肾上腺髓质增生、肾上腺皮质肿瘤和库欣病统称库欣综合征，虽然可有血压高、血糖高和肾上腺区域有占位，但很少有顽固性低钾血症，病史中也无库欣综合征的其他典型的临床表现如向心性肥胖等，因此可能性也小。

9.【答案】D

【解析】该青年男性患者血压增高（150/95 mmHg左右），用一般降压药治疗血压控制不满意，伴双下肢无力、麻木、血钾降低，结合无高血压病家族史，最可能的诊断是原发性醛固酮增多症。

10.【答案】D　11.【答案】C　12.【答案】D

【解析】该青年男性患者来院检查发现血压增高（BP 160/90 mmHg），同时伴下肢无力、行走困难、心电图可见高U波等低血钾表现，因此最可能的诊断是原发性醛固酮增多症；该病部分患者可有蛋白尿，因无高血压病家族史，所以不考虑高血压；尽管有乏力、口渴、夜尿增多，蛋白（±），但无肾病和糖尿病病史，也不考虑肾性高血压和糖尿病并发高血压。为进一步明确原发性醛固酮增多症病情，首选的检查是血、尿电解质检查，典型的特点是低血钾和高尿钾。因为原发性醛固酮增多症患者呈低钾血症，而利尿剂呋塞米在利尿时可大量排钾，会更加重低钾血症，所以治疗不应选用呋塞米；其他药物均不会加重低钾血症，相反氨苯蝶啶和螺内酯还会使血钾升高。

13.【答案】B　14.【答案】A　15.【答案】C

【解析】该青年女性患者有慢性高血压病程，有多饮、多尿、反复手足搐搦，最可能是原发性醛固酮增多症，因此最有意义的检查是测定血钾水平；对确诊最有价值的进一步检查是肾素、血管紧张素、醛固酮测定；如果患者经检查确诊为原发性醛固酮增多症（肾上腺特发性增生型），治疗应首选的是给予螺内酯，有拮抗醛固酮的作用。

16.【答案】C　17.【答案】C

【解析】原发性醛固酮增多症是由于醛固酮分泌增多引起的疾病，临床有高血压和低钾血症，螺内酯作为醛固酮的拮抗剂常首选用于原发性醛固酮增多症的治疗。低血钾，高血钠、代谢性碱中毒见于原发性醛固酮增多症。

18.【答案】ABCD

【解析】原发性醛固酮增多症是由于醛固酮分泌增多引起的疾病，临床常见的病因有醛固酮瘤、特发性醛固酮增多症、糖皮质激素可治性醛固酮增多症、醛固酮癌和极罕见的异位醛固酮分泌性腺瘤或腺癌。

19.【答案】BC

【解析】原发性醛固酮增多症是由于醛固酮分泌增多引起的疾病，临床血、尿生化检查结果有低血钾、高血钠、高尿钾、碱血症等实验室检查阳性结果。

20.【答案】BCD

【解析】低血钾、高血钠、高尿钾、碱血症、血浆肾素活性及血管紧张素Ⅱ降低等实验室检查阳性结果是诊断原发性醛固酮增多症的重要指标。

21.【答案】AD

【解析】原发性醛固酮增多症、嗜铬细胞瘤都属于肾上腺疾病，临床都有高血压、低血钾表现。Addison病虽也是肾上腺疾病（多种病因导致双侧肾上腺皮质功能破坏），但临床表现为低血压、高血钾。Liddle综合征为常染色体显性遗传致肾远曲小管、集合管钠、钾交换异常（钠吸收增加，钾排出过多），临床可出现高血压、低血钾，但非肾上腺疾病。

十六、原发性慢性肾上腺皮质功能减退症

【A1 型题】

1. 原发性慢性肾上腺皮质功能减退症的常见病因是
   A．淀粉样变性
   B．白血病浸润
   C．双侧肾上腺切除
   D．肾上腺结核
   E．恶性肿瘤转移

2. 原发性慢性肾上腺皮质功能减退症的症状是由于缺乏
   A．促肾上腺皮质激素
   B．雌二醇
   C．肾上腺素
   D．皮质醇及醛固酮
   E．去甲肾上腺素

3. 原发性慢性肾上腺皮质功能减退症的典型体征是
   A．皮肤紫纹
   B．轻度肥胖
   C．皮肤黏膜色素沉着
   D．皮肤多汗及低热
   E．脉率增快

4. 原发性慢性肾上腺皮质功能减退症很少见的临床表现是
   A．低血压
   B．低血钾
   C．低血钠
   D．低血糖
   E．贫血

5. 对原发性慢性肾上腺皮质功能减退症的诊断最有意义的血液检查结果是
   A．醛固酮减低
   B．血糖减低
   C．血钠减低
   D．皮质醇减低
   E．ACTH 减低

【A2 型题】

6. 女性，33 岁。恶心、厌食、体重下降半年。查体：血压 90/60 mmHg，皮肤色黑，口腔黏膜可见蓝褐色色素斑。化验血糖 3.0 mmol/L，血钾 5.8 mmol/L。最可能的诊断是
   A．消化性溃疡
   B．肝硬化
   C．原发性慢性肾上腺皮质功能减退症
   D．血色病
   E．甲状腺功能亢进症

【A3/A4 型题】

女性，33 岁。主因咳嗽、咳痰、发热 1 周，昏迷半天急诊。既往有原发性慢性肾上腺皮质功能减退症（Addison 病）病史。查体：R 23 次/分，BP 80/60 mmHg，皮肤色泽暗黑，心率 110 次/分，律齐，左下肺可闻及少量湿啰音。

7. 该患者昏迷最可能的原因是
   A．肺性脑病
   B．感染中毒性脑病
   C．肾上腺危象
   D．低血糖昏迷
   E．垂体危象

8. 为抢救该患者最需要的实验室检查是
   A．血常规
   B．尿常规
   C．心电图
   D．血电解质及血糖
   E．胸部 X 线片

9. 为抢救该患者最需要的治疗是
   A．补充盐水
   B．补充糖皮质激素
   C．补充盐水及糖皮质激素
   D．激素减量及加大抗生素用量
   E．给予血浆扩容

10. 抢救患者成功后应告诉该患者在今后的生活中注意
    A．低糖饮食
    B．低钠饮食
    C．发热时糖皮质激素加量
    D．发热时应用广谱抗生素
    E．发热时大量饮水

【B1 型题】

A．肾上腺皮质腺瘤
B．肾上腺皮质癌
C．原发性慢性肾上腺皮质功能减退症
D．原发性醛固酮增多症
E．嗜铬细胞瘤

11. 血ACTH水平增高见于
12. 低血钠、高血钾见于

【X型题】

13. 原发性慢性肾上腺皮质功能减退症可能的临床表现有
    A. 皮肤色素沉着
    B. 血压降低，心脏缩小
    C. 对胰岛素敏感
    D. 女性患者多有阴毛、腋毛脱落

14. 考虑肾上腺危象的临床表现有
    A. 严重循环虚脱
    B. 脱水、休克
    C. 不明原因的低血糖
    D. 难以解释的呕吐

15. 原发性慢性肾上腺皮质功能减退症的治疗包括
    A. 增加食盐量
    B. 应用糖皮质激素
    C. 应用ACTH
    D. 应用盐皮质激素

答案及解析

1.【答案】D
【解析】原发性慢性肾上腺皮质功能减退症又称Addison病，由于双侧肾上腺的绝大部分被毁所致。肾上腺结核为常见病因，也可由自身免疫性肾上腺炎引起，其他较少见病因是恶性肿瘤转移、淋巴瘤、白血病浸润、淀粉样变性、双侧肾上腺切除、放射治疗破坏、肾上腺酶系抑制药或细胞毒性药物的长期使用和血管栓塞等。

2.【答案】D
【解析】原发性慢性肾上腺皮质功能减退症又称Addison病，是因结核、自身免疫等原因使双侧肾上腺绝大部分遭破坏以致肾上腺皮质激素分泌不足，多数表现为糖皮质激素（皮质醇）和盐皮质激素（醛固酮）均缺乏，因此原发性慢性肾上腺皮质功能减退症的症状是由于醛固酮和皮质醇缺乏所致。

3.【答案】C
【解析】原发性慢性肾上腺皮质功能减退症最具特征性的典型体征为全身皮肤黏膜色素沉着，皮肤暴露处、摩擦处、乳晕、瘢痕等处尤为明显，黏膜沉着见于齿龈、舌部、颊黏膜等处，系垂体ACTH、黑素细胞刺激素（MSH）、促脂素（LPH）分泌增多所致。

4.【答案】B
【解析】原发性慢性肾上腺皮质功能减退症是由于双侧肾上腺的绝大部分被毁所致，因此原发性慢性肾上腺皮质功能减退症有低血压、高血钾、低血钠、低血糖，常有正细胞正色素性贫血。所以答案是B。

5.【答案】D
【解析】原发性慢性肾上腺皮质功能减退症又称Addison病，是由于双侧肾上腺的绝大部分被毁所致，因此最有诊断意义的血液检查结果是皮质醇减低，而原发性慢性肾上腺皮质功能减退症的ACTH应是升高，醛固酮减低、血糖减低和血钠减低对诊断无决定性意义。

6.【答案】C
【解析】该青年女性患者无原因恶心、厌食、体重下降半年。查体血压偏低（90/60 mmHg），皮肤色黑，口腔黏膜可见蓝褐色色素斑，结合化验血糖低（3.0 mmol/L），血钾增高（5.8 mmol/L），符合原发性慢性肾上腺皮质功能减退症的诊断。

7.【答案】C   8.【答案】D   9.【答案】C

10.【答案】C
【解析】该青年女性患者既往有Addison病病史，1周来因肺部感染（咳嗽、咳痰、发热，左下肺可闻及湿啰音）致半天来昏迷，因此该患者昏迷最可能的原因是肾上腺危象；肾上腺危象是危及生命的急症，主要是低血糖和水电解质紊乱，因此为抢救该患者最需要的实验室检查是血电解质及血糖；为抢救该患者最需要的治疗是补充盐水及糖皮质激素，当然也应该祛除诱因；抢救患者成功后应告诉该患者在今后的生活中注意发热时糖皮质激素加量，因为发热时糖皮质激素需要量增加。

11.【答案】C   12.【答案】C
【解析】原发性慢性肾上腺皮质功能减退症又称Addison病，是由于双侧肾上腺的绝大部分被毁所致，因此血皮质醇减低，血ACTH水平应是增高，出现低血压、高血钾、低血钠、低血糖，常有正细胞正色素性贫血。

13.【答案】ABCD
【解析】原发性慢性肾上腺皮质功能减退症是因结核、自身免疫等原因使双侧肾上腺绝大部分遭破坏以致肾上腺皮质激素分泌不足，多数表现为糖皮质激素（皮质醇）和盐皮质激素（醛固酮）均缺乏，而垂体ACTH、黑素细胞刺激素（MSH）、促脂素（LPH）

分泌增多,所以其可能的表现有皮肤色素沉着,血压降低,心脏缩小,对胰岛素敏感,女性患者多有阴毛、腋毛脱落。

14.【答案】ABCD

【解析】对于原发性慢性肾上腺皮质功能减退症的急症患者,有下列情况应考虑肾上腺危象:所患疾病不太重而出现严重循环虚脱、脱水、休克、衰竭,不明原因的低血糖,难以解释的呕吐。

15.【答案】ABD

【解析】原发性慢性肾上腺皮质功能减退症是糖皮质激素(皮质醇)和盐皮质激素(醛固酮)均缺乏,而垂体 ACTH 分泌增多,所以原发性慢性肾上腺皮质功能减退症的治疗包括增加食盐量、应用糖皮质激素和应用盐皮质激素,而不能应用 ACTH。

十七、嗜铬细胞瘤

【A1 型题】

1. 有高血压的内分泌疾病中,尿儿茶酚胺增多见于
 A. 甲状腺功能亢进症
 B. 库欣综合征
 C. 肢端肥大症
 D. 原发性醛固酮增多症
 E. 嗜铬细胞瘤

*2. 肾上腺外的嗜铬细胞瘤发生的主要部位是
 A. 腹主动脉旁
 B. 肾门区
 C. 肝门区
 D. 后纵隔或脊柱旁　　　(74/2008)

*3. 下列关于嗜铬细胞瘤患者代谢紊乱的叙述,错误的是
 A. 基础代谢率可增高
 B. 血糖增高
 C. 血游离脂肪酸增高
 D. 血钾可增高
 E. 血钙可增高　　　(69/2003)

*4. 嗜铬细胞瘤可产生多种肽类激素,其中引起面部潮红的是
 A. P 物质
 B. 鸦片肽
 C. 生长抑素
 D. 血清素
 E. 神经肽 Y　　　(70/2004)

*5. 下列选项中,不符合嗜铬细胞瘤消化系统表现的是
 A. 可引起腹泻
 B. 胆石症发生率高
 C. 可引起胆汁潴留
 D. 可引起肠出血
 E. 可引起肠扩张　　　(81/2005)

*6. 不宜单独用于治疗嗜铬细胞瘤的药物是
 A. 哌唑嗪
 B. 阿替洛尔
 C. 酚妥拉明
 D. 硝普钠
 E. 酚苄明　　　(71/2002)

【A2 型题】

7. 男性,26 岁。阵发性头痛、出汗、心悸半年,发作时曾测血压明显增高,半小时前因情绪激动再次发作并加剧来诊。无高血压病家族史。查体:BP 200/130 mmHg,大汗,面色苍白,心率 135 次/分,律齐,腹部未闻及血管杂音。该患者最可能的诊断是
 A. 高血压病
 B. 嗜铬细胞瘤
 C. 原发性醛固酮增多症
 D. 肾动脉狭窄
 E. 皮质醇增多症

*8. 男性,40 岁。因持续性血压升高伴阵发性加剧 1 年,诊断为嗜铬细胞瘤,行手术治疗。嗜铬细胞瘤切除后第 1 周血压仍高。下列原因中,可能性最小的是
 A. 手术后的应激状态
 B. 原来体内储存的儿茶酚胺较多
 C. 合并原发性高血压
 D. 血容量的变化　　　(151/2007)

【A3/A4 型题】

男性,31 岁。阵发性头痛、心悸、出汗 3 年,1 小时前因情绪激动发作剧烈头痛、心悸、大汗来急诊。查体:BP 200/130 mmHg,面色苍白,心率 136 次/分。

9. 对该患者进行初步诊断应选用的检查是
 A. 血白细胞计数
 B. 甲状腺功能
 C. 血糖测定
 D. 24 小时尿 VMA 定性

E. 24小时尿游离皮质醇测定
10. [假设信息] 若该患者测血压持续在200/130 mmHg，此时为明确诊断，应选用的检查是
    A. OGTT
    B. 酚妥拉明试验
    C. 皮质醇节律
    D. 胰高血糖素试验
    E. 地塞米松抑制试验
11. [假设信息] 若该患者入院后次日夜间突然发作剧烈头痛、烦躁、面色苍白。查体：血压190/130 mmHg，心率140次/分。几分钟后明显大汗、恶心，血压降至40/20 mmHg。下列情况不可能发生的是
    A. 嗜铬细胞瘤瘤内出血
    B. 肿瘤可能以分泌肾上腺素为主
    C. 心力衰竭
    D. 低血糖反应
    E. 严重心律失常

女性，22岁。发作性头痛、心悸1年半，体位改变时常有症状发作，发作时测血压200/130 mmHg。无高血压病家族史。今日就诊时测血压正常，腹部未闻及血管杂音。化验空腹血糖6.7 mmol/L，血电解质正常。

12. 该患者最可能的诊断是
    A. 原发性醛固酮增多症
    B. 嗜铬细胞瘤
    C. 原发性高血压
    D. 肾性高血压
    E. 肾动脉狭窄
13. 为查明病因（包括病变部位）常首选的简便易行的检查方法是
    A. 腹部B超
    B. 腹部CT
    C. 腹部MRI
    D. 尿常规
    E. 血常规
14. 该病血压增高时不宜单独应用的降压药物是
    A. 酚妥拉明
    B. 硝普钠
    C. 普萘洛尔
    D. 哌唑嗪
    E. 酚苄明

女性，32岁。发现持续性高血压3年，血压波动于150~160/90~100 mmHg，常因情绪激动、体位变动诱发血压增高，最高可达210/110 mmHg，伴头痛、心悸、出汗。口服多种降压药物疗效不明显。查体：T 36.7℃，P 90次/分，BP 158/95 mmHg，甲状腺（-），双肺（-），心界不大，心律不齐，可闻及期前收缩5~6次/分，腹部未闻及血管杂音，下肢不肿。

*15. 最可能的诊断是
    A. 原发性高血压
    B. 原发性醛固酮综合征
    C. 嗜铬细胞瘤
    D. 肾动脉狭窄
*16. 最有价值的检查是
    A. 超声心动图
    B. 肾及肾上腺CT
    C. 肾动脉B超
    D. X线片
*17. [假设信息] 患者因疾病而明显焦虑，烦躁，测血压200/108 mmHg，心率108次/分。应首选的治疗药物是
    A. β受体拮抗剂
    B. α受体拮抗剂
    C. 醛固酮受体阻滞剂
    D. 血管紧张素转换酶抑制剂 （88~90/2018）

【B1型题】
    A. 原发性高血压
    B. 嗜铬细胞瘤
    C. 原发性醛固酮增多症
    D. 肾动脉狭窄
    E. 皮质醇增多症
18. 尿中儿茶酚胺升高见于
19. 阵发性血压增高、酚妥拉明试验阳性见于

    A. 酚妥拉明
    B. 酚苄明
    C. 螺内酯
    D. 氢氯噻嗪
    E. 普萘洛尔
20. 嗜铬细胞瘤术前准备的药物是
21. 疑为嗜铬细胞瘤的高血压危象首选抢救药物是

    A. 胰高血糖素试验
    B. TRH刺激试验
    C. 酚妥拉明试验
    D. 小剂量地塞米松抑制试验
    E. 大剂量地塞米松抑制试验
22. 怀疑嗜铬细胞瘤的患者，血压平稳时为帮助诊断应选择的试验是
23. 怀疑嗜铬细胞瘤的患者，如果血压超过180/80~110 mmHg，为明确诊断应选择的试验是

【X型题】

24. 对嗜铬细胞瘤的临床表现的叙述，正确的有
　　A．表现为阵发性高血压或持续性高血压基础上有波动
　　B．可有体位性低血压
　　C．发作时可伴心律失常
　　D．酚妥拉明试验阳性有助于诊断
25. 嗜铬细胞瘤患者的高血压特点有
　　A．阵发性高血压
　　B．持续性高血压
　　C．直立性低血压
　　D．休克
*26. 嗜铬细胞瘤患者的血压可表现为
　　A．阵发性高血压
　　B．持续性高血压
　　C．直立性低血压
　　D．高血压和低血压相交替　　(145/2003)
*27. 可以干扰嗜铬细胞瘤患者血、尿儿茶酚胺测定结果的有
　　A．摄入咖啡
　　B．服用普萘洛尔
　　C．休克
　　D．低血糖　　(146/2006)

答案及解析

1. 【答案】E
【解析】许多内分泌疾病可引起高血压，尿儿茶酚胺增多见于嗜铬细胞瘤，这种瘤持续或间断地释放大量儿茶酚胺，引起持续性或阵发性高血压及多个器官功能和代谢紊乱，故答案是E。

2. 【答案】A
【解析】了解嗜铬细胞瘤的发生部位对临床治疗很有意义。嗜铬细胞瘤主要位于肾上腺，占80%～90%，肾上腺外的嗜铬细胞瘤较少见，主要位于腹部，多在腹主动脉旁（占10%～15%）。

3. 【答案】D
【解析】嗜铬细胞瘤患者由于产生大量儿茶酚胺，可以引起某些代谢紊乱，如基础代谢率可增高，血糖增高，血游离脂肪酸增高，也可出现高钙血症，但不会血钾增高，相反少数病人出现低血钾，这可能与儿茶酚胺促使钾进入细胞内及促进肾素、醛固酮分泌有关。

4. 【答案】A
【解析】嗜铬细胞瘤可产生多种肽类激素，引起病人的一些不典型症状，其中P物质和舒血管肠肽可引起面部潮红，鸦片肽和生长抑素可引起便秘，血清素和血管活性肠肽、胃动素可引起腹泻，神经肽Y可引起面色苍白。

5. 【答案】A
【解析】嗜铬细胞瘤可产生大量儿茶酚胺，儿茶酚胺使肠蠕动及肠张力减弱，故可引起便秘，甚至肠扩张，不会引起腹泻，儿茶酚胺可使胃肠壁内血管发生增殖性和闭塞性动脉内膜炎，可造成肠坏死、出血、穿孔。本病患者胆石症发生率高，与儿茶酚胺使胆囊收缩减弱、Oddi括约肌张力增强，引起胆汁潴留有关。

6. 【答案】B
【解析】嗜铬细胞瘤宜用α受体拮抗剂或硝普钠降压，而阿替洛尔（氨酰心安）是一种β受体拮抗剂，若单独应用，由于阻断β受体介导的舒血管效应而使血压升高，甚至发生肺水肿，尤其是分泌肾上腺素为主的患者，所以答案是B。一般在用β受体拮抗剂之前，必须先用α受体拮抗剂使血压下降。哌唑嗪、酚妥拉明、硝普钠和酚苄明均宜单独使用。

7. 【答案】B
【解析】该青年男性患者呈慢性病程，阵发性头痛、出汗、心悸，半小时前因情绪激动发作并加剧，无高血压病家族史。查体见大汗伴血压明显增高（200/130 mmHg），面色苍白，心率快（135次/分），腹部未闻及血管杂音，最可能的诊断是嗜铬细胞瘤。

8. 【答案】D
【解析】该中年男性患者患嗜铬细胞瘤1年，手术切除肿瘤后第1周血压仍高，其原因可能为手术后的应激状态，或原来体内储存的儿茶酚胺较多，尚未消失，也可能因合并原发性高血压，一般与血容量变化的关系不大。

9. 【答案】D　10. 【答案】B　11. 【答案】D
【解析】该青年男性患者呈慢性病程，3年来阵发性头痛、心悸、出汗，1小时前因情绪激动发作剧烈头痛、心悸、大汗伴血压明显增高（200/130 mmHg），面色苍白，心率快（136次/分），最可能的诊断是嗜铬细胞瘤，因此应选用的检查是24小时尿VMA定性；若该患者测血压持续在200/130 mmHg，此时为明确诊断，应选用的检查是酚妥拉明试验，若血压迅速下降，则支持嗜铬细胞瘤的诊断；若该患者入院后次日夜间突然发作剧烈头痛、烦躁、面色苍白，血压明显增高（190/130 mmHg），心率快（140次/分），

几分钟后明显大汗、恶心，血压降至 40/20 mmHg，不可能发生的情况是低血糖反应，其他均有可能。

12.【答案】B　13.【答案】A　14.【答案】C

【解析】该青年女性患者有阵发性高血压病史，伴头痛、心悸，但有时血压正常，空腹血糖稍增高，支持嗜铬细胞瘤的诊断。因为血清钾不低，所以不符合原发性醛固酮增多症；一般原发性高血压、肾性高血压和肾动脉狭窄都是持续血压增高，该患者也无高血压病家族史和肾脏病史，腹部未闻及血管杂音，所以更不符合。嗜铬细胞瘤的病变多数都在肾上腺，直径 1 cm 以上的肿瘤 B 超的阳性率很高，简便易行，因此首选腹部 B 超检查，必要时才选择 CT 或 MRI 检查。当患者有心动过速时常加用普萘洛尔，此为 β 受体拮抗剂，但在 β 受体拮抗剂应用前，必须先用 α 受体拮抗剂使血压下降，若单独用 β 受体拮抗剂，则由于阻断 β 受体介导的舒血管效应而使血压升高，甚至发生肺水肿，尤其是分泌肾上腺素为主的患者，因此该病血压增高时不宜单独应用普萘洛尔。

15.【答案】C　16.【答案】B　17.【答案】B

【解析】该青年女性患者呈慢性病程，发现持续性高血压伴阵发性加重，常因情绪激动、体位变动诱发血压增高，最高可达 210/110 mmHg，伴头痛、心悸、出汗。口服多种降压药物疗效不明显，查体可闻期前收缩 5~6 次/分，腹部未闻及血管杂音，是典型的嗜铬细胞瘤的临床特点，该患者均具备。肾上腺 CT 检查是诊断嗜铬细胞瘤首选的影像学检查方法。α 受体拮抗剂是嗜铬细胞瘤的常规治疗药物。

18.【答案】B　19.【答案】B

【解析】许多内分泌疾病可引起高血压，实验室检查结果对鉴别肾上腺疾病有重要意义。尿儿茶酚胺增多见于嗜铬细胞瘤，这种瘤常间断地释放大量儿茶酚胺，引起阵发性高血压及应用酚妥拉明后血压会迅速下降。

20.【答案】B　21.【答案】A

【解析】嗜铬细胞瘤术前准备的药物是酚苄明，该药是比较强的 α 受体拮抗剂，可降低血压和恢复血容量；疑为嗜铬细胞瘤的高血压危象首选抢救药物是酚妥拉明，酚妥拉明既是 α 受体拮抗剂，又可直接扩张血管，有快速明显的降压效果。

22.【答案】A　23.【答案】C

【解析】对不典型的嗜铬细胞瘤的诊断，常采用诊断性药理试验。怀疑嗜铬细胞瘤的患者，血压平稳时为帮助诊断应选择的试验是胰高血糖素试验，这是兴奋试验，试验可引起高血压发作而诊断；怀疑嗜铬细胞瘤的患者，如果血压超过 180/80~110 mmHg，为明确诊断应选择的试验是酚妥拉明试验，这是抑制试验，试验可引起高血压迅速下降达到一定标准而诊断。而 TRH 刺激试验主要是被用于鉴别中枢性甲状腺功能减退病变的部位是在垂体还是丘脑；小剂量地塞米松抑制试验和大剂量地塞米松抑制试验主要被用于 Cushing 综合征的鉴别。

24.【答案】ABCD

【解析】高血压是嗜铬细胞瘤主要的临床表现，有阵发性和持续性两型，持续性亦可有阵发性加剧；患者发作时血压波动较大，可有体位性低血压；发作时大量儿茶酚胺释放入血，有交感神经兴奋症状，并可有期前收缩、阵发性心动过速等心律失常表现；酚妥拉明试验阳性有助于诊断，但阴性不能排除此病。

25.【答案】ABCD

【解析】嗜铬细胞瘤起源于肾上腺髓质、交感神经节或其他部位的嗜铬组织，这种瘤持续或间断地释放大量儿茶酚胺，可出现持续性或阵发性高血压、低血压甚至休克，或出现高血压和低血压相交替，也可有直立性低血压。

26.【答案】ABCD

【解析】由于嗜铬细胞瘤患者的瘤组织释放的缩血管物质（去甲肾上腺素、肾上腺素）和舒血管物质（肾上腺髓质素）的比例不同，因而血压可表现为阵发性高血压、持续性高血压、直立性低血压或高血压和低血压相交替。

27.【答案】ABCD

【解析】嗜铬细胞瘤患者的血、尿儿茶酚胺测定对诊断很有意义，但摄入咖啡、可乐类饮料及服用普萘洛尔、左旋多巴、四环素等药物可导致假阳性结果，休克、低血糖、高颅内压可使内源性儿茶酚胺增高，因此均可干扰嗜铬细胞瘤患者血、尿儿茶酚胺的测定结果。

十八、原发性甲状旁腺功能亢进症

【A1 型题】

1．原发性甲状旁腺功能亢进症的最主要病因是
　A．甲状旁腺单发腺瘤
　B．甲状旁腺多发腺瘤
　C．甲状旁腺增生（全部）
　D．甲状旁腺增生（部分）
　E．甲状旁腺腺癌

2. 甲状旁腺素（PTH）对肾脏的主要作用是
   A. 促进钙离子排出
   B. 促进磷的回吸收
   C. 抑制磷的回吸收
   D. 促进钠、钾排出
   E. 促进尿酸排出

3. 甲状旁腺素（PTH）对骨的作用是
   A. 抑制钙离子释出
   B. 促进钙离子释出
   C. 抑制磷的释出
   D. 抑制骨吸收
   E. 释出镁离子

4. 原发性甲状旁腺功能亢进症最主要的临床表现是
   A. 高钙血症和低磷血症
   B. 多尿、夜尿、口渴
   C. 倦怠、四肢无力
   D. 腰痛、血尿
   E. 骨痛

5. 原发性甲状旁腺功能亢进症最有价值的诊断依据是
   A. 血钙、血磷测定
   B. 肾小管磷再吸收试验
   C. 甲状旁腺素 + 血磷测定
   D. 甲状旁腺素 + 血钙测定
   E. 磷清除试验

6. 判断甲状旁腺功能亢进症手术是否成功的主要指标是
   A. 血钙水平
   B. 血磷水平
   C. PTH 水平
   D. 尿钙水平
   E. 尿磷水平

7. 甲状旁腺功能亢进症（甲旁亢）危象的血钙浓度应最少不低于
   A. 3.10 mmol/L
   B. 3.25 mmol/L
   C. 3.50 mmol/L
   D. 3.75 mmol/L
   E. 4.00 mmol/L

【A2 型题】

8. 女性，46 岁。体检发现双侧肾多发肾结石，并有广泛骨质疏松，该患者需首先进行的检查是
   A. 血常规
   B. 尿常规
   C. 血钙、血磷
   D. 尿钙、尿磷
   E. 血清碱性磷酸酶

9. 男性，62 岁。反复发作性肾绞痛伴血尿半年，化验血钙升高，血磷降低，肾功能正常，骨 X 线片见骨质疏松。该患者最可能的诊断是
   A. 肾结石病
   B. 老年性骨质疏松症
   C. 原发性甲状旁腺功能亢进症
   D. 肾结核
   E. 肾性骨病

10. 男性，76 岁。体检时发现血钙 2.9 mmol/L（正常值 2.1～2.5 mmol/L），进一步查血 PTH 18 pmol/L（正常值 1～10 pmol/L）。需进行的最佳治疗是
    A. 观察，定期复查血钙、血 PTH
    B. 口服西咪替丁
    C. 静脉输注帕米膦酸钠
    D. 肌内注射降钙素
    E. 手术治疗

【A3/A4 型题】

女性，50 岁。骨痛、腰背痛、髋部骨压痛 1 个月。骨 X 线片见骨质疏松，化验血钙 3.0 mmol/L（正常值 2.1～2.5 mmol/L）。

11. 下列检查对诊断最有意义的是
    A. 血钙
    B. 血磷
    C. 血 PTH
    D. 血清碱性磷酸酶
    E. 尿钙

12. 为进一步处理，最重要的检查是
    A. 血常规
    B. 尿常规
    C. 肾功能
    D. 颈部 CT
    E. 胸部 X 线片

13. [假设信息] 该患者颈部 CT 发现甲状旁腺增大（四个腺体均增大）。该患者需进行的最佳治疗是
    A. 观察，定期复查血钙、血 PTH
    B. 口服西咪替丁
    C. 切除三个腺体，保留第四个腺体
    D. 切除三个腺体，第四个腺体切除 50%
    E. 切除四个腺体，术后长期补充钙剂和维生素 D

【B1 型题】

A. 甲状旁腺腺瘤
B. 甲状旁腺增生
C. 甲状旁腺腺癌
D. 肾功能不全
E. 肾结石病

14. 原发性甲状旁腺功能亢进症的最主要病因是
15. 继发性甲状旁腺功能亢进症的最主要病因是

　　A．低血钙、低血磷、低血 PTH
　　B．高血钙、高血磷、高血 PTH
　　C．高血钙、低血磷、高血 PTH
　　D．低血钙、高血磷、高血 PTH
　　E．低血钙、高血磷、低血 PTH

16. 原发性甲状旁腺功能亢进症会出现
17. 继发性甲状旁腺功能亢进症会出现

【X 型题】

18. 原发性甲状旁腺功能亢进症的病因有
　　A．甲状旁腺腺瘤
　　B．甲状旁腺腺癌
　　C．甲状旁腺增生
　　D．肾功能不全
19. 原发性甲状旁腺功能亢进症患者高血钙的临床表现有
　　A．记忆力减退
　　B．倦怠、肌无力
　　C．食欲减退
　　D．皮肤瘙痒
20. 原发性甲状旁腺功能亢进症的治疗药物有
　　A．帕米膦酸钠
　　B．西那卡塞
　　C．西咪替丁
　　D．奥美拉唑
21. 甲状旁腺功能亢进症（甲旁亢）危象的紧急处理有
　　A．静脉输注帕米膦酸钠
　　B．静脉注射呋塞米
　　C．皮下或肌内注射降钙素
　　D．血液透析或腹膜透析

答案及解析

1．【答案】A
　　【解析】原发性甲状旁腺功能亢进症的病因包括甲状旁腺腺瘤、增生及腺癌，其中最主要病因是甲状旁腺单发腺瘤。其余均相对少见。
2．【答案】C
　　【解析】PTH 的主要靶器官为骨和肾，PTH 对肾脏的主要作用是抑制磷的回吸收，使尿磷增加、血磷降低。其余均不是 PTH 对肾脏的主要作用。
3．【答案】B
　　【解析】PTH 的主要靶器官为骨和肾，PTH 对骨的作用是有促进破骨细胞的作用，使骨钙（磷酸钙）溶解释放入血，致血钙和血磷浓度变化。
4．【答案】A
　　【解析】原发性甲状旁腺功能亢进症是甲状旁腺腺瘤、增生及腺癌分泌过多的甲状旁腺素（PTH）所致，甲状旁腺素会引起血钙增高、血磷降低，所以临床表现中最主要的是高钙血症和低磷血症。
5．【答案】D
　　【解析】原发性甲状旁腺功能亢进症最有价值的诊断依据是甲状旁腺素+血钙测定，其中血钙测定是发现甲状旁腺功能亢进症的首要指标，另外还有 PTH 测定值升高。血磷测定也有诊断价值，但与血钙相比较次要。
6．【答案】A
　　【解析】甲状旁腺功能亢进症的主要治疗是手术治疗，手术成功后会出现血钙下降，因此血钙水平是判断甲状旁腺功能亢进者手术是否成功的主要指标。其余也可以是指标，但不是主要的。
7．【答案】D
　　【解析】甲旁亢危象的血钙浓度应最少不低于 3.75 mmol/L。
8．【答案】C
　　【解析】该中年女性患者体检发现双侧肾多发肾结石，并有广泛骨质疏松，首先应除外甲状旁腺功能亢进症，所以该患者需首先进行的检查是血钙、血磷。
9．【答案】C
　　【解析】该老年男性患者有反复发作性肾绞痛伴血尿病史，化验血钙升高，血磷低，肾功能正常，骨 X 线片见骨质疏松，最可能的诊断是原发性甲状旁腺功能亢进症。该患者反复发作性肾绞痛伴血尿可能是由于肾结石病所致，但肾结石病只是原发性甲状旁腺功能亢进症的一种表现；该患者骨 X 线片见骨质疏松，也是原发性甲状旁腺功能亢进症的一种表现，不属于老年性骨质疏松症。肾结核和肾性骨病均不支持。
10．【答案】A
　　【解析】该老年男性患者体检时发现血钙增高，进一步查血 PTH 亦增高，诊断应该是原发性甲状旁腺功能亢进症，由于该患者高龄、无症状，所以最佳治疗是观察，定期复查血钙、血 PTH。其余均为甲状旁腺功能亢进症的治疗，目前均不需要。
11．【答案】C　12．【答案】D　13．【答案】D
　　【解析】该中年女性患者骨痛、腰背痛、髋部骨压痛，骨X线片见骨质疏松，化验血钙增高，最可能的诊断为甲状旁腺功能亢进症，所以血PTH测定对诊断最有意义；为进一步处理，最重要的检查是颈部CT，以了解甲状旁腺情况，因为甲状旁腺腺瘤、增生和腺癌的处理是不同的。颈部CT发现甲状旁腺增大，诊断应该是原发性甲状旁腺功能亢进症，是由于甲状旁腺增生所致，所以该患者需进行的最佳治疗是切除三个腺体，第四个腺体切除50%，这样既能治疗原发性甲状旁腺功能亢进症，又不会引起甲状旁腺功能低下，其余均不是最佳治疗。

14.【答案】A　15.【答案】D

【解析】甲状旁腺功能亢进症分为原发性和继发性。原发性的病因包括甲状旁腺腺瘤、增生及腺癌，最主要病因是甲状旁腺腺瘤；继发性甲状旁腺功能亢进症是由于各种病因所致的低血钙，刺激甲状旁腺，使之增生、肥大，分泌过多的甲状旁腺素，见于肾功能不全、骨质软化和小肠吸收不良等。

16.【答案】C　17.【答案】D

【解析】原发性和继发性甲状旁腺功能亢进症都会有高血PTH，而原发性甲状旁腺功能亢进症的特点是高血钙、低血磷；继发性甲状旁腺功能亢进症（如继发于慢性肾功能不全）的特点是低血钙、高血磷。

18.【答案】ABC

【解析】甲状旁腺功能亢进症分为原发性和继发性。原发性甲状旁腺功能亢进症的病因包括甲状旁腺腺瘤、增生及腺癌。而肾功能不全是继发性甲状旁腺功能亢进症的病因。

19.【答案】ABCD

【解析】原发性甲状旁腺功能亢进症患者的主要临床表现是高钙血症，高血钙的临床表现有：①中枢神经系统可出现记忆力减退、情绪不稳定、淡漠、性格改变等；②神经肌肉系统可出现倦怠、肌无力等；③消化系统可表现食欲减退、腹胀、消化不良、便秘、恶性、呕吐等；④软组织钙化可引起非特异性关节痛；⑤皮肤钙盐沉积可引起皮肤瘙痒。

20.【答案】ABC

【解析】对不能选择手术治疗、手术失败或不能耐受手术原发性甲状旁腺功能亢进症患者可采用药物治疗。原发性甲状旁腺功能亢进症的治疗药物有帕米膦酸钠、西那卡塞和西咪替丁，但西那卡塞国内尚未被批准用于原发性甲状旁腺功能亢进症，西咪替丁可阻滞PTH合成和（或）分泌，目前应用较少。而奥美拉唑是用于溃疡病的抑酸治疗。

21.【答案】ABCD

【解析】甲旁亢危象又称高钙危象，可严重危及生命，应予以紧急处理。甲旁亢危象的紧急处理有：①补水；②静脉输注帕米膦酸钠（属于二磷酸盐）；③静脉注射呋塞米以促使钙排出；④皮下或肌内注射降钙素；⑤血液透析或腹膜透析；⑥糖皮质激素（氢化可的松或地塞米松）静脉滴注或注射。

十九、甲状旁腺功能减退症

【A1型题】

1. 特发性甲状旁腺功能减退症最常见的典型表现是
   A. 手足搐搦
   B. 肌无力
   C. 头痛
   D. 全身发紧
   E. 恶心、呕吐

2. 特发性甲状旁腺功能减退症的实验室检查结果，不正确的是
   A. 低血钙
   B. 高血磷
   C. 低PTH
   D. 尿钙排出增加
   E. 尿磷排出减少

【A2型题】

3. 女性，41岁。指端和口周麻木和刺痛伴手足与面部肌肉痉挛半个月。既往体健，无手术、外伤史。化验血钙1.55 mmol/L，血磷2.1 mmol/L，血PTH减低。最可能的诊断是
   A. 特发性甲状旁腺功能减退症
   B. 原发性甲状腺功能亢进症
   C. 假性甲状旁腺功能减退症
   D. 继发性甲状旁腺功能减退症
   E. 原发性甲状腺功能减退症

【A3/A4型题】

女性，34岁。反复手足搐搦1个月。既往1月余前因甲状腺腺瘤行甲状腺切除术。化验血钙1.55 mmol/L，血磷2.1 mmol/L，血PTH测定结果降低。

4. 该患者最可能的诊断是
   A. 特发性甲状旁腺功能减退症
   B. 继发性甲状旁腺功能减退症
   C. 假性甲状旁腺功能减退症
   D. 严重低镁血症

E. 原发性甲状腺功能减退症
5. 该患者的最佳治疗是
   A. 长期补钙治疗
   B. 应用维生素 D
   C. 补镁治疗
   D. 口服左甲状腺素
   E. 对症治疗

【B1 型题】
   A. 低血钙、低血磷、低血 PTH
   B. 高血钙、高血磷、高血 PTH
   C. 高血钙、低血磷、高血 PTH
   D. 低血钙、高血磷、高血 PTH
   E. 低血钙、高血磷、低血 PTH
6. 特发性甲状旁腺功能减退症会出现
7. 继发性甲状旁腺功能减退症会出现
8. 假性甲状旁腺功能减退症会出现

【X 型题】
9. PTH 分泌受抑制引起的甲状旁腺功能减退症的特点有
   A. 低钙血症
   B. 手足搐搦
   C. 血清 PTH 降低
   D. 镁剂治疗后 PTH 立即增加
10. 假性甲状旁腺功能减退症的特点有
   A. PTH 受体缺陷
   B. PTH 受体后缺陷
   C. PTH 分泌减少
   D. 甲状旁腺增生

答案及解析

1.【答案】A
【解析】特发性甲状旁腺功能减退症是指甲状旁腺素（PTH）分泌过少和（或）效应不足而引起的一组临床综合征。其特点是由于低血钙引起的手足搐搦。其余也是特发性甲状旁腺功能减退症的表现，但均不是典型表现。

2.【答案】D
【解析】特发性甲状旁腺功能减退症的实验室检查结果是低血钙、高血磷、低 PTH 和尿钙、尿磷排出减少。

3.【答案】A
【解析】该中年女性患者因指端和口周麻木和刺痛伴手足与面部肌肉痉挛半个月来诊，化验血钙减低（1.55 mmol/L），血磷升高（2.1 mmol/L），血 PTH 减低，结合既往体健，无手术、外伤史，最可能的诊断是特发性甲状旁腺功能减退症。

4.【答案】B 5.【答案】A
【解析】该青年女性患者反复手足搐搦 1 个月，既往 1 月余前因甲状腺肿瘤行甲状腺切除术，结合化验血钙减低（1.55 mmol/L），血磷升高（2.1 mmol/L），血 PTH 测定结果降低，最可能的诊断是继发性甲状旁腺功能减退症。因为是外科手术引起的继发性甲状旁腺功能减退症，所以该患者的最佳治疗是长期补钙治疗。

6.【答案】E 7.【答案】E 8.【答案】D
【解析】特发性和继发性甲状旁腺功能减退症是指甲状旁腺素（PTH）分泌过少引起的一组临床综合征，其特点是低血钙、高血磷、低血 PTH。而假性甲状旁腺功能减退症是由于 PTH 受体或受体后缺陷，使 PTH 对其靶器官（骨、肾）组织细胞的作用受阻，从而导致 PTH 抵抗，致低血钙、高血磷和 PTH 分泌增加（高血 PTH）。

9.【答案】ABCD
【解析】PTH 分泌受抑制是由严重低镁血症引起的，可引起可逆性的甲状旁腺功能减退症，因为镁离子为 PTH 分泌所必需，所以 PTH 分泌受抑制引起的甲状旁腺功能减退症的特点有低钙血症、手足搐搦、血清 PTH 降低和镁剂治疗后 PTH 立即增加。

10.【答案】ABD
【解析】假性甲状旁腺功能减退症是由于 PTH 受体或受体后缺陷，使 PTH 对其靶器官（骨、肾）组织细胞的作用受阻，从而导致 PTH 抵抗，致甲状旁腺增生和 PTH 分泌增加。所以答案是 ABD。

二十、多发性内分泌腺瘤病

【A1 型题】
1. 多发性内分泌腺瘤病 1 型和 2 型可出现的同一种表现是
   A. 甲状旁腺功能亢进症
   B. 垂体瘤

C．嗜铬细胞瘤
D．甲状腺髓样癌
E．肾上腺腺瘤

2．多发性内分泌腺瘤病1型中最常见并最早出现的病变是
A．甲状旁腺功能亢进症
B．胃泌素瘤
C．胰岛素瘤
D．垂体瘤
E．肾上腺腺瘤

3．多发性内分泌腺瘤病2型中最常见并最早出现的病变是
A．甲状旁腺功能亢进症
B．黏膜神经瘤
C．嗜铬细胞瘤
D．甲状腺髓样癌
E．肾上腺腺瘤

4．多发性内分泌腺瘤病2B型中特有的病变是
A．甲状旁腺功能亢进症
B．黏膜神经瘤
C．嗜铬细胞瘤
D．甲状腺髓样癌
E．肾上腺腺瘤

【B1型题】
A．甲状旁腺功能亢进症
B．黏膜神经瘤
C．嗜铬细胞瘤
D．甲状腺髓样癌
E．肾上腺腺瘤

5．多发性内分泌腺瘤病1型中特有的病变是
6．多发性内分泌腺瘤病2B型中特有的病变是

【X型题】
7．属于多发性内分泌腺瘤病1型病变的有
A．嗜铬细胞瘤
B．胃泌素瘤
C．胰岛素瘤
D．垂体瘤

8．属于多发性内分泌腺瘤病2型中病变的有
A．肾上腺腺瘤
B．黏膜神经瘤
C．嗜铬细胞瘤
D．甲状腺髓样癌

答案及解析

1．【答案】A
【解析】多发性内分泌腺瘤病1型和2型可出现的同一种表现是甲状旁腺功能亢进症。而垂体瘤和肾上腺腺瘤是属于多发性内分泌腺瘤病1型的病变；嗜铬细胞瘤和甲状腺髓样癌是属于多发性内分泌腺瘤病2型的病变。

2．【答案】A
【解析】多发性内分泌腺瘤病1型中最常见并最早出现的病变是甲状旁腺功能亢进症。而胃泌素瘤、胰岛素瘤、垂体瘤和肾上腺腺瘤也是多发性内分泌腺瘤病1型中的病变，但不是最常见并最早出现的。

3．【答案】D
【解析】多发性内分泌腺瘤病2型中最常见并最早出现的病变是甲状腺髓样癌。而甲状旁腺功能亢进症、黏膜神经瘤、嗜铬细胞瘤也是多发性内分泌腺瘤病2型中的病变，但不是最常见并最早出现的。肾上腺腺瘤是属于多发性内分泌腺瘤病1型中的病变。

4．【答案】B
【解析】多发性内分泌腺瘤病2B型中特有的病变是黏膜神经瘤。而甲状腺髓样癌、甲状旁腺功能亢进症、嗜铬细胞瘤是多发性内分泌腺瘤病2型的共同病变，肾上腺腺瘤是属于多发性内分泌腺瘤病1型中的病变。

5．【答案】E 6．【答案】B
【解析】多发性内分泌腺瘤病1型中特有的病变是肾上腺腺瘤；多发性内分泌腺瘤病2B型中特有的病变是黏膜神经瘤。而甲状旁腺功能亢进症是多发性内分泌腺瘤病1型和2型的共同病变，甲状腺髓样癌、嗜铬细胞瘤属于多发性内分泌腺瘤病2型中的病变。

7．【答案】BCD
【解析】属于多发性内分泌腺瘤病1型病变的有甲状旁腺功能亢进症、肠胰内分泌瘤（胃泌素瘤、胰岛素瘤）、垂体瘤和肾上腺腺瘤。而嗜铬细胞瘤是属于多发性内分泌腺瘤病2型中的病变。

8．【答案】BCD
【解析】属于多发性内分泌腺瘤病2型病变的有甲状腺髓样癌、甲状旁腺功能亢进症、黏膜神经瘤、嗜铬细胞瘤。而肾上腺腺瘤是属于多发性内分泌腺瘤病1型中的病变。

二十一、伴瘤内分泌综合征

【A1 型题】

1. 引起异位抗利尿激素综合征最常见的疾病是
   A．肺癌
   B．胸腺癌
   C．胰腺癌
   D．膀胱癌
   E．前列腺癌

2. 引起异位 ACTH 综合征最常见的疾病是
   A．燕麦细胞支气管肺癌
   B．胰岛细胞癌
   C．甲状腺髓样癌
   D．嗜铬细胞瘤
   E．黑色素瘤

3. 下列不属于伴瘤内分泌综合征特征的是
   A．肿瘤和内分泌综合征同时存在
   B．肿瘤伴血或尿中激素水平升高
   C．肿瘤合成激素的前体物质较多
   D．分泌的激素可被反馈抑制
   E．肿瘤切除后激素水平下降

【A2 型题】

4. 女性，64 岁。肥胖 1 个月，皮肤出现痤疮、紫纹。化验血皮质醇增高，血 ACTH 增高，胸部 CT 显示右肺上团块状阴影，纤维支气管镜病理诊断是肺癌。该患者目前最可能的诊断是
   A．单纯性肥胖
   B．库欣（Cushing）病
   C．肾上腺皮脂腺瘤
   D．肾上腺皮质癌
   E．异位 ACTH 综合征

【B1 型题】

   A．燕麦细胞支气管肺癌
   B．肾腺癌
   C．膀胱癌
   D．原发性肝癌
   E．类癌

5. 可引起伴瘤低血糖症的肿瘤是
6. 可引起伴瘤高钙血症相关的肿瘤是
7. 可引起非垂体肿瘤所致肢端肥大症的肿瘤是
8. 可引起异位 ACTH 综合征的肿瘤是
9. 可引起异位抗利尿激素综合征的较少见肿瘤是

   A．PTHrP
   B．GHRH
   C．IGF-2
   D．ACTH
   E．HCG

10. 与胰外肿瘤发生低血糖相关的激素是
11. 与伴瘤高钙血症相关的激素是
12. 与非垂体肿瘤所致肢端肥大症相关的激素是

【X 型题】

13. 诊断伴瘤内分泌综合征的依据有
    A．肿瘤和内分泌综合征同时存在
    B．肿瘤伴血或尿中激素水平异常升高
    C．激素分泌呈自主性，不被正常的反馈机制抑制
    D．肿瘤切除后激素水平下降，内分泌综合征症状缓解

答案及解析

1. 【答案】A
   【解析】异位抗利尿激素综合征是伴瘤内分泌综合征的一种。引起异位抗利尿激素综合征最常见的疾病是肺癌，主要是燕麦细胞癌和未分化小细胞癌。较少见于胸腺癌、胰腺癌、膀胱癌和前列腺癌。

2. 【答案】A
   【解析】引起异位 ACTH 综合征最常见的疾病是燕麦细胞支气管肺癌和不同部位的类癌。另外胰岛细胞癌、甲状腺髓样癌、嗜铬细胞瘤、黑色素瘤、神经母细胞瘤、肺腺癌、鳞状细胞癌和肝癌等也可引起。

3. 【答案】D
   【解析】伴瘤内分泌综合征的特征是肿瘤和内分泌综合征同时存在、肿瘤伴血或尿中激素水平升高、肿瘤合成激素的前体物质较多、分泌的激素不能被反馈抑制、肿瘤切除后激素水平下降。所以答案是 D。

4. 【答案】E

【解析】该老年女性患者有肥胖及皮肤出现痤疮、紫纹，化验血皮质醇增高，血 ACTH 增高，因此肯定不是单纯性肥胖，也不是肾上腺皮脂腺瘤和肾上腺皮质癌。而库欣（Cushing）病可以有这些特点，但结合该患者有肺癌，所以该患者最可能的诊断是异位 ACTH 综合征。

5.【答案】D　6.【答案】B　7.【答案】E

8.【答案】A　9.【答案】C

【解析】恶性肿瘤可通过产生激素而导致相应临床表现的出现，称为伴瘤内分泌综合征。可引起伴瘤低血糖症的肿瘤是胰外肿瘤如原发性肝癌等；可引起伴瘤高钙血症相关的肿瘤是肾腺癌等；可引起非垂体肿瘤所致肢端肥大症的肿瘤主要是类癌；可引起异位 ACTH 综合征的肿瘤是燕麦细胞支气管肺癌等；可引起异位抗利尿激素综合征的常见肿瘤是燕麦细胞支气管肺癌，较少见的肿瘤是膀胱癌等。

10.【答案】C　11.【答案】A　12.【答案】B

【解析】与胰外肿瘤发生低血糖相关的激素是 IGF-2；与伴瘤高钙血症相关的激素是甲状旁腺激素相关蛋白（PTHrP）；与非垂体肿瘤所致肢端肥大症相关的激素是生长激素释放激素（GHRH）。

13.【答案】ABCD

【解析】伴瘤内分泌综合征的诊断依据有：①肿瘤和内分泌综合征同时存在；②肿瘤伴血或尿中激素水平异常升高；③激素分泌呈自主性，不被正常的反馈机制抑制；④排除其他可引起有关综合征的原因；⑤肿瘤经特异性治疗（如手术切除、化疗、放疗等）后，激素水平下降，内分泌综合征症状缓解。

二十二、糖尿病

【A1 型题】

1. 1 型糖尿病的主要特点是
   A．多见于 40 岁以上的成年人
   B．易发生高渗性高血糖综合征
   C．自身免疫介导的胰岛 β 细胞破坏
   D．早期常不需要胰岛素治疗
   E．大部分有体重超重或肥胖

2. 2 型糖尿病的特点是
   A．青年人中的成年人发病型糖尿病
   B．不能发生于 40 岁以前
   C．遗传易感性强的疾病
   D．线粒体基因突变所致
   E．胰岛素受体基因突变所致

*3. 胰岛素依赖型糖尿病（1 型）与非胰岛素依赖型糖尿病（2 型）的最主要区别是
   A．发病年龄不同
   B．对胰岛素的敏感性不同
   C．胰岛素基础水平与释放曲线不同
   D．发生酮中毒的倾向不同
   E．血糖稳定性不同　　　　　　　(60/1997)

4. 2 型糖尿病的临床特点是
   A．都有"三多一少"表现
   B．患者体型均较肥胖
   C．患者空腹血糖都增高
   D．空腹尿糖均呈阳性
   E．少数以酮症酸中毒为首发表现

5. 1999 年 WHO 糖尿病专家委员会提出的诊断标准是
   A．静脉全血空腹血糖＞6.7 mmol/L
   B．静脉全血空腹血糖＞7.0 mmol/L
   C．静脉血浆空腹血糖＞7.0 mmoL/L
   D．餐后血糖≥11.2 mmol/L
   E．糖化血红蛋白＞6.2%

6. 依据糖尿病诊断标准，确诊糖尿病选用
   A．全血血糖
   B．血浆血糖
   C．糖化血红蛋白
   D．尿糖定性
   E．24 小时尿糖定量

7. 属于糖尿病急性并发症的是
   A．糖尿病酮症酸中毒
   B．糖尿病性视网膜病变
   C．糖尿病周围神经病变
   D．糖尿病肾病
   E．糖尿病足

8. 属于糖尿病微血管病变的是
   A．脑血管意外
   B．冠心病
   C．糖尿病肾病
   D．肾动脉狭窄
   E．下肢坏疽

9. 可能与糖尿病微血管病变发生、发展无关的因素是
   A．生长激素减少
   B．凝血机制失调
   C．血液流变学改变
   D．糖化血红蛋白含量增多

E．脂代谢异常
10．关于糖尿病某些实验室检查的意义，正确的是
　　A．血清高密度脂蛋白胆固醇水平与大血管病变的危险性呈负相关
　　B．血清低密度脂蛋白水平与大血管病变的危险性呈负相关
　　C．血清极低密度脂蛋白水平与大血管病变的危险性呈负相关
　　D．外周血糖化血红蛋白的测定可反映近2～3周内血糖总的水平
　　E．外周血糖化血浆白蛋白测定可反映近2～3个月血糖总的水平　　　　　　　(53/1996)
*11．果糖胺的测定可反映糖尿病患者血糖总水平的时间是
　　A．1～2周
　　B．2～3周
　　C．3～4周
　　D．4～5周
　　E．6～7周　　　　　　　　　　　　(81/2006)
*12．对鉴别糖尿病酮症酸中毒与高渗高血糖综合征意义最小的检查是
　　A．血糖
　　B．尿酮体
　　C．动脉血气分析
　　D．血电解质　　　　　　　　　　　(73/2016)
*13．关于糖尿病视网膜病变的叙述，不正确的是
　　A．当出现增殖性视网膜病变时常合并有糖尿病肾病
　　B．严格控制血糖有助于延缓视网膜病变的发生和发展
　　C．严格控制血压有助于延缓视网膜病变的发生和发展
　　D．当出现增殖性视网膜病变时，应尽早行视网膜光凝治疗　　　　　　　　(73/2015)
14．糖尿病肾病的特点是
　　A．与病程长短无关，只与糖尿病类型有关
　　B．蛋白尿较轻微，而主要表现为肾衰竭
　　C．尿中最先出现 M 蛋白及 $β_2$ 微球蛋白
　　D．常发生坏死性乳头炎
　　E．与糖尿病病程有关，可有大量蛋白尿、水肿、血浆蛋白下降，早期可为间歇性蛋白尿
*15．经肾排泄最少，可在轻中度肾功能不全情况下使用的磺脲类药物是
　　A．格列本脲
　　B．格列喹酮
　　C．格列吡嗪
　　D．格列奇特　　　　　　　　　　　(74/2015)

16．口服降糖药物中，作用持续时间最长的是
　　A．格列本脲
　　B．格列吡嗪
　　C．格列齐特
　　D．甲苯磺丁脲
　　E．氯磺丙脲
17．下列口服降糖药物中，应在进食第一口食物后服用的是
　　A．甲苯磺丁脲
　　B．阿卡波糖
　　C．格列本脲
　　D．氯磺丙脲
　　E．格列齐特
*18．下列口服降糖药物中，必须与进食同时服用的是
　　A．甲苯磺丁脲
　　B．氯磺丙脲
　　C．格列本脲
　　D．阿卡波糖　　　　　　　　　　　(76/2009)
19．易引起严重低血糖不良反应的口服降糖药是
　　A．磺脲类口服降糖药
　　B．双胍类口服降糖药
　　C．α-葡萄糖苷酶抑制剂
　　D．餐时血糖调节剂
　　E．胰岛素增敏剂
20．双胍类降血糖药物的降糖作用机制是
　　A．促进餐后胰岛素的分泌
　　B．促进基础胰岛素的分泌
　　C．延缓肠道碳水化合物的吸收
　　D．激活过氧化物酶增殖体活化因子受体
　　E．增加外周组织对葡萄糖的摄取和利用
21．糖尿病肾病大量蛋白尿患者应给予的药物是
　　A．糖皮质激素
　　B．磷结合剂
　　C．促红细胞生成素
　　D．血管紧张素转换酶抑制剂
　　E．碳酸氢钠
*22．在糖尿病酮症酸中毒的治疗中，最关键的措施是
　　A．补充液体
　　B．小剂量胰岛素治疗
　　C．纠正酸中毒
　　D．补钾　　　　　　　　　　　　　(74/2012)
*23．糖尿病酮症酸中毒患者，过多过快补充碳酸氢钠产生的不良影响，下列不正确的是
　　A．脑脊液 pH 反常升高
　　B．血 pH 骤升使血红蛋白和氧的亲和力上升
　　C．可诱发或加重脑水肿
　　D．促进钾离子向细胞内转移

E．反跳性碱中毒 (74/1999)

【A2型题】

24．男性，55岁，患2型糖尿病10年，用二甲双胍0.3 g每日3次口服，以及睡前中效胰岛素20U皮下注射治疗，血糖监测显示：凌晨2点血糖2.9 mmol/L，空腹血糖12.0 mmol/L，该患者空腹血糖升高的原因是
A．黎明现象
B．Somogyi效应
C．睡前胰岛素剂量不足
D．二甲双胍药物不良反应 (55/2020)

25．男性，53岁。肥胖5年，口渴、多食3个月，经常伴餐后3~4小时心悸、多汗、饥饿感，进食后缓解，化验空腹静脉血浆血糖8.2 mmol/L，尿糖（+）。最可能的诊断是
A．胰岛β细胞瘤
B．胰岛β细胞增生症
C．胰岛素性低血糖
D．1型糖尿病
E．2型糖尿病

26．男性，50岁。明显肥胖体型，临床疑为糖尿病。下列叙述不正确的是
A．"三多一少"不是诊断必备条件
B．空腹血糖一定升高
C．餐后2小时血糖>11.1 mmol/L
D．可进行糖耐量试验
E．尿糖检查不一定阳性

27．女性，45岁。身高1.62 cm，体重56 kg，近3个月来觉口渴、多饮。化验空腹血糖6.8 mmol/L，无糖尿病家族史。为确定有无糖尿病，最有意义的实验室检查是
A．餐后2小时血糖
B．血谷氨酸脱羧酶抗体
C．口服葡萄糖耐量试验
D．糖化血红蛋白
E．24小时尿糖定量

28．女性，64岁。患2型糖尿病10年，近1个多月来采用强化胰岛素治疗后，空腹血糖仍达8 mmol/L以上。下列实验室检查对临床治疗指导意义最大的是
A．睡前测血糖
B．夜间多次测血糖
C．血C-肽测定
D．血浆胰岛素测定
E．胰岛素抗体测定

29．男性，45岁。发现空腹血糖增高1周来诊。经葡萄糖耐量试验诊断为2型糖尿病。为明确患者是否有糖尿病的慢性并发症，宜首先考虑的检查是
A．超声心动图
B．眼底检查
C．糖化血红蛋白
D．浅、深感觉检查
E．颈动脉超声

30．男性，45岁。身高171 cm，体重85 kg，口服葡萄糖耐量试验血糖结果：空腹6.7 mmol/L，1小时9.8 mmol/L，2小时7.0 mmol/L。结果符合
A．正常曲线
B．空腹血糖受损
C．糖耐量减低
D．1型糖尿病
E．2型糖尿病

*31．男性，20岁。近半年来乏力日渐明显，体重下降约15 kg，食欲尚可，尿量增多。2天前外出就餐后感恶心、腹痛伴腹泻6次，粪便为不消化胃内容物，1天来精神恍惚来院。既往曾测量出血糖增高。查体：T 36.8℃，P 118次/分，R 28次/分，BP 88/58 mmHg。嗜睡状，消瘦，呼吸深快，皮肤干燥，双肺（−），心律齐，心音正常，腹软，肠鸣音活跃，四肢发凉。该患者最可能的诊断是
A．甲状腺危象
B．糖尿病酮症酸中毒
C．感染中毒性休克
D．食物中毒 (55/2019)

*32．女性，30岁。1个月前与人争吵后开始出现口渴、多饮，体重下降3 kg。既往无糖尿病病史，空腹血糖15.9 mmol/L，尿酮体（++）。最适合的治疗是
A．使用胰岛素
B．使用双胍类药物
C．使用磺脲类药物
D．使用磺脲类加双胍类药物 (74/2014)

*33．男性，82岁。体型较消瘦，3个月前口服葡萄糖耐量试验诊为糖尿病，平时空腹血糖6.5~7.2 mmol/L，餐后2小时血糖12~14 mmol/L。有冠心病心衰病史10年，结肠癌术后5年。为控制血糖，应首选的药物是
A．二甲双胍
B．阿卡波糖
C．胰岛素
D．那格列奈 (73/2013)

34．男性，52岁。确诊2型糖尿病1年，予合理饮食和运动治疗并口服二甲双胍500 mg，每日

3 次。查体：身高 173 cm，体重 78 kg，血压 130/90 mmHg，心、肺和腹部检查未见异常。复查空腹血糖 5.2 mmol/L，早、中、晚三餐后 2 小时血糖分别为 11.4 mmol/L、13.1 mmol/L 和 12.6 mmol/L。下一步最合理的治疗是

A．二甲双胍加大剂量

B．改用胰岛素

C．改用磺脲类降血糖药

D．加用磺脲类降血糖药

E．加用 α- 葡萄糖苷酶抑制剂

35．男性，20 岁。诊断为 1 型糖尿病，一直用胰岛素治疗，2 天前中断胰岛素后发生昏迷，血糖 23 mmol/L，经抢救并静脉给碳酸氢钠后血糖下降，神志好转，酸中毒减轻，但不久又进入昏迷。最可能的原因是

A．并发低血糖

B．并发脑水肿

C．并发脑血管意外

D．并发乳酸酸中毒

E．并发肾衰竭

36．男性，59 岁。2 型糖尿病病史 16 年。一直口服二甲双胍 0.25 g 及格列齐特 80 mg 每日 3 次，糖尿病控制良好，近 2 个月感乏力，体重下降 4~5 kg，肠镜检查发现乙状结肠癌拟行手术治疗。围手术期糖尿病处理

A．停口服降糖药、减少饮食量

B．改用长效胰岛素

C．改用短效胰岛素

D．胰岛素及胰岛素增敏剂联合治疗

E．改用 α- 葡萄糖苷酶抑制剂

【A3/A4 型题】

女性，48 岁。近 1 个月感口渴，饮水量增至每天 2000 ml。身高 156 cm，体重 71 kg，空腹血糖 10.0 mmol/L，餐后血糖 14.0 mmol/L。系初次发现血糖高，过去无糖尿病病史。

37．该患者目前的治疗措施是

A．饮食及运动治疗

B．给予双胍类降血糖药

C．给予磺脲类降血糖药

D．给予 α- 葡萄糖苷酶抑制剂

E．给予胰岛素

38．按以上措施治疗 3 个月后空腹血糖 8.6 mmol/L，餐后血糖 12.5 mmol/L，进一步治疗是

A．给予氯磺丙脲

B．给予格列齐特

C．给予二甲双胍

D．给予阿卡波糖

E．给予正规胰岛素

39．4 年后该患者被发现有浸润性肺结核，降血糖治疗宜选用的是

A．原降血糖药增加剂量

B．改用降血糖作用更强的口服降血糖药

C．增加一种口服降血糖药

D．双胍类、磺脲类、α- 葡萄糖苷酶抑制剂联合使用

E．胰岛素治疗

男性，48 岁。患糖尿病 12 年，每日皮下注射人预混胰岛素治疗，早餐前 30 U，晚餐前 24 U，每日进餐规律，主食量 350 g。近半个月来查空腹血糖 13.6~14.8 mmol/L，餐后 2 小时血糖 7.6~8.8 mmol/L。

40．确定空腹高血糖原因最有意义的检查是

A．多次测定空腹血糖

B．多次测定餐后血糖

C．多次测定夜间血糖

D．测定糖化血红蛋白

E．口服葡萄糖耐量试验

41．最可能的情况是

A．Somogyi 效应或黎明现象

B．晚餐主食过多或过少

C．未加口服降糖药物

D．餐后血糖控制不佳

E．存在胰岛素抵抗

42．较为合适的处理是

A．调整进餐量

B．改用口服降糖药

C．加磺脲类降糖药物

D．加双胍类降糖药物

E．胰岛素调整剂量

女性，58 岁。患 2 型糖尿病 15 年，长期口服格列本脲，10 mg/d。查体：血压 145/90 mmHg，心、肺和腹部检查未见异常，双下肢无水肿。眼底检查：视网膜病变Ⅲ期。空腹血糖 6.8 mmol/L，餐后 2 小时血糖 10.6 mmol/L，血尿素氮 6.2 mmol/L，血肌酐 92.5 μmol/L。尿检查尿糖 50 mmol/L，尿蛋白阴性。

43．为排除糖尿病肾病，最需要的实验室检查是

A．尿酸化功能试验

B．尿相差显微镜检

C．肌酐清除率

D．尿微量白蛋白

E．24 小时尿蛋白定量

44．经检查为糖尿病肾病早期，治疗应首选

A．利尿剂
B．血管紧张素转换酶抑制剂
C．α受体拮抗剂
D．β受体拮抗剂
E．钙通道阻滞剂

45．糖尿病治疗应选择
A．磺脲类降血糖药加量
B．双胍类降血糖药
C．α-葡萄糖苷酶抑制剂
D．噻唑烷二酮类
E．胰岛素

男性，56岁。患糖尿病10年，一直采用饮食控制疗法，空腹血糖持续在10 mmol/L以上。近5年来，口服降糖药物格列本脲和阿卡波糖仍未获得良好控制，需采用胰岛素治疗。

*46．下列选项中，属于长效胰岛素的是
A．普通胰岛素
B．慢胰岛素锌混悬液
C．精蛋白锌胰岛素
D．低精蛋白胰岛素

*47．近1个月来，采用强化胰岛素治疗，有时发现空腹血糖仍较高。为查明原因，下列检查最有意义的是
A．夜间多次血糖测定
B．睡前血糖测定
C．血浆胰岛素测定
D．血浆C肽测定

*48．该患者易发生并发症。下列选项中，属于微血管并发症的是
A．糖尿病足
B．冠心病
C．糖尿病肾病
D．糖尿病酮症酸中毒　　　（108～110/2009）

男性，34岁。口渴、多尿、乏力2个月，1天前外出饮酒，饱餐后上述症状加重，伴恶心，频繁呕吐，继而神志恍惚，急诊入院。既往有乙型肝炎病史。入院查体：BP 85/50 mmHg，神志恍惚，皮肤黏膜干燥，心率104次/分，律齐，四肢发凉。

*49．该患者应首先考虑的诊断是
A．重症急性胰腺炎
B．急性食物中毒
C．糖尿病酮症酸中毒
D．肝性脑病

*50．为明确诊断，最主要的检查是
A．血清淀粉酶
B．血糖及尿酮体
C．血氨
D．血渗透压

*51．该患者急诊应急处理正确的是
A．快速静脉输入生理盐水
B．即刻使用去甲肾上腺素
C．静脉输入葡萄糖
D．静脉输入支链氨基酸　　　（108～110/2016）

女性，72岁。6天前进食后出现腹泻，呈稀水样，每日7～8次，伴口干、恶心、呕吐，当地医院给予输注葡萄糖等治疗后，感口干加重、尿量增多。1天来反应迟钝，淡漠。既往有脑梗死病史，曾有血糖增高史。查体：BP 90/50 mmHg，嗜睡状，呼吸正常，即刻查血糖35.3 mmol/L。

*52．该患者最可能的诊断是
A．糖尿病酮症酸中毒
B．高渗高血糖综合征
C．急性胃肠炎合并脱水
D．水、电解质紊乱

*53．为明确诊断，最有价值的进一步检查项目是
A．有效血浆渗透压
B．尿酮体
C．动脉血气分析
D．血电解质

*54．下列治疗措施中，不恰当的是
A．开始24小时补液量可达6000～10 000 ml
B．静脉胰岛素输注速度一般为每公斤体重每小时0.1 U
C．开始可先大量输入低渗盐水
D．血压偏低，可先给予输血浆　（108～110/2015）

男性，65岁。患糖尿病15年，高血压病10年。查体：双下肢轻度水肿。尿蛋白（++），血肌酐160 μmol/L，眼底检查示视网膜出现棉絮状软性渗出。

*55．为明确该患者是否出现糖尿病肾病，应进行的检查是
A．尿渗透压
B．尿白蛋白排泄率
C．糖化血红蛋白
D．血、尿β₂微球蛋白

*56．该患者不宜选用的降糖药物是
A．胰岛素
B．阿卡波糖
C．格列喹酮
D．二甲双胍

*57．为延缓该患者糖尿病肾病的进展，不宜采用的

措施是
A. 使用糖皮质激素
B. 控制血压
C. 低蛋白饮食
D. 控制血糖　　　　（108～110/2010）

男性，25岁。近3年来感口渴、易饥、饮水量增加被诊断为"2型糖尿病"，服用二甲双胍和优降糖治疗效果欠佳，HbA1c 波动在8%～10%，1年来听力减退，身高165 cm，体重45 kg，电测听示神经性耳聋，多株胰岛细胞抗体（ICA）和谷氨酸脱羧酶（GAD）抗体阴性。母亲和一哥患糖尿病并耳聋。

58．该患者最可能的诊断是
A. 1A 型糖尿病
B. 1B 型糖尿病
C. 2 型糖尿病
D. 线粒体基因 3243A-G 突变糖尿病
E. 青年人中的成年发病糖尿病

59．对该患者最有价值的检查是
A. 基因检查
B. 胰岛素抗体测定
C. 头颅 CT 检查
D. 脑电图检查
E. 糖化血红蛋白 A1 测定

60．该患者最好的控制糖尿病的治疗方案是
A. 停用优降糖，加用胰岛素
B. 睡前直接加用中效胰岛素
C. 加用阿卡波糖
D. 加用胰岛素增敏剂
E. 加用罗格列酮

【B1 型题】
A. 低血糖症
B. 腹胀和腹泻
C. 下肢水肿
D. 乳酸性酸中毒
E. 充血性心力衰竭

61．α-葡萄糖苷酶抑制剂口服降糖药的常见不良反应是
62．磺脲类口服降糖药的常见不良反应是
63．双胍类口服降糖药严重的不良反应是

A. 低血糖症
B. 乳酸性酸中毒
C. 胃肠反应
D. 肝、肾损害　　　　（123,124/2007）

*64．口服降糖药格列喹酮的主要不良反应是
*65．口服降糖药阿卡波糖的常见不良反应是

A. 格列本脲
B. 氯磺丙脲
C. 胰岛素
D. 优降糖（格列本脲）
E. 降糖灵（苯乙双胍）　　　（107,108/1994）

*66．一位妊娠5个月的妇女，空腹血糖为11 mmol/L，除用饮食控制外，可选用的治疗药物是
*67．一位糖尿病合并糖尿病肾病的患者，经饮食控制后，空腹血糖在10～12 mmol/L，可先采用的治疗药物是

A. 尿糖（++++），酮体阴性
B. 尿糖（++++），酮体强阳性
C. 尿糖阴性，酮体阳性
D. 尿糖（+），酮体阳性
E. 尿糖（+），酮体阴性

*68．二甲双胍引起的尿化验结果是　（105,106/1996）
*69．糖尿病酮症酸中毒引起的尿化验结果是

A. 瞬时
B. 1～2 周
C. 2～3 周
D. 4～7 周
E. 8～12 周　　　　（105,106/2003）

*70．糖化血红蛋白 A1 反映取血前血糖水平的时间是
*71．果糖胺反映取血前血糖水平的时间是

A. 胰岛 β 细胞胰岛素分泌不足
B. 以胰岛素抵抗为主伴胰岛素分泌不足
C. 胰岛 β 细胞功能的基因缺陷
D. 胰岛素作用的基因缺陷
E. 线粒体基因突变

*72．MODY 的发病是由于　　（123,124/2005）
*73．2 型糖尿病的发病是由于

【X 型题】
74．下列属于测定胰岛 β 细胞功能的检查有
A. 胰岛素释放试验
B. 糖化血红蛋白测定
C. 葡萄糖耐量试验
D. C 肽释放试验

*75．与糖尿病微血管病变的发生、发展可能有关的因素有
A. 山梨醇旁路代谢增强
B. 生长激素过多
C. 血小板功能异常

D．糖化血红蛋白含量增高　　　（156/2001）
76．1型糖尿病患者的典型临床表现包括
　　A．多食
　　B．多饮
　　C．多尿
　　D．肥胖
*77．下列关于免疫介导性1型糖尿病（1A型）临床特点的叙述，正确的有
　　A．多数青少年起病隐匿
　　B．多数患者临床表现变化大
　　C．多数患者起病初期需要胰岛素治疗
　　D．多数患者血浆胰岛素基础水平偏低（159/2019）
78．2型糖尿病的特点有
　　A．多见于40岁以上的成年人
　　B．大部分有体重超重或肥胖
　　C．自身免疫介导的胰岛β细胞破坏
　　D．早期常不需要胰岛素治疗
*79．关于糖尿病的检查，下列提法正确的有
　　A．全血血糖高于血浆血糖
　　B．GHbAlc主要反映近2~3个月血糖总水平
　　C．胰岛素和C肽测定有助于糖尿病诊断
　　D．注射胰岛素的患者可通过测定C肽水平反映胰岛功能状况　　　（174/2014）
*80．下列情况糖耐量可减低的有
　　A．应激性糖尿
　　B．糖尿病
　　C．肾性糖尿
　　D．口服阿司匹林、消炎痛　　　（153/1996）
81．糖尿病的急性并发症包括
　　A．四肢坏疽
　　B．糖尿病足
　　C．糖尿病酮症酸中毒
　　D．高渗高血糖综合征
82．糖尿病患者的慢性并发症包括
　　A．糖尿病足
　　B．糖尿病肾病
　　C．糖尿病性视网膜病变
　　D．糖尿病酮症酸中毒
83．糖尿病慢性并发症中，属于微血管病变的有
　　A．糖尿病肾病
　　B．糖尿病足
　　C．糖尿病周围神经病变
　　D．糖尿病性视网膜病变
84．发生糖尿病微血管病变的主要危险因素是
　　A．长糖尿病病程
　　B．血糖控制不良
　　C．血脂异常
　　D．吸烟
*85．下列符合糖尿病酮症酸中毒实验室检查结果的有
　　A．血糖多数为16.7~33.3 mmol/L
　　B．血酮体多在4.8 mmol/L（50 mg/dl）以上
　　C．碱剩余负值增大　　　（156/2000）
　　D．阴离子间隙增大，与碳酸氢盐降低大致相等
86．属于长效胰岛素类似物的有
　　A．门冬胰岛素
　　B．甘精胰岛素
　　C．地特胰岛素
　　D．德谷胰岛素
87．糖尿病治疗过程中的注意事项，下列正确的是
　　A．遇感染、手术等情况胰岛素用量常需增加
　　B．合并妊娠者最好选用达美康治疗
　　C．合并肾功能不全时，胰岛素用量常需减少
　　D．合并Sheehan病时常需大大减少胰岛素用量
88．糖尿病酮症酸中毒治疗，补碱的指征是
　　A．CO_2结合力4.5~6.7 mmol/L
　　B．血pH值小于7.1
　　C．血酮体阳性
　　D．血清HCO_3^-浓度小于5 mmol/L　　　（153/1997）
*89．对糖尿病酮症酸中毒患者，正确的治疗措施有
　　A．早期迅速补液是治疗的关键措施
　　B．早期应用大剂量胰岛素使血糖迅速降至正常水平
　　C．早期即使血钾正常，尿量>40 ml/h，也应该补充钾
　　D．严重酸中毒时，应适当给予补碱治疗（159/2022）
90．糖尿病治疗的远期目标有
　　A．预防和（或）延缓慢性并发症发生和发展
　　B．维持良好健康和学习、劳动能力
　　C．保障儿童生长发育
　　D．彻底治愈

答案及解析

1．【答案】C
　　【解析】1型糖尿病的主要特点是自身免疫介导的胰岛β细胞破坏，而其余备选答案均不是1型糖尿病的特点，而是2型糖尿病的特点。
2．【答案】C
　　【解析】2型糖尿病是从以胰岛素抵抗为主伴胰岛

素分泌不足到以胰岛素分泌不足为主伴胰岛素抵抗的糖尿病。2型糖尿病为一组异质性疾病，包含许多不同病因，是遗传易感性强的疾病，但不是线粒体基因突变所致，也不是胰岛素受体基因突变所致。可发生于任何年龄，但多见于成人，常在40岁以后起病，但不是不能发生于40岁以前。因此本题的答案是C。而青年人中的成年人发病型糖尿病不是2型糖尿病，而是一种特殊类型的糖尿病，称MODY。

3.【答案】C

【解析】1型和2型糖尿病的最主要区别是胰岛素基础水平与释放曲线不同，其余各项均不是最主要区别。

4.【答案】E

【解析】2型糖尿病不都有"三多一少"表现，患者多较胖，但不是均较肥胖，患者空腹血糖可以增高，但不都增高，有的表现为餐后血糖高而空腹血糖可以不高，空腹尿糖可能呈阴性，不是均为阳性，2型糖尿病少数以酮症酸中毒为首先表现，所以答案是E。

5.【答案】C

【解析】诊断糖尿病时，按规定糖尿病的诊断标准是静脉血浆空腹血糖>7.0 mmoL/L，而不是静脉全血空腹血糖>6.7 mmol/L 或静脉全血空腹血糖>7.0 mmol/L。餐后血糖不是≥11.2 mmol/L，而是餐后血糖≥11.1 mmol/L 为糖尿病的诊断标准。糖化血红蛋白>6.2%是超出正常范围，但糖化血红蛋白不作为糖尿病的诊断标准。

6.【答案】B

【解析】血糖升高是目前诊断糖尿病的主要依据，可用血浆和全血测定。但在血细胞比容正常的情况下，血浆血糖一般比全血血糖高15%，二者结果有一定差异。用于具体患者作诊断时主张用静脉血浆测定。确诊糖尿病不选用糖化红蛋白、尿糖定性和24小时尿糖定量，这些只用作治疗时观察病情变化用。

7.【答案】A

【解析】糖尿病有许多并发症，包括急性并发症和慢性并发症。糖尿病的急性并发症有糖尿病酮症酸中毒、高渗性高血糖综合征和感染（如皮肤疖痈是糖尿病常见感染，真菌性阴道炎和巴氏腺炎及肾盂肾炎和膀胱炎是女性病人的常见感染，结核往往在血糖控制很差的病人发现）。因此答案是A，其余均属于糖尿病的慢性并发症。

8.【答案】C

【解析】糖尿病微血管病变是糖尿病的慢性并发症之一，包括糖尿病肾病、糖尿病视网膜病变等，因此答案是C。其余均不是糖尿病的微血管病变。

9.【答案】A

【解析】糖尿病微血管病变是指微小动脉和微小静脉之间，管腔直径在100 μm 以下的毛细血管及微血管网的持续性病变。与其发生、发展有关因素很多，包括胰岛素、性激素、生长激素、儿茶酚胺等多种激素水平异常（包括致糖化血红蛋白含量增多）；脂代谢异常、脂肪细胞的内分泌和旁分泌功能的变化；凝血机制失调、血液流变学改变等。因此与生长激素增高有关，而与减少无关。

10.【答案】A

【解析】糖尿病患者血清高密度脂蛋白胆固醇（主要是 HDL_2 胆固醇）水平与大血管病变的危险性呈负相关，因而A是正确的。而血清低密度脂蛋白和极低密度脂蛋白水平均与大血管病变的危险性呈正相关，外周血糖化血红蛋白的测定可反映近2~3个月内血糖总的水平，外周血糖化血浆白蛋白的测定可反映近2~3周内血糖总的水平，因而题中其余所列均不正确。

11.【答案】B

【解析】人血浆蛋白（主要为白蛋白）可与葡萄糖发生非酶催化的糖基化反应而形成果糖胺，其形成的量与血糖浓度有关，由于白蛋白在血中浓度稳定，其半衰期为19天，故果糖胺测定可反映2~3周内糖尿病患者血糖的总水平。

12.【答案】D

【解析】糖尿病酮症酸中毒与高渗高血糖综合征在临床上最主要的鉴别点是前者酮体阳性、有明显酸中毒，而后者血糖明显升高、酮体常阴性、无明显酸中毒。虽然高渗高血糖综合征病人常有血钠增高，但也可为正常，故血电解质的检查相对价值较小。

13.【答案】D

【解析】病程超过10年的糖尿病患者常合并程度不等的视网膜病变。视网膜病变可分为六期、两大类：Ⅰ~Ⅲ期为非增殖期视网膜病变（NPDR），Ⅳ~Ⅵ期为增殖期视网膜病变（PDR）。对于重度 NPDR 应接受视网膜光凝治疗，PDR 患者在存在威胁视力情况时应尽早行玻璃体切割手术。因此 D 项错误。

14.【答案】E

【解析】糖尿病肾病的特点是与糖尿病病程有关，可有大量蛋白尿、水肿、血浆蛋白下降，早期可为间歇性蛋白尿。坏死性乳头炎颇少见，而不是常发生，其他几项也不是糖尿病肾病的特点。

15.【答案】B

【解析】糖尿病微血管病变可导致肾损害，因此在选择口服降糖药物时要考虑患者的肾功能。磺脲类属于促胰岛素分泌剂。主要作用为刺激β细胞分泌胰岛素，使血糖下降。格列本脲作用强、价廉，但容易引起低血糖，老年人及肝、肾、心、脑功能不好者慎用。格列吡嗪、格列奇特和格列喹酮作用温和，较适用于老年人，轻度肾功能减退时几种药物均可使用，中度肾功能减退时宜使用格列喹酮，重度肾功能减退时格列喹酮也不宜使用。

16.【答案】E

【解析】该题中的所有口服降糖药物均为磺脲类口服降糖药。其中氯磺丙脲和甲苯磺丁脲为第一代磺脲类口服降糖药，现已很少使用，格列本脲（优降糖）、格列吡嗪（美吡达）、格列齐特（达美康）均为第二代磺脲类口服降糖药，作用持续时间最长的是氯磺丙脲，作用时间为24～48小时，而其余均在24小时内。

17.【答案】B

【解析】口服降糖药物主要有促进胰岛素分泌剂（包括磺脲类如甲苯磺丁脲、格列本脲、氯磺丙脲、格列齐特和格列奈类）、双胍类、噻唑烷二酮类和α-葡萄糖苷酶抑制剂、二肽基肽酶-Ⅳ抑制剂（DPP-Ⅳ抑制剂）和钠-葡萄糖共转运蛋白2抑制剂（SGLT-2抑制剂）。阿卡波糖属于α-葡萄糖苷酶抑制剂，通过抑制α-葡萄糖苷酶而延长葡萄糖和果糖在消化道的吸收速度，降低餐后血糖水平，因此应在进食第一口食物后服用才能发挥最大效用。

18.【答案】D

【解析】不同类型的降糖药物其降糖的机制不一。甲苯磺丁脲、氯磺丙脲和格列本脲均为磺脲类药物，其作用机制主要是通过刺激胰岛β细胞分泌胰岛素从而降低血糖。由于从服药、吸收到发挥药效需要一段时间，因此常要在进餐前半小时左右服用。阿卡波糖是α-葡萄糖苷酶抑制剂，其作用机制主要是通过延缓小肠黏膜对葡萄糖的吸收，因此只有与食物同时服用才能发挥作用。

19.【答案】A

【解析】这是一道关于口服降糖药物常见不良反应的记忆型试题。易引起严重低血糖不良反应的口服降糖药是磺脲类口服降糖药。

20.【答案】E

【解析】双胍类降血糖药物的降糖作用机制是：①增加外周组织（如肌肉、脂肪）对葡萄糖的摄取和利用；②通过抑制糖原异生和糖原分解，降低过高的肝葡萄糖输出；③降低脂肪酸氧化率；④提高葡萄糖的转运能力；⑤改善胰岛敏感性，减轻胰岛素抵抗。

21.【答案】D

【解析】糖尿病肾病大量蛋白尿患者应给予血管紧张素转换酶抑制剂（ACEI），ACEI通过降低肾小球内压和直接影响肾小球基底膜对大分子的通透性，可有不依赖于降低全身血压的减少尿蛋白作用，血管紧张素Ⅱ受体拮抗剂也具有相似的作用。

22.【答案】A

【解析】糖尿病酮症酸中毒患者最主要的问题是严重失水，因此，最关键的措施是补充液体。只有在有效组织灌注改善、恢复后，胰岛素的生物效应才能充分发挥，其他治疗措施虽然也很重要，但均不是最关键的治疗措施。

23.【答案】A

【解析】糖尿病酮症酸中毒患者过多过快补充碳酸氢钠后使血pH上升，而脑脊液pH尚为酸性，因此脑脊液pH反常升高不正确。

24.【答案】B

【解析】黎明现象由清晨胰岛素拮抗激素分泌增多引起，Somogyi效应为低血糖后的高血糖反应。该中年男性患者因中效胰岛素过量致午夜低血糖，空腹血糖升高为低血糖后的反应性高血糖。

25.【答案】E

【解析】该中年男性患者呈慢性病程，临床表现有肥胖、口渴、多食，经常伴餐后3～4小时心悸、多汗、饥饿感，进食后缓解，符合糖尿病的表现。化验空腹静脉血浆血糖高于7.0 mmol/L，尿糖（+），所以支持糖尿病诊断，由于该患者是中年肥胖男性，所以最可能的诊断是2型糖尿病。1型糖尿病多从青少年开始发病，患者很少肥胖，病情重；胰岛β细胞瘤、胰岛β细胞增生症和胰岛素性低血糖均常以低血糖为主要临床表现，本例表现不符合。

26.【答案】B

【解析】该中年男性患者明显肥胖体型，临床疑为糖尿病，若诊断糖尿病，"三多一少"不是诊断必备条件；空腹血糖升高支持糖尿病诊断，但糖尿病空腹血糖不是一定要升高；尿糖测定阳性提示有糖尿病的可能，但阳性还需除外肾性糖尿后方可确诊为糖代谢异常所致，也不能因尿糖阴性而排除糖尿病；餐后2小时血糖＞11.1 mmol/L支持糖尿病诊断；为了确诊糖尿病可进行糖耐量试验。所以本题的答案是B。

27.【答案】A

【解析】该中年女性患者体重正常（体重指数23 kg/m²），有糖尿病症状如口渴、多饮，空腹血糖偏高，但尚未达到诊断糖尿病的标准，若加任意时间血糖≥11.1 mmol/L也可诊断。所以为确定有无糖尿病，最有意义的实验室检查是餐后2小时血糖，若≥11.1 mmol/L即可确定诊断。

28.【答案】B

【解析】该老年女性患者患2型糖尿病多年，近1个多月来采用强化胰岛素治疗，即餐前多次注射速效胰岛素加睡前注射中效或长效胰岛素。但空腹血糖仍控制不满意，此时可能的原因是：①夜间胰岛素作用不足；②"黎明现象（dawn phenomenon）"：即夜间血糖控制良好，也无低血糖发生，仅于黎明短时间内出现高血糖，可能由于清晨皮质醇、生长激素等胰岛素拮抗激素分泌增多所致；③Somogyi效应：即在夜间曾有低血糖发生，在睡眠中未被察觉，但导致体内胰岛素拮抗激素分泌增多,继而发生低血糖后的反跳性高血糖。这样夜间多次(于0、2、4、6、8时)测血糖,有助于鉴别空腹血糖仍控制不满意的原因。因此对临床治疗指导意义最大的实验室检查是夜间多次测血糖。

29.【答案】B

【解析】该中年男性患者发现空腹血糖增高来诊,经葡萄糖耐量试验诊断为2型糖尿病。糖尿病有许多并发症,包括急性并发症和慢性并发症。糖尿病的慢性并发症主要有血管病变(如大血管病变:主要累及大、中动脉,形成动脉粥样硬化,发生冠心病、脑血管意外和下肢坏疽等;微血管病变:这是糖尿病特异性病变,其中最重要的病变为糖尿病肾病和视网膜病变;患者可出现蛋白尿、水肿、高血压、视力下降,甚至肾功能不全和失明)、神经病变(以周围神经病变最多,常是老年人首先出现的症状,最先出现的症状是肢端感觉异常,为对称性分布)、糖尿病足、眼部病变(如白内障、青光眼、屈光改变、虹膜睫状体炎等)。糖尿病常合并程度不等的视网膜病变,共分为六期,Ⅰ~Ⅲ期为非增殖期视网膜病变,Ⅳ~Ⅵ期为增殖期视网膜病变,当出现增殖期视网膜病变时,常伴有糖尿病肾病和神经病变。因此该中年男性2型糖尿病患者,为明确是否有糖尿病的慢性并发症,宜首先考虑的检查是眼底检查。而其他检查均意义较小。

30.【答案】B

【解析】该中年男性患者体重指数29 kg/m²,属肥胖体型,口服葡萄糖耐量试验血糖结果示空腹血糖增高,但尚未达到诊断糖尿病的标准7 mmol/L,口服葡萄糖耐量试验亦未达到糖尿病标准,基本属正常,只是空腹血糖受损,所以答案是B。

31.【答案】B

【解析】该青年男性患者半年来明显乏力、消瘦、尿量增多,既往曾有血糖增高,应高度疑诊为糖尿病。2天来在餐后感恶心、腹痛伴腹泻6次,继而出现嗜睡、血压降低(88/58 mmHg)、呼吸深快、皮肤干燥,为典型酸中毒表现,因此最可能的诊断为糖尿病酮症酸中毒。患者虽有腹泻,但体温不高,粪便性状为不消化胃内容物,不支持肠道感染或食物中毒所致。甲状腺危象患者多数为高热、出汗、心率显著增快、烦躁等,后期可发展出现休克、心力衰竭,故患者不首先考虑。

32.【答案】A

【解析】该青年患者起病较急(1个月),口渴、多饮、体重下降,血糖升高明显,早期即出现酮症,故临床表现符合1型糖尿病。1型糖尿病是由于胰腺β细胞破坏,导致胰岛素绝对缺乏。且目前患者已存在酮症,因此首选治疗必须是使用胰岛素,以便尽快消除酮症,口服药物基本无效。

33.【答案】D

【解析】该老年男性患者最近新诊断糖尿病,考虑为2型糖尿病,体型较消瘦,空腹血糖基本正常,主要以餐后血糖增高为主,应首选的药物是那格列奈,该药作用于胰岛β细胞上的K_{ATP},是一类快速作用的胰岛素促分泌剂,较适用于以餐后血糖增高为主的老年2型糖尿病患者,低血糖的发生率低。该患者尚无使用胰岛素的指征;阿卡波糖虽然也是适用于餐后血糖增高为主者,但其消化道的不良反应较大;二甲双胍通常不用于体型较消瘦的患者。

34.【答案】E

【解析】该中年男性患者稍胖(体重指数26 kg/m²),患2型糖尿病经饮食、运动治疗和口服常规剂量二甲双胍后,空腹血糖已正常,但早、中、晚三餐后2小时的血糖仍高,下一步最合理治疗是加用α-葡萄糖苷酶抑制剂,可延迟碳水化合物吸收,降低餐后的高血糖。其他治疗均不合适。

35.【答案】B

【解析】该青年男性1型糖尿病患者,因为中断胰岛素治疗,发生糖尿病酮症酸中毒昏迷,经抢救并静脉给碳酸氢钠后血糖下降,神志好转,酸中毒减轻,但不久又进入昏迷,最可能的原因是并发脑水肿,脑水肿的发生常与脑缺氧、补碱不当、血糖下降过快有关,该患者最可能是由于静脉给碱性药物碳酸氢钠不当和(或)血糖下降过快所致。

36.【答案】C

【解析】该中年男性患者多年有糖尿病病史,而且用两种口服降糖药治疗较满意,现发现乙状结肠癌拟手术治疗,因此是胰岛素应用适应证,且必须用短效胰岛素,因其发生作用快、持续时间短,是唯一可经静脉注射的胰岛素,围手术期应用方便,便于调整,所以应改用短效胰岛素。其他处理均不适宜。

37.【答案】A 38.【答案】C 39.【答案】E

【解析】该中年女性患者较胖(体重指数29.5 kg/m²),有口渴、多饮的糖尿病症状,空腹血糖高,超过7 mmol/L,餐后血糖超过11.1 mmol/L,所以诊断糖尿病肯定,而且是2型糖尿病。因为属于初发,从未治疗过,而且又较胖,所以首先应给予饮食及运动治疗。但3个月后空腹血糖和餐后血糖仍高,因此应加用药物治疗,由于是初治的2型糖尿病,且患者较胖,所以首选二甲双胍,口服降糖药治疗最佳。4年后发现有浸润性肺结核,降血糖治疗宜选用胰岛素,胰岛素治疗的适应证是:①1型糖尿病;②糖尿病酮症酸中毒,高渗高血糖综合征和乳酸中毒伴高血糖时;③合并重症感染(如浸润性肺结核)、消耗性疾病、视网膜病变、肾病、神经病变、急性心肌梗死、脑卒中；④因存在伴发病需外科治疗的围手术期；⑤妊娠和分娩；⑥2型糖尿病经饮食和口服降糖药治疗未获得良好控制；⑦全胰切除引起的继发性糖尿病。

40.【答案】C 41.【答案】A 42.【答案】E

【解析】该中年男性糖尿患者采用强化胰岛素治疗后，早晨空腹血糖仍然较高，而餐后血糖基本正常，其可能的原因有：①夜间胰岛素作用不足，此病人显然不是，晚餐前已用24 U；②黎明现象：即夜间血糖控制良好，也无低血糖发生，仅黎明一段时间出现高血糖，其机制可能为皮质醇、生长激素等胰岛素拮抗激素分泌增多所致；③Somogri效应：即在夜间曾有低血糖，在睡眠中未被察觉，导致体内升血糖的激素分泌增加，继而发生低血糖后的反跳性高血糖，所以为确定空腹高血糖的原因应夜间多次进行血糖监测，以确定最可能的情况是Somogyi效应或黎明现象，较合理的处理是胰岛素调整剂量。

43.【答案】D 44.【答案】B 45.【答案】E

【解析】该中年女性患者患2型糖尿病多年，眼底视网膜病变Ⅲ期，可能并发糖尿病肾病，最早反映糖尿病肾病的指标是尿微量白蛋白，尿微量白蛋白的测定不仅有利于糖尿病肾病的诊断，而且有助于分期，因此最需要的实验室检查是尿微量白蛋白测定。经检查为糖尿病肾病早期，肾功能正常，因此治疗应首选血管紧张素转换酶抑制剂或血管紧张素Ⅱ受体拮抗剂，除能降低患者的高血压外，还可减轻尿微量白蛋白。由于该患者已有合并症，即合并糖尿病肾病，所以糖尿病治疗应选择胰岛素，有合并症是应用胰岛素的适应证。

46.【答案】C 47.【答案】A 48.【答案】C

【解析】该中年男性患者患糖尿病10年，一直采用饮食控制疗法，空腹血糖持续在10 mmol/L以上，近5年来，口服降糖药物格列本脲和阿卡波糖仍未获得良好控制，需采用胰岛素治疗。胰岛素制剂按起效作用快慢和维持时间分为速（短）效、中效、长（慢）效三类。普通胰岛素属速（短）效胰岛素。由于在胰岛素中加入了鱼精蛋白和锌，可使其吸收时间延长、起效慢，维持时间长。在临床常用的剂型中，慢胰岛素锌混悬液和低精蛋白胰岛素属中效胰岛素，而精蛋白锌胰岛素为长效胰岛素。为查明在采用强化胰岛素治疗过程中空腹血糖仍较高的原因，必须分析是否存在夜间低血糖后的高血糖反应。因此，需要在夜间多次测定血糖。睡前测定血糖的意义有限。无论在任何时间测定胰岛素和C肽对查明原因意义不大。糖尿病微血管并发症主要有糖尿病肾病、糖尿病视网膜病变和糖尿病神经病变。糖尿病合并冠状动脉病变属于大血管并发症，糖尿病足既可是大血管并发症（周围血管病变），亦可是微血管并发症（糖尿病神经病变），两者常同时存在。糖尿病酮症酸中毒不属于并发的血管病变。

49.【答案】C 50.【答案】B 51.【答案】A

【解析】该青年男性患者口渴、多尿、乏力2个月，提示糖尿病可能性较大。饱餐并饮酒后症状加重，伴恶心，频繁呕吐，应警惕酮症酸中毒可能，应立即检查血糖和尿酮体。没有腹痛症状，可除外急性胰腺炎。出现神志恍惚、低血压、皮肤黏膜干燥、心率104次/分、四肢发凉等症状和体征则提示明显的脱水和血容量不足，治疗上应快速输入生理盐水以补充血容量。

52.【答案】B 53.【答案】A 54.【答案】C

【解析】该老年女性患者曾有血糖增高史，6天前因腹泻输注葡萄糖（此次有引起血糖升高的诱因），1天来反应迟钝、淡漠（有精神神经症状），实验室检查血糖35.3 mmol/L（超过33.3 mmol/L），因此最可能的诊断是高渗高血糖综合征。该病的诊断除血糖达到或超过33.3 mmol/L，还需有效血浆渗透压达到或超过320 mOsm/L，因此为明确诊断，最有价值的项目是检测有效血浆渗透压。对于本病的治疗，目前多主张开始时用等渗溶液，如0.9%氯化钠，因输入等渗溶液不会引起溶血，有利于恢复血容量，纠正休克，改善肾血流量，恢复肾调节功能。

55.【答案】B 56.【答案】D 57.【答案】A

【解析】该老年男性患者有长期糖尿病病史（15年），查体见双下肢轻度水肿，化验尿蛋白（++），血肌酐160 μmol/L，眼底检查示视网膜出现棉絮状软性渗出，应考虑糖尿病肾病，糖尿病对肾的影响主要在肾小球，肾小球毛细血管基底膜增厚，早期可出现尿白蛋白排泄率（UAER）增高（Ⅱ期），故UAER可作为糖尿病是否并发肾损害的指标之一；血、尿β2微球蛋白主要反映近段肾小管的功能，对高血压肾损害诊断有帮助；而尿渗透压及糖化血红蛋白的变化不能反映糖尿病患者是否存在肾损害。患者尿蛋白（++）、血肌酐轻度增高，显示肾受损、功能减退，故双胍类药物（二甲双胍）应该慎用，磺脲类药物格列喹酮作用温和，轻到中度肾功能减退者可以选用；阿卡波糖在肠道内吸收甚微，而胰岛素适用于各阶段的糖尿病患者。为延缓糖尿病肾病的进展，控制血压、控制血糖、适当低蛋白饮食均是重要的措施，而糖皮质激素对此无效，反而可进一步影响血压及血糖的控制。

58.【答案】D 59.【答案】A 60.【答案】A

【解析】该青年男性患者有糖尿病症状（口渴，易饥，饮水量增加），伴有神经性耳聋，发病早，身材消瘦，自身抗体（ICA和GAD抗体）阴性，有遗传家族史（母亲和一哥患糖尿病并耳聋）这些都是线粒体基因突变糖尿病的特点，所以该患者最可能的诊断是线粒体基因 3243A-G 突变糖尿病；由于是特殊类型糖尿病即线粒体基因突变糖尿病，已经明确证实为单基因遗传缺陷糖尿病，所以对该患者最有价值的检查是基因检查。该患者服用二甲双胍和优降糖（格列本脲）治疗效果欠佳，而优降糖又易产生低血糖反应，所以最好的控制糖尿病的治疗方案是停用优降糖，加用胰岛素，二甲双胍和胰岛素联用可能会有较好的疗效，而且可能减少胰岛素用量和减少血糖波动。

61.【答案】B　62.【答案】A　63.【答案】D

【解析】α-葡萄糖苷酶抑制剂是一种口服降糖药，常见不良反应是胃肠反应如腹胀和腹泻，这是因为该药使碳水化合物在肠道吸收延迟所致。磺脲类口服降糖药的常见不良反应是低血糖症。双胍类口服降糖药严重的不良反应是乳酸性酸中毒。

64.【答案】A　65.【答案】C

【解析】治疗糖尿病的不同口服降糖药的不良反应是不同的。格列喹酮属于磺脲类，口服降糖药格列喹酮的常见不良反应是低血糖；阿卡波糖属于 α-葡萄糖苷酶抑制剂，口服降糖药阿卡波糖的常见不良反应是胃肠反应。乳酸性酸中毒是口服降糖药双胍类的严重不良反应；口服降糖药无明显肝、肾损害，但有些口服降糖药对肝、肾功能不全者应用时仍应慎重。

66.【答案】C　67.【答案】C

【解析】第 66 题妇女妊娠合并糖尿病的治疗原则是采用胰岛素治疗，不宜选用口服降糖药物，因此只能选用胰岛素。第 67 题合并糖尿病肾病的糖尿病患者应该用胰岛素治疗，即为胰岛素治疗的适应证之一，应首选胰岛素治疗。

68.【答案】D　69.【答案】B

【解析】二甲双胍可增加葡萄糖无氧酵解，降低血糖，但可产生酮体，因此糖尿病虽不重即尿糖（+），但可有尿酮体阳性；当糖尿病酮症酸中毒时，糖不能被利用，不但血糖明显升高使尿糖呈强阳性（++++)，而且动用血内脂肪，大量脂肪酸在肝内经 β 氧化产生大量酮体，使尿酮体亦呈强阳性。C 是饥饿酮症，A 和 E 的尿酮体阴性，所以都不是正确答案。

70.【答案】E　71.【答案】C

【解析】糖化血红蛋白 A1 由血红蛋白中 2 条 β 链 N 端的缬氨酸与葡萄糖非酶催化结合而成，其量与血糖浓度呈正相关，由于红细胞在血循环中的寿命约为 120 天，故其测定可反映取血前 8~12 周血糖水平；果糖胺是人血浆蛋白（主要是白蛋白）与葡萄糖发生非酶催化的糖基化反应而形成，由于白蛋白半衰期为 19 天，故其测定可反映近 2~3 周内血糖水平。

72.【答案】C　73.【答案】B

【解析】糖尿病的分型有利于对该病的临床控制。MODY 为青年人中的成年发病型糖尿病，是由于胰岛 β 细胞功能的基因缺陷。2 型糖尿病多见于成年人，其发病是以胰岛素抵抗为主伴胰岛素分泌不足；胰岛 β 细胞胰岛素分泌不足见于 1 型糖尿病，胰岛素作用基因缺陷包括了 A 型胰岛素抵抗、妖精貌综合征、Rabson-Mendenhall 综合征、脂肪萎缩型糖尿病；线粒体基因突变见于线粒体基因突变糖尿病。

74.【答案】AD

【解析】胰岛素释放试验、C 肽释放试验是属于测定胰岛 β 细胞功能的检查，而糖化血红蛋白测定和葡萄糖耐量试验是糖代谢异常严重程度或控制程度的检查。所以答案是 AD。

75.【答案】ABCD

【解析】糖尿病微血管病的典型改变是微循环障碍、微血管瘤形成和微血管基底膜增厚，题中所列四项与糖尿病微血管病变的发生、发展均可能有关。

76.【答案】ABC

【解析】1 型糖尿病患者的典型临床表现包括多食、多饮、多尿和消瘦。所以肥胖不属于 1 型糖尿病患者的典型临床表现。

77.【答案】BCD

【解析】免疫介导性 1 型糖尿病（1A 型）诊断时临床变化很大，可以是轻度非特异症状、典型"三多一少"症状或昏迷。多数青少年患者起病较急，症状较明显。多数患者起病初期都需要胰岛素治疗，使代谢恢复正常。多数 1A 型患者血浆基础胰岛素水平低于正常，葡萄糖刺激后胰岛素分泌曲线低平。胰岛 β 细胞自身抗体检查可以阳性。

78.【答案】ABD

【解析】2 型糖尿病多见于 40 岁以上的成年人，大部分有体重超重或肥胖，早期常不需要胰岛素治疗。而自身免疫介导的胰岛 β 细胞破坏是 1 型糖尿病的特点。

79.【答案】BD

【解析】测定血糖可用血浆、血清或全血，如血细胞比容正常，血浆、血清所测的血糖比全血血糖要高 15% 左右。胰岛素和 C 肽释放试验（测定）是反映基础和葡萄糖介导的胰岛素释放功能，临床上不作为诊断糖尿病的依据，但测定 C 肽水平可一定程度上反映胰岛 β 细胞的储备功能。糖化血红蛋白 A1 由血红蛋白中 2 条 β 链 N 端的缬氨酸与葡萄糖非酶催化结合而成，其量与血糖浓度呈正相关，由于红细胞在血循环中的寿命约为 120 天，故其测定可反映取血前 2~3 个月血糖水平。

80.【答案】ABD

【解析】急性应激状态时，胰岛素对抗激素（如肾上腺素、ACTH、肾上腺皮质激素和生长激素）分泌增加，可使糖耐量减低，引起糖尿；糖尿病时肯定有糖耐量减低；口服的阿司匹林、消炎痛（吲哚美辛）可抑制胰岛素释放或有抗胰岛素的作用，导致糖耐量减低。肾性糖尿是由于肾糖阈降低所致，呈尿糖阳性，但糖耐量正常。

81．【答案】CD

【解析】糖尿病有许多并发症，包括急性并发症和慢性并发症。糖尿病的急性并发症包括糖尿病酮症酸中毒、高渗高血糖综合征和感染性疾病。因此答案是CD。而四肢坏疽和糖尿病足是糖尿病的慢性并发症。

82．【答案】ABC

【解析】糖尿病患者有各种慢性并发症，如糖尿病足、糖尿病肾病、糖尿病性视网膜病变。而糖尿病酮症酸中毒是糖尿病的急性并发症。

83．【答案】AD

【解析】糖尿病慢性并发症中，属于微血管病变的是糖尿病肾病和糖尿病性视网膜病变。其余均属于糖尿病的慢性并发症，但不属于微血管病变。

84．【答案】ABCD

【解析】糖尿病微血管病变是糖尿病的特异性并发症，其典型改变是微血管基底膜增厚和微循环障碍。发生糖尿病微血管病变的主要危险因素是长糖尿病病程、血糖控制不良、高血压、血脂异常、吸烟和胰岛素抵抗等。所以答案是ABCD。

85．【答案】ABCD

【解析】糖尿病酮症酸中毒时，血糖升高，多数为16.7～33.3 mmol/L；血酮体升高，多在4.8 mmol/L（50 mg/dl）以上；动脉血气分析碱剩余负值增大；阴离子间隙增大，与碳酸氢盐降低大致相等。

86．【答案】BCD

【解析】临床应用的胰岛素分为动物胰岛素、人胰岛素和胰岛素类似物。胰岛素类似物又分为速效胰岛素类似物、长效胰岛素类似物和预混胰岛素类似物。属于属于长效胰岛素类似物的有甘精胰岛素、地特胰岛素、德谷胰岛素。而门冬胰岛素是属于速效胰岛素类似物。

87．【答案】ACD

【解析】遇感染、手术等情况时糖尿病易加重，故胰岛素用量常需增加；胰岛素的60%由肾清除，肾功能不全时则清除减少，故用量常减少；Sheehan病是脑垂体机能减退症，此时对胰岛素非常敏感，伴生长激素不足者更明显，严重病例有时有低血糖发作，因此糖尿病合并Sheehan病时胰岛素的用量应减少。而糖尿病合并妊娠者最好选用胰岛素，因而最好选用达美康（格列齐特）治疗的提法是不正确的。

88．【答案】ABD

【解析】糖尿病酮症酸中毒时，当CO_2结合力降至4.5～6.7 mmol/L、血pH值小于7.1、血清HCO_3^-浓度小于5 mmol/L时才补碱，而一般血酮体阳性，经补液和注射胰岛素后即可恢复，不必补碱。

89．【答案】ACD

【解析】糖尿病酮症酸中毒急诊处理的关键是补液，尽快改善、恢复有效的组织灌注。由于患者存在不同程度的缺钾，且治疗前血钾水平不能正确反映缺钾程度，故早期即使血钾正常，尿量>40 ml/h 也应该补钾。一般无须常规补碱，仅在严重酸中毒影响心、肺、神经功能时可适当补碱。使用胰岛素的原则是小剂量，使血糖逐渐下降（每小时下降3～6 mmol/L）。

90．【答案】ABC

【解析】糖尿病尚缺乏针对其病因的有效治疗手段，还不能彻底治愈。治疗的近期目标是控制高血糖和相关代谢紊乱，以消除糖尿病症状和防止急性严重代谢紊乱；治疗的远期目标有预防和（或）延缓慢性并发症发生和发展，维持良好健康和学习、劳动能力，保障儿童生长发育，提高患者的生活质量，降低病死率和延长寿命。

二十三、低血糖症

【A1型题】

1．引起低血糖症最常见的原因是
   A．药物
   B．心力衰竭
   C．肝衰竭
   D．胰岛β细胞肿瘤
   E．胰岛细胞增生症

2．易引起严重低血糖不良反应的口服降糖药是
   A．格列本脲
   B．二甲双胍
   C．阿卡波糖
   D．罗格列酮
   E．瑞格列奈

3．下列最符合低血糖症症状的是
   A．胸痛、焦虑、出汗
   B．恶心、腹痛、冷汗
   C．心悸、多汗、震颤

D. 头痛、心悸、出汗

E. 心悸、焦虑、出汗、饥饿感

【A2 型题】

4. 女性，19 岁。患 1 型糖尿病 5 年，一直用胰岛素治疗，半小时前昏迷，皮肤湿冷。检查血压 135/75 mmHg。化验血肌酐 92 μmol/L，HCO_3^- 为 25 mmol/L。该患者目前最可能的诊断是

A. 糖尿病酮症酸中毒昏迷

B. 高渗高血糖综合征昏迷

C. 低血糖症昏迷

D. 尿毒症昏迷

E. 脑血管病昏迷

*5. 女性，45 岁。1 周前查体发现空腹血糖 9.2 mmol/L，诊为 2 型糖尿病，给予口服降糖药治疗。患者饮食欠规律。家属晨起时发现患者呼之不应即来急诊。查体：心率 108 次/分，呼吸 21 次/分，幅度较浅，血压 140/70 mmHg，皮肤潮湿。引起患者昏迷最可能的原因是

A. 糖尿病酮症酸中毒

B. 乳酸性酸中毒

C. 高渗高血糖综合征

D. 低血糖症 (74/2010)

【A3/A4 型题】

男性，20 岁。患糖尿病 6 年，一直用胰岛素治疗，半小时前昏迷，皮肤湿冷。检查血压 115/75 mmHg。化验血肌酐 112 μmol/L，HCO_3^- 为 24 mmol/L。

6. 该患者昏迷最可能的疾病是

A. 糖尿病酮症酸中毒

B. 高渗高血糖综合征

C. 低血糖症

D. 尿毒症

E. 脑血管病

7. 该患者最急需的实验室检查是

A. 尿常规

B. 尿糖、酮体

C. 血糖

D. 动脉血气分析

E. 头颅 CT

女性，34 岁。近 1 个月来常于空腹时出现心悸、出汗、手抖，进食可好转，院外查甲状腺功能正常。既往无特殊病史，营养状况良好，无特殊服药史。

8. 该患者最可能的诊断是

A. 心律失常

B. 神经官能症

C. 低血糖症

D. 糖尿病

E. 嗜铬细胞瘤

9. 为明确诊断，最有意义的检查为

A. 发作时的胰岛素、血糖

B. 发作时的心电图

C. 发作时的血儿茶酚胺

D. 发作时的血电解质

E. 发作时的动脉血气分析

10. 为进一步明确诊断，最需做的检查是

A. 腹部 CT

B. 肾上腺 CT

C. 胸部 X 线片

D. 生化检查

E. 垂体 MRI

男性，52 岁。清晨因叫不醒被送来急诊，以前曾有多次清晨不易唤醒，胡言乱语及行为异常，进甜食后可缓解。无糖尿病家族史。体检发现患者肥胖，呈昏迷状态，心肺腹（−）

11. 下列最可能异常的是

A. 血 BUN

B. 血 ALT

C. 血糖

D. 血氨

E. 血钠

12. 最有效的急救措施为

A. 静滴谷氨酸钠

B. 静推 50% 葡萄糖

C. 静滴支链氨基酸

D. 利尿

E. 静滴 10% 葡萄糖

【B1 型题】

A. GLP-1 受体激动剂

B. 酒精

C. 二甲双胍

D. 阿卡波糖

E. 罗格列酮

13. 引起糖尿病患者低血糖症的药物是

14. 引起非糖尿病患者低血糖症的药物是

【X 型题】

15. 非胰岛素介导低血糖症的病因有

A. 脓毒症

B. 心力衰竭

C. 肝衰竭

D．胰岛细胞增生症
16．糖尿病患者引起低血糖症的药物有
　　A．胰岛素
　　B．促胰岛素分泌剂
　　C．喹诺酮类
　　D．β受体拮抗剂
17．典型低血糖症 Whipple 三联征的特点有
　　A．均有糖尿病基础疾病
　　B．与低血糖相一致的症状
　　C．症状存在时通过精确方法测得血糖浓度偏低
　　D．血糖水平升高后低血糖症状缓解
18．确立低血糖症诊断的典型低血糖症 Whipple 三联征包括
　　A．低血糖症状
　　B．肝脾大
　　C．发作时血糖低于 2.8 mmol/L
　　D．供糖后低血糖症状迅速缓解

答案及解析

1．【答案】A
　　【解析】低血糖症是一组多种病因引起的血浆（或血清）葡萄糖水平降低，并足以引起相应症状和体征的临床综合征。引起低血糖症最常见的原因是药物。

2．【答案】A
　　【解析】易引起严重低血糖不良反应的口服降糖药是格列本脲，是属于磺脲类口服降糖药，磺脲类口服降糖药的严重不良反应就是低血糖。

3．【答案】E
　　【解析】低血糖症的症状是心悸、焦虑、出汗、饥饿感。

4．【答案】C
　　【解析】该青年女性 1 型糖尿病患者一直用胰岛素治疗，半小时前昏迷，皮肤湿冷，血压、血肌酐和 HCO_3^- 均正常（血压 135/75 mmHg，血肌酐 92 μmol/L，HCO_3^- 为 25 mmol/L）。因为在用胰岛素的过程中出现昏迷，所以最可能的诊断是低血糖症昏迷。而正应用胰岛素治疗，所以不支持高渗高血糖综合征昏迷；HCO_3^- 正常，无代谢性酸中毒，所以也不支持糖尿病酮症酸中毒昏迷；血肌酐水平不高，不会是尿毒症昏迷；青年患者很少有脑血管病昏迷。

5．【答案】D
　　【解析】该中年女性患者为 2 型糖尿病，应用口服降糖药后出现昏迷。临床表现为心率加快、呼吸变浅、出汗、收缩压偏高，此为典型低血糖所致的交感神经过度兴奋表现。糖尿病酮症酸中毒及乳酸性酸中毒均属于代谢性酸中毒，临床表现为呼吸深快、皮肤干燥、血压下降等；高渗高血糖综合征昏迷常伴严重脱水，均与该患者不同。

6．【答案】C　7．【答案】C
　　【解析】该青年男性糖尿病患者一直用胰岛素治疗，半小时前昏迷，皮肤湿冷，血压、血肌酐和 HCO_3^- 均正常（血压 115/75 mmHg，血肌酐 112 μmol/L，HCO_3^- 为 24 mmol/L）。引起该患者昏迷最可能的疾病是低血糖症，所以最急需的实验室检查是血糖测定。

8．【答案】C　9．【答案】A　10．【答案】A
　　【解析】该青年女性患者近 1 个月来常于空腹时出现心悸、出汗、手抖，进食可好转，院外查甲状腺功能正常，结合既往无特殊病史，营养状况良好，无特殊服药史，所以该患者最可能的诊断是低血糖症。所以为明确诊断，最有意义的检查为发作时的胰岛素、血糖。为进一步明确诊断，最需做腹部 CT，以作出定位诊断。

11．【答案】C　12．【答案】B
　　【解析】该中年男性患者清晨因叫不醒被送来急诊，以前曾有多次清晨不易唤醒，胡言乱语及行为异常，进甜食后可缓解，无糖尿病家族史，结合体检发现患者肥胖，心肺腹未见异常，最可能是低血糖症昏迷，所以最可能异常的是血糖。低血糖症昏迷最有效的急救措施为静推 50% 葡萄糖。

13．【答案】A　14．【答案】B
　　【解析】引起低血糖症的最常见原因是药物。在给出的药物中引起糖尿病患者低血糖症的药物是 GLP-1 受体激动剂，该药可刺激胰岛素分泌，从而引起低血糖症；引起非糖尿病患者低血糖症的药物是酒精。而其他药物均为口服降糖药物，但一般都无低血糖症的不良反应。

15．【答案】ABC
　　【解析】引起低血糖症的病因包括糖尿病患者的低血糖症和非糖尿病患者的低血糖症。非糖尿病患者的低血糖症中的病因又包括引起低血糖症的药物和引起低血糖症的相关疾病。引起低血糖症的相关疾病又包括胰岛素介导的低血糖症和非胰岛素介导的低血糖症。非胰岛素介导低血糖症的病因有肝衰竭、肾衰竭、心力衰竭、脓毒症和营养不足，而胰岛细胞增生

症是属于胰岛素介导低血糖症的病因。

16.【答案】AB

【解析】引起低血糖症的病因包括糖尿病患者的低血糖症和非糖尿病患者的低血糖症。糖尿病患者引起低血糖症的药物有胰岛素和促胰岛素分泌剂。而喹诺酮类和β受体拮抗剂等为非糖尿病患者引起低血糖症的药物。

17.【答案】BCD

【解析】典型低血糖症Whipple三联征的特点有：①与低血糖相一致的症状；②症状存在时通过精确方法（而不是家庭血糖检测仪）测得血糖浓度偏低；③血糖水平升高后低血糖症状缓解。而均有糖尿病基础疾病不是其特点。

18.【答案】BCD

【解析】确立低血糖症诊断的典型低血糖症Whipple三联征包括：①低血糖症状；②发作时血糖低于2.8 mmol/L；③供糖后低血糖症状迅速缓解。而肝脾大不属于典型低血糖症Whipple三联征。

二十四、血脂异常和脂蛋白异常血症

【A1型题】

1．富含甘油三酯的脂蛋白是
   A．极低密度脂蛋白
   B．中间密度脂蛋白
   C．低密度脂蛋白
   D．高密度脂蛋白
   E．脂蛋白（a）

2．具有抗动脉粥样硬化的脂蛋白是
   A．乳糜微粒
   B．极低密度脂蛋白
   C．中间密度脂蛋白
   D．低密度脂蛋白
   E．高密度脂蛋白

3．引起原发性血脂异常的疾病是
   A．家族性高脂血症
   B．甲状腺功能减退症
   C．库欣综合征
   D．肾病综合征
   E．系统性红斑狼疮

【A2型题】

4．男性，21岁。全身水肿2周。既往体健。查体：血压120/80 mmHg，双下肢明显可凹性水肿。化验尿蛋白（++++），定量5.2 g/d，血清白蛋白25 g/L，血肌酐85 μmol/L。该患者还有的实验室检查异常是
   A．明显贫血
   B．血小板减少
   C．血脂异常
   D．血清C3减低
   E．血IgG升高

5．女性，62岁。患高血压病和糖尿病5年，陈旧性心肌梗死1年。化验血总胆固醇6.3 mmol/L，甘油三酯1.40 mmol/L，低密度脂蛋白胆固醇3.40 mmol/L，高密度脂蛋白0.98 mmol/L，血糖7.6 mmol/L。该患者目前用药不恰当的是
   A．缬沙坦
   B．肠溶阿司匹林
   C．洛伐他汀
   D．非诺贝特
   E．二甲双胍

【A3/A4型题】

男性，65岁。患陈旧性心肌梗死1年。化验血甘油三酯、极低密度脂蛋白明显增高，血总胆固醇、低密度脂蛋白正常。

6．根据血脂异常表型分类，该患者目前的类型是
   A．Ⅰ型
   B．Ⅱa型
   C．Ⅱb型
   D．Ⅲ型
   E．Ⅳ型

7．选用的最佳抗脂药物是
   A．依折麦布
   B．普罗布考
   C．洛伐他汀
   D．非诺贝特
   E．烟酸

【B1型题】

   A．乳糜微粒
   B．极低密度脂蛋白
   C．中间密度脂蛋白
   D．低密度脂蛋白
   E．低高密度脂蛋白

8．胆固醇含量最多的脂蛋白是

9. 作为动脉粥样硬化性心血管疾病独立危险因素的脂蛋白是
   A．Ⅰ型
   B．Ⅱa型
   C．Ⅱb型
   D．Ⅲ型
   E．Ⅳ型
10. 表现为总胆固醇和低密度脂蛋白升高的血脂异常表型分类的类型是
11. 表现为低密度脂蛋白降低的血脂异常表型分类的类型是

   A．依折麦布
   B．普罗布考
   C．洛伐他汀
   D．非诺贝特
   E．烟酸
12. 主要适用于高胆固醇血症，对轻、中度高甘油三酯血症也有一定疗效的药物是
13. 主要适用于高甘油三酯血症或以高甘油三酯升高为主混合性高脂血症的药物是
14. 属于B族维生素类调脂药的是

【X型题】

15. 富含甘油三酯的脂蛋白有
    A．乳糜微粒
    B．极低密度脂蛋白
    C．低密度脂蛋白
    D．高密度脂蛋白
16. 血脂异常的临床分类包括
    A．高胆固醇血症
    B．高甘油三酯血症
    C．混合型高脂血症
    D．低高密度脂蛋白胆固醇血症
17. 易发胰腺炎风险的血脂异常表型分类的类型包括
    A．Ⅰ型
    B．Ⅱ型
    C．Ⅲ型
    D．Ⅴ型
18. 易发冠心病风险的血脂异常表型分类的类型包括
    A．Ⅰ型
    B．Ⅱ型
    C．Ⅲ型
    D．Ⅳ型

答案及解析

1. 【答案】A
   【解析】脂蛋白是由载脂蛋白与胆固醇、甘油三酯、磷脂等组成的球形大分子复合物。因此脂蛋白中含有胆固醇、甘油三酯、磷脂等，富含甘油三酯的脂蛋白是极低密度脂蛋白，甘油三酯含量约占55%。

2. 【答案】E
   【解析】具有抗动脉粥样硬化的脂蛋白是高密度脂蛋白，该脂蛋白主要由肝脏和小肠合成，蛋白质和脂肪含量各一半，高密度脂蛋白主要是将肝外组织细胞中的胆固醇转运出来，然后在肝脏分解代谢，阻止游离胆固醇在动脉壁和其他组织集聚，促进外周组织（包括动脉壁）移除胆固醇，从而防止动脉粥样硬化。

3. 【答案】A
   【解析】血脂异常按病因分类可分为原发性血脂异常和继发性血脂异常。引起原发性血脂异常的疾病是家族性高脂血症。甲状腺功能减退症、库欣综合征、肾病综合征和系统性红斑狼疮引起的血脂异常均为继发性血脂异常。

4. 【答案】C
   【解析】该青年男性患者急性病程，全身水肿伴尿蛋白（++++），定量5.2 g/d，血清白蛋白减低（25 g/L），最可能的诊断是肾病综合征，肾病综合征有继发性血脂异常，所以该患者还有的实验室检查异常是血脂异常。因肾功能正常（血肌酐85 μmol/L），所以一般不会有明显贫血，也不会出现其他异常。

5. 【答案】D
   【解析】该老年女性患者患高血压病、糖尿病和陈旧性心肌梗死，化验血总胆固醇升高（6.3 mmol/L），甘油三酯正常（1.40 mmol/L），低密度脂蛋白胆固醇升高（3.40 mmol/L），高密度脂蛋白降低（0.98 mmol/L），血糖升高（7.6 mmol/L）。该患者目前用药不恰当的是非诺贝特，因为该降脂药主要是降低甘油三酯，而该患者的甘油三酯是正常范围。而其他药物都是恰当的。

6. 【答案】E 7. 【答案】D
   【解析】该老年男性陈旧性心肌梗死患者，化验血甘油三酯、极低密度脂蛋白明显增高，血总胆固醇、低密度脂蛋白正常。根据血脂异常表型分类，该患者目前的类型是Ⅳ型。因为主要是甘油三酯升高，所以选用的最佳抗脂药物是非诺贝特，属于贝特类降脂药，主要是降低血甘油三酯，而其他药物都不是以降

低甘油三酯为主,所以均不宜选用。

8.【答案】D 9.【答案】E

【解析】胆固醇含量最多的脂蛋白是低密度脂蛋白,低密度脂蛋白颗粒中胆固醇约占50%。作为动脉粥样硬化性心血管疾病独立危险因素的脂蛋白是低高密度脂蛋白,而高密度脂蛋白可阻止游离胆固醇在动脉壁和其他组织集聚,促进外周组织(包括动脉壁)移除胆固醇,从而防止动脉粥样硬化,所以低高密度脂蛋白是作为动脉粥样硬化性心血管疾病独立危险因素的脂蛋白。

10.【答案】B 11.【答案】D

【解析】表现为总胆固醇和低密度脂蛋白升高的血脂异常表型分类的类型是Ⅱa型;表现为低密度脂蛋白降低的血脂异常表型分类的类型是Ⅲ型。

12.【答案】C 13.【答案】D 14.【答案】E

【解析】主要适用于高胆固醇血症,对轻、中度高甘油三酯血症也有一定疗效的药物是洛伐他汀;主要适用于高甘油三酯血症或以高甘油三酯升高为主混合性高脂血症的药物是非诺贝特;属于B族维生素类调脂药的是烟酸,烟酸也称为维生素B_3。

15.【答案】AB

【解析】脂蛋白是由载脂蛋白与胆固醇、甘油三酯、磷脂等组成的球形大分子复合物。因此脂蛋白中含有胆固醇、甘油三酯、磷脂等,富含甘油三酯的脂蛋白是乳糜微粒和极低密度脂蛋白,甘油三酯含量约占55%。

16.【答案】ABCD

【解析】血脂异常的常用分类方法有表型分类、病因分类和临床分类。血脂异常的临床分类包括高胆固醇血症、高甘油三酯血症、混合型高脂血症和低密度脂蛋白胆固醇血症。

17.【答案】AD

【解析】易发胰腺炎风险的血脂异常表型分类的类型是Ⅰ型和Ⅴ型。而Ⅱ型和Ⅲ型是易发冠心病风险。

18.【答案】BCD

【解析】易发冠心病风险的血脂异常表型分类的类型是Ⅱ型(Ⅱa型、Ⅱb型)、Ⅲ型和Ⅳ型。而Ⅰ型和Ⅴ型是易发胰腺炎风险。

二十五、肥胖症

【A1型题】

1. 肥胖症的体重指数(BMI)是
   A. 18.5~23.9 kg/m²
   B. 24.0~27.9 kg/m²
   C. ≥28.0 kg/m²
   D. ≥29.0 kg/m²
   E. ≥30.0 kg/m²

2. 不属于肥胖症诊断指标的是
   A. 体重指数
   B. 理想体重
   C. 腰围
   D. 腰/臀比
   E. 头围

【A2型题】

3. 女性,30岁。因肥胖半年入院,体重指数(BMI)30 kg/m²。化验血皮质醇水平增高,小剂量地塞米松抑制试验示皮质醇可以被抑制。最可能的诊断是
   A. 垂体性Cushing病
   B. 肾上腺皮质腺瘤
   C. 肾上腺皮质癌
   D. 异位ACTH综合征
   E. 单纯性肥胖

【B1型题】

A. 肝损害
B. 脂肪便
C. 心脏损害
D. 白细胞减少
E. 贫血

4. 治疗肥胖症的药物奥利司他最严重的副作用是
5. 治疗肥胖症的药物奥利司他最常见的副作用是

【X型题】

6. 下列属于继发性肥胖症病因的有
   A. 库欣综合征
   B. 原发性甲状腺功能减退症
   C. 多囊卵巢综合征
   D. Laurence-Moon-Biedl综合征

7. 下列属于代谢综合征诊断标准的有
   A. 中心性肥胖和(或)腹型肥胖
   B. 低血糖
   C. 高血压
   D. 空腹甘油三酯≥1.7 mmol/L

答案及解析

1. 【答案】C

   【解析】肥胖症的体重指数（BMI）是≥28.0 kg/m²。BMI 18.5~23.9 kg/m² 为正常；BMI 24.0~27.9 kg/m² 为超重。

2. 【答案】E

   【解析】肥胖症的诊断指标有体重指数、理想体重、腰围、腰/臀比、CT 或 MRI 等。而头围不属于肥胖症的诊断指标。

3. 【答案】E

   【解析】该青年女性患者因肥胖半年入院，体重指数（BMI）>28 kg/m²，肯定是肥胖。化验血皮质醇水平增高，小剂量地塞米松抑制试验示皮质醇可以被抑制。所以最可能的诊断是单纯性肥胖。化验血皮质醇虽然增高，但小剂量地塞米松抑制试验示皮质醇可以被抑制不支持垂体性 Cushing 病、肾上腺皮质腺瘤、肾上腺皮质癌和异位 ACTH 综合征。

4. 【答案】A 5. 【答案】B

   【解析】治疗肥胖症可用肠道脂肪酶抑制剂，代表药物为奥利司他，其最严重的副作用是肝损害；最常见的副作用是消化系统副作用，如胃肠胀气、大便次数增多和脂肪便等。

6. 【答案】ABCD

   【解析】继发性肥胖症病因有库欣综合征、下丘脑性肥胖、原发性甲状腺功能减退症、多囊卵巢综合征、Laurence-Moon-Biedl 综合征和 Prader-Willi 综合征。

7. 【答案】ACD

   【解析】代谢综合征是指人体的蛋白质、脂肪、碳水化合物等物质发生代谢紊乱的病理状态，是一组复杂的代谢紊乱症候群。诊断标准有：①中心性肥胖和（或）腹型肥胖：腰围男性≥90 cm，女性≥85 cm；②高血糖：空腹血糖≥6.1 mmol/L，或糖负荷后 2 小时血糖≥7.8 mmol/L，和（或）已确诊为糖尿病并治疗者；③高血压：血压≥130/85 mmHg，和（或）已确诊为高血压并治疗者；④空腹甘油三酯≥1.7 mmol/L；⑤空腹高密度脂蛋白胆固醇<1.04 mmol/L。

二十六、水、电解质代谢和酸碱平衡失常

【A1 型题】

1. 在低渗性失水时，一般不发生的临床表现是
   A. 口渴感
   B. 疲乏、头晕
   C. 恶心、呕吐
   D. 心动过速
   E. 手足麻木

2. 在下列情况下，口渴感最为明显的是
   A. 高渗性失水
   B. 低渗性失水
   C. 等渗性失水
   D. 抗利尿激素分泌失调综合征
   E. 低渗性水化状态

3. 在下列情况中，血钠浓度通常正常的是
   A. 高渗性失水
   B. 等渗性失水
   C. 低渗性失水
   D. 低渗性水化状态
   E. 高渗性水化状态

4. 可引起稀释性低钠血症的情况是
   A. 低渗性失水
   B. 营养不良
   C. 水中毒
   D. 肝硬化晚期
   E. 年老体弱

5. 不属于低钾血症临床表现的是
   A. 肌肉痉挛
   B. 心律失常
   C. 厌食、腹胀
   D. 倦怠、嗜睡
   E. 口渴、多饮

6. 不支持低钾血症循环系统表现的是
   A. 心动过速
   B. 可有房性、室性期前收缩
   C. T 波宽而低
   D. Q-T 间期缩短
   E. 出现 U 波

7. 不支持代谢性碱中毒的是
   A. 可有手足搐搦
   B. 常有低钾血症
   C. 血 pH 升高

D. 血 BE 负值增大
E. 血 CO_2 结合力升高

8. 不支持代谢性酸中毒的血液化验检查结果是
   A. pH 降低
   B. AB 减少
   C. SB 减少
   D. BE 负值增大
   E. CO_2 结合力增高

9. 支持代谢性酸中毒的血液化验检查结果是
   A. pH 升高
   B. AB 增加
   C. SB 增加
   D. BE 负值增加
   E. CO_2CP 升高

【A2 型题】

10. 男性，30 岁。阵发脐周疼痛伴恶心、反复呕吐 2 天，尿量减少，无口渴。查体：BP 90/60 mmHg，轻度腹胀，偶见肠型，肠鸣音亢进。化验血白细胞 $12.5×10^9/L$，分叶核粒细胞 82%，CO_2CP 12 mmol/L。该患者存在的代谢紊乱是
    A. 低渗性失水，代谢性碱中毒
    B. 低渗性失水，呼吸性酸中毒
    C. 等渗性失水，代谢性酸中毒
    D. 高渗性失水，代谢性酸中毒
    E. 高渗性失水，呼吸性酸中毒

11. 男性，65 岁。反复咳喘 15 年，双下肢水肿 2 年，近 1 周来症状加重，应用抗生素及利尿剂治疗效果不佳，近 2 天出现失眠、烦躁。动脉血气分析示 pH 7.35，$PaCO_2$ 74 mmHg，血 HCO_3^- 42 mmol/L。结合病史，该患者最可能的代谢紊乱是
    A. 代谢性酸中毒失代偿
    B. 呼吸性酸中毒失代偿
    C. 呼吸性酸中毒并代谢性酸中毒
    D. 呼吸性酸中毒并代谢性碱中毒
    E. 呼吸性酸中毒代偿期

【A3/A4 型题】

男性，30 岁。反复呕吐 5 天，呕吐物中有宿食，尿量减少，呼吸浅快。既往有溃疡病病史 5 年。查体：BP 90/60 mmHg，腹胀，可见胃型，可闻及振水音。动脉血气分析示 pH 7.50，$PaCO_2$ 34 mmHg，血 BE 5mmol/L。

12. 结合病史，该患者最可能的代谢紊乱是
    A. 代谢性碱中毒代偿期
    B. 代谢性酸中毒代偿期
    C. 代谢性碱中毒失代偿
    D. 代谢性酸中毒失代偿
    E. 呼吸性酸中毒失代偿

13. 为纠正代谢紊乱，该患者应选用的液体是
    A. 1.25% 碳酸氢钠液 + 林格液
    B. 1.25% 碳酸氢钠液 + 5% 葡萄糖液
    C. 5% 葡萄糖液 + 1/6 mmol/L 乳酸钠液
    D. 5% 葡萄糖盐水 + 氯化钾液
    E. 1/6 mmol/L 乳酸钠液

【B1 型题】

A. 高钠血症
B. 低容量血症（血容量减少）
C. 稀释性低钠血症
D. 浓缩性低钠血症
E. 高钾血症

14. 与水中毒相关的是
15. 与高渗性失水相关的是
16. 与低渗性失水相关的是

A. 无口渴
B. 无肌肉痉挛
C. 体温升高
D. 尿钠正常
E. 血浆渗透压正常

17. 符合等渗性失水的是
18. 符合低渗性失水的是

A. 阻塞性通气障碍
B. 休克所致急性循环衰竭
C. 水杨酸盐中毒
D. 长期严重的呕吐
E. 呼吸中枢抑制

19. 属于代谢性碱中毒病因的是
20. 属于代谢性酸中毒病因的是

A. 代偿性呼吸性酸中毒
B. 失代偿性呼吸性酸中毒
C. 代谢性酸中毒
D. 呼吸性酸中毒并代偿性酸中毒
E. 利尿剂引起的代谢性碱中毒

21. 静脉点滴 5% 碳酸氢钠用于治疗
22. 静脉点滴氯化钾用于治疗

【X 型题】

23. 高渗性失水的特点有
    A. 无口渴
    B. 无肌肉痉挛
    C. 体温升高

D. 尿钠正常
24. 等渗性失水的特点有
   A. 可有口渴
   B. 尿量减少
   C. 血钠正常
   D. 血浆渗透压正常
25. 低渗性失水的特点有
   A. 明显口渴
   B. 肌肉痉挛
   C. 尿钠明显减少
   D. 血浆渗透压减低（<280 mOsm/L）
26. 低钾血症的临床表现是
   A. 肌肉痉挛
   B. 心律失常
   C. 厌食、腹胀
   D. 倦怠、嗜睡

答案及解析

1. 【答案】A
【解析】在低渗性失水时，水和钠同时缺失，但失钠多于失水，细胞外液呈低渗状态，临床表现一般无口渴感。其余表现均可发生。

2. 【答案】A
【解析】口渴感是由于细胞外液呈高渗状态所致，在高渗性失水时，水和钠同时缺失，但失钠少于失水，细胞外液呈高渗状态，临床表现明显口渴感。

3. 【答案】B
【解析】血钠浓度通常正常的是等渗性失水，这是因为等渗性失水时的水与钠成比例的丧失，因此血钠浓度仍在正常范围。其余情况均不是。

4. 【答案】C
【解析】可引起低钠血症的情况包括：缺钠性低钠血症、稀释性低钠血症、转移性低钠血症和特发性低钠血症。可引起稀释性低钠血症的情况是水中毒。

5. 【答案】A
【解析】低钾血症是指血清钾低于 3.5 mmol/L。低钾血症的临床表现包括：①神经肌肉症状：肌肉软弱无力至瘫痪，而不是肌肉痉挛；②循环系统症状：心律失常，严重者见心室扑动或颤动、心搏骤停；③泌尿系统症状：引起失钾性肾病、口渴、多饮、夜尿多，并引起肾功能减退；④消化系统症状：恶心、呕吐、厌食、腹胀，严重者肠麻痹；⑤中枢神经系统症状：轻者倦怠无力，重者反应迟钝、嗜睡以至昏迷。

6. 【答案】D
【解析】低钾血症的循环系统表现是心动过速和可有房性、室性期前收缩，其心电图特点是 T 波宽而低、出现 U 波和 Q-T 间期延长而不是缩短。

7. 【答案】D
【解析】代谢性碱中毒可有手足搐搦，常有低钾血症、血 pH 升高、血 BE 负值减小且常呈正值增加和血 CO_2 结合力升高。

8. 【答案】E
【解析】代谢性酸中毒是由于体内酸性代谢产物增加引起，其血液化验检查结果是 pH 降低、AB 减少、SB 减少、BE 负值增大和 CO_2 结合力减低。

9. 【答案】D
【解析】代谢性酸中毒是指体内因为酸性物质产生过多或肾排酸太少或碱性物质丢失到体外过多而造成的一种临床表现。确诊必须依靠血液化验检查的结果，即 pH 低于正常、AB 减低、SB 减低、BE 负值增加、CO_2CP 减低。

10. 【答案】C
【解析】该青年男性患者急性病程，2 天来恶心、反复呕吐、尿量减少，无口渴，结合腹胀，偶见肠型，肠鸣音亢进，符合低位肠梗阻引起的等渗性失水。根据病史，结合 CO_2CP 明显降低（正常值为 22～31 mmol/L），碱储备减少，因此考虑为代谢性酸中毒。所以该患者存在的代谢紊乱是等渗性失水，代谢性酸中毒。其余均不符合。

11. 【答案】E
【解析】该老年男性患者慢性病程，多年反复咳喘，后伴双下肢水肿，近 1 周来症状加重，近 2 天来出现失眠、烦躁，考虑最可能是 COPD 引起肺性脑病。动脉血气分析示 $PaCO_2$ 升高（正常<50 mmHg），血 HCO_3^- 明显高于正常（正常值 24±3 mmol/L），符合呼吸性酸中毒，因为 pH 7.35，在正常范围，所以该患者最可能的代谢紊乱是呼吸性酸中毒代偿期。

12. 【答案】C   13. 【答案】D
【解析】该青年男性患者既往有溃疡病病史，近 5 天来反复呕吐，呕吐物中有宿食，查体见腹胀，有胃型，可闻及振水音，考虑为溃疡病幽门梗阻。由于酸性胃液丢失过多，出现尿量减少，呼吸浅快，结合动脉血气分析见 $PaCO_2$ 正常，血 BE 升高（正常值 ±3 mmol/L），pH 升高（正常值 7.35～7.45），引起了低钾低氯性碱中毒，因此该患者最可能的代谢紊乱是代谢性碱中毒失代偿。在纠正时可输注等渗盐水或葡萄糖盐水，恢复细胞外液量和补充Cl^-，纠正低氯碱中毒，使pH恢复正常。碱中毒时常合并低钾血症，所以需同时补给氯化钾，才能加速碱中毒的纠正。

14．【答案】C　15．【答案】A　16．【答案】B

【解析】与水中毒相关的是稀释性低钠血症；与高渗性失水相关的是高血钠症；与低渗性失水相关的是低容量血症（血容量减少）。

17．【答案】E　18．【答案】A

【解析】等渗性失水时血浆渗透压正常，有口渴、肌肉痉挛、体温正常或稍低、尿钠减少。低渗性失水时无口渴，有肌肉痉挛、体温正常或稍低、尿钠明显减少、血浆渗透压减低（<280 mOsm/L）。

19．【答案】D　20．【答案】B

【解析】属于代谢性碱中毒病因的是长期严重的呕吐；属于代谢性酸中毒病因的是休克所致急性循环衰竭。

21．【答案】C　22．【答案】E

【解析】碳酸氢钠是碱性药物，所以静脉点滴5%碳酸氢钠用于治疗代谢性酸中毒；利尿剂通常是引起低钾低氯性碱中毒，因此静脉点滴氯化钾用于治疗利尿剂引起的代谢性碱中毒。

23．【答案】BCD

【解析】高渗性失水时，水和钠同时缺失，但失钠少于失水，细胞外液呈高渗状态，所以临床表现明显口渴，常体温升高，无肌肉痉挛，尿钠正常。

24．【答案】ABCD

【解析】等渗性失水时，水与钠成比例的丧失，因此血钠浓度和血浆渗透压仍在正常范围，尿量减少，可有口渴。

25．【答案】BCD

【解析】低渗性失水时，水和钠同时缺失，但失钠多于失水，细胞外液呈低渗状态，临床表现一般无口渴，有肌肉痉挛，尿钠明显减少，血浆渗透压减低（<280 mOsm/L）。

26．【答案】BCD

【解析】低钾血症是指血清钾<3.5 mmol/L的一种病理生理状态。其临床表现包括骨骼肌表现（全身肌无力、肢体软瘫）、消化系统表现（恶心、呕吐、厌食、腹胀）、循环系统表现（心律失常）、中枢神经系统（倦怠、嗜睡、反应迟钝）等。所以答案是BCD。

二十七、高尿酸血症

【A1型题】

1．高尿酸血症的定义是血尿酸高于
　A．380 μmol/L
　B．400 μmol/L
　C．420 μmol/L
　D．430 μmol/L
　E．450 μmol/L

2．引起高尿酸血症的物质代谢异常是
　A．糖代谢异常
　B．嘌呤代谢障碍
　C．钙、磷代谢异常
　D．脂肪代谢紊乱
　E．维生素代谢异常

【A2型题】

3．女性，23岁。发热伴皮肤黏膜出血1周。查体：T 38.5℃，贫血貌，双下肢皮肤可见散在出血点，胸骨有压痛，心肺未见异常，腹软，肝脾肋下未触及。血常规：Hb 81 g/L，WBC 14.4×10^9/L，分类原始细胞见25%，Plt 32×10^9/L。在化疗过程中出现尿量减少。该患者最可能发生了
　A．高尿酸血症
　B．DIC
　C．肺部感染
　D．肝功能损害
　E．急性肾小球肾炎

【B1型题】

　A．苯溴马隆
　B．别嘌醇
　C．碳酸氢钠
　D．非布司他
　E．拉布立酶

4．属于治疗高尿酸血症药物中排尿酸的药物是
5．属于治疗高尿酸血症药物中碱化尿液的药物是
6．属于治疗高尿酸血症药物中新型降尿酸的药物是

【X型题】

7．属于治疗高尿酸血症药物中抑制尿酸生成的药物有
　A．普瑞凯希
　B．非布司他
　C．拉布立酶
　D．别嘌醇

答案及解析

1．【答案】C
【解析】高尿酸血症是一种嘌呤代谢障碍的疾病，凡是血尿酸高于 420 μmol/L 即可诊断高尿酸血症。

2．【答案】B
【解析】尿酸为嘌呤代谢的终产物，所以高尿酸血症主要是由于嘌呤代谢障碍所致。其余均不是引起高尿酸血症的物质代谢异常。

3．【答案】A
【解析】该青年女性患者急性病程，有急性发热、出血、贫血和浸润表现（发热伴皮肤黏膜出血、贫血貌，双下肢皮肤可见散在出血点，胸骨有压痛），结合血常规异常（Hb 81 g/L，WBC 14.4×10^9/L，分类原始细胞见25%，Plt 32×10^9/L），支持诊断为急性白血病，在化疗过程中出现尿量减少，该患者最可能发生了高尿酸血症。均不支持其余诊断。

4．【答案】A　5．【答案】C　6．【答案】E
【解析】属于治疗高尿酸血症药物中排尿酸药的是苯溴马隆；属于治疗高尿酸血症药物中碱化尿液的药物是碳酸氢钠；属于治疗高尿酸血症药物中新型降尿酸的药物是拉布立酶。

7．【答案】BD
【解析】治疗高尿酸血症有不同的药物，属于治疗高尿酸血症药物中抑制尿酸生成的药物有别嘌醇和非布司他。而普瑞凯希和拉布立酶是属于治疗高尿酸血症药物中的新型降尿酸药物。

二十八、骨质疏松症

【A1 型题】

1．下列属于原发性骨质疏松症的是
　A．甲亢并骨质疏松症
　B．绝经后骨质疏松症
　C．甲旁亢并骨质疏松症
　D．性腺功能减退症并骨质疏松症
　E．库欣综合征并骨质疏松症

2．骨质疏松症的骨代谢转换率评价中，属于骨形成指标的是
　A．骨源性碱性磷酸酶
　B．尿钙/尿肌酐比值
　C．吡啶啉
　D．脱氧吡啶啉
　E．血抗酒石酸酸性磷酸酶

【B1 型题】

　A．性激素缺乏
　B．峰值骨量降低
　C．骨质量下降
　D．高龄、制动
　E．吸烟、酗酒

3．属于绝经后骨质疏松症病因中骨吸收因素的是
4．属于绝经后骨质疏松症病因中骨形成因素的是

【X 型题】

5．属于原发性骨质疏松症的有
　A．甲亢并骨质疏松症
　B．绝经后骨质疏松症
　C．甲旁亢并骨质疏松症
　D．老年性骨质疏松症

6．属于继发性骨质疏松症的病因有
　A．甲状腺功能亢进症
　B．性腺功能减退症
　C．甲状旁腺功能亢进症
　D．库欣综合征

7．骨质疏松症的骨代谢转换率评价中，属于骨吸收指标的有
　A．骨源性碱性磷酸酶
　B．尿钙/尿肌酐比值
　C．脱氧吡啶啉
　D．血抗酒石酸酸性磷酸酶

8．骨质疏松症的治疗药物中，降钙素的适应证有
　A．高转换型骨质疏松症
　B．骨质疏松症伴或不伴骨折
　C．变形性骨炎
　D．急性高钙血症或高钙血症危象

答案及解析

1. 【答案】B
   【解析】骨质疏松症分为原发性和继发性两类。属于原发性骨质疏松症的是绝经后骨质疏松症。其余均属于继发性骨质疏松症。

2. 【答案】A
   【解析】骨质疏松症的骨代谢转换率评价中，有骨形成指标和骨吸收指标两类。属于骨形成指标的是骨源性碱性磷酸酶。其余均是骨吸收指标。

3. 【答案】A   4. 【答案】B
   【解析】骨质疏松症有多种病因和危险因素。属于绝经后骨质疏松症病因中骨吸收因素的是性激素缺乏、活性维生素D无缺乏和甲状旁腺素增高、细胞因子表达紊乱；属于绝经后骨质疏松症病因中骨形成因素的是峰值骨量降低、骨重建功能减退。

5. 【答案】BD
   【解析】骨质疏松症分为原发性和继发性两类。属于原发性骨质疏松症的是绝经后骨质疏松症和老年性骨质疏松症。其余均属于继发性骨质疏松症。

6. 【答案】ABCD
   【解析】骨质疏松症分为原发性和继发性两类。属于继发性骨质疏松症病因的有内分泌代谢疾病（甲状腺功能亢进症、性腺功能减退症、甲状旁腺功能亢进症、库欣综合征和1型糖尿病）及某些全身性疾病。

7. 【答案】BCD
   【解析】骨质疏松症的骨代谢转换率评价中，有骨形成指标和骨吸收指标两类。属于骨吸收指标的是尿钙/尿肌酐比值、吡啶啉、脱氧吡啶啉和血抗酒石酸酸性磷酸酶。而骨源性碱性磷酸酶是属于骨形成指标。

8. 【答案】ABCD
   【解析】骨质疏松症的治疗药物中，降钙素的适应证有：①高转换型骨质疏松症；②骨质疏松症伴或不伴骨折；③变形性骨炎；④急性高钙血症或高钙血症危象。

二十九、性发育异常疾病

【A1型题】

1. 属于染色体性别分化异常疾病的是
   A．单纯性性腺发育不全
   B．先天性无睾症
   C．Klinefelter综合征
   D．女性假两性畸形
   E．男性假两性畸形

【B1型题】

A．Turner综合征
B．先天性无睾症
C．Klinefelter综合征
D．女性假两性畸形
E．多囊卵巢综合征

2. 属于性腺性别分化异常疾病的是
3. 属于表型性别分化异常疾病的是

【X型题】

4. 属于染色体性别分化异常疾病的有
   A．单纯性性腺发育不全
   B．Turner综合征
   C．Klinefelter综合征
   D．女性假两性畸形

答案及解析

1. 【答案】C
   【解析】性发育异常疾病是有染色体性别分化异常疾病、性腺性别分化异常疾病及表型性别分化异常疾病。属于染色体性别分化异常疾病的是Klinefelter综合征。

2. 【答案】B   3. 【答案】D
   【解析】性发育异常疾病是有染色体性别分化异常疾病、性腺性别分化异常疾病及表型性别分化异常疾病。属于性腺性别分化异常疾病的是先天性无睾症；属于表型性别分化异常疾病的是女性假两性畸形。

4. 【答案】BC
   【解析】性发育异常疾病是有染色体性别分化异常疾病、性腺性别分化异常疾病及表型性别分化异常疾病。属于染色体性别分化异常疾病的是Klinefelter综合征和Turner综合征。

第七篇　风湿性疾病

一、总　论

【A1 型题】

*1. 病理和临床类型中呈退行性变的风湿性疾病是
   A．银屑病关节炎
   B．强直性脊柱炎
   C．骨关节炎
   D．类风湿关节炎　　　　　　　（56/2020）

*2. 下列属于退行性变的疾病是
   A．强直性脊柱炎
   B．骨关节炎
   C．Reiter 综合征
   D．银屑病关节炎　　　　　　　（75/2007）

3. 属于弥漫性结缔组织病的是
   A．反应性关节炎
   B．纤维肌痛综合征
   C．系统性红斑狼疮
   D．银屑病关节炎
   E．骨关节炎

4. 不属于弥漫性结缔组织病的是
   A．皮肌炎
   B．类风湿关节炎
   C．强直性脊柱炎
   D．系统性红斑狼疮
   E．干燥综合征

5. 不属于弥漫性结缔组织病的疾病是
   A．系统性红斑狼疮
   B．干燥综合征
   C．多肌炎和皮肌炎
   D．类风湿关节炎
   E．骨软化

*6. 下列与感染相关的风湿病是
   A．风湿热
   B．类风湿关节炎
   C．多肌炎
   D．Reiter 综合征　　　　　　　（75/2012）

*7. 下列导致关节痛的疾病中，休息后症状加重的是
   A．骨关节炎
   B．痛风
   C．系统性红斑狼疮
   D．强直性脊柱炎　　　　　　　（75/2014）

*8. 首发累及近端指间关节、掌指关节和腕关节的风湿性疾病是
   A．类风湿关节炎
   B．骨关节炎
   C．强直性脊柱炎
   D．系统性红斑狼疮
   E．痛风性关节炎　　　　　　　（75/2016）

9. 主要累及的靶器官以外分泌腺体的慢性炎症改变为主要特点的风湿性疾病是
   A．骨关节炎
   B．类风湿关节炎
   C．系统性红斑狼疮
   D．痛风
   E．干燥综合征

*10. 混合结缔组织病患者自身抗体阳性率最高的是
   A．抗 Jo-1 抗体
   B．抗 RNP 抗体
   C．抗 SS-A 抗体
   D．抗着丝点抗体　　　　　　　（76/2010）

11. 属于抗核抗体谱中自身抗体的是
   A．抗磷脂抗体
   B．抗角蛋白抗体
   C．抗组蛋白抗体
   D．抗中性粒细胞抗体
   E．类风湿因子

*12. 抗 ENA 抗体谱中不包括的抗体是
   A．抗 RNP 抗体
   B．抗 SSB（La）抗体
   C．抗 dsDNA 抗体
   D．抗 Sm 抗体　　　　　　　　（76/2016）

13. 在下列风湿性疾病中，肾脏受累相对较少见的是
   A．系统性红斑狼疮
   B．韦格纳肉芽肿
   C．皮肌炎
   D．干燥综合征
   E．结节性多动脉炎

*14. 下列治疗风湿性疾病的非甾体抗炎药物中，胃肠道不良反应最小的是
   A. 萘普生
   B. 炎痛喜康
   C. 塞来昔布
   D. 双氯芬酸　　　　　　　　　　(75/2013)

【A2 型题】

15. 女性，48 岁。发热伴对称性多关节肿痛、晨僵 3 个月。查 ANA 滴度阳性，RF（+），IgG 和补体升高。最可能的诊断是
   A. 多肌炎
   B. 系统性红斑狼疮
   C. 类风湿关节炎
   D. 干燥综合征
   E. 混合性结缔组织病

16. 男性，26 岁。间断发作双侧足跟痛 7 年，伴轻度腰骶部疼痛，近 2 周出现左膝关节疼痛、肿胀，活动受限。查体：左膝关节肿、浮髌试验（+）。最可能的诊断是
   A. 类风湿关节炎
   B. 骨关节炎
   C. 脊柱关节炎
   D. 痛风
   E. 风湿性关节炎

17. 女性，40 岁。关节肿痛 5 个月，以双手近端指间关节（PIP）和掌指关节（MCP）为明显，伴晨僵约 60 分钟，有时伴腕关节的疼痛。查体见关节局部呈梭形肿胀、压痛（+），双腕关节活动轻度受限。化验 ESR 45 mm/h，RF（+），X 线片示轻度骨质疏松。最可能的诊断是
   A. 强直性脊柱炎
   B. 类风湿关节炎
   C. 骨质疏松症
   D. 骨关节炎
   E. 反应性关节炎

【A3/A4 型题】

女性，25 岁。人工流产后出现双手指关节肿痛 3 个月，晨僵约 1 个多小时，对症用药效果不佳。查体：双手第 1、2 掌指关节（MCP）、2~4 近端指间关节（PIP）肿胀，压痛明显。X 线片示双手骨质疏松，可见小囊性破坏样改变。

18. 该患者最可能的诊断是
   A. 骨关节炎
   B. 类风湿关节炎
   C. 系统性红斑狼疮
   D. 多发性肌炎
   E. 强直性脊柱炎

19. 下列最有利于判断疾病病情活动性的指标是
   A. ANA
   B. ASO
   C. C3、C4
   D. RF
   E. WBC

20. 该患者应选择的治疗方案是
   A. NSAIDs + 雷公藤
   B. 肾上腺素糖皮质激素
   C. NSAIDs + 中药
   D. NSAIDs + 肾上腺糖皮质激素
   E. NSAIDs + 甲氨蝶呤 + 柳氮磺胺吡啶

【B1 型题】

   A. 骨关节炎
   B. 纤维肌痛综合征
   C. 系统性红斑狼疮
   D. 肠病性关节炎
   E. 风湿热

21. 上述风湿性疾病中，属于弥漫性结缔组织病的是
22. 上述风湿性疾病中，属于感染相关风湿病的是
23. 上述风湿性疾病中，属于脊柱关节炎的是

   A. 抗核周因子抗体
   B. 抗 Sm 抗体
   C. 狼疮抗凝物
   D. 抗核抗体
   E. 抗 dsDNA 抗体

24. 属于类风湿关节炎的自身抗体是
25. 属于抗磷脂抗体的是

   A. 抗 SSA 抗体
   B. 抗 Sm 抗体
   C. 狼疮抗凝物
   D. 抗核抗体
   E. 类风湿因子

26. 属于干燥综合征的自身抗体是
27. 属于系统性红斑狼疮的自身标记抗体是

   A. 滑膜炎、骨质破坏
   B. 附着点炎
   C. 关节软骨变性
   D. 小血管炎
   E. 唾液腺炎、泪腺炎

28. 类风湿关节炎的病理特点是

29. 系统性红斑狼疮的病理特点是
30. 骨关节炎的病理特点是

   A. 四肢大关节游走性肿痛，很少有畸形
   B. 主要累及负重关节，多见于50岁以上
   C. 累及脊柱、周围关节、关节周围组织的慢性炎症
   D. 对称性双腕、掌指、近端指间关节肿
   E. 对称性指间关节、腕、足部、膝、踝等关节痛或关节炎，不伴畸形

31. 类风湿关节炎的关节表现是
32. 系统性红斑狼疮的关节表现是
33. 骨关节炎的关节表现是

【X型题】

34. 下列风湿性疾病中，属于弥漫性结缔组织病的有
   A. 强直性脊柱炎
   B. 类风湿关节炎
   C. 系统性红斑狼疮
   D. 银屑病关节炎

*35. 下列治疗风湿性疾病的非甾体抗炎药物中，有明显胃肠道不良反应的有
   A. 萘普生
   B. 炎痛喜康
   C. 塞来昔布
   D. 双氯芬酸   (75/2013)

答案及解析

1. 【答案】C
【解析】风湿性疾病是一组累及骨、关节及其周围软组织（如肌肉、肌腱、滑囊、滑膜、韧带和软骨等）及其他相关组织和器官的慢性疾病。根据其发病机制、病理及临床特点可分为10类：①弥漫性结缔组织病：如类风湿关节炎等；②脊柱关节炎：如强直性脊柱炎、银屑病关节炎等；③退行性变：如骨关节炎等；④遗传、代谢和内分泌疾病相关的风湿病：如Marfan综合征等；⑤感染相关风湿病：如反应性关节炎、风湿热等；⑥肿瘤相关风湿病：如原发性（滑膜瘤、滑膜肉瘤等）和继发性（多发性骨髓瘤、转移癌等）；⑦神经血管疾病：如神经性关节病等；⑧骨与软骨病变：如骨质疏松等；⑨非关节性风湿病：如关节周围病变（滑囊炎、肌腱炎等）；⑩其他有关节症状的疾病：如周期性风湿病等。因此答案是C。

2. 【答案】B
【解析】参见第1题解析。骨关节炎是属于退行性变。其余三个选项均属于脊柱关节炎。

3. 【答案】C
【解析】弥漫性结缔组织病简称为结缔组织病，是风湿性疾病中最常见的一种类型，弥漫性结缔组织病多因自身免疫性炎症反应而引起组织器官的损伤，血清中出现多种自身抗体是其最大的特点。组织病理上多有血管炎改变。病变累及多个系统，临床表现及预后因累及系统的不同而有相互重叠和差异。属于本组疾病的有系统性红斑狼疮、类风湿关节炎、原发性干燥综合征、系统性硬化病、多发性肌炎/皮肌炎、血管炎等，因此答案是C。而反应性关节炎和银屑病关节炎属于风湿性疾病中的脊柱关节炎；纤维肌痛综合征属于风湿性疾病中的非关节性风湿病；骨关节炎属于风湿性疾病中的退行性变。

4. 【答案】C
【解析】弥漫性结缔组织病是风湿性疾病中最常见的类型，5个备选答案中只有强直性脊柱炎不属于弥漫性结缔组织病，而是属于脊柱关节炎。

5. 【答案】E
【解析】5个备选答案中除骨软化不属于弥漫性结缔组织病外，均属于弥漫性结缔组织病。骨软化属于骨与软骨病变。

6. 【答案】A
【解析】风湿性疾病是指一组以侵犯关节、骨骼、肌肉、血管及有关软组织或结缔组织为主的疾病。其中多数为自身免疫性疾病，如类风湿关节炎、多肌炎、Reiter综合征等，而风湿热是与感染相关的风湿病，即与甲组溶血性链球菌感染相关。

7. 【答案】D
【解析】强直性脊柱炎患者的关节痛休息后症状加重。而骨关节炎的关节痛是活动后症状加重；痛风的关节痛剧烈，夜间重；系统性红斑狼疮的关节痛不定。

8. 【答案】A
【解析】风湿性疾病多数都有关节炎表现，但关节炎的特点因风湿性疾病不同而异。首累及近端指间关节、掌指关节和腕关节的风湿性疾病是类风湿关节炎。而骨关节炎首发累及膝、腰和远端指间关节；强直性脊柱炎首发累及膝、髋和踝关节；系统性红斑狼疮是首发累及手关节或其他部位；痛风性关节炎首发累及第一跖趾关节。

9. 【答案】E

【解析】5个备选答案均为风湿性疾病,其中只有干燥综合征是一种主要累及外分泌腺体的慢性炎症性改变为主要特点的风湿性疾病,其余均不是。

10.【答案】B

【解析】弥漫性结缔组织病患者体内都有不同的自身抗体,根据这些不同的自身抗体,可帮助诊断各种不同的结缔组织病。混合结缔组织病患者自身抗体是抗RNP抗体;抗Jo-1抗体主要见于多肌炎/皮肌炎;抗SS-A抗体主要见于干燥综合征;抗着丝点抗体主要见于系统性硬化症。

11.【答案】C

【解析】抗核抗体谱中含有多种自身抗体,如抗DNA、抗核抗体(ANA)、抗组蛋白、抗非组蛋白、抗核仁抗体及抗细胞其他成分抗体等,因此该题中只有抗组蛋白抗体属于抗核抗体谱中的自身抗体。

12.【答案】C

【解析】风湿性自身免疫性疾病患者有各种自身抗体,对其诊断有重要的意义。抗ENA抗体谱是一组临床意义不同的抗体,包括的抗体有抗Sm抗体、抗RNP抗体、抗SSA(RO)抗体、抗SSB(La)抗体和抗rRNP抗体。因此抗ENA抗体谱中不包括的抗体是抗dsDNA抗体。

13.【答案】C

【解析】皮肌炎除累及骨盆带及肩胛带肌群外,可出现典型皮疹,但皮肌炎很少累及肾脏。其余疾病均较多累及肾脏。

14.【答案】C

【解析】非甾体抗炎药物是治疗风湿病的常用药物,非甾体抗炎药物可抑制组织细胞产生的环氧化酶(COX),近年发现COX有两种同工酶,即COX-1和COX-2,COX-1主要表达于胃黏膜,抑制COX-1后出现胃肠道不良反应。由于塞来昔布只抑制COX-2,所以胃肠道不良反应最小。而萘普生、炎痛喜康(吡罗昔康)、双氯芬酸是抑制COX-1和COX-2,所以均有明显的胃肠道不良反应。

15.【答案】E

【解析】该中年女性患者有发热伴对称性多关节肿痛、晨僵、ANA、RF阳性、IgG和补体升高,最符合混合性结缔组织病的诊断。混合性结缔组织病有系统性硬皮症、系统性红斑狼疮、类风湿关节炎及多发性肌炎等的混合表现,所以答案是E。

16.【答案】C

【解析】该青年男性患者有多发,以中轴关节炎为主,可以累及外周大关节的病变,为非对称性,单发常见,有时可累及肌腱附着点和足跟、脊椎骨突、髂嵴等。所以最可能的诊断是脊柱关节炎。

17.【答案】B

【解析】该中年女性患者有关节肿痛,以双手近端指间关节(PIP)和掌指关节(MCP)为明显,伴晨僵约60分钟,有时伴腕关节的疼痛,查体见关节局部呈梭形肿胀、压痛(+),双腕关节活动轻度受限,结合化验ESR增快(45mm/h),RF(+),X线片示轻度骨质疏松,最可能的诊断是类风湿关节炎。该病的特征性症状为对称性、多个小关节为主的慢性炎症病变,表现为受累关节疼痛、肿胀、功能下降,病变呈持续、反复发作的过程,60%～70%的患者在活动期出现类风湿因子阳性,X线片上早期可以表现为骨质疏松,该患者符合此诊断。

18.【答案】B　19.【答案】D　20.【答案】E

【解析】该青年女性患者有典型的对称性小关节疼、肿胀,并伴有晨僵>1小时,X线片有小囊性改变,提示类风湿关节炎的可能大。在类风湿关节炎的活动期,60%～70%的患者可以出现RF(类风湿因子)阳性,且其滴度的高低与疾病活动呈正相关。非甾体抗炎药(NSAIDs)具有镇痛消肿作用,甲氨蝶呤及柳氮磺胺吡啶属于改变病情抗风湿药(DMARDs),具有阻止关节结构的破坏作用,目前主张早期应用。NSAIDs与DMARDs的联合治疗即可以快速缓解关节疼痛,又能阻止或缓解病情的发展,同时至少两种DMARDs联合应用可达到阻止关节结构的破坏作用。

21.【答案】C　22.【答案】E　23.【答案】D

【解析】属于弥漫性结缔组织病的是系统性红斑狼疮;属于感染相关风湿病的是风湿热;属于脊柱关节炎的是肠病性关节炎。

24.【答案】A　25.【答案】C

【解析】类风湿关节炎的自身抗体包括类风湿因子、抗核周因子抗体等。抗磷脂抗体包括抗心磷脂抗体、狼疮抗凝物等。而抗Sm抗体、抗dsDNA抗体和抗核抗体属于其他风湿性疾病的自身抗体。

26.【答案】A　27.【答案】B

【解析】风湿性疾病可有自身抗体,属于干燥综合征的自身抗体是抗SSA抗体;属于系统性红斑狼疮的自身标记抗体是抗Sm抗体。而狼疮抗凝物是属于抗磷脂抗体;类风湿因子属于类风湿关节炎的自身抗体。抗核抗体也属于风湿性疾病的自身抗体,但无特异性。

28.【答案】A　29.【答案】D　30.【答案】C

【解析】各种风湿性疾病各有其不同的病理特点。类风湿关节炎的基本病理特点是滑膜炎、骨质破坏;系统性红斑狼疮的病理特点是累及全身的小血管炎;骨关节炎的病理特点是关节软骨变性。附着点炎是强直性脊柱炎的病理特点;唾液腺炎、泪腺炎是干燥综合征的病理特点。

31.【答案】D　32.【答案】E　33.【答案】B

【解析】风湿性疾病的关节病变各有其不同的表现。类风湿关节炎的关节表现是对称性双腕、掌指、近端指关节肿；系统性红斑狼疮的关节表现是对称性指间关节、腕、足部、膝、踝等关节痛或关节炎，不伴畸形；骨关节炎的关节表现是主要累及负重关节，多见于50岁以上。

34．【答案】BC

【解析】弥漫性结缔组织病属于风湿性疾病中的重要类型，属于弥漫性结缔组织病的有系统性红斑狼疮、类风湿关节炎、原发性干燥综合征、系统性硬化症、多发性肌炎/皮肌炎、血管炎等。而强直性脊柱炎和银屑病关节炎是属于脊柱关节炎。

35．【答案】ABD

【解析】参见第14题解析。

二、风湿热

【A1 型题】

1．与风湿热有关的细菌感染是
　A．流感杆菌
　B．肺炎链球菌
　C．金黄色葡萄球菌
　D．白色葡萄球菌
　E．A 组链球菌

2．不属于风湿热主要表现的是
　A．发热
　B．关节炎
　C．心脏炎
　D．舞蹈病
　E．环形红斑

3．风湿性关节炎的关节表现是
　A．四肢大关节游走性肿痛，很少有畸形
　B．主要累及负重关节，多见于50岁以上
　C．累及脊柱、周围关节、关节周围组织的慢性炎症
　D．对称性双腕、掌指、近端指关节肿
　E．对称性指间关节、腕、足部、膝、踝等关节痛或关节炎，不伴畸形

【A2 型题】

4．女性，28岁。反复发作性游走性膝、踝关节肿痛2个月，无晨僵，发作后无遗留关节变形。发病前2周曾有咽痛。查体：左上肢皮肤可见环形红斑，双膝、踝关节有压痛。化验血 ASO 滴度超过1∶400为阳性。最可能的诊断是
　A．骨关节炎
　B．系统性红斑狼疮
　C．类风湿关节炎
　D．风湿热
　E．脊柱关节炎

【A3/A4 型题】

男性，18岁。3周前曾"上感"发热5天。3天来胸闷、心悸。查体：T 37℃，P 102次/分，BP 96/60 mmHg，上肢皮肤见环形红斑，咽充血，双肺（-），心界不大，心率102次/分，律齐，第一心音低钝。化验血 ASO 滴度超过1∶400为阳性。ECG 示窦性心动过速，P-R 间期延长，超声心动图检查示少量心包积液。

5．最可能的诊断是
　A．风湿性心脏炎
　B．急性心包炎
　C．扩张型心肌病
　D．感染性心内膜炎
　E．冠心病

6．首选的治疗药物是
　A．阿司匹林
　B．青霉素
　C．糖皮质激素
　D．维生素 C
　E．丙戊酸

【B1 型题】

　A．1～2周
　B．3～5周
　C．6～8周
　D．9～11周
　E．≥12周

7．单纯关节炎的风湿热应治疗的时间是

8．心脏炎的风湿热应治疗的时间是

　A．风湿热单纯关节炎
　B．风湿热心脏炎
　C．风湿热有心包炎、心脏炎并急性心力衰竭
　D．风湿热舞蹈病
　E．严重舞蹈病如瘫痪

9．静注氢化可的松常用于治疗的风湿热是

10. 首选丙戊酸治疗的风湿热是
11. 卡马西平适用于治疗的风湿热是

    A．阿司匹林
    B．青霉素
    C．糖皮质激素
    D．维生素 C
    E．叶酸

12. 风湿热单纯关节炎的治疗药物是
13. 风湿热心脏炎的治疗药物是

【X 型题】

14. 诊断风湿热的主要表现有
    A．心脏炎
    B．多关节炎
    C．发热
    D．舞蹈病
15. 诊断风湿热的次要表现有
    A．关节痛
    B．多关节炎
    C．血沉增高
    D．环形红斑
16. 风湿性心脏炎的心电图异常有
    A．窦性心动过缓
    B．PR 间期延长
    C．各种心律失常
    D．异常 Q 波
17. 风湿热的治疗原则有
    A．去除病因，消灭链球菌感染灶
    B．抗风湿治疗，迅速控制临床症状
    C．治疗并发症和合并症，改善预后
    D．实施个别化治疗原则

答案及解析

1.【答案】E
【解析】风湿热是一组因 A 组链球菌咽部感染引起的迟发性、非化脓性后遗症。

2.【答案】A
【解析】风湿热的主要表现是关节炎、心脏炎、舞蹈病、环形红斑，而发热不属于风湿热的主要表现。

3.【答案】A
【解析】风湿热的主要表现是关节炎，风湿性关节炎的关节表现是四肢大关节游走性肿痛，很少有畸形。

4.【答案】D
【解析】该青年女性患者咽痛 2 周后有反复发作性游走性膝、踝关节肿痛，无晨僵，发作后无遗留关节变形，查体左上肢皮肤可见环形红斑，双膝、踝关节有压痛，结合化验血 ASO 滴度超过 1∶400 为阳性。最可能的诊断是风湿热。

5.【答案】A　6.【答案】C
【解析】该青年男性患者发病前有上呼吸道感染史，本次主要临床表现为胸闷、心悸，上肢皮肤见环形红斑，心动过速（心率 102 次/分），心音低钝，化验血 ASO 滴度超过 1∶400 为阳性，ECG 示窦性心动过速，P-R 间期延长，超声心动图检查示少量心包积液，最可能的诊断是风湿性心脏炎，心包积液是风湿性心脏炎的表现之一。风湿性心脏炎的首选治疗药物是糖皮质激素；阿司匹林主要用于风湿性关节炎；丙戊酸主要用于风湿热的舞蹈病。

7.【答案】C　8.【答案】E
【解析】风湿热单纯关节受累，一般治疗 6~8 周；风湿热发生心脏炎者，最少治疗 12 周。

9.【答案】C　10.【答案】D　11.【答案】E
【解析】不同风湿热的情况，其治疗亦异。静注氢化可的松常用于治疗的风湿热是风湿热有心包炎、心脏炎并急性心力衰竭；首选丙戊酸治疗的风湿热是风湿热舞蹈病；卡马西平适用于治疗的风湿热是严重舞蹈病如瘫痪或丙戊酸治疗无效的舞蹈病。

12.【答案】A　13.【答案】C
【解析】风湿热单纯关节受累，常用阿司匹林治疗；风湿热发生心脏炎者，一般采用糖皮质激素治疗。

14.【答案】ABD
【解析】诊断风湿热的主要表现有心脏炎、多关节炎、舞蹈病、环形红斑和皮下结节。而发热是属于次要表现。

15.【答案】AC
【解析】诊断风湿热的次要表现有关节痛、发热、急性反应物（血沉、C 反应蛋白）增高、心电图 P-R 间期延长。而多关节炎和环形红斑属于主要表现。

16.【答案】BC
【解析】风湿性心脏炎的心电图异常可有窦性心动过速、PR 间期延长、各种心律失常。而不会出现窦性心动过缓和异常 Q 波。

17.【答案】ABCD
【解析】风湿热的治疗原则包括四个方面：去除病因，消灭链球菌感染灶；抗风湿治疗，迅速控制临床症状；治疗并发症和合并症，改善预后；实施个别化处理原则。

三、类风湿关节炎

【A1 型题】

1. 类风湿关节炎（RA）的基本病理特点是
   A．软骨炎
   B．韧带炎
   C．滑膜炎
   D．附着点炎
   E．血管炎

*2. 类风湿关节炎的主要发病机制是
   A．遗传因素
   B．免疫紊乱
   C．社会因素
   D．生活因素
   E．机制未明　　　　　　　　　（73/2003）

*3. 在类风湿关节炎发病中起主要作用的细胞是
   A．CD3⁺ 细胞
   B．CD4⁺ 细胞
   C．CD8⁺ 细胞
   D．B 淋巴细胞
   E．巨噬细胞　　　　　　　　　（73/2003）

*4. 关于类风湿关节炎关节表现的叙述，错误的是
   A．可有明显而持久的晨僵
   B．关节结构破坏有一定的可逆性
   C．受累关节多呈对称性、持续性
   D．凡受累关节均可肿胀　　　　（75/2011）

*5. 在常规临床工作中测得的类风湿因子（RF）类型是
   A．IgG
   B．IgA
   C．IgM
   D．IgD
   E．IgE　　　　　　　　　　　　（74/2004）

6. 关于类风湿因子（RF）与类风湿关节炎（RA）的叙述，正确的是
   A．RF 阳性的患者一定都是 RA，而且 RA 患者 RF 一定都阳性
   B．RF 阳性的患者一定都是 RA，但是 RA 患者 RF 不一定都阳性
   C．RF 阳性的患者不一定都是 RA，但是 RA 患者 RF 一定都阳性
   D．RF 阳性的患者不一定都是 RA，而且 RA 患者 RF 不一定都阳性
   E．在 RA 患者中，RF 一旦出现就不再发生变化

7. 下列病因和发病机制被认为与类风湿关节炎的发生和发展无关的是
   A．遗传易感性
   B．感染如细菌、支原体和病毒等
   C．活化的 CD4⁺ T 细胞
   D．活化的 CD8⁺ T 细胞
   E．MHC-Ⅱ型阳性的抗原提呈细胞

*8. 下列关于类风湿关节炎（RA）血清抗体检查临床意义的叙述，正确的是
   A．RF 阴性即可排除 RA 诊断
   B．RF 对于诊断 RA 特异性大于抗 CCP 抗体
   C．抗 CCP 抗体对 RA 早期诊断有较大意义
   D．抗 CCP 抗体对于诊断 RA 的敏感性高，特异性低　　　　　　　　　　　　（56/2019）

9. 类风湿关节炎最常见的起病方式是
   A．急性多关节炎
   B．慢性多关节炎
   C．急性单关节炎
   D．慢性单关节炎
   E．低热、乏力及关节痛

*10. 下列与类风湿关节炎病情活动性无关的是
   A．晨僵
   B．关节畸形
   C．类风湿结节
   D．红细胞沉降率增快
   E．C 反应蛋白增高　　　　　　（73/2002）

*11. 类风湿关节炎的关节 X 线片检查结果属Ⅲ期的特点是
   A．关节周围软组织肿胀阴影
   B．关节间隙狭窄
   C．关节半脱位和骨性强直
   D．关节面出现虫蚀样破坏性改变
   E．关节端的骨质疏松　　　　　（83/2006）

*12. 下列不属于类风湿关节炎诊断标准的是
   A．晨僵
   B．关节区肿胀
   C．关节畸形
   D．类风湿结节　　　　　　　　（76/2015）

13. 下列不属于类风湿关节炎诊断标准的是
   A．心包积液
   B．晨僵
   C．关节肿

D．类风湿结节

E．血清类风湿因子阳性

14．类风湿关节炎患者关节痛最常出现的部位是

A．肘关节

B．踝关节

C．近端指间关节

D．肩关节

E．远端指间关节

*15．属于类风湿关节炎药物治疗中的改变病情抗风湿药的是

A．环孢素

B．阿司匹林

C．醋酸泼尼松

D．塞来昔布　　　　　　　　　(56/2017)

*16．应用改变病情抗风湿药治疗类风湿关节炎时，一般首选的药物是

A．羟氯喹

B．来氟米特

C．甲氨蝶呤

D．柳氮磺吡啶　　　　　　　　(76/2012)

17．下列不属于治疗类风湿关节炎的药物是

A．双氯芬酸钠

B．青霉素

C．雷公藤多苷片

D．甲氨蝶呤

E．泼尼松

【A2型题】

18．女性，50岁。半年来双腕、掌指和指间关节对称性肿痛，化验 ESR 35mm/h，RF 阳性。对该患者诊断最有帮助的进一步问诊是

A．晨僵及持续时间

B．关节活动情况

C．关节有无畸形

D．消瘦、盗汗

E．月经史

19．女性，48岁。半年来双侧掌指和指间关节肿痛伴晨僵，饮食正常，双下肢不肿，X 线片见关节间隙变窄，胸部 X 线片见两侧少量胸腔积液。该患者出现胸腔积液的最可能病因是

A．类风湿关节炎性胸膜炎

B．系统性红斑狼疮性胸膜炎

C．结核性胸膜炎

D．右心衰竭

E．癌性胸水

20．女性，25岁。反复双手近端指间关节、腕关节肿痛伴晨僵1年余，双肘部伸侧可触及皮下结节，质硬、无触痛。对该患者确定诊断最有意义的检查是

A．抗核抗体

B．抗 SSA 抗体

C．血 C 反应蛋白

D．血清类风湿因子

E．抗 SSB 抗体

21．女性，28岁。反复双手近端指间关节、腕关节肿痛伴晨僵1年半，双肘部伸侧可触及皮下结节，质硬、无触痛。最有助于确定该患者诊断的辅助检查是

A．抗 dsDNA 抗体

B．红细胞沉降率（血沉）

C．抗 SSB 抗体

D．手 X 线片

E．抗 SSA 抗体

22．女性，54岁。双腕、双手掌指关节、近端指间关节肿痛3年，晨僵每日约1小时以上。查体：双腕、掌指及近端指间关节肿胀，压痛（+），ANA（-）。最可能的诊断是

A．风湿性关节炎

B．痛风性关节炎

C．骨关节炎

D．强直性脊柱炎

E．类风湿关节炎

23．女性，38岁。双手关节疼痛伴晨僵半年，查双手第2、3近端指间关节梭形肿胀，活动受限。最可能的诊断是

A．风湿性关节炎

B．类风湿关节炎

C．腱鞘炎

D．滑膜炎

E．干燥综合征

24．女性，40岁。类风湿关节炎10年，长期服用非甾体抗炎药，化验血血红蛋白 78 g/L。下列关于该患者贫血的说法，错误的是

A．属于慢性病性贫血

B．是小细胞低色素性贫血

C．可能有缺铁因素参与

D．主要是治疗原发病

E．常伴有血小板减少

25．女性，55岁。对称性多关节肿痛伴晨僵半年，血 RF 1∶40（+），ESR 100 mm/h。该患者目前暂不考虑的治疗措施是

A．给予非甾体抗炎药

B．给予泼尼松

C．关节手术

D．给予甲氨蝶呤

E．给予羟氯喹

【A3/A4 型题】

男性，45 岁。反复双手近端指间关节、双膝关节肿痛伴晨僵 2 年，肘部伸侧可触及皮下结节，质硬，无触痛。

26．该患者诊断首先考虑是
    A．风湿性关节炎
    B．系统性红斑狼疮
    C．类风湿关节炎
    D．银屑病关节炎
    E．强直性脊柱炎

27．最有助于确定诊断的辅助检查是
    A．血清抗链球菌溶血素"O"
    B．血清抗核抗体谱
    C．血清 C 反应蛋白
    D．影像学检查
    E．血沉

28．确诊后，首选的治疗药物是
    A．泼尼松
    B．布洛芬
    C．青霉胺
    D．雷公藤
    E．金制剂

女性，45 岁。2 个月来无诱因出现双上肢关节疼痛伴晨僵，每于早晨起床后两手指关节僵硬，持续约 1 个多小时后逐渐缓解，未诊治，3 天来加重来诊，病后饮食好，大小便正常。既往体健。查体：双侧前臂伸面对称部位各触及两个皮下结节，直径约 5 mm，活动，质硬，无压痛，心、肺、腹查体未见异常，双上肢近端指间关节、掌指关节和腕关节肿胀，有压痛，下肢不肿。

*29．该患者最可能的诊断是
    A．类风湿关节炎
    B．风湿热
    C．强直性脊柱炎
    D．系统性红斑狼疮

*30．最有价值的实验室检查是
    A．血清抗 Sm 抗体
    B．红细胞沉降率
    C．HLA-B27
    D．血清抗 CCP 抗体　　　　　　(91，92/2022)

男性，52 岁。类风湿关节炎（RA）病史 6 年，未予正规治疗，近 1 个月来感双手指间关节疼痛加重，每日晨僵约 2 小时。查体：双手第 2~4 掌指关节（MCP 2~4）肿胀、左手第 1~4 近端指间关节（PIP 1~4）肿胀，压痛明显，右手 PIP 2 和 PIP 3 肿胀伴压痛，双侧腕关节肿胀，屈伸明显受限。双手 X 线检查提示骨质疏松，双腕关节各骨融合，双手掌指关节和近端指间关节间隙变窄。

31．该患者双手 X 线检查提示已达类风湿关节炎的分期为
    A．Ⅰ期
    B．Ⅱ期
    C．Ⅲ期
    D．Ⅳ期
    E．无法分期

32．该患者的治疗方案中，除非甾体抗炎药对症治疗外，应该首选的慢作用抗风湿药是
    A．甲氨蝶呤
    B．柳氮磺吡啶
    C．雷公藤总苷
    D．来氟米特
    E．环孢素

33．下列关于类风湿因子的说法，正确的是
    A．正常人类风湿因子均为阴性
    B．是一种 IgM 型的自身抗体
    C．在慢性感染性疾病中可出现阳性
    D．类风湿因子是特异性抗体
    E．类风湿因子阴性可以排除 RA

女性，24 岁。人工流产后出现双手指关节肿痛 3 个月，晨僵约 1 小时左右，对症用药不见好转。查体：双手第 1~2 掌指关节（MCP）肿胀、2~4 近端指间关节（PIP）肿胀，压痛明显，双手 X 线片检查提示骨质疏松，可见小囊性破坏样改变。

34．该患者最可能的诊断是
    A．骨关节炎
    B．类风湿关节炎
    C．系统性红斑狼疮
    D．强直性脊柱炎
    E．风湿性关节炎

35．下列最有利于判断疾病病情活动性的是
    A．抗核抗体
    B．抗链球菌溶血素"O"（ASO）
    C．补体（C3、C4）
    D．类风湿因子
    E．关节畸形

36．该患者应选择的治疗方案是
    A．应用糖皮质激素
    B．应用糖皮质激素 + 雷公藤

C．应用NSAIDs+糖皮质激素

D．应用NSAIDs+雷公藤

E．应用NSAIDs+甲氨蝶呤+柳氮磺胺吡啶

女性，35岁。自觉晨起双手近端指间关节和掌指关节发僵1年，6个月后出现关节肿痛和活动受限。给予吲哚美辛等非甾体类抗炎药治疗未见效，且病情恶化，出现乏力、食欲不振、体重减轻及不规律发热，近1个月来出现双腕、肘、膝关节肿胀和运动障碍。化验类风湿因子阳性，ESR 120 mm/h，CRP升高。

37．该患者最可能的诊断是

A．痛风性关节炎

B．类风湿关节炎

C．系统性红斑狼疮

D．风湿性关节炎

E．强直性脊柱炎

38．目前首选的治疗是

A．卧床休息

B．应用小剂量糖皮质激素

C．应用环磷酰胺

D．应用甲氨蝶呤和小剂量糖皮质激素

E．手术治疗

39．[假设信息] 该患者经过正规内科治疗半年，全身状况明显好转，关节症状明显缓解，但右膝关节仍持续肿痛，不能负重行走，查关节滑膜肥厚，X线片检查提示关节端骨质疏松，关节面下囊性改变，关节间隙正常，目前适宜的治疗是

A．加强右膝关节物理治疗和功能锻炼

B．继续原有治疗，定期随访

C．改用其他改善病情的抗风湿药

D．右膝关节滑膜切除术

E．右膝关节置换术

女性，27岁。多关节肿痛1年来诊，包括双腕、双手指间关节、掌指关节、双膝关节，伴晨僵2小时。查体见双手近端指间关节梭形肿胀，双腕关节肿胀。

40．该患者最可能的诊断是

A．强直性脊柱炎

B．类风湿关节炎

C．系统性红斑狼疮

D．银屑病性关节炎

E．风湿性关节炎

41．[假设信息] 进一步检查类风湿因子阳性，抗CCP抗体阳性，ESR 50 mm/h，为明确患者病情，还应做的检查是

A．双手、双腕X线片检查

B．补体检测

C．肝肾功能检测

D．免疫球蛋白检测

E．抗链球菌溶血素"O"（ASO）

42．为进一步与系统性红斑狼疮鉴别，最有意义的检查是

A．血常规

B．抗核抗体谱

C．抗心磷脂抗体

D．狼疮抗凝物

E．胸部X线片

43．[假设信息] X线片检查提示：双手指关节端骨质疏松，可见少量囊性改变，部分关节腕关节间隙模糊，目前适宜此患者的治疗是

A．单用非甾体抗炎药（NSAIDs）

B．应用NSAIDs+甲氨蝶呤

C．应用NSAIDs+糖皮质激素

D．应用NSAIDs+环磷酰胺

E．应用NSAIDs+生物制剂+甲氨蝶呤+柳氮磺胺吡啶

【B1型题】

A．关节周围软组织肿胀影和关节附近骨质疏松

B．关节间隙变窄

C．关节面出现虫蚀样改变

D．关节半脱位

E．关节破坏后的纤维性和骨性强直

44．RA患者的关节X线平片分期为Ⅱ期的异常是

45．RA患者的关节X线平片分期为Ⅲ期的异常是

【X型题】

46．类风湿关节炎的自身抗体包括

A．类风湿因子

B．抗核周因子抗体

C．抗磷脂抗体

D．抗核抗体

47．类风湿关节炎的临床表现包括

A．晨僵

B．关节疼痛和压痛

C．关节肿

D．关节畸形

48．类风湿关节炎患者的关节外表现包括

A．类风湿血管炎

B．皮肤类风湿结节

C．中性粒细胞减少

D．口干和眼干

49．与类风湿关节炎病情活动相关的因素有

A．晨僵

B．C反应蛋白
C．血沉
D．免疫复合物

50．下列属于类风湿关节炎诊断标准的有

A．心脏炎
B．晨僵
C．关节肿
D．类风湿结节

答案及解析

1．【答案】C

【解析】RA的基本病理特点为关节滑膜的急慢性炎症，在急性期滑膜充血水肿，有大量中性粒细胞浸润，导致临床出现关节腔积液，慢性期滑膜的滑膜细胞层由正常1~3层增生到5~10层或更多，滑膜下层有大量淋巴细胞的浸润，有的聚集成淋巴滤泡，有大量的新生血管，这时期的滑膜变得肥厚形如绒毛，又称血管翳，向关节软骨和软骨下骨质侵入，破坏性很强，造成关节破坏和畸形，晚期滑膜被纤维组织所代替，所以该患者基本病变的特征是滑膜炎。

2．【答案】B

【解析】类风湿关节炎主要的发病机制是免疫紊乱，活化的CD4$^+$细胞和MHC-Ⅱ型阳性的抗原提呈细胞浸润关节滑膜致病。遗传因素和社会因素也参与发病。

3．【答案】B

【解析】类风湿关节炎的滑膜组织有大量CD4$^+$细胞浸润，其产生的细胞因子IL-2和γ-干扰素增多，所以认为CD4$^+$细胞在类风湿关节炎发病中起主要作用。

4．【答案】B

【解析】类风湿关节炎是常见的自身免疫性疾病，可有明显而持久的晨僵，首发部位是近端指间、掌指和腕关节，受累关节多呈对称性、持续性，凡受累关节均可肿胀，但关节结构破坏一经出现很难逆转。

5．【答案】C

【解析】类风湿因子（RF）是一种自身抗体，其数量与类风湿关节炎的活动性和严重性成比例，可分为IgM型RF、IgG型RF和IgA型RF，在常规临床工作中测得的RF类型是IgM。

6．【答案】D

【解析】RA患者可以查到类风湿因子（RF），但阳性率仅70%，RF阳性除见于RA患者外，还可见于系统红斑狼疮、原发性干燥综合征等，因此关于RF与RA的叙述正确的是D项。

7．【答案】D

【解析】类风湿关节炎的病因和发病机制复杂，在遗传、感染（如细菌、支原体和病毒）等多因素的作用下，自身免疫反应导致的免疫损伤和修复是类风湿关节炎的发生和发展的基础，活化的CD4$^+$T细胞和MHC-Ⅱ型阳性的抗原提呈细胞浸润关节滑膜。而活化的CD8$^+$T细胞无此作用，所以答案是D。

8．【答案】C

【解析】RA是以慢性进行性关节病变为主的全身性自身免疫病，有多种自身抗体，对临床诊断有重要意义，抗CCP抗体对RA早期诊断有较大意义。而RF并非RA的特异性抗体，RF阴性也不能排除RA诊断；1%~5%的健康人群可出现RA阳性；RF对于诊断RA特异性并不大于抗CCP抗体；抗CCP抗体对RA早期诊断有较大意义；抗CCP抗体对于诊断RA的敏感性高，特异性也高。

9．【答案】B

【解析】类风湿关节炎常见以慢性多关节炎起病，其次为急性多关节炎和慢性单关节炎。

10．【答案】B

【解析】关节畸形多见于较晚期患者，与类风湿关节炎的病情活动性无关，而其余各项均与类风湿关节炎的病情活动性相关。

11．【答案】D

【解析】类风湿关节炎的关节X线片检查见到关节周围软组织肿胀阴影，关节端的骨质疏松为Ⅰ期；关节间隙因软组织的破坏而变得狭窄为Ⅱ期；关节面出现虫蚀样破坏性改变为Ⅲ期；晚期出现关节半脱位和关节破坏后的纤维性和骨性强直为Ⅳ期。

12．【答案】C

【解析】美国风湿病学会（ACR）于1987年修订的类风湿关节炎分类标准如下：①关节内或周围晨僵持续至少1小时（每天），病程至少6周；②至少同时有3个关节区的关节炎，至少6周；③手关节炎，腕、掌指、近端指间关节区中，至少1个关节区肿，至少6周；④对称性关节炎，至少6周；⑤有类风湿结节；⑥血清类风湿因子阳性（所用方法正常人群中不超过5%阳性）；⑦影像学改变，手X线片有本病的改变。有上述7项中4项者即可诊断为类风湿关节炎。因此不属于类风湿关节炎诊断标准的是关节畸形。

13．【答案】A

14.【答案】C

【解析】类风湿关节炎患者关节痛最常出现的部位是近端指间关节。

15.【答案】A

【解析】类风湿关节炎的药物治疗中包括非甾体抗炎药、改变病情抗风湿药、糖皮质激素等。选项中阿司匹林和塞来昔布是属于非甾体抗炎药，醋酸泼尼松属于糖皮质激素，只有环孢素属于改变病情抗风湿药。

16.【答案】C

【解析】改变病情抗风湿药是治疗类风湿关节炎的重要药物，有改善和延缓类风湿关节炎患者病情进展的作用，从临床研究疗效和费用等综合考虑，一般首选甲氨蝶呤，并将它作为联合治疗的基本药物。其他药物一般均不作为首选的药物。

17.【答案】B

【解析】治疗类风湿关节炎的药物有非甾体抗炎药（NSAID）、改变病情抗风湿药（DMARD）和糖皮质激素。青霉素是抗生素，不属于治疗类风湿关节炎的药物。

18.【答案】A

【解析】该中年女性患者有双腕、掌指和指间关节对称性肿痛，化验 ESR 增快，RF 阳性。首先考虑的诊断是类风湿关节炎，所以根据 1987 年美国风湿病学会制定的类风湿关节炎的诊断标准，最有帮助的进一步问诊是晨僵及持续时间。

19.【答案】A

【解析】该中年女性患者有关节肿痛、晨僵，X线片见关节间隙变窄，这些均为 1987 年美国风湿病学会制定的 RA 的诊断标准，支持 RA 的诊断，所以该患者出现胸腔积液的最可能病因是 RA 性胸膜炎；病史不支持系统性红斑狼疮性胸膜炎、结核性胸膜炎和癌性胸水；双下肢不肿，也不支持右心衰竭。

20.【答案】D

【解析】该青年女性患者呈慢性病程，有近端指间关节和腕关节肿痛、晨僵、皮下结节等，这些均为 1987 年美国风湿病学会制定的类风湿关节炎的诊断标准，支持类风湿关节炎的诊断，但仍未达到诊断类风湿关节炎标准的要求，该患者最有确定诊断意义的检查是血清类风湿因子测定。而其他检查对确诊类风湿关节炎均无意义，其中抗核抗体和血 C 反应蛋白两种检查无特异性，抗 SSA 和抗 SSB 抗体是诊断干燥综合征的检查。

21.【答案】D

【解析】该青年女性患者有近端指间关节和腕关节肿痛、晨僵、皮下结节（类风湿结节），这些均为 1987 年美国风湿病学会制定的类风湿关节炎的诊断标准，支持类风湿关节炎诊断，但仍未达到诊断标准的要求，最有助于确定诊断的辅助检查是手 X 线片（至少有骨质疏松和关节间隙的狭窄）。而其他检查中抗 dsDNA 抗体是诊断系统性红斑狼疮的特异性抗体，血沉检查无特异性，抗 SSB 和抗 SSA 抗体是诊断干燥综合征的检查。

22.【答案】E

【解析】该中年女性患者慢性病程，有多发、对称、小关节（双腕、掌指、双手近端指间关节）肿痛，伴有晨僵，晨僵每日时间≥1 小时，符合 RA 的典型表现，所以该患者最可能的诊断是 RA，而风湿性关节炎多见于青少年，其关节炎的特点为四肢大关节游走性肿痛，一般无晨僵，常有明确链球菌感染史、发热、心脏炎、皮下结节、环形红斑等，强直性脊柱炎是以侵犯中轴（脊柱）为主的慢性炎性疾病，可引起脊柱纤维化、钙化而强直，造成弯腰障碍，有明显的家族聚集现象，与 HLA-B27 有强相关性，痛风性关节炎多见于第一跖趾关节肿痛，活检可见痛风石，血尿酸多有明显增高，骨关节炎是以关节软骨为基础病变，主要表现大关节（如膝关节和髋关节）疼痛和畸形。

23.【答案】B

【解析】该中年女性患者慢性病程，对称性手近端指间关节炎，伴晨僵，持续时间超过 6 周，因此，类风湿关节炎可能性最大。病史特点并不支持其他诊断。

24.【答案】E

【解析】该中年女性类风湿关节炎患者呈慢性病程，长期服用非甾体抗炎药，化验血发现贫血（血红蛋白 78g/L），类风湿关节炎患者可出现小细胞低色素贫血，贫血主因本身慢性病变所致，亦有长期服用非甾体抗炎药造成胃肠道少量出血（可能有缺铁因素）参与，对贫血的治疗主要是治疗原发病。但类风湿关节炎患者血小板往往高于正常，可能与长期慢性炎症有关。

25.【答案】C

【解析】该中年女性患者的病史和实验室检查结果提示最可能是类风湿关节炎，血沉很快，RF 阳性，说明疾病仍在活动期，尚未进行内科治疗，所以目前暂不考虑关节手术，关节手术多适用于较晚期有畸形并失去功能的关节。

26.【答案】C　27.【答案】D　28.【答案】B

【解析】该中年男性患者慢性病程，反复双手近端指间关节、双膝关节肿痛伴晨僵，肘部可触及类风湿结节（皮下结节、质硬、无触痛），所以该患者诊断应首先考虑的是 RA。风湿性关节炎多见于青少年，其关节炎的特点为四肢大关节游走性肿痛，很少出现关节畸形，同时有明确链球菌感染史、发热、心脏炎、皮下结节、环形红斑等；系统性红斑狼疮有部分患者因手指关节肿痛为首发症状而被误诊为 RA，但其关节病变较 RA 轻，且有面部蝶形红斑、脱发、蛋白尿等；银屑病关节炎多发生于皮肤银屑病变后若干年，其中 30%~50% 的患者表现为对称性多关节炎，与 RA 极为相似，但累及远端指间关节更明显，且表现为该关节的附着端炎和手指炎，同时可有骶髂关节炎和脊柱炎；强直性脊柱炎是以侵犯中轴（脊柱）为主的慢性炎性疾病，可引起脊柱纤维化、钙化而强直，造成弯腰障碍，有明显的家族聚集现象，与 HLA-B27 有强相关性。最有助于确定 RA 诊断的辅助检查是影像学检查，即双手 X 线检查，而血清抗核抗体谱是用于筛查系统性红斑狼疮的常用检查，血清 C 反应蛋白增高提示病变处于活动期，血清抗链球菌溶血素"O"滴度升高对风湿性关节炎的诊断有帮助，血沉检查无特异性。RA 治疗的目的是为解除病人疼痛，提高其生活质量，防止关节结构继续破坏，治疗药物分为两大类：一类为改善症状的药，包括非甾体抗炎药（NSAIDs）和糖皮质激素；另一类为慢作用药物或称改变病情药，布洛芬为 NSAIDs，是首选的治疗药物，当有明显关节肿痛而不能为 NSAIDs 所控制者考虑泼尼松（糖皮质激素）治疗，其他药物（青霉胺、雷公藤和金制剂）因为其作用较慢，所以不首选。

29.【答案】A 30.【答案】D

【解析】该中年女性患者 2 个月来无诱因出现双上肢关节疼痛伴晨僵，持续约 1 个多小时，查体可见类风湿结节（双侧前臂伸面对称部位各触及两个直径约 5 mm 的皮下结节，活动，质硬，无压痛），双上肢近端指间关节、掌指关节和腕关节肿胀，有压痛，这些都符合类风湿关节炎，所以该患者最可能的诊断是类风湿关节炎。类风湿关节炎最有价值的实验室检查是血清抗 CCP 抗体，而血清抗 Sm 抗体是对系统性红斑狼疮最有价值；HLA-B27 是对强直性脊柱炎最有价值；红细胞沉降率无特异性。

31.【答案】D 32.【答案】A 33.【答案】C

【解析】该中年男性患者诊断 RA，RA 关节 X 线片对监测疾病的进展、判断疾病分期很重要，因此每个病人必须定期摄片，其中以手指及腕关节的 X 线片最有价值，根据 X 线片可将其分为 Ⅰ~Ⅳ 期：Ⅰ 期可见关节周围软组织肿胀影，关节端骨质疏松；Ⅱ 期可见关节间隙变窄；Ⅲ 期可见关节面出现虫蚀样改变；Ⅳ 期可见关节半脱位或关节破坏后的纤维性和骨性强直。所以该患者双手 X 线检查提示 RA 的分期已达 Ⅳ 期。该患者的治疗方案中，除非甾体抗炎药对症治疗外，应该首选的慢作用抗风湿药是甲氨蝶呤，有修复骨破坏的作用，其他几种药物虽然也属于慢作用抗风湿药，但均不首选。类风湿因子是一种自身抗体，可分为 IgM、IgG 和 IgA 型，但它本身特异性差，不是特异性抗体，在原发性干燥综合征等其他结缔组织病、慢性感染性疾病等亦可出现本抗体阳性，正常人类风湿因子亦可能阳性，但类风湿因子阴性亦不可以排除 RA，类风湿因子滴度与类风湿关节炎的病情活动度相关。

34.【答案】B 35.【答案】D 36.【答案】E

【解析】该青年女性患者有典型的对称性小关节痛、肿胀，晨僵约 1 小时左右，双手 X 线片检查见小囊性破坏样改变，提示诊断 RA 可能性最大。在 RA 的活动期，多数患者可以出现类风湿因子阳性，且其滴度的高低与疾病病情活动性呈正相关，而其他几种检查则与疾病病情活动性无关。该患者应选择的治疗方案是应用 NSAIDs（非甾体抗炎药）+ 甲氨蝶呤 + 柳氮磺胺吡啶，其中 NSAIDs 具有镇痛消肿作用，甲氨蝶呤和柳氮磺胺吡啶属于改变病情抗风湿药，具有阻止关节结构的破坏作用，目前主张早期应用，NSAIDs 和改变病情抗风湿药的联合应用既可以快速缓解关节疼痛，又能阻止或缓解病情的发展，同时至少两种改变病情抗风湿药联合应用可达到阻止关节结构的破坏作用。

37.【答案】B 38.【答案】D 39.【答案】D

【解析】该青年女性患者开始有典型的对称性小关节晨僵，之后出现关节肿痛和活动受限。给予吲哚美辛等非甾体抗炎药（NSAIDs）治疗未见效，且病情恶化，出现乏力、食欲不振、体重减轻及不规律发热，近 1 个月来出现双腕、肘、膝关节肿胀和运动障碍，化验类风湿因子阳性，ESR 增快（120 mm/h），CRP 升高，提示诊断 RA 可能性最大，而痛风性关节炎多见于第一跖趾关节肿痛，活检可见痛风石，血尿酸多有明显增高，也不支持其余诊断。因该患者近期症状重，吲哚美辛等 NSAIDs 治疗未见效，且病情恶化，出现乏力、食欲不振、体重减轻及不规律发热，ESR 增快（120 mm/h），CRP 升高，可首选糖皮质激素，以迅速缓解症状，一般糖皮质激素是适用于关节外症状者或有明显关节肿痛而不能为 NSAIDs 所控制者，但为延缓病情进展，应同时加用改变病情抗风湿药如甲氨蝶呤，所以目前首选的治疗是应用甲氨蝶呤和小剂量糖皮质激素。患者经过正规内科治疗半年，但右膝关节仍持续肿痛，不能负重行走，查关节滑膜肥厚，X 线片检查提示关节面下囊性改变，所以在配合药物治疗的同时，目前适宜的治疗是右膝关节滑膜切除术，滑膜切除术可以使病情得到一定的缓解，而右膝关节置换术是适用于较晚期有畸形并失去功能时，目前右膝关节尚未达到此种程度，加强右膝关节物理治疗、功能锻炼和继续原有治疗，定期随访或改用其他改善病情的抗风湿药可能不会有好的疗效。

40．【答案】B　41．【答案】A　42．【答案】B
43．【答案】E

【解析】该青年女性患者开始有典型的对称性大于3个关节区（双腕、双手指间关节、掌指关节、双膝关节）关节肿痛，晨僵大于1小时（2小时），所以该患者最可能的诊断是RA。假设该患者类风湿因子阳性，抗CCP抗体阳性，则更支持RA的诊断，为明确患者病情，还应做的检查是双手、双腕X线片检查，可以检测骨质有无破坏，已明确患者的病情进展情况，其余几种检查对明确患者病情意义不大。为进一步与系统性红斑狼疮鉴别，最有意义的检查是抗核抗体谱，特别是其中的抗dsDNA抗体和抗Sm抗体，其余几种检查对鉴别意义均较小。假设X线片检查提示双手指关节端骨质疏松、见少量囊性改变、部分关节腕关节间隙模糊，说明该患者的预后不良，所以在治疗上应采取积极的治疗方案，早期联合应用多种药物，包括应用NSAIDs、生物制剂和两种改变病情抗风湿药，所以目前适宜此患者的治疗是应用NSAIDs+生物制剂+甲氨蝶呤+柳氮磺胺吡啶。

44．【答案】B　45．【答案】C
【解析】参见第11题解析。
46．【答案】AB

【解析】类风湿关节炎的自身抗体包括类风湿因子、抗核周因子抗体。而抗磷脂抗体和抗核抗体属于其他风湿性疾病的自身抗体。

47．【答案】ABCD

【解析】类风湿关节炎是常见的风湿性疾病，类风湿关节炎的临床表现包括晨僵、关节疼痛和压痛、关节肿和关节畸形等。因此答案是ABCD。

48．【答案】ABCD

【解析】类风湿关节炎患者的关节外表现包括：①皮肤类风湿结节；②类风湿血管炎；③心脏受累（心包炎最常见）；④肺受累（肺间质病变、结节样改变、胸膜炎）；⑤口干和眼干；⑥神经系统（多表现为正中神经被腕关节周围的炎症组织压迫而出现的腕管综合征或因小血管炎引起的缺血性多发性单神经炎）；⑦血液系统（Felty综合征即本病合并有脾大和中性粒细胞减少）；⑧肾较少累及。所以答案是ABCD。

49．【答案】ABC

【解析】类风湿关节炎是常见的风湿性疾病。与病情活动相关的因素包括晨僵、血沉和C反应蛋白，当有晨僵和血沉、C反应蛋白升高时，常说明病情活动。而与免疫复合物无关。

50．【答案】BCD

【解析】晨僵、关节肿、类风湿结节等均是类风湿关节炎的诊断标准。而心脏炎不属于类风湿关节炎的诊断标准，而是风湿热的诊断要点。

四、成人 Still 病

【A1 型题】

1．成人 Still 病最突出的临床症状是
　A．发热
　B．皮疹
　C．关节痛
　D．关节炎
　E．咽痛

2．下列不属于成人 Still 病特征性临床症状的是
　A．发热
　B．皮疹
　C．关节痛
　D．关节炎
　E．淋巴结肿大

【A2 型题】

3．女性，25岁。反复发热1个月，发热时双腕、双膝关节疼痛，伴有四肢及躯干皮肤橘红色斑丘疹，热退后关节痛减轻，皮疹消退，一般情况好，饮食和二便正常。化验血白细胞 15.8×10^9/L，血清铁蛋白明显增高。初步诊断成人 Still 病。该患者目前首选的治疗药物是
　A．非甾体抗炎药
　B．糖皮质激素
　C．免疫抑制剂
　D．抗菌药物
　E．抗病毒药物

【A3/A4 型题】

女性，62岁。反复发热、浅表淋巴结肿大1月余，体温波动于 37.6～40.1℃，发热时双腕、双膝关节疼痛，颈部和腋窝淋巴结肿大，伴有四肢及躯干皮肤橘红色斑丘疹，热退后关节痛减轻，淋巴结明显缩小，皮疹消退，院外使用头孢、青霉素治疗无效，近

2天来高热达40℃以上不退，食欲差。初步诊断成人Still病。

4. 下列实验室检查结果支持诊断的是
   A. 血细菌培养阳性
   B. 白细胞 5.6×10^9/L
   C. 多形核白细胞 <80%
   D. 糖（基）化铁蛋白 ≤20%
   E. 血清铁蛋白明显降低

5. 该患者目前首选的治疗药物主要是
   A. 非甾体抗炎药
   B. 糖皮质激素
   C. 免疫抑制剂
   D. 更换其他抗菌药物
   E. 抗病毒药物

【B1 型题】
   A. 发热
   B. 皮疹
   C. 关节痛
   D. 关节炎
   E. 咽痛

6. 成人Still病患者几乎均有的临床症状是
7. 不属于成人Still病患者特征性症状的是

   A. 淋巴结肿大
   B. 糖（基）化铁蛋白 ≤20%
   C. 白细胞 $\geq 10 \times 10^9$/L
   D. 类风湿因子 <1:80

成人Still病的诊断中：

8. 属于Yamaguchi标准中的主要标准是
9. 属于美国Cush标准中的必备条件是
10. 属于2002年Fautrel标准中的主要标准是

【X 型题】

11. 与成人Still病发病相关的细胞因子有
    A. IL-1β
    B. TNF-α
    C. IFN-γ
    D. IL-5

12. 成人Still病的诊断中，属于Yamaguchi标准中主要标准的有
    A. 发热 ≥39℃ 并持续1周以上
    B. 关节炎/关节痛持续2周以上
    C. 典型皮疹
    D. 白细胞 $\geq 10 \times 10^9$/L 且80%以上为多形核白细胞

13. 成人Still病的诊断中，属于Yamaguchi标准中次要标准的有
    A. 咽痛
    B. 淋巴结和（或）脾大
    C. 肝功异常
    D. 类风湿因子和抗核抗体阴性

14. 目前成人Still病主要的治疗药物有
    A. 非甾体抗炎药
    B. 糖皮质激素
    C. 免疫抑制剂
    D. 抗菌药物

答案及解析

1. 【答案】A
   【解析】成人Still病是一组病因不明的临床综合征，主要以发热（通常高热）、一过性皮疹、关节痛、关节炎、咽痛和白细胞计数升高为临床表现，常伴有肝、脾、淋巴结大。而发热是该病最突出的临床症状。

2. 【答案】E
   【解析】发热、皮疹、关节痛、关节炎均为成人Still病的特征性临床症状，而淋巴结肿大不属于成人Still病的特征性临床症状。

3. 【答案】A
   【解析】该青年女性成人Still病患者反复发热1个月，发热时双腕、双膝关节疼痛，伴有四肢及躯干皮肤橘红色斑丘疹，热退后关节痛减轻，皮疹消退，化验血白细胞增高（15.8×10^9/L），血清铁蛋白明显增高。因为患者一般情况好，属于轻型，所以针对发热和关节痛首选的治疗药物是非甾体抗炎药。无效时再考虑应用糖皮质激素、免疫抑制剂；因为不是细菌或病毒感染，所以不用抗菌药物和抗病毒药物。

4. 【答案】D 5. 【答案】B
   【解析】该老年女性患者初步诊断成人Still病，支持诊断的实验室检查结果是糖（基）化铁蛋白 ≤20%，而血细菌培养结果应为阴性，一般白细胞 $\geq 10 \times 10^9$/L 且多形核白细胞 ≥80%，血清铁蛋白明显升高。目前该患者高热达40℃以上不退，食欲差，这样的患者首选的治疗药物主要是糖皮质激素。可以辅以非甾体抗炎药和免疫抑制剂；因为不是细菌或病毒感染，所以不用抗菌药物和抗病毒药物。

6.【答案】A 7.【答案】E
【解析】成人Still病是一组病因不明的临床综合征，该病患者几乎均有的临床症状是发热；不属于成人Still病患者特征性症状的是咽痛。

8.【答案】C 9.【答案】D 10.【答案】B
【解析】成人Still病是一组病因不明的临床综合征，目前使用的诊断标准主要是日本标准（Yamaguchi标准）、美国Cush标准及2002年Fautrel标准。属于Yamaguchi标准中的主要标准是白细胞≥$10×10^9$/L；属于美国Cush标准中的必备条件是类风湿因子<1:80；属于2002年Fautrel标准中的主要标准是糖（基）化铁蛋白≤20%。

11.【答案】ABC
【解析】现有研究证实，成人Still病患者存在细胞免疫和体液免疫异常，大量的细胞因子参与疾病发生和发展。与成人Still病发病相关的细胞因子有IL-1β、TNF-α、IFN-γ、IL-6和IL-18。没有IL-5。

12.【答案】ABCD
【解析】Yamaguchi标准的主要标准有：发热≥39℃并持续1周以上；关节炎/关节痛持续2周以上；典型皮疹；白细胞≥$10×10^9$/L且80%以上为多形核白细胞。

13.【答案】ABCD
【解析】成人Still病诊断的Yamaguchi标准中，次要标准有咽痛、淋巴结和（或）脾大、肝功异常、类风湿因子和抗核抗体阴性。

14.【答案】ABC
【解析】成人Still病主要的治疗药物有非甾体抗炎药、糖皮质激素和免疫抑制剂。因为该病不是感染性疾病，所以不包括抗菌药物。

五、系统性红斑狼疮

【A1型题】

*1．与系统性红斑狼疮（SLE）发病无关的因素是
A．遗传
B．紫外线照射
C．化学试剂
D．雄激素 （76/2013）

*2．对确诊系统性红斑狼疮（SLE）和判断其活动性参考价值最大的抗体是
A．抗核抗体
B．抗dsDNA抗体
C．抗Sm抗体
D．抗RNP抗体
E．抗Ro抗体 （74/2002）

*3．代表系统性红斑狼疮（SLE）疾病活动性的自身抗体是
A．抗dsDNA抗体
B．抗SSA（Ro）抗体
C．抗Sm抗体
D．抗核抗体 （76/2014）

*4．下列选项中，不属于抗ENA抗体的是
A．抗Sm抗体
B．抗RNP抗体
C．抗SSA抗体
D．抗rRNP抗体
E．抗drDNA抗体 （84/2006）

*5．下列与系统性红斑狼疮（SLE）病情活动性无关的实验室检查结果是
A．血清C3、C4下降
B．白细胞减少和淋巴细胞绝对值减少
C．抗dsDNA抗体升高
D．抗Sm抗体升高
E．红细胞沉降率加快 （74/2003）

6．与SLE活动无关的标记性抗体是
A．抗核抗体
B．抗Sm抗体
C．抗RNP抗体
D．抗SSA抗体
E．抗dsDNA抗体

7．诊断系统性红斑狼疮（SLE）且与疾病活动性相关的标记性自身抗体是
A．抗SSA抗体
B．抗RNP抗体
C．抗核抗体
D．抗dsDNA抗体
E．抗Sm抗体

*8．SLE患者不会出现的血液学异常是
A．血红蛋白减少
B．网织红细胞减少
C．白细胞减少
D．淋巴细胞减少
E．血小板减少 （73/2004）

9．系统性红斑狼疮与类风湿关节炎的关节炎不同点是
A．没有晨僵

B．血沉不快
C．较少关节畸形
D．无关节肿胀
E．类风湿因子阴性

10．下列属于系统性红斑狼疮（SLE）诊断标准的是
A．发热
B．口腔溃疡
C．类风湿因子阳性
D．雷诺现象
E．脱发

11．下列不属于SLE诊断标准中血液学异常的是
A．溶血性贫血
B．白细胞减少
C．淋巴细胞减少
D．单核细胞减少
E．血小板减少

12．下列不属于SLE诊断标准中肾脏病变的是
A．蛋白尿
B．红细胞管型
C．白细胞管型
D．血红蛋白管型
E．颗粒管型

13．治疗系统性红斑狼疮（SLE）的主要药物是
A．糖皮质激素
B．非甾体抗炎药
C．抗疟药
D．免疫抑制剂
E．雷公藤

14．治疗狼疮肾炎首选的免疫抑制剂是
A．环磷酰胺
B．甲氨蝶呤
C．长春新碱
D．硫唑嘌呤
E．环孢素

【A2型题】

*15．女性，32岁。因发热、关节痛2周入院。血常规：WBC $5.6×10^9$/L，Hb 96 g/L，Plt $108×10^9$/L，网织红细胞3.0%。尿常规：蛋白（+），沉渣镜检RBC 5~7/HP。该患者确诊为系统性红斑狼疮（SLE），下列辅助检查结果与其病情相符的是
A．Coombs试验（+）
B．外周血涂片可见破碎红细胞
C．血清抗肾小球基底膜抗体阳性 (75/2010)
D．尿红细胞位相显示80%红细胞形态正常

*16．女性，20岁。间断低热伴关节痛半年，1周来高热，关节痛加重，轻度头晕。查体：血压120/80 mmHg，皮肤无出血点，肝肋下1 cm，脾侧位可触及。血常规：Hb 95 g/L，Ret 6.5%，WBC $4.2×10^9$/L，Plt $76×10^9$/L，尿常规：蛋白（+++），沉渣镜检RBC 3~8/HP，偶见颗粒管型。为明确诊断，下列血液学检查中最有意义的是
A．抗核抗体谱
B．抗中性粒细胞胞质抗体
C．抗磷脂抗体
D．抗组织细胞抗体 (152/2007)

17．女性，22岁。低热、四肢关节肿痛1个月。既往体健。查体：面部见蝶形红斑。血常规：Hb 90 g/L，网织红细胞6.9%，WBC $4.2×10^9$/L，Plt $115×10^9$/L，尿常规：蛋白（++），沉渣镜检RBC 10~20/HP。该患者贫血最可能的病因是
A．再生障碍性贫血
B．系统性红斑狼疮
C．类风湿关节炎
D．慢性肾小球肾炎
E．急性白血病

18．女性，23岁。无明显诱因发热、双膝关节疼痛伴皮肤出血点10天入院。既往体健。查体：T 38.2℃，四肢皮肤散在出血点，面颊部见红斑，心、肺、腹检查未见明显异常。血常规：Hb 102 g/L，WBC $5.2×10^9$/L，Plt $24×10^9$/L，网织红细胞4.9%，尿蛋白（+++）。最可能的诊断是
A．再生障碍性贫血
B．原发免疫性血小板减少症
C．系统性红斑狼疮
D．急性肾小球肾炎
E．类风湿关节炎

19．女性，22岁。多关节疼痛2个月，近1周出现双手指间关节及掌指关节肿胀，晨僵30分钟。化验血白细胞 $3.2×10^9$/L，血小板 $83×10^9$/L；24小时尿蛋白定量1.9 g；血沉48 mm/h；血抗核抗体阳性；血C3轻度下降。最可能的诊断是
A．类风湿关节炎
B．骨关节炎
C．系统性红斑狼疮
D．原发性干燥综合征
E．系统性血管炎

20．女性，28岁。面部水肿、关节和肌肉痛6个月，无关节肿胀。化验尿蛋白（+++），当地拟诊为"肾炎"，间断服中药疗效不佳。就诊时查ANA（+），抗dsDNA抗体（+）。最可能的诊断是
A．急性肾小球肾炎
B．慢性肾小球肾炎
C．肾病综合征

D. 系统性红斑狼疮
E. 类风湿关节炎

*21. 女性，35岁。1个月来持续发热，体温波动在37.5～38℃，自觉关节痛，乏力，头痛。查体：双侧面颊部可见红斑，其他无特殊阳性体征。化验：血 Hb 86 g/L，白细胞 3.1×10⁹/L，尿蛋白（++），肝功能：ALT 92 U/L，AST 104 U/L，胸部 X 线片（-）。该患者最可能的诊断是
  A. 成人 Still 病
  B. 结核病
  C. 系统性红斑狼疮
  D. 感染性心内膜炎　　　　　　　　(41/2022)

22. 女性，25岁。高热1周，抽搐1次伴一过性神志不清，活动后轻度呼吸困难。辅助检查：尿蛋白（++），定量 1.0 g/d，血 ANA（+），血清 C3 减低，血肌酐正常。胸部 CT 提示肺动脉高压。下列情况对该患者预后最有影响的是
  A. 血清自身抗体滴度
  B. 中枢神经系统受累程度
  C. 发热持续时间
  D. 补体降低水平
  E. 24 小时尿蛋白高低

23. 女性，25岁。2周来双下肢出现紫癜，不痒，双膝、肘关节痛，不肿，但有轻压痛，大小便正常。血常规：Hb 95 g/L，网织红细胞 7.2%，WBC 6.4×10⁹/L，Plt 28×10⁹/L，尿常规：蛋白（++），沉渣镜检 RBC 20～30/HP，血 BUN 7.5 mmol/L。该患者发生出血最可能的病因是
  A. 过敏性紫癜
  B. 系统性红斑狼疮继发血小板减少性紫癜
  C. 原发免疫性血小板减少症
  D. 血栓性血小板减少性紫癜
  E. 急性白血病

【A3/A4 型题】

女性，22岁。反复口腔溃疡、关节痛、面部红斑1年，日晒后红斑加重。血常规：Hb 120 g/L，WBC 5.6×10⁹/L，Plt 143×10⁹/L，尿常规：蛋白阴性，沉渣镜检（-），超声检查提示心包、双侧胸腔少量积液。

24. 该患者最可能的诊断是
  A. 贝赫切特病
  B. 结核病
  C. 类风湿关节炎
  D. 系统性红斑狼疮
  E. 风湿热

25. 最合适的药物治疗是
  A. 糖皮质激素冲击治疗
  B. 小剂量糖皮质激素 + 羟氯喹
  C. 抗结核药物
  D. 甲氨蝶呤
  E. 青霉素

女性，25岁。1周来无明显诱因发热、双膝关节疼痛伴皮肤出血点，自测体温最高 38.8℃。既往体健。查体：T 38.1℃，四肢皮肤可见出血点，口腔颊黏膜见两处溃疡，心、肺、腹检查未见明显异常。血常规：Hb 102 g/L，WBC 5.2×10⁹/L，Plt 24×10⁹/L，网织红细胞 4.9%，尿蛋白（++）。

*26. 该患者最可能的诊断是
  A. 再生障碍性贫血
  B. 贝赫切特（Behcet）病
  C. 系统性红斑狼疮
  D. 急性肾小球肾炎

*27. 为明确诊断，查体还应特别注意的检查是
  A. 颜面部水肿
  B. 盘状红斑
  C. 结节性红斑
  D. 牙龈渗血　　　　　　　　(91，92/2018)

女性，20岁。低热、四肢关节肿痛3个月，面部见蝶形红斑。血常规：Hb 90 g/L，WBC 3.2×10⁹/L，Plt 85×10⁹/L，尿常规：蛋白（++），沉渣镜检 RBC 10～20/HP。

28. 该患者最可能的诊断是
  A. 类风湿关节炎
  B. 系统性红斑狼疮
  C. 再生障碍性贫血
  D. 急性肾小球肾炎
  E. 干燥综合征

29. 最可能出现的自身抗体是
  A. 抗 Sm 抗体
  B. 抗角蛋白抗体
  C. 抗中性粒细胞胞浆抗体
  D. 类风湿因子
  E. 抗 SSA 抗体

30. 为控制病情，治疗的首选药物是
  A. 抗生素
  B. 非甾体抗炎药
  C. 糖皮质激素
  D. 镇痛药
  E. 利尿药

女性，25岁。发热、皮疹、脱发和口腔溃疡半年。既往体健。查体：T 38.9℃，面颊部见红斑，双

手近端指间关节压痛,轻度肿胀,双下肢轻度凹陷性水肿。尿常规:蛋白(+++),沉渣镜检 RBC 20~30/HP,WBC 0~3/HP,24 小时尿蛋白定量 3.8 g,血常规:Hb 100 g/L,WBC 3.4×10^9/L,Plt 88×10^9/L,ANA 1:640,抗 SSA 抗体(+),抗 dsDNA 抗体(+),C3 减低。

31. 不能提示患者疾病处于活动期的指标是
 A. 抗 SSA 抗体(+)
 B. 抗 dsDNA 抗体(+)
 C. C3 减低
 D. 血小板减少
 E. 血红蛋白下降

32. 最佳治疗方案是泼尼松 1 mg/(kg·d) 联合
 A. 柳氮磺吡啶
 B. 羟氯喹
 C. 布洛芬
 D. 青霉素
 E. 甲氨蝶呤

女性,30 岁。面部水肿、关节和肌肉痛 6 个月,无关节肿胀,曾化验尿蛋白(++),间断服中药疗效不佳,最近化验血 ANA 阳性,抗 dsDNA 抗体阳性。

33. 该患者最可能的诊断
 A. 急性肾小球肾炎
 B. 慢性肾小球肾炎
 C. 系统性红斑狼疮
 D. 肾病综合征
 E. 类风湿关节炎

34. 若尿蛋白定量>1.0 g/d,首选的治疗药物是
 A. 利尿剂
 B. 非甾体抗炎药
 C. 抗疟药
 D. 糖皮质激素
 E. 降压药

女性,30 岁。高热 1 周,抽搐 1 次伴一过性神志不清,活动后轻度呼吸困难。辅助检查:尿蛋白(++),定量 1.0 g/d,血 ANA(+),血 C3 减低。胸部 CT 提示肺动脉高压。

35. 该患者最可能的诊断是
 A. 急性肾小球肾炎
 B. 中枢神经系统感染
 C. 系统性红斑狼疮
 D. 结核性脑膜炎
 E. 脑血管病

36. 下列情况对患者预后最有影响的是
 A. 血清自身抗体滴度
 B. 肾脏受累程度
 C. 发热持续时间
 D. 补体降低水平
 E. 脑血管病变情况

女性,30 岁。四肢关节肿痛、发热 2 个月,近 2 天来癫痫样发作 2 次,神志恍惚。血常规:Hb 85 g/L,WBC 3.2×10^9/L,Plt 32×10^9/L,尿蛋白(++),ESR 120 mm/h,RF(+),抗生素治疗无效。

37. 该患者最可能的诊断是
 A. 风湿性关节炎
 B. 类风湿关节炎
 C. 系统性红斑狼疮
 D. 颅内感染
 E. 再生障碍性贫血

38. 下一步最需要检查的是
 A. 抗核抗体谱
 B. 骨髓细胞学
 C. 脑脊液检查
 D. 头颅 CT
 E. 抗链球菌溶血素"O"

39. 该患者首选的治疗是
 A. 小剂量糖皮质激素
 B. 大剂量糖皮质激素
 C. 糖皮质激素冲击治疗
 D. 环磷酰胺
 E. 青霉素

女性,18 岁。因高热、口腔溃疡、多关节痛伴劳累后胸闷气短半个月来诊。查体见面部蝶形红斑,双颈部和右腋窝可触及数个肿大淋巴结,最大者 1.5 cm×1.2 cm 大小,肺(-),心率 75 次/分,律齐,肺动脉瓣听诊区第二心音亢进,无杂音,双下肢无水肿。化验血 ANA 阳性,抗 dsDNA 抗体阳性。

40. 该患者最可能的诊断是
 A. 风湿性关节炎
 B. 类风湿关节炎
 C. 系统性红斑狼疮
 D. 贝赫切特病
 E. 淋巴瘤

41. 该患者气短可能合并的病变是
 A. 狼疮肺炎
 B. 肺动脉高压
 C. 肺内感染
 D. 心功能不全
 E. 重度贫血

42. 进一步应该做的检查不包括

A．唾液腺流率
B．肺动脉压力测定
C．尿蛋白定量
D．超声心动图
E．血常规

43．对该患者应首先进行的治疗是
A．应用非甾体抗炎药
B．应用丙种球蛋白
C．应用糖皮质激素
D．应用抗生素
E．对症治疗

44．[假设信息]治疗后患者体温正常，3次尿蛋白定量结果>1.0 g/d，应首先采取的治疗措施是
A．甲泼尼龙冲击治疗
B．应用生物制剂
C．血浆置换
D．加用免疫抑制剂
E．加用降压药

【B1型题】
A．抗核抗体
B．抗Sm抗体
C．抗rRNP抗体
D．抗SSA抗体
E．抗SSB抗体

45．系统性红斑狼疮（SLE）的标记性抗体是
46．提示有神经精神狼疮的抗体是

A．泼尼松
B．环磷酰胺
C．硫唑嘌呤
D．羟氯喹

E．阿司匹林

47．SLE诱导缓解期的治疗药物是
48．SLE的背景治疗药物是
49．SLE合并抗磷脂综合征的首选治疗药物是

【X型题】

50．符合1997年美国风湿病学会推荐的系统性红斑狼疮分类标准包括
A．脱发
B．盘状红斑
C．光过敏
D．口腔溃疡

51．系统性红斑狼疮患者外周血化验的可能改变是
A．白细胞减少
B．血红蛋白减低
C．网织红细胞减低
D．血小板减少

52．下列疾病中引起漏出性胸腔积液的有
A．心力衰竭
B．肾病综合征
C．肝硬化
D．系统性红斑狼疮

53．狼疮肾炎的临床表现有
A．肾病综合征
B．肾盂肾炎
C．急性肾炎
D．急进性肾炎

54．在SLE应用激素冲击疗法中，适应证有
A．急进性狼疮肾炎
B．严重的中枢神经系统损害
C．严重狼疮肺炎
D．严重溶血性贫血

答案及解析

1．【答案】D
【解析】SLE是一种常见的结缔组织性疾病，SLE的发病可能与某些因素有关，如遗传、环境因素（紫外线照射、化学试剂）、雌激素等，而雄激素与SLE的发病无关。

2．【答案】B
【解析】题中所列五项均为自身抗体，其中抗dsDNA对确诊SLE和判断其活动性参考价值最大，抗Sm抗体虽对确诊SLE参考价值大，但不能判断其活动性，其余几项均参考价值不大。

3．【答案】A
【解析】SLE患者的血清中可以查到多种自身抗体，它们的临床意义可以是SLE诊断的标记，如抗Sm抗体。可以是疾病活动性的指标，如抗dsDNA抗体。抗SSA（Ro）抗体和抗核抗体虽然也是自身抗体，但抗SSA（Ro）抗体是诊断干燥综合征的自身抗体，抗核抗体见于几乎所有SLE患者，但由于它临床特异性低，它的阳性不能用作SLE患者与其他结缔组织病的鉴别。

4．【答案】E

【解析】抗 ENA 抗体是一组临床意义不同的抗体，包括：①抗 Sm 抗体：是诊断系统性红斑狼疮（SLE）的标记抗体之一，特异性达 99%，但敏感性仅 25%，而且不代表疾病活动性；②抗 RNP 抗体：常与 SLE 的雷诺现象和肌炎相关，对 SLE 诊断特异性不高；③抗 SSA 抗体：常出现于亚急性皮肤型红斑狼疮（SCLE）、SLE 合并干燥综合征时；④抗 SSB 抗体：其临床意义与抗 SSA 抗体相同，但阳性率低于抗 SSA 抗体；⑤抗 rRNP 抗体：出现此抗体则代表 SLE 的活动，同时往往提示有神经精神狼疮及其他重要内脏的损害。而抗 dsDNA 抗体，也是诊断 SLE 的标记抗体之一，而且与 SLE 的活动性密切相关，但是不属于抗 ENA 抗体。

5.【答案】D

【解析】题中所列五项均是 SLE 的重要的实验室检查，其中抗 Sm 抗体对确诊 SLE 有重要参考价值，但与 SLE 病情活动性无关，其余四项实验室检查结果均与 SLE 的病情活动密切相关。

6.【答案】B

【解析】抗 Sm 抗体和抗 dsDNA 抗体均为 SLE 的标记性抗体，只有抗 Sm 抗体与 SLE 活动无关。而抗核抗体和抗 RNP 抗体均不是 SLE 的标记性抗体；抗 SSA 抗体是与干燥综合征相关的抗体。

7.【答案】D

【解析】抗 Sm 抗体和抗 dsDNA 抗体均为诊断 SLE 的标记性抗体，但与疾病活动性相关的标记性自身抗体是抗 dsDNA 抗体。

8.【答案】B

【解析】SLE 是常见的自身免疫性疾病，常有血细胞减少，包括白细胞减少、红细胞（血红蛋白）减少、淋巴细胞减少和血小板减少。其减少的机制主要是由于免疫性破坏过多的血细胞所致，因此骨髓造血会代偿性增加，这样代表骨髓造血情况的网织红细胞不是减少，而是增加。

9.【答案】C

【解析】SLE 患者也可有关节肿胀、轻度晨僵，SLE 患者血沉可增快，RF 可以阳性，但 SLE 患者很少出现关节畸形。

10.【答案】B

【解析】1997 年美国风湿病学会（ACR）诊断标准，包括 11 项：①颧部蝶形红斑；②盘状红斑；③光过敏；④口腔溃疡；⑤关节炎；⑥肾脏病：蛋白尿＞0.5 g/d 或（+++）或管型（红细胞、血红蛋白、颗粒或混合管型）；⑦神经系统异常：癫痫或精神症状；⑧浆膜炎：胸膜炎或心包炎；⑨血液学异常：溶血性贫血或 WBC 减少或淋巴细胞减少或血小板减少；⑩抗 dsDNA 抗体（+）或抗 sm 抗体（+）或抗磷脂抗体阳性；⑪ANA（+）。

11.【答案】D

【解析】1997 年美国风湿病学会（ACR）的诊断标准中，血液学异常包括白细胞减少、红细胞（血红蛋白）减少、淋巴细胞减少和血小板减少，没有单核细胞减少。

12.【答案】C

【解析】1997 年美国风湿病学会（ACR）的诊断标准中，肾脏病变包括蛋白尿＞0.5 g/d 或（+++）或管型（红细胞、血红蛋白、颗粒或混合管型）。

13.【答案】A

【解析】SLE 是常见的自身免疫性疾病，所以治疗 SLE 的主要药物是糖皮质激素。

14.【答案】A

【解析】系统性红斑狼疮活动程度较严重时，应给予大剂量糖皮质激素和免疫抑制剂，当狼疮肾炎时，除用糖皮质激素外，首选的免疫抑制剂是环磷酰胺，会显著减少肾衰竭的发生。

15.【答案】A

【解析】该青年女性患者患 SLE，SLE 是最常见的一种自身免疫性疾病，患者的主要病情是溶血性贫血，继发免疫是其主要的发病机制，因此辅助检查结果 Coombs 试验（+）与其病情相符。而其他辅助检查结果均与 SLE 的病情无关。

16.【答案】A

【解析】该青年女性患者有发热、关节痛、肝脾大、贫血和血小板减少、肾受累等，临床上最可能考虑的诊断是 SLE，所以为明确诊断最有意义的血液学检查是抗核抗体谱，包括抗核抗体、抗 dsDNA 抗体、抗 ENA 抗体。而其余三个备选项对诊断意义较小，抗中性粒细胞胞质抗体检查有助于诊断血管炎；抗磷脂抗体检查有助于诊断抗磷脂综合征；抗组织细胞抗体检查有助于诊断免疫性血细胞减少。

17.【答案】B

【解析】该青年女性患者有低热、四肢关节肿痛、面部蝶形红斑，高度怀疑为 SLE。化验有尿蛋白（++）和贫血（Hb＜110 g/L），而且网织红细胞明显增高（6.9%），所以该患者最可能的诊断是 SLE，由其引起的溶血性贫血。而再生障碍性贫血虽有贫血，但不会有四肢关节肿痛、面部蝶形红斑，而且是网织红细胞明显减低；该患者虽有尿蛋白（++），但病史和化验也不支持慢性肾小球肾炎引起贫血诊断；病史、查体和化验结果也不支持类风湿关节炎和急性白血病。

18.【答案】C

【解析】该青年女性患者急性病程，无明显诱因发热、双膝关节疼痛伴皮肤出血点，查体见有面颊红斑，化验有溶血性贫血（Hb＜110 g/L，网织红细胞升高），血小板减少（Plt<100×10⁹/L），尿蛋白（+++），所以该患者最可能的诊断是SLE。而再生障碍性贫血应呈全血细胞减少，网织红细胞减低；原发免疫性血小板减少症可以有贫血和血小板减少，但应找不到原因，显然该患者不是；该患者虽有尿蛋白（+++），但其他特点均不支持急性肾小球肾炎诊断；该患者虽有双膝关节疼痛，但其他特点均不支持类风湿关节炎。

19.【答案】C
【解析】该青年女性患者有多关节疼痛、肿胀，有白细胞减少和血小板减少，24小时尿蛋白定量>0.5 g，抗核抗体阳性，血C3下降。已达到诊断SLE的4条标准，所以最可能的诊断是SLE，其余诊断可能性均小。

20.【答案】D
【解析】该青年女性患者有面部水肿、关节和肌肉痛，尿蛋白（+++），支持肾脏疾病，但该患者同时有自身抗体ANA和抗dsDNA阳性，提示肾脏疾病可能是继发于SLE，因此综合考虑该患者最可能的诊断是SLE，其余诊断均不太可能。

21.【答案】C
【解析】该青年女性患者有慢性低热，伴关节疼痛、颜面皮疹、贫血、白细胞低、肝肾功能损害等多脏器受累表现，应首先考虑结缔组织疾病的可能性，而系统性红斑狼疮是最常见的病因。患者无心脏方面的体征，且白细胞低、蛋白尿，不符合感染性心内膜炎表现。成人Still病常以持续性弛张热、皮肤斑丘疹、白细胞增高为特点，与本例不符。结核病患者出现多脏器受损表现少见。

22.【答案】B
【解析】该青年女性患者有高热、抽搐和一过性神志不清，活动后轻度呼吸困难。辅助检查尿蛋白（++），胸部CT提示肺动脉高压，说明有多器官受累（中枢神经系统、肺和肾），结合血ANA（+）、血清C3减低，该患者最可能是SLE，对患者预后最有影响的是中枢神经系统受累程度，是SLE死亡的主要原因之一。其余各项均意义较小。

23.【答案】B
【解析】该青年女性患者呈急性病程，有出血表现（下肢紫癜，红细胞尿），结合血小板明显减少（28×10⁹/L），肯定出血不是由于过敏性紫癜所致；结合患者有双膝、肘关节痛和有轻压痛，有溶血性贫血和尿蛋白（++），考虑该患者发生出血最可能的病因是系统性红斑狼疮继发血小板减少性紫癜；病史和化验结果不支持原发免疫性血小板减少症、血栓性血小板减少性紫癜和急性白血病。

24.【答案】D 25.【答案】B
【解析】该青年女性患者有反复口腔溃疡、关节痛、面部红斑，日晒后红斑加重，尽管血、尿常规未见异常，但结合超声检查提示心包、双侧胸腔积液，该患者最可能的诊断是SLE。1997年美国风湿病学会（ACR）诊断标准，11项中符合4项或以上者即可诊断SLE（见第10题解析）。最合适的药物治疗是小剂量糖皮质激素+羟氯喹，而糖皮质激素冲击治疗仅适用于急性暴发性危重SLE，如急性肾衰竭、神经精神狼疮的癫痫发作或明显精神症状、严重溶血性贫血等，抗结核药物适用于结核病，甲氨蝶呤适用于类风湿关节炎，青霉素是用于风湿热。

26.【答案】C 27.【答案】B
【解析】该青年女性患者急性病程，有发热、双膝关节疼痛伴皮肤出血点，有口腔颊黏膜溃疡，化验血有轻度溶血性贫血（Hb 102 g/L和网织红细胞稍增高）和血小板减少（24×10⁹/L），尿蛋白（++）等，均支持该患者最可能的诊断是系统性红斑狼疮。虽有贫血、血小板减少和发热等支持再生障碍性贫血，但网织红细胞增高，血白细胞不低等并不支持；虽有口腔颊黏膜溃疡支持贝赫切特（Behcet）病、有尿蛋白支持急性肾小球肾炎，但全部病情均不能用这些病解释。系统性红斑狼疮患者还常有盘状红斑，是其诊断依据之一，而颜面部水肿、结节性红斑和牙龈渗血均对系统性红斑狼疮的诊断无帮助。

28.【答案】B 29.【答案】A 30.【答案】C
【解析】该青年女性患者有低热、四肢关节肿痛、面部蝶形红斑。化验有全血细胞减少（Hb<110 g/L，WB<3.5×10⁹/L，Plt<100×10⁹/L），尿蛋白（++），最可能的诊断是SLE，而再生障碍性贫血虽有全血细胞减少，但不会有四肢关节肿痛、面部蝶形红斑，患者虽有尿蛋白（++），但不支持急性肾小球肾炎诊断，也不支持类风湿关节炎和干燥综合征。SLE患者最可能出现的自身抗体是抗Sm抗体，而抗角蛋白抗体和类风湿因子见于类风湿关节炎，抗中性粒细胞胞浆抗体见于血管炎，抗SSA抗体见于干燥综合征。为控制病情，治疗的首选药物是糖皮质激素，而非甾体抗炎药和镇痛药虽对四肢关节肿痛有效，但不能控制整个病情，抗生素用于控制感染，对控制病情无效，利尿药是针对肾炎的水肿。

31.【答案】A 32.【答案】B
【解析】该青年女性患者慢性病程，有多系统损害表现：口腔溃疡、皮肤（脱发和面颊部红斑）、关节肿痛、泌尿系（蛋白尿和红细胞尿）、血液系（全血细胞减少），结合ANA 1∶640、抗SSA抗体（+）、抗dsDNA抗体（+）和C3减低等临床可诊断为SLE。抗dsDNA抗体（+）、C3下降、全血细胞减少和尿蛋白（+++）等均为提示患者疾病处于活动期的指标，而抗SSA抗体（+）是不能提示患者疾病处于活动期的指标，可提示结缔组织病的可能，特别是干燥综合征。

与SLE的活动性无关。SLE患者的首选治疗是糖皮质激素（泼尼松），目前认为羟氯喹应作为背景治疗，可在诱导缓解和维持治疗中长期应用，而柳氮磺吡啶主要用于治疗强直性脊柱炎患者的外周关节炎，布洛芬是非甾体消炎药，是治疗类风湿关节炎的首选药物，青霉素是抗感染的药物，SLE是自身免疫性疾病，所以不用，甲氨蝶呤也是治疗类风湿关节炎的药物。

33.【答案】C　34.【答案】D

【解析】该青年女性患者有面部水肿、关节和肌肉痛，尿蛋白（+++），支持肾脏疾病，但该患者同时有自身抗体ANA和抗dsDNA阳性，提示肾脏疾病可能是继发于SLE，因此综合考虑该患者最可能的诊断是SLE，其余四个诊断均不太可能。若尿蛋白定量＞1.0g/d，说明疾病已累及肾脏，所以首选治疗是糖皮质激素，利尿剂仅对消除水肿有效，非甾体抗炎药和抗疟药对消除蛋白尿亦无效，降压药主要是降低血压。

35.【答案】C　36.【答案】B

【解析】该青年女性患者有高热、抽搐和一过性神志不清，活动后轻度呼吸困难。辅助检查尿蛋白（++），胸部CT提示肺动脉高压，说明有多器官受累（中枢神经系统、肺和肾脏），结合血ANA（+）、血补体C3减低，该患者最可能的诊断是SLE，其余四个诊断均不能解释多器官受累。在给出的情况中，对患者预后最有影响的是肾脏受累程度，晚期可发生尿毒症，是SLE死亡的主要原因之一。

37.【答案】C　38.【答案】A　39.【答案】C

【解析】该青年女性患者有四肢关节肿痛、发热、癫痫样发作2次，神志恍惚。化验血细胞三系减少（Hb 85 g/L，WBC 3.2×10⁹/L，Plt 32×10⁹/L），尿蛋白（++），ESR增快（120 mm/h），RF（+），抗生素治疗无效，最可能的诊断是SLE，该患者临床表现不支持风湿性关节炎，虽然RF（+），但结合临床表现亦不支持类风湿关节炎，更不支持颅内感染，虽然有血细胞三系减少，也不支持再生障碍性贫血。因为该患者最可能的诊断是SLE，所以下一步最需要检查的是抗核抗体谱，以明确诊断。该患者有癫痫样发作2次，神志恍惚，很可能是神经精神狼疮的癫痫发作，所以该患者首选的治疗是糖皮质激素冲击治疗，糖皮质激素冲击治疗的适应证是急性暴发性危重SLE，如急进性狼疮肾炎、神经精神狼疮的癫痫发作或明显精神症状、严重溶血性贫血等。

40.【答案】C　41.【答案】B　42.【答案】A
43.【答案】C　44.【答案】D

【解析】该青年女性患者有口腔溃疡、多关节痛、面部蝶形红斑，化验血ANA阳性，抗dsDNA抗体阳性，所以符合SLE的诊断。SLE发病中可以有高热伴有双颈部和右腋窝淋巴结肿大，而贝赫切特病虽有口腔溃疡，但还有复发性外阴溃疡、眼炎和针刺试验阳性等，也不支持风湿性关节炎、类风湿关节炎和淋巴瘤。该患者气短可能是肺部病变或心脏病变，该患者查体双肺未见异常，心率正常，无杂音，双下肢无水肿等，基本上排除了肺内感染、狼疮肺炎和心功能不全，也不是重度贫血，而肺动脉瓣听诊区第二心音亢进，提示合并的病变最可能是肺动脉高压。进一步应该做的检查是肺动脉压力测定以明确肺动脉高压程度，行尿蛋白定量以明确肾脏是否受累，行超声心动图检查以明确心脏情况，血常规是否有贫血等，而唾液腺流率是用于干燥综合征患者检测唾液腺功能。该患者诊断明确后，对该患者应首先进行的治疗是应用糖皮质激素，可以快速控制高热和关节痛等症状。假设治疗后患者体温正常，但3次尿蛋白定量结果仍＞1.0 g/d，说明该患者合并有狼疮肾炎，应进一步行肾穿刺病理检查，治疗上首先考虑加用环磷酰胺等免疫抑制剂。糖皮质激素和免疫抑制剂无效时可考虑血浆置换，有急性肾衰竭者可甲泼尼龙冲击治疗。

45.【答案】B　46.【答案】C

【解析】不同自身抗体有不同的临床意义。作为SLE的标记性抗体是抗Sm抗体；提示有神经精神狼疮或其他重要内脏损害的抗体是抗rRNP抗体。

47.【答案】A　48.【答案】D　49.【答案】E

【解析】药物治疗是SLE的重要治疗。SLE诱导缓解期的治疗药物是泼尼松；SLE的背景治疗药物是羟氯喹；SLE合并抗磷脂综合征的首选治疗药物是阿司匹林或华法林。

50.【答案】BCD

【解析】参见第10题解析。除脱发外，均符合系统性红斑狼疮诊断标准。

51.【答案】ABD

【解析】系统性红斑狼疮是常见的自身免疫性疾病，所以有免疫性破坏血细胞而引起患者外周血白细胞减少、血红蛋白减低和血小板减少，由于骨髓细胞代偿性增生，使血网织红细胞增高，而不是减低。

52.【答案】ABC

【解析】系统性红斑狼疮为免疫性结缔组织炎性疾患，其造成的胸腔积液一般属于渗出性。其余均为漏出性胸腔积液，主要病因是属于非炎症性疾病所致。

53.【答案】ACD

【解析】狼疮肾炎可表现为肾病综合征、急性肾炎、急进性肾炎、隐匿性肾小球肾炎和慢性肾炎。而肾盂肾炎为尿路感染，并非狼疮肾炎的表现。

54.【答案】ABCD

【解析】激素冲击疗法适用于各种狼疮危象，即急性暴发性危重SLE，如急进性狼疮肾炎、严重的中枢神经系统损害、严重狼疮肺炎、严重溶血性贫血等。

六、抗磷脂综合征

【A1 型题】

1. 下列关于系统性红斑狼疮（SLE）继发性抗磷脂综合征（APS）的叙述，正确的是
   A. 不出现在 SLE 的活动期
   B. 可表现为血小板正常
   C. 可表现为贫血
   D. 只表现为静脉血栓形成
   E. 可表现为自发性流产

2. 抗磷脂综合征（APS）静脉血栓形成的最常见部位是
   A. 下肢深静脉
   B. 上腔静脉
   C. 下腔静脉
   D. 肝静脉
   E. 颅内静脉窦

*3. 下列属于抗磷脂抗体的是
   A. 抗核抗体
   B. 类风湿因子
   C. 狼疮抗凝物
   D. 抗 Sm 抗体   (76/2007)

*4. 不属于抗磷脂抗体综合征临床特征的是
   A. 动脉和（或）静脉血栓形成
   B. 习惯性自发性流产
   C. 面颊部红斑
   D. 血小板减少   (56/2022)

【A2 型题】

5. 女性，34 岁。有反复自发性流产史，近 2 个月来月经量增多，出现面部红斑，下肢皮肤有出血点。化验血 WBC 3.8×10^9/L，Plt 50×10^9/L，ANA 1:640，抗心磷脂抗体阳性，最可能的诊断是
   A. 原发免疫性血小板减少症
   B. 子宫肌瘤
   C. 抗磷脂综合征
   D. 系统性红斑狼疮、继发抗磷脂综合征
   E. 重叠综合征

6. 女性，30 岁。左下肢肿胀 3 天，有反复多次自发性流产史。化验血 Plt 50×10^9/L。为明确病因，首选的检查是
   A. 血常规
   B. 凝血功能
   C. 肝肾功能
   D. 抗磷脂抗体
   E. 下肢彩超

【A3/A4 型题】

女性，36 岁。系统性红斑狼疮（SLE）病史 5 年，四肢皮肤出现青紫斑 2 周。既往自发性流产 2 次。化验血 ESR 107 mm/h，Hb 80 g/L，WBC 3.6×10^9/L，Plt 36×10^9/L。

7. 该患者最可能并存的诊断是
   A. 血小板减少性紫癜
   B. 自发性流产
   C. 抗磷脂综合征
   D. 再生障碍性贫血
   E. 巨幼细胞贫血

8. 最需要检查的项目是
   A. 骨髓细胞学检查
   B. 补体 3
   C. 抗血小板抗体
   D. 抗磷脂抗体
   E. 血清叶酸、维生素 B_{12}

9. 下的治疗中，需要慎重应用的是
   A. 给予糖皮质激素
   B. 给予长春新碱
   C. 输注血小板
   D. 给予重组人白细胞介素 11
   E. 给予叶酸、维生素 B_{12}

女性，41 岁。1 年来反复有口腔溃疡、关节痛，1 周来加重收入院。入院查体：面部蝶形红斑，双颈部和腋窝可触及数个肿大淋巴结，最大者 1.5 cm×1.0 cm，心、肺、腹未见异常。入院后第 2 天出现了左下肢肿胀，血管彩超显示左下肢深静脉血栓形成。

10. 该患者可能出现的情况是
    A. 继发抗磷脂综合征
    B. 血栓性静脉炎
    C. 血管炎
    D. 血栓闭塞性脉管炎
    E. 心功能不全

11. 与该患者血栓形成相关的自身抗体是
    A. 抗核抗体
    B. 抗 dsDNA 抗体

C．抗心磷脂抗体
D．抗 SSA 抗体
E．抗 Sm 抗体
12．对该患者应首先进行的药物治疗是
    A．糖皮质激素 + 抗凝治疗
    B．免疫抑制剂
    C．非甾体抗炎药
    D．丙种球蛋白
    E．抗生素

【B1 型题】

A．抗心磷脂抗体
B．类风湿因子
C．狼疮抗凝物
D．抗 Sm 抗体
E．抗 β₂ GPI 抗体

13．抗磷脂综合征最常检查和敏感性高的项目是
14．抗磷脂综合征与血栓形成相关性最强的检查项目是

A．华法林
B．阿司匹林
C．肝素
D．免疫球蛋白

E．糖皮质激素

15．治疗由抗心磷脂抗体引起的血栓形成的基础用药是
16．通过抗凝血酶Ⅲ加速凝血酶失活等机制抗凝的药物是

【X 型题】

17．抗磷脂抗体包括
    A．抗心磷脂抗体
    B．狼疮抗凝物
    C．抗 β₂ GPI 抗体
    D．类风湿因子
18．与抗磷脂抗体有关的临床特点是
    A．自发性流产
    B．血小板减少
    C．贫血
    D．动静脉血栓形成
19．抗磷脂综合征的主要临床症状是
    A．病态妊娠
    B．血栓形成
    C．贫血
    D．出血

答案及解析

1．【答案】E
【解析】SLE 可引起继发性 APS，APS 可以出现在 SLE 的活动期，其临床表现为动脉和（或）静脉血栓形成，可表现为自发性流产、血小板减少，但无贫血表现。

2．【答案】A
【解析】APS 的主要临床表现为动脉和（或）静脉血栓形成，APS 静脉血栓形成的最常见部位是下肢深静脉，以下肢深静脉血栓和肺栓塞最常见。还可见于上腔静脉、下腔静脉、肝静脉和颅内静脉窦等。

3．【答案】C
【解析】抗磷脂抗体是一种自身抗体。目前临床应用的抗磷脂抗体包括抗心磷脂抗体、狼疮抗凝物、抗 β₂ GPI 抗体等。其余三个选项虽均为自身抗体，但不属于抗磷脂抗体。

4．【答案】C
【解析】抗磷脂抗体综合征可以出现在系统性红斑狼疮的活动期，其临床特征是动脉和（或）静脉血栓形成、习惯性自发性流产、血小板减少，患者血清不止一次出现抗磷脂抗体。面颊部红斑不属于抗磷脂抗体综合征的临床特征，这是系统性红斑狼疮的临床特征。

5．【答案】D
【解析】该青年女性患者有反复自发性流产史、面部红斑、下肢皮肤出血点，化验血 WBC 及血小板下降、抗核抗体和抗心磷脂抗体阳性，符合 SLE 继发 APS 的诊断。SLE 可引起继发性 APS。

6．【答案】D
【解析】该青年女性患者有左下肢肿胀，有反复多次自发性流产史，结合化验血 Plt 减少（50×10⁹/L），最可能的病因是 APS，所以首选的检查是抗磷脂抗体。

7．【答案】C 8．【答案】D 9．【答案】C
【解析】该青年女性患者 SLE 病史 5 年，2 周来四肢皮肤出现青紫斑，因为既往自发性流产 2 次，结合化验血 ESR 增快（107 mm/h），全血细胞减少（Hb 80 g/L，WBC 3.6×10⁹/L，Plt 36×10⁹/L），最可能并存的诊断是抗磷脂综合征，抗磷脂综合征常发生于 SLE 的活动期，其临床表现有自发性流产、血小板减少及动脉和（或）静脉血栓形成。因为诊断抗磷脂综合征，所以最需要检查的项目是抗磷脂抗体，其他几项化验项目均不是诊断抗磷脂综合征的必查项目。因为抗磷脂综合征易有动脉和（或）静脉血栓形成，尽管该患者有血小板减少，但仍应慎重输注血小板，其他治疗均可以是针对 SLE 引起血小板减少的治疗，

叶酸、维生素 B_{12} 是针对巨幼细胞贫血的治疗。

10.【答案】A 11.【答案】C 12.【答案】A

【解析】该中年女性患者有口腔溃疡、关节痛、面部蝶形红斑，是 SLE 的表现，浅表淋巴结肿大也可以是 SLE 的继发病变，符合 SLE 诊断。入院后该患者出现了左下肢肿胀，血管彩超显示左下肢深静脉血栓形成，该患者可能出现的情况是继发抗磷脂综合征，而其余几种情况均不好解释。与该患者血栓形成相关的自身抗体肯定是抗心磷脂抗体，而抗核抗体、抗 dsDNA 抗体和抗 Sm 抗体都是用于 SLE 的诊断，抗 SSA 抗体是见于干燥综合征。因此对该患者应首先进行的药物治疗是应用糖皮质激素＋抗凝治疗。

13.【答案】A 14.【答案】E

【解析】抗磷脂抗体是一种自身抗体。目前临床应用的抗磷脂抗体包括抗心磷脂抗体、狼疮抗凝物、抗 $β_2$GPI 抗体等，抗磷脂综合征最常检查和敏感性高的项目是抗心磷脂抗体；抗磷脂综合征与血栓形成相关性最强的检查项目是抗 $β_2$ GPI 抗体。

15.【答案】A 16.【答案】C

【解析】抗磷脂综合征的主要临床表现为动脉和（或）静脉血栓形成，治疗由抗心磷脂抗体引起的血栓形成的基础用药是华法林；通过抗凝血酶Ⅲ加速凝血酶失活等机制抗凝的药物是肝素。

17.【答案】ABC

【解析】抗磷脂抗体包括抗心磷脂抗体、狼疮抗凝物和抗 $β_2$GPI 抗体。而类风湿因子是属于其他自身抗体。

18.【答案】ABD

【解析】与抗磷脂抗体有关的临床特点是自发性流产、血小板减少和动、静脉血栓形成。但不一定发生贫血。

19.【答案】AB

【解析】抗磷脂综合征的主要临床症状是病态妊娠（自发性流产、死胎）和血栓形成相关症状。很少出血，一般不发生贫血。

七、脊柱关节炎

【A1 型题】

1. 脊柱关节炎中，最典型的疾病是
   A．炎症性肠病关节炎
   B．反应性关节炎
   C．银屑病关节炎
   D．强直性脊柱炎
   E．幼年脊柱关节炎
2. 脊柱关节炎最突出的临床特征是
   A．阳性家族史
   B．中轴关节（尤其是骶髂关节）炎症
   C．常见指/趾炎和附着点炎
   D．与 HLA-B27 密切相关
   E．炎症性外周关节炎常累及下肢关节，且不对称
3. 与强直性脊柱炎发病密切相关的基因是
   A．HLA-DR4
   B．HLA-B7
   C．HLA-B5
   D．HLA-B27
   E．HLA-DW4
4. 强直性脊柱炎的基本病理特点是
   A．外分泌腺体炎症
   B．肌腱附着点炎
   C．滑膜炎
   D．关节软骨退行性变
   E．皮下结缔组织增生
5. 强直性脊柱炎的临床表现是
   A．年轻女性多见
   B．双手指关节对称性肿胀为主
   C．下腰背痛伴晨僵
   D．以突发第一跖趾关节肿痛为主要特征
   E．大部分患者类风湿因子阳性
6. 强直性脊柱炎的关节 X 线片特点是
   A．骨端骨质疏松
   B．关节边缘骨质增生
   C．局限性骨质疏松，关节旁偏心性、虫蚀状骨质缺损
   D．关节边缘骨侵蚀，骨质溶解增生，间隙狭窄及铅笔套样改变
   E．椎体方型变，椎体前缘软组织骨化呈竹节样改变
7. 有助于强直性脊柱炎诊断的是
   A．抗核抗体阳性
   B．抗 Sm 抗体阳性
   C．ANCA 阳性
   D．HLA-B27 阳性
   E．抗心磷脂抗体阳性
8. 对外周关节受累的脊柱关节炎患者优先选用的药物是
   A．阿司匹林
   B．NSAIDs
   C．糖皮质激素

D. 柳氮磺吡啶
E. 活性 Vit D

【A2 型题】

9. 男性，21岁。髋关节及骶髂部疼痛半年，活动后症状减轻，2个月前出现左膝关节肿痛。最可能的诊断是
   A. 痛风性关节炎
   B. 类风湿关节炎
   C. 风湿性关节炎
   D. 强直性脊柱炎
   E. 反应性关节炎

10. 女性，25岁。尿频、尿急1周，关节肿痛2天。查体：双眼球结膜充血，左膝关节肿。尿常规：蛋白（-），沉渣镜检白细胞 15~20/HP。最可能的诊断是
    A. 反应性关节炎
    B. 类风湿关节炎
    C. 风湿性关节炎
    D. 强直性脊柱炎
    E. 贝赫切特病

11. 男性，32岁。胸、腹部皮肤见片状鳞屑样皮损5年，近半年来出现远端指间关节肿痛，指甲可见顶针样凹陷。最可能的诊断是
    A. 反应性关节炎
    B. 类风湿关节炎
    C. 银屑病关节炎
    D. 痛风性关节炎
    E. 骨性关节炎

【A3/A4 型题】

男性，29岁。间断腰背疼痛5年，夜间及晨起明显，近1周无诱因出现左膝关节肿痛，伴活动受限。

12. 该患者最可能的诊断是
    A. 类风湿关节炎
    B. 强直性脊柱炎
    C. 痛风性关节炎
    D. 骨性关节炎
    E. 结核性关节炎

13. 下列检查中，对诊断最有帮助的是
    A. 血沉和血常规
    B. 结核菌素试验
    C. 膝关节 X 线片
    D. HLA-B27 及骶髂关节 X 线片
    E. 抗核抗体及抗角蛋白抗体

14. 应选择的治疗方案是
    A. 非甾体抗炎药单独应用
    B. 非甾体抗炎药加糖皮质激素
    C. 非甾体抗炎药加柳氮磺吡啶
    D. 糖皮质激素
    E. 非甾体抗炎药加青霉素

【B1 型题】

A. 腰背痛
B. 手指关节畸形
C. 骶髂关节炎
D. 肌腱端炎
E. 指（趾）炎

15. 强直性脊柱炎最常见和首发的症状是
16. 强直性脊柱炎的常规 X 线片特点是

A. 0 级
B. 1 级
C. 2 级
D. 3 级
E. 4 级

17. 强直性脊柱炎的常规 X 线片显示轻微异常，局部小区域出现侵蚀或硬化，骶髂关节间隙宽度无改变。其分级是
18. 强直性脊柱炎的常规 X 线片显示明显异常，中度或晚期骶髂关节炎，伴有侵蚀、硬化征象、增宽、狭窄或部分关节强直。其分级是
19. 强直性脊柱炎的常规 X 线片显示严重异常，完全性关节强直。其分级是

A. 强直性脊柱炎
B. 反应性关节炎
C. 银屑病关节炎
D. 贝赫切特病
E. 多发性肌炎

20. 男性，25岁。左膝关节肿痛伴尿痛、尿急1周。查体：左膝浮髌试验阳性。血化验 ESR 70 mm/h，HLA-B27（+），尿沉渣镜检 WBC 10~12/HP。最可能的诊断是
21. 女性，40岁。颈后部及头皮片状鳞屑样皮损4年，近半年反复出现双手关节痛。查体：双手远端指间关节肿。化验 RF（-），HLA-B27（+），ESR 45 mm/h。最可能的诊断是
22. 男性，29岁，间断腰背僵硬3年余，左踝关节肿痛1周。化验 RF（-），ESR 70mm/h，HLA-B27（+）。最可能的诊断是

【X 型题】

23. 下列属于脊柱关节炎的有

A．炎症性肠病关节炎
B．反应性关节炎
C．银屑病关节炎
D．未分化脊柱关节炎

24．脊柱关节炎共同的临床特征有
A．中轴关节（尤其是骶髂关节）炎症
B．炎症性外周关节炎常累及下肢关节，且不对称
C．常见指/趾炎和附着点炎
D．与HLA-B27密切相关

25．强直性脊柱炎的常见体征有
A．骶髂关节压痛
B．脊柱前屈、后伸、侧弯和转动受限
C．胸廓活动度减低
D．枕墙距＞0

26．强直性脊柱炎的一线用药有

A．非甾体抗炎药
B．抗TNF拮抗剂
C．改变病情的抗风湿药
D．糖皮质激素

27．强直性脊柱炎预后不良的相关因素有
A．髋关节受累
B．HLA-B27阳性
C．持续的血沉、C反应蛋白增高
D．中年起病

28．可诊断为炎性腰背痛的标准有
A．腰背痛发生于40岁以前
B．隐匿性发作
C．运动后可加重
D．夜间痛，起床后可缓解

答案及解析

1．【答案】D
【解析】脊柱关节炎包括强直性脊柱炎、反应性关节炎、银屑病关节炎、炎症性肠病关节炎、幼年脊柱关节炎和未分化脊柱关节炎，其中最典型的疾病是强直性脊柱炎。

2．【答案】B
【解析】脊柱关节炎是一类以累及脊柱、关节韧带和肌腱为主要表现的慢性炎症性风湿疾病。共同的临床特征有：①中轴关节（尤其是骶髂关节）炎症；②炎症性外周关节炎常累及下肢关节，且不对称；③常见指/趾炎和附着点炎；④与HLA-B27密切相关；⑤阳性家族史；⑥皮肤和生殖器病变、眼和肠道炎症、与先前或持续性感染性疾病相关。其中最突出的临床特征是中轴关节（尤其是骶髂关节）炎症。

3．【答案】D
【解析】强直性脊柱炎是脊柱关节炎常见的临床类型，有明显家族聚集现象，与HLA-B27有强相关性。

4．【答案】B
【解析】强直性脊柱炎是脊柱关节炎常见的临床类型，强直性脊柱炎的基本病理特点是肌腱附着点炎。

5．【答案】C
【解析】强直性脊柱炎是脊柱关节炎常见的临床类型，以中轴关节受累为主，临床表现为下腰背痛伴晨僵。

6．【答案】E
【解析】强直性脊柱炎是脊柱关节炎常见的临床类型，以中轴关节受累为主，强直性脊柱炎的关节X线片特点除骶髂关节改变外，脊柱椎体可因前缘凹面消失而形成方型变，后期可因棘上韧带骨化和椎间盘钙化而形成竹节样改变。

7．【答案】D
【解析】强直性脊柱炎是脊柱关节炎常见的临床类型，强直性脊柱炎有明显家族聚集现象，与HLA-B27有强相关性。90%的强直性脊柱炎患者HLA-B27阳性。

8．【答案】D
【解析】对外周关节受累的脊柱关节炎患者，需使用一种改善病情的抗风湿药的药物规律治疗，优先选用柳氮磺吡啶。

9．【答案】D
【解析】该青年男性患者髋关节及骶髂部疼痛，最近出现左膝单关节炎，无发热或其他感染症状，最可能的诊断是强直性脊柱炎。

10．【答案】A
【解析】该青年女性患者有尿道炎（尿频、尿急1周，尿沉渣镜检白细胞15~20/HP）、关节肿痛2天，结合查体双眼球结膜充血，左膝关节肿符合反应性关节炎，最可能的诊断是反应性关节炎。

11．【答案】C
【解析】该青年男性患者有胸、腹部皮肤见片状鳞屑样皮损4年半后出现远端指间关节肿痛，指甲可见顶针样凹陷。银屑病关节炎常出现在银屑病后数年，可出现关节不对称肿痛，指甲顶针样凹陷是该病特征性变化。所以最可能的诊断是银屑病关节炎。

12．【答案】B　13．【答案】D　14．【答案】C
【解析】该青年男性患者慢性病程，间断腰背疼痛，夜间及晨起明显，近1周无诱因出现左膝关节肿

痛，伴活动受限，出现腰背疼痛和单侧下肢非对称性关节炎时，应高度怀疑强直性脊柱炎，应行血 HLA-B27 及骶髂关节 X 线片检查，有助于诊断。强直性脊柱炎的治疗应以非甾体抗炎药加柳氮磺吡啶（即缓解病情药物）为首选。

15．【答案】A　16．【答案】C
【解析】强直性脊柱炎是脊柱关节炎常见的临床类型，以中轴关节受累为主，其最常见和首发的症状是腰背痛。强直性脊柱炎的常规 X 线片特点对其诊断有帮助，其特点是骶髂关节炎，可分为 5 个等级。

17．【答案】C　18．【答案】D　19．【答案】E
【解析】强直性脊柱炎是脊柱关节炎常见的临床类型，以中轴关节受累为主，其常规 X 线片特点对其诊断有帮助，可分为 5 个等级。强直性脊柱炎的常规 X 线片显示轻微异常，局部小区域出现侵蚀或硬化，骶髂关节间隙宽度无改变，其分级是 2 级；强直性脊柱炎的常规 X 线片显示明显异常，中度或晚期骶髂关节炎，伴有侵蚀、硬化征象、增宽、狭窄或部分关节强直，其分级是 3 级；强直性脊柱炎的常规 X 线片显示严重异常，完全性关节强直，其分级是 4 级。

20．【答案】B　21．【答案】C　22．【答案】A
【解析】第 20 题是青年男性患者，左膝关节肿痛伴尿痛、尿急，查体左膝浮髌试验阳性，结合血化验 ESR 增快（70 mm/h），HLA-B27（+）和尿沉渣镜检 WBC 增多（10~12/HP），即出现关节炎及尿路感染，所以最可能的诊断是反应性关节炎。第 21 题是中年女性患者，有颈后部及头皮片状鳞屑样皮损（银屑病）3 年半后反复出现双手关节痛，查体见双手远端指间关节肿，结合化验 HLA-B27（+），ESR 增快（45 mm/h），所以最可能的诊断是银屑病关节炎。第 22 题青年男性患者是强直性脊柱炎的好发者，间断腰背僵硬，近 1 周左踝关节肿痛，结合化验 ESR 增快（70 mm/h），HLA-B27（+），所以最可能的诊断是强直性脊柱炎。

23．【答案】ABCD
【解析】脊柱关节炎的类型有强直性脊柱炎、反应性关节炎、银屑病关节炎、炎症性肠病关节炎、幼年脊柱关节炎和未分化脊柱关节炎。

24．【答案】ABCD
【解析】脊柱关节炎是一类以累及脊柱、关节韧带和肌腱为主要表现的慢性炎症性风湿疾病。共同的临床特征有：①中轴关节（尤其是骶髂关节）炎症；②炎症性外周关节炎常累及下肢关节，且不对称；③常见指/趾炎和附着点炎；④与 HLA-B27 密切相关；⑤阳性家族史；⑥皮肤和生殖器病变、眼和肠道炎症、与先前或持续性感染性疾病相关。

25．【答案】ABCD
【解析】强直性脊柱炎是脊柱关节炎常见的临床类型，其常见体征有骶髂关节压痛，脊柱前屈、后伸、侧弯和转动受限，胸廓活动度减低，枕墙距>0。

26．【答案】AB
【解析】强直性脊柱炎临床可用药物治疗，非甾体抗炎药和抗 TNF 拮抗剂是强直性脊柱炎的一线用药，而没有足够证据证实改变病情的抗风湿药对强直性脊柱炎有效，循证医学证据不支持应用糖皮质激素。

27．【答案】ABC
【解析】髋关节受累、HLA-B27 阳性、持续的血沉、C 反应蛋白增高和幼年起病等是强直性脊柱炎预后不良的相关因素。

28．【答案】ABD
【解析】按 2009 年重新定义的炎性腰背痛筛选标准，下述 5 项中满足 4 项者即可诊断为炎性腰背痛：①腰背痛发生于 40 岁以前；②隐匿性发作；③运动后可改善；④休息后无缓解；⑤夜间痛，起床后可缓解。

八、干燥综合征

【A1 型题】

1．主要累及的靶器官以外分泌腺体的慢性炎症改变为主要特点的风湿性疾病是
   A．骨性关节炎
   B．类风湿关节炎
   C．风湿性关节炎
   D．干燥综合征
   E．系统性红斑狼疮

2．符合干燥综合征唇黏膜病理的是
   A．血管翳形成
   B．淋巴细胞灶状浸润
   C．白细胞增多
   D．补体沉积
   E．NK 细胞浸润

3．不属于诊断干燥综合征的 2002 年国际分类/诊断标准的是
   A．3 个月以上口干症状
   B．3 个月以上眼干症状
   C．抗 SSA、SSB 抗体阳性

D. RF、ANA 阳性

E. Schirmer 试验阳性

*4. 继发于系统性红斑狼疮（SLE）的干燥综合征患者中，出现的特异性抗体是

　A. 抗 SSA 抗体

　B. 抗磷脂抗体

　C. 抗 RNP 抗体

　D. 抗组蛋白抗体　　　　　　　　（74/2009）

【A2 型题】

5. 男性，50 岁。2 年来口干、眼干，近 1 个月来加重伴双膝关节疼痛，哭时无泪。查体：舌干，牙齿多个脱落，双膝关节无肿胀。血常规：Hb 105 g/L，WBC $3.4×10^9$/L，Plt $110×10^9$/L，ANA 1：320 阳性，ESR 34 mm/h，尿常规无异常。该患者在皮肤的特征性表现是

　A. 紫癜样皮疹

　B. 荨麻疹样皮疹

　C. 结节样红斑

　D. 环形红斑

　E. 盘状红斑

6. 女性，51 岁。口干、双眼异物感、多饮 4 年，近 1 个月加重伴大小关节痛。查体：多发龋齿，舌红无苔，关节无畸形、肿大及压痛。下列检查对该患者的诊断最有提示意义的是

　A. ANCA

　B. 抗 SSB 抗体

　C. 嗜酸性粒细胞计数

　D. 血小板计数

　E. ASO

7. 女性，55 岁。双下肢皮肤紫癜 1 个月，伴有低热，双手小关节、膝关节、踝关节疼痛，无关节肿胀，晨僵约 10 分钟。查体见口腔多个龋齿，无关节畸形、肿胀及压痛。血常规正常，ANA 1：160 阳性，RF 1：320 阳性，抗 SSA 抗体阳性，余自身抗体均阴性，血蛋白电泳：γ 球蛋白 30%。该患者最可能的诊断是

　A. 类风湿关节炎

　B. 过敏性紫癜

　C. 病毒感染

　D. 原发性干燥综合征

　E. 骨关节炎

【A3/A4 型题】

女性，40 岁。患系统性红斑狼疮（SLE）10 余年，口干、眼干 2 个月。查体有双侧胸腔积液征。化验尿蛋白（+），血 ANA（+），抗 SSA 抗体（+），抗 SSB 抗体（+）。

8. 该患者最可能并存的诊断是

　A. 原发性干燥综合征

　B. 继发性干燥综合征

　C. 抗磷脂综合征

　D. 结核性胸膜炎

　E. 急性肾小球肾炎

9. 对明确诊断最有意义的检查是

　A. 泪膜破裂时间

　B. 唾液流率

　C. 唇腺活检

　D. Schirmer 试验

　E. 腹部 B 超

女性，55 岁。近 10 年来口干、眼干，近 1 年加重，进干食需饮水，哭时无泪，伴双膝关节疼痛。查体：下肢可见散在紫癜样皮疹，舌干，牙齿多个脱落，双膝关节无肿胀。血常规：Hb 100 g/L，WBC $3.4×10^9$/L，Plt $80×10^9$/L，ANA 1：640 阳性，ESR 34 mm/h，类风湿因子阳性，尿常规未见异常，双膝关节 X 线片检查未见异常。

10. 下列检查无助于诊断的是

　A. 检查双泪腺分泌功能

　B. 唾液流率

　C. 唇腺活检

　D. 抗 Sm 抗体

　E. 抗 SSA 抗体

11. 该病肾脏受累是主要的特点是

　A. 可有肾小管酸中毒、低血钾

　B. 常有肾小管坏死

　C. 远端肾小管较少受累

　D. 近端肾小管受累多见

　E. 肾小球常受累

12. 对此患者的治疗，下列最合适的是

　A. 应用升白细胞药物

　B. 应用糖皮质激素

　C. 应用羟氯喹

　D. 应用非甾体抗炎药（NSAID）

　E. 应用抗生素

13. 下列不提示该患者可能发展为淋巴瘤的是

　A. 持续腮腺肿大

　B. 新近白细胞减少

　C. 出现贫血

　D. 低 C3 水平

　E. 出现单克隆球蛋白

女性，48 岁。近 3 年口干、乏力，加重 3 个月

而就诊。查体：口腔多发龋齿，多个残留黑色牙根，全身多个淋巴结肿大。化验血 ESR 89 mm/h，血清γ球蛋白增高，ANA 1:160 阳性，抗 SSA 抗体阳性。

14．该患者最可能的诊断是
    A．系统性红斑狼疮
    B．干燥综合征
    C．病毒性肝炎
    D．多发性肌炎
    E．多发性骨髓瘤

15．下列检查对诊断最有意义的是
    A．唇腺病理检查
    B．抗 dsDNA 抗体
    C．肝炎病毒相关检查
    D．血清肌酶谱
    E．血清免疫固定电泳

16．该病最常出现的内脏损伤是
    A．肾小球肾炎
    B．肾小管酸中毒
    C．致残性关节炎
    D．肾盂肾炎
    E．腰椎压缩性骨折

17．[假设信息] 患者给予简单对症治疗，如随访过程中淋巴结较前肿大明显，出现单克隆免疫球蛋白水平的逐渐增高，应首先考虑的可能是
    A．病情缓解
    B．病情加重
    C．病毒感染
    D．淋巴瘤
    E．急性淋巴细胞白血病

女性，30岁。1个月来无明显诱因出现口、眼干燥，半个月来出现四肢关节疼痛，以肘、膝关节明显，一直未诊治。近几天来进固体食物须用水吞服，无多饮、多尿，大便正常。既往体健。查体：T 36.8℃，BP 120/80 mmHg，舌体干燥，口腔异味大，心、肺、腹检查未见异常，肘、膝关节稍肿胀、轻压痛，下肢不肿。血常规：Hb 94 g/L，RBC $3.1×10^{12}$/L，WBC $3.5×10^9$/L，Plt $126×10^9$/L。

*18．该患者最可能的诊断是
    A．干燥综合征
    B．系统性红斑狼疮
    C．类风湿关节炎
    D．糖尿病

*19．最具有诊断意义的实验室检查是
    A．血清抗 Sm 抗体
    B．空腹血糖
    C．血清 RF
    D．血清抗 SSA、SSB 抗体　　　　(91, 92/2020)

女性，50岁。口干、乏力1年，加重伴夜尿增多1月余。既往体健。查体：舌面干裂，口腔颊黏膜可见数处小溃疡，多发龋齿，多个残留黑色牙根。化验：血 ESR 84 mm/h，ANA 1:160 阳性，抗 SSA 抗体阳性。

*20．该患者最可能的诊断是
    A．系统性红斑狼疮
    B．多发性骨髓瘤
    C．干燥综合征
    D．贝赫切特病

*21．该病最常见的并发症是
    A．肾小管损伤
    B．肾小管酸中毒
    C．消化道多发溃疡并出血
    D．病理性骨折　　　　(91, 92/2021)

【B1 型题】

A．Schirmer 试验
B．唾液流率
C．血 IgG 测定
D．血抗 SSA 抗体
E．血抗 SSB 抗体

22．属于干燥综合征口干燥症的相关检查是
23．属于干燥综合征干燥性角膜炎的检查是

【X 型题】

24．干燥综合征患者的泪腺功能检测包括
    A．Schirmer 试验
    B．泪膜破裂时间
    C．抗 SSA 抗体
    D．眼部染色试验

25．干燥综合征患者的唾液腺功能检测包括
    A．Schirmer 试验
    B．唾液流率
    C．腮腺造影
    D．唾液腺放射性核素扫描

26．2002年干燥综合征国际分类/诊断标准要求诊断干燥综合征时，需除外的疾病包括
    A．淋巴瘤
    B．艾滋病
    C．结节病
    D．糖尿病

27．2002年干燥综合征国际分类/诊断标准中，属于口腔症状的有
    A．每日感口干持续3个月以上
    B．成年后腮腺反复或持续肿大

C．吞咽干性食物时需用水帮助
D．牙齿逐渐变黑继而小片脱落

28．2002年干燥综合征国际分类/诊断标准中，属于眼部症状的有
   A．每日感到不能忍受的眼干持续3个月以上
   B．有反复沙子进眼或砂磨感觉
   C．每日需用人工泪液3次或3次以上
   D．眼睑肿胀、角膜干燥甚至溃疡

29．干燥综合征的局部治疗有
   A．应用人工泪液
   B．应用人工唾液
   C．应用毛果芸香碱
   D．应用糖皮质激素

30．干燥综合征的系统治疗有
   A．口服钾盐片
   B．应用免疫抑制剂
   C．应用毛果芸香碱
   D．应用糖皮质激素

答案及解析

1．【答案】D
【解析】题中所列疾病均为风湿性疾病，其中只有干燥综合征是一种主要累及外分泌腺体的慢性炎症性改变为主要特点的风湿性疾病。

2．【答案】B
【解析】干燥综合征是一个主要累及外分泌腺体的慢性炎症性自身免疫病，其特异性组织学检查病理改变对诊断有重要意义，唇腺病理具有较高的特异性。干燥综合征外分泌腺病理主要为淋巴细胞浸润（4 mm² 组织内至少有50个淋巴细胞聚集的1个灶）。

3．【答案】D
【解析】干燥综合征的2002年国际分类/诊断标准中不包括RF、ANA阳性。

4．【答案】A
【解析】SLE患者体内可以查到多种自身抗体，对SLE的诊断有重要意义。当出现抗SSA抗体时，则提示患者有继发于SLE的干燥综合征；若有抗磷脂抗体时，则提示患者合并有抗磷脂综合征；若有抗RNP抗体时，则与患者发生雷诺现象和肌炎相关；而抗组蛋白抗体的特异性低。

5．【答案】A
【解析】该中年男性患者慢性病程，主要临床表现是口干、眼干，哭时无泪，牙齿多个脱落。最可能的诊断是干燥综合征，而干燥综合征在皮肤的特征性表现是紫癜样皮疹，其余皮疹均不是。

6．【答案】B
【解析】该中年女性患者慢性病程，口干、双眼异物感、多饮，近1个月加重伴大小关节痛，查体见多发龋齿，最可能的诊断是干燥综合征，目前认为诊断原发性干燥综合征较特异的抗体是抗SSB抗体。

7．【答案】D
【解析】该中年女性患者有皮肤紫癜、关节炎、多个龋齿，化验ANA 1∶160阳性，RF 1∶320阳性，抗SSA抗体阳性，γ球蛋白增高（30%），均支持干燥综合征的诊断，未发现继发原因，所以最可能诊断是原发性干燥综合征。

8．【答案】B 9．【答案】C
【解析】该中年女性患者SLE 10余年，有双侧胸腔积液、尿蛋白（+），ANA（+）均是SLE的表现。近2个月口干、眼干，结合抗SSA抗体（+），抗SSB抗体（+），肯定有干燥综合征，而结合该患者是患SLE，所以该患者最可能并存的诊断是SLE继发干燥综合征，其余几种诊断均不支持。干燥综合征是一个主要累及外分泌腺体的慢性炎症性自身免疫病，同时有多个系统损害，其特异性病理改变为受损组织的外分泌腺体的间质内有大量淋巴细胞的浸润，唇腺活检显示有淋巴细胞聚集成灶，所以对明确诊断最有意义的检查是唇腺活检，泪膜破裂时间、唾液流率和Schirmer试验虽然亦有帮助，但不是最有意义的检查，腹部B超可能对急性肾小球肾炎的诊断有帮助。

10．【答案】D   11．【答案】A   12．【答案】B
13．【答案】D
【解析】该中年女性患者呈慢性病程，长期口干、眼干，化验免疫学指标多项异常，干燥综合征是一个主要累及外分泌腺体的慢性炎症性自身免疫病，同时有多个系统损害，其特异性病理改变为受损组织的外分泌腺体的间质内有大量淋巴细胞的浸润，腺体导管扩张或狭窄，腺体（如唾液腺和泪腺）有破坏，功能受损而出现口干、眼干，除抗Sm抗体有利于系统性红斑狼疮诊断外，其余几种检查均可协助诊断。干燥综合征时多表现为远端肾小管损伤，常有肾小管酸中毒、周期性低血钾性肌肉麻痹。干燥综合征的治疗除对症治疗外，糖皮质激素主要用于有神经系统损害、肾脏损害、肺间质病、肝损害、血小板和白细胞减低、肌炎者，所以对此患者的治疗最合适的是应用糖皮质激素。干燥综合征患者若出现持续腮腺肿大、新

近白细胞减少、出现贫血、单克隆球蛋白，原有自身抗体消失等可提示要发展为淋巴瘤，而低C3水平不提示可能发展为淋巴瘤。

14.【答案】B　15.【答案】A　16.【答案】B

17.【答案】D

【解析】该中年女性患者呈慢性病程，口干、乏力、口腔多发龋齿，多个残留黑色牙根，全身多个淋巴结肿大，ESR增快（89 mm/h），γ球蛋白增高，ANA阳性，抗SSA抗体阳性，支持干燥综合征的诊断。对诊断最有意义的是唇腺病理检查。干燥综合征易累及远端肾小管，引起Ⅰ型肾小管酸中毒。干燥综合征的病理基础是淋巴细胞和浆细胞的浸润，可累及多种腺体并可有腺外表现。由于淋巴细胞浸润非常丰富，B细胞系恶性增殖，可形成假性淋巴瘤或淋巴瘤。干燥综合征患者如出现单克隆免疫球蛋白的增高，应警惕淋巴瘤的可能，其发生淋巴瘤的概率是正常人的40多倍。

18.【答案】A　19.【答案】D

【解析】该青年女性患者急性病程，无明显诱因出现口、眼干燥和四肢关节疼痛，近几天来进固体食物须用水吞服，无多饮、多尿，结合查体见舌体干燥，口腔异味大，肘、膝关节稍肿胀、轻压痛，最可能的诊断是干燥综合征，其余几种诊断均不支持。干燥综合征最具有诊断意义的实验室检查是血清抗SSA、SSB抗体，而血清抗Sm抗体是针对系统性红斑狼疮，血清RF是针对类风湿关节炎，空腹血糖是针对糖尿病。

20.【答案】C　21.【答案】B

【解析】该中年女性患者慢性病程，口干、乏力，查体见舌面干裂，口腔颊黏膜可见数处小溃疡，多发龋齿，多个残留黑色牙根，结合化验血ESR增快（84 mm/h），ANA和抗SSA抗体阳性，最可能的诊断是干燥综合征。干燥综合征是一种弥漫性结缔组织病，还可累及内脏器官，结合该患者有夜尿增多，常表现为肾小管酸中毒，所以该病最常见的并发症是肾小管酸中毒。

22.【答案】B　23.【答案】A

【解析】干燥综合征是一个主要累及外分泌腺体的慢性炎症性自身免疫病，可对腺体功能进行相应的检查。属于干燥综合征口干燥症的相关检查是唾液流率；属于干燥综合征干燥性角膜炎的检查是Schirmer试验。

24.【答案】ABD

【解析】干燥综合征是一个主要累及外分泌腺体的慢性炎症性自身免疫病，同时有多个系统损害，其特异性病理改变为受损组织的外分泌腺体的间质内有大量淋巴细胞的浸润，腺体导管扩张或狭窄，腺体（如唾液腺和泪腺）有破坏，功能受损而出现口干、眼干等，眼干时说明泪腺功能受损，泪腺功能的检测包括Schirmer试验、泪膜破裂时间和眼部染色试验。而抗SSA抗体是属于干燥综合征患者自身抗体的检测。

25.【答案】BCD

【解析】干燥综合征当累及唾液腺，功能受损而出现口干时，可通过唾液流率、腮腺造影和涎腺放射性核素扫描等检测涎腺功能。Schirmer试验是检测泪腺功能的。

26.【答案】ABC

【解析】2002年干燥综合征国际分类/诊断标准要求除外的疾病中包括有淋巴瘤、艾滋病及结节病。

27.【答案】ABC

【解析】2002年干燥综合征国际分类/诊断标准中，属于口腔症状的有：①每日感口干持续3个月以上；②成年后腮腺反复或持续肿大，③吞咽干性食物时需用水帮助。

28.【答案】ABC

【解析】2002年干燥综合征国际分类/诊断标准中，属于眼部症状的有：①每日感到不能忍受的眼干持续3个月以上；②有反复沙子进眼或砂磨感觉；③每日需用人工泪液3次或3次以上。而眼睑肿胀、角膜干燥甚至溃疡是眼部的体征，而不是症状。

29.【答案】ABC

【解析】干燥综合征是一个主要累及外分泌腺体的慢性炎症性自身免疫病，腺体功能受损而出现口干、眼干等，应用人工泪液、人工唾液可减轻局部症状，应用毛果芸香碱也可改善局部口、眼干症状。而应用糖皮质激素是属于系统治疗。

30.【答案】BD

【解析】干燥综合征需要进行系统治疗，其中应用糖皮质激素、免疫抑制剂属于系统治疗。而应用毛果芸香碱是属于改善口、眼干症状的局部治疗；口服钾盐片是属于对症治疗。

九、原发性血管炎

【A1型题】

*1．下列属于ANCA相关血管炎的疾病是

A．显微镜下多血管炎

B．IgA血管炎

C. 红斑狼疮相关血管炎
D. 类风湿关节炎相关血管炎　　(56/2021)

2. 有关原发性血管炎的叙述，正确的是
   A. 显微镜下多血管炎患者的肾组织活检常见有大量免疫复合物沉着
   B. ANCA 阳性即可诊断原发性血管炎
   C. 原发性血管炎是一组遗传性疾病
   D. 肉芽肿性多血管炎是以呼吸道及肾受累为主的坏死性、肉芽肿性血管炎
   E. 结节性多动脉炎的肾脏损害在病理上常表现为肾小球炎症

3. 根据 2012 年 Chapel Hill 会议制定的血管炎分类，属于免疫复合物型的血管炎是
   A. 嗜酸性肉芽肿性多血管炎
   B. 肉芽肿性多血管炎
   C. 冷球蛋白性血管炎
   D. 显微镜下多血管炎
   E. 巨细胞动脉炎

4. 确诊血管炎的"金标准"是
   A. ANCA 阳性
   B. AECA 阳性
   C. 血管病理
   D. 血管造影
   E. 血管 CT

5. 有关贝赫切特病（白塞病）的叙述，正确的是
   A. 常见皮肤表现为环形红斑
   B. 病理是以小动脉为主的血管炎
   C. 抗内皮细胞抗体是贝赫切特病特异性抗体
   D. 98% 以上的患者都有口腔溃疡
   E. 神经系统一般不受累

*6. 贝赫切特病的特异性临床表现是
   A. 颊部蝶形红斑
   B. 腮腺肿大
   C. 针刺反应
   D. 腹部血管杂音　　(55/2021)

7. 显微镜下多血管炎患者一般不会出现的临床特点是
   A. 好发于中老年、男性较多见
   B. 多有发热、疲乏、食欲减退等全身症状
   C. 三叉神经受累常见
   D. 中枢神经系统受累相对少见
   E. 多数有血尿、蛋白尿等肾脏受累表现

8. 下列属于贝赫切特病最常见皮肤病变的是
   A. 结节性红斑
   B. 浅表栓塞性静脉炎
   C. 假性毛囊炎
   D. 痤疮样毛囊炎
   E. 环形红斑

9. 诊断贝赫切特病最主要的临床表现是
   A. 皮肤病变
   B. 眼炎
   C. 反复口腔溃疡
   D. 反复外阴溃疡
   E. 针刺试验

【A2 型题】

10. 女性，21 岁。反复口腔溃疡 3 年，近 1 个月来自觉双眼畏光、流泪，并出现双下肢皮肤结节性红斑。化验 ANA（-），皮肤针刺反应阳性。最可能的诊断是
    A. 系统性红斑狼疮
    B. 贝赫切特病
    C. 风湿热
    D. 结节性多动脉炎
    E. 过敏性紫癜

11. 女性，40 岁。发热、全身酸痛、皮疹半年。既往有反复发作性支气管哮喘、过敏性鼻炎病史 3 年。化验血 WBC 12.1×10^9/L，中性粒细胞 56%，嗜酸性粒细胞 20%，血 IgE 升高，p-ANCA 阳性。该患者最可能的诊断是
    A. 肉芽肿性多血管炎
    B. 过敏性紫癜
    C. 嗜酸性肉芽肿性多血管炎
    D. 支气管哮喘
    E. 结节性多动脉炎

12. 女性，45 岁。反复口腔溃疡 4 年，伴间断四肢大关节游走性肿痛，近 2 周自觉左眼视物不清，并出现间断腹痛。该病的临床表现中很少出现的是
    A. 结节红斑
    B. 盘状红斑
    C. 假性毛囊炎
    D. 脓性丘疹
    E. 消化道溃疡

13. 女性，40 岁。反复口腔溃疡 2 年，伴双下肢结节性红斑 2 个月。皮肤针刺试验呈阳性结果。还需要特别询问该患者的病史是
    A. 光过敏
    B. 关节情况
    C. 反复外阴溃疡
    D. 月经情况
    E. 生育史

14. 男性，32 岁。反复口腔溃疡、外阴溃疡 3 年，近 1 年反复发作双眼葡萄膜炎，伴腹痛、恶心、呕吐、腹胀，时有膝关节疼痛。化验血沉 38 mm/h。为明确诊断，特异性最强的检查是

A．针刺试验
B．内镜检查
C．双膝关节X线片检查
D．抗Sm抗体
E．抗内皮细胞抗体（AECA）

【A3/A4型题】

女性，48岁。鼻塞、咳嗽、咳痰1个月。尿常规：蛋白（+），沉渣镜检RBC 6～10/HP。c-抗中性粒细胞胞浆抗体（c-ANCA）（+）。胸部X线片示肺部结节状浸润影。肾穿刺见肉芽肿性炎症及坏死性血管炎。

15．该患者最可能的诊断是
   A．嗜酸性肉芽肿性多血管炎
   B．肉芽肿性多血管炎
   C．结节性多动脉炎
   D．显微镜下多血管炎
   E．巨细胞动脉炎
16．该患者的标准疗法是
   A．糖皮质激素+环磷酰胺
   B．糖皮质激素+大剂量免疫球蛋白
   C．糖皮质激素+非甾体抗炎药
   D．糖皮质激素+抗生素
   E．血液透析+糖皮质激素+抗生素

女性，31岁。反复口腔溃疡伴间断双膝关节游走性肿痛1年，近1周自觉左眼视物不清，并出现间断下腹痛。

*17．该患者最可能的诊断是
   A．系统性红斑狼疮
   B．风湿热
   C．类风湿关节炎
   D．贝赫切特病
*18．该病皮肤特征性的表现是
   A．结节性红斑
   B．盘状红斑
   C．类风湿结节
   D．环形红斑　　　　　　　　(91，92/2019)

【B1型题】

A．巨细胞动脉炎
B．结节性多动脉炎
C．肉芽肿性多血管炎
D．贝赫切特病
E．川崎病

根据2012年Chapel Hill会议制定的血管炎分类：
19．累及大血管的系统性血管炎是
20．累及小血管的系统性血管炎是
21．累及血管大小可变的系统性血管炎是

【X型题】

22．ANCA阳性的原发性血管炎疾病有
   A．嗜酸性肉芽肿性多血管炎
   B．肉芽肿性多血管炎
   C．结节性多动脉炎
   D．显微镜下多血管炎
23．根据2012年Chapel Hill会议制定的血管炎分类，累及中等大小血管的系统性血管炎有
   A．川崎病
   B．肉芽肿性多血管炎
   C．结节性多动脉炎
   D．显微镜下多血管炎
24．根据2012年Chapel Hill会议制定的血管炎分类，属于单器官血管炎的有
   A．孤立性主动脉炎
   B．原发性中枢神经系统血管炎
   C．皮肤动脉炎
   D．皮肤白细胞破碎性血管炎
25．p-ANCA相关的原发性血管炎有
   A．嗜酸性肉芽肿性多血管炎
   B．肉芽肿性多血管炎
   C．结节性多动脉炎
   D．显微镜下多血管炎
26．显微镜下多血管炎患者主要累及的血管包括
   A．小静脉
   B．微小静脉
   C．微小动脉
   D．毛细血管
27．显微镜下多血管炎患者主要累及的器官包括
   A．肾脏
   B．肝脏
   C．心脏
   D．肺

答案及解析

1．【答案】A

【解析】ANCA相关血管炎是累及小血管的系统性

血管炎中的一种，ANCA相关血管炎包括显微镜下多血管炎、肉芽肿性多血管炎和嗜酸性肉芽肿性多血管炎。而IgA血管炎是属于免疫复合物性小血管炎；红斑狼疮相关血管炎和类风湿关节炎相关血管炎是属于与系统性疾病相关的血管炎。

2.【答案】D

【解析】肉芽肿性多血管炎过去称为Wegener肉芽肿，这是以呼吸道及肾受累为主的坏死性肉芽肿性血管炎。其他的描述均不正确。

3.【答案】C

【解析】根据2012年Chapel Hill会议制定的血管炎分类，属于免疫复合物型的血管炎是冷球蛋白性血管炎。而嗜酸性肉芽肿性多血管炎、肉芽肿性多血管炎和显微镜下多血管炎是属于ANCA相关血管炎；巨细胞动脉炎是属于累及中等大小血管的系统性血管炎。

4.【答案】C

【解析】确诊血管炎的"金标准"是血管病理，血管壁炎症细胞浸润、纤维素样坏死、肉芽肿形成、管腔狭窄和闭塞、血栓形成等都支持血管炎的诊断，血管壁的纤维素样坏死是特征性的病理改变。而ANCA阳性、AECA（抗内皮细胞抗体）阳性、血管造影和血管CT也会提供依据，但都不是确诊血管炎的"金标准"。

5.【答案】D

【解析】贝赫切特病是以口腔溃疡、外阴溃疡、眼炎及损害为临床特征，并累及多个系统的慢性疾病。大约98%以上的患者可出现口腔溃疡，且为本病的首发症状。其余叙述均不正确。

6.【答案】C

【解析】贝赫切特病又称白塞病，是一种以口腔和外阴溃疡、眼炎为临床特征，并累及多个系统的慢性疾病。其特异性临床表现是针刺反应，即针刺后或小的皮肤损伤后出现局部皮肤红肿或化脓性反应。其余均不是贝赫切特病的特异性临床表现。

7.【答案】C

【解析】显微镜下多血管炎好发于中老年、男性较多见，患者多有发热、疲乏、食欲减退等全身症状，多数有血尿、蛋白尿等肾脏受累表现。临床表现可有神经系统受累，但最常受累的是腓神经、桡神经、尺神经，而不是三叉神经受累，中枢神经系统受累相对少见。

8.【答案】A

【解析】贝赫切特病是以口腔溃疡、外阴溃疡、眼炎及损害为临床特征，并累及多个系统的慢性疾病。贝赫切特病有多种不同的皮肤病变，呈结节性红斑、浅表栓塞性静脉炎、假性毛囊炎、痤疮样毛囊炎等不同表现，贝赫切特病最常见的皮肤病变是结节性红斑，可见于70%的患者。

9.【答案】C

【解析】贝赫切特病的诊断标准中，必须有反复口腔溃疡，每年至少有3次肯定的口腔溃疡出现。再加上其余（皮肤病变、眼炎、反复外阴溃疡和针刺试验呈阳性结果）有任何两项相继或同时出现即可诊断。

10.【答案】B

【解析】该青年女性患者呈慢性病程，有口腔溃疡、眼部流泪、双下肢结节性红斑，皮肤针刺反应阳性均支持贝赫切特病的诊断，特别是皮肤针刺反应阳性比较特异，所以最可能的诊断是贝赫切特病。

11.【答案】C

【解析】该中年女性患者呈慢性病程，发热、全身酸痛、皮疹，既往有过敏性鼻炎、支气管哮喘等呼吸道过敏症状，外周血嗜酸性粒细胞增多（20%），血IgE升高，p-ANCA阳性，嗜酸性肉芽肿性多血管炎诊断可能性最大。

12.【答案】B

【解析】该中年女性患者呈慢性病程，反复口腔溃疡、大关节肿痛、视物不清，间断腹痛，考虑为贝赫切特病，该病皮肤可有结节红斑、假性毛囊炎、脓性丘疹，可有消化道溃疡。但盘状红斑多为系统性红斑狼疮的皮肤病变，很少见于贝赫切特病。

13.【答案】C

【解析】该中年女性患者呈慢性病程，有反复口腔溃疡、双下肢结节性红斑和皮肤针刺试验呈阳性结果。最可能是贝赫切特病，所以还需要特别询问该患者的病史是反复外阴溃疡。而其他（光过敏、关节情况、月经情况和生育史）与该病的诊断关系不大。

14.【答案】A

【解析】该青年男性患者有反复口腔溃疡、外阴溃疡、反复发作双眼葡萄膜炎，虽然有腹痛、恶心、呕吐、腹胀，时有膝关节疼痛，但最可能的诊断是贝赫切特病。所以为明确诊断，特异性最强的检查是针刺试验。而其他检查（内镜检查、双膝关节X线片检查、抗Sm抗体）只是为了鉴别诊断，AECA对贝赫切特病的诊断无特异性。

15.【答案】B　16.【答案】A

【解析】该中年女性患者有鼻塞、咳嗽、咳痰等症状及胸部X线片示结节状浸润影，说明肺部明显受累表现，同时有肾脏受累表现如尿蛋白（+）、有镜下血尿（红细胞6~10/HP）、肾脏病理（肉芽肿性炎症及坏死性血管炎），结合c-ANCA（+），可诊断为肉芽肿性多血管炎，即韦格纳（Wegener）肉芽肿。显微镜下多血管炎以小血管受累为主，可出现急剧进行性肾炎和肺毛细血管炎、肺出血，ANCA阳性率较高，但主要是P-ANCA，鉴别有时需依靠病理活检；嗜酸性肉芽肿性多血管炎有支气管哮喘和（或）

慢性呼吸道疾病的病史，肺血管受累多见，外周血嗜酸性粒细胞增多，活检血管内外可见嗜酸性粒细胞肉芽肿形成，如有肾受累则以坏死性肾小球肾炎为特征；结节性多动脉炎临床表现多样，可以局限于皮肤（皮肤型），也可以累及多个内脏器官（系统性），以肾脏、心血管、皮肤、胃肠道和外周神经受累最常见，肺受累少；巨细胞动脉炎又称颞动脉炎，常累及主动脉弓及其一级分支，尤其是颞动脉。肉芽肿性多血管炎的规范治疗是应用糖皮质激素及免疫抑制剂。

17.【答案】D 18.【答案】A
【解析】该青年女性患者呈慢性病程，反复口腔溃疡伴间断双膝关节游走性肿痛，近1周自觉左眼视物不清，并出现间断下腹痛，符合贝赫切特病的诊断。贝赫切特病是在皮肤黏膜、视网膜等多个受累部位见到血管炎改变，临床表现有复发性口腔溃疡和复发性外阴溃疡、皮肤病变（包括特征性的结节性红斑等）、眼炎（常见葡萄膜炎及视网膜炎）及多系统症状如腹痛等，所以该病皮肤特征性的表现是结节性红斑。

19.【答案】A 20.【答案】C 21.【答案】D
【解析】根据2012年Chapel Hill会议制定的血管炎分类，累及大血管的系统性血管炎是巨细胞动脉炎；累及小血管的系统性血管炎是肉芽肿性多血管炎；累及血管大小可变的系统性血管炎是贝赫切特病。

22.【答案】ABD
【解析】ANCA阳性的原发性血管炎有嗜酸性肉芽肿性多血管炎、肉芽肿性多血管炎和显微镜下多血管炎。其中肉芽肿性多血管炎的c-ANCA阳性；嗜酸性肉芽肿性多血管炎和显微镜下多血管炎的p-ANCA阳性。而结节性多动脉炎的ANCA阴性。

23.【答案】AC
【解析】根据2012年Chapel Hill会议制定的血管炎分类，累及中等大小血管的系统性血管炎有川崎病和结节性多动脉炎。而肉芽肿性多血管炎和显微镜下多血管炎是属于累及小血管的系统性血管炎。

24.【答案】ABCD
【解析】根据2012年Chapel Hill会议制定的血管炎分类，属于单器官血管炎的有皮肤白细胞破碎性血管炎、皮肤动脉炎、原发性中枢神经系统血管炎和孤立性主动脉炎。

25.【答案】AD
【解析】p-ANCA相关的原发性血管炎有嗜酸性肉芽肿性多血管炎和显微镜下多血管炎。而肉芽肿性多血管炎与c-ANCA相关；结节性多动脉炎与ANCA无关。

26.【答案】BCD
【解析】显微镜下多血管炎是以小血管受累为主的系统性血管炎，可出现急剧进行性肾炎和肺毛细血管炎、肺出血等，主要累及的血管包括小动脉、微小动脉、微小静脉和毛细血管。而不包括小静脉。

27.【答案】AD
【解析】显微镜下多血管炎是以小血管受累为主，可出现急剧进行性肾炎和肺毛细血管炎、肺出血等。所以显微镜下多血管炎患者主要累及的器官包括肾脏和肺。一般都不累及肝脏和心脏。

十、特发性炎症性肌病

【A1型题】

1．特发性炎症性肌病患者的典型皮疹是
   A．双颊部蝶形红斑
   B．眶周的红色或紫红色斑疹
   C．毛细血管扩张
   D．盘状红斑
   E．唇周痤疮样、非化脓性毛囊炎
2．诊断特发性炎症性肌病的同时，必须排除的情况是
   A．肺部感染
   B．恶性肿瘤
   C．尿毒症
   D．自身免疫性肝病
   E．血小板减少
3．下列表现提示有特发性炎症性肌病可能的是
   A．Brudzinski征
   B．Kernig征
   C．鸡尾征
   D．Gottron征（疹）
   E．Murphy征
4．诊断特发性炎症性肌病最敏感的酶是
   A．谷丙转氨酶
   B．谷草转氨酶
   C．乳酸脱氢酶
   D．肌酸激酶
   E．α-羟丁酸脱氢酶
5．下列属于特发性炎症性肌病抗氨酰tRNA合成酶抗体的是
   A．抗核抗体
   B．抗心磷脂抗体

C. 抗 Jo-1 抗体
D. 抗 SSA 抗体
E. 抗 SSB 抗体

【A2 型题】

6. 女性，43岁。乏力1年，间断低热伴体重下降3个月，近2周自觉吞咽困难。化验血 ANA 阴性，CK 及 LDH 明显升高。最可能的诊断是
   A. 结核病
   B. 特发性炎症性肌病
   C. 系统性红斑狼疮
   D. 食管肿瘤
   E. 重症肌无力

7. 女性，40岁。乏力伴双眼眶周的红色或紫红色斑疹2个月，双手指关节肿痛及双上肢肌肉疼痛3周。最可能的诊断是
   A. 系统性红斑狼疮
   B. 类风湿关节炎
   C. 风湿性多肌痛
   D. 特发性炎症性肌病
   E. 重症肌无力

【A3/A4 型题】

女性，48岁。近2个月来自觉四肢近端肌无力，双肩发沉，举臂无力，下肢行走困难，1周来出现吞咽困难。化验血沉47 mm/h，CK 及 LDH 明显升高。

8. 该患者最可能的诊断是
   A. 系统性红斑狼疮
   B. 类风湿关节炎
   C. 风湿性关节炎
   D. 特发性炎症性肌病
   E. 重症肌无力

9. 首选的治疗药物是
   A. 糖皮质激素
   B. 环磷酰胺
   C. γ-干扰素和糖皮质激素
   D. 糖皮质激素和甲氨蝶呤
   E. 甲氨蝶呤

【B1 型题】

A. 抗 Jo-1 抗体
B. 抗 Mi-2 抗体
C. 抗 MDA5 抗体
D. 抗 NXP2 抗体
E. 抗 SRP 抗体

10. 特发性炎症性肌病患者常表现为肺间质病变、发热、关节炎、"技工手"和雷诺现象时，检出率较高的抗体是

11. 特发性炎症性肌病中有该抗体的95%患者可见皮疹，但少见肺间质病变，预后较好者，检出率较高的抗体是

12. 特发性炎症性肌病患者多为年轻人，皮疹和肌肉病变均较重，与皮下钙化和肿瘤相关时，检出率较高的抗体是

【X 型题】

13. 特发性炎症性肌病包括的疾病有
    A. 多发性肌炎
    B. 皮肌炎
    C. 包涵体肌炎
    D. 非特异性肌炎

14. 特发性炎症性肌病的横纹肌病理变化包括
    A. 横纹消失
    B. 肌肉纤维肿胀
    C. 肌浆透明化
    D. 炎症细胞浸润

15. 特发性炎症性肌病的特征性皮肤病变有
    A. 向阳性皮疹
    B. "技工手"
    C. 甲周病变
    D. 颜面部蝶形红斑

答案及解析

1. 【答案】B
   【解析】特发性炎症性肌病是一组以横纹肌和皮肤慢性炎症为特征的异质性疾病。其典型皮疹是眶周的红色或紫红色斑疹，即向阳性皮疹。特发性炎症性肌病的较特异的皮肤改变还有 Gottron 征（疹）、"技工手"、甲周病变。

2. 【答案】B
   【解析】部分特发性炎症性肌病患者伴发恶性肿瘤，称为肿瘤相关性皮肌炎，影响预后。因此，诊断时需注意排除潜在的恶性肿瘤。

3. 【答案】D
   【解析】特发性炎症性肌病有较特异的皮肤改变，

即 Gottron 征（疹），该征（疹）是特发性炎症性肌病的特征性皮疹之一，所以若有此表现，则提示有特发性炎症性肌病的可能。

4. 【答案】D

【解析】诊断特发性炎症性肌病最敏感的酶是肌酸激酶，该酶还可用来判断病情进展和治疗效果。

5. 【答案】C

【解析】特发性炎症性肌病有特异性抗体，属于特发性炎症性肌病特异性抗体的是抗氨酰 tRNA 合成酶抗体，包括抗 Jo-1、PL-7、PL-12、EJ、OJ、KS、Zo 和 YRS 抗体等，所以属于特发性炎症性肌病抗氨酰 tRNA 合成酶抗体的是抗 Jo-1 抗体，对特发性炎症性肌病的诊断有一定的特异性。

6. 【答案】B

【解析】该中年女性患者呈慢性病程，乏力、间断低热伴体重下降，近 2 周自觉吞咽困难，结合化验血 CK 及 LDH 明显升高，而 ANA 阴性，符合特发性炎症性肌病，该病可表现为乏力、发热、体重下降及吞咽困难，化验血 ANA 可阴性，典型特点为肌酶 CK 及 LDH 升高。

7. 【答案】D

【解析】特发性炎症性肌病可出现双手指关节肿痛及双上肢肌肉疼痛，而双眼眶周的红色或紫红色斑疹是该病特征性皮疹。所以最可能的诊断是特发性炎症性肌病。

8. 【答案】D 9. 【答案】A

【解析】该中年女性患者四肢近端肌无力，双肩发沉，举臂无力，下肢行走困难，1 周来出现吞咽困难，结合化验血沉增快（47 mm/h），CK 及 LDH 明显升高，最可能的诊断是特发性炎症性肌病。特发性炎症性肌病是免疫介导的疾病，所以首选的治疗药物是糖皮质激素，一般口服泼尼松。

10. 【答案】A 11. 【答案】B 12. 【答案】D

【解析】不同特发性炎症性肌病患者各有特异性抗体，特发性炎症性肌病患者常表现为肺间质病变、发热、关节炎、"技工手"和雷诺现象时，检出率较高的抗体是抗 Jo-1 抗体；特发性炎症性肌病中有该抗体的 95% 患者可见皮疹，但少见肺间质病变，预后较好者，检出率较高的抗体是抗 Mi-2 抗体；特发性炎症性肌病患者多为年轻人，皮疹和肌肉病变均较重，与皮下钙化和肿瘤相关时，检出率较高的抗体是抗 NXP2 抗体。

13. 【答案】ABCD

【解析】特发性炎症性肌病是一组以横纹肌和皮肤慢性炎症为特征的异质性疾病。其包括的疾病有多发性肌炎、皮肌炎、包涵体肌炎、非特异性肌炎和免疫介导的坏死性肌病。

14. 【答案】ABCD

【解析】特发性炎症性肌病的横纹肌病理变化有横纹肌的肌肉纤维肿胀、横纹消失、肌浆透明化、肌纤维膜细胞核增多、肌组织内炎症细胞浸润。

15. 【答案】ABC

【解析】特发性炎症性肌病是一组以横纹肌和皮肤慢性炎症为特征的异质性疾病。其典型皮疹有向阳性皮疹、Gottron 征（疹）、"技工手"、甲周病变。所以只有颜面部蝶形红斑不是特发性炎症性肌病的较特异的皮肤改变。

十一、系统性硬化症

【A1 型题】

1. 系统性硬化症起病隐匿，最常见的首发表现是
   A．面具脸
   B．心包积液
   C．肾功能不全
   D．雷诺现象
   E．肺间质纤维化

2. 下列不属于系统性硬化症特征性表现的是
   A．手指皮肤病变
   B．反流性食管炎
   C．硬化病肾危象
   D．面部皮损
   E．肺动脉高压

3. 系统性硬化症的皮肤病变分期为
   A．2 期
   B．3 期
   C．4 期
   D．5 期
   E．6 期

4. 系统性硬化症患者中，称为硬化病肾危象的是
   A．出现水肿
   B．出现镜下血尿
   C．出现明显蛋白尿
   D．内生肌酐清除率下降
   E．出现急进性恶性高血压

5. 系统性硬化症的标志性皮肤病变，一般最先见于的部位是
   A．手指及面部
   B．上肢

C．下肢
D．前胸部
E．背部

【A2 型题】

6．女性，48 岁。3 年来颜面部、双手皮肤肿胀，手指呈腊肠样，1 周来双下肢水肿，尿少，恶心、呕吐，视力模糊。查体：血压 190/140 mmHg，面部表情呆板，双手皮肤增厚，皮纹少。化验血 ESR 48 mm/h，尿蛋白（+++），尿沉渣镜检 RBC 5～9/HP，血清 Cr 600 μmol/L。B 超示双肾增大。最可能的诊断是
  A．急性肾小球肾炎
  B．急性肾小管坏死
  C．肾淀粉样变性
  D．硬皮病肾危象
  E．骨髓瘤肾

【A3/A4 型题】

女性，42 岁。出现双手遇冷变紫、变白及疼痛 4 年，1 年来进食发噎，伴全身肿胀感。1 周来血压 160/100 mmHg。查体：双手、腹部皮肤增厚和坚硬，颜面皮肤皱纹减少。尿常规：蛋白（++），沉渣镜检 RBC 10～20/HP，血 BUN 12 mmol/L，血清 Cr 245 μmol/L，ANA 阳性，余抗体阴性。诊断为系统性硬化症。

7．根据其特点，可考虑的亚型是
  A．局限皮肤型
  B．硬皮病重叠综合征
  C．弥漫皮肤型
  D．无皮肤硬化型
  E．未分化型

8．对诊断最有意义的临床表现是
  A．双手遇冷变紫、变白及疼痛
  B．进食发噎
  C．双手皮肤增厚和坚硬
  D．ANA 阳性
  E．尿蛋白（++）

9．下列提示该患者的预后很差的表现是
  A．皮肤受累范围
  B．皮肤受累程度
  C．雷诺现象的程度
  D．出现自身免疫性肝炎
  E．出现硬化病肾危象

【B1 型题】

  A．局限皮肤型
  B．硬皮病重叠综合征
  C．弥漫皮肤型
  D．无皮肤硬化型
  E．未分化型

10．病变累及肘（膝）的远端皮肤，可有颜面和颈部皮肤受累的系统性硬化症（SSc）分型是
11．病变累及肢体远端和近端、面部和颈部，尚可累及胸、腹部皮肤的 SSc 分型是
12．有雷诺现象及 SSc 的某些临床和（或）血清学特点，但无 SSc 的皮肤增厚的 SSc 分型是

  A．应用糖皮质激素
  B．应用免疫抑制剂
  C．戒烟、手足保暖
  D．氧疗、利尿剂和强心剂、抗凝
  E．血液透析或腹膜透析治疗

13．系统性硬化症雷诺现象的治疗是
14．系统性硬化症肺动脉高压的治疗是
15．系统性硬化症硬皮病肾危象的治疗是

【X 型题】

16．系统性硬化症的可能病因有
  A．遗传易感性
  B．环境因素
  C．雌激素
  D．免疫异常

17．属于 1980 年美国风湿病学会制定的系统性硬化症分类诊断标准的次要指标有
  A．指端凹陷性瘢痕
  B．双肺底纤维化
  C．近端皮肤硬化
  D．指端硬化

答案及解析

1．【答案】D
【解析】系统性硬化症起病隐匿，最常见的首发表现是雷诺现象，可先于本病的其他表现（如关节炎、内脏受累）几个月甚至 10 余年（大部分 5 年内）。

2．【答案】B
【解析】系统性硬化症可有特征性表现，可为手指

皮肤病变、硬化病肾危象、面部皮损、肺动脉高压等，但很少有反流性食管炎的表现。

3. 【答案】B

   【解析】系统性硬化症分为肿胀期、硬化期及萎缩期3期。

4. 【答案】E

   【解析】系统性硬化症患者出现肾损害提示预后不佳，出现的硬化病肾危象是本病的主要死亡原因。称为硬化病肾危象的是出现急进性恶性高血压和（或）急性肾衰竭。

5. 【答案】A

   【解析】皮肤病变为系统性硬化症的标志性病变，一般最先见于的部位是手指及面部，然后向躯干蔓延。

6. 【答案】D

   【解析】该中年女性患者慢性病程，近端皮肤硬化伴肾损害，表现为急进性恶性高血压（血压190/140 mmHg）和急性肾衰竭（血清Cr 600 μmol/L），符合硬皮病肾危象。急性肾小球肾炎、急性肾小管坏死及骨髓瘤肾均不能解释其皮肤病变。病史和化验结果也不支持肾淀粉样变性。

7. 【答案】C 8. 【答案】C 9. 【答案】E

   【解析】该中年女性系统性硬化症患者出现广泛皮肤硬化，伴内脏病变，出现血尿、蛋白尿，根据这些特点，可考虑的亚型是系统性硬化症的弥漫皮肤型。近端皮肤增厚和坚硬是诊断系统性硬化症最有意义的临床表现。硬化病肾危象是系统性硬化病的主要死亡原因，出现硬化病肾危象提示预后差。

10. 【答案】A 11. 【答案】C 12. 【答案】E

    【解析】SSc分为5种亚型，病变累及肘（膝）的远端皮肤，可有颜面和颈部皮肤受累的系统性硬化症（SSc）分型是局限皮肤型；病变累及肢体远端和近端、面部和颈部，尚可累及胸、腹部皮肤的SSc分型是弥漫皮肤型；有雷诺现象及SSc的某些临床和（或）血清学特点，但无SSc的皮肤增厚的SSc分型是未分化型。

13. 【答案】C 14. 【答案】D 15. 【答案】E

    【解析】SSc雷诺现象的治疗是戒烟、手足保暖；肺动脉高压的治疗是氧疗、利尿剂和强心剂、抗凝；硬皮病肾危象的治疗是血液透析或腹膜透析治疗。

16. 【答案】ABCD

    【解析】一般认为系统性硬化症与遗传易感性、环境因素、雌激素及免疫异常有关。

17. 【答案】ABD

    【解析】1980年美国风湿病学会制定的系统性硬化症分类诊断标准的次要指标有指端硬化、指端凹陷性瘢痕或指垫变薄以及双肺底纤维化。近端皮肤硬化是诊断的主要指标。

十二、复发性多软骨炎

【A1型题】

1. 常见"菜花耳""松软耳"和"鞍鼻"畸形的疾病是
   A．风湿性关节炎
   B．类风湿关节炎
   C．复发性多软骨炎
   D．显微镜下多血管炎
   E．骨关节炎

2. 复发性多软骨炎最常见和特征性的临床表现是
   A．耳廓软骨炎
   B．传导性耳聋
   C．鼻软骨病变
   D．巩膜炎
   E．关节炎

【A2型题】

3. 女性，42岁。间断双耳廓红肿疼痛半年，一般不累及耳垂，2周左右出现自行消退，已反复3次，3天来又发，情况同前，但伴双膝关节疼痛。查体：双耳廓松弛、塌陷、畸形和局部色素沉着，双膝关节轻压痛。最可能的诊断是
   A．复发性多软骨炎
   B．外耳道炎
   C．系统性红斑狼疮
   D．风湿性关节炎
   E．类风湿关节炎

【B1型题】

A．卧床休息
B．口服非甾体抗炎药
C．应用糖皮质激素
D．应用免疫抑制剂
E．应用氨苯砜

4. 症状不严重的复发性多软骨炎患者的治疗是

5. 对有咽喉、气管、支气管、眼、内耳等累及的严重急性复发性多软骨炎患者最好采用的治疗是

【X型题】

6. 复发性多软骨炎病变主要累及的部位有
   A．耳

B．鼻
C．咽喉
D．气管
7．根据1986年Michet等提出的复发性多软骨炎诊断标准，属于主要标准的是
A．耳软骨炎
B．鼻软骨炎
C．喉、气管软骨炎

D．巩膜外层炎
8．根据1986年Michet等提出的复发性多软骨炎诊断标准，属于次要标准的是
A．眼部症状：结膜炎、巩膜炎、巩膜外层炎、葡萄膜炎
B．听力障碍
C．眩晕：前庭综合征
D．血清阴性多关节炎

答案及解析

1．【答案】C
【解析】复发性多软骨炎是一种罕见的、病因和发病机制不甚清楚的免疫介导的全身炎症性疾病，主要累及含有软骨结构和蛋白聚糖成分的器官，主要表现为耳、鼻、咽喉、气管、支气管的炎症，可引起"菜花耳""松软耳"和"鞍鼻"畸形。

2．【答案】A
【解析】复发性多软骨炎主要累及含有软骨结构和蛋白聚糖成分的器官，所以其最常见和特征性的表现是耳廓软骨炎。

3．【答案】A
【解析】该中年女性患者间断反复发作性双耳廓红肿疼痛，一般不累及耳垂，最近1次伴双膝关节疼痛，结合查体见双耳廓松弛、塌陷、畸形和局部色素沉着，符合复发性多软骨炎的表现。所以最可能的诊断是复发性多软骨炎。病史和查体所见均不支持其余诊断。

4．【答案】B　5．【答案】C
【解析】复发性多软骨炎患者急性发作期应卧床休息，注意保持呼吸道通畅，预防窒息。症状不严重复发性多软骨炎患者的治疗是应用非甾体抗炎药；对有咽喉、气管、支气管、眼、内耳等累及的严重急性复发性多软骨炎患者最好采用的治疗是应用糖皮质激素。

6．【答案】ABCD
【解析】复发性多软骨炎主要累及含有软骨结构和蛋白聚糖成分的器官，所以主要累及的部位有耳、鼻、咽喉、气管、支气管等，引起炎症。

7．【答案】ABC
【解析】根据1986年Michet等提出的复发性多软骨炎诊断标准，属于复发性多软骨炎主要标准的是：①耳软骨炎；②鼻软骨炎；③喉、气管软骨炎。而巩膜外层炎是次要标准。

8．【答案】ABCD
【解析】根据1986年Michet等提出的复发性多软骨炎诊断标准，属于次要标准的是：①眼部症状：结膜炎、巩膜炎、巩膜外层炎、葡萄膜炎；②听力障碍；③眩晕：前庭综合征；④血清阴性多关节炎。

十三、骨关节炎

1．骨关节炎最常累及的关节是
A．腕关节，踝关节，远端指间关节
B．膝关节，肩关节，近端指间关节
C．腕关节，肘关节，近端指间关节
D．膝关节，髋关节，远端指间关节
E．掌指关节，远端指间关节，近端指间关节
2．与骨关节炎最密切相关的危险因素是
A．性别
B．年龄
C．肥胖
D．吸烟
E．创伤

3．肥胖作为发病危险因素的风湿性疾病是
A．强直性脊柱炎
B．骨关节炎
C．类风湿关节炎
D．反应性关节炎
E．风湿性关节炎
4．骨关节炎患者可出现的最典型体征是
A．方形手畸形
B．关节红肿、活动受限
C．关节梭形肿胀
D．跖趾关节红肿热痛
E．关节压痛

5. 骨关节炎主要侵犯的组织是
   A. 关节滑膜
   B. 关节周围肌腱
   C. 骨皮质
   D. 关节软骨
   E. 关节肌腱附着点处
6. 膝骨关节炎的临床特点是
   A. 晨僵明显
   B. 上下楼时疼痛明显
   C. 平卧时疼痛加重
   D. 类风湿因子阳性
   E. 关节X线片可无异常表现
7. 在骨关节炎的治疗中，对保护软骨最有效的是
   A. 口服环孢素
   B. 口服非甾体类抗炎药
   C. 应用弱阿片类药
   D. 关节腔内注射糖皮质激素
   E. 应用氨基葡萄糖和硫酸软骨素

【A2 型题】

8. 女性，63 岁。双手远端指间关节疼痛 2 年半，伴晨僵，时间每日约 10 分钟。查体：指间关节处可见 Heberden 结节和 Bouchard 结节。最可能的诊断是
   A. 类风湿关节炎
   B. 痛风
   C. 骨关节炎
   D. 银屑病关节炎
   E. 系统性红斑狼疮

【A3/A4 型题】

男性，75 岁。右膝关节疼痛 2 年，上楼时明显，近 1 周出现关节肿胀，活动明显受限，休息后疼痛有所好转。平日体型肥胖。

9. 为确定诊断，最有价值的检查是
   A. 关节X线片
   B. HLA-B27
   C. 类风湿因子测定
   D. 血尿酸水平测定
   E. 骨密度测定
10. 首选的治疗方法是
    A. 甲氨蝶呤每周一次口服
    B. NSAIDs 止痛及关节腔内透明质酸注射治疗
    C. 柳氮磺吡啶口服
    D. 补钙并增强关节功能锻炼
    E. 口服别嘌呤醇或苯溴马隆

【B1 型题】

A. Heberden 结节
B. 弥漫性特发性骨肥厚
C. Bouchard 结节
D. 软组织钙化
E. 关节强直

11. 骨关节炎患者位于近端指间关节的骨样肿大结节是
12. 骨关节炎患者位于远端指间关节的骨样肿大结节是

A. 手骨关节炎
B. 全身性骨关节炎
C. 侵蚀性炎症性骨关节炎
D. 弥漫性特发性骨肥厚
E. 快速进展性骨关节炎

13. 多见于中年以上女性，还与 HLA-A1、B8 等遗传基因相关的骨关节炎类型是
14. 主要累及指间关节，并可发生胶冻样囊肿，有明显炎症表现的骨关节炎类型是

【X 型题】

15. 关于骨关节炎的叙述，正确的有
    A. 好发于中老年人
    B. 血沉多增快
    C. X线片多正常
    D. 可累及单关节或多关节
16. 根据美国风湿病学会（1990 年）关于手骨关节炎的分类标准，属于临床标准的有
    A. 10 个指定关节中硬性组织肥大≥2 个
    B. 远端指间关节硬性组织肥大≥2 个
    C. 掌指关节肿胀少于 3 个
    D. 10 个指定的指关节中关节畸形≥1 个

答案及解析

1. 【答案】D
   【解析】骨关节炎也称退行性关节病，病变主要累及关节，最常累及的关节是膝关节、髋关节等负重关节和远端指间关节，其余备选答案均不准确。
2. 【答案】B
   【解析】骨关节炎是中老年最常见的风湿性疾病，

有许多发病危险因素，包括性别、年龄、肥胖、创伤、吸烟、遗传因素、过度运动及存在其他疾病等。而最密切相关的危险因素是年龄。

3.【答案】B

【解析】骨关节炎是中老年最常见的风湿性疾病，有许多发病危险因素，包括肥胖、性别、年龄、创伤、吸烟、遗传因素、过度运动及存在其他疾病等。因此答案是 B，其他疾病与肥胖不一定相关。

4.【答案】A

【解析】骨关节炎是一种以关节软骨损害为主，并累及整个关节组织的最常见的关节疾病。骨关节炎患者可出现方形手畸形，可有关节红肿、活动受限、出现关节梭形肿胀、跖趾关节红肿热痛、关节压痛，但最典型的是方形手畸形。

5.【答案】D

【解析】骨关节炎又称为退行性关节病，是由于关节软骨的退化、破坏以及软骨下骨增生所致的疾病。所以骨关节炎主要侵犯的组织是关节软骨。

6.【答案】B

【解析】膝关节的骨关节炎患者上下楼时疼痛明显，走平路疼痛略轻，休息后有所好转，类风湿因子阴性，关节 X 线片有异常表现。所以膝骨关节炎的临床特点是上下楼时疼痛明显。

7.【答案】E

【解析】在骨关节炎的治疗药物中，口服环孢素无效，口服非甾体类抗炎药、应用弱阿片类药和关节腔内注射糖皮质激素为对症治疗方法，只有应用氨基葡萄糖和硫酸软骨素可以保护软骨。

8.【答案】C

【解析】该老年女性患者病变累及双手远端指间关节，晨僵时间短，体征上有特异性的 Heberden 结节和 Bouchard 结节。因此最可能的诊断是骨关节炎。

9.【答案】A 10.【答案】B

【解析】该老年男性肥胖体型患者，肥胖作为病因，膝关节有上楼时疼痛、肿胀，休息后好转，符合骨关节炎特点，放射学检查对本病诊断十分重要，诊断骨关节炎最为有效的检查是关节 X 线片，典型 X 线片表现为受累关节软骨下骨质硬化、囊变，关节边缘骨赘形成，受累关节间隙狭窄。骨关节炎的治疗应为对症治疗和软骨保护治疗两个方面，对症治疗以止痛为主，可选用 NSAIDs，保护软骨包括关节腔内注射透明质酸。

11.【答案】C 12.【答案】A

【解析】骨关节炎患者位于近端指间关节的骨样肿大结节是 Bouchard 结节；骨关节炎患者位于远端指间关节的骨样肿大结节是 Heberden 结节。

13.【答案】B 14.【答案】C

【解析】骨性关节炎临床有多种类型。多见于中年以上女性，还与 HLA-A1、B8 等遗传基因相关的骨关节炎类型是全身性骨关节炎；主要累及指间关节，并可发生胶冻样囊肿，有明显炎症表现的骨关节炎类型是侵蚀性炎症性骨关节炎。

15.【答案】AD

【解析】骨关节炎好发于中老年人群，可累及单或多关节，血沉多正常，典型 X 线片为受累关节软骨下骨质硬化、囊变，关节边缘骨赘形成，受累关节间隙狭窄等多种改变。

16.【答案】ABCD

【解析】根据美国风湿病学会（1990 年）关于手骨关节炎的分类标准，属于临床标准的有：① 10 个指定关节中硬性组织肥大≥2 个；②远端指间关节硬性组织肥大≥2 个；③掌指关节肿胀少于 3 个；④ 10 个指定的指关节中关节畸形≥1 个。（10 个指定关节是指双侧第 2、3 指远端和近端指间关节及第 1 腕掌关节）

十四、痛　风

【A1 型题】

1．引起痛风的物质代谢异常是
　A．糖代谢异常
　B．慢性嘌呤代谢障碍
　C．钙、磷代谢异常
　D．脂肪代谢紊乱
　E．维生素代谢异常

2．急性痛风性关节炎最常见的累及部位是
　A．单侧第 1 跖趾关节
　B．踝关节
　C．膝关节
　D．腕关节
　E．肘关节

3．下列不属于痛风临床特点的是
　A．急性反复发作性单关节炎
　B．游走性关节炎
　C．高尿酸血症
　D．尿酸性肾结石
　E．痛风石形成

4．诊断痛风的"金标准"是

A．反复发作性单关节炎

B．血尿酸增高

C．尿酸性肾结石

D．痛风石形成

E．有症状关节或滑膜或痛风石中存在针形尿酸钠结晶

5．慢性痛风的特征性表现是

A．慢性关节炎

B．痛风石形成

C．高尿酸血症

D．尿酸性肾病

E．痛风性肾病

【A2 型题】

6．男性，63 岁。反复踝关节肿痛 2 年，疼痛多在夜间或清晨，1 周左右可好转，间歇期无异常。查体：左踝关节处红、肿、热、痛。化验血尿酸 650 μmol/L。最可能的诊断是

A．类风湿关节炎

B．痛风

C．骨关节炎

D．银屑病关节炎

E．风湿性关节炎

7．男性，54 岁。1 周前大量饮酒后右踝关节肿痛，疼痛多在夜间发作，呈间歇性。既往有高血压病史 5 年，控制不满意。查体：P 82 次/分，BP 185/95 mmHg，右踝关节处红、肿、热、痛。化验血尿酸 560 μmol/L，血肌酐 80 μmol/L。该患者降压药物不宜首选的是

A．硝苯地平

B．普萘洛尔

C．氢氯噻嗪

D．卡托普利氯沙坦

E．风湿性关节炎

【A3/A4 型题】

男性，61 岁。大量饮酒后右足第 1 跖趾关节剧烈疼痛 5 小时，伴红肿。既往类似发作过多次，1 周左右可好转，间歇期无异常。化验血尿酸 590 μmol/L。

8．该患者最可能的诊断是

A．类风湿关节炎

B．急性痛风性关节炎

C．骨关节炎

D．银屑病关节炎

E．风湿性关节炎

9．对该患者目前即刻治疗无效的药物是

A．苯溴马隆

B．泼尼松

C．秋水仙碱

D．吲哚美辛

E．双氯芬酸

【B1 型题】

A．风湿性关节炎

B．痛风性关节炎

C．骨关节炎

D．脊柱关节炎

E．类风湿关节炎

10．血尿酸增高引起的关节炎是

11．关节滑膜组织见到针形尿酸钠结晶的关节炎是

A．苯溴马隆

B．别嘌醇

C．碳酸氢钠

D．秋水仙碱

E．氢氯噻嗪

12．痛风患者用于促进尿酸排泄的药物是

13．痛风患者用于抑制尿酸生成的药物是

14．用于治疗急性痛风性关节炎患者的药物是

【X 型题】

15．痛风的肾脏表现有

A．痛风性肾病

B．尿酸性肾石病

C．急性肾衰竭

D．急性肾小球肾炎

16．治疗急性痛风性关节炎的一线药物有

A．非甾体抗炎药

B．糖皮质激素

C．秋水仙碱

D．别嘌醇

答案及解析

1．【答案】B

【解析】痛风是一种代谢障碍疾病，主要是由于慢性嘌呤代谢障碍所致血尿酸增高引起。

2．【答案】A

【解析】痛风常表现为急性反复发作性单关节炎，最常见的部位是单侧第1跖趾关节。

3.【答案】B

【解析】痛风常表现为急性反复发作性单关节炎及由于高尿酸血症引起的尿酸性肾结石和痛风石形成，不会表现为游走性关节炎。

4.【答案】E

【解析】血尿酸增高可诊断为高尿酸血症，当同时存在特征性关节炎、结石表现（肾结石和痛风石等）时应考虑痛风，而有症状关节腔穿刺获得的滑液或者关节镜下获得的滑膜组织或痛风石标本经偏振光显微镜发现针形尿酸钠结晶则是诊断痛风的"金标准"。

5.【答案】B

【解析】慢性痛风的主要表现是慢性关节炎和痛风石形成，其中痛风石形成是慢性痛风的特征性表现。

6.【答案】B

【解析】该老年男性患者慢性病程，反复踝关节肿痛，疼痛多在夜间或清晨，1周左右可好转，间歇期无异常。查体发现左踝关节处红、肿、热、痛，结合化验血尿酸明显升高（650 μmol/L），符合痛风的诊断。

7.【答案】C

【解析】该中年男性高血压患者反复右踝关节肿痛，疼痛多在夜间或清晨，查体发现左踝关节处红、肿、热、痛，结合化验血尿酸升高（560 μmol/L），符合痛风的诊断，所以该患者降压药物不宜首选氢氯噻嗪，因为该药可干扰尿酸自近曲小管的分泌而发生高尿酸血症，所以是痛风患者禁用的。其他降压药物无禁忌证。

8.【答案】B 9.【答案】A

【解析】该老年男性患者大量饮酒后右足第1跖趾关节剧烈疼痛，这是急性痛风性关节炎的最好发部位，伴红肿，既往有多次类似发作过，结合化验血尿酸增高（590 μmol/L），该患者最可能的诊断是急性痛风性关节炎。对急性痛风性关节炎患者治疗的一线药物是秋水仙碱、非甾体抗炎药（吲哚美辛、双氯芬酸等）、糖皮质激素（泼尼松等）。而苯溴马隆是属于促进尿酸排泄的药物，对急性痛风性关节炎的即刻治疗无效。

10.【答案】B 11.【答案】B

【解析】痛风是一种慢性嘌呤代谢障碍所致的血尿酸增高的代谢障碍疾病，常表现为急慢性反复发作性关节炎，即痛风性关节炎。痛风患者关节腔穿刺获得的滑液或者关节镜下获得的滑膜组织或痛风石标本经偏振光显微镜发现呈针形的尿酸钠结晶，因此关节滑膜组织见到针形的尿酸钠结晶的关节炎是痛风性关节炎。

12.【答案】A 13.【答案】B 14.【答案】D

【解析】痛风患者用于促进尿酸排泄的药物是苯溴马隆；痛风患者用于抑制尿酸生成的药物是别嘌醇；用于治疗急性痛风性关节炎患者的药物是秋水仙碱。

15.【答案】ABC

【解析】痛风的肾表现有痛风性肾病、尿酸性肾石病和急性肾衰竭。而急性肾小球肾炎与痛风无关。

16.【答案】ABC

【解析】对急性痛风性关节炎患者治疗的一线药物是秋水仙碱、非甾体抗炎药和糖皮质激素。而别嘌醇是属于抑制尿酸合成的药物，不是治疗急性痛风性关节炎的药物。

十五、纤维肌痛综合征

【A1型题】

1. 纤维肌痛综合征的核心症状是
   A. 全身性广泛性疼痛
   B. 睡眠障碍
   C. 疲乏无力
   D. 情感异常
   E. 抑郁或焦虑

2. 纤维肌痛综合征首选的治疗药物是
   A. 5-羟色胺
   B. 阿米替林
   C. 曲马多
   D. 普瑞巴林
   E. 托烷司琼

【A2型题】

3. 女性，53岁。反复全身弥漫性疼痛半年，疼痛部位包括身体的左、右侧和腰的上、下部及中轴（颈椎、前胸、胸椎和下背部）均疼痛，伴失眠、乏力。初步考虑为纤维肌痛综合征。参考1990年美国风湿病学学会的诊断标准，为确定诊断，该患者还应具有的是
   A. 发热
   B. 体重下降
   C. 9对解剖点压痛
   D. 血白细胞$>10.0 \times 10^9$/L
   E. 血肌酸激酶升高

【B1 型题】
A. 全身性广泛性疼痛
B. 晨僵
C. 睡眠障碍
D. 头痛
E. 感觉异常
4. 纤维肌痛综合征最常见的伴发症状是
5. 与纤维肌痛综合征疾病活动性相关的症状是

【X 型题】
6. 纤维肌痛综合征可能的病因有
A. 神经内分泌变化
B. 睡眠障碍
C. 免疫紊乱
D. 心理因素
7. 继发性纤维肌痛综合征的病因有
A. 外伤
B. 骨关节炎
C. 类风湿关节炎
D. 肿瘤

答案及解析

1. 【答案】A
【解析】纤维肌痛综合征是一种以全身弥漫性疼痛及发僵为主要临床特征，并常伴有疲乏无力、睡眠障碍、情感异常和认知功能障碍等多种其他症状的慢性疼痛性非关节性风湿病。其核心症状是慢性全身性广泛性疼痛。其他亦为纤维肌痛综合征的症状，但不是核心症状。

2. 【答案】B
【解析】纤维肌痛综合征的治疗药物主要是针对中枢神经系统，抗抑郁药为治疗首选药物，其中阿米替林应用最为广泛，5-羟色胺也较常用。而曲马多是非阿片类中枢性镇痛药；普瑞巴林是第 2 代抗惊厥药；托烷司琼也可用于减轻疼痛。

3. 【答案】C
【解析】该中年女性患者慢性病程，反复全身弥漫性疼痛，疼痛部位包括身体的左、右侧和腰的上、下部及中轴（颈椎、前胸、胸椎和下背部）均疼痛，伴失眠、乏力。参考 1990 年美国风湿病学学会的纤维肌痛综合征诊断标准，为确定诊断，该患者还应具有的是 9 对解剖点压痛。1990 年美国风湿病学学会的纤维肌痛综合征诊断标准：①持续 3 个月以上的全身性疼痛，包括身体的左、右侧和腰的上、下部及中轴（颈椎、前胸、胸椎和下背部）均疼痛；②压痛点：以拇指按压，压力为 4kg，18 个压痛点中至少有 11 个疼痛，这 18 个解剖点为：枕骨下肌肉附着点两侧，第 5、7 颈椎横突间隙前面的两侧，两侧斜方肌上缘中点，两侧肩胛棘上方近内侧缘的起始部，两侧第 2 肋骨与软骨交界处的外上缘，两侧肱骨外上髁远端 2cm 处，两侧臀部外上象限的臀肌前皱襞处，两侧大转子的后方，两侧膝脂肪垫关节褶皱线内侧。

4. 【答案】C 5. 【答案】B
【解析】纤维肌痛综合征是一种以全身弥漫性疼痛及发僵为主要临床特征，并常伴有睡眠障碍等多种其他症状的慢性疼痛性非关节性风湿病。纤维肌痛综合征最常见的伴发症状是睡眠障碍；晨僵的严重程度与疾病活动性有关，所以与纤维肌痛综合征疾病活动性相关的症状是晨僵。全身性广泛性疼痛是纤维肌痛综合征的核心症状；头痛、感觉异常等也是纤维肌痛综合征的伴发症状，但不是最常见的。

6. 【答案】ABCD
【解析】纤维肌痛综合征的病因不清。目前认为与睡眠障碍、神经内分泌变化、免疫紊乱、一些体内正常存在的氨基酸浓度改变及心理因素有关。

7. 【答案】ABCD
【解析】纤维肌痛综合征可继发于外伤、骨关节炎、类风湿关节炎和肿瘤等非风湿病者，称为继发性纤维肌痛综合征。

第八篇 理化因素所致疾病

一、总论

【A1型题】

1. 理化因素中毒中，属于物理致病因素的是
   A．有机磷杀虫药
   B．苯和砷
   C．电流
   D．乙醇
   E．镇静催眠药
2. 治疗理化因素所致疾病的首要措施是
   A．针对病因的治疗
   B．针对发病机制的治疗
   C．迅速脱离有害环境和危害因素
   D．维持患者的生命体征
   E．对症支持治疗
3. 理化因素所致疾病的防治原则中，不正确的是
   A．对症支持治疗
   B．针对病因和发病机制的治疗
   C．迅速脱离有害环境和危害因素
   D．维持患者的生命体征
   E．尽早透析以排除毒素

【B1型题】

   A．乙酰胆碱酯酶
   B．前庭神经
   C．听神经
   D．骨髓
   E．肝脏
4. 理化因素中毒时，有机磷杀虫药的靶部位是
5. 理化因素中毒时，慢性苯中毒的靶部位是
6. 理化因素中毒时，四氯化碳的主要靶部位是

【X型题】

7. 引起人体发病的主要物理致病因素有
   A．高温
   B．低温
   C．高气压
   D．电流
8. 引起人体发病的主要化学致病因素有
   A．农药
   B．药物
   C．醇类
   D．氰化物
9. 理化因素所致疾病的防治原则有
   A．对症支持治疗
   B．针对病因和发病机制的治疗
   C．迅速脱离有害环境和危害因素
   D．维持患者的生命体征

答案及解析

1．【答案】C
【解析】理化因素中毒包括物理致病因素和化学致病因素。属于物理致病因素是电流。而其余均为化学致病因素。

2．【答案】C
【解析】五个备选答案均为理化因素所致疾病的防治原则。其中迅速脱离有害环境和危害因素是治疗理化因素所致疾病的首要措施。

3．【答案】E
【解析】理化因素所致疾病的防治原则中，尽早透析以排除毒素的提法是不正确的，因为透析以排除毒素只是用于血液中毒物浓度明显增高、中毒严重、昏迷时间长、有并发症和经积极支持疗法病情仍日趋恶化者。而其余防治原则均是正确的。

4．【答案】A 5．【答案】D 6．【答案】E
【解析】理化因素中毒时，多种理化因素都有其作用的靶部位。有机磷杀虫药的靶部位是乙酰胆碱酯酶；慢性苯中毒的靶部位是骨髓；四氯化碳的主要靶

部位是肝脏。而加速运动主要作用于前庭神经；噪声主要作用于听神经。

7. 【答案】ABCD

　　【解析】引起人体发病的主要物理致病因素有高温、低温、高气压、低气压、电流、淹溺、摇动和旋转、噪声等。

8. 【答案】ABCD

　　【解析】引起人体发病的主要化学致病因素有农药、药物、醇类及其他如清洁剂和有机溶剂、一氧化碳、氰化物、硫化氢、强酸和强碱、汞和砷、动物毒素和有毒植物等。

9. 【答案】ABCD

　　【解析】理化因素所致疾病防治原则包括对症支持治疗、针对病因和发病机制的治疗、迅速脱离有害环境和危害因素、维持患者的生命体征。

二、中　毒

1. 关于毒物中毒机制的叙述，不正确的是
   A．四氯化碳干扰细胞的生理功能
   B．酚类毒物干扰细胞器的生理功能
   C．有机溶剂抑制脑功能
   D．硫化氢阻碍氧的吸收、转运或利用
   E．氨基甲酸酯类杀虫药阻断毒蕈碱受体

2. 最易引起发绀的急性中毒物质是
   A．苯巴比妥
   B．阿托品
   C．砷化氢
   D．敌鼠钠盐
   E．亚硝酸盐

3. 关于急性一氧化碳中毒迟发型神经精神综合征的叙述，错误的是
   A．有6个月左右的"假愈期"
   B．可能出现精神意识障碍：痴呆木僵、谵妄或去皮质状态
   C．可能出现锥体外系神经障碍
   D．可能出现锥体系神经障碍
   E．脑神经及周围神经病变

4. 关于解毒药作用机制的叙述，错误的是
   A．螯合剂用于重金属中毒主要是与某些金属形成无毒、难解离但可溶的螯合物由尿排出
   B．碘解磷定用于使磷酰化胆碱酯酶复活
   C．阿托品用于治疗有机磷杀虫药中毒在于直接作用于杀虫药本身
   D．氧治疗一氧化碳中毒的作用是氧与一氧化碳竞争血红蛋白
   E．亚甲蓝治疗亚硝酸盐中毒是由于亚甲蓝能使中毒产生的高铁血红蛋白还原

5. 关于急性中毒时首先应立即停止毒物接触的叙述，错误的是
   A．毒物由呼吸道或皮肤侵入时，要立即将患者撒离中毒现场，转到空气新鲜的地方
   B．毒物由皮肤侵入时，立即脱去污染的衣物，清洗接触部位皮肤，清除皮肤上的毒物
   C．接触可经完好皮肤或灼伤皮肤吸收的毒物时，用肥皂水和大量温水清洗皮肤和毛发
   D．毒物溅入眼内，立即滴入化学拮抗剂以中和毒物
   E．清除伤口中的毒物，特殊毒物用特殊溶液清洗

*6. 服毒后洗胃处理的叙述，不正确的是
   A．一般在服毒后6小时内洗胃有效
   B．超过6小时多数洗胃已无必要
   C．吞服强腐蚀性毒物者，不宜洗胃
   D．惊厥患者不宜插管洗胃　　　　　（50/1997）
   E．昏迷患者插胃管易致吸入性肺炎，洗胃应慎重

7. 下列洗胃液的配制中，错误的是
   A．镇静药中毒可用1:5000高锰酸钾洗胃
   B．河豚中毒可用10%活性炭悬浮液洗胃
   C．敌百虫中毒可用2%碳酸氢钠洗胃
   D．腐蚀性毒物中毒可用鸡蛋清洗胃
   E．阿司匹林中毒可用0.3%氧化镁洗胃

8. 误服下列药物中毒应该洗胃的是
   A．石炭酸
   B．醋酸
   C．水杨酸类
   D．硝酸
   E．氯化高汞

9. 误服下列药物应禁忌洗胃的是
   A．东莨菪碱
   B．水杨酸盐
   C．氢氧化钠
   D．盐酸麻黄碱
   E．亚硝酸盐类

10. 急性中毒的治疗措施中，属于促进已吸收毒物排出的是
    A．洗胃
    B．血液透析

C．清洗灌肠
D．导泻
E．催吐

11．关于特殊解毒药应用的叙述，正确的是
   A．氰化物中毒可用小剂量亚甲蓝疗法
   B．大剂量亚甲蓝可用于高铁血红蛋白血症解毒
   C．重金属中毒可采用亚硝酸盐-硫代硫酸钠疗法
   D．氟马西尼是苯二氮䓬类中毒的解毒药
   E．依地酸钙钠可用阿片类药物解毒

*12．下列不属于有机磷中毒时毒蕈碱样表现的是
   A．恶心、呕吐和腹痛、腹泻
   B．多汗
   C．肌肉颤动
   D．瞳孔缩小
   E．心率减慢　　　　　　　　（73/1995）

13．有机磷农药中毒时，致使神经纤维末梢释放的乙酰胆碱不能失活而作用加强。患者不会出现的症状是
   A．消化道运动增强，腹痛、腹泻
   B．瞳孔缩小，视物模糊
   C．大小便失禁
   D．皮肤干燥，无汗
   E．肌肉震颤

*14．急性有机磷中毒的下列临床表现中，能提示中度中毒的是
   A．出汗、流涎
   B．呕吐、腹泻
   C．胸背部肌肉颤动
   D．瞳孔缩小　　　　　　　　（67/2012）

*15．下列符合中度有机磷中毒时的胆碱酯酶活力是
   A．35%
   B．25%
   C．15%
   D．10%　　　　　　　　　　（67/2008）

16．呼吸呈蒜味的中毒毒物是
   A．阿托品
   B．地西泮（安定）
   C．酒精
   D．有机磷农药
   E．亚硝酸盐

17．造成瞳孔缩小的毒物是
   A．哌替啶
   B．苯酚
   C．敌敌畏
   D．甲醇
   E．敌鼠强

18．中间综合征常发生在有机磷农药中毒后时间是
   A．4~24小时
   B．48~96小时
   C．7~9天
   D．12~24天
   E．30~60天

19．下列有关毒鼠强的叙述，错误的是
   A．对中枢神经系统有强烈的兴奋性
   B．无特效解毒药
   C．迅速洗胃，越早越好
   D．保护心肌，静滴极化液
   E．可用阿片类药物抗惊厥

20．急性阿片类药物中毒的重症患者的临床表现"三联征"是
   A．发绀、瞳孔缩小、休克
   B．肌肉震颤、昏迷、呼吸抑制
   C．呼吸抑制、昏迷、休克
   D．惊厥、牙关紧闭、角弓反张
   E．昏迷、瞳孔缩小、呼吸抑制

21．碳酸锂中毒的早期症状是
   A．厌食、恶心、呕吐等胃肠道反应
   B．震颤、共济失调
   C．发热、定向障碍
   D．癫痫大发作
   E．下肢水肿、多尿

22．关于急性酒精中毒的叙述，不正确的是
   A．血乙醇浓度达到 50 mg/dl 时出现头痛、欣快、兴奋
   B．血乙醇浓度达到 150 mg/dl 时出现肌肉运动不协调、眼球震颤
   C．血乙醇浓度达到 200 mg/dl 时出现昏睡
   D．血乙醇浓度达到 250 mg/dl 时进入昏迷
   E．血乙醇浓度达到 400 mg/dl 时陷入深昏迷

23．慢性酒精中毒的震颤谵妄的临床表现是
   A．停酒后出现的急性精神症状群
   B．长期饮酒过程中出现的慢性精神症状群
   C．停酒后缓慢出现的记忆障碍
   D．长期饮酒过程中出现的记忆障碍
   E．长期饮酒过程中出现的行为改变

24．下列毒物中可造成视神经炎，甚至导致失明的是
   A．甲醇
   B．乙醇
   C．阿托品
   D．莨菪碱
   E．有机磷农药

25．对于因乙醇中毒引起烦躁不安的患者，应选用的镇静药是
   A．地西泮

B．氯丙嗪
C．吗啡
D．苯巴比妥
E．异丙嗪

26．治疗重度一氧化碳中毒首选的氧疗是
A．鼻导管吸氧
B．呼吸新鲜空气
C．人工呼吸
D．面罩吸氧
E．高压氧舱

27．患者误服强碱性溶液后，不能用来口服治疗的是
A．牛奶
B．蛋清
C．冷生理盐水
D．弱碱性液体
E．弱酸性液体

28．关于毒蛇和非毒蛇咬伤的鉴别的叙述，不正确的是
A．毒蛇咬伤的牙痕呈2行或4行锯齿状浅、小牙痕
B．毒蛇咬伤的局部伤口有水肿、渗血、坏死
C．毒蛇咬伤可出现全身神经毒损害
D．毒蛇咬伤可出现凝血障碍
E．毒蛇咬伤有肌肉毒损害

【A2型题】

29．某工地午餐后2小时有10余人突发恶心、呕吐、腹泻、心悸、头晕、呼吸困难、口唇以及指端发绀。工作人员叙述，准备午餐时，食盐用完了，而用工业用盐代替。此时应采用的药物抢救方案是
A．大剂量亚甲蓝
B．小剂量亚甲蓝
C．大剂量维生素C
D．小剂量维生素C
E．大剂量高渗葡萄糖

30．女性，25岁。因昏迷在公园内被人发现送来急诊室，病史不详，查体见双瞳孔明显缩小如针尖样，全身大汗伴肌肉颤动，两肺较多湿啰音。最可能的诊断是
A．有机磷农药中毒
B．安眠药中毒
C．肝性昏迷
D．糖尿病昏迷
E．尿毒症昏迷

*31．女性，20岁。误服有机磷农药后半小时家人送来急诊。查体：神志不清，皮肤潮湿多汗，面部肌肉束颤动，瞳孔缩小，双肺布满湿啰音。该患者最可能的中毒程度是
A．轻度

B．中度
C．重度
D．不能确定　　　　　　　　（68/2015）

32．女性，32岁。误服有机磷农药50 ml，立即被其家人送往医院。对该患者抢救成功的关键是
A．彻底洗胃
B．早期应用解磷定
C．早期应用阿托品
D．解磷定与阿托品合用
E．静脉注射毛花苷C

33．男性，26岁。因吵架后服敌敌畏60 ml，10分钟后被家人送到医院，神志清楚，治疗过程中不宜采取的措施是
A．静脉注射安定（地西泮）
B．应用阿托品
C．应用解磷定
D．应用阿托品和解磷定
E．彻底洗胃

34．女性，22岁。口服不明农药60 ml，5分钟后呕吐，流涎，走路不稳，视物模糊，呼吸困难，口中有大蒜样气味。最重要的实验室检查是
A．血液胆碱酯酶活力
B．血电解质
C．尿中磷分解产物检测
D．肝、肾功能检查
E．动脉血气分析

35．男性，21岁。与他人谈话过程中突然神志模糊、谵妄、大汗、躁动半小时来诊。该男性有甲型血友病病史，左膝关节肿胀畸形。查体：昏迷，呼吸浅慢，瞳孔缩小，心率130次/分，律齐，神经系统查体未见阳性体征。最可能的诊断是
A．低血糖昏迷
B．脑出血
C．心力衰竭
D．鸦片类药物中毒
E．鸦片类药物戒断症状

36．女性，16岁。因食过多胡萝卜造成血中胡萝卜素增高，患者出现皮肤黏膜黄染，常最先见到的部位是
A．手掌、足底
B．巩膜
C．口腔黏膜
D．躯干
E．耳后

37．患者一家3口人，午餐后在家中午休，于下午7时由邻居发现3人神志不清，急送医院抢救。查体发现患者均呈深昏迷状态，口唇樱桃红色，最

可能的诊断是
A．有机磷农药中毒
B．巴比妥类中毒
C．一氧化碳中毒
D．氰化物中毒
E．酒精中毒

38．女性，39岁。因急性一氧化碳中毒入院，治疗1周后症状消失出院。2个月后突然出现精神意识障碍。既往无高血压及脑血管病史。最可能的诊断是
A．脑出血
B．脑梗死
C．肝性脑病
D．中间综合征
E．迟发型神经精神综合征

39．男性，38岁。家属病史诉患者4小时前曾食苦杏仁30粒左右，之后逐渐嗜睡、呼吸困难送来急诊。查体：P 110次/分，BP 80/40 mmHg，嗜睡，皮肤潮红、呼气苦杏仁味。最可能的诊断是
A．苯胺中毒
B．硝基苯中毒
C．砷化氢中毒
D．氰化物中毒
E．亚硝酸盐中毒

40．男性，42岁，某室内装修工人。2小时前突发晕厥。化验血白细胞 $32.0×10^9/L$，经进一步骨髓检查后拟诊为急性白血病。其发病可能的相关因素是
A．慢性苯胺中毒
B．慢性苯中毒
C．慢性三氯乙烯中毒
D．慢性甲醇中毒
E．慢性硝基苯中毒

【A3/A4型题】

女性，20岁。因情绪变化自服有机磷（对硫磷）半小时后被送医院急诊。查体：T 36.4℃，P 94次/分，BP 90/60 mmHg，呈昏迷状态，呼吸困难，皮肤湿冷，双瞳缩小如针尖大小。

41．下列属于有机磷中毒烟碱样表现的是
A．多汗
B．流涎
C．瞳孔缩小
D．肌肉颤动
E．双肺湿啰音

42．给予该患者洗胃时，应禁用的洗胃液是
A．1:5000高锰酸钾溶液
B．温开水
C．2%碳酸氢钠溶液
D．生理盐水
E．蒸馏水

43．该患者在应用阿托品治疗时，下列不符合阿托品治疗反应的是
A．皮肤干燥
B．心率减慢
C．颜面潮红
D．瞳孔扩大
E．心率加快

男性，32岁。长期吸毒，今日突发昏迷，考虑为重症海洛因戒断综合征。

44．应采取的措施是
A．静注纳洛酮
B．予以阿扑吗啡催吐
C．静注烯丙吗啡
D．静注吗啡
E．静注尼可刹米

45．海洛因的致死量至少是
A．50～100 mg
B．150～200 mg
C．250～500 mg
D．750～1200 mg
E．1500～2000 mg

女性，20岁。因吵架后自服大量镇静安眠药（具体数不清），2小时后被家人发现呼之不应，送医院急诊室抢救，但未见到药品完整的包装。既往体健。

46．对该患者最及时的处理是
A．洗胃
B．碱化利尿
C．保肝治疗
D．氟马西尼诊断性治疗
E．给予兴奋剂

47．[假设信息] 该患者服用的是地西泮（安定），则进一步的治疗不应包括的是
A．血液滤过
B．血液透析
C．大量输液
D．持续应用氟马西尼
E．导泻

48．临床上不适合采用血液透析治疗的急性中毒是
A．乙二醇
B．苯巴比妥
C．甲醇
D．有机磷农药
E．水杨酸类

男性，50岁。晨起时头晕、头痛、心悸、呼吸困难，房间内煤炉取暖。检测血碳氧血红蛋白浓度20%。

49．对该患者最佳的治疗是
　　A．口服降压药
　　B．脱水降颅压
　　C．高浓度吸氧
　　D．高压氧舱治疗
　　E．呼吸机辅助呼吸

50．该患者体内生理活动可能受到的影响中，不正确的是
　　A．缺氧
　　B．线粒体功能受损
　　C．细胞色素氧化酶活性降低
　　D．血红蛋白氧解离曲线左移
　　E．血红蛋白氧解离曲线右移

51．[假设信息] 若该患者入院时昏迷，在治疗后神志清醒。1个月后患者出现谵妄状态、痴呆木僵。则该患者支持诊断为迟发型神经精神综合征依据的是
　　A．精神意识障碍
　　B．锥体外系功能障碍
　　C．锥体系神经损害
　　D．大脑皮质局灶性功能障碍
　　E．脑神经损害

【B1型题】

　　A．阿托品中毒
　　B．有机磷中毒
　　C．甲醇中毒
　　D．乙醇中毒　　　　　　　（130,131/2019）
*52．引起瞳孔明显缩小的中毒是
*53．引起瞳孔明显扩大的中毒是

　　A．瞳孔散大
　　B．瞳孔缩小
　　C．失明
　　D．瞳孔不等大
　　E．黄绿视
54．曼陀罗中毒
55．吗啡中毒
56．甲醇中毒

　　A．烂苹果味
　　B．苦杏仁味
　　C．蒜臭味
　　D．腥臭味　　　　　　　　（130,131/2018）
*57．有机磷中毒患者，呼出气体的气味常为
*58．氰化物中毒患者，呼出气体的气味常为

　　A．皮肤、黏膜灼伤
　　B．皮肤、黏膜黄染
　　C．皮肤、黏膜发绀
　　D．皮肤、黏膜苍白　　　　（130,131/2020）
*59．亚硝酸盐中毒常引起的临床表现是
*60．毒蕈中毒常引起的临床表现是

　　A．肺水肿
　　B．脑水肿
　　C．惊厥
　　D．肺出血
　　E．腹痛
61．有机磷中毒的主要死因是
62．溴鼠隆中毒的临床特点是
63．毒鼠强中毒的临床特点是

　　A．出汗、流涎
　　B．腹痛、腹泻
　　C．咳嗽、气短
　　D．肌纤维颤动　　　　　　（130,131/2022）
*64．轻度有机磷中毒不出现的临床表现是
*65．中度有机磷中毒出现的烟碱样症状是

　　A．1∶5000 高锰酸钾
　　B．2% 碳酸氢钠
　　C．0.3% H_2O_2
　　D．0.3% 氧化镁
　　E．5% 硫酸钠　　　　　　（103,104/2003）
*66．有机磷（对硫磷）农药中毒的洗胃液是
*67．镇静药物中毒的洗胃液是

　　A．生物毒类中毒
　　B．乙二醇中毒
　　C．氯酸盐中毒
　　D．导眠能中毒
　　E．短效巴比妥类中毒　　　（121,122/2005）
*68．血液透析治疗急性中毒的首选指征是
*69．最适于血浆置换治疗的中毒是

　　A．依地酸钠钙
　　B．二巯丙醇
　　C．纳洛酮
　　D．亚甲蓝　　　　　　　　（130,131/2017）
*70．铅中毒时的解毒药物是
*71．阿片类麻醉药的解毒药物是

　　A．阿托品

B．解磷定
C．美解眠（贝美格）
D．尼可刹米
E．甘露醇　　　　　　　（107，108/1996）
*72．解除有机磷中毒时烟碱样毒性作用，首选的是
*73．解除有机磷中毒时毒蕈碱样毒性作用，首选的是

A．氟马西尼
B．亚硝酸异戊酯
C．二巯丙磺钠
D．亚甲蓝　　　　　　　　（130，131/2021）

*74．亚硝酸盐中毒引起高铁血红蛋白血症的有效解毒药是
*75．苯二氮䓬类中毒的有效解毒药是

A．依地酸二钠钙
B．亚甲蓝
C．二巯基丁二酸
D．氟马西尼
E．纳洛酮　　　　　　　（105，106/2001）

*76．阿片类麻醉药的解毒药是
*77．亚硝酸盐中毒的解毒药是

A．浓硫酸中毒
B．汞中毒
C．甲醇中毒
D．亚硝酸盐中毒
E．磷化锌中毒

78．避免洗胃治疗的中毒是
79．二巯丙磺钠（DMPS）治疗的中毒是

A．短效巴比妥类
B．苯巴比妥
C．水杨酸类
D．甲醇
E．锂　　　　　　　　　（105，106/2002）

*80．血液灌流可清除的脂溶化合物是
*81．透析疗法不能很好清除的是

【X型题】

82．毒物根据来源和用途分类包括
A．工业性毒物
B．药物
C．农药
D．有毒动植物

83．引起瞳孔缩小的中毒是
A．阿托品中毒
B．巴比妥类中毒
C．有机磷类杀虫药中毒
D．氨基甲酸酯类杀虫药中毒

84．关于杀鼠药中毒机制的叙述，正确的有
A．溴鼠隆抑制凝血因子
B．磷化氢抑制细胞色素氧化酶
C．氟乙酰胺形成氟柠檬酸
D．毒鼠强拮抗γ-氨基丁酸

*85．可引起急性腐蚀性胃炎的毒物有
A．硝酸
B．盐酸
C．水杨酸
D．亚硝酸盐　　　　　　　（154/1997）

*86．有机磷中毒时的毒蕈碱样症状有
A．腹痛、腹泻
B．大汗、流涎
C．肌纤维颤动
D．瞳孔缩小　　　　　　　（156/2018）

87．下列符合有机磷中毒特点的有
A．呕吐物有蒜味
B．胆碱酯酶活力下降
C．肌纤维颤动
D．瞳孔散大

88．急性一氧化碳中毒迟发型神经精神综合征的临床表现有
A．精神意识障碍
B．锥体外系神经障碍
C．大脑皮质局灶性功能障碍
D．脑神经及周围神经损害

89．急性有机溶剂中毒的共同毒性有
A．刺激作用
B．致心律失常作用
C．神经、肝肾毒性
D．麻醉作用

90．急性中毒时，促进已吸收毒物排出的措施有
A．洗胃
B．导泻
C．人工透析
D．利尿

91．蛇毒中毒的临床表现有
A．神经毒损害
B．消化系统损害
C．凝血障碍
D．心脏毒性——心律失常

92．下列不宜洗胃的情况有
A．食管静脉曲张
B．惊厥

C．吞服强腐蚀性毒物
D．服毒后6小时

*93．下列药物中毒时，采用血液透析治疗有效的有
A．苯巴比妥
B．茶碱
C．水杨酸类
D．有机磷杀虫药　　　　　　（171/2016）

*94．下列关于急性中毒特殊解毒药的应用，正确的有
A．依地酸钙钠治疗铅中毒
B．二巯丙醇治疗砷中毒
C．去铁胺治疗镁中毒
D．亚甲蓝治疗亚硝酸盐中毒　（169/2010）

95．对有机磷农药中毒的处理，正确的有
A．皮肤接触中毒者，应去除衣物，全身擦浴
B．用含2%碳酸氢钠的洗胃液洗胃
C．对于粉红色泡沫痰者及时强心、利尿

D．迅速阿托品化

96．有机磷中毒患者在阿托品化后，可以消失的症状有
A．腹痛
B．多汗
C．骨骼肌颤动
D．肺部哮鸣音

*97．治疗急性有机磷中毒时出现阿托品化的表现有
A．瞳孔扩大
B．颜面潮红
C．心率减慢
D．肺部啰音消失　　　　　　（143/2007）

*98．下列物质中毒可采用腹膜透析治疗的有
A．苯巴比妥
B．甲醇
C．导眠能
D．有机磷杀虫药　　　　　　（153/1999）

答案及解析

1．【答案】E
【解析】毒物种类很多，中毒机制不同。氨基甲酸酯类杀虫药是抑制乙酰胆碱酯酶，而不是阻断毒蕈碱受体。

2．【答案】E
【解析】急性中毒有各种不同的临床表现，最易引起发绀的急性中毒物质是亚硝酸盐。

3．【答案】A
【解析】急性一氧化碳中毒患者在意识障碍恢复后，经过2~60天的"假愈期"，发生迟发型神经精神综合征，而不是有6个月左右的"假愈期"。

4．【答案】C
【解析】不同解毒药的作用机制不同。阿托品用于治疗有机磷杀虫药中毒在于阻断M胆碱受体，而非直接作用于杀虫药本身。

5．【答案】D
【解析】急性中毒时首先应立即停止毒物接触。毒物溅入眼内，应立即用清水彻底冲洗清除眼内毒物，而不是滴入化学拮抗剂以中和毒物。

6．【答案】B
【解析】服毒后一般在6小时内洗胃肯定有效，但即使已超过6小时，由于部分毒物仍可滞留于胃内，多数仍有洗胃的必要，因而超过6小时多数洗胃已无必要是不正确的，其余关于洗胃的处理均是正确的。

7．【答案】C
【解析】不同中毒的洗胃液不同。敌百虫（美曲膦酯）中毒可用1:5000高锰酸钾洗胃，而禁用2%碳酸氢钠洗胃。

8．【答案】C
【解析】水杨酸类中毒应该洗胃，否则会经胃大量吸收而加重毒性。石炭酸、醋酸、硝酸和氯化高汞对胃黏膜均有腐蚀作用，插胃管洗胃有引起胃穿孔的危险，故不宜洗胃。

9．【答案】C
【解析】氢氧化钠属于强碱，是强腐蚀性毒物，误服后若插胃管洗胃有可能引起胃穿孔，故应视为禁忌，其他几种药物均可洗胃。

10．【答案】B
【解析】急性中毒后需要紧急治疗，尽快排出体内的毒物。在该题提出的治疗措施中，属于促进已吸收毒物排出的是血液透析。而其他几种措施均属于急性中毒中的促进未吸收毒物排出的治疗措施。

11．【答案】D
【解析】有各种不同的解毒药。备选答案中正确的是氟马西尼是苯二氮䓬类中毒的解毒药。其余均是错误的，氰化物中毒应立即吸入亚硝酸异戊酯；小剂量亚甲蓝可使高铁血红蛋白还原为正常血红蛋白，用于亚硝酸盐解毒；金属中毒可采用螯合剂；有机磷中毒可用阿片类药物解毒。

12．【答案】C
【解析】肌肉颤动是有机磷中毒时的烟碱样表现，不属于有机磷中毒时毒蕈碱样表现。而其余均属于毒蕈碱样表现。

13．【答案】D

【解析】急性有机磷农药对人畜的毒性主要是对乙酰胆碱酯酶的抑制，引起乙酰胆碱蓄积，使胆碱能神经受到持续冲动，包括交感和副交感节前纤维，副交感神经的节后纤维，支配汗腺、骨骼肌血管的小部分交感神经节后纤维及躯体运动神经末梢，导致先兴奋后衰竭的一系列的毒蕈碱样、烟碱样和中枢神经系统等症状，所以有机磷中毒时可出现消化道运动增强、腹痛、腹泻和汗腺分泌增加，瞳孔缩小，视物模糊，括约肌松弛表现为大小便失禁及肌肉震颤等，但不会出现皮肤干燥和无汗。

14．【答案】C

【解析】急性有机磷中毒是按照临床表现和血胆碱酯酶活力测定结果进行分级。仅有 M 样症状（如出汗、流涎、呕吐、腹泻和瞳孔缩小等），血胆碱酯酶活力 70%～50% 为轻度中毒；M 样症状加重，出现 N 样症状（如胸背部肌肉颤动），血胆碱酯酶活力 50%～30% 为中度中毒；具有 M 样和 N 样症状，并伴有肺水肿、抽搐、昏迷、呼吸肌麻痹和脑水肿，血胆碱酯酶活力 30% 以下为重度中毒。

15．【答案】A

【解析】参见第 14 题解析。

16．【答案】D

【解析】呼吸呈蒜味是有机磷农药中毒的最大特点，也是诊断有机磷农药中毒的依据之一，其余毒物均无蒜味。

17．【答案】C

【解析】敌敌畏是有机磷杀虫药的一种，中毒后会出现毒蕈碱样症状，所以引起瞳孔缩小。

18．【答案】B

【解析】在有机磷农药中毒后 48～96 小时，可发生中间综合征，机制不明。患者发生肌肉麻痹，表现为颈肌、眼肌、四肢肌肉和呼吸肌无力或麻痹。

19．【答案】E

【解析】毒鼠强是一种灭鼠药，对中枢神经系统有强烈的兴奋性，无特效解毒药，中毒后应迅速洗胃，越早越好，保护心肌，静滴极化液，禁用阿片类药物，抗惊厥推荐苯巴比妥和地西泮联用。

20．【答案】E

【解析】急性阿片类药物中毒的重症患者的临床表现"三联征"是昏迷、瞳孔缩小、呼吸抑制。

21．【答案】A

【解析】碳酸锂是一种精神科专用药，用来治疗情感性障碍中的躁狂发作，口服用药，中毒的早期症状为厌食、恶心、呕吐等胃肠道反应，其余均不是中毒的早期症状。

22．【答案】C

【解析】急性酒精中毒时，血乙醇浓度达到 200 mg/dl 时出现恶心、呕吐、困倦，而不是昏睡；其他均正确。

23．【答案】A

【解析】慢性酒精中毒者，停酒后 24～72 小时出现的急性精神症状群是震颤谵妄，因此慢性酒精中毒的震颤谵妄的临床表现是停酒后出现的急性精神症状群，而其他均不是。

24．【答案】A

【解析】可以造成视神经炎，甚至导致失明的是甲醇。

25．【答案】A

【解析】对于因乙醇中毒引起烦躁不安的患者，应选用的镇静药是地西泮，不会引起嗜睡和共济失调，严重者可静脉给药。避免使用吗啡、氯丙嗪、异丙嗪和苯巴比妥类镇静药。

26．【答案】E

【解析】一氧化碳中毒的主要表现是缺氧，治疗的关键是迅速纠正缺氧状态，5 个备选答案虽均可供氧，但高压氧舱治疗能增加血液中溶解氧，提高动脉血氧分压，使毛细血管内的氧容易向细胞内弥散，可迅速纠正组织缺氧，因此治疗重度一氧化碳中毒首选的氧疗是高压氧舱。

27．【答案】D

【解析】误服强碱性溶液后，口腔、消化道黏膜会被腐蚀，因此需要用牛奶、蛋清等保护剂，还可用冷生理盐水和弱酸性液体减轻强碱的毒性腐蚀作用，而弱碱性液体可能会加重强碱的毒性，尽管是弱碱也不能用。

28．【答案】A

【解析】毒蛇和非毒蛇咬伤的鉴别很重要，毒蛇咬伤的牙痕呈 2 个针尖大牙痕，而非毒蛇咬伤的牙痕呈 2 行或 4 行锯齿状浅、小牙痕，其余叙述都是正确的。

29．【答案】B

【解析】某工地午餐后 2 小时有 10 余人突发恶心、呕吐、腹泻，心悸，头晕，呼吸困难，口唇以及指端发绀，结合午餐时用了工业用盐（即亚硝酸盐），这是亚硝酸盐中毒形成了高铁血红蛋白血症。应采用的药物抢救方案是用小剂量亚甲蓝，小剂量亚甲蓝可使高铁血红蛋白还原为正常血红蛋白。其余药物抢救方案均不正确。

30．【答案】A

【解析】该青年女性患者急性病程，因昏迷在公园内被人发现送来急诊室，病史不详，查体见双瞳孔明显缩小如针尖样，全身大汗伴肌肉颤动，两肺较多湿啰音，这些均为有机磷农药中毒的典型临床表现。

31．【答案】C

【解析】该青年女性患者误服有机磷中毒，已神志不清，有 M 样症状（皮肤潮湿多汗、瞳孔缩

二、中 毒

小）、N样症状（面部肌肉束颤动）及肺水肿（双肺布满湿啰音）。临床中毒程度分度：①轻度中毒：以M样症状为主，胆碱酯酶活力70%～50%；②中度中毒：M样症状加重，出现N样症状，胆碱酯酶活力50%～30%；③重度中毒：除M、N样症状外，合并肺水肿、抽搐、昏迷、呼吸肌麻痹和脑水肿，胆碱酯酶活力在30%以下。因此该患者最可能的中毒程度是重度。

32.【答案】A

【解析】该青年女性患者误服有机磷农药量较大，立即送往医院，大部分尚未吸收，因此彻底洗胃是抢救成功的关键，因为彻底洗胃可以清除体内尚未吸收的有机磷农药，同时再应用解磷定和阿托品会收到较好的效果。

33.【答案】A

【解析】该青年男性患者为有机磷（敌敌畏）中毒，治疗中应彻底洗胃，宜给予应用阿托品和（或）解磷定，但不宜静脉注射安定，否则不宜观察患者的意识状态，所以答案是A。

34.【答案】A

【解析】该青年女性患者中毒后有呕吐、流涎、视物模糊、走路不稳、呼吸困难等毒蕈碱样表现，结合口中有大蒜样气味，首先应考虑是有机磷农药中毒，其毒性主要表现在抑制胆碱酯酶方面，因此最重要的实验室检查是测定血液胆碱酯酶活力，这不仅有助于诊断，还有助于估计中毒程度。

35.【答案】D

【解析】该青年男性甲型血友病患者与他人谈话过程中突然神志模糊、谵妄、大汗、躁动，查体见昏迷，呼吸浅慢，瞳孔缩小，心率快（130次/分），律齐，神经系统查体未见阳性体征。该患者有昏迷、呼吸抑制、瞳孔缩小"三联征"，所以其最可能的诊断是鸦片类药物中毒。病史和体征均不支持其余诊断。

36.【答案】A

【解析】由胡萝卜素增高引起的黄染首先出现于手掌、足底、前额及鼻部皮肤，一般不出现于巩膜和口腔黏膜。而血清胆红素增高的黄染首先出现于巩膜，一般黄染均不会首先出现于躯干和耳后。

37.【答案】C

【解析】患者一家3口人同时发病，查体发现患者均呈深昏迷状态，口唇樱桃红色，这是急性一氧化碳中毒的特点，所以最可能的诊断是一氧化碳中毒。

38.【答案】E

【解析】该中年女性患者急性一氧化碳中毒入院，治疗1周后进入"假愈期"，2个月后突然出现精神意识障碍，该患者无高血压和脑血管病史，所以最可能的诊断是迟发型神经精神综合征。

39.【答案】D

【解析】该中年男性患者曾食苦杏仁量大（30粒左右），之后逐渐嗜睡、呼吸困难，查体发现脉率快（110次/分），低血压（80/40 mmHg），嗜睡，皮肤潮红、呼气苦杏仁味，这些均符合氰化物中毒。

40.【答案】B

【解析】该中年男性患者为室内装修工人，因突发晕厥化验血白细胞明显增高（32.0×10⁹/L），经进一步骨髓检查后拟诊为急性白血病。室内装修工人会长期接触苯，所以其发病可能的相关因素是慢性苯中毒。

41.【答案】D 42.【答案】A 43.【答案】B

【解析】该青年女性患者服有机磷中毒，其中毒的表现包括毒蕈碱样表现和烟碱样表现，烟碱样表现又称N样症状，其表现是肌肉颤动，而其余选项（多汗、流涎、瞳孔缩小和双肺湿啰音）均为毒蕈碱样表现，又称M样症状。有机磷中毒的首要治疗是洗胃，清除尚未被吸收的有机磷，洗胃液有多种，但对硫磷中毒时禁用1:5000高锰酸钾溶液，因为会使其氧化为毒性更强的对氧磷，其余几种均可应用。有机磷中毒时，治疗均用抗胆碱能药阿托品，阿托品可使皮肤干燥、颜面潮红、瞳孔扩大和心率加快，所以应用阿托品治疗时不会出现心率减慢。

44.【答案】D 45.【答案】D

【解析】该青年男性患者长期吸毒，今日突发昏迷，考虑为重症海洛因戒断综合征。应采取的措施是静注吗啡。而静注纳洛酮和烯丙吗啡是治疗海洛因中毒，其他处理无意义。海洛因的中毒量为50～100 mg，致死量至少是750～1200 mg。

46.【答案】A 47.【答案】B 48.【答案】D

【解析】该青年女性患者因吵架后自服大量"安眠药"后被发现呼之不应，遂送医院急诊室抢救，肯定是急性中毒，根据急性中毒的急救原则，凡是口服毒物1小时以内者是洗胃的绝对适应证，但对于服用吸收缓慢的毒物、胃蠕动功能减弱或消失者，于服毒4～6小时后仍应洗胃，该患者2小时后被家人发现呼之不应送来，所以对该患者最及时的处理是洗胃，而碱化利尿和保肝治疗可以进行，但不是最及时的处理，因为还不清楚是何种药物中毒，所以尚不急于氟马西尼诊断性治疗，一般不给予兴奋剂，可能会增加耗氧。假设该患者服用的是地西泮（安定），因为该药的脂溶性很高，所以进一步的治疗不适合血液透析，同样有机磷农药中毒等也不适合血液透析，血液透析可用于清除血液中分子量较小和非脂溶性的毒物，如甲醇、苯巴比妥、水杨酸类、乙二醇、茶碱等。

49.【答案】D 50.【答案】E 51.【答案】A

【解析】该中年男性患者晨起时头晕、头痛、心悸、呼吸困难，结合房间内煤炉取暖及检测血碳氧血红蛋白浓度20%，肯定是急性一氧化碳中毒，对该患者最佳的治疗是高压氧舱治疗。急性一氧化碳中毒患者体内生理活动可能受到的影响中，会有缺氧、线粒体功能受损、细胞色素氧化酶活性降低和血红蛋白氧解离曲线左移。若该患者入院时昏迷，在治疗后神志清醒，1个月后患者出现谵妄状态、痴呆木僵（这是属于迟发型神经精神综合征的精神意识障碍表现），所以该患者支持诊断为迟发性脑病依据的是精神意识障碍。

52.【答案】B　53.【答案】A

【解析】引起瞳孔明显缩小的中毒是有机磷中毒。引起瞳孔明显扩大的中毒是阿托品中毒。甲醇中毒和乙醇中毒时对瞳孔的影响一般较小。

54.【答案】A　55.【答案】B　56.【答案】C

【解析】曼陀罗含有东莨菪碱，所以中毒时使瞳孔散大。吗啡是属于阿片类，所以中毒时会引起瞳孔缩小。甲醇可引起视神经炎，所以可引起失明。

57.【答案】C　58.【答案】B

【解析】某些中毒可有特殊的气味，对临床诊断可提供依据。有机磷中毒时，患者的呼吸气味常为蒜臭味；氰化物中毒时，患者的呼吸气味常为苦杏仁味。而烂苹果味常见于糖尿病急性酮症酸中毒，腥臭味无特异性。

59.【答案】C　60.【答案】B

【解析】亚硝酸盐中毒常引起的临床表现是皮肤、黏膜发绀。毒蕈中毒常引起的临床表现是皮肤、黏膜黄染。

61.【答案】A　62.【答案】D　63.【答案】C

【解析】急性农药中毒包括有机磷中毒、百草枯中毒和灭鼠药中毒。常见的有机磷中毒的主要死因是肺水肿；溴鼠隆中毒的临床特点是凝血功能障碍，可有肺出血等表现；毒鼠强中毒的临床特点是惊厥。

64.【答案】D　65.【答案】D

【解析】有机磷杀虫药中毒时，体内乙酰胆碱酯酶的活性被抑制，引起体内生理效应部位乙酰胆碱大量堆积，出现毒蕈碱样、烟碱样和中枢神经系统等中毒的症状和体征。肌纤维颤动为中度有机磷中毒出现的烟碱样症状，而出汗、流涎、腹痛、腹泻和咳嗽、气短等均属于轻度有机磷中毒的临床表现。所以轻度有机磷中毒的临床表现不包括肌纤维颤动，而中度有机磷中毒出现的烟碱样症状是肌纤维颤动。

66.【答案】B　67.【答案】A

【解析】中毒洗胃时所用的洗胃液应依毒物的种类不同而异，一般有机磷农药中毒的洗胃液可用1∶5000高锰酸钾或2%碳酸氢钠，但对硫磷中毒时若用前者，会使其氧化为毒性更强的对氧磷，因此只能用后者；镇静药中毒的洗胃液是1∶5000高锰酸钾，可有氧化解毒作用。而0.3%H_2O_2常用于阿片类等中毒，0.3%氧化镁作为中和剂用于阿司匹林、草酸中毒，5%硫酸钠作为沉淀剂用于氯化钡和碳酸钡中毒。

68.【答案】C　69.【答案】A

【解析】血液透析可适用于清除血液中分子量较小、非脂溶性的毒物，氯酸盐和重铬酸盐能损害肾引起急性肾衰竭，因此是血液透析的首选指征，而短效巴比妥类、导眠能（格鲁米特）和有机磷杀虫药因具有脂溶性，透析效果不好。血浆置换无论是对溶液或与蛋白结合的毒物，特别是生物毒如蛇毒、蕈中毒及砷化氢等溶血毒物中毒，疗效更佳。

70.【答案】A　71.【答案】C

【解析】铅中毒时的解毒药物是依地酸钠钙；阿片类麻醉药的解毒药物是纳洛酮。二巯丙醇是砷、汞、锑中毒的解毒药物；亚甲蓝是亚硝酸盐、苯胺、硝基苯等中毒引起的高铁血红蛋白血症的解毒药物。

72.【答案】B　73.【答案】A

【解析】有机磷中毒时，烟碱样毒性作用是由于胆碱酯酶失活后乙酰胆碱过度蓄积和刺激所致，解磷定是胆碱酯酶复能剂，可恢复胆碱酯酶活力，从而分解乙酰胆碱而发挥治疗作用；阿托品可阻断副交感神经的毒蕈碱样作用，而对烟碱样作用无效。

74.【答案】D　75.【答案】A

【解析】亚硝酸盐中毒引起高铁血红蛋白血症的有效解毒药是亚甲蓝；苯二氮䓬类中毒的有效解毒药是氟马西尼。

76.【答案】E　77.【答案】B

【解析】纳洛酮是阿片类麻醉药的解毒药，对麻醉镇痛药引起的呼吸抑制有特异的拮抗作用；亚硝酸盐中毒时引起高铁血红蛋白血症，亚甲蓝可使高铁血红蛋白还原为正常血红蛋白。而依地酸二钠钙和二巯基丁二酸是金属中毒的解毒剂；氟马西尼是苯二氮䓬类中毒的拮抗剂。

78.【答案】A　79.【答案】B

【解析】避免洗胃治疗的是浓硫酸中毒，否则易致胃穿孔。二巯丙磺钠（DMPS）治疗的是汞中毒。

80.【答案】A　81.【答案】A

【解析】短效巴比妥类是脂溶性化学物质，所以透析效果不好，而血液灌流能吸附脂溶性或与蛋白质结合的化学物质，所以可以清除。其余各项均非脂溶性，所以两题的答案都是A。

82.【答案】ABCD

【解析】根据毒物的来源和用途分为：①工业性毒物；②药物；③农药；④有毒动植物。

83.【答案】CD

【解析】能引起瞳孔缩小的中毒是有机磷类杀虫药中毒和氨基甲酸酯类杀虫药中毒。而阿托品中毒可使瞳孔扩大；巴比妥类中毒对瞳孔大小的影响不大。

84. 【答案】ABCD

【解析】题干中的溴鼠隆、磷化氢、氟乙酰胺和毒鼠强均为杀鼠药，其中毒机制分别是：溴鼠隆是抑制凝血因子；磷化氢抑制细胞色素氧化酶；氟乙酰胺形成氟柠檬酸；毒鼠强拮抗γ-氨基丁酸。

85. 【答案】AB

【解析】引起急性腐蚀性胃炎的毒物是强酸或强碱类，因为硝酸和盐酸为强酸类，所以吞服后可引起急性腐蚀性胃炎，而水杨酸和亚硝酸盐属弱酸类，所以吞服后不会引起急性腐蚀性胃炎。

86. 【答案】ABD

【解析】有机磷中毒时常出现毒蕈碱样症状，又称M样症状，主要是由于副交感神经过度兴奋而出现的类似毒蕈碱样的作用，可出现：①平滑肌痉挛表现为瞳孔缩小、腹痛、腹泻；②括约肌松弛表现为大小便失禁；③腺体分泌增加表现为大汗、流泪和流涎；④气道分泌物增加表现为咳嗽、气短、呼吸困难，严重者发生肺水肿。而肌纤维颤动是属于烟碱样症状。

87. 【答案】ABC

【解析】有机磷进入人体与胆碱酯酶结合，使胆碱酯酶活力下降，呼气蒜臭味可见于有机磷农药中毒者，出现烟碱样表现时发生肌纤维颤动。毒蕈碱样表现为瞳孔缩小，而非散大。

88. 【答案】ABCD

【解析】急性一氧化碳中毒治疗神志清醒后，经过2～60天的"假愈期"，出现迟发型神经精神综合征，可出现下列临床表现之一：①精神意识障碍；②锥体外系神经障碍；③锥体系神经损害；④大脑皮质局灶性功能障碍；⑤脑神经及周围神经损害。

89. 【答案】ABD

【解析】急性有机溶剂有共同毒性，如刺激作用、致心律失常作用和麻醉作用。但某些有机溶剂具有特殊毒性，如神经毒、肝肾毒性及骨髓抑制性作用等。

90. 【答案】CD

【解析】急性中毒时，促进已吸收毒物排出的措施是人工透析、利尿。而洗胃和导泻是未吸收毒物排出的措施。

91. 【答案】ACD

【解析】蛇毒中毒一般不影响消化系统，所以没有消化系统损害的临床表现，可有神经毒损害、凝血障碍和心脏毒性——心律失常等。

92. 【答案】ABC

【解析】洗胃是未吸收毒物排出的措施。服毒后6小时胃内仍可有毒物未被吸收，所以仍需要洗胃，而其他情况均不宜洗胃，否则会出严重的问题。

93. 【答案】ABC

【解析】血液透析治疗用于清除血液中分子量较小和非脂溶性的毒物（如苯巴比妥、茶碱、水杨酸类、甲醇、乙二醇和锂等）。因此答案是ABC。而有机磷杀虫药是脂溶性的，所以血液透析治疗是无效的。

94. 【答案】ABD

【解析】某些急性中毒常有相应的特殊解毒药，临床上应用后会取得非常显著的疗效，如依地酸钙钠治疗铅中毒、二巯丙醇治疗砷中毒、亚甲蓝治疗亚硝酸盐中毒和去铁胺治疗铁中毒等，而去铁胺不是治疗镁中毒。

95. 【答案】ABD

【解析】急性有机磷中毒的处理包括皮肤接触中毒者，应去除衣物，全身擦浴；用含2%碳酸氢钠的洗胃液洗胃，以去除胃中尚未吸收的毒物，迅速阿托品化及应用胆碱酯酶复活药。而对于粉红色泡沫痰者应用强心、利尿是无效的，因为该症状不是由于急性左心衰竭所致，只要有机磷中毒控制后，该症状会自然好转。

96. 【答案】ABD

【解析】急性有机磷中毒时，阿托品治疗可有效地控制毒蕈碱样症状，但对烟碱样症状无效，所以除骨骼肌颤动外，其余症状均可消失。

97. 【答案】ABD

【解析】当治疗有机磷中毒时，常应用阿托品以对抗体内过多的乙酰胆碱，当出现阿托品化时，说明已达到治疗剂量，阿托品化时的表现为瞳孔扩大、颜面潮红、心率增快、肺部啰音消失等。

98. 【答案】AB

【解析】可用腹膜透析清除血液中的苯巴比妥和甲醇，但因导眠能（格鲁米特）和有机磷杀虫药是脂溶性物质，透析效果不好，所以不可采用腹膜透析。

三、中　暑

【A1型题】

1. 关于人体皮肤的散热方式，不正确的是
   A. 辐射
   B. 蒸发
   C. 对流
   D. 传导
   E. 运动

2. 中暑造成的出血性病理表现部位，不包括
   A. 心内膜

B．心外膜
C．瓣膜组织
D．肝组织
E．肾上腺皮质

3．降低劳力性热射病患者体温的处理时间段是
A．"黄金10分钟"
B．"黄金半小时"
C．"黄金1小时"
D．"黄金1个半小时"
E．"黄金2小时"

4．关于中暑患者降温治疗的叙述，错误的是
A．将患者转移到通风良好的低温环境
B．首选药物降温
C．可进行皮肤肌肉按摩
D．可用冰水擦浴
E．可用冰盐水进行胃灌洗

【A2 型题】

5．男性，48岁。盛夏时节在田间劳动2小时后出汗过多、头晕、头痛，体温一直升高，直达40℃以上。下列不会发生的是
A．高血压
B．昏迷
C．心律失常
D．肝肾衰竭
E．弥散性血管内凝血

【A3/A4 型题】

男性，78岁。高热2天，体温最高达42℃，不伴寒战，无头痛、呕吐，无咳嗽、咳痰，无尿频、尿痛、尿急，无腹痛、腹泻，神志不清半天，无抽搐。既往有脑血管病病史，发病时正值盛夏时节，气温达37℃左右，患者拒绝通风和开空调。查体：T 40.5℃，P 112次/分，R 25次/分，BP 100/60 mmHg，呈昏迷状态，无汗，颈无抵抗，病理反射未引出。

6．该患者最可能的诊断是

A．热痉挛
B．热衰竭
C．劳力性热射病
D．非劳力性热射病
E．败血症

7．该患者不恰当的治疗措施是
A．保持通风良好的低温环境
B．可用冰水擦浴
C．应用药物使体温迅速降至正常
D．保持呼吸道通畅，防止误吸
E．对症支持治疗

【B1 型题】

A．热痉挛
B．热衰竭
C．劳力性热射病
D．非劳力性热射病
E．败血症

8．内源性产热过多引起急性肾衰竭、肝衰竭及DIC的疾病是

9．剧烈运动后，大量出汗，出现头痛、头晕，无体温明显升高，无神志障碍的疾病是

10．老年人表现为多汗、乏力、头痛、头晕，体温升高，但低于40℃，无神志障碍的疾病是

【X 型题】

11．人体的散热方式有
A．辐射
B．蒸发
C．对流
D．传导

12．中暑的降温治疗有
A．通风、按摩
B．27~30℃水浸浴
C．冰盐水灌胃、肠
D．血液透析

答案及解析

1．【答案】E
【解析】当人体的体温升高时，散热很重要，人体皮肤的散热方式包括辐射、蒸发、对流和传导。不存在运动的散热方式，相反运动还可能会使产热增加。

2．【答案】D
【解析】中暑造成的出血性病理表现为心内膜、心外膜和瓣膜组织出血，肾上腺皮质出血。而肝组织细胞是不同程度的坏死。

3．【答案】B
【解析】降低劳力性热射病患者体温的处理时间段是由原来的"黄金1小时"改为"黄金半小时"。

4．【答案】B
【解析】中暑患者的降温治疗首选体外降温，包括将患者转移到通风良好的低温环境、可进行皮肤肌肉

按摩等,体外降温无效者可采用体内降温,包括可用冰水擦浴、冰盐水进行胃灌洗等,中暑患者的降温治疗不首选药物降温,对热射病患者,解热镇痛药水杨酸盐治疗无效,而且可能有害。

5.【答案】A

【解析】该中年男性患者盛夏时节(高温环境)在田间劳动2小时后出汗过多、头晕、头痛,体温一直升高,直达40℃以上,已出现中暑(热射病)。会出现的并发症包括昏迷、心律失常、肝肾衰竭和弥散性血管内凝血等。不会发生高血压,有可能出现低血压,甚至休克。

6.【答案】D　7.【答案】C

【解析】该老年男性脑血管病患者急性病程,正值盛夏时节(气温达37℃左右)发病,高热(最高达42℃),不伴寒战,无各种感染表现(无头痛、呕吐、咳嗽、咳痰、尿频、尿痛、尿急、腹痛、腹泻),1天半后神志不清,无抽搐。发病时患者拒绝通风和开空调。结合查体高热(40.5℃)、昏迷、无汗,颈无抵抗,病理反射未引出,非内源性产热过多引起,符合非劳力性热射病特点。该患者重要的治疗措施是降温,保持通风良好的低温环境,可用冰水擦

浴,昏迷患者应保持呼吸道通畅,防止误吸,给予对症支持治疗等。但一般不同时应用药物降温,而且不能使体温迅速降至正常,体温降至39℃时停止降温。

8.【答案】C　9.【答案】A　10.【答案】B

【解析】根据发病机制和临床表现的不同,通常将中暑分为热痉挛、热衰竭和热射病。内源性产热过多引起急性肾衰竭、肝衰竭及DIC的疾病是劳力性热射病;剧烈运动后,大量出汗,出现头痛、头晕,无体温明显升高,无神志障碍的疾病是热痉挛;老年人表现为多汗、乏力、头痛、头晕,体温升高,但低于40℃,无神志障碍的疾病是热衰竭。

11.【答案】ABCD

【解析】当人体的体温升高时,散热很重要,人体皮肤的散热方式包括辐射、蒸发、对流和传导。

12.【答案】ABCD

【解析】中暑患者的降温治疗包括体外降温、体内降温和药物降温。一般首选体内降温,包括通风、按摩等,体外降温无效者可采用体内降温,包括可用7~30℃水浸浴、冰盐水灌胃和肠,也可用无菌生理盐水进行腹膜腔灌洗或血液透析等。

四、冻　僵

【A1型题】

1. 严重冻僵患者出现心脏停搏、呼吸停止,无脑电活动时,体温一般至少已降至
   A. ≤20℃
   B. ≤22℃
   C. ≤24℃
   D. ≤26℃
   E. ≤28℃

2. 冻僵的复温治疗时,复温速度最快的是
   A. 棉被、毛毯包裹,置于暖环境中
   B. 40~42℃温水浴
   C. 40~45℃温水灌胃
   D. 40~45℃温水灌直肠
   E. 体外循环复温

【A2型题】

3. 男性,40岁。醉酒后不慎跌入结冰的河水中,救上岸时表现疲乏、健忘,四肢肌肉震颤。既往体健,无高血压病史。查体:中心体温33℃,P 110次/分,R 25次/分,BP 150/90 mmHg,神志清楚。该患者首选的复温术是
   A. 棉被、毛毯包裹,置于暖环境中
   B. 40~42℃温水浴
   C. 40~45℃温水灌胃
   D. 40~45℃温水灌直肠
   E. 体外循环复温

【A3/A4型题】

女性,68岁。寒冬季节独自一人外出旅游迷路,当5小时后被发现时,患者有表情淡漠、精神错乱、言语障碍和行为异常。

4. 根据患者的临床表现,判断其冻僵的程度应为
   A. 轻度冻伤
   B. 轻度冻僵
   C. 中度冻伤
   D. 中度冻僵
   E. 严重冻僵

5. 对该患者进行复温时,主动体外复温速度应是
   A. 0.1~1℃/h
   B. 1~2℃/h
   C. 2~3℃/h
   D. 3~4℃/h
   E. 4~5℃/h

6. 该患者心电图不可能出现的异常是
   A. 窦性心动过缓

B．心房颤动
C．心房扑动
D．室性早搏
E．心室颤动

7．[假设信息] 如果该患者的冻僵程度进一步加重，将出现心脏停搏、呼吸停止、瞳孔固定散大、心电图和脑电图呈等电位线。考虑该患者的体温降至
A．≤32℃
B．≤28℃
C．≤24℃
D．≤20℃
E．≤16℃

【B1 型题】
A．35～32℃
B．32～28℃
C．24℃
D．≤20℃
E．≤16℃

8．轻度冻僵的中心体温（CBT）是
9．中度冻僵的 CBT 是
10．出现僵死样面容的 CBT 是

【X 型题】
11．冻僵治疗的复温术有
A．棉被、毛毯包裹，置于暖环境中
B．40～42℃温水浴
C．40～45℃温水灌胃、直肠
D．体外循环复温

12．冻僵患者中心体温（CBT）测定的部位有
A．直肠
B．食管
C．口腔
D．腋窝

答案及解析

1．【答案】A
【解析】严重冻僵患者出现心脏停搏、呼吸停止、无脑电活动时，体温一般至少已降至≤20℃。

2．【答案】E
【解析】复温是冻僵的重要治疗，复温速度最快的是体外循环复温，其余均较慢，特别是被动复温（棉被、毛毯包裹，置于暖环境中）。

3．【答案】A
【解析】该中年男性患者既往体健，无高血压病史，醉酒后不慎跌入结冰的河水中，救上岸时表现疲乏、健忘、四肢肌肉震颤，查体中心体温33℃，脉率和呼吸加快，血压升高（150/90 mmHg），神志清楚，符合轻度冻僵。对轻度冻僵患者首选的复温术是被动复温，即棉被、毛毯包裹，置于暖环境中。而其余复温术适于中度冻僵及以上患者。

4．【答案】D　5．【答案】B　6．【答案】E

7．【答案】D
【解析】该老年女性患者寒冬季节外出走失，当5小时后被家人发现时患者有表情淡漠、精神错乱、言语障碍和行为异常，符合中度冻僵的表现。寒冷可导致冻伤，不同于冻僵，冻僵是指中心体温低于35℃并有神经和心血管系统损害为主要表现的全身性疾病。对该患者进行复温时，主动体外复温速度应是1～2℃/h。该患者为中度冻僵，其心电图不可能出现的异常是心室颤动。如果该患者的冻僵程度进一步加重，将出现心脏停搏、呼吸停止、瞳孔固定散大、心电图和脑电图呈等电位线，考虑该患者的体温降至≤20℃。

8．【答案】A　9．【答案】B　10．【答案】C
【解析】轻度冻僵的 CBT 是 35～32℃；中度冻僵的 CBT 是 32～28℃；出现僵死样面容的 CBT 是 24℃。

11．【答案】ABCD
【解析】复温是冻僵的重要治疗，冻僵治疗的复温术有：①被动复温，如棉被、毛毯包裹，置于暖环境中；②主动复温，包括主动体外复温（如40～42℃温水浴）和主动体内复温（如40～45℃温水灌胃、直肠及体外循环复温）。

12．【答案】AB
【解析】CBT 测定可证实冻僵的诊断。其测定部位为直肠和食管。口腔和腋窝的温度不属于 CBT。

五、高原病

【A1 型题】

1. 高原病的基本病理学特征是
   A. 细胞变性
   B. 细胞肿胀
   C. 细胞坏死
   D. 细胞凋亡
   E. 细胞萎缩

2. 急性高原病与重度一氧化碳中毒的鉴别点是
   A. 可有肺水肿的表现
   B. 以纠正缺氧治疗为主
   C. 昏迷时应气管插管
   D. 可否发生迟发型神经精神综合征
   E. 可用脱水剂、激素治疗脑水肿

3. 常见且致命的高原病是
   A. 急性高原反应
   B. 高原肺水肿
   C. 高原脑水肿
   D. 高原心脏病
   E. 高原红细胞增多症

【A2 型题】

4. 男性，25岁。进藏旅游半天时，突发双额部疼痛、心悸、胸闷、气短、厌食、恶性、呕吐。考虑最可能发生的情况是
   A. 急性高原反应
   B. 高原肺水肿
   C. 高原脑水肿
   D. 慢性高原病
   E. 急性胃炎

【A3/A4 型题】

男性，34岁。假期去西藏高原旅游3天后，出现呼吸困难、口唇发绀、端坐呼吸及心动过速，肺部可闻及干湿啰音。

5. 最可能的诊断是
   A. 急性高原反应
   B. 高原肺水肿
   C. 高原脑水肿
   D. 急性肺栓塞
   E. 急性左心衰竭

6. 不适宜使用的治疗药物是
   A. 硝苯地平
   B. 阿司匹林
   C. 地高辛
   D. 呋塞米
   E. 氨茶碱

【B1 型题】

A. 海拔 3500～4000 m
B. 海拔 5000 m
C. 海拔 5500 m
D. 海拔 7000 m
E. 海拔 8000 m

7. 动脉血氧饱和度降低到 75% 时的海拔高度是
8. 动脉血氧饱和度降低到 60% 时的海拔高度是

【X 型题】

9. 属于急性高原病的有
   A. 高原肺水肿
   B. 高原脑水肿
   C. 高原心脏病
   D. 高原红细胞增多症

10. 属于慢性高原病的有
    A. 高原血压改变
    B. 高原心脏病
    C. 高原红细胞增多症
    D. 高原脑水肿

答案及解析

1. 【答案】B
   【解析】高原病是因对高原环境适应能力不足而发生以缺氧为主要表现的一组疾病。其基本的病理学特征是细胞肿胀，脑、肺及外周血管常发生血小板、纤维蛋白栓子或静脉血栓。

2. 【答案】D
   【解析】高原病和重度一氧化碳中毒均可有肺水肿的表现、以纠正缺氧治疗为主、昏迷时应气管插管和

可用脱水剂、激素治疗脑水肿。但急性高原病不会发生迟发型神经精神综合征，而重度一氧化碳中毒在意识障碍恢复后，经过2～60天的"假愈期"可发生迟发型神经精神综合征。

3. 【答案】B

【解析】高原病是因对高原环境适应能力不足而发生以缺氧为主要表现的一组疾病。常见且致命的高原病是高原肺水肿。

4. 【答案】A

【解析】该青年男性患者进藏旅游半天时，突发双额部疼痛、心悸、胸闷、气短、厌食、恶性、呕吐。考虑最可能发生的情况是急性高原反应。

5. 【答案】B 6. 【答案】C

【解析】该青年男性患者假期去西藏高原旅游，出现呼吸困难、口唇发绀、端坐呼吸及心动过速，肺部可闻及干湿啰音，符合高原肺水肿的表现。高原肺水肿是由于急性缺氧所致，不属于急性左心衰竭，所以不适宜使用的治疗药物是地高辛，而且在缺氧情况下还容易中毒。而硝苯地平可降低肺动脉压和改善氧合作用，从而减轻症状；阿司匹林为抗血小板药物，对该病有利；呋塞米通过利尿减少血容量，减轻心脏负荷；氨茶碱有解除支气管痉挛、强心、利尿和显著降低肺动脉压的作用。

7. 【答案】B 8. 【答案】D

【解析】高原病是因为高原地区大气压和氧分压降低导致机体缺氧。随高度不同，动脉血氧饱和度的降低程度也不一样。动脉血氧饱和度降低到75%时的海拔高度是5000 m；动脉血氧饱和度降低到60%时的海拔高度是7000 m。

9. 【答案】AB

【解析】急性高原病分为三种类型，即急性高原反应、高原肺水肿和高原脑水肿。

10. 【答案】ABC

【解析】慢性高原病又称Monge病，较少见，主要发生在久居高原或少数世居海拔4000 m以上的人。分为四种类型，即慢性高原反应、高原血压改变、高原心脏病和高原红细胞增多症。

六、淹　溺

【A1型题】

1. 大多数淹溺者猝死的原因是
   A. 神经源性肺水肿
   B. 严重低氧血症
   C. 混合性酸中毒
   D. 严重心律失常
   E. 急性呼吸窘迫综合征

【A2型题】

2. 男性，25岁。10分钟前被人从池塘中救出，神志不清、口唇发绀，很快呼吸、心跳停止，应立即进行的抢救是
   A. 清理气道
   B. 体位排水
   C. 心外按压
   D. 人工呼吸
   E. 观察变化

【A3/A4型题】

男性，25岁。1小时前被人从池塘中救出，头痛、剧烈咳嗽、呼吸困难。既往体健。查体：T 37℃，P 110次/分，R 29次/分，BP 120/80 mmHg，神志清楚，口唇发绀，双肺可闻及干湿啰音。

3. 最可能的诊断是
   A. 淹溺
   B. 近乎淹溺
   C. 淹没综合征
   D. 淹没后综合征
   E. 急性支气管炎

4. 与该患者临床表现无关的情况是
   A. 溺水持续时间长短
   B. 吸水量多少
   C. 吸入介质性质
   D. 器官损伤严重程度
   E. 淹溺时水的深度

【B1型题】

   A. 急性肺损伤
   B. 心动过缓或心脏停搏
   C. 室性心律失常
   D. 心力衰竭
   E. 肝衰竭

5. 淡水淹溺最具重要临床意义的损害是
6. 冷水淹溺迅速致死的原因是

A．淹溺
B．近乎淹溺
C．淹没综合征
D．淹没后综合征
E．急性肺水肿

7．突然浸没至少低于体温5℃的水后出现心脏停搏或猝死者是

8．淹溺患者呈现ARDS表现的是

【X型题】

9．淹溺者的临床表现有
A．神志丧失
B．呼吸停止
C．大动脉搏动消失
D．处于临床死亡状态

10．淡水淹溺者的实验室检查结果有
A．血钾升高
B．血钠升高
C．血氯升高
D．血、尿可出现游离血红蛋白

11．淹溺者常见的心电图异常有
A．窦性心动过缓
B．室性心律失常
C．完全性心脏传导阻滞
D．非特异性ST段和T波改变

答案及解析

1．【答案】D
【解析】淹溺是人体浸没于水或其他液体后，反射性引起喉痉挛和（或）呼吸障碍，发生窒息性缺氧的临床死亡状态。淹溺后发生窒息和昏迷，继而出现严重心律失常心脏停搏。所以淹溺者猝死的原因是严重心律失常。

2．【答案】C
【解析】该青年男性患者10分钟前被人从池塘中救出，神志不清、口唇发绀，很快呼吸、心跳停止，属于淹溺后心搏骤停，应立即进行的抢救是心外按压。

3．【答案】B 4．【答案】E
【解析】该青年男性既往体健患者1小时前被人从池塘中救出，自诉头痛、剧烈咳嗽、呼吸困难，查体见口唇发绀，双肺可闻及干湿啰音，符合近乎淹溺的特点。近乎淹溺患者临床表现个体差异较大，与该患者临床表现无关的情况是淹溺时水的深度，而与溺水持续时间长短、吸水量多少、吸入介质性质和器官损伤严重程度相关。

5．【答案】A 6．【答案】B
【解析】淡水淹溺最具重要临床意义的损害是肺损伤，因为淡水较血浆或其他液体渗透压低，浸没后，通过呼吸道或消化道迅速吸收淡水，使血容量增加，并损伤肺，即使迅速复苏，仍不能终止急性肺损伤过程；冷水淹溺迅速致死的原因是心动过缓或心脏停搏。

7．【答案】C 8．【答案】D
【解析】人体浸没于水或其他液体后，可出现不同情况。突然浸没至少低于体温5℃的水后出现心脏停搏或猝死者是淹没综合征；淹溺患者呈现ARDS表现的是淹没后综合征。淹溺是人体浸没于水或其他液体后，反射性引起喉痉挛和（或）呼吸障碍，发生窒息性缺氧的临床死亡状态；近乎淹溺者有头痛或视觉障碍、剧烈咳嗽、呼吸困难、神志清楚，双肺可闻及干湿啰音。

9．【答案】ABCD
【解析】淹溺是人体浸没于水或其他液体后，反射性引起喉痉挛和（或）呼吸障碍，发生窒息性缺氧的临床死亡状态，有神志丧失、呼吸停止、大动脉搏动消失，处于临床死亡状态。

10．【答案】AD
【解析】淹溺根据浸没介质不同，分为淡水淹溺和海水淹溺。严重淡水淹溺可引起溶血，出现血钾升高和血、尿可出现游离血红蛋白。而血钠升高和血氯升高是见于海水淹溺。

11．【答案】BCD
【解析】淹溺者心电图可显示窦性心动过速、室性心律失常、完全性心脏传导阻滞和非特异性ST段和T波改变。所以答案是BCD。

七、电　击

【A1型题】

1．关于电击的描述，不正确的是

A．交流电的危害性大于直流电
B．高频交流电的危害性大于低频交流电
C．50～60 Hz的交流电易落在心肌易损期，从

而引起心室颤动
D. 电流强度为 60～120 mA 时可发生心室颤动
E. 肌肉、脂肪及肌腱的电阻小于皮肤和骨骼，从而易受电热灼伤

【B1 型题】

A. 吸入性肺炎
B. 肺水肿
C. 消化道出血或穿孔
D. 肌红蛋白尿
E. 多发性神经炎

2. 电击后 24～48 小时常出现的肾脏并发症或后遗症是
3. 电击后数天到数月可出现的并发症和后遗症是

【X 型题】

4. 影响电击对人体损伤程度的因素有
   A. 电流强度
   B. 电压高低
   C. 电流类型
   D. 频率高低
5. 电击后 24～48 小时常出现的心脏并发症和后遗症有
   A. 心肌损伤
   B. 严重心律失常
   C. 心功能障碍
   D. 心包积液

答案及解析

1. 【答案】B
   【解析】低频交流电的危害性大于高频交流电，而非高频交流电的危害性大于低频交流电。
2. 【答案】D 3.【答案】E
   【解析】电击后 24～48 小时常出现多种脏器的并发症或后遗症，属于肾脏并发症或后遗症是肌红蛋白尿，还可有肌球蛋白尿和急性肾衰竭；电击后数天到数月可出现的并发症和后遗症是多发性神经炎，还可出现上升或横断性脊髓炎或瘫痪等。

4. 【答案】ABCD
   【解析】影响电击对人体损伤程度的因素有电流强度、电压高低、电流类型（交流电或直流电）、频率高低、触电部位皮肤电阻、触电时间长短、电流体内途径和所处环境气象条件等因素。
5. 【答案】ABC
   【解析】电击后 24～48 小时常出现的心脏并发症和后遗症有心肌损伤、严重心律失常和心功能障碍。一般不会有心包积液。